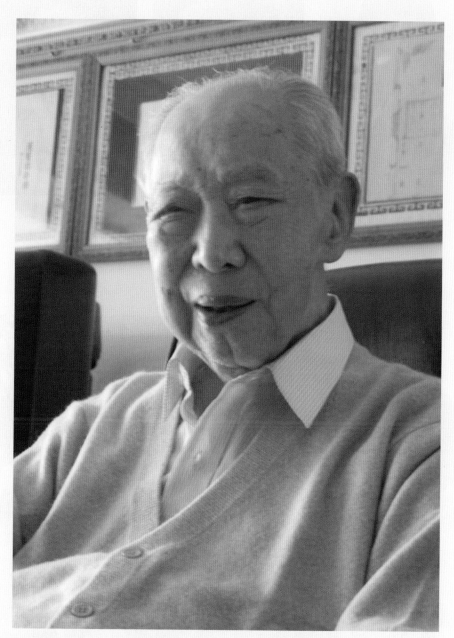

百岁名医韩百灵

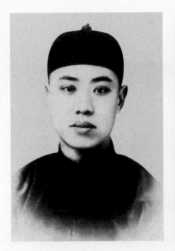 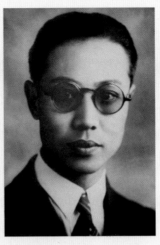 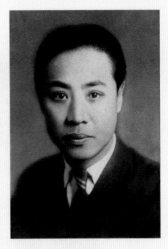

弱冠之年的韩百灵　　　　　而立之年的韩百灵　　　　　不惑之年的韩百灵

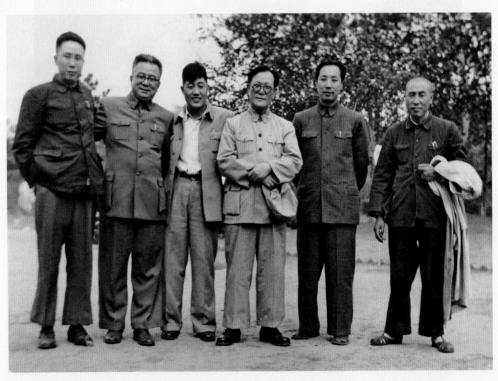

哈尔滨市原副市长张柏岩（右三）与四大名医韩百灵（右二）、高仲山（左二）等合影

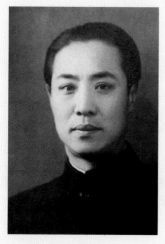

知天命之年的韩百灵

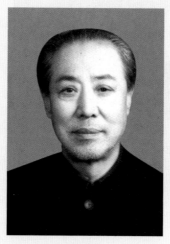

古稀之年的韩百灵

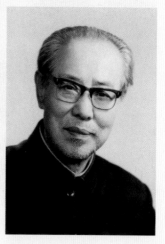

耄耋之年的韩百灵

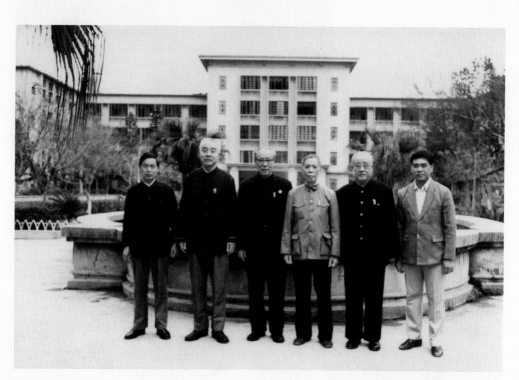

1984 年韩百灵（左三）与夏桂成（左一）、徐志华（左二）、罗元恺（右三）、哈荔田（右二）等合影

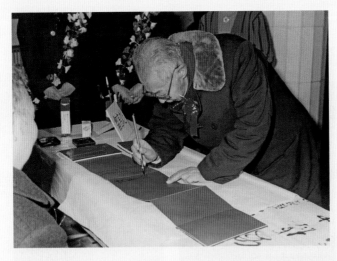

韩百灵教授出席黑龙江省政协
会议题词

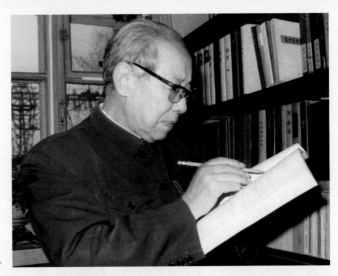

韩百灵教授在查阅资料

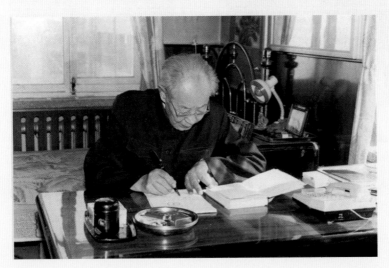

韩百灵教授著书立说

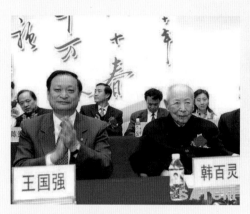

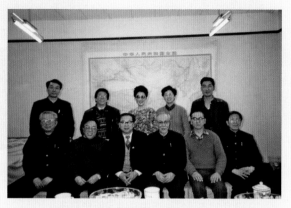

国家计划生育委员会原副主任、中医药管理局原局长王国强莅临韩百灵教授百岁暨从医执教八十年庆典

1989年原黑龙江省原副省长黄枫（左三）与韩百灵（右三）、张琪（左二）等科技人员合影

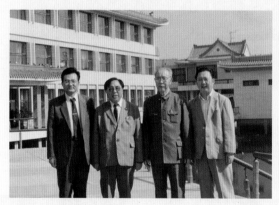

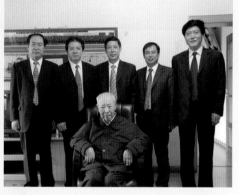

20世纪80年代韩百灵（右二）出席黑龙江省科技会议与原卫生厅副厅长张金良（右一）、国医大师张琪（左二）、黑龙江中医药大学原校长栗德林（左一）合影

2007年黑龙江中医药大学校领导班子慰问韩百灵教授

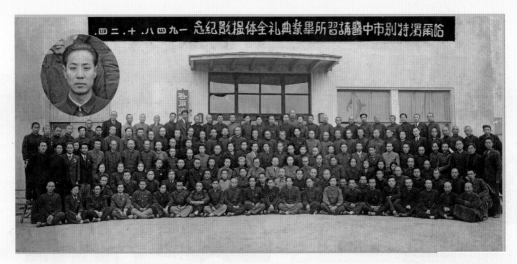

1948 年哈尔滨特别市中医讲习所毕业典礼

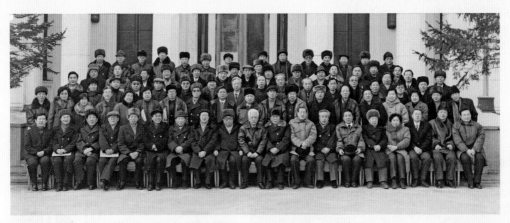

黑龙江省原副省长周铁农与黑龙江省第一批名中医合影。前排段富津（左五）、张琪（左九）、
韩百灵（右九）、卢芳（右二）

华主席·叶付主席·邓付主席·李付主席·汪付主席

韩百灵参加1978年全国科学大会（韩百灵位于第三排、横幅"出席"的"席"字正下方）

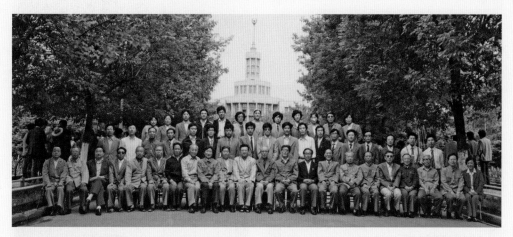

1984 年韩百灵教授与黑龙江中医学院（现黑龙江中医药大学）校领导和全体研究生合影

家领导人接见出席全国科学大会代表合影 一九七八年四月二日 于北京

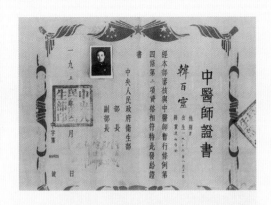

全国人大常务委员会原副委员长周铁农题词

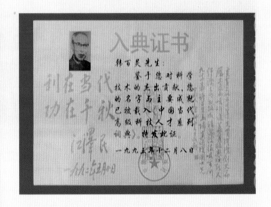

贺　信

　　欣闻韩百灵先生百岁寿辰，我谨代表省政府向您表示衷心的祝贺和诚挚的问候！

　　韩老岁至期颐，行医执教80载。不仅自20岁悬壶至今，治愈病人无数，而且是全国首批中医妇科学的博士生导师，为全省乃至全国培养出了一大批中医人才，可谓桃李满园。并且以韩老为学术带头人的黑龙江中医药大学附属医院妇科被教育部确定为国家重点学科。

　　"先生弥高，需仰视才见"。希望我们黑龙江中医人，以韩老为典范，学习韩老的仁心仁术，学习韩老勤学不倦的治学精神和严谨的治学态度，为我省的中医事业做出更大的贡献！

黑龙江省人民政府副省长

二○○七年九月二十八日

黑龙江省原副省长程幼东贺信

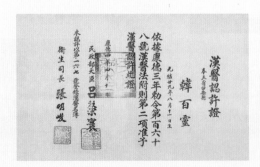

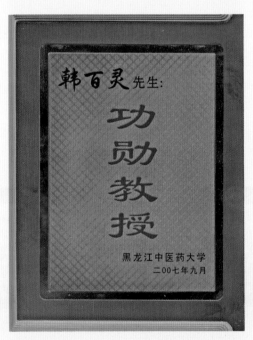

百岁名医韩百灵先生从医执教八十年

# 國醫楷模

中华中医药学会
二〇〇七年九月二十一日

## 授予

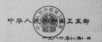 韩百灵同志全国卫生文明先进工作者称号

中华人民共和国卫生部
一九八六年八月三十一日

## 授予

 韩百灵同志全国卫生文明建設先进工作者称号

中华人民共和国卫生部
一九八〇年十二月三十一日

著名中医学家 教育家
韩百灵教授从医65年

## 育人功崇 济世德隆

黑龙江省教育委员会
一九九三年十二月

 全国先进名医工作站（室）

## 韩百灵名医工作室

中华中医药学会
二〇〇九年十一月

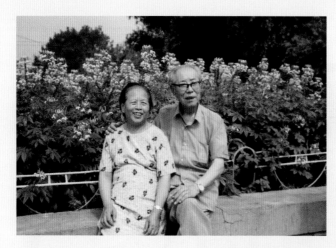

1982 年韩百灵与夫人

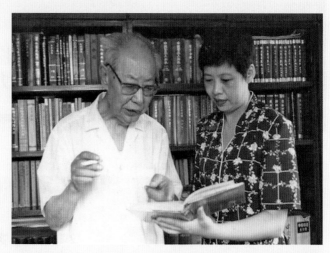

韩百灵指导传承人四女韩延华

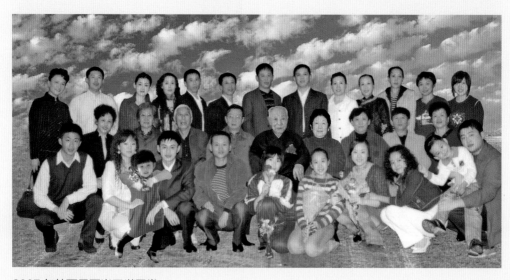

2007 年韩百灵百岁四世同堂

# 主编简介

**韩延华**，女，黑龙江中医药大学教授，博士生导师，黑龙江中医药大学附属第一医院名医工作室主任，全国首批名老中医药专家韩百灵教授学术继承人，第五、六批全国老中医药专家学术经验继承工作指导老师，国家中医药管理局"龙江韩氏妇科流派传承工作室"负责人，国家级名老中医药专家传承工作室负责人。黑龙江省非物质文化遗产"龙江韩氏妇科 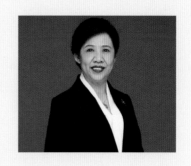 诊疗法"代表性传承人。国家教育部及国家中医药管理局重点学科学术带头人。黑龙江省名中医，首届龙江名医。享受国务院政府特殊津贴专家及省级津贴获得者。

学术兼职：中华中医药学会第五届理事，妇科分会第四、五届副主任委员，第六届顾问；中国中医药研究促进会中医流派分会、妇科流派分会、妇产科与辅助生育分会副会长，世界中医药学会联合会生殖医学专业委员会副会长，中国中西医结合学会生殖医学专业委员会常务理事，全国中医妇科联盟特聘专家等职务。

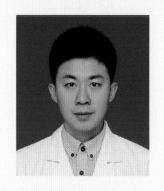 **韩亚光**，1986年出生。中医妇科学博士，上海复旦大学博士后，副主任医师，龙江韩氏妇科流派第五代代表性传承人。任职于黑龙江中医药大学附属第一医院妇科。兼中华中医药学会中医妇科分会、生殖医学分会青年委员，世界中医药学会联合会生殖医学专业委员会理事、神志病专业委员会常务理事，中国中医药信息研究会妇科分会理事，中国中医药研究促进会中医学术流派分会、妇科流派分会委员，出版著作10部，其中主编4部，副主编3部，编委3部；发表学术论文20余篇。参与完成国家级及省部级科研项目5项，主持3项，获中华中医药学会科学技术二等奖1项。

# 国医楷模韩百灵

# 学术经验集

韩延华　韩亚光 ◎ 主编

中国健康传媒集团

中国医药科技出版社

# 内 容 提 要

韩百灵先生乃龙江医派的奠基人之一，中医妇科界之巨石，其传人、弟子将其毕生的学术经验进行全面系统的挖掘整理汇集成书，将其毕生学术精华囊括其中，在保持原貌的前提下对极少部分内容进行了修订，并根据主题辅以相应的题目，捷径自明。全书资料丰富、内容翔实，对传承韩先生学术精髓，促进全国中医学术流派挖掘、整理研究有重要作用。本书可供中医临床、教学、科研工作者和广大中医院校学生学习和借鉴。

## 图书在版编目（CIP）数据

国医楷模韩百灵学术经验集 / 韩延华，韩亚光主编. —北京：中国医药科技出版社，2020.9
ISBN 978-7-5214-1860-6

Ⅰ. ①国… Ⅱ. ①韩… ②韩… Ⅲ. ①中医临床—经验—中国—现代 Ⅳ. ① R249.7

中国版本图书馆 CIP 数据核字（2020）第 095201 号

**美术编辑** 陈君杞

**版式设计** 南博文化

出版 **中国健康传媒集团** | 中国医药科技出版社

地址 北京市海淀区文慧园北路甲 22 号

邮编 100082

电话 发行：010-62227427 邮购：010-62236938

网址 www.cmstp.com

规格 787×1092 mm $^1/_{16}$

印张 39 $^1/_4$

字数 839 千字

版次 2020 年 9 月第 1 版

印次 2020 年 10 月第 2 次印刷

印刷 三河市万龙印装有限公司

经销 全国各地新华书店

书号 ISBN 978-7-5214-1860-6

定价 **138.00 元**

获取新书信息、投稿、
为图书纠错，请扫码
联系我们。

# 编 委 会

主　编　韩延华　韩亚光

副主编　韩延博　朱小琳　韩　晗

编　委　（按姓氏笔画排序）

王　灿　王圣洁　王雪莲　冯　聪　冯博懿

匡洪影　朱小琳　刘　丽　刘　茜　刘东阳

刘鹤玢　齐　娜　孙美娜　李英全　张正越

张诗笛　张跃辉　张涵钰　赵　雪　赵静雨

胥风华　徐晓庆　徐晓宇　韩　晗　韩亚光

韩亚鹏　韩延华　韩延志　韩延博　韩昊池

蓝　丹　蔡淑侠

传承创新是中医药学术发展的永恒主题，名老中医药专家的学术经验是中医药传承发展的根基与沃土，如何将他们的学术造诣、临床经验有效地继承与传播，仍然是当今发展中医药事业的重要使命。

韩百灵先生是当代中医妇科学术界品德高尚、医术精湛的楷模，为中医事业做出了杰出贡献，同行尊称为"杏林一柱""妇科南针"，令人敬佩。韩老一生致力于医学教育事业，20世纪80年代他筑建的黑龙江中医学院（现黑龙江中医药大学）妇科成为全国首位"中医妇科学"重点学科和全国唯一的中医妇科临床研究基地。如今，他奠基的学科，仍然是国家重点学科之重镇。

时值韩老诞辰一百一十周年之际，其传人、弟子将其毕生的学术经验进行全面系统的挖掘整理，汇集成《国医楷模韩百灵学术经验集》，作者在书中首先载录韩老"以明为要，以德为先"，"润物无声，辛勤耕耘"的道德风尚和治学精神，是传给后学的珍宝。

该著作在"经典拾萃解读""经方临证应用"中体现了韩老的传承思想重在正本清源，遣方用药的独到经验；特别是在"妇科验案选录"中记录了大量真实案例，对传承启迪后学是用之不尽的临床实践的知识财富，同时也体现出韩老拥有宽厚的中医各科通功，更有中医女科的独到专功；从"韩百灵教授医话节选及随笔"中可以窥其韩老"口传心授"的教育方式。

作者倾注心血和精力编著此书，真实地表达了韩老理论之渊博、临床特色之鲜明，和师古而不泥古的创新意识。韩老高寿至一百零二岁仙逝，生涯丰富多彩，虽难以周全，但通过作者广收集、深挖掘，真实地反映了韩老敬业岐黄、笃诚实践的精神，是十分成功的一部传承佳作，值得深学。

我虽已耄耋过六，仍不时追忆韩百灵师长昔年对我的鼓励，在他诞辰一百一十周年的今天，特以此序表示永恒的纪念！

韩老"遵古循源觅新境，真知灼见启人心"，不愧为国医之楷模！愿此书早日问世，嘉惠后学！

国医大师
戊戌夏于成都

# 夏序

　　韩百灵先生是一位跨世纪的学者，医界巨擘，幼时承蒙祖训，长幼岐黄，私塾九载，三易名师，学有众长，弱冠之年便立足龙江悬壶济世，于乱世中创业。其尽施为医之道，济世活人，亦与同道同心毕力为龙江中医事业的发展做出了巨大的贡献。20世纪30年代，他便凭借精湛的医术名扬龙江大地；中华人民共和国初期即被誉为黑龙江省"四大名医"，堪称医林名宿；20世纪60年代，他弃全科而专攻女科，沉潜钻研更始于新，创立了"肝肾学说"，其理论内涵不落旧注窠臼，形成别树一帜的学术风格；20世纪80年代，其成为第一个国家重点学科"中医妇科学"创始人，创立了无数的第一，令同仁翘首仰望，驰名中外，实为医之楷模。

　　韩百灵先生是中国现代医学史上的中医学家、教育学家，也是中医妇科泰斗。我敬重韩老的胸怀坦荡，淡泊名利，更敬重他敬业岐黄，涵泳诗书，笃诚实践，勤于笔墨的精神。时值韩老一百一十周年诞辰之际，其传人及弟子对韩老论著、遗稿进行了全面的搜集整理，汇编成《国医楷模韩百灵学术经验集》，即将付梓。该书将先生八十载的学术精华近乎囊括其中，其理论坚实、辨证缜密、诊治精准、用药妥当、加减有序。韩老所创经验方既不特于经义，又灿然一新，然书中内容瀚广精深，并非一般泛泛之言可比，作者在保持原貌的前提下对极少部分内容进行了修订，并根据主题辅以相应的题目，捷径自明，行文似流水，可谓后学者明法操练之需。

　　今恰逢中医盛世，本集之问世，必将成为传承创新推广之橐龠。望业医同道，以先生为德业为典范，为弘扬中医药事业而努力奋斗！

国医大师

2018年6月

# 前言

中医药是中华民族传统文化的瑰宝，越来越受到世界各国的重视。名医的学术思想和临床经验亦是促进中医事业发展的重要资源。传承中医文化，挖掘、整理名家的学术经验是历史赋予中医人的使命。

韩百灵教授从医执教八十余载，治顽疾、起沉疴无数，为人类的健康及中医药人才培养做出了巨大贡献，成为现代中医学界的巨石、中医妇科界的泰斗。

本书较全面地收录了韩百灵教授20世纪40年代至21世纪初期所撰写的手稿、医话、医案、论著及科学研究等，根据收集的原始资料，编委会进行系统的归纳整理，真实地反映出韩老的医学生涯及学术思想和临证经验。以韩老从医之路与教育思想作为篇首；然后从肝肾学说，同因异病、异病同治，治未病思想，天人合一的理论去展现韩老的学术思想及证治思维；从讲稿和已发表的文章中摘选出韩老对经典的解读及临证运用；理论与实践包括妇、内、儿三个方面，介绍了韩老对每一疾病的认识及诊治案例；收录了韩老20世纪80年代后在中医药研究方面取得的成果，并节选了部分医话与韩老的随笔纪实。关于韩老用药经验回顾及探析系由其学术继承人总结完成。编者虽竭尽全力，但可能未尽一举囊括韩老的全部。我们希望能将其精髓尽现于世人，我们也相信该书的问世会给读者以启示，一定会受到广大读者的垂青。

在韩老诞辰一百一十周年之际，谨以此书寄托我们对前辈无限的敬仰及追思。

韩延华　韩亚光　谨志

2019年9月24日

# 目录

## 第一篇　韩百灵教授的大医之路与教育思想

## 第二篇　韩百灵教授的学术造诣

## 第五篇　韩百灵教授在中医药现代化研究方面的成果

## 第六篇　韩百灵教授医话节选及随笔

第一篇

韩百灵教授的

大医之路与教育思想

# 第一章  致力岐黄  济世活人

韩百灵先生乃中医泰斗、医林名宿，是国内中医妇科界的巨星柱石，海内人望，同人翘首，弟子景从。先生一生救人济世立德，传道授业立功，编经著典立言，先生所创立的学科已成国家中医妇科之重镇，他为中医事业的发展做出了不朽的贡献，他的丰功伟绩已载入史册，名垂千古。先生虽已驾鹤西游，但他留给我们的不仅仅是医学的瑰宝，也留下了我们对先生的无限怀念，今晚生对先生的成才之路、学术思想、临证经验、育才方法及科研等进行全面的收集整理撰写成书，以此，纪念韩百灵先生一百一十年华诞。

韩百灵（1909—2010），字秀宗，辽宁省台安县人，出生于中医世家，自幼受父兄影响，攻诗文，通医理，敏而好学。幼时入私塾，拜晚清秀才宋清儒门下攻读四书五经，诸子百家。13岁拜当地名医臧鸿儒为师，学习经典著作，内外妇儿及临床各科。18岁再度投师吉林省名医王化三，精研中医妇科理法方药。以儒学助力医学，几载便学有所成，弱冠之年考取中医师资格。1930年来哈投奔兄长韩秀实，在道外小六道街同顺堂诊所业医。1934年于哈市道外北十四道街自设百灵诊所，担任全科医生。在24年个体业医期间，他为中医事业的发展壮大鞠躬尽瘁，积极参加社会公益性活动。1937年与高仲山等人积极组织汉医学会、卫生团体等学术机构，先后担任哈尔滨市中医工会、市医联、省卫生协会常务理事、监察部长、副主任委员、主任委员等职务。韩老在旧中国伪满时期即名重龙江，是龙江四大名医之一。1949年后，韩老曾当选为哈尔滨市、黑龙江省人大代表和四、五、六届政协委员。韩老于1958年进入公立医院，1964年被引进黑龙江中医学院（现黑龙江中医药大学）担任医经教研室讲师及妇、儿科主任。随后，韩老于1978年被评为全国首批中医界教授。兼中华中医药学会终身理事，黑龙江省中医学会副主任委员，妇科分会主任委员及学术委员会主任委员等职务。

韩百灵先生在中医领域创立了多个第一，他是全国首批中医教授，全国第一位获得中医妇科博士生学位授予权的导师，全国第一个国家重点学科中医妇科学学科带头人，全国首批中医药专家学术继承工作指导老师，也是第一批国务院政府特殊津贴获得者。韩老曾两次被评为全国卫生文明先进工作者，荣获全国首届中医药传承特别贡献奖，全国首届名医工作室，多次荣获省、市劳动模范、先进工作者和优秀教师。韩老是黑龙江中医药大学第一位终身教授，也是唯一一位功勋教授；黑龙江省教育厅授予他"中医学家""教育学家"，中华中医药学会授予他"全国名师""国医楷模"的称号，原国家卫生部副部长、国家中医药管理局原局长王国强亲临为他颁发了牌匾。

## 一、弃儒从医，继承祖业

百余年前，吉林省农安县有一个三代中医世家，始祖韩儒林幼时随祖辈从云南迁至东北，定居于吉林省。韩翁少时知书达礼，通晓医术，闻名于乡里。其子韩殿一，承家传，行医于故里，声名远播。第三代长子韩秀实，承祖业，入私塾，拜名医，才思敏捷，医术精湛，少壮之时便独立创业，二十世纪末即名噪哈尔滨。1909年这个中医世家又添一男婴，排行第七，与兄长秀实相差十岁之多，父亲为他起名叫韩秀钟，他就是当代中医界名扬其广的一代名医韩百灵先生。

韩老从小天资聪颖，勤奋好学，幼时便通读《三字经》《百家姓》，继习《论语》《左传》《公羊传》《谷梁传》等，8岁入私塾学四书五经、诸子百家。母亲刘氏，略通诗文，且记忆非凡，并乐善好施。母亲期冀长子业医，希望他走仕途，光耀门庭，常以孔孟之道教之，循循善诱，并常常亲自督察学业，讲古论今，教育他长大要有所作为，母亲的思想深深地影响着他。同时他志坚行苦，很让母亲喜悦。可在他13岁之时，东北正处于长期军阀混战时期，国难当头，民不聊生，瘟疫四起，眼看死于疾病的人日益增多，前来找韩老父兄治病的人络绎不绝。韩老目睹病人的痛苦之状，耳闻病人的呻吟之声，同情之心便油然而生，他动摇了……萌发了弃儒学医的念头。而另一件痛彻心扉的事，更令他下定决心，立志学医——那就是他的两位姐姐，刚刚二十出头就死于疾病。韩氏父子虽为良医，但面临药源缺少，无药可施的局面，他们也是束手无策。韩老再也无心攻于仕途，多次劝导母亲，要放弃仕途之路，像父兄一样，继祖业，做良医。经过韩老的反复劝说，最终得到父母的同意。父兄是韩老习文学医的启蒙老师，要求韩老先从《医学三字经》《汤头歌诀》《药性赋》开始学习。掌握了初步的医学基础后，每逢节假期间，父兄便携韩老应诊，并为他寻求良师益友，为他奔往医学之路铺垫了良好的土壤。

## 二、三易其师，博采众长

韩百灵先生在接受家传之后，又向父亲提出要走出家门拜访良师，父亲很是高兴。1923年父亲送他到晚清贡生——当地名医臧鸿儒先生那里学习。臧师考核后发现他的功底很好，便决定让他免修医学入门的《汤头歌诀》和《药性赋》《内经知要》《医宗金鉴》等医书，重点攻读《伤寒论》《金匮要略》《温病条辨》等经典医著。臧师的带徒方法十分独特，经常要求学生在很短的时间内背熟一本书，每次背书之前，老师就会用锥子在书上一扎，扎透多少页就得背多少页，待一部书背熟之后，先生才逐字逐句进行讲解。同时老师还指定一些有关参考书让韩老研读，而后再写一篇读书笔记或心得体会。当韩老读到《素问·著至教论》"诵而未能解，解而未能别，别而未能明，明而未能彰，足以治群僚，不足治侯王"一段时，对这段话的含义，却不得其解，便求师解惑。臧师解释道：对于背诵的内容要理解，只有理解后才能运用，在运用的基础上才能发扬光大，这样不但可以治群僚，还可以治侯王。"侯王""群僚"是指君臣而言，在这里指疑难病和一般病而言。臧师的话令他茅塞顿开，使他懂得了要成为良医，就必须具有精湛的技艺，而要使技艺达到炉火纯青的程度，又必须得其经旨要义。于是，为了逐渐扩大知识面，他又对《内经》《难经》以及各家注释细细研读，从不放过任何一点时间，他利用枕上背，每晚临睡前，躺在床上将白天所学如数家珍地背一遍，以增加记忆；厕所背，主要背一些通俗易懂、简短上口的四句、八句歌诀等，还有人体经络走向及穴位名称、部位、功用等；路上背，每次外出、回家或陪先生往诊，都能背不少经典。因为偏僻地区的村屯之间近则七八里，远则二三十里，近的步行，远的骑马，背起书来不知不觉就到了，既复习巩固了所学知识，又不觉得劳累。有一次，臧师问他用什么妙法这么快就背完了所学的书，他如实地回答了。先生听后很高兴，笑着对他说："你比我小时候下的功夫多了，你这种学习方法就叫'三背之功'吧！"

臧师不但文学知识丰富，而且医技精湛，对诊治水肿、黄疸、小儿惊风、疳积等内、儿科疾病尤为擅长。在跟师过程中，他亲眼看见了臧师治愈了不少疑难病症。在这几年中，他不仅长了许多学问，还得到临证实践的锤炼，可谓受益匪浅。更重要的是，韩老由此学会了学习方法，懂得了由博返约的意义和提要钩玄的重要性，这为他以后研究古典医籍及取得学术成就打下了良好基础。

光阴荏苒，一晃几年过去了。1927年初，韩老离开了臧鸿儒先生，在臧老师的推荐下又进入吉林省名医王化三门下。王化三先生当时有徒弟五人，韩老是后来的，也是最小的徒弟。王先生平素的生活十分节俭。起初，王先生只让他干些杂活，提壶倒水、讨债等。白天，师兄们跟着出诊，他却只能拉药匣子，按方抓药，很难接触到王先生，不但得不到王先生的真传，就连白天看书的时间也很少。所以晚上他常常借助炉火学习，研究老师白天开的处方，探析其方义。时过半载，有一天，王先生单独把他叫到身边，对他说："臧先生在信中说你很聪明，学问功底好，我考察你一段时间了，臧先生说的是真的。自古有上工治病，凡欲成上工者，无不治一全一，治百全百，我看你有志于此，想给你改个名字，就叫'百灵'吧，希望你以后功成名就，"医百全百，无一不灵"。此后韩百灵这个名字便成了韩老的常用名，韩老也成了王先生身边的得意门生，随王先生出入。

王先生医术精湛，屡起沉疴，除顽疾，尤其是对妇人之病，可谓手到病除。临证往往以一方为主，加减变通，演化出几十个方子，无不应手取效。韩老被王先生的医术折服。一次闲谈中，他向王先生问及此事，王先生说：学医恨方多，临证愁方少，用方之关键在于辨明阴阳、表里、虚实、寒热，做到随机应变。例如东汉仲景用肾气丸加减变化治疗诸多病证，谓之"异病同治"之法。后人多不识其真机，妄创新意，滥投三品，而失去辨证之大法，欲从标新立异中取效，如此用之，何异于草菅人命，涂炭生灵！他顿然明白了王先生所用正是受前贤启发，提纲挈领，执简驭繁，熟通古方，尽取其同，去其所异，对于调经、止带、安胎诸方，皆从其因而制方，随其证而用其药，实则是立其法而有其方，姑且名之曰"同因异病，异病同治"。王先生的一席话，使他悟出了几分道理，学艺不精很难有如此高论。因此，在以后的从医生涯中，他一直努力实践，在临床中进一步发展了"同因异病，异病同治"的治疗领域。

3 年的学徒生活，随师侍诊，韩百灵先生在王先生的培养下，已熟练掌握了内、外、妇、儿科的临证技能，已能够独立应诊，达到了学以致用的程度。王先生见他学有所成，便对他说：我已无技可授，师徒该分手了。在离别之际，王先生老泪纵横，写下："爱徒年少如轩阁，精心灌注未蹉跎。规经逮百先滥觞，广向人间布恩泽"为弟子送行。韩百灵肩负着王先生的期望，为了实现自己少时的理想，他离家远行。

### 三、学贵精专，情系黑土

1929 年，弱冠之年的韩百灵考取了中医师资格，由旧吉林省民政厅颁发行医执照后便踏上了龙江黑土，来到哈尔滨投靠兄长韩秀实，于哈尔滨市道外小六道街同顺堂兄弟二人一同执业。伪满洲国康德 2 年由哈尔滨警察厅发给行医执照，而后又由旧哈尔滨市民政部和卫生司颁发汉医任许证。韩先生从此开启了杏林之路。学医 3 年，有天下无病不可治之雄心；而治病 3 年，又有天下病无方可用之感叹。对于初出茅庐的韩百灵先生来说，终于有了悬壶济世、大显身手的机会，他踌躇满志。

1932 年秋，松花江洪水泛滥，淹没了哈尔滨道里、道外、太平 3 个区，有许多穷苦百姓因无家可归而流落街头，过着食不果腹、衣不蔽体的生活。由于感染时疫而患病的人数剧增，韩氏兄弟一起参加了抢救难民的工作，义务为难民诊治疾病，还募捐一些草药，直到洪水退去他们才返回诊所。

1934 年，韩老在哈尔滨市道外北十四道街 233 号大院自设了"百灵"诊所（后来一直被称为韩百灵大院），开始了独立的医林生涯。开诊之时，他凝望着"百灵诊所"那块牌匾，心情久久不能平静，感到肩上担子又沉重了许多，王化三先生的话语"治百全百，无一不灵"再次在他耳边响起，为了不辜负王先生的期望，他默默地在心里许下诺言要用所学的一技之长报效民众，为劳苦大众解除疾患。开业伊始，韩老就遇上了一次严峻的考验。一天，一男子送来一帖。他拆帖细阅，方知是东北军阀张作霖的老师——晚清巡抚曾子固派人请他为其儿媳诊治顽疾。曾时任晚清巡抚、新民府知府，位高权重，居住于哈尔滨市道外十七道街，昼夜有官兵为其看家护院。韩老随差人来到曾府，见院内摆放着一口棺木，他不禁心中一惊，人已将死，我能起死回生吗？出来迎接他的是曾子固的儿子曾瞻原，询问得知，家眷得的是"痨瘵病"，现已奄奄一息，所以准备了后事。在当时的社会背景下，此病实属难治之证，多数这样的病人命丧黄泉。曾家儿媳患此疾一年有余，虽生在豪门，屡次更医，却百治不效，久卧不起。在家人的引导下，他来到病榻前，看到病人苍白的面色，两颊浮有一丝红晕，气息微弱，双目难睁，水浆不入，脉细如丝，数过平人。诊过病人后，他认为此乃素体虚弱，精血不足，阴虚生火，火热劫烁阴精所成之痨。治以壮水之主，以制阳光。遂提笔处方：秦艽、炙百合、黄柏、知母、炙鳖甲、青蒿、地黄、地骨皮、白及、川军，一剂，水煎频服。写好处方，起身告退。曾瞻原问："还有希望吧？"他回答说："由于病久体虚，营阴大伤，但脉还未见散乱，真气尚存，或可抢救一二。"言毕告辞。

服药2~3日，病人便能少进米浆，十余日后便能扶床站立。第四次再诊时，曾子固亲自出面迎接，一年后病人经水自通，好如常人。曾为了感谢，在韩百灵先生结婚之际，亲临贺喜，并送一块牌匾，上刻"妙手回春"四个大字。虽然这块牌匾在"文革"期间遗失，但这件事在当时可谓近乎传奇，使韩百灵名声大噪。

还有一件事也使韩老终生难忘。由于中医内部自古便有门户之见，像他这样年轻而有名气的人，自然就会遭到一些人的嫉妒。20世纪30年代末，他的同僚，一位颇有名望的中医，给他介绍了一位男患，年方三十。来诊时带一便签，上面写道：久闻您医技精湛，有"华佗转世、妙手回春"之美誉，今送上病家一位，望略施医技，以救无望于一旦。如是，愿为至交。韩百灵先生看过病人之后，发现病人身高体胖，神昏谵语，撮空理线，四末厥逆，舌燥苔厚，六脉散乱；询问二便，知道病人一周来泻下稀水臭秽，日十余次，并伴有发烧汗出症状。韩老看出这是大承气汤证无疑，再看前医处方，也是用大承气汤化裁，但病却一丝未减。原因何在？是用方不对，还是病因不明？细问病史，才知病起于腹痛、发热、呕而不食。韩老忽然想起此少阳、阳明合病，必用柴胡、黄芩相辅才能中病。于是处方时，重用大黄、芒硝、枳实，酌加柴芩，急煎一剂，芒硝冲服，二时许尽服。韩老亲自为病人煎药，并看着他服下。病人服药不久，便出燥屎数枚，周身微汗，四末转温。又进一剂，病人神志转清，脉动有序，竟霍然痊愈。此事传出后，在中医界震动很大，那位同仁得知该患痊愈后，便真的履行诺言，特设家宴相邀，并细问其诊治经过，连连点头称是，佩服得五体投地。从此，二人结为兄弟，情同手足，相交甚笃，携手共事数十载。以后，同行中故意为难他的人明显减少，慕名前来就医的人却日益增多。

韩老凭借着精湛医术，成为医林之圣手，中华人民共和国成立初期即以"四大名医"之称誉满龙江。1937年他与高仲山等人在哈尔滨创立"哈尔滨汉医学研究会""中医卫生机构"，并创办哈尔滨特别市《卫生月刊》。1941年成立了"滨江省汉医会"；1948年创办《中医学讲习纪念刊》，编著《中医妇科学讲义》，并亲自传医授道授理。1958年进入公立医院，1964年被调入黑龙江中医学院（现黑龙江中医药大学）。韩老曾先后担任哈尔滨市中医工会理事、常务部长、副主任委员、主任委员，市医联执行委员、常务理事、副主任委员、监察部长，黑龙江省卫生协会副主任委员，黑龙江省、市中医学会副主任委员、妇科分会主任委员及学术委员会主任委员，中华中医药学会终生理事，黑龙江省四、五、六届政协委员，哈尔滨市人大代表等职务。韩百灵教授是龙江中医妇科的创始人，龙江中医事业的奠基人之一，为龙江中医事业的发展做出了不可磨灭的贡献。

## 四、心静似水，以书为乐

很多人认为读书是个苦差事，和书打交道枯燥乏味。而韩老却认为读书是一种精神的跋涉，是自我的提高，是精神的食粮，读书可以给予你知识，使人增长智慧，一个人如果能得到知识的浸润，将会一生受益无穷。古往今来，多少名家学者自始至终都把读书当成一种享受和心灵追求。韩老说无论读哪种书都会开卷有益，但要根据自己的专业择善而读，尤其是学习传统医学，选择经时间过滤的经典尤为重要。他说要做好学问，除了兴趣以外，还要有平静、宽和的心态，和不被世俗名利金钱所诱惑的境界，如果目标过于追求物质化、名利化，那么便做不好学问。早在20世纪三四十年代，韩老就在政府医政部门身兼多职，如果他看重权势、地位便可跃然而上，但他始终热衷于临床工作，并永远铭记少时立下的"不为良相，愿为良医"的志向。他认为"功名富贵如同瓦上霜，都是过眼烟云"。所以几十年间，韩老最大的乐趣就是以书相伴，以书为乐，读书成为一种伴随他终身的良好习惯，看起书来常常废寝忘食，除了阅读医籍之外，闲暇之时也会看看古代诗词，他说书中自有千钟粟，书中自有黄金屋，很多医之奥秘都藏在经典书籍之中。宋代教育大家朱熹的《四时读书乐》曰："山光照槛水绕廊，舞云归咏春风香。好鸟枝头亦朋友，落花水面皆文章。磋跎莫遣韶光老，人生唯有读书好。读书之乐乐何如？读书之乐乐无穷，读书之乐乐陶陶。"讲述了读书应该有一个美好的心境，无论什么环境变化，都不会影响到读书的心情。韩老说保持这样一种良好的心态去读书做学问，才能收到意想不到的效果。

纵观韩老的人生，可以概括为：心静似水，不论世事纷争，遇事淡然处之，唯有与医结缘，以书为乐，乐在其中也。

## 五、大医风范，百世流芳

韩百灵教授是一位跨世纪的老人，历经清末、民国、伪满和新中国四个不同历史时期，饱尝中医发展的艰难，在中医事业颠簸起伏，取缔中医的谰言中坚挺不屈，以赤诚之心、医者之仁术、师者之博大、儒者之豪迈、学者之睿智，几次奋笔疾书和同僚一起奔走，为维护中医事业的存亡与发展贡献自己的力量。八十载的风霜雨雪，八十载的砥砺前行，他从中华人民共和国成立初期的仁心仁术的名医成长为孜孜不倦的大学的教授。

在近代医学史上韩老之所以能够成为一代大家，首先具备的是高尚的人品和职业道德，且涵泳古今，博览群书，治学有道，精究方术，在学术上形成了自己独特的体系，并能够得到医界名家的认可与赞同，成为医学领域的一面旗帜。他遵从《内经》精血同源的理论，根据女性特殊生理、病理，创立了"肝肾学说"，详细阐述了该理论的内涵及其外延。临证中重视肝肾，突出乙癸同源、气血同调的原则，将"同因异病，异病同治"的理论拓展到妇科领域，为发展中医妇科理论、规范中医证治类型模式开辟了新的广阔领域。他提倡经方时方为我所用，遵古而不泥古，临证关键在于审因论治，因人而施，随症加减，自拟经验方五十余首，效验临床。

韩老以医疗教学为灵魂，铸造科研成果。20世纪80年代，韩老已年过古稀，他却以满腔热忱投入到科研之中，开始对计算机诊疗系统进行研究，将诊治不孕症和崩漏的临证经验输入电子计算机，使名医经验走进基层医疗部门，解决偏远地区就医难的问题。1984年，"计算机仿真韩百灵教授诊治妇女不孕症程序的研究"荣获黑龙江省卫生厅卫生科技进步三等奖。1987年，"计算机仿真韩百灵教授诊治妇女崩漏程序的研究"获黑龙江省人民政府科学技术进步四等奖。"七五"期间他主持的"补肾活血法治疗肾虚血瘀型、无排卵性功血的临床与实验研究"课题，一举中标，该研究获黑龙江省中医药科技进步二等奖、黑龙江省科学技术进步四等奖。其"儿茶溃疡散的研究""育阴灵冲剂的研究"等多项研究，分别荣获黑龙江省中医药科学技术进步二等奖、三等奖。

韩老以著书立言为事，他认为著书其一是学习的过程，只有博览各家之言，领悟其要旨，结合自己的理论见解、实践经验才能进行编著；其二是传承，通过著作把医学知识传播给后生，希望后人在"去其糟粕，取其精华"的基础上继承发扬。自1948年起韩老后先后编写了《中医妇科学讲义》《医学入门八法》《妇产科护理学》，著有《百灵妇科》《百灵临床论文集》等专著，编审了《实用中医儿科临床手册》和家庭医疗丛书系列《常见妇科病家庭疗法》《常见儿科病家庭疗法》《常见内科病家庭疗法》《常见外科病家庭疗法》等。《百灵妇科》问世后，深受读者的欢迎，一版再版，发行于内地及港澳台，1987年荣获黑龙江省中医药管理局科技进步三等奖。此外韩老还主编全国高等医药院校教材《妇产科学》(第三版)，主审全国高等医药院校教材《中医妇科学》(第五版)。

在教学上，韩老为中医事业培养了数以千计的高级人才，桃李芬芳，遍布海内外。几十年里，他保持着教中学、学中教、教学相长的教学理念。20世纪80年代初，他提出"应根据学生不同类型来培养高级专业人才"的设想，发表了"因材施教在研究生中的创新与应用"，1989年该研究获得黑龙江省"优秀教学成果"一等奖。在他的辛勤耕耘下，人才培养硕果累累，并多次被评为省、市"优秀教师""全国中医妇科名师"。1993年，黑龙江省教育委员会、黑龙江省中医药管理局、黑龙江中医学院(现中医药大学)联合召开了韩百灵教授从医、教、研65周年表彰大会，授予他"著名中医学家、教育学家"的光荣称号。此外，先生还是黑龙江中医药大学唯一一位"功勋教授"。

韩老不仅是一位中医学家、教育学家，也是一位社会活动家。除了医教之外他亦时刻心系国家大事，为中医事业的发展进言献策、鞠躬尽瘁。1956年起，韩老即当选为哈尔滨市人大代表，1977—2000年又连续当选为黑龙江省政协委员。在韩老一生中，有近半个世纪都活跃在参政议政的政坛上，积极行使他作为人大代表与政协委员的神圣权利，提出许多宝贵中肯又切实可行的意见和建议。其中，韩老在黑龙江省政协六届三次会议上的《关于传统中医药学后继乏人乏术问题的思考》提案（黑龙江省政协第523号提案），经省政协批复转黑龙江省中医药管理局，该局以"黑中（1990）65号文件"形式专门进行答复，并针对韩老所提出的关于培养中医机构学术带头人才成长的问题，提出了几项切实可行的措施。鉴于韩老诸多突出贡献，黑龙江省政府多次授予他"劳动模范"光荣称号。韩老还曾两次被评为全国卫生文明先进工作者，多次荣获省、市先进工作者称号。

得益于幼时父母的悉心栽培，韩老除酷爱中医外，亦喜欢吟诗作赋，欣赏花鸟鱼，善于养生。他认为中医学有着浓郁的文学色彩，诗词爱好可以反映出中华民族的传统文化和自身修养，所以他在培养学生过程中十分重视文化底蕴的培养。

纵观韩老一生，可谓贡献卓著，流芳千古！岭南妇科名家罗元凯教授称之为"杏林一柱"，国医大师张琪赞其为"一代宗师，妇科南针"，中国科学院王永炎院士以"苍生大医"誉之。2007年，中华中医药学会授予韩老"国医楷模"的光荣称号。

# 第二章　严谨治学　笃诚实践

治学与临床是韩百灵先生人生的主旋律，他初始接受的是儒学而后进哲学，喜爱诗词歌赋，先文而后术，博学于文而专精于医。韩老学医，以儒学和哲学为基础，精研经典著作，涉猎百家之言，从源到流。其治学经历，正如自己所言："少年立下终身志，勤学好问得真知，博览群书专若一，精通谦虚访良师。"韩老成名之后曾有人问他如何学医，韩老只是概括地说：学医和学习其他学科一样，总是要逐渐积累知识；就像去某一目的地一样，渐渐地去接近它，最后到达预期的目标。

韩老认为学医如同走路做事一样。《老子》说："合抱之木，生于毫末；九层之台，起于垒土"；中国还有句古话说，"千里之行，始于足下"。学医没有捷径可言，只有日积月累，反复实践，认真总结，才能有所收获，学以致用。

## 一、学须有恒，才须积累

说到治学，韩老便深有感触地说："治学即是读书求知的方法，也是不断完善自己品德修养的过程，从而达到修身、养德、成仁的目的。"决定成功的关键首先在于是否有明确的方向和自己的人生目标，胸怀远志，朝着自己的理想努力奋斗，就像爬山一样，没有志向的人只想走平坦的路，这样他永远也不会爬到顶峰。无论做什么事情成功不是将来才有的，而是从决定去做的那一刻起，持续累积而成的。只有勤奋的态度，坚韧和持之以恒的毅力，才是学习、获得知识、成功的最好方法。韩老学习始终以致用为纲，重在实践，保持无倦与精进，也就是说自己要勤勉，不能懈怠，学贵有恒，才能功到自然，以此为策，方能成为医之大成者。

## 二、治学之道，五宜三忌

"五宜"：（1）宜扎实基础　对中医重要典籍文献，如《内经》《难经》《伤寒论》《金匮要略》乃至各家著作，做到"凡书理于未贯彻者，则昼夜追思，恍惚有悟到援笔而识之。"在背诵经典的同时，不断地思考和理解其中的含义，做到"知其然"也要"知其所以然"。

（2）宜博采精思　除重点学习古代医学典籍外，还要"博采精思"。效仿先贤仲景"勤求古训，博采众方"。中医学是在不同流派、各家学说，百家争鸣中发展起来的。学好中医就要博取众家之长，不限于一家之言，不断深思。

（3）宜熟读背诵　从古至今，中医大家治学，多离不开熟读背诵，做到"三到"，即心到、口到、眼到。"三到"是提高记忆、巩固知识收效最佳的方法。尤其是古典医籍多以词条、四六句、辞赋形式，词句连贯，朗朗上口，易于记忆，以此，熟读背诵是学好中医的必经之路。

（4）宜兼及他学　中医学涉及天文、地理、哲学、史学、文学、政治、经济学等等。欲要学好中医，不要只读医学专著，也要兼及他学，融会贯通，这样对于学好中医，提高中医理论是有很大的裨益。

（5）宜珍惜时光　中医治学与其他治学一样，既要有童子功，又要有孜孜不倦、锲而不舍的精神。这是古今所有大家治学的共同领悟。曾有古人自叹："欲自修而年已蹉跎"，俗话讲"少年不努力，老大徒伤悲"。这些话告诫学医者要珍惜时间，有效的利用时间，认真读书，认真做学问。

"三忌"：（1）忌道听途说　唐·孙思邈说："学者必须博极医源，精勤不倦，不得道听途说，而言医道已了，深自误哉。"比如曾有人听说别人用某法、某药治好疾病，遇到类似情况，便不加思考生搬硬套，必无效果。

（2）忌蜻蜓点水　对一门学问、一本书籍，要有一定的深度理解，不能一知半解，不能只知其一不知其二，治学要踏实，严谨。尤其作为医生，对于学问要精研深究，对患者做到敬佑生命，仁心仁术。古语说："学然后知不足。"蜻蜓点水、浮光掠影都是治学之大忌。

（3）忌走马观花　医学关乎人类的生命，绝非儿戏。医学知识需要积累，技能的提高需要反复实践。而不是一时贪多，一旦贪多就会走马看花，不能做到深刻的领悟。

要读通一部书的内容，是循序渐进的过程，应当逐渐地读深读透，切忌贪多嚼不烂。

### 三、深思经义，放眼于宽

苏轼说："旧书不厌百回读，熟读深思子自知。"中医典籍，汗牛充栋，现存古医籍就有八百余种。韩老说若要诸书皆览，恐难以做到。但高以下为基，积土木石玉以成大厦。欲学而有成，必读之书不可不读，须知之事不可不知，欲要学好中医学，如《内经》《难经》《伤寒论》《金匮要略》等经典著作，不但要熟读，而且对精要部分、有证有方的条文，皆应背诵下来，深思经义，广搜诸家疏注，且必细审玩味各家之言，进行归纳总结使其条理化，取其精髓，融会贯通。对于晋唐以来历代医家著作，韩老主张博采众长，兼收并蓄，不存门户之见，放眼于宽，识其整体而窥其全貌，在此基础上，再立于专攻，是学而有成的关键。汉代著名思想家王充说："人不博览者，不闻古今，不见事类，不知然否，犹目盲、耳聋、鼻痈者也。"由此说明，博览群书，深思经义，对于知识的提高具有十分重要的意义。

### 四、由博返约，专攻一艺

韩老学医秉承师意，治学先明其源，再辨其流，熟记经典之后，诸家疏注广为博览，凡与中医原理相涉者，虽不是医著，也要探索，以富其学。在广泛涉猎各家医著，通晓内、外、妇、儿各科的基础上，从事30多年的全科医生，且已盛名龙江之后，韩老选择了专攻中医妇科。古人云："宁治十男子，不治一妇人"，他也很清楚疗妇人之疾要远远难于其他学科。但他勇于挑战自己，1964年调入中医学院后，他毅然选择了妇科专业，担任妇儿科主任，在临证中精心研磨，重读《妇人大全良方》《丹溪心法》《女科准绳》《女科撮要》《景岳全书》《傅青主女科》《沈氏女科辑要笺疏》等中医妇科专著。韩老日积月累，由博返约，几十年的研磨，终于有其独识独得，成为中医妇科界之名宿泰斗。

### 五、易学难精，话说中医

很多人说：中医比西医难学。韩老说难易是有度的，那就是看用什么样的标准衡量。如果说背诵些汤头歌、药性赋、医家方药，或记熟脉诀，亦可以悬壶治病，如此何难之有！古往今来这样学医行医者确实并不乏其人。"难是难于精"，要究其理、知其法，不能只学其皮毛，不深入骨髓，只能墨守成规，不能别开蹊径，遇到大病即茫然。精是专的前提，精才能专。韩老说："我近古稀之年，行医数十载，虽自知不是庸医，但也不敢言已精。所以我要做到老，学到老。中医学术之研究，必须在中医理论特色指导下，才最有可能揭示规律，取得建树。"

# 第三章 医教并重，潜心育人

## 一、从医到师，重之以德

1934—1958年的24年里，韩百灵个体执业期间，除了每天忙于诊务，同时还承担教学和很多公益性事业。1948年，他接受了哈尔滨市中医讲习班的聘任，担任中医妇科学讲师，与他同时执教的还有当时中西医界名流高仲山、马骏伯（马骥）、张金衡、贾连元、高文学等十二位讲师。其学员大多来自山东、河北、辽宁、吉林、黑龙江等地，该班有178名学员经过当局考试，取得了开业行医的资格证书。他们培养的学员不仅成为黑龙江省中医界的中坚力量，而且有很多是东三省乃至全国许多省份的中医名流，在中医事业的人才培养方面发挥了重大的作用。

从医者到师者，这对于韩百灵来说是一个很大的跨越，他的学医生涯接受的是家传、师承、心口相传的旧式教育。在新的历史条件下，怎样才能为中医事业培养更好的人才，他认为首先要改变传统教育方式，想探索有效的教学途径，就必须把中医的理论系统化、临床实践化。如果仍持续各承家技，延续旧式教学方法，可能会影响到中医事业的发展。为了当好师者，他辛勤耕耘，呕心沥血，遵循理论与实践相结合的原则，取各家之长，将自己所学理论与多年从医经验融会贯通，以全新的教学模式进行传授。初次承担教学任务，韩老深感缺少教学经验，因此在授课前，他利用三个月的时间，重温了数十部中医经典著作，并结合自己的行医经验编写了《中医妇科学讲义》专业教材。此后，又编写了《医疗八法注释》。在教学中，为了达到良好的教学效果，对于复杂难懂的问题，韩老常常组织学员进行专题讨论，讨论中他曾提出这样的问题"气虚、痰症、血瘀、妊娠四者皆可出现滑脉，临床应如何加以鉴别？"对这个问题学员们讨论得非常热烈，都觉得这样的问题能启发思路，引起兴趣，理论与实际结合得紧密，讨论可以激发大家学习的热情，然后他再进行总结，予以深入浅出的讲解，深受学员的赞誉。

1958年，韩老积极响应政府号召，关闭个人诊所，走进哈尔滨市道外区人民医院。当时他已是年近花甲之人，却仍以"业精于勤，荒于嬉"作为自己的座右铭。白天临床中每遇到疑难病症，晚上他便查阅许多医书，寻找答案，经常通宵达旦，却乐此不疲。除了医疗工作外，他还承担了道外区中医班四大经典及内、妇、儿全部课程的教学任务，培养学生40多人，有教无类，为中医事业培养了一批栋梁之材。

1964年，黑龙江中医学院（现黑龙江中医药大学）在全省招贤纳士，韩百灵作为名医受邀调入，先后担任医经教研室教师，附属医院妇、儿科主任，医教并重。教学中他为了让学生们了解昔日学医不易，他写下："昔日学医处处难，勤习古典几十年。拜师须劳三年整，方得师传一二言"之句，以鞭策学生。

## 二、以明为要，以德为先

韩老把教师比喻为人类灵魂的工程师。如何把学生培养成才，是韩老朝思夕计的问题。他认为，师者在传授专业过程中，首要自明纲纪，若当一名好的医生，必当以德为先，明德水乳交融，方能培养出优秀的学生，成为杏林大家。

明德：为医之道也，当以德为先。称为大医者，既要医德高尚，也要医术精湛，必以"大医精诚"奉为圭臬，"精"于高超的医术，"诚"于高尚的品德。济世活人，当以仁爱为怀，不为世染。

明志：中医在漫长的历史长河中，形成自己完整的理论体系，独特的治疗方法和丰富多彩的养生保健方法。这些特点和优势，必须反复向学生宣讲，每年新生入门，韩老都向新生讲解"中医的特色、优势和发展前景"，使学生坚定不移地为发展中医事业而奋斗。

明理："勤求古训，博采众方"。读万卷书，行万里路。要掌握中医的特点和辨证论治的规律性，欲成为一代名医，就必须熟读中医的经典名著并反复临床。"熟读王叔和，不如临证多。"韩老要求学生们重点阅读数本中医名著，同时撰写其临床经验，供学生学习参考。只有读书临证，才能学验俱丰。"书山高险，誓以先贤为峰，学路远艰，永以实践为途。"

明法：医者治病除精懂中医的辨证法度，亦要了解五方风气，服食居处之不同，若一概施治，药不中窍，是医之过也。经曰："治不法天之纪、不用地之理，则灾害至矣。"欲得到最佳的治疗效果，既要"发皇古义"，又要融会新知，与时俱进，勇于创新。

明术：夯实中医基础理论和临床技能，在掌握扎实的基础上，在实践中逐步探索、提高，圆机变通，达到炉火纯青，方能获得"效之信，若风之吹云，明乎若见苍天"的效果。

## 三、教学相长，循循善诱

### 1.根据中医学术特点适当采取中医传统教学方法

中医学院与其他高等院校具有某些共同性，很多教学方法可以互相借鉴。但是由于中医专业的特殊性，有其独特的理论体系，中医著作文字古奥，言简意赅，其中有的名词概念含义广泛，说理往往以类比象为主，加之历代学派众多，各自的观点见解不同，很多问题是历代各学派争论的焦点。教师如何使教学深入浅出，以提高学生的理解能力，扩大其知识领域，达到取其精华，去其糟粕的目的，这些都是应该认真研究的课题。

中医教学的另一个特点是中医传统的师带徒的教学形式。很多中医的诊治经验，往往要在临诊时由老师口授心传，由徒弟慢慢领会逐渐深入才能继承下来。特别是某些含义深远，辨别细致，只可意会，难以用言语表达的问题，更是必须通过反复体验才能真正领会的。譬如中医诊断学中的辨脉，不是由老师手把手地教，就很难真正领会各种脉象的实质。

中医传统教学方法及前人的经验见于文字记载的并不多，多由实践得知，总不外乎多读书、多临诊、持之以恒、虚心学习等几个方面。如《千金方》提到："学者必须博极医源，精勤不倦，不得道听途说，而言医道已了……"《本草经疏》说："宜先虚怀，灵知空洞，本无一物，苟执我见，便与物对，我见坚固，势必轻人……"这些古代医生关于学习中医的言论，凡是有利于我们改进学习态度和方法的，都可以吸取过来以教育学生。对如何成为一个较好的医生，明代宋濂就曾提出他的看法，他说："古之医师，必通于三世之书，所谓三世者，一曰针灸，二曰神农本草，三曰素女脉诀。脉诀所以察证，本草所以辨药，针灸所以去疾。非是三者，不可以言医。故记礼者有云：医不三世，不服其药也。"当然，就我们为社会主义建设培养德、智、体全面发展的有较高水平的中医来说，远远不能满足于古代那种要求，但对于传统的医学教学的经验来说，我们也要注意汲取其中有益于我们教学安排的某些内容。我们体会到，抓住中医教学特点，采取传统的有利于培养学生的教学法，对中医学院来说，不能忽视。

**2.教师负担着"传道、授业、解惑"的责任**

教师在教学中起着主导作用，学生可以既向教师学习知识又可以发挥独立思考的能力，如果学生对老师讲授的东西有不同的认识，在不影响教学工作进行的情况下提出自己的见解与教师商讨，这样对教学相长、提高师生教与学的积极性是有益的。中医学是一门实践性很强的学科，老师把从前人手里学到的知识，加上自己的临证体验总结，传授给学生。怎样让教师在讲课、解疑、带实习、考试等所有教学环节上负起传授祖国医学的责任，使他们的知识得到充分运用，使祖国医学遗产得到充分的继承，这在中医教学中具有十分重要的现实意义。

## 四、辛勤耕耘，润物无声

教育是培养人才和社会发展的基石，它授人以知识，使之不断提高。北宋教育家张载说："为天地立心，为生民立命。"韩老认为尤其是医学教育事业，培养出什么样的学生，学医精不精，既关乎人类的生命，也反映出医生良心的底线。作为医务教育工作者，应该具备良好的修为，广深的专业知识，这样才可以成为灯塔照亮他人，指引前行。

韩老教学不仅仅局限在课堂教学，而是随时随地把知识传授给学生，例如临证遇到典型病例，他就从发病机制讲述，引导学生如何分析疾病，确定治法、方药。若遇到患者用药后效果不佳，则及时查找不效之故，重新对病症进行审视分析，再予以遣方用药，这不仅可以激发学生的学习兴趣，提高理论联系实际的能力，也潜移默化地传授给他们严谨治学的态度。可谓春风化雨，润物无声。

中医的理法方药源于实践，丰富的临床经验是提高教学质量的重要一环。有了丰富的临床经验，教学内容才能丰富。为了使学生能够更好地记忆，掌握过硬的本领，他常以比类取象的教学方式进行讲授。例如讲"胎萎不长"，他以花喻之，花卉枯萎，枯在叶而萎在根，单纯给予水分，恐势单力孤，难使复荣，需要水分、阳光和充分的营养，方能恢复生机。所以治疗"胎萎不长"时，则应在补阴血的同时，重用填精补髓，选用血肉有情之品，并辅以从阴引阳之药，使阳生阴长，缓图生机，方可无虞。如此借鉴比喻，惟妙惟肖，使学生印象深刻，收到很好的教学效果。

韩老认为带教工作要跟上时代的需要。随着形势的发展，社会对学生的要求也越来越高，为了适应这一要求，为国家培养有用人才，韩老在不断总结经验。他认为中医院校培养的学生，在继承老中医经验的同时，也应掌握现代科学技术，旨在使学生在中西医两方面同步提高，任课教师出诊时带教，随时可以指导学生，有利于巩固课堂书本知识，对于行之有效的方剂及学术思想的精华部分，学生要笔之于书。这样既可掌握老师的学术经验，又可锻炼自己的实践能力，可谓一举两得。

韩老说，借助现代科技手段发展中医，是中医现代化的必由之路。西医诊病可以利用X射线、超声波、电子显微镜、电子计算机、放射性同位素，中医同样也可以利用这些先进科技手段为辨证论治服务。洋为中用、古为今用都包含了"为我所用"这么一个简单道理。基于这一认识，他要求学生要掌握这方面的技能，为今后的医疗、科研工作打下基础。

中医学在人类文明史上占有重要地位，并以其实践医学的特点显示着旺盛经久的生命力。韩老一直认为，中医生不应该是故纸堆里的夫子，也不应该是夸夸其谈、纸上谈兵的书生，而应该是具有一定科研能力的中医临床实践者。因此，韩老要求他们必须要过临床关，要把中医的理论学以致用，充分发挥中医中药治疗常见病、多发病的优势，掌握疑难病和危重病诊治原则。希望他们具有老一代中医和新一代中医的双重本领、双重气质。他认为，学医只知无方之书，不知理法，虽有学而无术，虽知方药，不知其理，不足成为良医。只有遍读理、法、方、药之书，勤做笔记，潜心研讨，躬行实践，验之患者，不断提高，才称得上有学有术。

几十载漫长的医教，韩老生涯积累了宝贵的经验。他的治学之道及教学方法使学生们受益匪浅，成为学生们成才的阶梯。学生们愿听其言、乐其教、信其道，凡恭其行者，多能成为医林之栋梁。1979年他获得了全国首批中医妇科硕士学位授予权，1980年在全国首获中医妇科博士生学位授予权，1991年被评为全国首批中医药专家学术继承工作指导老师，其学术继承人韩延华、韩延博均以优异的成绩出师。他为中医事业培养了一批又一批优秀高尖人才，多次获得省、市优秀教师和全国中医名师和的荣誉称号。

## 五、呕心沥血，培育良才

20世纪80年代，韩老作为我国首批中医妇科研究生导师，在培养研究生过程，他花费了大量的心血，形成了一套带教理论和经验。

首先，在选题方面，韩老认为，学生入学后要了解本学科的学术动态，在充分掌握第一手资料的基础上确定研究方向，这样可以避免走弯路。研究生搜集资料的工作，是进行科研准备的阶段，准备得充分与否，直接影响到课题的选择以及科研设计的水平和质量。韩老抓住这一环节，要求新生入学后，在学习理论课的阶段，就要着手查找资料，确定方向。

其次，根据研究生的阅历、素质、思维方式和起点的不同，韩老采取因材施教的方法，根据研究生的实际水平，为他们指定必修课、选修课和自修课内容。这样安排的目的是与本学科、本专业能够紧密结合，做到学以致用。此外，他还提倡研究生自学自然辩证法和哲学，因为这有利于建立科学思维，可以为选题和科研方法提供认识方面的指导。

另外，他主张将研究生的科研课题与导师的学术经验结合起来。这种方法既是目前研究生科研选题的有效途径，又是发扬传承老中医经验的有力措施。经过研究生的总结、整理，结合现代科研手段再创新，很有可能产生质的飞跃，这样才能真正地为中医事业培养良才。

1985年韩老提出"因材施教在研究生培养中的创新与应用"的观点。在研究生层次中采取"因材施教"的教学方法，赋予其新的内涵与外延，对于造就一批专门的高级人才是必要而可行的。从发现这个问题到形成创新应用，已逾三十年矣，现已收到明显的教学效果。现将韩老原文抄录如下。

### （一）问题的提出

近年来，国内有些学者提出，欲在中医领域做出较大的成绩，必须在研究生中培养出一代博古通今、学贯中西、文理兼具的精英人才。这个愿望是好的，但就学验的积蓄与爆发来说，目前的现实条件似乎不能满足。以研究生教育的特殊性比较于传统的教育方式，必须正视如下现实：研究生基础水平不等、实践能力不同、思维方法有异、修业时间有限。如果不注重这些基本因素的分析，统统要求他们在一定的时间内"有创新""填补空白"，实际是难以完成的。因此，从研究生的不同起点出发，采取"因材施教"的方法，设计实施方案，落实运行机制，是具有战略目光的改革尝试。

### （二）因材施教的实施与运行

"因材施教"的核心，是充分发挥导师与研究生的学术优势，有的放矢地培养出各种类型且具有科学思维和创造能力的高级人才。这一核心的实现，有赖于合理的实施方案及完善、有效的运行机制。

## 实施方案

关键在于选才、知才、育才。

**1.选才** 选才就是善于发现人才。导师的贡献，贵在善做"伯乐"。从诸多考生中选择合格的人才，只能借助于考试的形式，因此试题的设计十分重要。设计试题的原则有四点：①以专业基础知识和临床理论为主；②渗透到相关学科领域；③涉及导师的研究方向；④与学科发展需要相联系。四点原则的比重，分别是40%、30%、20%、10%。按照分配比重设计试题的内容与结构、深度与广度，是选才的唯一客观依据。

**2.知才** 知才是导师对研究生素质、品行、思维、能力、学习成绩、临床技能及科研水平的综合考核。具体措施如下：①入学考试试卷分析，了解研究生分析问题与解决问题的能力，了解知识面及表述能力；②分析必修课、选修课、自修课成绩，掌握研究生的治学态度及治学方法；③通过文献的查阅、搜集、综述，考核研究生的洞察力和创造力；④通过跟随导师临床实践，考核研究生的临床技能和理论与思维逻辑；⑤根据具体表现，考核研究生的政治倾向、道德、品行及感召力。

知才的着眼点，是掌握研究生的优势与不足，注重发现其在某一方面的知识积累程度和独立思考的能力，从而为研究生的各类型人才培养确定主攻方向。

**3.育才** 育才是"因材施教"的中心环节。根据中医妇科学的现状和性质，以及中医现代化的需要，针对研究生的具体情况，培养临床继承型、文献整理型、科学实验型的不同专长人才，形成高智能的学科梯队，是育才的战略目标。因此要求做到以下几点：①充分发挥研究生的学术专长，创造良好的培养环境；②以导师的学术思想和研究方向作为多元系统，结合整理导师经验，确定课题及不同类型人才的培养目标、培养计划；③整体上要求一专多能，具体上要求重点突破。

以上三点不仅是基于单纯的培养，而更重要的是促使研究生毕业后就能成为独当一面的中坚力量，有利于整个学科医疗、教学、科研水平的全面提升。

## 运行机制

从选才、知才到育才，必须有一套确定的运行机制来付诸实践。具体的做法是：首先，录取招生考试阶段成立"试题小组"，搞好选才的把关工作；其次，在研究生基础学习阶段与研究生科及各任课教师建立联系，沟通信息，掌握研究生的学习及其他表现；再次，在研究生科研阶段，成立"研究生指导小组"，严格按照培养目标，设计培养计划，指导研究生的选题、科研及毕业论文的撰写。建立这样一种运行机制，可以使整个研究生的培养工作自始至终的处于主动指导和宏观控制的状态，利于及时发现问题和落实实施方案。

鉴于中医妇科研究生的专业性质和实际需要，我们在运行机制中还特别强调，研究生的任务是：在继承中求创新、在实践中求提高、在科研中求成果。从而又使运行机制成为导师、指导小组及研究生之间相辅相成的两方面，调动了研究生主动、自觉地接受培养的积极性，促进了不同类型人才的成熟。

## 成果和体会

由于重视了研究生层次的"因材施教"，十年来，共培养临床继承型人才3名，文献整理型人才3名，科学实验型人才3名。其中各型人才均有学术交叉。研究生中参加国家"七五"攻关科研项目及省级科研项目的有7人，整理出版著作9部，发表学术论文100余篇。作为国家重点学科和重点专科，国家先后两次给予三千多万元的基本建设投资，并为国家培养出国内第一位中医妇科博士学位研究生，现已赴日本继续深造。在导师的"肝肾学说""同因异病，异病同治"的理论指导下，研究生们在"因材施教"的实践中，获得了广泛的收益，并得以充分施展才智，充实和提高了学科梯队的整体水平。

1987年12月这一成果在《全国首届中医研究生教育工作座谈会》上，以"继承与创新，实践与提高的尝试"为题，做了相应的阐述。

时代发展到今天，振兴中医的任务刻不容缓，"因材施教"在研究生层次教育中的创新与应用，不失为早出人才、出好人才的有效途径。

［本文1995年获第二届世界传统医学"国际优秀成果金杯奖"；1989年"因材施教在研究生中的创新与应用"获黑龙江省教委"优秀学成果一等奖"；本文被收录在《中医高教研究》1988，（3）：12-14］

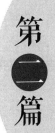

第二篇

韩百灵教授的学术造诣

# 第一章　学术思想

韩老认为任何一个学术的形成与发展，都必须有其独特的学术理论，不断增加新的学术内涵与时俱进，所创理论要得到同行业的认可和推广。在诊疗过程中，他提倡遵古而不泥古，以辨证为纲，施治为本，据证加减，博览群书，借前贤之见，在实践中探索。他根据女性特殊的生理、病理特点，在临证中不断积累总结、提炼升华，创立了"肝肾学说"，拓展了"同因异病，异病同治"的诊治领域，其理论具有妇科的独特性和实用性，形成独树一帜的学术思想。

## 一、肝肾学说

韩老从医数十载，学于经典，受于师传，遵古而不泥古，在数十年的理论与实践中不断探索、总结、提炼、升华，提出以脏腑辨证为纲，以辨证施治为本，以据证加减为用；临症中特别强调肝、脾、肾与妇科疾病之间的关系，以及调畅气血对妇女的重要性。20世纪80年代初期，他创立了"肝肾学说"，发展了"同因异病，异病同治"的理论，这一理论是融辨证论治和临床经验于一体，为发展中医妇科理论、规范中医证治类型模式开辟了新的领域。同时，韩老自拟经验方数十首，临床用之，日久弥香，广为推广，其"育阴汤""调肝汤""止崩汤"等代表性方剂都已被国家规划教材《中医妇科学》多版录用，在中医妇科领域产生极大的影响。

### （一）注重肝肾，乙癸同源

"肝肾学说"的理论，是韩百灵先生凝集祖辈的结晶，经过长期理论和实践的研磨而产生的。韩老认为：肝肾与血海、胞宫的功能联系和经络联系是最为直接、最为密切的，也是其他脏腑所不具备的。肝肾二脏在生理方面是：相互联系、相互制约、相互滋生、相互依存的，妇女的经、带、胎、产、乳的生理活动皆根于此。反之，脏腑、经络、阴阳、气血、津液、情志等生理活动失调，都会影响妇女经、带、胎、产、乳，而发生妇科疾病。

韩老根据妇女特殊的生理、病理特点，提出妇人以肝肾为本，以精血为用。在治疗妇科疾病过程中，经常从精血互生，乙癸同源理论出发进行辨析。他认为，在生理方面："肝为女子先天"，所藏之血，除营养全身之外，并注入血海，故有"肝司血海"之说，肝所藏之血旺盛与否，其疏泄功能是否正常，皆与女性健康密切相关。当肝的疏泄、藏血等功能失调，即可发生诸多妇科疾病。肾源于先天，禀受于父母，受后天水谷之精微的不断补充，才能旺盛，并通过经络与冲任二脉及胞中密切相连，从而才能发挥其藏精和主生殖的生理功能。当肾气旺盛，天癸才能秘至，注于冲任，从而促进冲任二脉通盛及男女生殖之精的成熟。因此，韩老认为妇女的经、孕、产、乳正常与否，皆与肝肾息息相关。经云："冲任二脉皆起于胞中"；胞宫在经络上与肝肾密切相连，并受肾的主导。若先天不足，或早婚多产，或房劳不节，或久病及肾，或惊恐伤肾等便可引起肾的生理功能失调，因而发生与此相关的各种妇科病证。所以韩老认为肝肾的关系密不可分，不失为"母子之脏，水火之宅"。肝肾之间，息息相通，相互制约，协调平衡。故在病理方面一伤则俱伤，一耗则俱耗，相互影响，互为因果。如肾阴不足可引起肝阴不足，亦可因"水不涵木"导致肝阳偏亢；反之肝血不足，也可导致肾精亏损，而肝火过盛也可下劫肾阴，形成肾阴不足的病理变化。在妇科疾病中，经、带、胎、产、乳、杂诸多病症，皆可因肝肾失调而引起。由此可见，肝肾在中医妇科中占有重要地位。韩老每每临证，对凡由肝肾阴虚所引起的诸多病症，均以滋补肝肾、调理冲任为主，提出养肾之阴、敛肝之阳，壮水之主、以制阳光的根本法则，纵观韩老临证用药无不体现这一论点。基于此理论基础，韩老创制了百灵育阴汤，方由熟地黄、白芍、山茱萸、山药、续断、桑寄生、阿胶（烊化）、杜仲、怀牛膝、海螵蛸、龟甲、牡蛎、甘草组成。方中诸药皆入肝肾二经，与其肝肾学说相得益彰，以该方灵活加减，可治疗由肝肾阴虚所引起的妇科诸疾。

### （二）注重气血，调理奇经

气血是人体生命活动中重要的物质基础。《素问·调经论》说："人之所有者，血与气耳。"人体之气血主要来源于先天之精所化生的精气和后天所化生的水谷之精微，并经其他脏腑共同作用而成。它们既有各自的活动特点，又彼此相互联系，相互制约。"奇经"是指在十二经脉之外"别道而行"的经脉，与妇科密切相关的有督脉、任脉、冲脉、带脉，其分布和走向不像十二经脉那样，当十二经脉的气血旺盛而有余时，则流注于奇经八脉，蓄以备用。当十二经脉气血不足时，流注在奇经的气血"溢出"渗灌到全身组织器官，予以补充，起到调节气血的作用。《灵枢·五音五味》中说道："冲脉任脉，皆起于胞中，上循背里，为经络之海。"奇经与肝、脾、肾及女子胞的关系极为密切，共同参与维持女子的经带胎产功能，并且能参与人体生殖功能的调节。这种密切而复杂的关系，不仅反映在生理方面，也反映在病理及辨证论治等方面。

韩老在治疗妇科疾病过程中，时时以气血为本，注重奇经调治。气血充盛与否，皆关系到女性的健康及经带胎产的正常。女子经带胎产正常，必须得以冲任的通调，当冲任之气血通畅，精血充盈，胞宫蓄溢才能有常，经水方能调和。韩老治疗妇人气血不足而导致的月经过少、月经后期、闭经、胎萎不长、不孕等病时，常用药物有人参、党参、太子参、黄芪、红参、熟地黄、当归、白芍、何首乌、阿胶等补益气血之药，并酌加山药、茯苓、白术等健脾益气之药以助后天气血化源。

## 二、同因异病，异病同治

### （一）同因异病，异病同治的内涵

《素问·至真要大论》中有"诸痛痒疮，皆属于热""诸胀腹大，皆属于热""诸转反戾，水液浑浊，皆属于热""诸呕吐酸，暴注下迫，皆属于热""诸病有声，鼓之如鼓，皆属于热"的记载。以上诸病均是由热邪所致，但临床表现的症状却各有不同。像这样的描述在《内经》许多篇节当中都可见到，反映出"同因异病"鲜明的学术特征，而对"异病同治"却缺少文字记载。到了汉代张仲景虽没有直接提出"异病同治"，但在诸多篇节当中都有具体的体现。例如，肾气丸在《金匮要略·中风历节病脉证并治》篇中治疗"脚气上入，少腹不仁"；在《金匮要略·血痹虚劳病脉证并治》篇中治"虚劳腰痛，少腹拘急，小便不利"和"夫短气，有微饮"；在《金匮要略·消渴小便不利淋病脉证并治》篇中治"男子消渴，小便反多，以饮一斗，小便一斗"。肾气丸不仅广泛应用于内科疾病的治疗，对于妇科疾病亦可用之，如《金匮要略·妇人杂病脉证并治》："问曰：妇人病，饮食如故，烦热不得卧，而反倚息者，何也？师曰：此名转胞，不得溺也，以胞系了戾，故致此病，但利小便则愈，宜肾气丸主之。"肾气丸一方在《金匮要略》中前后共出现5次，从脚气病到虚劳病，从微饮到消渴，甚至妇人转胞。这样的例子很多。由此来说，是仲景将"同因异病，异病同治"的理论提升到一定的高度。

韩百灵的"同因异病，异病同治"之学术思想，是启蒙于《金匮要略》，受学于恩师王化三。韩老治病首先着眼于证，而不是病的异同，如果同一疾病表现出不同的证候，治疗方法就会有所不同；而不同疾病，只要证候相同，便可用同一方法进行治疗。韩老每每临证既突出"同因异病"的辨证理论，又彰显出"异病同治"一法变通的用药特点。韩老开拓了同因异病、异病同治在妇科的诊治领域，对规范中医证治类型做出了一定的贡献。

韩老认为疾病的发生发展、治疗和转归是相互联系的，是运动的而不是孤立和静止的，二者之间是对立统一的整体。同中有别，各具特性；异中求同，寻其共性，这恰恰是中医辨证论治的精彩独到之处。韩老认为，中医证候虽千变万化，但总有其规律可循。妇女在生理上，因经、孕、产、乳数伤于血，在病理上就容易产生"气血两虚"；在七情方面，女子性多忧思，情志不遂，气机不畅，气病及血，易致"气滞血瘀"；脾为后天，气血生化之源，肾为先天，内寄真火，命火虚衰，气血不足，则发生"脾肾阳虚"；肝藏血，肾藏精，精血亏耗，则多有"肝肾阴虚"的发生。以上四者，皆可表现在妇女生命活动的各个阶段，而产生妇科各种不同疾病。韩老临证将中医的整体思维观念，运用到辨证施治当中，将"同因异病，异病同治"的理论运用得炉火纯青，彰显了一法变通的用药特点，继承、发展和创新了"同因异病，异病同治"的理论，提出"肝肾阴虚""脾肾阳虚""气虚血虚""气滞血瘀"的辨治体系，紧密联系实践，常以一方加减变化，原机应变，治疗诸多妇科疾病，使该理论得以升华并予以新的内涵和生命力。

### （二）同因异病，异病同治在妇科的应用

**1.肝肾阴虚同因异病，异病同治**　肝肾阴虚是女性发病的主要因素。历代医家对肝肾阴虚的论述颇丰，理论、方药之繁多，常常令医者茫然，临证多知其然而不知其所以然。韩老以勤求古训，博采众长，领悟要旨，贵在实践为纲纪，从肝肾阴虚的发病机制、证候表现、立法原则、遣方用药等方面运用"同因异病、异病同治"的理论贯穿于妇科疾病的诊治过程当中。

韩老认为肝肾阴虚的发病原因多是女子青少年时先天肾气未充，或肝血不足，肝失濡养，或早婚多产，房事不节，阴精暗耗，或因经、产之时失血过多，致损伤阴血，精血匮乏，或因素体阴虚或过食辛燥助热之品，阴不潜阳，肝阳偏亢。其临床主要表现：腰膝酸软，足跟痛，头晕耳鸣，健忘，两目干涩，颧赤唇焦，潮热盗汗，五心烦热，口干不欲饮，便秘；舌红少苔或无苔；脉弦细，或弦细数。

肝肾阴虚的治疗原则为滋补肝肾，养血育阴。

治宜百灵育阴汤。方药组成为：熟地黄15g，白芍15g，山茱萸20g，山药15g，续断15g，桑寄生15g，杜仲20g，牛膝15g，阿胶（烊化）15g，龟甲15g，龙骨、牡蛎各20g，甘草5g。水煎服，每日1剂，早晚分服。用药须忌用大辛大热或过用苦寒之品，防其耗损阴液。

（1）肝肾阴虚月经病的治疗

1）月经先期、月经过多、经间期出血、崩漏：均是妇科最常见的病症，其病因病机大致相同，但临床表现各有所异。因此，韩老认为凡由肝肾阴虚，阴虚生热，相火妄动，灼伤胞脉，迫血妄行所致，即可运用滋补肝肾、调理冲任之法治之。若症见阴道下血，量多，色鲜红，质黏稠者，用百灵育阴汤加墨旱莲、焦栀子、炒地榆以清热凉血止血。若血量多者，可倍用炒地榆，加棕榈炭、白茅根等增强止血之力；若见血条血块，色暗，腹痛者，加茜草、三七粉、炒蒲黄、五灵脂以逐瘀止血，调经止痛；症见头晕目眩，视物模糊，肝阳偏亢者，加石决明、木贼、珍珠母、枸杞子、菊花以平肝潜阳，益肾明目；若腰痛甚者，加狗脊、骨碎补、女贞子以滋补肝肾，强筋健骨而止腰痛；若五心烦热，夜晚尤甚者，加地骨皮、知母、黄柏以滋阴泻火，清热凉血，使虚热得除。

2）月经后期、月经量少、闭经：由阴血不足，冲任失养，血海不充，胞脉不能按时满溢。症见月经量少色淡，经期错后或渐至闭止不行，腹无胀痛者，用百灵育阴汤加当归、黄精、枸杞子、女贞子以其滋阴养血，助水调经。若口燥咽干，便秘者，加沙参、石斛、天花粉、何首乌以滋阴生津，润肠通便。

3）痛经：如因肝肾阴虚，精血匮乏，胞脉失养。症见小腹及腰骶酸痛，痛势

绵绵，喜按，遇劳后加重者，用百灵育阴汤加枸杞子、女贞子以滋补肝肾，填精养血，重用白芍，酌加香附、延胡索以缓急止痛，宣通气机，以增强止痛效果。

4）经断前后诸证：由肝肾阴虚，阴血不足，肝阳偏盛而发生。症见头目眩晕者，用百灵育阴汤加石决明、木贼、决明子、密蒙花以平肝潜阳，育阴明目。若心烦、失眠者，加酸枣仁、五味子、远志以育阴潜阳，养血安神；若烘热汗出者，加地黄、牡丹皮、浮小麦、金樱子以清热凉血，养阴敛汗；若肾虚肝郁者，症见心胸烦闷，两胁胀满，加柴胡、郁金、川楝子以疏肝解郁，宣畅气机；若肝郁化火口苦咽干，加龙胆草、淡竹叶以清热泻火。

（2）肝肾阴虚带下病的治疗

赤带：由于肝肾阴虚，阴虚失守，相火妄动；或肝郁脾虚，水湿停滞，郁久化热，湿热下注，损伤任带二脉，任脉不固，带脉失约而致。症见带下赤白，质黏稠，气味臭秽，阴部灼热者，用百灵育阴汤加盐黄柏、知母、白头翁、椿皮以清热利湿，泻火止带。《本草通玄》记载："椿皮，专以固摄为用，故泻痢肠风，遗浊崩带者，并主之。"若带下量多，加桑螵蛸、金樱子、芡实以补肾固精，收涩止带；若带下血多，臭秽难闻，首先要通过TCT、HC2、子宫内膜等一系列筛查，排除恶性病可能，再进行药物治疗。

（3）肝肾阴虚妊娠病的治疗

1）胎漏、胎动不安、堕胎、小产、胎萎不长：系由肝肾阴虚，虚火妄动，灼伤血海，胎元受损，系胞无力而致。症见阴道流血，量少，小腹下坠者，用百灵育阴汤加炒地榆、鹿角胶、枸杞子、黄芪以滋阴止血，固冲安胎。若肝肾阴虚，阴血不足，胎失所养，症见腹型小于妊娠月份，超声提示：活胎，胎儿发育迟缓者，加当归、菟丝子、紫河车、党参、黄芪、白术以气血双补，育肾安胎；阴虚甚者，症见烦躁不安，五心烦热，加莲子心、枸杞子、女贞子养阴清热，以助阴血化生；若夜卧不眠，多梦者，加酸枣仁、柏子仁、五味子以养血安神。

2）子烦、子眩、子痫：系由肝肾阴虚，孕后阴血下聚冲任以养胎元，阴血更虚，阴虚火旺，上扰神明而致。症见妊娠中晚期，头晕目眩，心烦不宁，咽干口燥，甚或时欲昏倒，用百灵育阴汤加石决明、麦冬、枸杞子、菊花以育阴养血，清热除烦，滋阴润燥。若突然昏仆，角弓反张，不省人事者，加羚羊角、石决明、钩藤以滋阴潜阳，镇肝息风止痉。

3）妊娠子嗽：系由肝肾阴虚，虚火上炎，肺津被灼，肃降失司而致。症见咳嗽不已，干咳无痰，用百灵育阴汤加百合、天冬、麦冬、沙参、桔梗、川贝母以滋阴润肺止咳。若咳中带有少量血液，加白茅根、仙鹤草、墨旱莲以养阴清热，凉血止血；若肺气不宣，大便干燥者，加瓜蒌、郁李仁、肉苁蓉以养阴润肺，润肠通便。

4）妊娠子淋：系由肝肾阴虚，相火妄动，灼伤膀胱脉络而致。症见妊娠尿频，尿道涩痛，量少，色黄者，用百灵育阴汤加地黄、麦冬、淡竹叶、盐黄柏以滋阴清热，佐以利尿。若见血尿者，加藕节、小蓟、焦栀子清热凉血止血。

（4）肝肾阴虚产后病的治疗

1）产后痛证：常见有产后胁痛、产后腰痛、产后遍身痛。因肝肾阴虚，水不涵木，肝失濡养而致胁下疼痛者，用百灵育阴汤加郁金、川楝子、倍白芍以滋阴养血柔肝，宣畅气机。若脏腑失养而致腰痛甚者，加狗脊、女贞子、枸杞子以滋阴壮肾，强筋健骨；若阴血不足，筋脉失养而致产后遍身疼痛者，症见周身疼痛，肢体麻木，关节酸楚，加当归、川芎、鸡血藤、秦艽、木瓜以补血养血，舒筋通络止痛。

2）产后痉病、产后瘛疭：由于肝肾阴虚，阴血不足，产后复伤气血，营阴损伤，筋脉失其濡养。症见头晕，颈项强直，四肢拘急，屈伸不利，用百灵育阴汤加鳖甲以增加育阴潜阳之力，加天麻、钩藤以平肝息风。

3）产后发热：肝肾阴虚，阴血不足，虚阳外越。症见五心烦热，汗出，午后尤甚者，用百灵育阴汤加地骨皮、知母、天冬、麦冬、青蒿以滋阴退虚热，除虚烦。

4）产后惊悸：肝肾阴虚，阴虚相火上扰神明出现善惊，心烦不宁者，用百灵育阴汤加龙齿、柏子仁、远志、茯神以滋阴安神定惊。

5）产后痿症：肝肾阴虚，阴血不足，筋脉失养而致下肢痿软无力，行走困难者，用百灵育阴汤加五加皮、骨碎补以滋养肝肾，佐以舒筋通络之法。

6）产后大便难：肝肾阴虚，阴血不足，大肠津液枯涸而致大便数日难解者，用百灵育阴汤加黑芝麻、火麻仁、郁李仁以滋阴润肠通便。

（5）肝肾阴虚妇科杂病的治疗

1）不孕症：由于先天不足，或早婚，房事不节，产多乳众，阴血暗耗，或母病及子而致肝血不足，肝失条达，致肝肾阴虚，冲任失调，胞宫失职，不能凝精成孕。症见婚久不孕，月经不调，或赶前或错后，质稠，量少，伴头晕耳鸣，腰膝酸软者，用百灵育阴汤加当归、女贞子、枸杞子、鹿角胶、紫河车滋阴补肾，大补奇经，以化生精血。若月经赶前、错后不定，量或多或少，胸胁不舒，善太息者，加香附、益母草、王不留行、通草疏肝解郁，通利冲任以助孕。

2）脏躁：由于素性精神抑郁，或经、孕、产及大病等数伤于血而致。症见心中烦闷，或坐卧不宁，呵欠频作，甚则哭笑无常，少寐多梦，腰酸膝软，头晕耳鸣，五心烦热，便秘溲赤者，用百灵育阴汤加柏子仁、酸枣仁、麦冬、五味子、桔梗以养阴宁心安神。

韩老运用"同因异病"理论，将肝肾阴虚型的经、带、胎、产、杂诸疾从病因病机方面进行系统归纳总结，在"异病同治"思想的指导下，采用韩老经验方"百灵育阴汤"加减治疗，临床疗效显著。关于药物的具体用量应根据实际情况，视病情轻重及患者体质的不同灵活应用。大凡阴虚为病均不宜使用辛散、苦寒之品，唯有育阴生血为最善治之法。阴血大虚，亦可采用阳中求阴之药，古人言："孤阴不生，独阳不长，阴得阳助，则生化无穷。"然必慎重从事。

**2.脾肾阳虚同因异病，异病同治** 肾为先天元气之根，主藏精气，脾为后天之本，气血生化之源，先后两天，在支持人体生命活动及女性经孕产乳等方面发挥着重要作用。脾肾二脏与冲任胞宫关系极为密切。脾经与任脉的关元、中极诸穴相交会，所以脾所化生的气血通过任脉可以输达于胞宫，为月经之本，养胎之用。脾与胃相表里，阳明胃经与冲脉会于气街，故叶天士说："冲脉隶于阳明。"脾胃为气血化生之源，气血为月经生化之本，胞宫为月经化生之处，气血通过经脉传输到胞宫，在胞宫的化生作用下，便产生了月经。故《景岳全书》说："月经之本，所重在冲脉，所重在胃气，所重在心脾生化之源耳。"胎孕也是如此。肾与冲任督带关系更为密切，当脾气健运则气血旺盛，不断地滋养于肾，使肾精得以逐渐充足、成熟而发挥其作用。反过来，肾阳对脾阳起着温煦的作用，使脾完成其运化之功，因此说脾与肾为先、后天之本的关系。正因如此，其二者在病理上亦常相互影响，如脾阳虚日久可累及于肾，使肾阳亦虚，肾阳虚脾土失于温煦，脾阳不足而出现脾肾阳虚之病证。由上述可知，脾肾功能正常则经调体健，失常则为经带胎产杂诸病，其病又无不以调理脾肾而收功。

韩老指出脾肾阳虚发病原因多在女子青春时期先天尚未完实，肾气未充，命火不足，膏脂不生；或中年时期因经、产、贪房等耗损肾气，元阳不能温煦脾土，脾虚湿浊内生，反伤脾肾之阳；或因形寒饮冷，损伤体内阳气；或因久吐久泄，脾气虚衰、中阳不振而致阴阳失去平衡，冲任督带、胞宫功能失调则产生妇科疾病。

脾肾阳虚临床主要表现为头晕健忘，少气懒言，精神萎靡，视物昏花，眼睑浮肿，口淡不渴，畏寒自汗，四肢不温，腰酸痛，胫足发凉，大便溏薄，小便清白，夜尿频频；唇舌淡润，舌苔白滑，脉沉缓无力。

脾肾阳虚治疗原则为补气温阳，益火之源。治宜补阳益气汤。方药组成为黄芪30g，熟地黄20g，山药15g，白术15g，巴戟天15g，菟丝子15g，续断15g，桑寄生15g，附子10g，肉桂10g。水煎服，每日1剂，早晚分服。用药忌用滋腻、苦寒之品。

（1）脾肾阳虚月经病的治疗

1）月经先期、月经过多、崩漏：由于脾肾阳虚，命火不足，气虚冲任失于统摄。症见月经提前，经量过多，或突然大下，或久漏不止，色淡质稀，味腥者，用补阳益气汤加艾叶炭、炒地榆、杜仲炭以固摄止血。如血多者，加炒地榆、加鹿角胶以塞其流；如腹痛拒按，血下痛减者，属虚中夹实，加三七粉、生蒲黄以逐瘀止血，使瘀血祛，新血归经；如少气懒言，不得续息，面白无华者，加人参、白术、升麻以健脾益气升提；如形寒肢冷，四肢厥逆者，加鹿茸、巴戟天、桂枝以温经通阳；若肠鸣腹胀，五更泻者，加肉豆蔻（煨）、盐补骨脂温肾散寒，涩肠止泻。

2）月经过少、月经后期、经闭：由于体内脾肾阳虚化源不足，冲任失于濡养，胞宫不能按期满盈。症见经量少而错后，血色淡，质清稀，或月经数月不至，腹无胀痛，或隐痛喜温喜按者，用补阳益气汤加当归、补骨脂、鹿角胶以温中补血，使其阳生阴长则经水自通。

3）月经愆期：由于脾肾不足，肝失条达，疏泄失司而致。症见月经赶前错后无定期，血量少，色淡，小腹坠痛者，用补阳益气汤加当归、鹿角霜以补血养血，生精益髓。若四肢不温，尿频者，加补骨脂、覆盆子温补肾气，固精缩尿。

4）痛经：由于命火不足，脾失温煦，胞中虚寒，寒湿内生，寒客冲任与血相搏，胞脉气血壅滞而致。症见经期小腹隐痛，喜温喜按，月经色淡，质稀者，用补阳益气汤加吴茱萸、盐小茴香、延胡索以温中祛寒，暖宫止痛。

5）经期泄泻、经行浮肿：由于脾肾阳虚，阳气不足，水湿不运，寒从中生，寒湿流注肌肤或客于肠道而致。症见经前或经期泻下溏薄，腹痛肠鸣，脘腹胀满，月经色淡，质稀者，用补阳益气汤去熟地黄，加茯苓、薏苡仁以扶脾渗湿止泄。若晨起即便，便如鸭溏，腰酸膝软者，加吴茱萸、补骨脂、五味子，以温肾助阳，固涩止泻。

6）经断前后诸症：由于素有脾肾虚弱，七七之年，气血愈虚，冲任干涸而致。症见月经无周期而至，量少，色淡，形体消瘦，腰痛如折，倦怠乏力，手足不温，白带下注者，用补阳益气汤加鹿角胶、芡实，以温肾益脾。

（2）脾肾阳虚带下病的治疗

带下病是由于命火不足，脾失温煦，湿浊内生，损伤带脉而致。症见白带绵绵不断，色白而稀、无味，食少便溏者，用补阳益气汤加茯苓、芡实、薏苡仁以健脾益气，除湿止带。如带下量多，色白清冷，质稀如水，小腹冷感者，加沙苑子、桑螵蛸补肾涩精止带。

（3）脾肾阳虚妊娠病的治疗

1）妊娠腹痛：由于脾肾阳虚，寒湿内生，气血生化不足，冲任失于温养。症见孕后小腹冷痛，腰膝酸软，倦怠乏力，形寒肢冷，小便清长者，用补阳益气汤加益智仁、补骨脂以温肾助阳，固摄安胎。

2）胎动不安、滑胎、堕胎、早产、胎萎不长：系由肾阳不足，脾失温煦而化源不足，膏脂不生，阴精不化，胎元失养，以致胎儿发育不良，甚至流产、早产，或屡孕屡堕。症见面色萎黄，食欲不振，倦怠嗜卧者，用补阳益气汤加党参、白术健脾益气，以资化源。若腰酸膝软，尿频，面色晦暗者，加鹿角霜、杜仲、龙骨、益智仁以温肾益精，固摄安胎。

3）子肿、子满：素体脾肾阳虚，湿浊内生，孕后阳气愈虚，水湿不运，溢于肌腠之间而致。症见头面及遍体浮肿，按之凹陷不起者，用补阳益气汤去肉桂，加桂枝温阳化气行水；茯苓、泽泻、大腹皮、生姜皮以健脾益气，渗湿行水。但切记不可久服，应中病即止，免伤胎元。

4）妊娠小便不通：由于肾阳虚衰，膀胱气化不利，水湿内阻而致。症见孕后小便不利，甚至点滴不出，小腹胀痛者，用补阳益气汤加桂枝、车前子以通阳化气行水。

5）妊娠泄泻：由于脾肾俱虚，水湿不化，下走大肠而致。症见肠鸣腹泻，小便不利者，用补阳益气汤加补骨脂、五味子、茯苓、炒山药以补肾健脾，涩肠止泻。

（4）脾肾阳虚产后病的治疗

1）产后腹痛、腰痛：由于平素脾肾阳虚，加之产后伤于气血，肾气愈虚而致。症见腰痛不得转侧，小便频数，小腹下坠者，用补阳益气汤加苍术、薏苡仁、杜仲、狗脊、覆盆子、桑螵蛸以健脾燥湿，益肾强筋骨，固精缩尿。

2）产后小便频数或失禁：由于命火不足，膀胱气化失常，肾气开阖不利而致。症见产后小便频数或失禁者，用补阳益气汤加益智仁、覆盆子、桑螵蛸以温阳化气，益肾固脬。

（5）脾肾阳虚杂病的治疗

脾肾阳虚常见的杂病有不孕、妇人腹痛、子宫脱垂等。不孕是由于脾肾阳虚，胞宫寒冷，湿阻胞脉，膏脂不生，阴精不化，胞宫无力摄精成孕而致。若症见婚后多年不孕，月经量少，色淡质稀，腰酸乏力，白带增多者，用补阳益气汤加补骨脂、仙茅以益肾温脾，调冲助孕；若小腹冷痛下坠，喜温喜按者，加杜仲、补骨脂补肾助阳，而益精气；带下量多者，加芡实、炒山药补肾涩精而止带；若阴中脱出一物，劳累后加重，腰酸乏力，头晕耳鸣，气短懒言，阴中下坠感，加升麻、鹿角胶以益气升提，益精血。

以上为脾肾阳虚而引起的多种妇科疾病，临证中均可以韩老经验方"补阳益气汤"加减用之。方中药物以温肾健脾，补益先后二天为主，临证时必须灵活加减。而对于属阳气过盛或阴虚内热体质应忌用或慎用本方。

**3. 气虚血虚同因异病，异病同治** 气血是人体生命活动的核心，机体内而五脏六腑，外而筋骨皮毛，无不赖气以煦之，血以濡之，从而维持机体正常的生理功能。《内经》曰："人之所有者，血与气耳。"气是运行在人体内的一种精微物质，具有极强的能量活动力，气是人体生长发育，脏腑功能，机体各器官物质运输、传递的原动力。其主要作用是温养机体和抵御外邪。血对女子来说更为重要，因女子的经、孕、产、乳皆以血为物质基础，如精血充足，则人的肌肤强健，面色红润，毛发光泽，精神饱满，思维灵敏，活动自如。所以有"气为血之帅，血为气之母"之说。

精血为经孕之本，胎居母腹赖气以载之，血以养之，妇人气血旺盛，冲任通调，胞宫方能摄精成孕，气血旺盛则乳汁充足。气与血是不可分割的两部分，气虚则血无以生，血虚则气无以化。气血是由脏腑所化生，又为滋养脏腑之所用，二者互相滋生，互相为用，维持着正常人体的生理功能活动。故气血虚弱或气血失调就会影响到脏腑、冲任、胞宫而发生妇科诸多疾病。因此，调补气血在妇科治疗学中，也是一个非常重要的法则。

气虚血虚的发病机制是因素体脾胃虚弱，内伤七情，饮食失节，劳逸过度，不慎房事，或因大病久病或经孕产乳数伤于血等，有因先损于血而及于气，或先损于气而及于血以致气血两虚也。其临床主要表现为头晕目眩，少气懒言，疲倦乏力，心悸，汗自出，活动时诸症加剧，四肢麻木，皮肤不润，眼角干涩，面色㿠白或萎黄；唇舌色淡，脉象虚缓无力。

气虚血虚的治疗原则为益气补血。治疗方药为益气养血汤。组成为：人参10g，黄芪20g，熟地黄15g，白芍20g，当归15g，白术15g，茯苓15g，远志10g，甘草10g。水煎服，每日1剂，早晚分服。同时应慎起居，避风寒，勿过劳；忌食辛辣、生冷。

（1）气虚血虚月经病的治疗

1）月经先期、月经过多、崩漏：其病因病机均可由于气虚，冲任不固，血失统摄所致。症见月经先期而下，量多，色淡质稀，或淋漓不断，或突然大下，小腹微痛不拒按者，用益气养血汤加海螵蛸、鹿角胶、炒地榆以育阴固冲止血。若流血多者，倍炒地榆，加棕榈炭以塞其流，此属急则治标之法；若服药血止者，去止血药，以益气养血汤久服以善其后，此属缓则治本之法；若虚中夹实，腹痛拒按，血下痛减者，加川牛膝、生蒲黄，法为攻补兼施，逐瘀止血；若气短不得续息者，加升麻以益气升陷。

2）月经后期、月经量少、闭经：由于气血不足，胞脉空虚，气虚则血无以生，血虚则气无以化，而致月经生化无源、血海空虚，故致月经延期，血量少，或月经闭止数月不行。症见月经量少，色浅淡，小腹微痛，喜按者，用益气养血汤加枸杞子、女贞子以滋阴生血。若月经数月不通，小腹无胀无痛，手足心热，加地骨皮、知母、龟甲以滋阴生血则经血自通。

3）痛经：因气血两虚，胞脉失养，而致行经期间或经后出血小腹疼痛，痛势绵绵，喜揉喜按，月经量少，色浅淡者，用益气养血汤加桂枝以温通血脉，倍白芍缓急止痛。

4）经断前后诸证：由于妇女年近七七，肾气衰弱，气血渐衰，脏腑失养，冲任失调而致。症见月经赶前错后无定期，量或多或少，色淡，心烦不宁，烘热汗出，失眠健忘，心悸怔忡者，用益气养血汤加牡蛎、柏子仁、远志、五味子以滋阴养血，宁心安神。

（2）气虚血虚妊娠病的治疗

1）妊娠腹痛、胎漏、胎动不安、滑胎、妊娠眩晕：由于素体气血不足，孕后气血愈虚，气虚胎失所载，血虚胎失所养而致诸病发生。症见头晕眼花，气短懒言，神疲乏力，心悸少寐，孕后小腹隐隐作痛，伴有下坠感，或胎动下血，或屡孕屡堕，或妊娠眩晕者，用益气养血汤加减。若血虚甚者，加制何首乌、阿胶、菟丝子，滋阴养血以安胎元；心悸少寐者，加五味子、炒酸枣仁养血安神；如流血者，加续断、炒杜仲、地榆、阿胶以补血养冲任，而止血安胎；头晕目眩者，加枸杞子、菊花以补益精血，平肝明目。

2）胎萎不长、过期不产、胎死不下：多由素体脾胃虚弱，气血化源不足，冲任亏虚，胎失濡养则胎儿发育迟缓或气血两虚运送无力，则过期不产或胎死不下。平素头晕目眩，少气懒言，神疲乏力，心悸易惊，用益气养血汤加减。如胎萎不长者，加陈皮、枸杞子、菟丝子以健脾益肾，生精补血以助胎儿生长；若过期不产者，加怀牛膝、枳壳、鳖甲以助其运行之力，促其快速娩出；胎死不下者，加川芎、丹参、益母草、炮姜增强活血行血之力，速下其胎，以救其母。

（3）气虚血虚产后病的治疗

1）产后血晕：由于产后失血过多，虚阳上越而致心烦闷乱，气逆欲呕，冷汗自出，面色苍白，脉微细欲绝等血脱气散之症，用益气养血汤加荆芥穗、泽兰叶、海螵蛸、牡蛎以育阴潜阳，并针刺人中、合谷等穴以启神明。

2）产后胞衣不下：由于产时用力过度，耗伤气血，冲任虚衰，无力送出胞衣而致产后胞衣久不脱出。症见小腹坠胀，按之不硬，阴道流血量多，色淡，头晕眼花，心悸气短，神疲乏力者，方用益气养血汤加川芎、香附养血活血，理气下胞。

3）产后缺乳：由于产时失血耗气或脾胃虚弱，气血生化不足，无以化乳而致。症见产后乳汁甚少或全无，乳汁清稀，乳房无胀满感，精神倦怠，食少纳呆，面色无华者，用益气养血汤加沙参、麦冬养血滋液，加桔梗载药上行，加王不留行、通草、漏芦通络通乳。

4）产后恶露不绝：由于新产之时气随血耗，气虚则冲任不固，血失统摄而致血性恶露淋漓不断，小腹空坠，精神倦怠，气短懒言，面色㿠白者，用益气养血汤加升麻、红枣以补中升陷，益气养血。如血多者，加炒地榆、阿胶以止血；若兼见腰膝酸软者，酌加续断、桑寄生、巴戟天补肝肾，固冲任。

5）产后腰痛、产后腹痛、产后遍身痛：由于产时耗气伤血，气血虚弱，濡养失职，胞脉不荣而致产后诸痛发生。症见产后小腹隐隐作痛或肢体麻木，关节酸楚，头晕心悸，面色无华者，用益气养血汤。若关节痛重，酌加秦艽、木瓜、五加皮、穿山龙、羌活、独活以舒筋活络止痛；若兼见腰背疼痛，胫膝酸软者，加杜仲、续断、桑寄生、狗脊补肝肾，强腰膝。

6）产后小便不通：由于产时劳力伤气，失血过多，气随血脱，膀胱气化功能不利而致。症见小便点滴或闭塞不通，小腹胀急疼痛，精神萎靡，气短懒言，面色㿠白者，方用益气养血汤，加通草甘淡利小便；加沙参、麦冬滋养阴液。

7）产后大便难：由于产时失血过多，血虚津亏，肠道失于濡润而致。症见产后大便艰涩难解，肌肤不润，面色萎黄者，用益气养血汤，加肉苁蓉、火麻仁、郁李仁滋补阴液，润肠通便。口燥咽干者，加玄参、麦冬以养阴滋液。

8）产后筋脉瘛疭及产后痉病：由于产后失血伤津，血少津亏，筋脉失养而致。症见四肢拘急抽搐，项背强直，甚则角弓反张、牙关紧闭者，用益气养血汤加龟甲、鳖甲、怀牛膝、木瓜、五加皮以育阴生血柔筋；加天麻、钩藤平肝息风；加地黄、麦冬、滋阴养血柔肝。

9）产后乳汁自出：由于产后失血耗气，气虚乳脉不能摄纳乳汁而致。症见乳汁自出，量少，质清晰，乳房柔软，面色无华，神倦乏力者，方用益气养血汤加金樱子、五味子、龙骨、牡蛎以收敛固涩。

（4）气虚血虚妇科杂病的治疗

1）不孕症：由于先天禀赋不足或房事不节，大病久病，损伤气血，气血不足，冲任亏损，胞脉失养，无力摄精成孕而致。症见婚久不孕，月经量多或少，色淡质稀，精神倦怠，头晕，两目干涩者，方用益气养血汤，加阿胶、龟甲、山茱萸、枸杞子、女贞子育阴养血，调理冲任以助孕。

2）妇人腹痛：由于素体血虚气弱或后天饮食不节，损伤脾胃，气血生化乏源，以致冲任虚衰，胞脉失养而致。症见妇人不在经期、妊娠及产后发生少腹隐隐疼痛，喜按，头晕眼花，心悸少寐，面色萎黄，大便秘结者，方用益气养血汤倍白芍，缓急止痛，酌加桂枝温中通经止痛。

3）子宫脱垂、阴吹：由于素体虚弱，中气不足，或产时用力太过，损伤中气，气虚下陷，腑气不循常道而致气从前阴而出，或冲任不固，带脉失约，系胞无力。症见子宫位置下移，甚至完全脱出于阴道，遇劳则加剧，平素伴有神倦乏力，少气懒言，大便干结，小腹下坠或伴有带下量多，色白质稀者，方用益气养血汤，加升麻补气升提。若带下量多者，酌加桑螵蛸、芡实以止带固脱；大便干结者，酌加火麻仁、郁李仁滋阴润肠通便。

韩老所创"益气养血汤"是在古方八珍汤基础上化裁而成，适用于气血两虚引起的诸多妇科病证，该方具有益气养血之功效。方中用参、芪以益气，四物汤重在补血养血，气旺则有助于血的化生和运行，血足则气充，两者在属性和生理功能方面虽有区别，但其生成运行却密不可分，古有"气为血之帅，血为气之母"之说，说明气与血不可须臾相离，乃相互协同，阴阳相随。临证凡属气血两虚所致病证均可参考本方加减应用。

**4.气滞血瘀同因异病，异病同治**　《圣济总录》云："妇人纯阴，以血为本，以气为用，在上为乳饮，在下为月事。"月经为气血所化，胎为气血所养，分娩靠血濡气推，上化乳汁以营养婴儿。妇女以血为本，以气为用，女性之生理经、孕、产、乳皆离不开血，若气血调畅，则五脏安和，冲任通盛，经孕正常。气与血两者并存，无气则血无以生，无血则气无以化。气血源于脏腑，运行于经络，肝为藏血之脏，又司血海，故有肝司冲脉之说。肝性喜条达，而主疏泄，故肝气条达则经脉通畅，血海蓄溢有时，疏泄有度，经、孕、产、乳如期而至。

气与血二者相互资生、相互为用，气为血之帅，血为气之母，气行则血行，气滞则血瘀。正如《寿世保元》所说："气有一息之不运，则血有一息之不行。"病理上，二者亦相互累及，气滞与血瘀常相并而存，故气滞血瘀在妇科病证中占有重要地位。肝喜条达而恶抑郁，若肝气不舒，易怒伤肝，则肝气郁结，气滞则血亦滞而会引起冲任不畅，胞宫受阻引发诸多妇科疾病。相反，血瘀亦会影响气的运行，由此可见两者是相互影响、相互为病的。因此临证时要审因辨证，若气病及血者以调气为主，调血为辅；若血病及气者以活血为主，调气为辅。

气滞血瘀的发病机制为素性抑郁或易怒伤肝，肝气郁结，肝郁气滞，气机不利，气滞血瘀，瘀滞冲任，胞脉受阻，血行不畅，二者相互滋生，相互影响，气滞可致血瘀，血瘀亦可令气滞，二者常相并而存。

气滞血瘀主要临床表现为无故多怒，善太息，胸闷不舒，两胁及少腹胀满疼痛，甚则咳逆喘急，恶心呕吐或头晕胀痛，大便燥结，小便短赤，皮肤干燥甚则甲错，口干不欲饮，下腹疼痛，痛有定处，如针刺感，按之痛甚；舌紫黯，有瘀点或瘀斑，脉弦或弦涩有力。

其治疗原则为调肝理气活血。方宜调气活血汤。方药组成：当归15g，白芍15g，牡丹皮15g，川楝子15g，枳实15g，柴胡10g，地黄15g，川牛膝15g，青皮15g，甘草5g。水煎服，每日1剂，早晚分服。平素应调情志、避免恚怒，忌食辛辣。

（1）气滞血瘀月经病的治疗

1）月经后期、月经过少、闭经、月经先后不定期、痛经：其病因病机为素体抑郁，气机不畅，血为气滞，冲任受阻，气血运行迟滞，血海不能按时满溢而致月经后期、月经过少甚则闭经；肝气逆乱，血海蓄溢失常，则月经先后不定期；瘀血阻滞冲任、胞脉，则发生痛经。症见月经后期、经期先后不定、经量过少或闭经、痛经，经色黯红，有血条血块，小腹及乳房胀痛或刺痛，块下痛减，伴精神抑郁，胸闷不舒，善太息。治用调气活血汤加香附、丹参、红花行气活血调经。腹胀痛者，加乌药行气除胀；腹痛重者，加延胡索、三棱、莪术活血行气止痛；乳房胀痛者，加王不留行、通草、夏枯草以通络疏肝则经自调。

2）月经过多、经期延长、经间期出血、崩漏、经断复来：由于七情内伤，气滞血瘀，瘀阻冲任，血不循经所引起。症见经血非时而下，量或多或少，或经期延长，或经断复来，经色紫黯有血块，小腹胀痛或刺痛，拒按，精神抑郁。用调气活血汤加炒蒲黄、五灵脂、三七粉、茜草逐瘀止血，使瘀血得去，新血得安。夹热者，酌加焦栀子、知母以清热除烦；血瘀难下，大便秘结者，加少量大黄以凉血止血，荡涤肠中瘀垢。

3）经行头痛、经行吐衄、经行情志异常：由于情志不畅，气滞血瘀，瘀阻冲任，行经期间气血下注冲任，冲脉气盛，挟瘀血上逆，阻滞脑络或气火上逆，循经上犯，损伤阳络所致。症见经期前后出现头晕目眩，吐血衄血，烦躁易怒，两胁胀痛，口苦咽干，小便短赤，大便秘结，用调气活血汤加减。头痛者，酌加川芎、桃仁、红花活血化瘀，通络止痛；吐血衄血者，酌加牛膝、白茅根引血下行，凉血止血。

4）经行身痛、经行乳房胀痛：由于七情内伤，气滞血瘀，瘀阻冲任，经期气血下注冲任，乳络气血瘀滞不畅或瘀血阻滞经络而发经行身痛、乳房胀痛。症见经行乳房胀痛或肢体疼痛，屈伸不利，小腹疼痛拒按，胸胁胀满，烦躁易怒，经色紫黯有块，块下痛减。用调气活血汤加减。乳胀甚者加穿山甲（代）、王不留行、通草、皂角刺以通络止痛；身痛甚者加桃仁、红花、羌活、独活以活血通经，祛风胜湿，通络止痛。

5）经行发热：由于素性抑郁，肝气郁结，气滞血瘀，滞于冲任，瘀积化热，营卫失调而致。症见行经前后出现发热，乍寒乍热，小腹疼痛拒按，经色紫黯，有血条血块，口苦咽干，烦躁易怒。用调气活血汤加栀子、赤芍。若口苦甚者，加龙胆草清利肝胆之热。

（2）气滞血瘀妊娠病的治疗

1）妊娠腹痛：其病因病机为妊娠后，肝郁不舒，气机瘀滞，冲任功能失调，胞脉阻滞，不通则痛。症见妊娠数月，小腹疼痛，胸胁胀痛，精神抑郁，胸闷嗳气，饮食减少，用调气活血汤去川牛膝，加牛膝以补益肝肾，活血调经而不伤胎；加延胡索、五灵脂行气活血，祛瘀止痛。兼见寒者，加小茴香、炮姜温经散寒止痛；气滞甚者，加天仙藤、紫苏叶以疏通气机。

2）胎死不下：由于瘀血内停，阻滞冲任，产道不利，碍胎排出，故而胎死不下。症见小腹疼痛，阴道流血，紫黯有块，面色青黯。用调气活血汤加川芎、红花、桃仁、益母草活血祛瘀，兼有催生下胎之效；加肉桂温通血脉；加车前子滑利下泄。

3）过期不产、鬼胎：均由素性抑郁，孕后情志不遂，气滞血瘀，冲任受阻，胞脉不畅，阻碍胞胎下行，或瘀血结聚胞中所致。症见孕后腹型大于妊娠月份，阴道不规律流血，量时多时少，色紫有块，时有腹痛，拒按，或妊娠足月，逾期未产，胸腹胀满不舒，烦躁易怒，用调气活血汤加桃仁、红花活血化瘀以下胎；加人参、黄芪使攻积而不伤正；加三棱、莪术气血双行，化瘀消癥。

（3）气滞血瘀临产病的治疗

难产、胞衣不下：平素抑郁，气机不利，冲任不畅，瘀血阻滞胞宫，运胎受阻或胞衣阻滞所致。症见产时腹部胀痛，甚则疼痛难忍，但迟迟不产，烦躁不安，时欲呕恶，四肢胀满，用调气活血汤加车前子、冬葵子利水滑胎。血瘀甚者，加没药、姜黄以行气止痛，滑胎催产或以助胎衣娩出。

（4）气滞血瘀产后病的治疗

1）产后血晕：由于气滞血瘀，冲任阻滞，新产之后恶露涩滞难下，致血瘀气逆，上扰神明，而发产后血晕。症见头晕眼花，突然眩晕，神志不清，恶心呕吐，痰涌气急，不能起坐，心胸满闷，小腹疼痛拒按；面色青紫，唇舌紫黯。用调气活血汤加没药、血竭活血理气，逐瘀止痛；酌加大黄，能引诸药下行，攻逐瘀血。

2）产后恶露不绝、产后血崩：由于产时血室正开，情志不遂，气滞血瘀，瘀阻冲任，使新血不得归经而发。症见新产之后阴道突然大量下血或淋漓下血不断，小腹疼痛拒按，块下痛减；唇舌紫黯有瘀点瘀斑。用调气活血汤加蒲黄、五灵脂、益母草活血化瘀止痛；加三七、茜草逐瘀止血，使瘀血得去，新血得生；加沙参益气养阴，祛瘀而不伤正。

3）产后腹痛、产后身痛：由于气滞血瘀，瘀阻冲任，胞脉失养，运行不畅，不通则痛，而发本病。症见产后周身或小腹疼痛，呈针刺感，按之痛甚，恶露量少色黯。用调气活血汤加红花、鸡血藤活血化瘀，宣络止痛。兼寒者，加小茴香、炮姜温经散寒止痛；加桂枝、木瓜、秦艽以活血通络。

4）产后发热、产后小便不通：由于气滞血瘀，瘀阻冲任，败血内停，阻碍气机，营卫不通或气机阻滞，升降失司，膀胱气化不利，而致产后发热、产后小便不通。症见乍寒乍热，恶露不下，色紫黯，小腹疼痛拒按或产后小便不通，小腹胀满刺痛，情志抑郁，胸胁胀痛。用调气活血汤主之。产后发热者，加枳壳、槟榔理气行滞，加丹参、益母草活血化瘀，气机通畅，瘀血消除则热自退；小便不通者，加车前子、瞿麦、滑石、冬葵子通利小便。

5）产后缺乳：由于气滞血瘀，气血失畅，冲任经脉涩滞，阻碍乳汁运行而致。症见乳汁涩少或不下，胸胁满，气逆，善太息，无故多怒。方用调气活血汤加穿山甲（代）、王不留行、通草、皂角刺、漏芦活络下乳；桔梗载药上行，宣络通乳。胁痛重者，加郁金调肝理气；食欲不振者，加陈皮、焦三仙（即焦山楂、焦神曲、焦麦芽）以宽中行气，健脾和胃。此外，如乳房不红不肿者，可用热姜汁洗涤乳房，或用热物敷熨之；若乳房热胀红肿者，可用冷布敷之，或用冷汤洗涤为妙。此两种外治法，能调解寒热，宣通气血。

（5）气滞血瘀妇科杂病的治疗

1）不孕症：其病因病机为气滞血瘀，瘀阻冲任，胞脉不畅，不能摄精成孕。症见多年不孕，月经后期，量多少不定，经前乳房胀痛，胸胁胀痛，善太息，精神抑郁，烦躁易怒。方用调气活血汤加香附、丹参、川芎以理气解郁调经。兼见乳房胀痛者，加王不留行、延胡索以疏肝解郁，理气活血行滞；偏热者，去柴胡、青皮，加黄芩、赤芍清热凉血；偏寒者，去川楝子、牡丹皮，加茴香、炮姜温经散寒；血瘀甚者，加桃仁、益母草活血化瘀。

2）妇人腹痛：由于气滞血瘀，瘀阻冲任，胞脉运行不畅，不通则痛。症见小腹胀痛拒按，烦躁易怒，两胁胀痛，善太息。方用调气活血汤加三棱、莪术、延胡索以活血行气止痛。兼寒者，加小茴香、炮姜以温经散寒止痛。

3）妇人癥瘕：由于肝气郁结，气滞血运不畅，日久生瘀，阻于冲任胞脉；或气滞与血相搏结，日久而成癥。症见小腹有包块推之可移，时聚时散或固定不移，疼痛拒按，精神抑郁，烦躁易怒，胸闷不舒，肌肤少泽，口干不欲饮。方用调气活血汤加三棱、莪术行气破血，消癥散结；川楝子、枳壳除下焦郁结，行气止痛；加鳖甲、穿山甲（代）软坚散结，化瘀消癥。

气血为女性生之本，生理上二者相互转化、相互为用，则病理上常易出现气滞血瘀为病，韩老根据这一理论，自拟调气活血汤用于治疗气滞血瘀所致妇科常见疾病，临床疗效显著，方中当归、牡丹皮、川牛膝养血活血化瘀；柴胡、川楝子、青皮、枳实疏肝解郁，理气止痛；白芍配当归，养血活血缓急止痛；地黄、牡丹皮凉血活血，以散血瘀之热。综观全方，共奏疏肝解郁、理气活血之功。以上诸疾皆属同因异病，异病同治之范畴。在临床当中只要辨证清楚，凡属气滞血瘀证，都可运用调气活血汤灵活加减，势必收到良好效果。唯产后血晕，属于新产急症，应十分注意，必要时应结合现代医学方法进行诊治。

### 三、提倡"治未病"理念

"治未病"是传统医学理论体系中独具特色的防治手段。其理念源于传统文化中儒家、道家、易家、兵家的思想，形成了传统文化思想与中医"治未病"理论的内在联系。中医"治未病"是防止疾病发生、发展、传变的方法，是中医治则学说的基本法则。《素问·四气调神大论》曰："圣人不治已病治未病，不治已乱治未乱，此之谓也。夫病已成而后药之，乱已成而后治之，譬犹渴而穿井，斗而铸锥，不亦晚乎？"这句话从正反两方面强调了治未病的重要性。"治未病"不仅体现了中医学先进和超前的医学思想，而且在疾病的预防和治疗中焕发着活力和光辉。它是一个既古老又前沿的话题，是中医预防保健的重要理论基础和准则，已成为现代卫生保健的重要组成部分。

早在《内经》中就提出了"不治已病治未病"的防病养生谋略，《难经》与《金匮要略》继承发挥了《内经》的理论，使中医预防理论备受后世重视，日臻完善。唐代医家孙思邈比较科学地将疾病分为"未病""欲病""已病"三个层次，认为"古人善为医者，上医医未病之病，中医医欲病之病，下医医已病之病，若不加心用意，于事混淆，即病者难以救矣。"提倡积极养生的思想，反对单纯着眼于疾病的被动治疗，认为人能否延年益寿，与能否有效地预防疾病有密切的关系。此外，他还认为"治未病"应当"形神共调"，因为人的神与形、心与身都是相互影响的，情绪波动，精神抑郁或紧张，是许多疾病的发生原因，心理活动的失宜会损害人体的健康。吴又可在《温疫论》中提出"客邪贵乎早逐""欲为万全之策者，不过知邪之所在，早拔去病根为要耳。"清代医家叶天士创立卫气营血辨证，在治未病思想的指导下，提出温病治疗时，为恐邪深入传变，当"先安未受邪之地"，常常根据患者的体质情况，结合温邪的特点辨证用药，以阻断病势的发展。故"上工治未病""圣人不治已病治未病，不治已乱治未乱""务必先安未受邪之地"，这些都是古代医家对其深刻的阐述。

对于"未病"的理解，不应简单地理解为没有疾病，中医学中应至少具有两方面的含义：其一，未病即为无病，是指未患病的健康状态，此时"治未病"的含义，是预防为主，兼顾养生；其二，未病是介于"健康"和"疾病"之间的中间状态，是某些疾病的潜伏、隐匿阶段，亦可是某些疾病的稳定期以及尚未发生和认识的无症状疾病等，虽无任何症状或不适，但经检查诊断为某种疾病，这种潜伏、隐匿状态既不能称健康，又非正常。"治未病"有三大核心理论："未病先防、既病防变、既愈防复发"，即：防病于未然，强调摄生，预防疾病的发生；既病之后防其传变，强调早期诊断和早期治疗，及时控制疾病的发展演变；预后防止疾病的复发以及治愈后遗症。

## （一）未病先防

"治未病"首先应着眼于平素的养护与调摄，未雨绸缪，提高机体抗邪能力，防止病邪侵袭；或在疾病处于萌芽状态之时，积极采取有效措施，防止疾病的发生；而未病先防，即于未病之前先预防其发生，此处的"治未病"之"治"与"治疗"之"治"有所不同，带有"治理""治节"顺应自然的意思。人本于天，天本于道，道本自然，治未病应遵从人与自然、环境的规律，饮食有度、起居有时、恬淡虚无、阴阳平衡则百病不侵。

首先，顺应四时变化，正如《素问·四气调神大论》提出的"春夏养阳，秋冬养阴"法则，阐明了四时气候的变化规律，同时指导我们在日常生活中如何养生调摄。春季，推陈出新，生命萌发，天地自然皆生机勃发，万物欣欣向荣。此时应入夜即眠，早起散步，精神愉快，胸怀豁达，心情恬淡，适应春季养生特点，保养生发之气。春生之气不可违，违之肝亦受损。肝为风木之脏，肝气升发，喜条达而恶抑郁。肝气宜保持柔和舒畅、升发条达的特性，才能维持其正常的生理功能，到了夏季才不会发生寒性病变。夏季，万物繁茂秀美，郁郁葱葱，天气下降，地气上腾，天地之气相交，各类植物开花结果，长势喜人。此时应适时入睡，早早起身，珍惜夏季长日，情绪平和，勿要发怒，大方开朗，精神外向，对事物充满兴趣，适应夏季气候以保护长养之气。心气与夏气相通应，心为阳脏，阳气充足则秋冬不易生病，疾病不易复发。秋季，万物成熟，平定收敛，天高风急，地气清肃。此时应早睡早起，神志安宁，以缓肃杀之气影响人体；收神敛气，以从容平定的态度适应秋季，保护肺气的清肃功能，保养人体收敛之气。肺气与秋气相应，肺为清虚之体，性喜清润，与秋季气候清肃、空气明润相通应，若违秋气，则冬易飧泄。冬季，万物蛰伏、收藏，天寒地冻，寒风呼啸。此时应早睡晚起，待到当日气温升高再起，勿扰动阳气，操劳耗气，神深藏于内，恬淡安静，守而不外泄，密藏不外漏，求取温暖逃避严寒，保护阳气，以保养人体闭藏功能。肾气与冬气相应，水在天为寒，在脏为肾。阴平阳秘，封藏有节，则春天就不会发生痿厥之疾。四时阴阳变化，是万物生命的根本，故春夏保护阳气以适应生长的需要，秋冬保养阴气以适应收藏的需要，顺从自然、顺从生命发展的根本规律，与万物一样，在生、长、收、藏的生命过程中、运动中发展。

其次，保持精神内守，清静愉悦，悠然自得，不急不躁，心里充实，真气深藏顺从。

最后，要保持阴平阳秘。《内经》所说："阴平阳秘，精神乃治，阴阳离绝，精气乃绝"，阐明了阴阳平秘对生命活动的重要意义。调和阴阳乃最佳养生之法，阳气固密于外，阴气方能内守，如果阳气过于亢盛，不能固密，则阴气亏耗而衰竭；阴气和平，阳气周密，精神就会旺盛；如果阴阳离绝而不相交，那么精气也就随之耗竭。

## （二）既病防变

"既病防变"是指对于已病者，积极采取措施防止疾病进一步发展、恶化，若错过治疗良机，待病邪强盛、病情深重之时再去治疗则比较困难。《医学源流论》中云："病之始生浅，则易治；久而深入，则难治""故凡人少有不适，必当实时调治，断不可忽为小病，以致渐深；更不可勉强支持，使病更增，以贻无穷之害"，都是在强调疾病早期治疗的重要性。疾病的发展过程，也是人体正邪相争的过程，邪不胜正则病退，正不胜邪则病进。因此需要我们诊断明确、及时治疗处理，扶正祛邪，防止疾病传变和发展。

张仲景在《金匮要略·脏腑经络先后病脉证第一》中的一段话对后世影响更为深远："夫治未病者，见肝之病，知肝传脾，当先实脾，四季脾旺不受邪，即勿补之；中工不晓相传，见肝之病，不解实脾，惟治肝也。"人体是一个有机的整体，五脏六腑、表里内外都是相互联系，相互影响的。故一脏病发，必须兼顾他脏，兼顾整体，防止疾病传变。肝主藏血、主疏泄、寄相火，主升主动；脾居中州，主运化水谷，有生血统血之能。肝对脾的正常运化功能起着极为重要的作用，与脾的升清有密切关系，在治疗肝病的同时，应配合使用健脾和胃的药物。在临床中，病位在肝的患者，早期时常表现为脾虚症状，如腹胀、纳呆、便溏、精神倦怠等，而后才出现肝病自身的症状如胁肋胀痛、黄疸、口苦等。西医学认为，慢性肝病患者可演变为肝硬化甚至肝癌，继则出现脾肿大、脾亢等改变，更有甚者门静脉破裂消化道大出血。是故临床组方遣药，多以治疗主病辅以健脾益气、扶正祛邪之药。

既病防变不仅要求先安未受邪之地，还应做到早期明确诊断、早期治疗。《素问·刺热》说"病虽未发，见色赤者刺之，名曰治未病"。在疾病的最早期、患者欲病期，早期正确诊断无疑起着举足轻重的作用。《素问·阴阳应象大论》有："故邪风之至，疾如风雨，故善治者治皮毛，其次治肌肤，其次治筋脉，其次治六腑，其次治五脏。治五脏者，半死半生也。"病邪传变有其规律，由皮毛入腠理，由腠理入脏腑，由表入里，由浅入深，如若不及早治疗，恐错失良机，病入膏肓，悔之晚矣！高明的医生，一定防微杜渐，见微知著，防患于未然。

### （三）愈后防复发

疾病痊愈后要防止复发。一般情况疾病初愈，症状虽消失，但邪气未尽，正气未愈，气血未定，阴阳未平，需待调整方可渐趋康复，故在病后，适当予药物巩固，配合饮食调养，劳逸得当，起居规律，避免疾病复发。《伤寒论》在六经病篇之后，设有辨阴阳易差后劳复病脉证并治，指出伤寒新复，若饮食不节，或饮食不当，则会产生劳复、食复之变。病后初愈，虽邪不胜正，但正气耗伤过大，正气尚虚，邪气留恋。机体处于一种虚弱状态，功能没有全部恢复，此时处于易感易复阶段，务必加强养护、调摄，防止疾病复发。

在日常生活方面，应防止过劳，"虚邪贼风，避之有时""法于阴阳，和于术数"。《三因极一病证方论·劳复证治》云"伤寒新差后，不能将摄，因忧愁思虑，劳神而复，或梳沐洗浴，作劳而复，并谓之劳复。"复发则谓之诸症又起。甚者病进一步，病发次数越多，疾病损害越深，越重。

《重订广温热论·温热复症疗法》："食复，温热瘥后，胃气尚虚，余邪未尽，若纳谷太骤，则运化不及，余邪假食滞而复作。其症仍发热头痛，烦闷不纳。宜枳实栀子豉汤，加山楂肉、麦芽、连翘、莱菔子等凉疏之；腹痛不大便者，加生锦纹。"病后初愈，因饮食失节而致复发者谓之食复，合理饮食调养是预防食复的关键。首先，饮食调养要顾及脾胃之气。宜选择相宜的补益之品或富有营养又易消化的食物。对脾胃虚弱者，饮食量应从少到多，质地宜从稀到浓，从易消化至正常饮食，先素后荤，切忌强食，待胃气复苏，饮食渐香，消化吸收功能正常后，再予大补。其次，病后饮食调养必须辨证，即根据病情和机体状况有选择地调理，如高热之病必耗气伤津，病后疗养可选择清热生津的西瓜、梨、绿豆、藕、龟、老鸭等寒凉之品；若久病后阳气虚衰、畏寒肢冷，宜选益气壮阳、温里的枣、桂圆、栗子、胡桃、蜂蜜、山药、芝麻、牛肉、羊肉、狗肉、牛奶、姜等温性之品。正确的辨证施食调理不仅可避免食复，而且可达到除余邪，助体早康之目的。此外，病后饮食调养，须注意体质禀赋，特别是特异体质患病后，恢复期的饮食进补，一定要避开"发物"，如鱼虾、腥荤、鸡、鸭之类。

韩老认为，"治未病"的根本要义在乎前者——"未病养生，防病为先"。亚健康是现在很多人都处于并苦恼的状态，随着经济的发展，社会的进步，人们的健康理念也与时俱进。充分发挥中医药优势，辨证论治，在疾病的更早阶段干预治疗，减少疾病发生，提高患者的健康水平和生存质量迫在眉睫！那么在日常生活中，我们应该如何防病、治病呢？要记住三点：首先调养心神，其次合理饮食，最后勿忘调理体质。

**1. 调养心神** 调养心神，中医主要指情志上的调摄。中医认为，人体有"三宝"，即精、气、神。精气神是生命之根本，是维持人体生命活动的三大要素。精气是神的物质基础，神是精气的外在体现，精气足则神气清，神气安则精气畅。神形统一，身心健康。《素问·上古天真论》中有一段话说："恬淡虚无，真气从之，精神内守，病安从来？是以志闲而少欲，心安而不惧，形劳而不倦，气从以顺，各从其欲，皆得所愿。"这一段话是治疗身心疾病的万古良方。善于养生之人，必定胸怀宽广，心情豁达，清净安闲，虽形体劳倦但不使疲倦，能随其心愿满足愿望，体健无病。故调养心神为治未病要法。

**2. 合理饮食** 合理的饮食给每个人的健康带来了极大的裨益，我国的传统饮食结构为"五谷为养，五果为助，五畜为益，五菜为充"。合理健康的饮食对预防疾病发生有着重要的作用。中医古籍中关于不正确饮食对人体的伤害方面也有很多阐述。如《素问·生气通天论》说："阴之所生，本在五味，阴之五宫，伤在五味。是故味过于酸，肝气以津，脾气乃绝；味过于咸，大骨气劳，短肌，心气抑；味过于甘，心气喘满，色黑，肾气不衡；味过于苦，脾气不濡，胃气乃厚；味过于辛，筋脉沮弛，精神乃央""膏粱之变，足生大疔"，因此提出了"谨和五味"。

同时，还要饥饱有度，《素问·痹论》说："饮食自倍，肠胃乃伤""肥则令人生热，甘则令人中满，不节则百病丛生。"然而随着生活节奏的加快、国外文化的渐染，我们传统谷物摄取量在减少，高糖、高胆固醇、高脂肪饮食日渐增加，对健康构成了极大的威胁。《中国居民膳食营养》建议：食物多样，谷类为主；吃动平衡，健康体重；多吃蔬果、奶类、大豆；适量吃鱼、禽、蛋、瘦肉；少盐少油，控糖限酒；杜绝浪费，兴新食尚。

**3. 调理体质** 现代医学认为，体质是在人体遗传、环境的影响下，发育形成的相对稳定的状态。祖国医学认为，根据临床上的证候表现、脉象、舌苔，主要有以下8种体质：阴虚体质、阳虚体质、气虚体质、血虚体质、阳盛体质、血瘀体质、痰湿体质、气郁体质。阴虚体质者关键在补阴，滋阴清热，滋养肝肾。阳虚者关键在补阳，温阳祛寒，温补脾肾，肾为一身的阳气之根，脾为阳气生化之源，故当着重补之。气虚体质当补气养气，因肺主一身之气，肾藏元气，脾胃为"气生化之源"，故脾、胃、肺、肾皆当温补。血虚者要谨防"久视伤血"，不可劳心过度。阳盛之人好动易发怒，故日常要加强道德修养和意志锻炼，培养良好的性格。血瘀体质在精神调养上，要培养乐观的情绪，精神愉快则气血和畅，营卫畅通，有利血瘀体质的改善。痰湿之生与肺脾肾三脏关系最为密切，故痰湿体质重点在于调补肺脾肾三脏。若因肺失宣降，津失输布，液聚生痰者，当宣肺化痰，方选二陈汤；若因脾不健运，湿聚成痰者，当健脾化痰，方选六君子汤，或香砂六君子汤；若肾虚不能制水，水泛为痰者，当温阳化痰，方选金匮肾气丸。气郁体质应调摄情志，以培养开朗、豁达的意识。根据临床辨证，通过药膳、起居、运动有针对性地调养。孙思邈所著《备急千金要方》有"十个大要"，即"一曰啬神，二曰爱气，三曰养形，四曰导引，五曰言论，六曰饮食，七曰房室，八曰反俗，九曰医药，十曰禁忌"，不同体质都可以学习和参考。

"治未病"的思想充分体现了预防医学与个性化干预的健康观，是传统中医健康文化的核心理念，为现代医学提供了疾病诊疗与慢性病管理、预防、养生保健的理论基础及具体手段。遵循中医学经典，倡导治未病理念，使人体治病防病能力得以提升，阴阳气血平衡，则健康长寿。

### 四、崇天人合一，调治月经病

中医学是在古朴的唯物论和辩证法的指导下，通过人们长期与疾病做斗争的实践形成的医学。最具有原创性的"天人合一"理论就是远古人类通过宇宙天象、时空变化，并观察其与人们生活、生产之间的关系，这种天、地、人相互关系的认识，形成了从宏观整体上去把握事物之间联系的整体观、方法论和形象整体思维，是中国古典哲学的根本观念之一，也是中医理论的组成部分。"天人合一"有两层意思：一是天人一致；二是天人相应。也就是说人和自然在本质上是相通的，凡行人事均应顺乎自然规律，达到人与自然和谐。老子说："人法地，地法天，天法道，道法自然。"这一认识已成为两千年来儒家思想的一个重要观点。

中医学"天人合一"的理论，是在中国传统哲学的基础上建立、发展起来的，它继承了中国传统哲学元气论的思想，依据元气理论形成了天人合气、天人相应、天人同理、天人相参的观念，把天人相应的观念渗透到中医学的方方面面。如《素问·宝命全形论》指出"人以天地之气生，四时之法成。"强调欲想健康长寿，必须"顺四时而适寒暑"。《灵枢·口问》进一步指出："夫百病之始生也，皆生于风雨寒暑、阴阳喜怒、饮食居处、大惊卒恐"。凡此种种，无不体现了人的自然属性和社会属性的统一。通过天地自然比类认识人体，通过人体的生理病理规律比类进而认识天地。

韩老临证遵《内经》"人与天地相参""善言天者，必验于人"的观点。他认为人是自然界的产物，人的生命现象是自然现象的一部分，人与自然是一个不可分割的整体，从而确立了"天人合一"的医学模式。韩老常以天人相应之理，根据阴阳消长的规律，诊治月经病。

月经又称月信，《妇科经纶·月经门》："《经》云：女子二七天癸至。天谓天真之气，癸谓壬癸之水，壬为阳水，癸为阴水。女子阴类，冲为血海，任主胞胎，二脉流通，经血渐盈，应时而下，天真气降，故曰天癸。常以三旬一见以象月盈则亏，不失其期，故名曰月信。"韩老认为，当机体内阴阳失调，影响冲任，血海蓄溢失常，即可发生月经病。因此，在治疗月经病时，常根据天人相应，阴阳消长的规律因时遣方用药。

### （一）经后期

在月经周期的5~13天，正逢血海空虚之时。韩老认为天癸和月经的产生都必须依靠精血作为物质基础。正如傅青主所说："且经原非血也。乃天一之水出自肾中。"肾为经水之源，天癸者亦源于肾，只有肾阴充足，肾气旺盛，天癸发育完实，经孕方能正常。此时可采用百灵育阴汤，其目的在于填补精血，为卵子的成熟奠定物质基础。

### （二）经间期

月经的13~15天是"重阴必阳"的阶段，呈"氤氲之候"。此时冲任气血流通，应激调节"重阴"的相对不平衡状态而表现出的一种现象。这一时期治以温肾活血法，以顺其势，便于卵巢血流通畅，从而促进排卵。方用百灵育阴汤加淫羊藿、巴戟天、丹皮、赤芍、牛膝。

### （三）经前期

是月经周期的17~28天，属阳长阴消阶段。此时肾阳渐旺以温煦，为卵子着床、发育提供条件，反此则宫寒不孕或月经失调。在治疗上，根据阴阳互根之理，仿景岳六味与八味之旨，以百灵育阴汤加仙茅、淫羊藿、巴戟天。

### （四）经行期

属"重阳必阴"的质变过程，此时胞宫的功能是泻而不藏，以通为用，因为旧血不去则新血难生，从而影响下一次月经的闭藏。若旧血应时而去，则一个新的月经周期也随之开始。在治疗上采用因势利导的理气化瘀法，宜用百灵调肝汤加减以收调经通络助孕之功。

# 第二章 诊治理念及辨治思维

## 一、四诊八纲是中医辨证之灵魂

韩老认为妇科疾病的诊断大致与内科诊断相同，必须以"四诊八纲"为准则。它既是中医学理论体系的基石，也是中医辨证的根本规律。临床医学的主要任务之一就是对疾病进行诊断，然后根据诊断结果进行治疗，因此正确的诊断是准确治疗的前提。在长期的医疗活动过程中，历代医家积累了丰富的诊断疾病的经验，形成了特有的完整诊病体系，即"四诊"，它是中医诊断疾病的独特方法，包括望、闻、问、切四法。四诊是秦医扁鹊在总结前人经验的基础上首先提出的，至今依然被普遍使用，是中医辨证施治的重要依据。通过四诊对患者进行全面了解，直观获得有效信息，综合分析疾病性质，作为疾病辨证施治的依据。因此韩老临证一直强调四诊并参的重要性，缺一不可。八纲辨证是根据四诊取得的材料，进行综合分析，以探求疾病的性质、病变部位、病势的轻重、机体反应的强弱、正邪双方力量的对比等情况，归纳为阴、阳、表、里、寒、热、虚、实八类证候，是中医辨证的基本方法，也是从各种辨证方法的个性中概括出的共性，在诊断疾病过程中，起到执简驭繁、提纲挈领的作用。

### （一）四诊探病

四诊即望、闻、问、切，《难经·六十一难》中有"望而知之谓之神，闻而知之谓之圣，问而知之谓之工，切而知之谓之巧"，这是中医诊断疾病的必要手段和治疗依据。《伤寒杂病论》序言有"观今之医，不念思求经旨，以演其所知，各承家技，终始顺旧。省疾问病，务在口给，相对斯须，便处汤药，按寸不及尺，握手不及足，人迎趺阳，三部不参，动数发息，不满五十。短期未知决诊，九候曾无仿佛，明堂阙庭，尽不见察，所谓窥管而已。"作为一个合格的医者，从患者走进诊室便开始采集四诊资料，将四诊所获得的第一手临床资料加以综合分析，以揭示疾病的本质，四诊在临床上虽各有其独特作用，但临证必须四诊合参，从而达到诊断疾病、治疗疾病的目的。

1. **望诊**　"望诊"为四诊之首，就是通过对病人总体和局部的面目、口、鼻、齿、舌和苔、四肢、皮肤的诊视，观察病人神、色、形、态的变化。"神"是精神、神气状态，"色"是五脏气血的外在荣枯色泽的表现，"形"是形体丰实虚弱的征象，"态"是动态的灵活或呆滞的表现。望诊的重点在望神、望面色和望舌三个方面。望神即望神气与神志，通过观察人体生命活动的整体表现来推断病情的轻重和病变的预后，正如《素问·移精变气论》"得神者昌，失神者亡"。望面色，可以了解脏腑、气血、经络、病情的变化，望舌色可以知气血之盈亏、津液之枯泽及病势之善恶。《难经·六十一难》将精于四诊者概括为："望而知之谓之神，闻而知之谓之圣，问而知之谓之工，切脉而知之谓之巧"，足以说明望诊的重要性。

2. **闻诊**　《难经》中所说："闻而知之者，闻其五音，以别其病。"闻与耳有关，本义是指通过听声音来判断疾病。声音的发出，主要是气的活动通过空腔、管道、器官产生振动而形成的。语言声音的发出，不仅是喉、会厌、舌、齿、唇、鼻等器官直接作用的结果，而且与内在五脏也有着密切的关系。

闻气味也作为闻诊的内容。因此"闻诊"总的概念是指听病人说话的声音、呼吸、咳嗽、呕吐、呃逆、嗳气等的声动，及以鼻闻病人的体味、口臭、痰涕、大小便发出的气味，以及排出的月经、带下、恶露的气味等。通过闻诊可以察辨病证的虚实寒热。

3. **问诊**　无论是中医还是西医，问诊都是最起码的基本功，如何与病人有效沟通，如何通过详细而又有针对性的问诊在短时间内获得有用的疾病信息，都是至关重要的。其目的性很强，要尽可能获得最多疾病信息，所以聊得多并不代表有效信息多。而且，当通过初步问诊对患者病情有初步了解后，通常会逐步形成一个初步判断，可能会有哪些疾病导致患者出现了现在的病情，因此还需要有所针对性和目的性的询问一些情况，通过问诊来进行鉴别诊断。所以，问诊并不像一些人所想象的那样是一个医生水平低的表现，而是对于疾病诊断至关重要的存在。

清代医家陈修园在《医学实在易》中对张景岳的十问歌进行了改造："一问寒热二问汗，三问头身四问便，五问饮食六问胸，七聋八渴俱当辨，九问旧病十问因，再兼服药参机变，妇人尤必问经期，迟速闭崩皆可见，再添片语告儿科，天花麻疹全占验。"问清楚患者起病和转变的情形、寒热、汗、头身感、大小便、饮食、胸腹、耳、口等各种状况。针对妇科疾病，年龄、经、带、胎、产五个方面皆为临证的问诊重点。由于女性青春期、中年期、晚年期三个阶段的生理变化不同，疾病的发生和转化亦有不同。正如《河间六书》指出："妇女童幼天癸未行之间，皆属少阴；天癸既行，皆从厥阴论之；天癸已绝，乃属太阴经也。"因此应遵循青春期勿损于肾、中年期勿伤于肝、晚年期勿犯于脾胃的治疗原则。问月经包括月经初潮年龄和月经周期、经行天数、经量、经色、经质、经味、是否痛经、逆经以及经期吐泻等情况。若提前一周以上，其下血量多，色深红质黏稠属实热；下血量少，色淡质稀属虚热。延后超过一周以上，亦有虚实之分，若下血量少，色淡，腹无胀痛者，是气虚血少、不足之象；若下血量多或不多，色紫暗，腹胀痛者，是气滞血瘀之征。不通之中，有血枯无血可下之虚证经闭；亦有气滞碍血，血行不畅之实证经闭。漏下不止者，多以肾虚、脾虚、血热、血瘀为多见，虚实亦殊。问疼痛：有痛在经前、痛在经后之别，痛在经前血下即止者，多为实证；痛在经后，血下多时痛甚者，多为虚证。问带下：若白带清稀，腥臭，属虚寒；黄带稠黏臭秽，属实热；黄绿色青带，属湿热；衃血色黑带，属肾阳不足；红色赤带，属阴虚相火灼伤胞脉；赤白带下，属湿热损伤胞脉；五色带下，有腐败气味，属热毒损伤内脏。对产妇还要问出血多少，恶露有无臭气，有无腹痛及其他症状等。

**4.切诊** 脉诊、按诊等都属于切诊，是中医最具特色和影响的诊查手段，也是中医学的特色。《难经》中明确讲："切脉而知之者，诊其寸口，视其虚实，以知其病，病在何脏腑也。"十二经脉经气流注从手太阴肺经开始至足厥阴肝经结束后，又复流于手太阴肺经，从而形成一个如环无端的圆周，正所谓"肺朝百脉"，所以通过切按手太阴肺经的寸口部位可以诊察全身病变。

《内经》强调晨起切脉最佳，"诊法常以平旦，阴气未动，阳气未散，饮食未进，经脉未盛，络脉调匀，气血未乱，故乃可诊有过之脉"。诊脉的手法，除了要三指齐平对应寸、关、尺外，还要注意轻重有度，古人概括为举、按、寻三种手法。除此以外，不同季节、地域、体质、性别、年龄也会对脉象有一定影响。按诊是以手触按病人的体表病变部分，察看病人的体温、硬软、拒按或喜按等，以助诊断。

## （二）四诊合参

中医把人体看成是一个脏腑、经络相互联系的有机整体，重视人体的完整性、统一性及其与自然界的相关性。所谓整体观念，一是人体是有机整体，二是人与自然是相应的。由于构成人体的各个组织部分之间，在结构上是不可分割的，在功能上是互相协调的、相互为用的，在病理上是相互影响的，一旦发生病变，局部病变可以影响全身，全身病变可以反映于某一局部。因此，在诊断疾病时必须牢牢掌握这个整体观念的原则。掌握和认识中医诊断的整体观念有利于认病识证，触类旁通，不至于"头痛医头，脚痛医脚"，可以从局部的症状推测整体变化，从而了解内在变化，揭示疾病本质。

诊断既然要强调整体观念，以整体察病，那么如何全面了解和诊察病情呢？早在《素问·阴阳应象大论》云："善诊者，察色按脉，先别阴阳，审清浊而知部分；视喘息，听声音，而知所苦；观权衡规矩，而知病所主；按尺寸、观浮沉滑涩，而知病所生。以治无过，以诊则不失矣。"说明善于诊断疾病的医生，通过望诊的察色、切诊的按脉、闻诊的察气息状态及各种声音，并通过问诊了解疾病的轻重程度，就知道所生之疾病，这样明确诊断后治疗就不会有过失了。四诊通过各种不同手段，从不同角度检查和了解病情，收集资料，各具有独特意义，因此不能相互取代。清代喻嘉言《医门法律》说："望闻问切，医之不可缺。"清代曾伯渊《医学篇》也说："古之治病，以望闻问切为主。望以辨色，闻以审声，问而知受病之由，切以定脉知病之虚实寒热，轻重浅深。知斯四端，虚心细诊，按经切脉，定证立方，斟酌尽善，方可言医。"因此，中医诊断，四诊必须合参，方可正确诊断。

四诊，是通过医生的感觉器官直接检查病人，了解病情的基本方法，故学习诊法，不但要学好理论知识，更重要的是理论联系实际，使书本知识能很好地和临床相结合。书本上叙述得再详细，或是听老师讲得再清楚，但毕竟还是理性认识，印象不够深刻，常常会概念不清、难记。四诊之中尤以切诊为难，晋朝名医王叔和，在《脉经》序中说："脉理精微，其体难辨……在心易了，指下难明。"明确指出切脉的道理很深奥，要想掌握很不容易。对于初学切脉的人，脉象较难掌握，虽说对于各种脉象的文字描述较易理解，但真正要用手指体察，则往往陷于臆测或玄惑之中。所以要反复实践，多摸各种脉象，锻炼指下感觉，久而久之，自然指下易明，要在掌握理论知识的同时，使理论知识与实践融为一体。

## （三）八纲为要

八纲是中医辨别疾病属性，辨证施治的纲领。它是根据四诊取得的材料，进行综合分析，以探求疾病的性质、病变部位、病势的轻重、正邪的盛衰的方法，归纳为阴、阳、表、里、寒、热、虚、实八类证候，是中医辨证的基本方法，始终融入贯穿于其他中医辨证方法之中，也是各种辨证的总纲，在诊断疾病过程中，起到执简驭繁、提纲挈领作用。

**1.阴阳是辨别疾病性质总的纲领，也是八纲之纲**　一些病证，根据它们的不同特点，也可分别归属于阴阳两类证候之中，如气病属阳，血病属阴；腑病属阳，脏病属阴等。阳虚之为病，多由先天禀赋不足，久病损伤，阳气亏虚，或气虚进一步发展，或久居寒凉之处，或过服寒凉清苦之品而致阳气耗伤。体内阳气亏损，其温煦、推动作用减弱，寒从内生，不能抵御阴寒之邪而出现一派寒象。阴虚之为病，多由热病之后，或杂病日久耗伤阴液，或因五志过极、房事不节、过服温燥之品等而致阴液暗耗，机体失于濡养滋润所致。

**2.表里用以概括病证表现部位的深浅和病势的轻重**　表与里是一个相对的概念，如皮肤与筋骨相对而言，皮肤为表，筋骨为里；体表与脏腑相对而言，体表为表，脏腑为里；脏与腑相对而言，腑属表，脏属里；经络与脏腑相对而言，经络属表，脏腑属里；经络中三阳经与三阴经相对而言，三阳经属表，三阴经属里等。表证病情较轻，多表现为皮肤等表浅的症状。临床上将外邪侵袭肌表者称为表证，病在内者称为里证。从病势而论，外感病中病邪由表入里，是病渐加重为势进；若病邪由里出表，是病渐减轻为势退。故前人有"病邪入里一层，病深一层；出表一层，病轻一层"之说。在临床上，对于表里证候的辨别，不能机械地将表里当作固定的解剖部位来理解。辨别表里对于外感病的诊治尤为重要，一般具有由表入里、由浅入深、由轻转重的传变过程。因此，表里辨证有利于分辨外感病病情的浅深轻重及病理变化的趋势，掌握疾病的演变规律，取得治疗上的主动权，为决定采用解表、攻里等治法提供基本依据。

**3.寒和热是辨别疾病性质的两个纲领**　寒证大多是人体的生理功能衰退或对病邪的适应性反应能力低下的表现；热证大多是机体对于病邪反应能力亢盛的表现。《素问·阴阳应象大论》曰："阳胜则热，阴胜则寒。"《素问·调经论》曰："阳虚则外寒，阴虚则内热"即为此意。因此辨别寒证、热证，不能孤立地根据某一症状来判断，应通过四诊收集相应疾病所反映的各种症状、体征，进行全面分析、综合归纳而得。具体地说，寒证是对一组有寒象的症状和体征的概括；热证是对一组有热象的症状和体征的概括。寒热辨证，在治疗上有重要指导意义。《素问·至真要大论》说："寒者热之""热者寒之"，即寒证要用温热法治疗，热证要用寒凉法治疗，两者的治法截然不同。

**4.虚和实是辨别邪正盛衰，也是疾病最基本的病理性质之一**　韩老说疾病不外虚实两端。虚证与实证反映疾病发展过程中正气和邪气的盛衰变化及力量对比。《素问·通评虚实论》谓："邪气盛则实，精气夺则虚"，实指邪气盛实，虚指正气不足。邪正斗争是贯穿于疾病全过程的根本矛盾，而阴阳盛衰及其所形成的寒热证候，亦存在着虚实之分，所以分析疾病过程中的邪正关系，是临床辨证的基本要求之一，故《素问·调经论》有"百病之生，皆有虚实"之说。故治疗当以补其不足，泻其有余。

### （四）真假之辨

除运用四诊八纲辨证外，更要详辨寒中有热，热中有寒；或真寒假热，真热假寒；或虚中夹实，实中夹虚；或真虚假实，真实假虚。

**1.寒热假证**　真寒假热浮阳于外，则面色浮红，身热而脉浮，但口干不欲饮，或渴喜热饮，舌润苔白滑及大便溏、小便清白；若真热假寒拒阴于外，则面色青白，身冷而脉沉，但口渴饮冷，舌燥苔黄及大便秘结、小便赤少。

**2.虚实假证**　妇女血虚气弱而经闭，但腹部胀满，不拒按，此属真虚假实之候。古人说："至虚有盛候，反泻含冤。"若气滞血瘀崩漏，腹痛拒按，漏下则痛减，此属真实假虚之候。古人又说："大实有羸状，误补益疾。"

此寒热虚实真假辨证之言，对于临床十分重要。医者如果粗心大意，不辨虚实，不审寒热而妄投方药，常致使病变由轻而重，由重而危，乃至死亡。只有虚实辨证准确才能攻补适宜，免犯实实虚虚之误。

韩老临证以识病审证为基础，慎察四诊，掌握病因，抓住病机，根据主症分辨阴阳、表里、寒热、虚实。在不同病证、体征、旧病新患等错综复杂的情况下，找出疾病发生的本质。同时结合患者的体质情况、病程长短等不同，进行精准辨证，立法不拘一格，遣方用药精准、加减灵活，每获事半功倍之效果。

### 二、中医临证必备

中医理法方药的知识是中医理论体系的核心内容，与养生、保健、预防等知识共同构成了中医理论的知识体系，支撑着整个中医理论体系的框架。因此，可以说理、法、方、药是中医理论体系框架的四大支柱。

学中医，必学经典。不仅是因为中医经典著作承载着历代医家的治病经验和从医思想，而且在于其阐述的理法方药。在众多经典著作中，《伤寒杂病论》无疑是对理法方药阐述最精细的一部巨著，仲景之所以特别注重辨证论治，其目的就是要通过辨证分析疾病发生的病因及产生的机制，掌握疾病的本质和传变转归等发展规律，给出适合的处方，明确用药、用量及煎服法，从而保证疾病向愈，不致加重病情。"太阳中风，阳浮而阴弱。阳浮者，热自发；阴弱者，汗自出。啬啬恶寒，淅淅恶风，翕翕发热，鼻鸣干呕者，桂枝汤主之。"仲景认为太阳中风，其机制为"阳浮而阴弱"，即人体之卫阳浮于表与邪气相抗争，致使营阴相对虚弱，由此立法用桂枝汤以调和营卫。《金匮要略》作为《伤寒杂病论》的一部分，古今诸多医家都对其"理法方药"体系进行了积极的应用和研究。《金匮要略》以病分篇，在临证时，强调辨病与辨证相结合，以便掌握疾病病因、病机，抓住疾病的本质和发展规律，治疗时方可针对病证遣方用药。如《妇人产后病脉证治第二十一》阐述产妇郁冒病机乃"血虚而厥，厥而必冒"；《妇人杂病脉证并治第二十二》阐述"妇人中风，经水适断""经水适来，结胸谵语者"或"阳明病，下血谵语者"，病机皆为热入血室，血结而发之。

历代著名医家，尽管他们研究范围各有侧重，但无一不是贯穿着理法方药的思想，尤其是有创见发明、贡献较大的医家，大都是理论上有所突破，随之深化和扩大了某些治疗法则的应用，或创制了一些新的治则，并根据临床各种表现，研制和阐述体现自己学术思想的方剂和药物，使之形成一个完整的体系。金元四大家就是典型的例子。刘河间在《素问》病机十九条的启示下，提出"六气皆能化火"之说，改变了当时喜用温燥药的习惯，根据祛风泻火、清热燥湿等治则，创用凉膈散等以寒凉为主的方剂，形成寒凉学派。张从正根据"先论攻邪，邪去而元气自复"提出"汗、吐、下"祛邪三法，拓宽了临床思路，丰富了有关方药的临床应用。李东垣以升降为枢纽，进一步发展了脾胃学说，并研制了补中益气汤，丰富了黄芪、升麻、柴胡、葛根等药物的临床应用。朱丹溪以"阳常有余，阴常不足"立论，以滋阴降火为原则，加深了后世对黄柏、知母、山栀、黄芩、黄连等药的认识，被称为"滋阴派"。

### （一）理法方药临床应用

中医学经过了几千年的文化积淀及历代医家的研究和发展，其体系的主要特色在于辨证论治，根据理而施法，据其法而选方用药，这是中医学关于诊断与治疗操作规范的四大要素。

**1. 理** 是指根据中医学理论对病变机制做出的正确的分析，只有明理才会有正确的法和方药，故理是指导立法处方用药的基础，而法和方药则是在这一基础上对疾病进行有效治疗的关键。可见理法方药是中医诊治疾病的完整的科学体系，正确地运用这一完整的科学体系为临床服务，是提高医疗质量的关键。如何学好中医、如何又快又好的临证，在于熟练掌握中医理论，其关键在于正确的辨证施治，即如何熟练掌握理法方药。

理者，道理也。人体是一个以五脏为中心的有机整体，通过经络、气血等途径，与四肢百骸、五官九窍等建立起了密切联系。在健康情况下，机体处于脏腑调和、藏泻有度、升降相因、寒温适宜、燥湿相济的"阴平阳秘"状态。而一旦感受邪气，在正邪相争的过程中阴阳失去平衡，则发而为病。疾病发生的一般模式是：病因作用于病位，导致该病位的生理功能失常，出现相应的病理变化。故在临床中，医者首先用望、闻、问、切四种诊察方法找出患者的主要症状，再审证求因，然后根据脏腑、经络等学说，分析病理机制，找出疾病的基本矛盾（即辨病）。最后，运用八纲、六经、卫气营血或三焦进行辨证归类，指出疾病的属性、部位、程度、性质，点明疾病的主要矛盾（即辨证）。

**2. 法** 治疗之法则也。它包括治则和治法两方面，治则又分治疗法则和治疗原则。治疗法则主要有防微杜渐、三因制宜、标本先后，逆正反从等。防微杜渐即防患未然和防病传变。如《金匮要略》说："见肝之病，知肝传脾，当先实脾"即为此意。三因制宜是说治病要注意时令、地域、个体差异的特殊性。标本先后即常说的"急则治其标，缓则治其本"，张仲景曾举例阐明过，如"夫病痼疾，加以卒病，当先治其卒病，后乃治其痼疾也"。逆正反从是以病性而言，逆治正治属正治法，即寒者热之、热者寒之；反治从治属反治法，即塞因塞用、通因通用。

治疗原则是指在中医治疗法则的指导下，根据病证的特点，确立适用于一个病或一类病证的治疗方法。如内科病证中感冒的"解表达邪"，泄泻的"运脾化湿"，胃痛的"理气和胃止痛"，黄疸的"化湿邪、利小便"，血证的"治火、治气、治血"等。再如治疗温热病，叶天士根据温热邪气由浅入深的发展规律，提出对卫气营血四个阶段宜分别采取"汗、清、透、散"的治疗原则；吴鞠通则根据温热病由上而下的三焦传变规律，提出宜采用"轻、平、重"的治疗原则。治法大约有汗、吐、下、和、温、清、消、补等八种，是依据治则所拟的具体措施。如《金匮要略》说："病痰饮者，当以温药和之""诸有水者，腰以下肿当利小便，腰以上肿当发汗乃愈"等等，这就是痰饮病、水肿病的治疗大法。

**3.方** 是治疗疾病的主要手段，是在辨证立法的基础上，按照组方原则，选择切合病情的药物，定出适当的分量，制成一定的剂型，组合而成，它是治疗疾病的主要措施之一。治法是用方或组方的依据，方剂是体现治法的主要手段，两者相互依存，密不可分。如小柴胡汤、柴胡疏肝散、逍遥散、半夏泻心汤等属于治法中的"和法"，黄连解毒汤、龙胆泻肝汤、白虎汤、清胃散体现了"清法"，而四君子汤、大补元煎、四物汤、天王补心丹体现了"补法"。因临床上表里寒热虚实等病情复杂，常需要数法合并用之，即"一法之中，八法备焉；八法之中，百法备焉"。疾病处于不同的病理阶段时，由于病因病机不同，需要不同治法、不同方剂。而不同的疾病只要它们的病因病机相同，也可以用一样的治法、一样的方剂，此所谓"同病异治，异病同治"。由此可知，只有掌握一定的基础方，才能左右逢源、法法紧扣、方方入理。

**4.药** 是治疗疾病的关键，是组成方剂的基本元素。理、法、方三者的分析是否正确，主要体现在用药后的效果上。古人云："用药如用兵"，中药必须在中医学基本理论的指导下，以一定的组方原则而成方，施之于防病治病，才有效果。若离开了中医学理论的指导，盲目地用药，只会以失治误治而告终。医家用药强调"精、巧、准"三字。如张仲景治风湿痛，附子与白术合用，温阳除湿，附子生用，且配以干姜；止痛则多炮用，不用干姜；至于治疗历节风与疝痛，则又改用乌头，并佐白蜜以缓毒性。刘河间曾将大黄、人参并用，取意攻不伤正、补不留邪。王清任的补阳还五汤以四两黄芪为主药，配上桃红四物汤，又精选一味地龙引经通络，以疗气虚血滞型中风。可见，历代医家欲做良医必熟谙药物药性、归经、功效以及药物之间的配伍关系。

中医在漫长的发展过程中，逐步形成了自己的学术体系，这个体系主要由理、法、方、药4个方面有机组合而成。理法方药的整体性是保持中医药体系之完整性的需要，如果只重方药，不问理法，硬把理法与方药割裂开来，是不全面的，也势必使整个祖国医学体系濒临解体。理，是在中医基本理论指导下探讨疾病发生发展机制，从而得出比较符合客观实际的正确诊断结论的过程，这便是以后立法的基础和依据，这是诊治疾病的第一步。法是针对疾病的治疗方法，是建立在中医学整体观念和辨证基础之上、通过长期医疗实践总结出来的。法是在理的指导下具体治疗疾病的大法，是制方的依据，是中医诊治疾病的第二步。方药，即方剂和药物。是在治法的原则指导下选方用药的过程，是中医诊断和治疗疾病的最后一步。在疾病诊治过程中，以上这三个步骤缺一不可。理是立法的基础和依据，法是指导选方用药的原则，方药是理法的体现。中医治病一般以证因法治为序。先列症状，包括舌苔、脉象，然后审证求因，分析病因病机，确定治疗法则，最后组方遣药。而这过程均涉及邪正虚实、阴阳气血、脏腑经络等有关理论，且整个过程体现了理法方药的思维过程。理法方药是对疾病认识之所在、证候之所现、治疗之所当，是至为重要的。理法方药是中医诊治疾病的完整的科学体系，正确地运用这一完整的科学体系为临床服务，是提高医疗质量的关键。

由上述可知，中医学的理法方药是一个完整且完善的体系，可谓环环相扣，自然而然，浑然一体，用药必以方，用方必以法，用法必以理，坚持理法方药的一体化原则，并做到原则性与灵活性相结合，才是中医学的生存之道，也是实现中医学可持续发展的必由之路。

### （二）妇科病辨治要领

韩老认为妇科疾病主要在于肝、脾、肾、气、血五字，其变化不外乎虚、实、热、痰、郁、积聚，而关键在于审因论治，四诊合参，切不可拘泥偏执。人体脏腑、经络、阴阳、气血、津液、情志之间的生理活动是相互联系、相互制约、相互滋生、相互依存的，妇女的经、带、胎、产、乳的生理活动皆根于此。反之，脏腑、经络、阴阳、气血、津液、情志等生理活动失调，都会影响妇女经、带、胎、产、乳而发生妇科疾病。"肝肾同源"是指肝肾的结构和功能虽有差异，但其起源相同，生理病理密切相关，可采用"肾肝同治"的治疗法则。"肝肾同源"是人体内肝肾功能协调统一的整体调控机制，临床上肝肾失调可引起妇科疾病中经、带、胎、产、杂诸多病症。韩老提出养肾之阴，敛肝之阳，壮水之主以制阳光，对肝肾阴虚所致妇科诸疾，均以此作为根本原则。

韩老提出疾病的发生与发展、治疗与转归是互相联系的，不是孤立存在的，而是运动的，它们是对立统一的整体，同中有别，注意异中求同，寻其共性。中医妇科证候复杂多变，但都有一定的规律可循，妇女的特殊生理活动都依赖于脏腑、经络、气血、津液的作用。脏腑是生成气血、津液之源泉，经络是运行气血、津液之通路，气血、津液是濡养诸经百骸以及化生月经、养胎、哺乳等的物质基础，胞宫是排经、孕育胎儿的器官。诊治之则必须以四诊八纲为准，以五脏辨证为基础，详查在脏、在腑、在经、在络，属阴、属阳、属气、属血、属寒、属热、属虚、属实，或寒中夹热、热中夹寒，或虚中夹实、实中夹虚等。韩老由此提出妇科病的治疗特点：①滋补肝肾为主；②脾肾同治为常；③调补气血为多；④攻补兼施为治。

## 三、五脏病及五脏并病辨治方略

人体五脏是指心、肝、脾、肺、肾。五脏具有化生贮藏精、气、血、津液的生理功能，同时又各有专司：心主血脉，心主神明；肝藏血，主疏泄；脾统血，主运化；肺主气，司宣降；肾藏精，主生殖，司二便。它们的生理活动不是孤立的，而是通过经络相互联系，五脏之间的相互协调、相互配合，共同维持人体正常的生命活动。五脏的病理变化及临床病证，包括心病、肝病、脾病、肺病、肾病，一脏发病也会影响、累及他脏。因此，研究五脏病及五脏并病必须以藏象学说为核心，在五脏生理的基础上探讨其各自或互相联系的病理变化。

张介宾认为："脏有强弱……强中强者，病其太过；弱中弱者，病其不及。"脏气的太过与不及可以从神志、颜色、性情、声音等方面进行辨别，即所谓"有诸内，必形诸外"。

### （一）五脏病辨证施治

#### 1.心

（1）心阴血虚证

主症：心悸，心烦，易惊，失眠多梦，健忘，口干不欲饮，手足心热，盗汗，舌红少津，脉细数。

证候分析：心主血，血属阴，阴血不足，心神失养，神不内敛，故易惊多梦，失眠健忘；血不养心，则心悸，心烦；心阴不足，阴不制阳，虚热内生，而致口干不欲饮，手足心热，盗汗；舌红少津，脉细数，为心阴血不足之征。

治则：滋阴养心安神。

方药：天王补心丹加减。

（2）心阳气虚证

主症：心悸、气短、自汗，活动后加重，头眩健忘，手足不温，四肢微肿，唇舌淡润，苔白滑，脉细弱。

证候分析：心阳不足，则心悸气短，自汗，活动后加重；清阳不升，则头晕健忘；阳气不振，水湿内停，故手足不温，四肢浮肿；唇舌淡润，苔白滑，脉细弱，均属心阳气虚之征。

治则：补阳益气养心。

方药：归脾汤加龙骨、牡蛎。

## 2.肝

（1）肝阴血虚证

主症：面红颧赤，眩晕，目花，眼角干涩，手足心热，失眠善惊，或四肢拘急，舌干红，少苔，脉弦细数。

证候分析：肝阴不足，虚阳上扰，则眩晕；肝开窍于目，阴血虚目失所养，以致目花、眼角干涩；阴虚内热，故面红颧赤，手足心热；肝藏魂，阴亏血少，魂无所倚，则失眠善惊，甚则筋脉失养，而致四肢拘急；舌干红，少苔，脉弦细数，均属肝阴血不足之征。

治则：滋阴养血柔肝。

方药：六味地黄汤加当归、白芍、牡蛎。

（2）肝气实证（肝郁化热证）

主症：面色红赤，头晕心烦，性躁多怒，胸胁不舒，时作太息，口苦咽干，大便秘，小便赤，甚则猝然昏倒，四肢强直，唇舌深红，苔黄燥，脉弦数有力。

证候分析：肝阳上越，则面色红赤、头晕；肝经火盛，则心烦、性躁多怒、口苦咽干；肝失条达，故胸胁不舒、时作太息；肝热津伤，则大便秘，小便赤；肝郁气逆，疏泄失司，阴阳失调，则猝然昏倒、四肢强直；唇舌深红，苔黄燥，脉弦数有力，均属肝气实血热之征。

治则：疏肝理气，清热凉血。

方药：丹栀逍遥散加地黄、黄芩。

（3）肝气郁滞证

主症：面色青黯，眩晕，胸闷胁痛，善太息，呃逆，不欲食，食后腹胀，大便不爽，唇舌黯滞，脉弦。

证候分析：肝郁气机不畅，则面色青黯；肝气郁滞，疏泄失司，则眩晕，胸闷胁痛，善太息；肝郁乘脾，升降失和，则呃逆，不欲食，食后腹胀，大便不爽；唇舌黯滞，脉弦，均为肝气郁滞之征。

治则：疏肝理气开郁。

方药：逍遥散加青皮、香附、川楝子、枳实。

## 3.脾

（1）脾气虚证

主症：面色萎黄，饮食减少，腹胀倦怠，皮干消瘦，手足心干热，唇舌干淡，无苔，脉虚细。

证候分析：脾虚化源不足，阴血上不荣于面，故面色萎黄；外不荣于肌肤，故皮干消瘦；脾虚气馁，运化失常，则倦怠腹胀；阴血虚亏，阳加于阴，则手足心干热。唇舌干淡，无苔，脉虚细，均属脾阴血不足之征。

治则：健脾滋阴生血。

方药：育阴补血汤（韩百灵经验方）。

熟地黄、当归、白芍、枸杞子、牛膝、牡丹皮、鳖甲、茯苓、白术、山药、甘草。

（2）脾阳虚证

主症：面色㿠白，头晕倦怠，纳呆腹胀，少气懒言，大便溏薄，眼睑及四肢浮肿，唇舌淡润，苔白微腻，脉虚缓。

证候分析：阳气不足，则面色㿠白；清阳不升，中气不振，则头晕倦怠，少气懒言；脾运无权，则腹胀便溏；水湿泛溢，则眼睑及四肢浮肿；唇舌淡润，苔白微腻，脉虚缓，均为脾虚湿盛之征。

治则：健脾益气，温中渗湿。

方药：香砂六君子汤加干姜、芡实、薏苡仁。

**4.肺**

（1）肺阴血虚证

主症：两颧红赤，干咳气短，或咳痰血，皮肤干涩，毛发枯焦，潮热盗汗，口干不欲饮，手足心热，大便秘，小便短赤，唇舌干红，无苔，脉细数。

证候分析：阴血不足，虚阳上越，故两颧红赤；肺为呼吸之门，阴虚气弱，以致呼吸气短；虚火犯肺，灼伤肺络，则干咳，或咳痰血，阴津不足，皮毛失养，而致皮肤干涩，毛发枯焦；阴虚内热，则口干不欲饮，手足心热，甚至潮热盗汗；阴虚血少，津液内乏，故大便秘，小便短赤；唇舌干红，无苔，脉细数，均为肺阴血不足之征。

治则：润肺滋阴生血。

方药：百合固金汤加白茅根、小蓟。

（2）肺气虚证

主症：面色㿠白，呼吸气怯，语言无力，头晕，咳吐清痰，胸闷气短，自汗，手足不温，甚则喘咳不得卧，面浮肢肿，唇舌淡润，苔白滑，脉虚滑。

证候分析：阳气两虚，血失阳化，不荣于面，则面色㿠白；肺气虚弱，故呼吸气怯，语言无力；清阳不升，则头晕；肃降无权，水湿犯肺，以致咳嗽清痰；宣降失职，则胸闷气短，甚至喘咳不得卧；阳虚卫气不固，四末失于温煦，而致自汗，手足不温；阳虚水停，则面浮肢肿；唇舌淡润，苔白滑，脉虚滑，均属肺阳气不足之征。

治则：益气理肺祛痰。

方药：六君子汤加减。

**5.肾**

（1）肾阴血虚证

主症：面红颧赤，头晕耳鸣，健忘，口干不欲饮，手足心热，腰痛，足跟痛，潮热盗汗，小便短赤，唇舌干红，无苔，脉细数，尺脉无力。

证候分析：阴血不足，相火上炎，则面红颧赤；髓海空虚，则头晕耳鸣，健忘；阴虚内热，则口干不欲饮，手足心热，潮热盗汗；腰为肾之府，足少阴肾经之脉斜走足跟，肾阴血虚，则腰痛，足跟痛；阴津不足，则小便短赤；唇舌干红，无苔，脉细数，尺脉无力，均属肾阴血不足之征。

治则：滋阴补血益肾。

方药：六味地黄汤加龟甲、鳖甲、牡蛎。

（2）肾阳气虚证

主症：面色晦暗，腰酸腿软，甚至腰痛如折，头晕耳鸣，畏寒肢冷，小便清长，夜尿频，舌质淡，苔薄白，脉沉细或沉迟无力。

证候分析：肾虚，则腰酸腿软，甚至腰痛如折；髓海不足，则头晕耳鸣；肾阳虚衰，命火不足，则畏寒肢冷；气化失常，则小便清长，夜尿频频；面色晦黯，舌质淡，苔薄白，脉沉细或沉迟无力，均为肾阳气不足之征。

治则：温肾扶阳益气。

方药：八味地黄丸加巴戟天、菟丝子、鹿茸。

### （二）五脏并病辨证施治

#### 1.心与五脏并病

（1）心肝并病：在症见心阴血不足的同时，兼见惊搐、四肢拘急等肝血虚弱的证候，为子盗母气、心肝并病。可在治心阴血虚的方药基础上，酌加育阴柔肝之品，如白芍、牛膝、钩藤等。

若在症见心阳虚的同时，兼见头晕，视物不清、筋脉弛缓等肝虚症状者，为子盗母气，心肝并病。可在治心阳虚的方药基础上，酌加调和阴阳之品。

（2）心脾并病：在心阴血虚证见同时，若兼有饮食减少、皮干消瘦等脾气虚症状者，为母病及子、心脾并病。可在治心阴血虚的方药基础上，酌加健脾生血之药，如白术、山药等。

若心阳气虚证见同时，若兼有倦怠懒食、腹胀便溏等脾虚症状者，为母病及子、心脾同病。可在治疗心阳气虚的方药基础上，酌加健脾益气之品，如山药、芡实等。

（3）心肺并病：在心阴血虚证见的同时，若兼见干咳短气，或咳嗽痰血等肺阴血虚症状者，为火克金、心肺并病。可在治心阴血虚的方药基础上，酌加生津润肺之品，如北沙参、麦冬、天冬等。

若在心阳气虚证见的同时，若兼见胸闷气喘、咳痰等肺失宣降症状者，为火刑金、心肺同病。可在治疗心阳气虚的方药基础上，酌加宣肺气之品，如瓜蒌、苦杏仁、陈皮等。

（4）心肾并病：在心阴血虚证见的同时，若兼见头晕耳鸣、腰痛、手足心热等肾阴血虚症状者，为火反侮水、心肾并病。可在治心阴血虚的方药基础上，酌加滋阴补肾之品，如龟甲、山茱萸等。

若在心阳气虚证见的同时，若兼见遗尿、胫酸、足寒等肾阳气虚症状者，为火反侮水、心肾并病。可在治疗心阳气虚的方药基础上，酌加益肾扶阳之品，如附子、肉桂等。

**2.肝与五脏并病**

（1）肝心并病：在肝阴血虚证见的同时，兼有心悸、善惊等心阴血虚症状者，为母病及子、肝心并病。可在治肝阴血虚的方药基础上，酌加滋阴生血养心之品，如天冬、麦冬等。

若肝气实证见的同时，兼见狂笑、语言无伦、神志失常等心阳亢盛症状，为肝心并病。在治疗肝气实的方药基础上，酌加清心开窍之品，如黄连、九节菖蒲等。

（2）肝脾并病：在肝阴血虚证见的同时，兼有饮食减少、肌肉消瘦等脾阴血虚症状者，为木克土、属肝脾并病。可在治肝阴血虚的方药基础上，酌加健脾生血之品，如莲子、白术等。

若肝气实，在肝气横逆证见的同时，兼有腹胀、便溏等脾气虚症状者，为木克土、肝脾同病。可在治肝的方药基础上，酌加实脾健运之品，如山药、薏苡仁等。

（3）肝肺并病：在肝阴血虚证见的同时，兼见干咳无痰，或咳痰血等肺阴血虚症状者，为木反侮金、为肝肺并病。可在治肝阴血虚的方药基础上，酌加滋阴润肺之品，如沙参、百合等。

若在肝气郁滞证见的同时，兼见胸闷气促、不足以息等肺失肃降症状者，为木反侮金、肝肺并病。可在治疗肝气郁滞方药基础上，酌加宣肺利气之品，如瓜蒌、苦杏仁等。

（4）肝肾同病：在肝阴血虚证见的同时，兼有耳鸣腰痛、足跟疼痛等肾阴血虚症状者，为子盗母气、肝肾同病。可在治肝阴血虚的方药基础上，酌加滋阴补肾之品，如龟甲、牛膝等。

若在肝郁化热证见的同时，兼有耳鸣腰痛、足跟痛等肾阴血虚症状者，为子盗母气，肝肾并病。可在治肝郁化热的方药基础上，酌加滋阴潜阳之品，如龟甲、牡蛎等。

肝为相火之宅，阳虚证极少，故不赘述。

**3.脾与五脏并病**

（1）脾肝并病：在脾阳气虚证见的同时，兼见胸胁胀满、善太息等肝气实症状者，为土反侮木、脾肝同病。在治疗脾阳气虚的方药基础上，酌加疏肝理脾之品，如香附、青皮等。

（2）脾心并病：在脾阳气虚证见的同时，兼见心悸、气短、动则汗出等心阳气虚症状者，为子盗母气、脾心并病。可在治疗脾阳气虚的方药基础上，酌加养心益气之品，如黄芪、龙眼肉等。

（3）脾肺并病：在脾阳气虚证见的同时，兼见胸闷气短、咳痰等肺阳气虚症状者，为母病及子、脾肺并病。可在治疗脾阳气虚的方药基础上，酌加宣肺祛痰之品，如瓜蒌、苦杏仁、前胡等。

（4）脾肾并病：在脾阳气虚证见的同时，兼见遗尿、胫酸、足寒、腰痛等肾阳气虚症状者，为土克水、脾肾并病。可在治脾阳气虚的方药基础上，酌加扶阳益肾之品，如桂枝、附子等。

脾为至阴之脏，阳气易伤，而阴虚极为少见，故不赘述。

### 4.肺与五脏并病

（1）肺肝并病：在肺阴血虚证见的同时，兼见心烦易怒、口苦咽干等肝火症状者，为金克木、肺肝并病。可在治肺阴血虚的方药基础上，酌加清肝泻火之品，如黄柏、龙胆等。

若肺阳气虚证见的同时，兼见胸胁胀痛、善太息等肝郁气滞症状者，为金克木、肺肝并病。可在治疗肺阳气虚的方药基础上，酌加疏肝理气之药，如青皮、川楝子、香附等。

（2）肺心并病：在肺阴血虚证见的同时，兼见心烦狂躁、心火内炽症状者，为金反侮火，肺心并病。可在治肺阴血虚的方药基础上，酌加清心除烦之品，如栀子、麦冬、竹茹等。

若肺阳气虚证见的同时，兼见心悸气短、汗出等心阳气虚的症状者，为金反侮火、肺心并病。可在治疗肺阳气虚的方药基础上，酌加补益心阳之品，如炙甘草、桂枝、茯神、远志等。

（3）肺脾并病：在肺阴血虚证见的同时，兼见倦怠懒食、腹胀等脾气虚症状者，为子盗母气、肺脾并病。可在治肺阴血虚的方药基础上，酌加健脾益气之品，如白术、山药、莲子等。

若肺阳气虚证见的同时，兼见四肢倦怠、食少腹胀、大便溏薄等脾阳气虚症状者，为子盗母气、肺脾并病。可在治疗肺阳气虚的方药基础上，酌加健脾益气渗湿之药，如大枣、山药、薏苡仁等。

（4）肺肾并病：在肺阴血虚证见的同时，若兼见耳鸣、腰痛、潮热盗汗等肾阴血虚症状者，为母病及子、肺肾并病。可在治肺阴血虚的方药基础上，酌加滋阴补血之品，如山茱萸、龟甲等。

在肺阳气虚证见的同时，兼见胫酸、足寒、遗尿等渗阳气虚症状者，为母病及子、肺肾并病。可在治疗肺阳气虚的方药基础上，酌加扶阳益肾固涩之品，如附子、肉桂、巴戟天、益智等。

### 5.肾与五脏并病

（1）肾肝并病：在肾阴血虚证见的同时，兼有面色潮红、眩晕目花、卒厥等肝阳偏亢症状者，为母病及子、肾肝并病。可在治疗肾阴血虚的方药基础上，酌加育阴潜阳之品，如石决明、白芍、牡蛎等。

若肾阳气虚证见的同时，兼见眩晕、四肢弛缓等肝气虚症状者，为母病及子、肾肝并病。可在治疗肾阳气虚方药基础上，酌加养肝生血之品，如白芍、牛膝、五加皮等。

（2）肾心并病：在肾阴血证见的同时，兼见心悸、心烦、失眠、不寐等心阴血虚症状者，为水克火、肾心并病。可在治疗肾阴血虚的方药基础上，酌加清心除烦之药，如麦冬、知母、竹茹等。

肾阳气虚证见的同时，兼见心悸气短、汗出等心阳气虚症状者，为水克火、肾心并病。可在治疗肾阳气虚的方药基础上，酌加补益心阳之品，如人参、炙甘草、桂枝等。

（3）肾脾并病：在肾阴血虚证见的同时，兼见食少纳呆、面黄肌瘦等脾气不足症状者，为水反侮土、肾脾并病。可在治疗肾阴血虚的方药基础上，酌加健脾生血之品，如山药、白术、当归等。

肾阳气虚证见的同时，兼见腹胀便溏、四肢浮肿等脾阳不振症状者，为水反侮土、肾脾并病。可在治疗肾阳气虚的方药基础上，酌加健脾益气之品，如山药、白术、黄芪等。

（4）肾肺并病：在肾阴血虚证见的同时，兼有干咳、潮热、盗汗等肺阴血不足症状者，为子盗母气、肾肺并病。可在治疗肾阴血虚的方药基础上，酌加滋阴润肺之品，如百合、麦冬、北沙参等。

若肾阳气虚证见的同时，兼见胸闷气短、喘咳不得卧等肺阳气虚症状者，为子盗母气、肾肺并病。可在治疗肾阳气虚的方药基础上，酌加理肺益气之品，如苦杏仁、桔梗、升麻等。

以上运用阴血阳气的分类方法，讨论了五脏病及五脏并病的辨证施治规律。

虽然没有涉及更深更广泛的内容，但是大法赅备，医者可以举一反三，触类旁通。唐容川云："业医不知脏腑，则病原莫辨，用药无方。"前贤哲见，诚不假也。

## 四、肝肾共为女子之先天

中医学有肝藏血、肾藏精，精血互生，肝肾同源之理论，二者藏泄互用。肝肾既是人体精血生化、贮藏的基础，又是气血调节之枢纽，使气血协调平衡供给身体的各个器官，以发挥正常的生理之用。古有"肾为先天之本"之论，但对"肝肾共为女子之先天"尚缺乏探讨。韩百灵教授在多年的临床实践中，结合妇女特有的生理病理特点，主张"肝肾共为女子先天"，创立"肝肾学说"，强调了肝肾二脏在女科占有重要地位。

### （一）从肝肾的生理功能探讨

**1.女人以肝为先天** 叶天士《临证指南医案·淋带案》中提出"女科病，多倍于男子，而胎产调经为主要……从左而起，女人以肝为先天也"之语，思其缘由，其一，中医理论素有"冲脉为月经之本""冲为血海""任主胞胎""女子以血为本”之说，肝藏血，主疏泄，与女子天癸、冲任、月经、胎产、泌乳等生殖繁育子代的功能联系是相当紧密的，《经脉诸脏病因》云："女子经血为主，血旺则经调子嗣"；其二，冲任二脉皆起于胞中，通过经络与足厥阴肝经相通，调控着女子的生理病理。

（1）肝藏血：全身血液的贮藏与调节以及血海的蓄溢，无一不依赖于肝。一方面，肝犹如"血库"一样，贮藏血液，以供人体活动所需；另一方面，肝可以依据机体的需要，调节人体各部分的血量。在正常情况下，人体各部分的血量，是相对恒定的。但是随着机体活动量的变化、情绪的变化、外界气候的变化等因素，人体各部分的血量也随之有所变化。当机体处于安静休息或睡眠状态时，机体所需血量减少，部分血液回流入肝，并贮藏起来；而当人体在工作或剧烈活动时，机体所需血量增加，血液则由肝向外输布，以供全身各处所需。如王冰在《重广补注黄帝内经素问》中所说："肝藏血，心行之，人动则血运于诸经，人静则血归于肝脏。何也？肝主血海故也。"《素问·五脏生成篇》对肝藏血的功能作了精确的论述："故人卧，血归于肝，肝受血而能视，足受血而能步，掌受血而能握，指受血而能摄。"

（2）肝主疏泄：元代医家朱震亨在《格致余论·阳有余阴不足论》提出："司疏泄者肝也。"肝主疏泄，是指肝具有疏通、畅达全身气机，使之通而不滞、散而不郁，从而促进精血津液的运行输布、脾胃之气的升降、胆汁的分泌排泄以及情志的舒畅等功能的作用。血液的运行和津液的输布代谢，依赖于气的推动。气为血之帅，气行则血行，肝的疏泄功能正常，才能气机调畅，血液运行正常。气能行津，气行则津布，肝的疏泄能促进津液的输布代谢。情志活动异常，多致气机失调，正如《素问·举痛论》所言"怒则气上，喜则气缓，悲则气消，恐则气下，惊则气乱"。肝气的疏泄，可调畅气机，使人心情舒畅，能助升降脾胃之气，促进脾胃的运化功能。而且肝之余气所化的胆汁，其分泌和排泄亦受肝气疏泄功能的影响。肝气的疏泄功能还能促进男子排精与女子排卵行经。

**2.肾为先天之本**

（1）肾藏精：《素问·六节藏象论》云："肾者，主蛰，封藏之本，精之处也。"肾藏精是指肾具有封藏、贮存精气的作用。肾所藏之精，既包括先天之精，又包括后天之精。先天之精是人体先天的基础，它禀受于父母，包括两个方面：一是与生俱来的、有生命的物质，是人体生命活动的基础，《灵枢·经脉》云"人始生，先成精"；二是指人类生殖繁衍的基本物质，《易经》言"男女媾精，万物化生"，《灵枢·决气》云"两神相搏，合而成形，常先身生，是谓精"。《素问·上古天真论》曰"肾者主水，受五脏六腑之精而藏之。"肾所藏的后天之精，是源于后天水谷精微的五脏六腑之精。肾所藏之精，可根据机体的需要，重新输送至其他脏腑，成为脏腑功能活动的物质基础。恰如《怡堂散记》所说："肾者，主受五脏六腑之精而藏之，故五脏盛乃能泄，是精藏于肾而非生于肾也。五脏六腑之精，肾实藏而司其输泄，输泄以时，则五脏六腑之精相续不绝，所以成其次而位乎北，上交于心，满而后溢，生生之道。"

（2）肾主生长、发育、生殖：肾中精气是构成胚胎发育的原始物质，又是促进生殖功能成熟的物质基础。《素问·上古天真论》云："女子七岁，肾气盛，齿更发长；二七而天癸至，任脉通，太冲脉盛，月事以时下，故有子。"在肾气盛之后，肾中的先天之精天癸在后天水谷精微的充养下逐渐成熟后，女子月经按时而至，性功能成熟，故有子。随着肾中精气的盛衰变化，人体生命活动呈现出生长壮老的规律性变化。"三七肾气平均，故真牙生而长极；四七筋骨坚，发长极，身体盛壮；五七阳明脉衰，面始焦，发始堕；六七三阳脉衰于上，面皆焦，发始白；七七任脉虚，太冲脉衰少，天癸竭，地道不通，故形坏而无子也。""肾气盛""天癸至"，则"月事以时下，故有子"；"天癸竭"则"形坏而无子也"充分说明肾中精气不仅能促使生殖功能出现，也是维持生殖功能存在的物质。

（3）肾主水液：是指肾中精气的气化功能，对于体内津液的输布和排泄，维持体内津液代谢的平衡起着极为重要的调节作用。故《素问·逆调论》说："肾者水脏，主津液。"

（4）肾主纳气：是指肾有摄纳肺所吸入的清气，防止呼吸表浅的生理功能，是肾的封藏作用在呼吸运动中的具体体现。《难经·四难》说："呼出心与肺，吸入肾与肝。"《类证治裁·喘症》亦说："肺为气之主，肾为气之根，肺主出气，肾主纳气，阴阳相交，呼吸乃和。"

### 3.肝肾同源

（1）肝主藏血，肾主藏精，精血互生：肾精滋养于肝，使肝之阴血充足，以制约肝阳过亢；肾精又赖肝血的不断补充而化生，故"精血同源"是"肝肾同源"的重要内容。《张氏医通》所说："气不耗，归精于肾而为精；精不泄，归精于肝而化清血"。此外，肾水滋养肝木，以使肝气疏泄条达；肝气的正常疏泄亦能促进肾精的再生与贮藏。

（2）肝主疏泄，肾主闭藏，相互为用：闭藏是肾的生理特性，疏泄是肝的生理特性，正如朱丹溪所说："主闭藏者肾也，司疏泄者肝也"。肝主疏泄与肾主闭藏之间存在着相互为用、相互制约的统一关系，维持机体正常生理功能。肝肾藏泄互用关系在生理上表现为肝气疏泄保证肾气闭藏，避免藏泄无度；肾主闭藏以促进肝之疏泄有度，并制约其疏泄太过，共同维护和调节机体气、血、阴、阳平衡。闭藏与疏泄相反相成，相互制约，使人体之精藏泄有度。

（3）肝肾同居下焦，阴阳互滋互制：五行中，肾属水，肝属木，肾为肝之母，肾、肝二脏为母子关系。肝具升发、舒达的特性，然木赖水生，肝脏的升发功能必赖肾水的涵养才能正常发挥；肾主水的功能必得肝木的条达才能开合有度。水能生木，水足则涵养肝木，条达肝气，使木不至于过旺；水少则木枯，木失于涵养则亢于上。阴阳相互滋养和相互制约，共同维持肝肾之间的协调平衡。

（4）肝肾经络相交，隶属于奇经：肝肾两脏通过正经直接贯通，奇经八脉如网穿行于肝肾两脏及两经之间，经气归于肾则生精，归于肝则化血，精与血通过经脉输布全身，滋养脏腑组织。《灵枢·经脉》云："肾足少阴之脉……其直者，从肾上贯肝"。张介宾《类经·藏象类》云："肝肾为子母，其气相通也"。各脏各经即各司其职又息息相关密不可分，冲、任、督起于胞宫，与带脉同源于肾，分而为四，合而为一，且四脉均通于肝，精藏于肾，疏泄于肝，两脏四脉加之奇恒之腑——胞宫，进一步加强了肝肾两经经气的互通，精血的相互转化。

### （二）从肝肾与妇科的关系探讨

**1.肝与妇科的关系**　韩老认为，女性其经、孕、产、乳等生理活动都是以血为用的。女子的生理活动与肝藏血，肝司疏泄的功能密切相关。肝的功能正常则女性的经、孕、产、乳等生理活动才能正常，若肝不藏血或肝失疏泄则可发生经带胎产等妇科疾患。

《灵枢·五音五味》说："妇女之生，有余于气，不足于血，以其数脱血也"。月经本身就是血，来源于脏腑，下注至冲任，血海满溢则月经来潮。妊娠期间，胎儿的生长发育有赖于血的濡养。分娩时亦需血的濡润，使产程顺利。乳汁皆由血所化生，即如《景岳全书·妇人规》所云："妇人乳汁，乃冲任气血所化，故上则为乳"。肝所藏之血，直接为女性完成经、孕、产、乳的生理活动提供了物质基础。若肝血不足，冲任血少，胞宫不能按时充盈，则月经后期；若血海满溢不充则经行量少；若血海不能满溢则闭经；若肝血不足，阴虚阳亢，经行血下之后，冲任更为匮乏，清窍失养则见经行眩晕；若肝血不足，肝无所养，筋脉失养，血虚生风，风阳上亢而出现头晕目眩、肢体抽搐的妊娠子晕、子痫等证；若肝藏血功能失职，可引起月经过多、崩漏等疾病。

肝主疏泄这一功能对于调畅气机、精神情志和生殖功能都有着重要作用。明代《万氏妇人科》言"女子之性，偏急执拗，忿怒忌妒，以伤肝气。"韩老认为现代女性工作生活压力大，更易出现肝气郁结。《血证论·阴阳水火气血论》说："运血者，即是气。"肝的疏泄功能正常，气机调畅，方能经行如期。若肝失疏泄，则血运不畅，冲任阻滞则见经行不畅；血海不能按时满溢则见月经后期；甚则血海不能满溢而见闭经；或经行之际，瘀阻冲任，不通则痛而见经行腹痛、经行头痛、妊娠腹痛等；产后肝气郁结，乳络不通，而乳汁不行则产后缺乳；肝气郁结日久成癥，则为癥瘕；肝气郁结，疏泄失司，不能摄精成孕，即为不孕；若肝气上逆，使胃失和降，在妊娠期则为妊娠恶阻；肝郁日久化热，迫血妄行，冲任不固则可致月经先期、月经过多、崩漏等证；肝热若损伤阳络，则经行之际，血从口鼻而出，而为经行吐衄。

**2.肾与妇科的关系**　韩老认为，肾的功能正常，女性才能出现、维持和完成经孕产乳等一系列生理活动。概因肾所藏之精是生育繁殖的最基本物质，为女性的行经胎孕等生理活动提供物质基础。它和人的生殖、生长、发育和衰老有关。若先天禀赋不足，或由后天损耗太过及于肾，均可致肾虚而见诸妇科疾患。肾气虚，冲任不固，若血海提前满溢则为月经先期；若血海失司蓄溢失常则经行先后无定期；若系胞无力则见子宫脱垂；若胎失所系则胎动不安；若不能摄精成孕则不孕。肾精不足精亏血少，冲任血虚，若血海不按时满溢则致月经后期、月经过少、闭经；若不能凝精则见不孕。肾阴亏损，阴虚内热，热伏冲任，迫血妄行，冲任不固，血海提前满溢则为月经先期；经血非时而下则为崩漏。肾阳不足，冲任失于温煦，胞脉虚寒，若不荣则痛则可见痛经、妊娠腹痛；若胞脉虚寒，血行迟滞，血海不能满溢则闭经；若命火不足，上不能温脾土则可致经行泄泻；若肾阳不足带脉失约则为带下病；肾阳虚不能摄精成孕则为不孕症。

**3.肝肾与妇科的关系**　韩老根据妇女特殊的生理、病理特点，提出妇人以肝肾为先天，以精血为用。认为肝肾二脏关系密切，其与血海、胞宫的功能联系和经络联系是最为直接、密切的，女子经、孕、产、乳的正常与否与肝肾息息相关。《张氏医通》云："气不耗，归精于肾而为精；精不泄，归精于肝而化清血。"肝肾二脏为母子之脏，水火之宅，主藏精血，伤则俱伤，耗则俱耗。临床中，二者常常互为因果。如：肾阴不足累及于肝阴，肝肾阴虚，阴不制阳，水不涵木，肝阳上亢，可致经断前后诸证、妊娠眩晕、妊娠痫症、产后痉症等病。肾阳虚衰可累及肝阳，阴寒内盛，可致痛经、月经过少、月经后期、妊娠腹痛、不孕等疾病。肝血不足与肾精亏损多相互影响。肾精不足可导致肝血亏虚，肝血不足可致肾精亏损，最终表现为肝肾精血亏虚，而见月经后期、月经过少、闭经、不孕等病。若肝之疏泄与肾之闭藏之间的关系失调，则机体阴阳、气血失调，诸病丛生。

基于上述理论，韩老认为，肝肾共为女子之先天，强调了肝肾对女子生理活动的特殊主导作用，亦构成了"肝肾学说"的基本框架，具有理论与临床的双重意义。肝肾失调是导致经、带、胎、产、乳、杂等诸病的重要因素。韩老每每临证，也多从肝肾二脏入手。针对肝藏血主疏泄的特点，采用疏肝养肝的治疗原则，如对于肝郁气滞者，创立有效方剂"百灵调肝汤"用以疏肝解郁；对于肝肾阴虚所致妇科疾病，遵循"养肾之阴，敛肝之阳，壮水之主，以制阳光"的根本法则，创立"育阴灵""育阴止崩汤"等方剂以滋补肝肾。对于肾精匮乏的初潮来迟、不孕症、绝经过早的患者也主张从肝肾入手，多以"育阴灵"加减化裁，以滋补肝肾，使经行如期，媾胎成孕，形成了韩老独特的学术风格。

## 五、情志与妇科病之间的探讨

情志是人对机体内环境和外界环境变化而产生的情绪与情感反应，是以七情为基本要素的总体概括，与现代的心理学中情绪的内涵既有区别又有联系。情志是人体对外界刺激在精神层面上的反应，也是脏腑功能活动的外在表现之一。祖国传统医学关于情志理论的论述主要有"五志""七情"。"五志"首次出现在《素问·阴阳应象大论》中，"人有五脏化五气，以生喜怒思忧恐"。又曰：心"在志为喜"，肝"在志为怒"，脾"在志为思"，肺"在志为忧"，肾"在志为恐"；喜怒思忧恐，简称为"五志"。"七情"的概念首次出现在宋代陈言的《三因极一病证方论·三因篇》："七情者，喜怒忧思悲恐惊……七情，人之常性，动之则先自脏腑郁发，外形于肢体，为内所因"。

关于情志致病，早在《内经》中即有论述，但"情志"及"情绪病"的提出却首见于明代张景岳的《类经》。情志致病与个人体质及情志的性质、强度和持续时间密切相关。适度的抒发情感，对宣畅气机、气血运行有益；若突然、强烈、持久的情志变化超出机体的自我调节范围，则可使人体的生理平衡失调，使气血、脏腑、经络的功能运行紊乱，最终导致疾病的发生。

### （一）情志与五脏的关系

人的情志与内脏有着密切关系，《素问·阴阳应象大论》曰："人有五脏化五气"，五脏精气血的充盈和阴阳平衡是情志活动的基础，而其所藏的生命物质如水谷之精气、血气等是神的活动最基本物质，故《灵枢·平人绝谷》曰："神者，水谷之精气也""血脉和利，精神乃居"。当五脏发生虚实盛衰变化时，就会对外界的刺激极为敏感，从而影响情志的变化。《灵枢·本神》有"肝藏血，血舍魂，肝气虚则恐，实则怒。心藏脉，脉舍神，心气虚则悲，实则笑不休"，说明了脏腑功能失常可导致情志异常。《素问·灵兰秘典论》中有"心者，君主之官，神明出焉"，"肝者，将军之官，谋虑出焉"，"肾者，作强之官，伎巧出焉"。说明了心、肝、肾对情志的调节和影响更具有重要的意义。

情志与脏腑是相互作用的关系。情志失调，可致脏腑疾病；而脏腑功能失常，也会导致情志的变化。其关键即气机和脏腑气血。正常情况下，七情是人体对客观外界事物和现象所做出的七种不同的情志反应，一般不会使人发病。只有突然、强烈或长期持久的情志刺激，超过人体本身的生理活动的调节范围，便会引起脏腑气血功能紊乱，才会导致疾病的发生。临床当中，因喜而发病者较少，因怒而致病者较为多见，因惊恐而发病者多迅速，因忧思而致病者多缓慢。因情志刺激强度过大，如暴怒、大惊、卒恐、狂喜多触而即发。若情志变化虽不强烈，但持续时间过久，如忧愁不释，思虑不解，或强烈的压抑内心情感而不得宣泄久而成疾。《灵枢·本神》说："心怵惕思虑者则伤神，神伤则恐惧自失，破䐃脱肉……脾，愁忧而不解则伤意，意伤则悗乱，四肢不举……肝，悲哀动中则伤魂，魂伤则狂妄不精，不精则不正，当人阴缩而挛筋，两胁骨不举……肺，喜乐无极则伤魄，魄伤则狂，狂者意不存人，皮革焦……肾，盛怒而不止则伤志，志伤则喜忘其前言，腰脊不可以俯仰屈伸。"说明了情志的异常变化可以引起五脏功能失调。形与神密切相关，故其致病特点表现为形神俱病。

中国古代用五行生克理论来描述情绪之间相互制约的关系，将人体归纳为五个体系，并按五行配五脏、五志的方式，纠正相应的所胜所不胜，使之平衡从而达到治疗的目的。中医的五行理论认为，五行之间存在着一种相互制约的相胜关系，即金胜木，木胜土，土胜水，水胜火，火胜金。《内经》中具体论述了情志相胜基本顺序以：喜伤心，恐胜喜；怒伤肝，悲胜怒；思伤脾，怒胜思；忧伤肺，喜胜忧；恐伤肾，思胜恐。中医学根据五行生克的理论和脏腑情志变化的有机结合，对疾病治疗和转归具有一定的作用。

### （二）从情志论治妇科疾病

"女子以血为根本"，经带胎产等生理活动皆以血为用，"数脱于血"女性处于"血常不足，气常有余"的生理状态。这种"气分偏盛"的特殊状态决定了女性更易出现异常的情志活动，且女性"体本娇柔""善怀而多郁，又性喜偏隘"更易致情怀不舒、肝失条达而致经孕诸疾。喜、怒、悲、思、忧、恐、惊之七情乃人之常情，一般来说不会致病，但若素体本虚，或所生七情太过或不及，超出自我调节范围，便形成七情内伤，导致人体气血、脏腑、经络功能的失常，继而发病，或使原有疾病加重甚或恶化。而妇女以血为本，经、孕、产、乳的特殊生理活动均以血为用，多伤于血，故阳常有余，阴常不足。《女科百问》云："血气者人之神，血既不足，神亦不定。"妇女"血常不足，气常有余"的特殊体质使得妇女对情志病因更有易感性，故韩老认为七情内伤是导致妇科疾病重要的病因病机之一。古人有云妇人为病"以七情之伤为最甚"，《金匮要略·妇人杂病脉证并治》亦有："妇人之病，因虚、积冷、结气"之说，其中把七情内伤导致结气列为妇人三大病因之一；《素问·阴阳别论》云："二阳之病发心脾，有不得隐曲，女子不月"，指出由于忧愁思虑过度，暗耗营心，脾胃运化失司，气血生化匮乏，而致血海不能按时充盈，月经停闭。《素问·评热病论》亦云："心气不得下通，胞脉闭也，月不来。"孙思邈《备急千金要方》认为"女子嗜欲多于丈夫""加以慈恋爱憎，嫉妒忧恚""百想经心"，故"情不自抑""感病倍于男子"。宋代陈素庵认为"经水不调，多因气郁所致"，这一观点对后世医家研究七情内伤与月经不调的关系影响深远。《济阴纲目》认为："人有隐情曲意，难以舒其衷者，则气郁而不畅，不畅则心气不开，脾气不化，水谷日少，不能变化气血以入二阳，血海无余，所以不月也。"《景岳全书·妇人规》云："凡欲念不遂，沉思积郁，心脾气结，致伤冲任之源，而肾气日消，轻则或早或迟，重则渐成枯闭……若思郁不解而致病者，非得情舒愿遂，多难取效。"并认为"妇人为病，以七情之伤为最甚。"《万氏妇人科》亦云："忧愁思虑，恼怒怨恨，气郁血滞，而经不行"。气机紊乱，"喜则气缓，怒则气上，悲则气消，思则气结，恐则气下，惊则气乱"。气机升降出入失常，气血运行紊乱，进一步影响脏腑及经络功能活动，最终导致月经不调、不孕等症。脏腑损伤"喜伤心，怒伤肝，思伤脾，恐伤肾"，其中以心、肝、脾、肾四脏为主，尤以肝的疏泄功能失常为关键。

由此可见，情志因素与妇科疾病密切相关。韩老指出，根据妇人生理特点以肝肾为本，以精血为用，当肝的疏泄、藏血等功能失调，即可发生诸多妇科疾病。所以治疗妇科疾病首要重视肝肾。但随着时代的变化，妇女家庭地位和社会地位发生了改变，生物医学模式亦应该向生理-心理-社会医学模式转换，心理治疗思想日益受到医学界的重视。事实上，中国古代情志疗法主要是用五行相克理论来表述情绪之间相互制约关系的经典疗法，其基本原理是脏腑情志论和五行相克论的结合，将人体归纳为五个体系并按五行配五脏、五志，然后利用情志之间相互制约的关系来进行治疗的心理疗法，即运用一种情志纠正另一种失常情志。因此，它在心理治疗方法上独具特性。

### 六、逍遥散加减在妇科临床的应用

逍遥散出自《太平惠民和剂局方》，由当归、白芍、柴胡、茯苓、白术、甘草、薄荷、煨生姜组成。《女科撮要》加牡丹皮、栀子，名丹栀逍遥散。此二方本属一体，其药性不寒不热，不散不敛，为调肝理脾健胃之良剂，它不仅善治妇科肝脾失和多种疾病，亦可用来治疗男科肝郁气滞、脾失运化之证。临床只要辨证清楚，灵活运用，加减得当，无不应手取效。

#### （一）逍遥散加减治疗月经病

**1.月经先期、月经过多、崩漏**　其病多因性躁多怒，肝郁化火，热灼胞脉，迫血妄行而致。一般症状是：头晕，心烦易怒，口苦咽干，呃逆不欲食，舌红苔黄，脉象弦洪而数。以该方减煨生姜、当归，加牡丹皮、栀子、黄芩、地黄以清热凉血。如月经不按周期，淋漓不断，或突然大下，加炒地榆、侧柏炭以凉血止血。

**2.经期吐血衄血**　其病多因肝火犯肺，或肝热犯胃，灼伤肺胃之络，气逆血升而致。一般症状是：经行之际，或吐或衄，气促，胸胁胀闷，面赤颧红，咽干便秘，舌红苔黄，脉弦滑数。以该方减煨生姜、当归，加白茅根、小蓟、大黄以清热降逆止血。

**3.月经过少、月经后期、痛经、经闭**　其病多因多思忿怒，情志不舒，疏泄失司，血循不畅而致。一般症状是：胸胁满闷，少腹胀痛，善太息，脉弦涩有力。以该方加桃仁、琥珀、牛膝、红花以通经活血。

#### （二）逍遥散加减治疗妊娠病

**1.妊娠病证**　多因妊娠阴血不足，肝阳上亢，痰火上扰而致。一般症状是：孕后头晕心烦，呃逆，胸闷气促，卒然发作昏仆抽搐，脉象弦急。以本方减煨生姜，加羚羊角、石决明、钩藤、牡蛎以清肝泄热，息风宁神。

2. **妊娠肿胀** 多因肝失条达，疏泄无权，脾气受制，运化失司，水湿泛溢而致。一般症状是：胸闷气促，体腹肿胀，皮色不变，脉象弦缓。以本方加天仙藤、枳壳、香附、大腹皮以理气行水。

3. **妊娠呕吐** 多因肝气上逆，胃失和降，而致呕吐频频。一般症状是：呕吐酸苦，胸闷心烦，口苦咽干，便秘，脉弦滑数。以此方减煨生姜、甘草，加黄芩、竹茹、芦根、麦冬、大黄以清热降逆止呕。

4. **妊娠心烦** 多因阴血养胎，肝热上扰心神而致。一般症状是：孕后心烦不宁，失眠，脉弦数。以本方减煨生姜，加黄芩、竹茹、知母、麦冬以清热除烦。

### （三）逍遥散加减治疗产后病

1. **产后胁痛** 其病多因产后血虚气滞，肝之经脉不利所致。一般症状是：产后胁下胀痛，或刺痛不得转侧，脉弦而有力。以本方加郁金、延胡索以调肝理气而除胁痛。

2. **产后痉疭** 病因是肝郁血虚，筋脉失养。一般症状是：手足拘急，屈伸不利，脉弦涩。以本方加木瓜、牛膝、牡蛎以疏肝柔筋。

3. **产后小便不通** 病因是产后触怒，或忧思不解，肝失疏泄，膀胱气化失常。一般症状是：小腹胀急难忍，小便点滴不通，心烦不安，脉弦急。以本方加滑石、车前子、淡竹叶以利尿行水。

4. **产后乳汁不通** 病因是产后郁怒忧思，肝气郁结，脉络不畅。一般症状是：产后乳汁不行，乳房胀满，或有硬块，心烦易怒，脉弦而涩。以本方加王不留行、通草、穿山甲、漏芦以调肝理气、通络化乳。

### （四）逍遥散加减治疗妇科杂病

1. **乳汁自出（乳泣）** 病因是肝热冲气上逆，致使阳明胃热而乳汁自溢；若热伤乳络，则流出血乳。以本方减煨生姜，加生石膏、大黄以清热降逆凉血。

2. **癥瘕** 病因是郁怒不解，肝失条达，气滞血瘀，蓄积成块，固定不移。一般症状是：月经闭止，小腹硬痛拒按，舌紫暗，脉弦涩有力。以本方加三棱、莪术、琥珀、大黄以消癥而通行气血。

3. **肝郁不孕** 病因是平素性躁多怒，血海失司，冲任受阻，不能摄精成孕。一般症状是：月经不调，经期乳房胀痛，少腹胀闷，脉象弦涩或弦大有力。以本方减煨生姜，加王不留行、通草、川楝子、皂角刺以疏泄肝郁而调理冲任。

### （五）逍遥散加减治疗内科疾病

1. **肝积病** 多由素性积思过虑，肝气郁结，疏泄失司，气血痰食聚积成块而致。

临床表现为：胁下硬痛拒按，食减倦怠，胸闷呃逆，脉弦滑有力。以本方加三棱、莪术、川楝子、鳖甲以消积软坚。

**2. 眩晕** 因素性抑郁，郁而化火，致肝阳上亢，阳热上扰清空所致。临床表现为：头眩，目花，耳鸣，或猝然昏倒，脉弦数。以本方减煨生姜，加石决明、木贼、菊花、大黄以清热降逆、平肝潜阳。

**3. 胸腹胀满** 肝郁气滞，肝气乘脾，气机不畅，升降失司。临床表现为：胸腹胀满，食欲不振，心烦易怒，体倦不支，脉弦缓。以本方加枳实、焦槟榔、乌药、木香以调气行水。

### 七、对多囊卵巢综合征的认识及治疗

20世纪70年代中医很少论及多囊卵巢综合征（PCOS）这一病名，至90年代才有了较明确的认识，并出现在《中医妇科学》教材之中。韩老认为PCOS的发病机制复杂，但不外乎以肾虚、脾虚为本，常伴肝郁、血瘀、痰湿，由于该病难以速愈，临床表现多样，迁延难愈，多有虚实夹杂证、多脏失调证同时出现。病变之初多以肾虚肝郁证、脾虚痰湿证为主，病程日久则演变为痰瘀互结、肾虚血瘀等病证。韩老认为多囊卵巢综合征临床症状、体征都存在个体化的差异，大多数多囊卵巢综合征患者表现为月经稀发、闭经、形体肥胖、多毛、头面及背部痤疮、颈部黑棘皮症等，但少数患者则表现为形体瘦弱或阴道不规则流血等。该病可贯穿女性的一生，对女性身心健康的影响一直从青春期持续至绝经后，生育期女性常因排卵功能障碍而导致不孕症，可伴随胰岛素抵抗和糖耐量异常等代谢性问题。目前，医学界认为多囊卵巢综合征可能是一种终身疾病。临床中发现，肾虚不孕的患者大部分存在排卵功能障碍，这与中医"肾主生殖"是有一致性的，因为卵细胞发育以肾精为基础，有赖肾气之鼓动，若肾精不施化，肾阳不化，肾气不能鼓动，便会导致排卵功能发生障碍，导致月经不调、不孕等。

在PCOS治疗上，韩老主张滋水涵木、肝肾并治为基本大法。通过调和体内阴阳，达到阴阳平和。对于肾水不足，肝血亏少，精血匮乏，冲任亏损，胞宫干涸无血可下的闭经、不孕者，韩老以助水行舟之法喻之，常言"精满则自溢"。正如《医学正传》所言："月经全借肾水施化，肾水既乏，则经血日以干涸"，临证运用经验方育阴汤加减。对于痰湿壅盛体丰之人，症见面色晦暗、皮肤粗糙、痤疮屡起，治宜条达气机，宣通脉络，佐以化湿调经；兼见血瘀者，以补肾疏肝，活血调经。既突出了"肝肾学说"的理论，也体现了"同因异病，异病同治"的诊治特点。

韩老治疗多囊卵巢综合征（PCOS）从中医学整体观念出发辨证论治，运用"病证结合"的方法进行诊疗，对不同个体实行有针对性的治疗，取得很好的疗效。

**1. 对发病机制的认识** 韩老认为多囊卵巢综合征的临床表现符合中医学的闭经、崩漏、不孕等某些病证，与女性肾气–天癸–冲任–胞宫密切相关，这一认识与西医学的"下丘脑–垂体–卵巢–子宫"的作用环路是相对应的。当这个性腺轴

出现问题即可发生内分泌紊乱或排卵障碍。临证主要根据患者的临床表现，结合体态、舌脉进行辨治。韩老临证时结合西医的诊断，从脏腑而论，韩老认为多囊卵巢综合征发生与肝、脾、肾三脏密切相关，尤责之于肝肾。肾藏精，主生殖，《素问·五脏生成》谓"诸髓者皆属于脑"，而肾主骨生髓通于脑，这与西医学定位的PCOS成因与下丘脑、垂体病变是相吻合的。《素问·阴阳应象大论》有"肾生骨髓，髓生肝"的论述，钱镜湖在《辨证奇闻》中提出了"脑气不足治在肝"的观点，说明肝肾与脑密切相连。月经及孕育正常与否，与肾肝脾关系密切。肾藏精，主生殖，对月经与孕育起着决定性作用。肝肾又为母子之脏，共同贮藏精血，若肾阳虚、肾精亏损，亦可导致肝血不足，而影响肝的功能，肝郁克脾，脾失运化，水湿停聚，湿聚成痰，痰湿下注，壅塞冲任、胞宫而发为此病；根据PCOS临床四联症（闭经、不孕、肥胖、多毛）可以确定其病位主要是在胞宫，同时涉及肾、肝、脾功能失调，其临床表现以生殖障碍与代谢异常并存。痰浊阻滞冲任、胞宫可致月经稀发、闭经、不孕；痰浊壅盛、膏脂充溢，可见形体肥胖；痰湿气血互结可为癥瘕，使卵巢体积增大，结成窠囊，故卵巢呈多囊性改变。

**2.诊治思路** 韩老以肝肾为核心，重视肾藏精，主生殖以及脾主运化，临证时采用病证结合，中西相参诊治思路，首辨脏腑，再辨虚、实、寒、热。治疗以疏肝益肾，化瘀调经为大法。盖全身气机调畅，精血运行流畅，冲任气血条达，则月事有序，胎孕可成。

（1）调周治疗 针对青春期月经稀发、后期、闭经的多囊卵巢综合征患者，韩老主张于经前10天予以补肾活血调冲汤加减，以补肾活血调经为治法；经后以补益为主，佐以调经，方用加味育阴汤加减，意在建立正常的月经周期，体现了个性化治疗。凡崩漏当以止血为先，血止后重在调周，符合塞流、澄源、复旧的治崩大法。若雌孕激素低下或促卵泡生成素升高，B超提示子宫、卵巢发育不良者，加紫河车、菟丝子、巴戟天以填精益髓，调理冲任。但多囊卵巢综合征的患者常无月经周期可言，常须脉证合参，参考必要的检查结果，根据经验给予用药。如患者月经过期不至，但脉象沉细，毫无经水欲来之象，在用药上仍以补肾填精为要，主张"经满则自溢"；如用药一段时间后患者脉象滑疾，出现小腹不适、乳胀等一派经水欲来之象，便应因势利导，用一些行气活血调经之药，选用调肝汤或补肾活血汤加减。青春期多囊卵巢综合征患者多以调整月经周期为主，做到尽早诊断，早期治疗，防止病证发展、转化。

（2）促排卵 对于育龄期妇女，特别是有生育要求者，以调周促排卵助孕为目的。排卵期中医学称"氤氲""的候"，乃肾气变动、阴阳交互的结果，排卵成功离不开肾气的推动作用。肾气、肾精的充盛是排卵的基础，气血调畅是排卵的必要条件，肾中阴阳消长转化是卵泡发育、成熟、排出的关键。因此，在治疗过程中，要通过基础体温、阴式超声监测排卵现象，当卵泡发育接近成熟时，酌加温肾疏肝、软坚散结之药，如巴戟天、香附、鳖甲、浙贝母等药物，以促进卵泡的排出。对于顽固性排卵障碍者，可配合西药促排，但要严格掌握药物用量，监控卵泡动态，避免卵巢过度刺激，根据卵泡发育的情况指导患者同房。一般需要连续治疗3个周期为1个疗程，通过复查超声、性腺激素六项、糖耐量和胰岛素等各项指标，以判断疾病的转归。

对于多囊卵巢综合征患者经治疗怀孕后，要防止自然流产发生，积极采取保胎治疗，一般治疗时间至妊娠12周左右。

（3）对症治疗　一般35岁以上，无生育要求者，以改善临床症状，调节内分泌指标，减少并发症发生，提高生活质量为目的。

**3. 辨证分型**　韩老认为PCOS是女性性腺轴发生病变，影响到冲任、胞宫的正常生理功能，其致病特点是脏腑、气血失调，痰瘀互结。多表现为虚实夹杂，本虚标实，寒热并见的错综复杂病症，临床常见证型如下。

（1）肾虚肝郁证：月经初潮较迟，周期错后，量少色黯，点滴而下或闭止不行，亦可月经不调，或崩漏与闭经交替出现，或婚久不孕；平素腰酸乏力，或足跟痛，头晕耳鸣，心烦易怒，胸胁胀满，乳房胀痛，精神抑郁，毛发浓密，面部痤疮；舌质淡红，舌质黯，脉沉细或弦细。

（2）肾虚血瘀证：月经后期，量少，色黑有块，少腹刺痛，甚或闭经，不孕；腰膝酸软，倦怠乏力，头晕耳鸣，面色晦暗，有色素斑，肌肤甲错；舌质紫黯或有瘀斑瘀点，苔薄白，脉沉涩。

（3）肝郁脾虚证：月经先后无定期或月经数月不行或婚久不孕，经量或多或少，经行不畅，色紫有块；经前乳房作胀，少腹胀痛，经行前后烦躁易怒；平素情志失畅，脘腹胀满，胸闷不舒，善太息，痰多，形体肥胖，带下量多清稀，大便溏薄；舌体胖大，舌质正常或黯淡，苔薄白或薄黄，脉弦滑。

（4）肾脾两虚证：月经后期，量少，色淡质稀，甚至闭经，不孕；精神萎靡，形寒肢冷，腰膝酸软，食少纳呆，带下清稀，性欲淡漠，小便清长，大便溏泄；舌体胖大，舌质淡润，苔厚腻，脉沉缓或沉弱。

**4. 用药特点**　韩老运用"肝肾学说"理论，强调肝之调畅在PCOS中的作用，用药多以疏肝健脾，调肝益肾，养肝调冲，补肾填精，燥湿化痰，活血调经为主。同时结合年龄特点和患者就诊的主要目的选方用药，随证加减。常用代表方剂有：

（1）百灵调肝汤(《百灵妇科》)

方药组成：当归、白芍、川芎、通草、皂角刺、炒枳壳、牛膝、制香附、丹参、川楝子、炙甘草。

适应证：适用于肝郁气滞，脉络不畅，气机受阻，冲任失调致月经不调、闭经、不孕、多囊卵巢综合征患者。证见月经后期，月经量少，甚则经水闭止不行，或婚后不孕；伴平素抑郁，烦躁易怒，胸闷不舒，善太息，经前乳胀；舌质黯红，苔薄白，脉弦或弦涩。

治宜：疏肝理气，养血调经。

加减：若肝郁克脾，症见脘腹胀满，腹泻便溏者，加苍术、茯苓、薏苡仁、陈皮等以健脾燥湿；经行浮肿者，加桂枝、茯苓皮温阳化气，利水消肿；若脾虚湿盛，症见形体肥胖者，痰涎壅盛，面部痤疮，大便黏腻者，加姜半夏、陈皮、薏苡仁、浙贝母健脾燥湿，化痰消痤；若病程日久，子盗母气，症见头晕耳鸣，腰膝酸软，倦怠乏力者，加山茱萸、山药、女贞子、鳖甲等滋补肝肾。

（2）加味育阴汤（韩百灵经验方）

方药组成：菟丝子、熟地黄、山茱萸、山药、杜仲、续断、桑寄生、白芍、牛膝、牡蛎、龟甲、阿胶（烊化）、甘草。

适应证：适用于肝肾同病，由肝肾阴虚而引起的冲任失调导致闭经或经水淋漓不止、不孕、多囊卵巢综合征等。证见腰膝酸软，周身乏力，头晕耳鸣，记忆力减退，两目干涩，大便秘结；舌红少苔，或无苔，脉沉细无力。

治宜：滋补肝肾，调理冲任。

加减：若五心烦热者，加知母、地骨皮以滋阴清热；口干渴者，加天花粉、北沙参生津止渴；若腰膝酸痛，加狗脊、骨碎补以补肝肾，强筋骨；两目干涩者，加密蒙花、青葙子清肝明目；月经过少或闭经者，加当归、香附、丹参、益母草补血养血，活血调经；若经漏不止者，加地榆炭、墨旱莲、白芨塞流止血；若有血条血块者，加茜草、三七粉、炒蒲黄以逐瘀止血；若B超提示子宫发育不良，性腺激素六项结果示雌二醇$_2$（$E_2$）、黄体酮低下者或睾酮升高者，加菟丝子、巴戟天、紫河车、淫羊藿、鹿角霜以补肾填精。

（3）补肾活血调冲汤（韩百灵经验方）

方药组成：熟地黄、山药、枸杞子、菟丝子、巴戟天、牛膝、当归、赤芍、益母草、丹参、川芎、鳖甲。

适应证：适用于久病及肾而致肾虚血瘀者。李积敏《肾虚血瘀论》曰："百虚皆以脏腑之虚为要，脏腑之虚则以肾虚为本。"又言："久病则虚，久病则瘀，虚可致瘀，瘀可致虚。虚则气血运行不畅，瘀滞即生；瘀则机体生新不顺，虚弱乃成。虚瘀相兼，病机错杂。所谓疑难病者……"由于肾虚精血亏少，冲任不足则月经后期、量少、甚或闭经、不孕、多囊卵巢综合征等，症见经色紫黯有块，少腹刺痛，腰膝酸软，倦怠乏力，头晕耳鸣，面色晦暗，有色素斑，肌肤甲错；舌质紫黯或有瘀斑瘀点，苔薄白，脉沉涩。

治宜：补肾养血，活血调经。

加减：偏于肾阳虚者，症见形寒肢冷，小腹冷痛，尿频便溏，加肉桂、淫羊藿、覆盆子、小茴香以温补肾阳，温经散寒；背部冷，恶风者，加花椒温督脉以扶阳；肾虚肝郁，烦躁易怒，胸闷善太息，两胁胀痛者，加柴胡、制香附、炒枳壳、郁金疏肝解郁，调经止痛；若经前乳胀者，加王不留行、通草活血通经；子宫发育不良者，加紫河车、龟甲等血肉有情之品。

（4）苍附导痰汤（《叶天士女科诊治秘方》）或益肾除湿汤

苍附导痰汤方药组成：苍术、香附、茯苓、陈皮、胆南星、枳壳、甘草。淡姜汤送下。

适应证：适用于脾虚湿盛，痰湿内阻，躯脂满溢，痰瘀互结，阻塞胞宫而致的月经后期、闭经、不孕、多囊卵巢综合征等。症见形体肥胖，头晕目眩，胸痞满闷，痰多，口中黏腻，带下量多。

治宜：豁痰除湿，调理冲任，活血通经。

加减：湿盛痰多者，加姜半夏、陈皮以宽胸理气化痰；心悸者，加远志以祛痰宁心；闭经、不孕者，加淫羊藿、巴戟天、丹参以温补肾气，调通血脉；便溏者，加炒山药健脾燥湿止泻；面部痤疮者，加白鲜皮以清热祛湿消痤。

益肾除湿汤方药组成：续断、桑寄生、牛膝、山药、当归、白芍、苍术、薏苡仁、茯苓、生甘草。

适应证：适用于脾肾两虚，湿邪壅滞胞脉而致月经后期、闭经以及不孕症等。若带下量多，加芡实、金樱子益肾固精，收涩止带；偏肾阳虚者，加淫羊藿、巴戟天、补骨脂温肾助阳止带；偏于气虚者，加人参、黄芪补脾益气；脾虚湿盛便溏者，加白术、白扁豆以健脾止泻；四肢肿胀者，加桂枝、茯苓皮温阳化气利水消肿；若兼有血瘀者，加丹参、红花、川芎活血化瘀调经。

## 八、子宫内膜异位症的诊治

子宫内膜异位症（Endometriosis，EMs），简称内异症，是指子宫内膜样组织在宫腔以外部分异常生长。子宫内膜异位症是好发于育龄期女性的常见妇科疾病，其主要是一种激素依赖性疾病，女性绝经后，异位内膜病灶可逐渐萎缩吸收；妊娠或使用性激素抑制卵巢功能，可暂时阻止疾病发展。但随着女性在社会中地位的不断提高，来自生活、工作的压力也越来越大，所以本病的发病率也呈现逐年升高的趋势，不仅影响了广大妇女的身心健康，还严重影响了其生活质量，为社会和谐、家庭和睦带来了极大的威胁。

中医无相对应的病名，根据其发病的症状与体征，可归于"癥瘕""痛经""月经不调""不孕"等相应的范畴。古代医家对本病也有相关认识，正如《灵枢·百病始生》云："若内伤于忧怒，则气上逆，气上逆而六输不通，温气不行，凝血蕴里而不散，津液涩渗，著而不去，而积皆成矣"。《妇人大全良方》："产后血气伤于脏腑，脏腑虚弱，为风冷所乘，搏于脏腑，与血气相结，故成积聚癥瘕块也。"《诸病源候论》："六腑之气聚，名曰聚也……气上行，此为妇人胞中绝伤，有恶血，久成结瘕。"《金匮要略》："妇人宿有癥病，经断未及三月，而得漏下不止，胎动在脐上者，为癥痼害。"

韩老认为可以从伏邪的角度来认识子宫内膜异位症，伏即潜伏、隐藏之意；邪即不正之气；伏邪是指感而不随时发病，伏藏于体内，蓄势而发之病邪。伏邪之说最早源于《素问·阴阳应象大论》："冬伤于寒，春必病温；春伤于风，夏生飧泄；夏伤于暑，秋必痎疟；秋伤于湿，冬生咳嗽"，即感邪之后，不立即发病，伏于体内，过时而发，这一理论为伏邪学说的形成奠定了基础。关于伏邪的产生也有先天之说，如"先天之毒藏于肾脏"，先天禀赋不足，后天五脏失调，自气生毒，渐而伏聚，遇因待发；或是胎中遗传伏藏体内，明代万全在《幼科发挥》提到"子与父母一体而分""男女交媾，精气凝结，毒亦附焉"，《奇症汇》中描述"胎瘤"为"肾中伏火，精气必有红丝，以气相传，故生子有此疾"。

清初的喻昌将伏邪致病学说归纳为三类："冬伤于寒，春必病温"，"冬不藏精，春必病温"，"既冬伤于寒，又冬不藏精，至春月同时病发"，说明伏邪的发病与感受外邪、正气不足密切相关。清代王燕昌曾云："伏匿诸病，六淫、诸郁、饮食、瘀血、结痰、积气、蓄水，诸虫皆有之……"。说明外感六淫之邪与内伤生邪均可藏匿于体内成伏邪。伏邪理论是中医理论的重要组成部分，有狭义与广义之分，狭义的伏邪是指伏气、温病等外邪侵犯人体感而即发；广义的伏邪指一切伏而不即发的邪毒，潜藏在机体蓄势待发，最终引起病变。伏邪致病，病势缠绵反复，常常引起一系列后遗症，且难以彻底治愈。子宫内膜异位症的产生也与外感和内伤息息相关，子宫内膜异位症的发病特点具有隐匿性、渐进性、复发性，与伏邪的致病特点极为相似。由于脏腑失调，引起瘀血阻滞、湿热瘀结，从而激发胎毒，伏而不发，待某一契机而发为毒邪，影响脏腑功能，这一循环过程最终导致气血不调、阻塞气机，从而引起疼痛和癥瘕积聚，发为本病。其病变部位主要局限在女性生殖道及盆腔脏器，当伏邪力薄势轻，即伏而不发；待其力大势宏之时，便伺机而动，多累及输卵管、卵巢、盆腔周围结缔组织以及盆腔腹膜发生炎性改变，导致局部神经纤维受激惹和压迫，表现出一系列的临床症状。

由于子宫内膜异位症是妇产科领域的疑难病症，缠绵难愈，且易复发，目前西医主要采取对症处理和局限手术治疗，缺乏更有效的防治方法，预防子宫内膜异位症的发生已成为妇产科医学关注的热点。韩老采取西医"辨病"、中医辨证，"病证"结合的治疗策略，认为应首先通过"辨病"明确子宫内膜异位症的诊断；其次对本病进行"辨证"，根据患者的主要临床表现及四诊所获，辨别疾病的虚实、寒热、气血、阴阳；最后进行审因论治。韩老提出"辨病与辨证"的治疗策略，以理气散结、活血消癥为治疗大法，运用自拟"内异止痛方"口服治疗子宫内膜异位症，同时开展内病外治、药灸联合。

药灸结合：将韩氏药饼用黄酒调和，药饼厚度约为0.2cm、直径约为0.8cm。取中极、神阙、关元、阿是穴。7天为一疗程，病情较重时，连续2个疗程；一般情况每逢月经前一周左右开始至月经第2天，日一次，每次30分钟，连续治疗3个周期。

第三篇

韩百灵教授对经典的
解读及运用

# 第一章　经典拾萃解读

　　《黄帝内经》《伤寒论》《金匮要略》《温病条辨》，被中医学界称为"四大经典"，是我国传统文化的重要组成部分，是中华民族认识人与自然的瑰宝。《黄帝内经》是我国现存医学文献中最早的一部典籍，它全面阐述了中医学的系统结构，反映出中医学的理论原则和学术思想，是中医基础理论的基石。《伤寒论》《金匮要略》《温病条辨》，每一部著作都从不同的方面论述疾病，形成各自的理论体系，贯穿于始终的整体观和恒动观，并有其独特的辨治特点，不仅理、法、方、药一线贯通，而且有常有变，常变结合，从多层次、多角度揭示了疾病的发生发展和辨证论治规律，它是中医临证之航向。学习中医经典是提高和巩固中医基础理论水平和临床辨治能力的必然需要，且对中医各学科的发展具有重要学术价值。

## 一、《黄帝内经》节选解读

　　《黄帝内经》是四大经典代表性著作之一，是我国医学宝库中现存成书最早的一部医学典籍，是一部以研究人的生理学、病理学、诊断学、治疗原则和药物学的医学巨著。该书建立了中医学上的"阴阳五行学说""脉象学说""藏象学说""经络学说""病因学说""病机学说""病症""诊法""论治"及"养生学""运气学"等理论。其理论的建立是在我国古代道家理论的基础之上，反映了我国古代天人合一思想。《黄帝内经》确立了中医学独特的理论体系，成为中国医药学发展的理论基础和源泉。

## 内科部分

### 《灵枢·邪气脏腑病形》

【本篇要点】

　　本篇论述了不同邪气中人的不同原因和部位，以及中阴中阳的区别。重点指出五脏六腑为邪气所伤时出现的病形，阐述了临床察色、诊脉和察尺肤等在诊断上的意义及重要性。

【原文】

黄帝问于岐伯曰：邪气之中人也奈何？

岐伯答曰：邪气之中人高也。

黄帝曰：高下有度乎？

岐伯曰：身半已上者，邪中之也。身半已下者，湿中之也。故曰：邪之中人也，无有恒常，中于阴则溜于腑，中于阳则溜于经。

【解析】外邪气（即风、寒、暑、湿、燥、火）侵袭人体的情形是怎样的？岐伯回答，外因致病的一般规律为风寒之邪中人上半身，水湿之邪中人下半身，但这只是一般的规律，事实并非完全如此。一般邪气侵入人体后会有一个流传过程，所以说外邪侵犯了人体，发病的部位并不一定固定在它侵入的地方。大多是外邪中五脏阴经就会流传入六腑，外邪中阳经可直接停留在本经而致病。

【原文】

黄帝曰：阴之与阳也，异名同类，上下相会，经络之相贯，如环无端。邪之中人，或中于阴，或中于阳，上下左右，无有恒常，其故何也？

岐伯曰：诸阳之会，皆在于面。中人也，方乘虚时及新用力，若饮食汗出，腠理开而中于邪。中于面，则下阳明。中于项，则下太阳。中于颊，则下少阳。其中于膺背两胁，亦中其经。

【解析】黄帝说阴经和阳经，虽然名称不同，但其实都同属于经络，为运行气血的经脉，它们分别在人体的上部或下部相会合，而使经络之间如同圆形循环往复没有尽头。外邪侵袭人体时，有的中阴经，有的中阳经，而病又有上、下、左、右之别，这是什么缘故呢？

岐伯说手足三阳经会合之处皆在头面，当人体正气不足，如耗费体力而疲惫或饮食汗出，腠理开泄，外邪乘虚而入。由于足三阳经的循行通路，都是由头至足，自上而下的。外邪侵袭人体阳经则沿经络循行传变，邪气侵入头面，由面颊部，下行至足阳明胃经；侵入项部，由脊背下行足太阳膀胱经；侵入颊部，由胸胁下行至足少阳胆经。如果外邪侵袭胸膺、脊背、两胁，也会分别沿经络侵袭以上三阳经而致病。

【原文】

黄帝曰：其中于阴奈何？

岐伯答曰：中于阴者，常从臂胻始。夫臂与胻，其阴皮薄，其肉淖泽，故俱受于风，独伤其阴。

黄帝曰：此故伤其脏乎？

岐伯答曰：身之中于风也，不必动脏。故邪入于阴经，则其脏气实，邪气入而不能客，故还之于腑。故中阳则溜于经，中阴则溜于腑。

【解析】黄帝问外邪侵袭阴经的情况如何？岐伯回答说，外邪侵入阴经常由手臂和足胫内侧开始，是由于手臂和足胫内侧的皮肤比较薄，其肌肉比较润滑。因此这些部位却最容易受伤。

黄帝问外邪侵袭了阴经之后，会使五脏受到伤害吗？岐伯回答说，外邪侵入阴经后，却不一定会影响到五脏，如果五脏气充，邪气入而不能留滞而致病，而会还留于六腑。因此，外邪侵袭阳经后，会导致本经病变，其侵入阴经后，若是脏气充实，邪气就会由里出表，流传到和五脏相表里的六腑而发病。

【原文】

黄帝曰：邪之中人脏奈何？

岐伯曰：愁忧恐惧则伤心。形寒寒饮则伤肺，以其两寒相感，中外皆伤，故气逆而上行。有所堕坠，恶血留内；若有所大怒，气上而不下，积于胁下，则伤肝。有所击仆，若醉入房，汗出当风，则伤脾。有所用力举重，若入房过度，汗出浴水，则伤肾。

黄帝曰：五脏之中风，奈何？

岐伯曰：阴阳俱感，邪乃得往。

黄帝曰：善哉。

【解析】黄帝问病邪侵袭人体五脏的情形是怎样的？岐伯回答说，愁忧恐惧等情绪变化过久，就会伤于心。形体受寒，过食生冷，两寒相迫，就会伤于肺。因为两种寒邪内外相应，而内伤于肺、外伤于皮毛，所以使肺气失于肃降而上逆。如果从高处坠落跌伤，就会使瘀血留滞在内，此时又大怒，就会导致肝气上逆，肝失疏泄，气机不畅，就会伤于肝。倘若被击打或跌倒于地，或醉后行房事以致汗出后受风着凉，就会伤于脾。若用力持重，房事过度，以及汗出洗浴冷水就会伤于肾。黄帝问五脏之中风如何？岐伯说，五脏属阴在内被损伤，六腑属阳在外被侵袭，导致表里虚弱时，风邪才能侵入五脏致病。

【原文】

黄帝问于岐伯曰：首面与身形也，属骨连筋，同血合于气耳。天寒则裂地凌冰，其卒寒或手足懈惰，然而其面不衣，何也？

岐伯答曰：十二经脉，三百六十五络，其血气皆上于面而走空窍，其精阳气上走于目而为睛，其别气走于耳而为听，其宗气上出于鼻而为臭，其浊气出于胃，走唇舌而为味。其气之津液皆上熏于面，而皮又厚，其肉坚，故天气甚寒不能胜之也。

【解析】黄帝问岐伯说，人的头面和全身上下各部，所有筋骨密切相连，气血相合运行。在天寒地冻时，人们往往都是缩手缩脚，懒于动作，而面部却能露出在外面，不用衣物防御寒冷，这是什么缘故？岐伯答，人身的十二经脉、三百六十五络的气血皆上达于面，阳气之精华上注于目而能视，旁支的经气上达于耳而能听，胸中的宗气上通于鼻而能嗅，水谷之精微上通于唇舌而知五味。各种气产生的津液都上熏于面，并且面部皮肤较厚，肌肉也较紧实，所以面部耐寒。

【原文】

黄帝曰：邪之中人，其病形何如？

岐伯曰：虚邪之中身也，洒淅动形。正邪之中人也微，先见于色，不知于身，若有若无，若亡若存，有形无形，莫知其情。

黄帝曰：善哉。

【解析】黄帝问外邪侵袭人体，其显露在外表上的病状情形是怎样的？岐伯说虚邪侵袭人体，伤害人体发病比较严重，病人会有寒冷战栗；正邪伤害人体发病较轻，最初仅在气色略有所见，而身体没什么感觉。就好像有病，又好像没有病，好像所感受的病邪早已消失，又好像仍存留在体内，同时在表面上可能有一些病症的形迹表现出来，但也有毫无形迹可循的，所以就不容易明了它的病情。

【原文】

黄帝问于岐伯曰：余闻之，见其色，知其病，命曰明。按其脉，知其病，命曰神。问其病，知其处，命曰工。余愿闻见而知之，按而得之，问而极之，为之奈何？

岐伯答曰：夫色脉与尺之相应也，如桴鼓影响之相应也，不得相失也，此亦本末根叶之出候也，故根死则叶枯矣。色脉形肉不得相失也，故知一则为工，知二则为神，知三则神且明矣。

黄帝曰：愿卒闻之。

岐伯答曰：色青者，其脉弦也；赤者，其脉钩也；黄者，其脉代也；白者，其脉毛；黑者，其脉石。见其色而不得其脉，反得其相胜之脉，则死矣；得其相生之脉，则病已矣。

【解析】黄帝问岐伯说，通过观察病人气色就能够知道是什么病，这叫作明；通过切按病人的脉象就知道病情，这叫作神；通过询问病人的病情而知道病痛所在的，这叫作工。我希望听你说说为什么通过望诊就可以知道病情，通过切诊就可以知晓病况，通过问诊就可以了解病痛的所在，这是为什么？岐伯回答说，由于病人的气色、脉象和尺肤，都与疾病有一定的相应关系，这就好像看到木槌击鼓，随即就会听到响声一样，是不会有差错的；这也好比树木的根与树木的枝叶之间的关系，树根死了，则枝叶也必然枯萎。病人的面色、脉象以及形体肌肉的变化，也是一致的，内在疾病都可以在体表上反映出来。因此，通过察色、辨脉和观察尺肤这三方面，能够掌握其中之一的就可以称为工，掌握了其中两者的就可以称为神，能够完全掌握这三方面并参合运用的，就可以称为高明的医生了。

黄帝对岐伯说，我想听你讲面色和脉象方面的问题。岐伯回答说若病人面色呈现出青色，其相应的脉象应该是端直而长的弦脉；其面见红色，与之相应的脉象应该是来盛去衰的钩脉（又称洪脉）；其面见黄色，与之相应的脉象应该是软而弱的代脉；其面见白色，与之相应的脉象应该是浮虚而轻的毛脉；其面见黑色，与之相应的脉象应该是沉坚的石脉。以上是面色和脉象相应的关系，如果诊察到了面色，却不能诊到相应的脉象，反而诊到了相反的脉象，这预示着疾病危重或是死亡；假如诊得了相生的脉象，即使疾病较重也会很快痊愈的。

【原文】

黄帝问于岐伯曰：五脏之所生，变化之病形何如？

岐伯曰：先定其五色五脉之应，其病乃可别也。

黄帝曰：色脉已定，别之奈何？

岐伯曰：调其脉之缓急、小大、滑涩，而病变定矣。

【解析】辨别五脏病的方法，首先要确定五色、五脏的相应关系，再根据脉象的缓急、大小、滑涩等，即可诊断是哪种病证。

## 《灵枢·本神》

本篇所论之神既指人的生命活动的总称，又指人的精神、意识、情感、思维活动总称。本篇主要内容有精、神、魂、魄、意、志、思、智、虑等精神活动的产生过程，对人体生理作用和病理变化及与五脏的对应关系，七情耗伤所产生的不同病证及其相互间的生克制化的关系。

【原文】

是故怵惕思虑者则伤神，神伤则恐惧，流淫而不止。因悲哀动中者，竭绝而失生。喜乐者，神惮散而不藏。愁忧者，气闭塞而不行。盛怒者，迷惑而不治。恐惧者，神荡惮而不收。

心怵惕思虑则伤神，神伤则恐惧自失①，破䐃脱肉②，毛悴色夭，死于冬。

脾愁忧而不解则伤意，意伤则悗乱，四肢不举，毛悴色夭，死于春。

肝悲哀动中则伤魂，魂伤则狂忘不精，不精则不正，当人阴缩③而挛筋，两胁骨不举，毛悴色夭，死于秋。

肺喜乐无极则伤魄，魄伤则狂，狂者意不存人，皮革焦④，毛悴色夭，死于夏。

肾盛怒而不止则伤志，志伤则喜忘其前言，腰脊不可以俯仰屈伸，毛悴色夭，死于季夏。

恐惧而不解则伤精，精伤则骨酸痿厥⑤，精时自下⑥。是故五脏主藏精者也，不可伤，伤则失守而阴虚，阴虚则无气，无气则死矣。是故用针者，察观病人之态，以知精神魂魄之存亡得失之意，五者以伤，针不可以治之也。

肝藏血，血舍魂，肝气虚则恐，实则怒。

脾藏营，营舍意，脾气虚则四肢不用，五脏不安；实则腹胀，经溲不利。

心藏脉，脉舍神，心气虚则悲，实则笑不休。

肺藏气，气舍魄，肺气虚则鼻塞不利，少气；实则喘喝，胸盈仰息。

肾藏精，精舍志，肾气虚则厥，实则胀，五脏不安。

必审五脏之病形，以知其气之虚实，谨而调之也。

注释：①恐惧自失：恐惧不能自主。②破䐃（jiǒng）脱肉：指脂肪、肌肉极少而呈现的极度消瘦的状态。③阴缩：阴器萎缩。④皮革焦：指皮肤毛发脱落、干枯。⑤骨酸痿厥：痿，软弱无力。厥，逆冷。恐惧伤肾精，精不足骨失所养而产生的症状。⑥精时自下：指男子遗精、女子带下。

【解析】五脏情志：心藏神，藏喜乐之情；肝藏魂，藏盛怒之情；脾藏意，藏思虑之情；肺藏魄，藏忧愁悲哀之情；肾藏志，藏恐惧之情。过度恐惧和思虑能损伤心神，神伤恐惧的情绪就会表露出来。若悲哀太过，伤及肝脏，使正气耗竭而导致死亡。过喜，使神气涣散，不能内守。过忧过愁，易造成气机闭阻。大怒不已，能使人神志昏迷。

**1.子气并母为逆** 心病及肝，由于心火不胜肺金，肺金乘肝木；肝病及肾，由于肝木不能胜脾土，脾土乘肾水；脾病及心，由于脾土不能胜肾水，肾水乘心火；肺病及脾，由于肺金不能胜肝木，肝木乘脾土；肾病及肺，由于肾水不能胜心火，心火乘肺金。

**2.母气并子为顺** 肝病及心，由于肝木不能生心火，心火不能胜肺金，肺金乘肝木；肾病及肝，由于肾水不能生肝木，肝木不能胜脾土，脾土乘肾水；心病及脾，由于心火不能生脾土，脾土不能胜肾水，肾水乘心火；脾病及肺，由于脾土不能生肺金，肺金不能胜肝木，肝木乘脾土；肺病及肾，由于肺金不能生肾水，肾水不能胜心火，心火乘肺金。

**3.病气相侮** 心病乘肾，火反侮水；肝病乘肺，木反侮金；脾病乘肝，土反侮木；肺病乘心，金反侮火；肾病乘脾，水反侮土。

**4.病气相胜** 心乘肺，火克金；肝乘脾，木克土；脾乘肾，土克水；肺乘肝，金克木；肾乘心，水克火。

下表说明五脏病的生克乘侮关系：

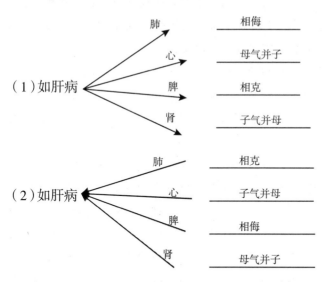

心病及脾，由于心火不能胜肺金，肺金强胜肝，肝气弱不能生心，心气弱不能生脾土。所以心脾同病，死于冬季，壬癸日，亥子时。

脾病及肺，由于脾土不胜肾水，肾水强胜心，心气弱不能生脾，脾气弱不生肺金，所以脾肺同病。死于春季，甲乙日，寅卯时。

木反侮金，肝病及肺：由于肝木不能胜脾土，脾气胜能生肺金，肺气乘肝；另一方面，肝气衰不能生心火，心火不能乘肺金，肺气胜乘肝。死于秋，庚辛日，申酉时。

金反侮火，肺病及心：由于肺金不能胜肝木，肝木胜克脾土，脾土不生肺金，反被肝木侮之；另一方面，肝气强生心火，心火胜乘肺金。死于夏，丙丁日，巳午时。

母气并子，肾病及肝：由于肾水不能胜心火，心火强胜肺，肺气弱不能生肾水，肾水不生肝木，所以肝肾同病。死于长夏，戊巳日，辰戌丑未时。

因恐惧不解而伤精，精伤则骨痿软，四肢逆冷，精液滑脱。五脏之中皆藏精血，且不可损伤，一旦伤及精血，精失内守，便会造成阴血不足，阴血虚则化源绝，人失去正气则不能生存。

因此，用针治病，应该注意病人的神情与病态，从而了解精、神、魂、魄、意、志有无得失的情况，如果五脏之精已经耗伤，就不可以妄用针刺进行治疗。

## 《灵枢·五邪》

【原文】

邪在肺，则病皮肤痛，寒热，上气喘，汗出，咳动肩背。取之膺中外腧，背三节五脏之傍，以手疾按之，快然，乃刺之，取之缺盆中以越之。

邪在肝，则两胁中痛，寒中，恶血在内，行善掣，节时肿。取之行间，以引胁下，补三里以温胃中，取血脉以散恶血，取耳间青脉，以去其掣。

邪在脾胃，则病肌肉痛。阳气有余，阴气不足，则热中善饥；阳气不足，阴气有余，则寒中肠鸣，腹痛；阴阳俱有余，若俱不足，则有寒有热，皆调于三里。

邪在肾，则病骨痛、阴痹①。阴痹者，按之而不得，腹胀腰痛，大便难，肩背颈项痛，时眩。取之涌泉、昆仑，视有血者，尽取之。

邪在心，则病心痛，喜悲，时眩仆。视有余不足而调之其腧也。

注释：①阴痹：即身体疼痛的部位不固定，即使用手按压也不能确定疼痛的具体部位，常见腹胀、腰痛、大便困难、肩背颈项屈伸不利疼痛、时常感到眩晕的临床症状。

【解析】邪气侵入肺出现皮肤疼痛、怕冷发热、喘息、出汗，严重咳嗽时甚至引起肩背疼痛的症状，应当针刺胸部中、外侧的腧穴和背部第三胸椎侧的腧穴，用手迅速按压上述腧穴，患者感觉舒服后再将针刺入，还应取缺盆正中的天突穴以散肺中邪气。邪气侵入肝出现两胁疼痛，中焦脾胃寒气过盛，肝藏血，血遇寒则凝，瘀血滞留体内，筋脉失濡养，小腿筋脉抽掣，关节时常肿痛。针刺取行间穴引气下行，以缓胁痛，补足三里温煦中焦以去除瘀血，刺耳间青络以缓解掣痛。邪气侵入脾胃，出现肌肉疼痛，胃中阳热之邪过盛，阴津不足时，出现胃中灼热，消谷善饥，胃中阳气不足，阴津过盛时，出现脾胃虚寒，腹痛肠鸣；若阴阳俱有余，就会出现邪气过盛的症状，若阴阳俱不足，就会出现正气不足的症状。不管出现寒象还是热象，都可取足三里用针刺补泻进行调治。邪气侵入肾，出现骨痛、阴痹的症状，取涌泉、昆仑，若有瘀血应通过针刺除之。邪气侵入心，出现心痛、情绪悲哀、时常眩晕昏仆的症状，应根据患者阴阳气血的情况，利用针刺补泻之法来调治。

## 《灵枢·周痹》

本文说明周痹与众痹的病机和症状的不同点：①周痹邪中分肉，藏于血脉，随血脉上下相移；②众痹的病邪分布在全身各个部位，循血脉上下移动，左右相移。论述众痹的产生及对于痹病的针刺大法。

【原文】

黄帝问于岐伯曰：周痹之在身也，上下移徙，随其脉上下左右相应，间不容空，愿闻此痛，在血脉之中邪？将在分肉之间乎？何以致是？其痛之移也，间不及下针，其慉痛之时，不及定治而痛已止矣。何道使然？愿闻其故？

岐伯答曰：此众痹也，非周痹也。

黄帝曰：愿闻众痹。

岐伯对曰：此各在其处，更发更止，更居更起，以右应左，以左应右，非能周也。更发更休也。

黄帝曰：善。刺之奈何？

岐伯对曰：刺此者，痛虽已止，必刺其处，勿令复起。

帝曰：善。愿闻周痹何如？

岐伯对曰：周痹者，在于血脉之中，随脉以上，随脉以下，不能左右，各当其所。

黄帝曰：刺之奈何？

岐伯对曰：痛从上下者，先刺其下以过之，后刺其上以脱之。痛从下上者，先刺其上以过之，后刺其下以脱之。

黄帝曰：善。此痛安生？何因而有名？

岐伯对曰：风寒湿气，客于外分肉之间，迫切而为沫，沫得寒则聚，聚则排分肉而分裂也，分裂则痛，痛则神归之，神归之则热，热则痛解，痛解则厥，厥则他痹发，发则如是。

帝曰：善。余已得其意矣。此内不在脏，而外未发于皮，独居分肉之间，真气不能周，故名曰周痹。故刺痹者，必先切循其下之六经，视其虚实，及大络之血结而不通，及虚而脉陷空者而调之，熨而通之，其瘈坚，转引而行之。

黄帝曰：善。余已得其意矣，亦得其事也。九者，经巽之理，十二经脉阴阳之病也。

【解析】众痹的病邪分布在全身各个部位，循血脉上下移动，疼痛的症状时发时止，左右相互影响，相互对称，疼痛虽已停止仍需针刺此处，以防止复发。周痹是风寒湿邪自外到内侵入分肉之间，导致人体真气不能顺畅贯通于全身；其邪藏于血脉，随血液散布到周身，周痹出现疼痛的症状不是左右对称。治疗周痹时首先顺着疼痛发展的方向进行针刺，以阻止病势的发展；再针刺疼痛部位以除病邪之本。由于周痹的病邪在分肉之间停留，应顺着发病的经络，用手指按压以确定该病的虚实情况，再根据症状进行医治，因虚而经脉亏虚气血不畅者可通过熨法疏导其气血经络，如果出现牵引痛、拘急痛，可通过按摩导引等治法顺其气血。

## 《灵枢·口问》

本节说明十二奇邪发病机制、症状及针刺方法。（呵欠、哕、唏、振寒、噫、嚏、泣出、太息、涎下、耳鸣、舌、颊。）

**【原文】**

黄帝闲居，辟左右而问于岐伯曰：余已闻九针之经，论阴阳逆顺，六经已毕，愿得口问。

岐伯避席再拜曰：善乎哉问也！此先师之所口传也。

黄帝曰：愿闻口传。

岐伯答曰：夫百病之始生也，皆生于风雨寒暑，阴阳喜怒，饮食居处，大惊卒恐，则血气分离，阴阳破败，经络厥绝，脉道不通，阴阳相逆，卫气稽留，经脉虚空，血气不次，乃失其常。论不在经者，请道其方。

黄帝曰：人之欠者，何气使然？

岐伯答曰：卫气昼日行于阳，夜半则行于阴，阴者主夜，夜者卧。阳者主上，阴者主下，故阴气积于下，阳气未尽，阳引而上，阴引而下，阴阳相引，故数欠。阳气尽，阴气盛，则目瞑；阴气尽而阳气盛，则寤矣。泻足少阴，补足太阳。

黄帝曰：人之哕者，何气使然？

岐伯曰：谷入于胃，胃气上注于肺。今有故寒气与新谷气，俱还入于胃，新故相乱，真邪相攻，气并相逆，复出于胃，故为哕。补手太阴，泻足少阴。

黄帝曰：人之唏者，何气使然？

岐伯曰：此阴气盛而阳气虚，阴气疾而阳气徐，阴气盛而阳气绝，故为唏。补足太阳，泻足少阴。

黄帝曰：人之振寒者，何气使然？

岐伯曰：寒气客于皮肤，阴气盛，阳气虚，故为振寒寒栗，补诸阳。

黄帝曰：人之噫者，何气使然？

岐伯曰：寒气客于胃，厥逆从下上散，复出于胃，故为噫。补足太阴、阳明。一曰补眉本也。

黄帝曰：人之嚏者，何气使然？

岐伯曰：阳气和利，满于心，出于鼻，故为嚏。补足太阳荣、眉本。一曰眉上也。

黄帝曰：人之亸者，何气使然？

岐伯曰：胃不实则诸脉虚，诸脉虚则筋脉懈惰，筋脉懈惰则行阴用力，气不能复，故为亸。因其所在，补分肉间。

黄帝曰：人之哀而泣涕出者，何气使然？

岐伯曰：心者，五脏六腑之主也；目者，宗脉之所聚也，上液之道也；口鼻者，气之门户也。故悲哀愁忧则心动，心动则五脏六腑皆摇，摇则宗脉感，宗脉感则液道开，液道开，故泣涕出焉。液者，所以灌精濡空窍者也，故上液之道开则泣，泣不止则液竭，液竭则精不灌，精不灌则目无所见矣，故命曰夺精。补天柱经侠颈。

黄帝曰：人之太息者，何气使然？

岐伯曰：忧思则心系急，心系急则气道约，约则不利，故太息以伸出之。补手少阴心主，足少阳留之也。

黄帝曰：人之涎下者，何气使然？

岐伯曰：饮食者，皆入于胃，胃中有热则虫动，虫动则胃缓，胃缓则廉泉开，故涎下。补足少阴。

黄帝曰：人之耳中鸣者，何气使然？

岐伯曰：耳者，宗脉之所聚也，故胃中空则宗脉虚，虚则下溜，脉有所竭者，故耳鸣，补客主人，手大指爪甲上与肉交者也。

黄帝曰：人之自啮舌者，何气使然？

岐伯曰：此厥逆走上，脉气辈至也。少阴气至则啮舌，少阳气至则啮颊，阳明气至则啮唇矣。视主病者，则补之。

凡此十二邪者，皆奇邪之走空窍者也。故邪之所在，皆为不足。故上气不足，脑为之不满，耳为之苦鸣，头为之苦倾，目为之眩；中气不足，溲便为之变，肠为之苦鸣；下气不足，则乃为痿厥心悗。补足外踝下留之。

黄帝曰：治之奈何？

岐伯曰：肾主为欠，取足少阴。肺主为哕，取手太阴、足少阴。唏者，阴与阳绝，故补足太阳、泻足少阴。振寒者，补诸阳。噫者，补足太阴、阳明。嚏者，补足太阳、眉本。䭜，因其所在，补分肉间。泣出，补天柱经侠颈，侠颈者，头中分也。太息，补手少阴、心主，足少阳留之。涎下，补足少阴。耳鸣，补客主人、手大指爪甲上与肉交者。自啮舌，视主病者，则补之。目眩头倾，补足外踝下留之。痿厥心悗，刺足大指间上二寸留之，一曰足外踝下留之。

【解析】十二奇邪发病的原因，主要是风雨寒暑、阴阳失调、情志激动、饮食失节、起居失宜，突然惊恐等。

1.呵欠　因阴阳失调，人身的卫气白天行于阳分，自足太阳经始；夜间行于阴分，自足少阴始。行于阳则动为痦；行于阴则静寐。人欲卧之际，阳气将入阴分，阳将欲引而上，阴欲引而下，阴阳相引，故为呵欠。当泻足少阴肾经照海穴，引阴而下，补太阳膀胱经的申脉穴，以助阳引而上。

2.呃逆　因饮食失节，及肺有痼寒。胃中水谷精微借肺气输布，肺有寒不能输布，其气还于胃中与新谷相并，寒热互相冲击，故为呃逆。当补于太阴肺经以壮其气，泻足少阴肾经以引其寒邪下降。

3.嘘唏（悲泣哽咽抽息声）　因阴阳失调，少阴气胜，太阳气衰，阴气反胜流行速，阳气反衰流行慢，阴气胜，阳气衰绝，阳不附阴，故为嘘唏。当补足太阳膀胱经申脉穴，泻足少阳肾经。

**4. 振寒战栗**　因阳气不足，阴气偏胜，阳虚不能温煦体表，故为振寒战栗。当补手足三阳经的原合穴及阳跷穴，以温其阳。

**5. 噫气（嗳气）**　因脾胃阳虚，寒气侵于胃中，和太阳寒水之气上逆散于胃中，故为噫气。当补太阴脾经和阳明胃经二穴，或补太阳膀胱经眉本（攒竹穴）。

**6. 喷嚏**　因手足太阳气相合，阳气充溢于心，上达于肺，或因足太阳经虚，感于风寒，故为喷嚏。当补足太阳膀胱经眉本（攒竹穴）。实者应泻。

**7. 头身下重**　因胃气虚不能濡养筋脉，或房事过度，故头身下重。当补分肉以壮胃气。

**8. 悲哀泣涕俱出**　因悲哀忧愁使心神动荡，则使脏腑之脉皆动，而目、鼻津液之道开张，膀胱所司津液外濡，故泣涕俱出，若泣不止会使津液耗竭，甚至眼睛失去津液濡养而失明。当补足太阳膀胱经天柱穴。

**9. 太息（叹气）**　因忧思使的脉络紧急，气道抑郁不利，故为太息以伸出之。当补手少阴心经，手厥阴心包经，足少阳胆经以助木火之脏，则阳气得舒，抑郁可解。（留针）

**10. 口中流涎**　因胃热浊动，或因肾气不交于阳明，胃中弛缓。水邪反从任脉上出于廉泉，故口中涎下。当补足少阴肾经，以助下焦生气，使水邪自下。（肾为胃之关）

**11. 耳鸣**　因足阳明胃脉空虚，引起手足少阳经气不升，故耳中鸣响（重刺耳聋），当补足少阳胆经客主人（上官穴）及手太阴少商穴（手太阴阳明之里）。

**12. 咬舌**　因脉气厥逆，少阴脉行舌下，其气逆故咬舌；少阳脉行耳颊，其气逆故咬颊；阳明脉行口唇，其气逆故咬口唇。当根据所咬部位分经补之。

## 《灵枢·决气》

本篇说明精、气、津、液、血、脉六者的来源及其功能和作用及六气不足产生各种不同症状，说明六气分布所主的脏器，并指出胃是六气的滋生源泉。

【原文】

黄帝曰：余闻人有精、气、津、液、血、脉，余意以为一气耳，今乃辨为六名，余不知其所以然。

岐伯曰：两神相搏，合而成形，常先身生，是谓精。

何谓气？岐伯曰：上焦开发，宣五谷味，熏肤、充身、泽毛，若雾露之溉，是谓气。

何谓津？岐伯曰：腠理发泄，汗出溱溱，是谓津。

何谓液？岐伯曰：谷入气满，淖泽注于骨，骨属屈伸，泄泽，补益脑髓，皮肤润泽，是谓液。

何谓血？岐伯曰：中焦受气取汁，变化而赤，是谓血。

何谓脉？岐伯曰：壅遏营气，令无所避，是谓脉。

黄帝曰：六气者，有余不足，气之多少，脑髓之虚实，血脉之清浊，何以知之？

岐伯曰：精脱者，耳聋；气脱者，目不明；津脱者，腠理开，汗大泄；液脱者，骨属屈伸不利，色夭，脑髓消，胫瘦，耳数鸣；血脱者，色白，夭然不泽[①]，其脉空虚，此其候也。

黄帝曰：六气者，贵贱何如？

岐伯曰：六气者，各有部主也，其贵贱善恶，可为常主，然五谷与胃为大海也。

注释：①色白，夭然不泽：夭，指色枯槁晦暗暴露。形容血脱后皮肤色白，且晦暗枯槁暴露的样子。

【解析】构成形体的原始物质为"精"；推动五脏六腑各器官组织的活动力为"气"；清而稀薄，随三焦之气出入于分肉腠理之间的汗为"津"；浊而稠的，随气行运于肌肤而流行于筋骨关节之间为"液"；水谷之精微，通过脾的运化上注于肺脏乃化为"血"；水谷之精微化生的营气，在脉道中流动为"脉"。

精：包括先天之精和后天之精两个方面。先天之精始于父母为生身之精；后天之精始于水谷化生的养生之精。先天之精是人生命起源的物质基础，又称真阴、元阴，后天之精是供养生命的源泉。

气：包括先天之气和后天之气两个方面。先天之气（元气）与后天水谷之气、呼吸之气（宗气）总称为气。

津：是水谷化生的津液之一，其清稀者，随三焦之气出入肌肤之间，以温养肌肉，光润皮肤。津出于腠理为汗；下达于膀胱为尿。

液：也是水谷化生的津液之一，其稠浊者，不能往还于肌肤，而是流行于筋骨关节之间，濡空窍、补脑髓。

血：来源于饮食精微，通过中焦脾气运化，上注于肺脉，乃化而为血。循行经道之中，以奉养全身。

脉：是水谷化生的营气，注之于脉，化以为血，由于太阴肺经，运行于全身。

六气不足发生病变：①精气脱者虚，发生耳鸣；②阳气脱者虚，发生目视不明；③津脱者虚，发生阳气外泄、汗大出；④液脱者虚，发生骨节不能屈伸、面枯晦无华、脑力不足、腿软、耳鸣；⑤血脱者虚，发生面苍白枯槁不荣润、脉络空虚之症。

六气分布和所主：六气分布为：津分布皮肤，汗出于腠理，液注于骨、资于脑，循于脏腑身形；六气所主为：肾主精，肺主气，脾主津液，肝藏血，心主血脉。

六气贵贱善恶：①春夏，肝木心火当令为贵；秋冬，肺金肾水当令为贵。反之失时为贱。②六气正常为喜；太过不及为恶。

总之六气滋生于水谷，所以胃是六气的滋生源泉。

## 《灵枢·海论》

本篇论述人体的四海：髓海、气海、水谷之海、血海，它们各自对人体的功能及其异常时人体出现的症状和治疗原则。

【原文】

黄帝问于岐伯曰：余闻刺法于夫子，夫子之所言，不离于营卫血气。夫十二经脉者，内属于腑脏，外络于肢节，夫子乃合之于四海乎？

岐伯答曰：人亦有四海、十二经水。经水者，皆注于海，海有东西南北，命曰四海。

黄帝曰：以人应之奈何？

岐伯曰：人有髓海，有血海，有气海，有水谷之海，凡此四者，以应四海也。

黄帝曰：远乎者，夫子之合人天地四海也，愿闻应之奈何？

岐伯答曰：必先明知阴阳表里荥腧所在，四海定矣。

黄帝曰：定之奈何？

岐伯曰：胃者，水谷之海，其输上在气街，下至三里。冲脉者，为十二经之海，其输上在于大杼，下出于巨虚之上下廉。膻中者，为气之海，其输上在于柱骨之上下，前在于人迎。脑为髓之海，其输上在于其盖，下在风府。

黄帝曰：凡此四海者，何利何害？何生何败？

岐伯曰：得顺者生，得逆者败。知调者利，不知调者害。

黄帝曰：四海之逆顺奈何？

岐伯曰：气海有余者，气满胸中，悗息面赤；气海不足，则气少不足以言。血海有余，则常想其身大，怫然不知其所病；血海不足，亦常想其身小，狭然不知其所病。水谷之海有余，则腹满；水谷之海不足，则饥不受谷食。髓海有余，则轻劲多力，自过其度；髓海不足，则脑转耳鸣，胫酸眩冒，目无所见，懈怠安卧。

黄帝曰：余已闻逆顺，调之奈何？

岐伯曰：审守其俞，而调其虚实，无犯其害，顺者得复，逆者必败。

黄帝曰：善。

【解析】四海作用及输注要穴。水谷之海：胃主受纳水谷，营养五脏六腑之气，其气运行上至气街（气冲穴），下至足三里穴。血海：冲脉起于胞中，其上出于颃颡，渗诸阳，藏诸精，其下者注少阴之大络，出于气街，与十二经脉会聚，而贯通全身又称谓十二经之海，其气输注上在足太阳膀胱经的大杼穴，下出于足阳明胃经的上下巨虚穴。气海：（膻中）是诸气会聚之处，其气输注上在柱骨的上下，（上指哑门，下指大椎）属于督脉，前在足阳明胃的人迎穴。髓海：脑是髓液聚集之处，其气输注上在头项中央督脉的百会穴，下在督脉的风府穴。

四海太过不及发生病变：气海太过，发生气满胸中，烦闷喘息，面热发红；气海不及，发生正气虚等，语言无力。血海太过经常身体重滞，心中怫郁不舒，但在外表看不出来病情；血海不及，经常感身体轻瘦，怫郁不舒，但在外表看不出来病情。水谷之海太过，水谷留滞于中，发生腹部胀满；不及，为脾虚不适，胃虚不纳，在饥饿时也不欲饮食。髓海有余，身轻劲强，体形壮实，自有超人之度而高寿；不足，发生眩晕、耳鸣、下肢无力、头眩目昏。

四海异常时应审察四海输注的重要穴位，根据虚补实泻的原则来调节其虚实。顺从这些法则就可以恢复健康，逆之就会有危险。

### 《灵枢·胀论》

本篇论述如何通过脉象判断胀病的发生及所在部位，分析胀病的病因、诊断、治法和分类及对于胀病的针刺法则。

【原文】

黄帝曰：脉之应于寸口，如何而胀？岐伯曰：其脉大坚以涩者，胀也。

黄帝曰：何以知脏腑之胀也？岐伯曰：阴为脏，阳为腑。

黄帝曰：夫气之令人胀也，在于血脉之中耶，脏腑之内乎？岐伯曰：三者皆存焉，然非胀之舍也。

黄帝曰：愿闻胀之舍。岐伯曰：夫胀者，皆在于脏腑之外，排脏腑而郭胸胁，胀皮肤，故命曰胀。

黄帝曰：脏腑之在胸胁腹里之内也，若匣匮之藏禁器也，各有次舍，异名而同处，一域之中，其气各异，愿闻其故。黄帝曰：未解其意，再问。岐伯曰：夫胸腹，脏腑之郭也。膻中者，心主之宫城也；胃者，太仓也；咽喉、小肠者，传送也；胃之五窍者，闾里门户也；廉泉玉英者，津液之道也。故五脏六腑者，各有畔界，其病各有形状。营气循脉，卫气逆为脉胀，卫气并脉循分为肤胀。三里而泻，近者一下，远者三下，无问虚实，工在疾泻。

黄帝曰：愿闻胀形。岐伯曰：夫心胀者，烦心短气，卧不安；肺胀者，虚满而喘咳；肝胀者，胁下满而痛引小腹；脾胀者，善哕，四肢烦悗，体重不能胜衣，卧不安；肾胀者，腹满引背央央然，腰髀痛。六腑胀，胃胀者，腹满，胃脘痛，鼻闻焦臭，妨于食，大便难。大肠胀者，肠鸣而痛濯濯，冬日重感于寒，则飧泄不化。小肠胀者，少腹䐜胀，引腰而痛；膀胱胀者，少腹满而气癃。三焦胀者，气满于皮肤中，轻轻然而不坚。胆胀者，胁下痛胀，口中苦，善太息。

凡此诸胀者，其道在一，明知逆顺，针数不失。泻虚补实，神去其室，致邪失正，真不可定，粗之所败，谓之夭命。补虚泻实，神归其室，久塞其空，谓之良工。

黄帝曰：胀者焉生？何因而有？岐伯曰：卫气之在身也，常然并脉循分肉，行有逆顺，阴阳相随，乃得天和，五脏更始，四时循序，五谷乃化。然后厥气在下，营卫留止，寒气逆上，真邪相攻，两气相搏，乃合为胀也。

黄帝曰：善。何以解惑？岐伯曰：合之于真，三合而得。黄帝曰：善。

黄帝问于岐伯曰：《胀论》言无问虚实，工在疾泻。近者一下，远者三下。今有其三不下者，其过焉在？岐伯对曰：此言陷于肉肓，而中气穴者也。不中气穴，则气内闭；针不陷肓，则气不行；上越中肉，则卫气相乱，阴阳相逐。其于胀也，当泻不泻，气故不下，三而不下，必更其道，气下乃止，不下复始，可以万全，乌有殆者乎！其于胀也，必审其脉，当泻则泻，当补则补，如鼓应桴，恶有不下者乎！

【解析】本篇论述胀病是由于营卫失调、真气与邪相搏所形成，病位在皮肤腠理。五脏胀的症状特点：心胀，心烦气短、睡眠不安；肺胀，咳嗽气喘，胸部虚满；肝胀，胁下胀满，痛引小腹；脾胀，睡眠不安，身体沉重；肾胀，腹胀引背，腰髀痛。六腑胀的症状特点：胃胀，腹中胀满，胃脘疼痛；大肠胀，肠鸣腹痛，泄下清稀；小肠胀，少腹胀满，常引腰痛；膀胱胀，少腹胀满，小便不利；三焦胀，皮肤肿胀，轻浮中空；胆胀，胁下胀痛，口中发苦。针刺治疗胀病关键要刺入气血流注的穴位，还要正确辨脉象之虚实，采取相应的补泻治法，使厥逆之气下行，胀病才可痊愈。

## 《灵枢·五癃津液别》

本文说明人体津液来源及其别而为汗、溺、泣、唾、液的生理和病理。

【原文】

黄帝问于岐伯曰：水谷入于口，输于肠胃，其液别为五。天寒衣薄则为溺与气，天热衣厚则为汗，悲哀气并则为泣，中热胃缓则为唾。邪气内逆，则气为之闭塞而不行，不行则为水胀，余知其然也，不知其何由生，愿闻其道。

岐伯曰：水谷皆入于口，其味有五，各注其海，津液各走其道。故三焦出气，以温肌肉，充皮肤，为其津；其流而不行者为液。天暑衣厚则腠理开，故汗出；寒留于分肉之间，聚沫则为痛。天寒则腠理闭，气湿不行，水下留于膀胱，则为溺与气。五脏六腑，心为之主，耳为之听，目为之候，肺为之相，肝为之将，脾为之卫，肾为之主外。故五脏六腑之津液，尽上渗于目，心悲气并则心系急，心系急则肺举，肺举则液上溢。夫心系与肺，不能常举，乍上乍下，故咳而泣出矣。中热则胃中消谷，消谷则虫上下作，肠胃充郭，故胃缓，胃缓则气逆，故唾出。

五谷之津液，和合而为膏者，内渗入于骨空，补益脑髓，而下流于阴股。

阴阳不和，则使液溢而下流于阴，髓液皆减而下，下过度则虚，虚故腰背痛而胫酸。

阴阳气道不通，四海闭塞，三焦不泻，津液不化，水谷并行肠胃之中，别于回肠，留于下焦，不得渗膀胱，则下焦胀，水溢则为水胀，此津液五别之逆顺也。

【解析】食物和水通过胃的腐熟、肠的消化吸收后转化为五种津液：天寒衣薄，腠理闭塞化为溺与气；天热以后，腠理开化为汗；悲痛哀伤，气并于上，化为泪水；中焦温热，胃气舒缓，化为唾液；由三焦输布的食物和水化生的精微分为两种，润肌肤、充皮肤的称为津，注入脏腑、官窍，补益脑髓的称为液。如果阴阳不和，津液外泄，真阴虚耗，人体会出现腰背酸痛和足胫酸软的症状；如果阴阳气道不通，四海闭塞，三焦不能布散精微，津液不得化生，水液滞留在下焦，无法渗至膀胱，使下焦胀满，水液胀溢于外，便会形成水肿病。

## 《灵枢·论痛》

本篇主要论述人体的禀赋强弱不同对于耐受火针艾灸与剧毒药物刺激的不同和邪中阳经体热者易治，邪中阴经体寒者难治的道理。

【原文】

黄帝问于少俞曰：筋骨之强弱，肌肉之坚脆，皮肤之厚薄，腠理之疏密，各不同，其于针石火焫之痛何如？肠胃之厚薄、坚脆亦不等，其于毒药何如？愿尽闻之。

少俞曰：人之骨强、筋弱、肉缓、皮肤厚者耐痛，其于针石之痛、火焫亦然。

黄帝曰：其耐火焫者，何以知之？

少俞答曰：加以黑色而美骨者，耐火焫。

黄帝曰：其不耐针石之痛者，何以知之？

少俞曰：坚肉薄皮者，不耐针石之痛，于火焫亦然。

黄帝曰：人之病，或同时而伤，或易已，或难已，其故何如？

少俞曰：同时而伤，其身多热者，易已，多寒者，难已。

黄帝曰：人之胜毒，何以知之？

少俞曰：胃厚色黑、大骨及肥者，皆胜毒；故其瘦而薄胃者，皆不胜毒也。

【解析】一般骨骼强健、筋脉柔弱、肌肉松缓、皮肤厚实的人忍受疼痛的能力较强，其对针刺和艾灸所产生的疼痛也一样有较强的忍耐能力，还有肤色黑、骨骼发育良好的人也能忍受艾火灸灼的疼痛。一般肌肉结实且皮肤较薄的人不能忍受针刺和艾灸所造成的疼痛。感受相同的病邪，体质实热而病邪从热化的患者容易治好，体质虚寒邪从寒化的患者难以治好。胃功能强健、皮肤发黑、骨骼粗大健壮和肌肉肥厚的人，对药物具有较强的耐受能力；而形体消瘦且胃功能差的人，对药物耐受能力较弱。

## 《灵枢·天年①》

本篇论述人体形成的基础、生长衰老的过程以及人的先天禀赋强弱、神气盛衰与寿夭的关系。

【原文】

黄帝问于岐伯曰：愿闻人之始生，何气筑为基？何立而为楯②？何失而死？何得而生？

岐伯曰：以母为基，以父为楯，失神者死，得神者生也。

黄帝曰：何者为神？

岐伯曰：血气已和，营卫已通，五脏已成，神气舍心，魂魄毕具，乃为成人。

黄帝曰：人之寿夭各不同，或夭寿，或卒死，或病久，愿闻其道。

岐伯曰：五脏坚固，血脉和调，肌肉解利③，皮肤致密，营卫之行不失其常，呼吸微徐，气以度行，六腑化谷，津液布扬，各如其常，故能长久。

黄帝曰：人之寿百岁而死，何以致之？

岐伯曰：使道隧以长，基墙高以方，通调营卫，三部三里起④，骨高肉满，百岁乃得终。

黄帝曰：其气之盛衰，以至其死，可得闻乎？

岐伯曰：人生十岁，五脏始定，血气已通，其气在下，故好走。二十岁，血气始盛，肌肉方长，故好趋。三十岁，五脏大定，肌肉坚固，血脉盛满，故好步。四十岁，五脏六腑、十二经脉皆大盛以平定，腠理始疏，荣华颓落，发颇斑白，平盛不摇，故好坐。五十岁，肝气始衰，肝叶始薄，胆汁始减，目始不明。六十岁，心气始衰，若忧悲，血气懈惰，故好卧。七十岁，脾气虚，皮肤枯。八十岁，肺气衰，魄离，故言善误。九十岁，肾气焦，四脏经脉空虚。百岁，五脏皆虚，神气皆去，形骸独居而终矣。

黄帝曰：其不能终寿而死者，何如？

岐伯曰：其五脏皆不坚，使道不长，空外以张，喘息暴疾，又卑基墙薄，脉少血，其肉不实，数中风寒，血气虚，脉不通，真邪相攻，乱而相引，故中寿而尽也。

注释：①天年：即天赋之年寿，自然寿命。②楯（shǔn）：指栏杆，这里引申为遮蔽和捍卫之意。③肌肉解利：指肌肉分理之间滑润，气行通利无滞。④三部三里起：三部即三里，指面部上、中、下三部分，分别以额角、鼻头、下颌为标志。起，高起而不平陷。

【解析】人的生命源于父精母血，在母体内发育，依靠母体气血滋养，逐渐形成脏腑形骸，营卫气血通达和调，神气依次具备，逐渐有了基本的生活能力。人之生由十岁至百岁各阶段的生理变化：十岁：五脏开始健全，阴气始于下，故喜动而好走；二十岁：发育成熟，气血旺盛，肌肉发达，故爱好行动；三十岁：五脏形体已完全健全，肌肉坚实强固，经脉充胜，故动作稳重，爱好从容不迫的步行；四十岁：五脏六腑十二经脉都发育至极，腠理开始疏松，面容憔悴，头髮斑白，故喜静而好坐；五十岁：肝气开始衰退，肝叶薄，胆汁减少，视力减退；六十岁：心气开始衰退，常生忧虑悲伤，气血懈驰怠惰，不喜动，而爱好卧；七十岁：脾气虚弱，皮肤枯槁不泽；八十岁，肺气衰，魂魄离散，故语言差误；九十岁：肾气枯竭，肝心脾肺四脏和经脉都空虚；一百岁：五脏之气尽虚，神气离去，躯壳独存而死亡。

## 《灵枢·动输》

本篇论述十二经脉中，手太阴、足少阴、足阳明三条经脉独动不休的原因并简要揭示营卫运行、上下贯通，其交会之处在四肢的道理。

【原文】

黄帝曰：经脉十二，而手太阴、足少阴、阳明独动不休，何也？

岐伯曰：足阴阳胃脉也。胃为五脏六腑之海，其清气上注于肺，肺气从太阴而行之，其行也，以息往来，故人一呼脉再动，一吸脉亦再动。呼吸不已，故动而不止。

黄帝曰：气之过于寸口也，上十焉息？下八焉伏？何道从还？不知其极。

岐伯曰：气之离脏也，卒然如弓弩之发，如水之下岸，上于鱼以反衰，其余气衰散以逆上，故其行微。

黄帝曰：足之阳明，因何而动？

岐伯曰：胃气上注于肺，其悍气上冲头者，循咽，上走空窍，循眼系，入络脑，出颃，下客主人，循牙车，合阳明，并下人迎，此胃气别走于阳明者也。故阴阳上下，其动也若一。故阳病而阳脉小者为逆，阴病而阴脉大者为逆。故阴阳俱静俱动，若引绳相倾者病。

黄帝曰：足少阴何因而动？

岐伯曰：冲脉者，十二经之海也，与少阴之大络起于肾下，出于气街，循阴股内廉，邪入腘中，循胫骨内廉，并少阴之经，下入内踝之后，入足下；其别者，邪入踝，出属跗上，入大指之间，注诸络，以温足胫，此脉之常动者也。

黄帝曰：营卫之行也，上下相贯，如环之无端。今有其卒然遇邪气，及逢大寒，手足懈惰，其脉阴阳之道，相输之会，行相失也，气何由还？

岐伯曰：夫四末阴阳之会者，此气之尤络也。四街者，气之径路也。故络绝则径通，四末解则气从合，相输如环。

黄帝曰：善。此所谓如环无端，莫知其纪，终而复始，此之谓也。

【解析】（1）手太阴肺经、足少阴肾经、足阳明胃经等脉搏动不休：手太阴肺脉，内离脏腑，外达经络时候，其脉气势盛；从寸口上鱼际时候，其脉气反表；足阳明胃脉，上输注于肺，合于阳明本经，循于结喉两旁的人迎；足少阴肾经之大络，与冲脉同起于肾下，下循内踝。

（2）四肢络脉四街经脉与生理病理的关系：四肢是阴阳经脉起止会合之处，卒逢寒邪，则使小络脉被阻而不通；四街是经脉运行之路径，能维持脉气常通，使之运行如常，当四肢邪气得以解除后，则络脉又通畅，气又可从这里输运会合，如环无端，周而复始。

## 《灵枢·五味论》

本篇主要论述五味进入人体后的各自走向及五味偏嗜、太过所引起的各种病证。

【原文】

黄帝问于少俞曰：五味入于口也，各有所走，各有所病。酸走筋，多食之令人癃；咸走血，多食之令人渴；辛走气，多食之令人洞心；苦走骨，多食之令人变呕；甘走肉，多食之令人悗心。余知其然也，不知其何由，愿闻其故。

少俞答曰：酸入于胃，其气涩以收，上之两焦，弗能出入也，不出即留于胃中，胃中和温，则下注膀胱，膀胱之胞薄以懦，得酸则缩绻，约而不通，水道不行，故癃。阴者，积筋之所终也，故酸入而走筋矣。

黄帝曰：咸走血，多食之令人渴，何也？

少俞曰：咸入于胃，其气上走中焦，注于脉，则血气走之。血与咸相得则凝，凝则胃中汁注之，注之则胃中竭，竭则咽路焦，故舌本干而善渴。血脉者，中焦之道也，故咸入而走血矣。

黄帝曰：辛走气，多食之令人洞心，何也？

少俞曰：辛入于胃，其气走于上焦，上焦者，受气而营诸阳者也，姜韭之气熏之，营卫之气不时受之，久留心下，故洞心。辛与气俱行，故辛入而与汗俱出。

黄帝曰：苦走骨，多食之令人变呕，何也？

少俞曰：苦入于胃，五谷之气皆不能胜苦，苦入下脘，三焦之道皆闭而不通，故变呕。齿者，骨之所终也，故苦入而走骨，故入而复出，知其走骨也。

黄帝曰：甘走肉，多食之令人悗心，何也？

少俞曰：甘入于胃，其气弱小，不能上至于上焦，而与谷留于胃中者，令人柔润者也，胃柔则缓，缓则虫动，虫动则令人悗心。其气外通于肉，故甘走肉。

【解析】五味各有所走及偏嗜引起各种疾病：过食酸味，其气酸欲在胃中，则为吞酸；或随气化，其气下注膀胱，使尿道收缩小便不利；过食咸味，其气与血相合而凝，则使胃中津枯而舌干口渴；过食辛味，其气辛散，则使腠理开泄汗出，而心中空虚；过食苦味，其气枯燥，则使阳气郁遏，三焦不通，胃气不和而呕吐；过食甜味，其气甘缓，则留滞胃中，久之温化生浊，而扰动心中，烦闷不安。

## 《灵枢·百病始生》

本篇论述诸病发生的原因、正气在发病中的关键作用，邪中人体的部位及其传变规律，两虚两实与疾病的关系。

【原文】

黄帝问于岐伯曰：夫百病①之始生也，皆生于风雨寒暑，清湿喜怒。喜怒不节则伤脏，风雨则伤上，清湿则伤下。三部之气<sup>②</sup>，所伤异类，愿闻其会。

岐伯曰：三部之气各不同，或起于阴，或起于阳<sup>③</sup>，请言其方。喜怒不节则伤脏，脏伤则病起于阴也；清湿袭虚，则病起于下；风雨袭虚，则病起于上，是谓三部。至于其淫泆，不可胜数。

黄帝曰：余固不能数，故问先师，愿卒闻其道。

岐伯曰：风雨寒热，不得虚，邪不能独伤人。卒然逢疾风暴雨而不病者，盖无虚，故邪不能独伤人。此必因虚邪之风，与其身形，两虚相得，乃客其形。两实相逢，众人肉坚。其中于虚邪也，因于天时，与其身形，参以虚实，大病乃成，气有定舍，因处为名，上下中外，分为三员。

是故虚邪之中人也，始于皮肤，皮肤缓则腠理开，开则邪从毛发入，入则抵深，深则毛发立，毛发立则淅然<sup>④</sup>，故皮肤痛。

留而不去，则传舍于络脉，在络之时，痛于肌肉，其痛之时息，大经乃代。留而不去，传舍于经，在经之时，洒淅喜惊。

留而不去，传舍于俞，在俞之时，六经不通，四肢则肢节痛，腰脊乃强。

留而不去，传舍于伏冲之脉，在伏冲之时，体重身痛。

留而不去，传舍于肠胃，在肠胃之时，贲响<sup>⑤</sup>腹胀，多寒则肠鸣飧泄，食不化，多热则溏出糜。

留而不去，传舍于肠胃之外、募原之间，留著于脉，稽留而不去，息而成积。或著孙脉，或著络脉，或著经脉，或著俞脉，或著于伏冲之脉，或著于膂筋，或著于肠胃之募原，上连于缓筋，邪气淫泆，不可胜论。

黄帝曰：愿尽闻其所由然。

岐伯曰：其著孙络之脉而成积者，其积往来上下，臂手孙络之居也，浮而缓，不能句积而止之，故往来移行肠胃之间，水凑渗注灌，濯濯有音，有寒则䐜满雷引，故时切痛。

其著于阳明之经，则挟脐而居，饱食则益大，饥则益小。其著于缓筋<sup>⑥</sup>也，似阳明之积，饱食则痛，饥则安。其著于肠胃之募原也，痛而外连于缓筋，饱食则安，饥则痛。其著于伏冲之脉者，揣之应手而动，发手则热气下于两股，如汤沃之状。其著于膂筋，在肠后者，饥则积见，饱则积不见，按之不得。其著于输之脉者，闭塞不通，津液不下，孔窍干壅，此邪气之从外入内，从上下也。

黄帝曰：积之始生，至其已成奈何？

岐伯曰：积之始生，得寒乃生，厥乃成积也。

黄帝曰：其成积奈何？

岐伯曰：厥气生足悗<sup>⑦</sup>，悗生胫寒，胫寒则血脉凝涩，血脉凝涩则寒气上入于肠胃，入于肠胃则䐜胀，䐜胀则肠外之汁沫迫聚不得散，日以成积。卒然多食饮，则肠满，起居不节、用力过度则络脉伤。阳络伤则血外溢，血外溢则衄血；阴络伤则血内溢，血内溢则后血。肠胃之络伤，则血溢于肠外，肠外有寒，汁沫与血相搏，则并合凝聚不得散而积成矣。

卒然外中于寒，若内伤于忧怒，则气上逆，气上逆则六俞不通，温气不行，凝血蕴里而不散，津液涩渗，著而不去，而积皆成矣。

黄帝曰：其生于阴者奈何？

岐伯曰：忧思伤心；重寒伤肺；忿怒伤肝；醉以入房，汗出当风伤脾；用力过度，若入房汗出浴，则伤肾。此内外三部之所生病者也。

黄帝曰：善。治之奈何？

岐伯答曰：察其所痛，以知其应，有余不足，当补则补，当泻则泻，毋逆天时，是谓至治。

注释：①百病：泛指各种疾病。②三部之气：指伤脏、伤上、伤下的来自内外的不同之气，即喜怒不节、风雨之邪、寒湿之邪。③或起于阴，或起于阳：阴、阳此处指发病部位。阴即里，阳即表。④淅然：指怕冷的样子。⑤贲响：气攻冲而鸣响。⑥缓筋：指足阳明之筋。⑦足悗：悗，同闷。足悗，指足部酸痛、活动不便等症。

【解析】

1.诸病发生的原因：风雨寒暑从上而下，故先伤于上部；喜怒不节伤脏，故伤于中部；清温从下而上，故先伤于下部。

2.两虚两实与疾病的关系：形体素弱，逢四时气候反常，为"两虚相得"病乃成；形体强健，逢四时气候正常，为两实相逢，故无病。

3.邪中人体传入过程：邪气侵入皮肤，发生恶寒皮肤疼痛；传入络脉，发生肌肉疼痛或时作时止；传入经脉，发生寒栗惊恐不宁；传入经气聚会的输穴，使四肢关节疼痛，腰肌强直；传入冲脉，发生肢体困重，全身疼痛；传入胃肠，如因寒邪，则发生肠鸣、腹胀、泻下清冷、消化不良；因热邪，则发生泻下糜秽、如泥的大便；传入胃肠之外胸腹部幕原之间，留滞血脉之间，久之不散，成为癥积病。

## 《素问·天元纪大论》

运气学说主要内容为推演五运和六气的变化规律，五运以十天干为推演依据；六气以十二地支为推演依据。运气学说把自然气候变化和人体发病规律及治疗疾病用药规律统一起来，探讨气候变化对人体健康及疾病发生的关系。

【原文】

帝曰：善。何谓气有多少，形有盛衰？

鬼臾区曰：阴阳之气，各有多少，故曰三阴三阳也。形有盛衰，谓五行之治，各有太过不及也。故其始也，有余而往，不足随之，不足而往，有余从之。知迎知随，气可与期。应天为天符，承岁为岁直，三合为治。

帝曰：上下相召奈何？

鬼臾区曰：寒暑燥湿风火，天之阴阳也，三阴三阳上奉之。木火土金水火，地之阴阳也，生长化收藏下应之。

天以阳生阴长，地以阳杀阴藏。天有阴阳，地亦有阴阳。木火土金水火，地之阴阳也，生长化收藏。故阳中有阴，阴中有阳。所以欲知天地之阴阳者，应天之气，动而不息，故五岁而右迁，应地之气，静而守位，故六期而环会，动静相召，上下相临，阴阳相错，而变由生也。

帝曰：上下周纪，其有数乎？

鬼臾区曰：天以六为节，地以五为制。周天气者，六期为一备；终地纪者，五岁为一周。君火以明，相火以位。五六相合而七百二十气，为一纪，凡三十岁；千四百四十气，凡六十岁，而为一周，不及太过，斯皆见矣。

【解析】用五行表示不同年份的气候变化时，木、火、土、金、水五运，实质上代表不同年份和不同节令的气候特征。五运又有岁运、主运、客运之分。

1.岁运也称中运、大运，可反映全年的气候特征，物化特征，以及发病规律，即统管全年的五运之气。岁运是根据当年的年干确定的，如甲己之岁，土运统之，余以此类推。

2.主运是主管一年五时正常气候变化，每运主一时，依五行相生的顺序，始于木运，终于水运，固定不变。但主运五步有太过、不及的变化，须用"五音建运""太少相生""五步推运"方法进行推算。

（1）五音建运　五音即角、徵、宫、商、羽。为推算方便，把五音分别建立于五运十干中，并用五音代表五运（角为木音，徵为火音，宫为土音，商为金音，羽为水音），来推求主运五步的太过和不及。

（2）太少相生　太，即太过、有余；少即不及、不足。五音建五运，五运的十干分阴阳，凡阳干属太，阴干属少。如甲己土运，甲为阳土为太宫，己为阴土为少宫，余以此类推。（甲己土，宫音，甲阳土，太宫，己阴土，少宫；乙庚金，商音，庚阳金，太商，乙阴金，少商；丙辛水，羽音，丙阳水，太羽，辛阴水，少羽；丁壬木，角音，壬阳木，太角，丁阴木，少角；戊癸火，徵音，戊阳火，太徵，癸阴火，少徵。）十干分阴阳，五音别太少。太少相生，即阴阳相生的道理。太生少，少生太，太少反复相生，则阴生于阳，阳生于阴，不断地变化发展。

（3）五步推运　年干只能代表本年的中运，不能代表本年的主运。五步的推运，是以年干的太少逐步向上推至角便可导出。例如：甲年阳土，为客运的初运，属太宫，即从太宫本身上推，生太宫是少徵，生少徵是太角，则甲年的主运便起于太角，太少相生而终运太羽。

（4）己年阴土　为客运的初运，属少宫，即从少宫本身上推，生少宫是太徵，生太徵是少角，则己年的主运便起于少角，少太相生而终于少羽。其他之年均做此类推。惟丁壬两年是角运，便从本身上起运，不必向上推了。

3.客运随着岁运变化，是从中运开始而作五步的推运，然后以五行太少相生的顺序，分为五步，每步约七十三日零五刻，行于主运之上，逐年变迁，十年一个周期。例如：甲己年土运，甲年为阳土，太宫；己年为阴土，少宫。

（1）逢甲年太宫阳土，便是客运的初运，七十三日零五刻；阳土生少商乙阴金为二运；阴金生太羽丙阳水为三运；阳水生少角丁阴木为四运；阴木生太徵戊阳火为终运。

（2）逢己年少宫阴土，便是客运的初运，七十三日零五刻；阴土生太商庚阳金为二运；阳金生少羽辛阴水为三运；阴水生太角壬阳木为四运；阳木生少徵癸阴火为终运。其余乙庚、丙辛、丁壬、戊癸诸年均做此类推。

中运、主运、客运的开始说明：中运是以甲己土运为初运十年周遍十干，终而复始。乙庚、丙辛、丁壬、戊癸年均以此类推；主运是每年始于木（角）为初运，而终于水（羽）永恒不变；客运则以本年的中运为初运，十年周遍十干，终而复始。客运与主运相同的是阴阳干，太少相生，五行顺序、五步推移。

六气是风、热（暑）、湿、火、燥、寒六种气候。六气分主气、客气、客主加临三种。主气用以测常，客气用以测变，客主加临，即主气和客气相结合，综合分析气候变化及其影响。六气是气候变化的本源，三阴三阳是六气产生的标象。标本相合：风化厥阴；热化少阴；温化太阴；火化少阳；燥化阳明；寒化太阳。这六种气，时至而气至便为天地间六正气；如气化非其时，则为邪气。

【原文】

帝曰：其于三阴三阳，合之奈何？

鬼臾区曰：子午之岁，上见少阴；丑未之岁，上见太阴；寅申之岁，上见少阳；卯酉之岁，上见阳明；辰戌之岁，上见太阳；巳亥之岁，上见厥阴。少阴所谓标也，厥阴所谓终也。

厥阴之上，风气主之；少阴之上，热气主之；太阴之上，湿气主之；少阳之上，相火主之；阳明之上，燥气主之；太阳之上，寒气主之。所谓本也，是谓六元。

【解析】客气即是天气，就是在天的三阴三阳之气。客气也分成六步，即司天之气，在泉之气，左右四间气。次序是厥阴为一阴，少阴为二阴，太阴为三阴；少阳为一阳，阳明为二阳，太阳为三阳。阴先而阳后，故厥阴一，少阴二，太阴三，少阳四，阳明五，太阳六。三阴三阳分布于上下左右，互为司天，互为在泉，互为间气，便构成了司天、在泉六步的变化。司天在上属南方，其左右间气居南，面北而定其位；在泉在下属北方，其左右间气居北，面南而定其位。司天、在泉四间气，分为六步，每步各主六十日零八十七刻半；司天通主上半年三气（1、2、3），在泉通主下半年三气（4、5、6）。司天在泉为主岁，主岁纪岁，间气纪步。厥阴化风；少阴化热；太阴化湿；少阳化火；阳明化燥；太阳化寒。在泉、间气如是。

司天在泉左右间气表：六气顺序：①厥阴（厥阴司天：左少阳火；右太阳水；

少阳在泉：左阳明金；右太阴土）；②少阴（太阴司天：左太阴土；右厥阴木；阳明在泉：左太阳水；右少阳火）；③少阳（太阴司天：左少阳相火；右少阴君火；太阳在泉：左厥阴木；右阳明金）；④太阴（少阴司天：左阳明金；右太阴土；厥阴在泉：左少阴火；右太阳水）；⑤阳明（阳明司天：左太阳水；右少阳火；少阴在泉：左太阴土；右厥阴木）；⑥太阳（太阳司天：左厥阴木；右阳明金；太阴在泉：左少阳相火；右少阴君火）

客主加临：每年在天输转的三阴三阳之客气加在地固定的主气之上，便称客主加临。其法是以司天客气加临在主气的三气之上，在泉之气加临于主气的终之气上，其余四气，自然依次相加。例如：卯酉年，阳明燥金司天，少阴君火在泉。初气的主气为厥阴风木，客气为太阴湿土；辰戌年，太阳寒水司天，太阴湿土在泉。客气初气为少阳相火；巳庚年，厥阴风司天，少阳相火在泉。客气初气为阳明燥金；子午年，少阴君火司天，阳明燥金在泉。客气初气为太阳寒水；丑未年，太阴湿土司天，太阳寒水在泉。客气初气为厥阴风木；寅申年，少阳相火司天，厥阴风木在泉。客气初气为少阴君火。

## 《素问·五运行大论》

【原文】

子午之上，少阴主之；丑未之上，太阴主之，寅申之上，少阳主之；卯酉之上，阳明主之；辰戌之上，太阳主之；巳亥之上，厥阴主之。

【解析】十二支与六气：子午为热；丑未为温；寅申为火；卯酉为燥；辰戌为寒；巳亥为风。

【原文】

五气更立，各有所先，非其位则邪，当其位则正。

帝曰：病生之变何如？

岐伯曰：气相得则微，不相得则甚。

【解析】客主之气相得不相得与顺逆：客主之气相生，或客主同气，便为相得；客主之气相克，主克客为不相得，客克主为相得。顺逆，客生主为顺；主生客为逆。客少阴君火，而主少阳相火亦为顺。

## 《素问·六微旨大论》

【原文】

帝曰：愿闻天道六六之节盛衰何也？

岐伯曰：上下有位，左右有纪。故少阳之右，阳明治之；阳明之右，太阳治之；太阳之右，厥阴治之；厥阴之右，少阴治之；少阴之右，太阴治之；太阴之右，少阳治之。此所谓气之标，盖南面而待也。

故曰：因天之序，盛衰之时，移光定位，正立而待之。此之谓也。

少阳之上，火气治之，中见厥阴；阳明之上，燥气治之，中见太阴；太阳之上，寒气治之，中见少阴；厥阴之上，风气治之，中见少阳；少阴之上，热气治之，中见太阳；太阴之上，湿气治之，中见阳明。所谓本也，本之下，中之见也，见之下，气之标也，本标不同，气应异象。

帝曰：其有至而至，有至而不至，有至而太过，何也？

岐伯曰：至而至者和；至而不至，来气不及也；未至而至，来气有余也。

帝曰：至而不至，未至而至，如何？

岐伯曰：应则顺，否则逆，逆则变生，变生则病。

帝曰：善。请言其应。

岐伯曰：物生其应也，气脉其应也。

帝曰：善。愿闻地理之应六节气位何如？

岐伯曰：显明之右，君火之位也；君火之右，退行一步，相火治之；复行一步，土气治之；复行一步，金气治之；复行一步，水气治之；复行一步，木气治之；复行一步，君火治之。

相火之下，水气承之；水位之下，土气承之；土位之下，风气承之；风位之下，金气承之；金位之下，火气承之；君火之下，阴精承之。

帝曰：何也？

岐伯曰：亢则害，承乃制，制则生化，外列盛衰，害则败乱，生化大病。

【解析】标本中气是指临证治疗大法：风、热、湿、燥、寒、火是天之六气为本；三阴三阳为六气之标，如太阳、阳明、少阳、太阴、少阴、厥阴；与三阴三阳之标气，互为表里之气为中气。本气之下，为中见之气，中气之下，为标气。

六气有三阴三阳，既有标本、中气区别，又有从化的关系：少阳、太阴是从本，为标本同气，阳者君火，阴者湿土；少阴、太阳是从本，从标，为标本异气，阴者君火，阳者寒水；阳明、厥阴是不从标本，从乎中也，阳者燥金，阴者风木。从本者，化生于本；从标本者，有标本之化；从中者，以中气为化。

六气之间，标本不同，从化关系也不同。

少阳，太阴从本者：①因少阳本火，而标阳，中气为厥阴风木；②太阴，本湿而标阴，中气为阳明燥金。二者都属于标本同气，故从本化，中气也从本气之化。

少阴、太阳，从本从标者：①因少阴本热而标阴，中气为太阳岁水；②太阳本寒而标阳，中气为少阴君火。二者均为标本异气，中气和标本之气有水火阴阳不同，故本、标、中气都不能周也。

阳明厥阴从中气者：①阳明，本燥而标阴（非真阴阳），中气为太阴湿，故燥从湿化；②厥阴，本风而标阴，中气为少阴火（非真阳阴），故风从火化，不从标、本而从中气也。二者不从标本而从乎中也。

六气变化相移，不能与节气相应会有胜复，太过、不及之变而形成六淫邪气，人感之则病：病生于本，求之于本；病生于标，求之于标；病生于中气，求之于中气；既生于本，又生于标，求之于标本。

【原文】

帝曰：善。愿闻地理之应六节气位①何如？

岐伯曰：显明之右，君火之位也；君火之右，退行一步，相火治之；复行一步，土气治之；复行一步，金气治之；复行一步，水气治之；复行一步，木气治之；复行一步，君火治之。

相火之下，水气承之；水位之下，土气承之；土位之下，风气承之；风位之下，金气承之；金位之下，火气承之；君火之下，阴精②承之。

注释：①地理之应六节气位：地理，五行之理。六节，四时主气的六步，即初之气、二之气、三之气、四之气、五之气、终之气。在地五行五气（寒暑燥湿风）与在天的三阴三阳之气相应，故为地理之应六节。②阴精：指五行中的水气。

【解析】主气，即是地气，或称主时之六气，分司于一年的二十四节气。按五行相生之序分为六步，每步主六十日又八十七刻半，其中包括四个节气。六气主时节气表：厥阴风木初之气，从大寒开始，立春、雨水、惊蛰、春分。斗建（根据北斗星斗柄指示的方向来确定时节）从丑中至卯中（12、1、2月）为风气化行之候；少阴君火二之气，从春分开始，清明、谷雨、立夏、小满。斗建从卯中至巳中（2、3、4月）为火热益升之候；少阳相火三之气，从小满、芒种、夏至、小暑、大暑。斗建从巳中至未中（4、5、6月）为炎暑日蒸之候；太阴湿土四之气，从大暑、立秋、处暑、白露、秋分。斗建从未中至酉中（6、7、8月）为湿土郁蒸之候；阳明燥金五之气，从秋分、寒露、霜降、立冬、小雪。斗建从酉中至亥中（8、9、10月）为燥金肃降之候；太阳寒水终之气，从小雪、大雪、冬至、小寒、大寒。斗建从亥中至丑中（10、11、12月）为冬寒凛冽之候。

【原文】

帝曰：何谓当位？

岐伯曰：木运临卯，火运临午，土运临四季，金运临酉，水运临子，所谓岁会，气之平也。

帝曰：非位何如？

岐伯曰：岁不与会也。

帝曰：土运之岁，上见太阴；火运之岁，上见少阳、少阴；金运之岁，上见阳明；木运之岁，上见厥阴；水运之岁，上见太阳，奈何？

岐伯曰：天之与会也。故《天元册》曰天符。天符岁会何如？

岐伯曰：太一天符之会也。

【解析】主运、客运、主气、客气在六十年变化中，除互为生克，互为消长外，还有二十多年的同化关系。

运气同化，是运与气同类而化合。由于运有太过不及，气有司天在泉不同，因而便有天符、安会、太乙天符的区别。

1.天符：中运之气与司天之气相符合，叫"天符"。如土运之年，太阴司天；火运之年，少阳司天、少阴司天；金运之年，阳明司天；木运之年，厥阴司天；水运之年，太阳司天。这是中运与司天之气同化，故称天符。己丑、己未（土）；戊寅、戊申（相火）；戊子、戊午（君火）；乙卯、乙酉（金）；丁巳、丁亥（木）；丙辰、丙戌（水）这十二年都是中运与司天之气相会合同化的。

2.岁会：中运与岁支之气相同，叫"岁会"。如丁卯年，丁为木运，卯为木正位（东方）是木运临卯；戊午年，戊为火运，午为火正位（南方）是火运临午；甲辰、甲戌、己丑、己未四年，甲己均为土运，辰、戌、丑、未都是土运寄旺之位（四方各十八日）是土运临四季；乙酉年，乙为金运，酉为金正位（西方）是金运临酉；丙子年，丙为水运，子为水正位（北方）是水运临子。以上八年都是本运临本气，本气上承本运叫安会。

3.太乙天符：既为天符，又为岁会，叫太乙天符。如戊午（火），乙酉（金），己丑，己未（土）四年。在天符十二年有此四年岁会，八年中亦有此四年，因而这四年叫作太乙天符。也就是天气，中运、岁支三者之气都会合了。

【原文】

帝曰：邪之中也奈何？

岐伯曰：中执法者，其病速而危；中行令者，其病徐而持；中贵人者，其病暴而死。

帝曰：位之易也何如？

岐伯曰：君位臣则顺，臣位君则逆。逆则其病近，其害速；顺则其病远，其害微。所谓二火也。

【解析】运气、客气加临与发病的关系：主要是说明运气加临有顺逆，而使疾病发生有轻重之分。中天符者，其病速而危（中运与司天相合）；中岁会者，其病徐而持（中运与岁支相合）；太乙天符者，其病暴而死（天符、岁会同并）。六气客主加临的顺逆也与疾病的发生有轻重缓急之不同：君佐臣为顺（君火乘相火），其病远，其还微；臣佐君为逆（相火乘君火），其病近，其害速。

## 《素问·气交变大论》

说明五运太过不及，六气司天在泉不同的气候变化，以及运气相合，客主加临等与发病的关系。

【原文】

帝曰：五运之化，太过何如？

岐伯曰：岁木太过，风气流行，脾土受邪。民病飧泄食减，体重烦冤，肠鸣、腹支满，上应岁星。甚则忽忽善怒，眩冒巅疾。化气不政，生气独治，云物飞动，草木不宁，甚而摇落，反胁痛而吐甚，冲阳绝者死不治，上应太白星。

帝曰：善。其不及何如？

岐伯曰：悉乎哉问也！岁木不及，燥乃大行，生气失应，草木晚荣，肃杀而甚，则刚木辟着，柔萎苍干，上应太白、岁星，民病中清，胠胁痛，少腹痛，肠鸣、溏泄，凉雨时至，上应太白、岁星，其谷苍。上临阳明，生气失政，草木再荣，化气乃急，上应太白、镇星，其主苍早。复则炎暑流火，湿性燥，柔脆草木焦槁，下体再生，华实齐化，病寒热疮疡痱胗痈痤，上应荧惑、太白，其谷白坚。白露早降，收杀气行，寒雨害物，虫食甘黄，脾土受邪，赤气后化，心气晚治，上胜肺金，白气乃屈，其谷不成，咳而鼽，上应荧惑、太白星。

【解析】运气太过不及与发病的关系：木运太过的年份，风气流行，木胜克土，脾土受邪，出现飧泄、食欲不振、肢体沉重、烦闷抑郁、肠中鸣响、腹部胀满等脾胃疾病的症状，或出现易怒、头昏眩晕、眼黑发花、胁部疼痛等肝本经病症。

木运不足的年份，金之燥气旺盛，而出现腹中清冷、胁部及少腹疼痛、肠中鸣响、大便溏泻等肝脏病及脾的症状，或出现咳嗽、鼻塞等肺本经的病症。至于火、土、金、水四气太过不及的致病，均依此类推。

## 《素问·五常政大论》

五运六气的互相配合方式，是以天干为基础与地支配合起来。天干、地支是代表五运六气的结合。每年的年号都是由一个天干和一个地支组成。干、支与五运六气结合起来，根据运气相临的顺逆，以推测运与气的盛衰及相互制约的关系。

【原文】

黄帝问曰：太虚寥廓，五运回薄，衰盛不同，损益相从，愿闻平气何如而名？何如而纪也？

岐伯对曰：昭乎哉问也！木曰敷和，火曰升明，土曰备化，金曰审平，水曰静顺。

帝曰：其不及奈何？

岐伯曰：木曰委和，火曰伏明，土曰卑监，金曰从革，水曰涸流。

帝曰：太过何谓？

岐伯曰：木曰发生，火曰赫曦，土曰敦阜，金曰坚成，水曰流衍。

帝曰：三气之纪，愿闻其候。

岐伯曰：悉乎哉问也！敷和之纪，木德周行，阳舒阴布，五化宣平，其气端，其性随，其用曲直，其化生荣，其类草木，其政发散，其候温和，其令风，其脏肝，肝其畏清，其主目，其谷麻，其果李，其实核，其应春，其虫毛，其畜犬，其色苍，其养筋，其病里急支满，其味酸，其音角，其物中坚，其数八。

【解析】五运的太过、不及与平气的变化：地支：子寅辰午申戌阳支；丑卯巳未酉亥为阴支。太过，为运气胜而有余，即是甲、丙、戊、庚、壬五阳干年；不及，为运气衰而不足，即是乙、丁、己、辛、癸五阴干年；平气，为运太过而被抑，或运不及而被助。天干太过，地支抑之，或天干不及，地支助之：①太过，为本运气盛，本气流行；不及，为本运气衰，克气流行。太过之运约在大寒节前十三日交接；不及之运约在大寒节后十三日交接。②本气太过，风气行，不及，燥气行；火气太过，炎暑行，不及，寒气行；土气太过，温气行，不及，风气行；金气太过，燥气行，不及，暑气行；水气太过，寒气行，不及湿气行。③平气，运太过而被抑，或运不及而被助。例如戊辰年，戊为阳干火，辰为阳支水，是火运太过，而逢寒水司天，火运虽盛，却被寒水抑制，则为平气。又如丁亥年，丁为阴干木，亥为阴支木，是木运不及，假如在交运第一天过者壬干日或壬（寅）时，壬属阳木，这是运与日干，时干相合，亦为平气。平气在一年内气候平和，病历较少。其他以此类推。

## 《素问·六元正纪大论》

【原文】

帝曰：五运行同天化者，命曰天符，余知之矣。愿闻同地化者何谓也？

岐伯曰：太过而同天化者三，不及而同天化者亦三，太过而同地化者三，不及而同地化者亦三，此凡二十四岁也。

帝曰：愿闻其所谓也。

岐伯曰：甲辰甲戌太宫下加太阴，壬寅壬申太角下加厥阴，庚子庚午太商下加阳明，如是者三。

癸巳癸亥少徵下加少阳，辛丑辛未少羽下加太阳，癸卯癸酉少徵下加少阴，如是者三。

戊子戊午太徵上临少阴，戊寅戊申太徵上临少阳，丙辰丙戌太羽上临太阳，如是者三。

丁巳丁亥少角上临厥阴，乙卯乙酉少商上临阳明，己丑己未少宫上临太阴，如是者三。除此二十四岁，则不加不临也。

帝曰：加者何谓？

岐伯曰：太过而加同天符，不及而加同岁会也。

【解析】同天符：凡逢阳年，太过的中运之气，与在泉之客气相合，叫作同天符。如甲辰、甲戌年，甲为阳土运，辰戌年为太阴湿土在泉，这是土运与在泉的湿气相合；壬寅、壬申年，壬为阳木运，寅申年为厥阴风木在泉，是木运与在泉的风气相合；庚子、庚午年，庚为阳金运，子午年为阳明燥金在泉，是金运与在泉的燥气相合。在泉的客气行于中运之下，所以皆曰"下加"。以司天在上，中运居中，在泉位于下。甲辰、甲戌、壬寅、壬申、庚子、庚午六年，是阳运与在泉本气同化，叫作同天符。

同岁会：凡逢阴年，不及的中运之气，与在泉客气相合，叫作同岁会。癸巳、癸亥、癸卯、癸酉四年，均为火运不及；己亥年是少阳相火在泉，卯酉年，是少阴君火在泉，这是阴火运，下合于客气少阳相火，少阴君火。辛丑、辛未，辛为阴水运，丑未年是太阳寒水在泉，这是阴水运下合于客气太阳寒水。癸巳、癸亥、癸卯、癸酉、辛丑、辛未六年，是阴运与在泉本气同化，所以叫作同岁会。

## 《素问·至真要大论》

"至真要"即指论述精微重要。本篇主要论述六气司天、六气在泉、正化、胜复、标本寒热、调治逆从、五味阴阳、有制方奇偶以及病机十九条具有重要指导意义。

【原文】

帝曰：岁主脏害何谓？

岐伯曰：以所不胜命之，则其要也。

帝曰：治之奈何？

岐伯曰：上淫于下，所胜平之；外淫于内，所胜治之。

帝曰：善。平气何如？

岐伯曰：谨察阴阳所在而调之，以平为期，正者正治，反者反治。

【解析】一年中五运之主气，受司天在泉之克制，则病人之五脏为害也。如甲己土运之年，逢厥阴风木之气；乙庚金运之年，逢少阴少阳君相二火之气；丁壬木运之年，逢阳明燥金之气；丙辛水运之年，逢太阴湿土之气；戊癸火运之年，逢太阳寒水之气；此谓六气所胜五运也。

司天之气淫胜于下，以胜其气来平复它，如木气淫则以金制之；火气淫则以水之制；土气淫则以木制之；金气淫则以火制之；水气淫则以土制之。

治疗五脏疾病，以五味寒热温凉，当各以所胜者平复之，并察司天在泉三阴三阳之气和人的寸尺阴阳之脉变化的所在以调之，达到平衡为止。如阳经阳证而得阳脉，或阴经阴证而得阴脉，是为正病，当以寒治热，以热治寒，为正病正治也；若阳经阳证而得阴脉，或阴经阴证而得阳脉，是为反病，当以热治热，以寒治寒，为反者反治也。

【原文】

帝曰：善。天地之气，内淫而病何如？

岐伯曰：岁厥阴在泉，风淫所胜，则地气不明，平野昧，草乃早秀。民病洒洒振寒，善伸数欠，心痛支满，两胁里急，饮食不下，膈咽不通，食则呕，腹胀善噫，得后与气，则快然如衰，身体皆重。

岁少阴在泉，热淫所胜，则焰浮川泽，阴处反明。民病腹中常鸣，气上冲胸，喘不能久立，寒热皮肤痛，目瞑齿痛颐肿，恶寒发热如疟，少腹中痛腹大，蛰虫不藏。

岁太阴在泉，草乃早荣，湿淫所胜，则埃昏岩谷，黄反见黑，至阴之交。民病饮积心痛，耳聋浑浑焞焞，嗌肿喉痹，阴病血见，少腹痛肿，不得小便，病冲头痛，目似脱，项似拔，腰似折，髀不可以回，腘如结，踹如别。

岁少阳在泉，火淫所胜，则焰明郊野，寒热更至。民病注泄赤白，少腹痛，溺赤，甚则血便。少阴同候。

岁阳明在泉，燥淫所胜，则霜雾清瞑。民病喜呕，呕有苦，善太息，心胁痛不能反侧，甚则嗌干面尘，身无膏泽，足外反热。

岁太阳在泉，寒淫所胜，则凝肃惨栗。民病少腹控睾，引腰脊，上冲心痛，血见，嗌痛颔肿。

【解析】六气司天在泉与发病的关系：少阴在泉的年份，热气淫胜，出现腹中时常鸣响、逆气上冲胸脘、气喘不能长久站立、寒热、皮肤疼痛、视力模糊、牙痛、项肿、寒热往来如疟状、少腹中疼痛、腹部胀大等心肺肝的证候；阳明在泉的年份，燥气淫盛，便会出现时常呕吐苦水、频频叹息、心胁部疼痛不能转侧，甚至咽喉干燥，面有尘灰之色，全身肌肤干枯无光泽，足外侧发热等肺肝胆的证候。其余各年司天在泉的淫气所胜发生病变，可以类推。

【原文】

帝曰：善。治之奈何？

岐伯曰：诸气在泉，风淫于内，治以辛凉，佐以苦甘，以甘缓之，以辛散之。热淫于内，治以咸寒，佐以甘苦，以酸收之，以苦发之。湿淫于内，治以苦热，佐以酸淡，以苦燥之，以淡泄之。火淫于内，治以咸冷，佐以苦辛，以酸收之，以苦发之。燥淫于内，治以苦温，佐以甘辛，以苦下之。寒淫于内，治以甘热，佐以苦辛，以咸泻之，以辛润之，以苦坚之。

【解析】六气在泉所发生各种疾病的治疗：少阳相火司天，厥阴风木在泉，如风气太过伤害人体发生的疾病，风为阳气，主升发，故治以辛凉之药肃降其风气，恐壮火食气佐以甘苦缓补心脾之阳，而化生真阴。若阴伤太甚，以酸收敛其阴，若热淫于内而不解者，以苦寒发泄之，此乃泄热救阴之法。如太阳寒水司天，太阴湿土在泉，湿气太过，伤害人体发生的病变，湿为土气，湿胜伤阳而阴精无以化生，故治以苦热，升阳燥湿，又恐阳升之过而伤真阴，佐以酸敛其阴，以淡渗之法泻其湿邪。

如厥阴风木司天，少阳相火在泉，燥气太过，伤害人体发生的病变，燥为金气（一指秋凉肃杀之气，一指热燥伤阴，二者有别），如果暑热内郁外感秋金之凉，故治以苦温清热并能解表之寒，佐以甘缓辛润而散之，若燥热内结，以苦寒急下之。

如太阴湿土司天，太阳寒水在泉，寒气太过，伤害人体发生的病变，寒为水气，寒胜势必伤阳，故治以甘热温补阳气，佐以苦辛助阳而散寒气，若寒胜伤阳，真阴无以化生，以补正以泄寒邪，所以寒应用辛而润散之，阳虚以苦坚固心阳之气。

【原文】

帝曰：治之奈何？

岐伯曰：厥阴之胜，治以甘清，佐以苦辛，以酸泻之。少阴之胜，治以辛寒，佐以苦咸，以甘泻之。太阴之胜，治以咸热，佐以辛甘，以苦泻之。少阳之胜，治以辛寒，佐以甘咸，以甘泻之。阳明之胜，治以酸温，佐以辛甘，以苦泄之。太阳之胜，治以苦热，佐以辛酸，以咸泻之。

【解析】六气为胜气时所发生各种疾病的治疗：厥阴风木之气过胜所致的疾病，当以甘凉药为主，苦辛药为辅，用酸味药泻去亢胜的风邪。少阴君火过胜所致的疾病，当以辛寒药为主，苦咸味药为辅，用酸味药泻去亢胜的热邪。太阴湿土过胜所致的疾病，当以咸热药为主，辛甘药为辅，用苦味药泻去亢胜的湿邪。少阳相火过胜所致的疾病，以辛寒药为主，甘咸药为辅，用甘味药泻去亢胜的火邪。阳明燥金过胜所致的疾病，当以酸温之品为主，辛甘药为辅，用苦味药泻去亢胜的燥邪。太阳寒水过胜所致的疾病，则以甘热之品为主，辛酸药为辅，用咸味药泻去亢胜的寒邪。

【原文】

帝曰：善。气之上下何谓也？

岐伯曰：身半以上，其气三矣，天之分也，天气主之。身半以下，其气三矣，地之分也，地气主之。以名命气，以气命处，而言其病。半，所谓天枢也。

故上胜而下俱病者，以地名之；下胜而上俱病者，以天名之。所谓胜至，报气屈伏而未发也。复至则不以天地异名，皆如复气为法也。

帝曰：胜复之动，时有常乎？气有必乎？

岐伯曰：时有常位，而气无必也。

帝曰：愿闻其道也。

岐伯曰：初气终三气，天气主之，胜之常也。四气尽终气，地气主之，复之常也。有胜则复，无胜则否。

帝曰：善。复已而胜何如？

岐伯曰：胜至则复，无常数也，衰乃止耳。复已而胜，不复则害，此伤生也。

帝曰：复而反病何也？

岐伯曰：居非其位，不相得也。大复其胜，则主胜之，故反病也，所谓火燥热也。

帝曰：治之何如？

岐伯曰：夫气之胜也，微者随之，甚者制之。气之复也，和者平之，暴者夺之。皆随胜气，安其屈伏，无问其数，以平为期，此其道也。

【解析】人身之上下，以应天地之上下分，人的身半以上，其气有三：少阴君火应心与小肠；阳明燥金应肺与大肠；少阳相火应三焦与心包络，应岁半以上，乃天气主之。身半以下，其气有三：太阴湿土应脾与胃；厥阴风木应肝与胆；太阳寒水应肾与膀胱，应岁半以下，乃地气主之。以三阴三阳之名，说明六气分上下各有所主，（三阴三阳为六气标，故曰"以各命气"）六气与人身脏腑相应，而人的脏气各有定位，察其气之上下左右，则病处可知矣。半者，是指天枢之分。乃天地上下气交之中，叫天枢；以人身之言，则前及于脐，后及于腰，乃脐两旁二寸，各天枢穴，以此而分身形之上下。所谓身半以上三气胜（少阴、阳明、少阳），而身半以下的三气都受病（太阴、厥阴、太阳），以地气之各来说明人身受病的部位；又如身半以下三气胜（太阴、厥阴、太阳），而身半以上的三气都受病（少阴、阳明、少阳），以天之各来说明人身受病的部位。所说：胜气到来，（主时之气太过）报复之气尚屈伏而未发泄，如病在上求乎天，病在下求乎地，如果报复气到来，（非主时之气太过）就不分上胜，下胜，或在天、在地之不同，但根据复气的性质和所在，随共微甚以为治复之法也。

复气之至，不是他的主时之正位，则与主时之气不相融洽。而又大复其胜，力极必虚，虚则主气乘之，所以复气之反受病也。所说：少阳相火，阳明燥金，少阴君火三气，即居非其正位，如少阳、少阴在泉，以客之火气，而居主之水位，这是火气大复，则水主胜之。又如阳明司天，以客之金气，而居主之火位，这是金气大复，则火主胜之。

六气的偏胜，胜微的要顺其气以调之；胜甚的，则其所谓以制之。复气之至，和缓的，则平调其微邪；剧烈的，则泻夺其强胜之邪。但都随胜气以调治之，则屈伏之气可安矣，然不必问其胜复之数多少，唯以气平为止，这是治之法则。

【原文】

帝曰：气有多少，病有盛衰，治有缓急，方有大小，愿闻其约奈何？

岐伯曰：气有高下，病有远近，证有中外，治有轻重，适其至所为故也。

《大要》曰：君一臣二，奇之制也；君二臣四，偶之制也；君二臣三，奇之制也；君二臣六，偶之制也。故曰：近者奇之，远者偶之，汗者不以奇，下者不以偶，补上治上制以缓，补下治下制以急，急则气味厚，缓则气味薄，适其至所，此之谓也。

病所远，而中道气味之者，食而过之，无越其制度也。是故平气之道，近而奇偶，制小其服；远而奇偶，制大其服也。大则数少，小则数多。多则九之，少则二之。

奇之不去则偶之，是谓重方。偶之不去，则反佐以取之，所谓寒热温凉，反从其病也。

【解析】根据六气太过不及，伤害人体部位上下之异，运用奇偶小大之方，轻重缓急或从正治反治不同，五运六气各有太过不及，人的疾病，亦随气而有胜衰，治疗也有缓急，处方也有小大不同。岁气有司天在泉，司天之气在上者高，在泉之气在下者，下也，人的疾病有经络脏腑上下不同，疾病在上者为近，在下者为远，其证候有表有里，治疗的方法也有轻重缓急的不同，但使药力适当的达到疾病之所，以复其故。古法说：制方之道，不过是奇偶两法而已，如主病之药为君，君当倍用，辅佐君之药为臣，臣以助之，主要是君药用一味，辅佐主要的药用二味，这是奇方的制度；或是主要药用二味，辅佐主要的药用四味，这是偶之制度；或是主要药用二味，辅佐主要的药用三味，这也是奇之制度；或是主要的药用二味，辅佐主要的药用六味，这也是偶之制度也。

所以说：病在近的使用奇方，病在远的使用偶方。属于发汗的治疗，不用偶方（病在阳，不可用重阴之药）；攻下治疗，不用奇方（病在阴，不可用轻阳之药）。补者，补正气之不足，治者，治邪气之有余。补上治上欲其气留布于上，故用气味薄的缓方；病在下，补下治下欲直达下焦也，故用气味厚的急方。急则气味浓厚，缓则气味淡薄。各适其上下远近以达到病之所在，就是指此而言。如果病所在上在下而远于中道，药的气味须从中道行于上下，如病在上，当先食而后药，则药之气味过于中而及于上；病在下的，当先药而后食，则药之气味过于中而及于下。不要远离这个制度。这就是调气平治之道理，病所在近，用奇方或偶方，宜制定小的方药之量，病所在远，用奇方或偶方，宜制定大的方药之量。方剂大的，是药味数少而量重；方剂小的，是药味数多而量轻。位数多的可至九味，位数少的可至二味。使用奇方而病不去，再用偶方，叫作重方；用偶方而病不去，再用反佐以取之法，所以说：春病用温，夏病用热，秋病用凉，冬病用寒，顺四时，以温热凉寒之气，或是寒者寒之，热者热之，虚者消之，实者塞之，而反从治其病也。

【原文】

帝曰：善。六气之胜，何以候之？

岐伯曰：乘其至也，清气大来，燥之胜也，风木受邪，肝病生焉。热气大来，火之胜也，金燥受邪，肺病生焉。寒气大来，水之胜也，火热受邪，心病生焉。湿气大来，土之胜也，寒水受邪，肾病生焉。风气大来，木之胜也，土湿受邪，脾病生焉。所谓感邪而生病也。乘年之虚，则邪甚也。失时之和，亦邪甚也。遇月之空，亦邪甚也。重感于邪，则病危矣。有胜之气，其来必复也。

帝曰：其脉至何如？

岐伯曰：厥阴之至其脉弦，少阴之至其脉钩，太阴之至其脉沉，少阳之至大而浮，阳明之至短而涩，太阳之至大而长。至而和则平，至而甚则病，至而反者病，至而不至者病，未至而至者病。阴阳易者危。

【解析】主运不及与四时之气太过伤害人之主脏发生疾病与五脏的变化：乘主气之不及而来。如木运不及，则清气太过；燥金之气胜，厥阴风木受邪，而人的肝脏容易发生病变。金运不及，则热气太过，君火之气胜，阳明燥金受邪，而人的肺脏，容易发生病变。火运不及，则寒气太过，寒水之气胜，少阴君火受邪，而人的心脏容易发生病变。水运不及，则湿气太过，湿土之气胜，太阳寒水受邪，而人的肾脏容易发生病变。土运不及，则风气太过，风木之气胜，太阴湿土受邪，而人的脾脏容易发生病变。所以说：这就是感受邪气而发生的疾病。是由于乘一年的运气不及，而四时之胜气又乘而侮之，故邪气更甚，四时主气衰，而失去调和。如春气不足，则秋气胜之，夏气不足，则冬气胜之，长夏之气不足，则春气胜之，秋气不足，则夏气胜之，冬气不足，则长夏之气胜之，也会使邪气更甚；如果遇到月亮空虚时候，人身经络亦虚；感受邪气，亦为更甚；同时乘年运之虚，失时之和，遇月之空，此谓三虚而重感于邪，则病危矣。如果有了胜气，也就必然会有复气而来了。

厥阴之气到来，其脉弦；少阴之气到来，其脉钩；太阴之气到来，其脉沉；少阳之气到来，其脉大而浮；阳明之气到来，其脉短；太阳之气到来，其脉大而长。气足而脉和缓，是平人无病，气足而脉太过是病，气足而脉与时相反是病，气足而不应时是病，气未足而脉至者，是病脉，如三阴之时，而得三阳脉者，或三阳主时而得三阴脉者，这是阴阳交错，更容易发生危险。

【原文】

帝曰：六气标本，所从不同奈何？

岐伯曰：气有从本者，有从标本者，有不从标本者也。

帝曰：愿卒闻之。

岐伯曰：少阳太阴从本，少阴太阳从本从标，阳明厥阴不从标本从乎中也。故从本者化生于本，从标本者有标本之化，从中者以中气为化也。

帝曰：脉从而病反者，其诊何如？

岐伯曰：脉至而从，按之不鼓，诸阳皆然。

帝曰：诸阴之反，其脉何如？

岐伯曰：脉至而从，按之鼓甚而盛也。

是故百病之起，有生于本者，有生于标者，有生于中气者，有取本而得者，有取标而得者，有取中气而得者，有取标本而得者，有逆取而得者，有从取而得者。逆，正顺也。若顺，逆也。

故曰：知标与本，用之不殆，明知逆顺，正行无问。此之谓也。不知是者，不足以言诊，足以乱经。

故《大要》曰：粗工嘻嘻，以为可知，言热未已，寒病复始，同气异形，迷诊乱经。此之谓也。

夫标本之道，要而博，小而大，可以言一而知百病之害，言标与本，易而勿损，察本与标，气可令调，明知胜复，为万民式。天之道毕矣。

【解析】六气有从本化，有从标化，有从本标化。少阳火为本，而标为阳；太阴湿为本，而标为阴；二者均是标本同气，故从乎本化。少阴君火为本，而标为阴；太阳寒为本，而标为阳；二者均为标本异气，故从标又从本化。阳明之中见太阴湿气，为阳中有阴；厥阴之中见少阳火气，为阴中有阳，二者均不从标本，故从乎中所化。所以疾病有从本变化而生，为从本；有从标本变化而生，为从标本；有从中变化而生，为从乎中也。

脉来与证相从，如阳证见阳脉，浮洪滑大之类，本皆阳明，但按之不击指而无力，非真阳之候，凡诸阳证得此者，故为假热真寒格阳于外，此脉病之反也。

脉来与证相从，如阴证见阴脉，沉细小之类，本皆阴脉，若按之击指有力，此非真阴之脉，凡是阴证得此者，故为假寒真热格阴于外，此脉证之反也。

所以各种疾病的发生，有生于本的，有生于标的，有生于中气的。在治疗上，病生于本，求其本而治之；生于标，求其标而治之；生于中气，求其中气而治之；生于标本，求其标本而治之；有逆治之法如以寒治热，治真热；以热治寒，治真寒，为逆取。

有从治之法：如以热治热，治假热，以寒治寒，治假寒。如病热，治以寒药，或病寒，治以热药，与病似逆，治为顺，故曰逆正顺也；或病本寒而外热，治以热药，或病本热而外寒，治以寒药，与病若顺，治为逆也。可以能知标本胜复，用于临床上，就不会有危殆，明辨顺逆之所宜，正确处理，而不致发生疑问。以资惑乱，这就是所谓疾病的机制。

【原文】

帝曰：善。夫百病之生也，皆生于风寒暑湿燥火，以之化之变也。经言盛者泻之，虚则补之，余锡以方士，而方士用之尚未能十全，余欲令要道必行，桴鼓相应，犹拔刺雪污，工巧神圣，可得闻乎？

岐伯曰：审察病机，无失气宜，此之谓也。

【解析】凡各种疾病的发生，都是由于风、寒、暑、湿、燥、火六气正常与异常的变化。（正者为化，邪者为变）。经书上说：属于胜实的，宜用泄法，属于虚弱的，宜用补法，或把它赐予医工（方技）但医工运用它，还不能收到十全的效果，（张注无一失也）我要使这些重要理论一定实现，也能收到槌鼓之感应，如拔去刺入体内之刺，洗去污染的疾病，其中诊察的方法功巧神圣的关键在于审察疾病的机制，不要失去六气变化之宣。

【原文】

帝曰：愿闻病机何如？

岐伯曰：诸风掉眩①，皆属于肝；诸寒收引，皆属于肾；诸气膹郁②，皆属于肺；诸湿肿满，皆属于脾；诸热瞀瘛③，皆属于火；诸痛痒疮，皆属于心；诸厥固泄，皆属于下；诸痿喘呕，皆属于上。诸禁鼓栗，如丧神守，皆属于火；诸痉项强，皆属于湿；诸逆冲上，皆属于火；诸胀腹大，皆属于热；诸躁狂越，皆属于火；诸暴强直，皆属于风；诸病有声，鼓之如鼓，皆属于热；诸病胕肿④，疼酸惊欬，皆属于火；诸转反戾⑤，水液浑浊，皆属于热；诸病水液，澄彻清冷，皆属于寒，诸呕吐酸，暴注下迫，皆属于热。

注释：①掉眩：掉，摇，指肢体不自主地摇摆或震颤；眩，眩晕，视物旋转，站立不稳。②膹郁：膹，气逆喘急，郁，胸闷。即胸闷喘息。③瞀瘛：瞀，昏闷不清；瘛，抽掣，即肢体拘挛。④胕肿：胕，通腐，即皮肉肿胀溃烂，胕，又通跗。跗，即足背。胕肿，又解释为足胫肿。⑤反戾：反，角弓反张，戾，屈曲。此指肢体抽搐屈曲不能伸的病证。

【解析】凡是风邪引起的肢体不自主地摇晃或震颤、视物旋转，站立不稳等都属于肝脏：肝属木，其化风，风胜则肝气实，而为动、掉、眩、癫；如岁金太过，肝气虚，而为振掉，鼓栗筋痿不能久立；又如肝虚木不制土，湿气反胜，而为头顶痛重掉瘛。

凡是寒邪引起的，血脉凝泣，筋脉拘急，都属于肾：肾属水，其化寒，寒胜则阳气不达，而为形体拘急，血脉凝泣；如岁水太过，为厥阴上下中寒水实之证；又如岁水不及，肾气虚，而为足痿清厥、癃闭水虚之证。

凡是固气引起的，喘急、痞闷、呼吸不畅，都属于肺：肺属金，其化燥，岁金太过，燥气胜，而为喘咳气逆之实证；又如岁金不足，肺气虚，而为喘咳、气怯之虚证。

凡是湿邪引起的，浮肿胀满，都属于脾：脾属土，其化湿，岁土太过，湿气胜，而为肿大胫肿的实证；又如岁土不及，脾气虚，而为肠鸣、浮肿支满的虚证。

凡是热邪引起的，昏乱，四肢抽搐，都属于火：火性炎上，其化热，岁火太过，火气胜，而为身热，烦心，躁急，渴而妄冒的实证；又如岁火不及，而为两臂内痛，郁冒蒙昧的虚证。

凡是疮疡疼痛，都属于心：心属火，其化热，太阳热气胜，而为疮疡，痛甚的实证；又如岁火不及，寒湿反胜，而为疮疡的虚证。

凡是厥逆二便不通，或失荣，都属于下焦：厥逆有阴阳二症，如阳衰于下为寒厥，阴衰于下为热厥。阴虚而阳气无以生，则清浊不化而为寒闭，阳盛伤阴，则精液干涸而为热结。肾为水火阴阳之宅，开窍于二阴，命门火衰则阳虚失荣而为寒泄，命门水衰，则为火迫下注而为热泄。

凡是五痿多在下部，而为属于上者，因肺居于膈上，故属于上气急而喘病在肺，吐而有物有声为呕，病在胃，逆而不降，皆为之上。

凡是口噤不开，鼓颔战栗，神志不安，都属于火：如表里热甚，阳极似阴，而外生寒栗的实火；如阴胜阳虚，而生寒栗的火虚，调经论曰："阳虚畏外寒"。阴阳应象："热极生寒"。总之实火为病较多，虚火为病较少。

凡是颈项强直的病，都属于湿。痉，是风强病，项为太阳之经，湿风化，侵入太阳经，而为颈项强直不便。

凡是逆气上冲，都属于火：阳胜者，火之实，阳衰者，火之虚，火性炎上，则

逆气上冲，然诸脏、诸经皆有逆气，并有阴阳虚实之不同，勿要拘泥于一火为事。（十七种逆证）

凡是胀满肿大都属于热：此言热气内胜，如热在于肺则上部胀满，热在于脾胃则胀于中，热在于肝肾则胀于下部。如少阴君火司天，肺膜胀大满，膨膨而喘咳，和少阳相火司天，身面浮肿，腹满仰息，此为实热而肿。此皆因火而胀也。

如岁火不及，此病胁支满，胸肿大。或太阳寒水之气胜，肿满食减。异法方宜论说：脏寒生满病。东垣说：大抵寒胀多，热胀少，故论此者，不可以诸胀肿大，悉认为实热，而不察其胜衰。

凡是烦躁不宁而狂乱失常，都属于火：热在于外，则肢体躁扰，又如少阳相火之受，心热烦躁，便数憎风，皆是因火胜之烦躁，但内热躁烦，为有邪之热，多属于火，外热烦躁，为无根之火，多属于寒。

如阴躁者，岁水太过，寒气流行，邪害心火，此病心热烦躁，心悸，阴厥谵妄。正如东垣说：阴躁之极，欲坐井中，阳已先亡，医犹不悟，复指为热，重以寒药投之，其死也何疑焉。

凡是突然发生强直，都属于风：暴，猝也，强直，筋病强劲，不柔和，肝主筋，其化风，风气胜，病善暴僵仆，为肝气实；风气衰，而为缓庆拘缓，肝气虚。此言风非指外因八风之谓，均属金气乘之，燥胜风生，其燥益甚，津液不能濡养筋脉，乃肝风内动故为卒暴强直。

凡腹胀有声，叩之如鼓，都属于热：鼓之如鼓，胀而有声，为阳气所逆，故属于热。然寒胀有声也有之，如师传篇说：胃中寒则腹胀，肠中寒则肠鸣飧泄。所以说腹胀肠鸣寒热皆有，不可不慎也。

凡是胕肿疼痛惊骇不宁者，都属于火：胕肿疼痛是阳实于外，火邪在经则惊骇不宁，为热乘阴分，火在脏也。如少阴、少阳司天，皆为疮疡胕肿，此火之实也。但也有太阳寒水司天，为胕肿身后疮，或太阴湿土所至，为重胕肿，此为水湿之气所致，非火之一端也。

凡是转筋拘挛，小便浑浊，都属于热：诸转反庆，为转筋拘挛，水液为小便，此为内热灼伤阴液，阴伤则筋失所衰，故为筋挛拘急，小便浑浊而少。但也有因暴雨之后、湿毒中脏，而为霍乱转筋，此属阴湿寒邪所致，非热伤阴液也。大抵热胜则多烦躁热渴，小便浑浊；寒胜则多厥逆畏寒，小便清白，此乃寒热之辨也。

凡是呕吐和排泄水液，澄彻清冷都属于寒：水液是指上吐清水，下泄水谷不化澄彻清冷，小便清白，此乃寒水不化使然，为有阴无阳故皆属于寒。

凡是呕吐酸水和暴注泄下，都属于热：胃膈热甚，则呕吐酸水，胃肠热甚，运化失常，则暴注泄下，而里急后重，小便少赤，此为热证非寒也。

# 妇科部分

## 《素问·上古天真论》

本节主要论述男女生殖功能的盛衰过程及其规律，以及生殖功能盛衰的关键因素取决于肾气的盛衰。

【原文】

帝曰：人年老而无子者，材力尽邪？将天数然也？

岐伯曰：女子七岁，肾气盛，齿更发长；二七而天癸[①]至，任脉通，太冲脉盛，月事以时下，故有子；三七，肾气平均，故真牙生而长极；四七，筋骨坚，发长极，身体盛壮；五七，阳明脉衰，面始焦，发始堕；六七，三阳脉衰于上，面皆焦，发始白；七七，任脉虚，太冲脉衰少，天癸竭，地道不通，故形坏而无子也。

丈夫八岁，肾气实，发长齿更；二八，肾气盛，天癸至，精气溢泻，阴阳和，故能有子；三八，肾气平均，筋骨劲强，故真牙生而长极；四八，筋骨隆盛，肌肉满壮；五八，肾气衰，发堕齿槁；六八，阳气衰竭于上，面焦，发鬓颁白；七八，肝气衰，筋不能动；八八，天癸竭，精少，肾脏衰，形体皆极，则齿发去。

肾者主水，受五脏六腑之精而藏之，故五脏盛，乃能泻。今五脏皆衰，筋骨解堕，天癸尽矣，故发鬓白，身体重，行步不正，而无子耳。

帝曰：有其年已老而有子者，何也？

岐伯曰：此其天寿过度[②]，气脉常通，而肾气有余也。此虽有子，男不过尽八八，女不过尽七七，而天地之精气皆竭矣。

帝曰：夫道者年皆百数，能有子乎？

岐伯曰：夫道者能却老而全形，身年虽寿，能生子也。

注释：①天癸：是肾精肾气充盛到一定程度时体内出现的具有促进人体生长、发育和生殖的一种精微物质。②天寿过度：天赋精力超过常人限度。

【解析】本节论述男女生殖功能盛衰过程以天癸为主导，而天癸的产生与衰竭又以肾气的盛衰为基础。人体生殖功能的超常与先天禀赋强壮和后天养生有关。

## 《素问·五脏别论》

本段主要论述了五脏六腑奇恒之腑的功能及其分类。

【原文】

黄帝问曰：余闻方士[①]，或以脑髓为脏，或以肠胃为脏，或以为腑，敢问更相反，皆自谓是，不知其道，愿闻其说。

岐伯对曰：脑、髓、骨、脉、胆、女子胞[②]，此六者地气之所生也，皆藏于阴而象于地，故藏而不泻，名曰奇恒之府。夫胃、大肠、小肠、三焦、膀胱，此五者，天气之所生也，其气象天，故泻而不藏，此受五脏浊气，名曰传化之府。此不能久留，输泻者也。魄门亦为五脏使，水谷不得久藏。所谓五脏者，藏精气而不泻也，故满而不能实。六腑者，传化物而不藏，故实而不能满也。所以然者，水谷入口，则胃实而肠虚；食下，则肠实而胃虚。故曰实而不满，满而不实也。

注释：①方士：故称通晓方术的人，此指医生。②女子胞：又称胞宫，主要指子宫，亦包括卵巢、输卵管等内生殖器官。

【解析】奇恒之腑功能"藏阴象地"，即有藏蓄阴精的功能，其特点为"藏而不泻"；六腑"泻而不藏""实而不能满"，传化水谷精微于五脏；五脏功能特点"藏而不泻""满而不能实"。

## 《素问·玉版论要》

本篇主要介绍了《揆度》《奇恒》两部医书中关于病色在面部的表现和逆顺变化及 各种脉象所主的疾病与预后。

【原文】

黄帝问曰：余闻揆度奇恒，所指不同，用之奈何？

岐伯对曰：揆度者，度病之浅深也。奇恒者，言奇病也。请言道之至数，五色脉变，揆度奇恒，道在于一。神转不回，回则不转，乃失其机。至数之要，迫近以微，著之玉版，命曰合玉机。客色见上下左右，各在其要。其色见浅者，汤液主治，十日已。其见深者，必齐主治，二十一日已。其见大深者，醪酒主治，百日已。色夭面脱，不治，百日尽已。脉短气绝死，病温虚甚死。色见上下左右，各在其要。上为逆，下为从。女子右为逆，左为从；男子左为逆，右为从。易，重阳死，重阴死。阴阳反作，治在权衡相夺，奇恒事也，揆度事也。搏脉痹躄，寒热之交。脉孤为消气，虚泄为夺血。孤为逆，虚为从。行奇恒之法，以太阴始。行所不胜曰逆，逆则死；行所胜曰从，从则活。八风四时之胜，终而复始，逆行一过，不复可数，论要毕矣。

【解析】本段说明诊断首先要辨别正常和反常情况，进一步再分别轻重深浅，而给以适当的治疗。及对病色出现的部位以及脉与四时的关系作了详细的分析，说明"揆度、奇恒"的运用，使人在临床上有所遵循。

## 《素问·评热病论》

本段主要论述风水的病因、症状和病机。

【原文】

帝曰：有病肾风者，面胕痝然壅，害于言①，可刺不？岐伯曰：虚不当刺，不当刺而刺，后五日，其气②必至。帝曰：其至何如？岐伯曰：至必少气时热，时热从胸背上至头，汗出手热，口干苦渴，小便黄，目下肿，腹中鸣，身重难以行，月事不来，烦而不能食，不能正偃，正偃则咳甚，病名曰风水，论在《刺法》中。

帝曰：愿闻其说。岐伯曰：邪之所凑，其气必虚，阴虚者阳必凑之，故少气时热而汗出也。小便黄者，少腹中有热也。不能正偃者，胃中不和也。正偃则咳甚，上迫肺也。诸有水气者，微肿先见于目下也。帝曰：何以言？岐伯曰：水者阴也，目下亦阴也，腹者至阴之所居，故水在腹者，必使目下肿也。真气③上逆，故口苦舌干，卧不得正偃，正偃则咳出清水也。诸水病者，故不得卧，卧则惊，惊则咳甚也。腹中鸣者，病本于胃也。薄脾则烦不能食，食不下者，胃脘隔也。身重难以行者，胃脉在足也。月事不来者，胞脉闭也，胞脉者属心而络于胞中，今气上迫肺，心气不得下通，故月事不来也。

注释：①害于言：妨害语言（肾之脉，从肾上贯肝膈，入肺中，循喉咙，夹舌本）。②其气：此指病气。③真气：此指心脏之气（心属火，其气上逆）。

【解析】肾风误刺而产生风水的变证，风水病机为肾虚受风，阴虚阳乘，水停内外。肾虚受风，不当刺而刺，使正气更虚，水邪更盛，而水泛周身。阴虚阳乘，故见少气时热，热从胸背上至头，汗出手热。肾阴不足，风邪侵袭，聚水为肿，而出现面目浮肿。水邪盛而上迫于肺，则咳嗽，仰卧尤甚；水邪凌心，虚火外越，故口苦舌干、小便色缓黄；水邪侮脾，则烦不能食，身重难行；水邪犯胃，则腹中鸣响，不得仰卧，咳吐清水；水邪上迫于肺，心气不得下通，闭阻胞脉，则月事不来。

## 《素问·腹中论》

本段主要论述腹中血枯病的特征与治疗方法。

【原文】

帝曰：有病胸胁支满者，妨于食，病至则先闻腥臊臭，出清液，先唾血，四支清，目眩，时时前后血，病名为何？何以得之？

岐伯曰：病名血枯，此得之年少时，有所大脱血，若醉入房中，气竭肝伤，故月事衰少不来也。

帝曰：治之奈何？复以何术？

岐伯曰：以四乌鲗骨一藘茹，二物并合之，丸以雀卵，大如小豆，以五丸为后饭，饮以鲍鱼汁，利肠中及伤肝也。

【解析】血枯病是由于病人小时候患过大失血或喝酒后行房，使精气衰竭，肝脏损伤，因此患者月经量少，甚至闭经。还会出现胸胁胀满、不能进食、腥臊气味、流清鼻涕、吐血、四肢清冷、头晕目眩、大小便经常出血等症状。治疗这种病用四分海螵蛸一分茜草，二味合并研细，再用雀卵调和，做成如小豆大的药丸，每次饭前服五丸，用鲍鱼汁送下，这样利于肠道，并能补益肝脏。

## 《素问·痿论》

本段主要论述痿证形成的病因病机。

【原文】

帝曰：何以得之？岐伯曰：肺者，脏之长也，为心之盖也，有所失亡，所求不得，则发肺鸣①，鸣则肺热叶焦。故曰：五脏因肺热叶焦，发为痿躄。此之谓也。悲哀太甚，则胞络绝②，胞络绝则阳气内动，发则心下崩，数溲血也。故《本病》曰：大经空虚，发为脉痹，传为脉痿。思想无穷，所愿不得，意淫于外，入房太甚，宗筋③弛纵，发为筋痿，及为白淫④。故《下经》曰：筋痿者，生于肝，使内也。有渐于湿，以水为事，若有所留，居处相湿，肌肉濡渍，痹而不仁，发为肉痿。故《下经》曰：肉痿者，得之湿地也。有所远行劳倦，逢大热而渴，渴则阳气内伐，内伐则热舍于肾，肾者水脏也；今水不胜火，则骨枯而髓虚，故足不任身，发为骨痿。故《下经》曰：骨痿者，生于大热也。

注释：①肺鸣：指因肺气不畅而致的喘息有声。②胞络绝：指心包之络脉阻绝不通。③宗筋：指男子之前阴。④白淫：指男子滑精，女子白带。

【解析】痿证的病因有四个方面：一是情志所伤，气郁化热生痿；二是劳伤太过，伤阴耗液，阴不制阳，阳亢生热致痿；三是湿邪浸淫，久而化热致痿；四是触冒暑热，伤津耗液成痿。

## 《素问·奇病论》

本段论述胎病癫疾、肾风两种病证的病因、病机、证候及预后。

【原文】

帝曰：人生而有病癫疾者，病名曰何？安所得之？

岐伯曰：病名为胎病，此得之在母腹中时，其母有所大惊，气上而不下，精气并居，故令子发为癫疾也。

帝曰：有病痝然①有水状，切其脉大紧，身无痛者，形不瘦，不能食，食少，名为何病？

岐伯曰：病生在肾，名为肾风。肾风而不能食，善惊，惊已心气痿者死。

帝曰：善。

注释：①痝然：病因不容而面目浮肿貌。

【解析】人从出生就有癫痫病，是由于其母孕期内受惊吓，母体气逆不复，精气逆乱影响胎儿所致。面部色晦而浮肿，身体无痛，形体不瘦，切脉大而紧，不能食或食少是肾风病。病位在肾，若不能食，是病及脾脏，土不制水；惊恐不已，是水气凌心，有心气痿败之虑，则病证危急。

## 《素问·大奇论》

本段论述偏枯病、瘕病、石水病、风水病、疝气病与五脏脉象变化的关系，通过脉象可以诊断并能预测疾病的轻重缓急和预后。

【原文】

三阳急为瘕，三阴急为疝，二阴急为痫厥，二阳急为惊。脾脉外鼓沉为肠澼，久自已。肝脉小缓为肠澼，易治。肾脉小搏沉，为肠澼下血，血温身热者死。心肝澼亦下血，二脏同病者可治，其脉小沉涩为肠澼，其身热者死，热见七日死。

胃脉沉鼓涩，胃外鼓大，心脉小坚急，皆膈偏枯，男子发左，女子发右，不喑舌转，可治，三十日起，其从者喑，三岁起，年不满二十者，三岁死。

【解析】膀胱和小肠脉搏动紧急的将会产生瘕病；脾脉和肺脉搏动紧急的将会产生疝病；心脉和肾脉搏动紧急的将会产生痫厥病；胃脉和大肠脉搏动紧急的将会产生惊病。

脾脉搏动有向外鼓动的趋势，而且兼有沉象是肠澼病，时间久了会自愈；肝脉搏动细小而缓也是肠澼病，此病比较容易治疗；肾脉搏动小而沉，是痢疾便血，若血液大量外溢而且身体发热，是死证；痢疾便血，心肝两脏同病时可以治疗；心脉和肝脉搏动小而沉涩为肠澼病，若同时身体发热时有死亡的危险，若发热严重的，七日之内死亡。

胃脉搏动沉而涩，或跳动部位外移而且脉大，以及心脉搏动细小而紧急，均为血气阻塞不通而造成的，将会发展为偏枯病。一般患偏枯的人，男子多发病在左侧，女子多发病在右侧。若病人声音不哑，口舌转动灵活，就可以治疗，治疗三十天就可有好转；若病人说话发不出声音，需治疗三年才会有好转。

## 《素问·骨空论》

本段主要论述任、冲、督脉的循行路线，以及这两条经脉发生病变时的常见临床表现及治疗时的取穴方法。

【原文】

任脉者，起于中极之下，以上毛际，循腹里，上关元，至咽喉，上颐循面入目。冲脉者，起于气街，并少阴之经，挟脐上行，至胸中而散。任脉为病，男子内结七疝，女子带下瘕聚。冲脉为病，逆气里急。

督脉为病，脊强反折。督脉者，起于少腹以下骨中央，女子入系廷孔，其孔，溺孔之端也。其络循阴器合篡间，绕篡后，别绕臀，至少阴与巨阳中络者，合少阴上股内后廉，贯脊属肾，与太阳起于目内眦，上额交巅上，入络脑，还出别下项，循肩髆内，夹脊抵腰中，入循膂络肾；其男子循茎下至篡，与女子等；其少腹直上者，贯脐中央，上贯心，入喉，上颐环唇，上系两目之下中央。此生病，从少腹上冲心而痛，不得前后，为冲疝。其女子不孕，癃痔遗溺嗌干。督脉生病治督脉，治在骨上，甚者在脐下营。

【解析】任脉起源于中极穴的下面，上行经过毛际再到腹部，再上行通过关元穴到咽喉，又上行至颐，循行于面部而入于目中。冲脉起源于气街穴，与足少阴经相并，挟其左右上行，到胸中而散。任脉发生病变，在男子则腹内结为七疝，在女子则有带下和瘕聚之类疾病。冲脉发生病变，则气逆上冲，腹中拘急疼痛。

督脉发生病变，会引起脊柱强硬反折的症状。督脉起于小腹之下的横骨中央，在女子则入内系于廷孔。廷孔就是尿道的外端。从这里分出的络脉，循着阴户会合于阴部，再分绕于肛门的后面，再分歧别行绕臀部，到足少阴经与足太阳经中的络脉，与足少阴经相结合上行经股内后面，贯穿脊柱，连属于肾脏；与足太阳经共起于目内眦，上行至额部，左右交会于颠顶，内入联络与脑，复返还出脑，分别左右颈项下行，循行与脊膊内，侠脊抵达腰中，入内循膂络于肾。其在男子则循阴茎，下至会阴，与女子相同。其从少腹直上的，穿过脐中央，再上贯心脏，入于喉，上行到颐并环绕口唇，再上行系于两目中央之下。督脉发生病变，症状是气从少腹上冲心而痛，大小便不通，称为冲疝，其在女子则不能怀孕，或为小便不利、痔疾、遗尿、咽喉干燥等症。总之，督脉生病治督脉，轻者至横骨上的曲骨穴，重者则至在脐下的阴交穴。

## 《素问·五常政大论》

本段主要论述运气变化对动物生育能力的影响。

【原文】

帝曰：岁有胎孕不育，治之不全，何气使然？

岐伯曰：六气五类，有相胜制也，同者盛之，异者衰之，此天地之道，生化之常也。故厥阴司天，毛虫静，羽虫育，介虫不成；在泉，毛虫育，倮虫耗，羽虫不育。

【解析】在同一年份之中，六气与五行之间存在相互制约的关系，六气与昆虫的五行属性相同时，这种昆虫的就能繁殖生育，六气与昆虫的五行属性不同时，此种昆虫的生殖能力就会衰退。

## 《素问·六元正纪大论》

本段主要论述临床治疗不同疾病的用药原则。

【原文】

黄帝问曰：妇人重身，毒之何如？

岐伯曰：有故无殒，亦无殒也。

帝曰：愿闻其故何谓也？

岐伯曰：大积大聚，其可犯也，衰其大半而止，过者死。

帝曰：善。郁之甚者治之奈何？

岐伯曰：木郁达之，火郁发之，土郁夺之，金郁泄之，水郁折之，然调其气，过者折之，以其畏也，所谓泻之。

帝曰：假者何如？

岐伯曰：有假其气，则无禁也。所谓主气不足，客气胜也。

帝曰：至哉圣人之道！天地大化，运行之节，临御之纪，阴阳之政，寒暑之令，非夫子孰能通之！请藏之灵兰之室，署曰《六元正纪》，非斋戒不敢示，慎传也。

【解析】孕妇患有大积大聚的疾病时可以用活血化瘀、软坚散结的中药，但服用此类药物在疾病治好一大半时停药，不可用药太过。治疗瘀滞很重疾病的方法有：木瘀滞当畅达，火瘀滞当发散，土瘀滞当消导，金瘀滞当宣泄，水瘀滞当调理制约。

## 《灵枢·经脉》

本段论述肝经的循行路线、病变时的临床表现与治疗方法。

【原文】

肝足厥阴之脉，起于大趾丛毛之际，上循足跗上廉，去内踝一寸，上踝八寸，交出太阴之后，上腘内廉，循股阴，入毛中，过阴器，抵小腹，挟胃，属肝络胆，上贯膈，布胁肋，循喉咙之后，上入颃颡，连目系，上出额，与督脉会于巅；其支者，从目系下颊里，环唇内；其支者，复从肝别贯膈，上注肺。是动则病腰痛不可以俯仰，丈夫㿉疝，妇人少腹肿，甚则嗌干，面尘脱色。是主肝所生病者，胸满，呕逆，飧泄，狐疝，遗溺，闭癃。为此诸病，盛则泻之，虚则补之，热则疾之，寒则留之，陷下则灸之，不盛不虚以经取之。盛者寸口大一倍于人迎，虚者寸口反小于人迎也。

【解析】足厥阴肝经，起始于足大趾趾甲后方之丛毛的边缘，然后沿着足背的上缘向上走行，到达内踝前一寸的地方，再向上循行至内踝上方八寸的部位，而与足太阴脾经相交叉并出行到其后方，此后再上行至膝部腘窝的内缘，并沿着大腿的内侧，进入阴毛之中，然后环绕并通过阴器，而抵达少腹部，由此再挟行于胃的两旁，并联属于本经所属的脏腑——肝脏，再联络于与本经相表里的脏腑——胆腑，此后再向上走行，贯穿横膈膜，并散布于胁肋，然后再沿着喉咙的后方，向上进入于鼻腔后部之鼻后孔的地方，由此再向上走行，而与眼球连络于脑的脉络相联系，再向上行，出于额部，与督脉会合于头顶的最高处（即百会穴所在的部位）；它的一条支脉，从眼球连络于脑的脉络处别行而出，向下行至颊部里面，再环绕口唇的内侧；它的另一条支脉，从肝脏别行而出，贯穿横膈膜，再向上走行并注于肺脏，而与手太阴肺经相衔接。

足厥阴肝经之经气发生异常的变动，就会出现腰部作痛以致不能前后俯仰，男子病发㿉疝，女子少腹肿胀等症状；病情严重时，还会出现喉咙干燥，面部像蒙着灰尘一样黯无光泽等症状。

足厥阴肝经上的腧穴主治肝脏所发生的疾病，如胸中满闷，呕吐气逆，完谷不化的泄泻，睾丸时上时下的狐疝、遗尿、小便不通等。

治疗上面这些病证时，属于经气亢盛的就要用泻法，属于经气不足的就要用补法；属于热的就要用速针法，属于寒的就要用留针法；属于阳气内衰以致脉道虚陷不起的就要用灸法；既不属于经气亢盛也不属于经气虚弱，而仅仅只是经气运行失调的，就要用本经所属的腧穴来调治。属于本经经气亢盛的，其寸口脉的脉象要比人迎脉的脉象大一倍；而属于本经经气虚弱的，其寸口脉的脉象反而会比人迎脉的脉象小。

## 《灵枢·决气》

本段论述了精、气、津、液、血、脉的概念、来源、生成及功能。

【原文】

黄帝曰：余闻人有精、气、津、液、血、脉，余意以为一气耳，今乃辨为六名，余不知其所以然。岐伯曰：两神相搏，合而成形，常先身生，是谓精①。何谓气？岐伯曰：上焦开发，宣五谷味，熏肤、充身、泽毛，若雾露之溉，是谓气。何谓津？岐伯曰：腠理发泄，汗出溱溱②，是谓津。何谓液？岐伯曰：谷入气满，淖泽③注于骨，骨属屈伸，泄泽，补益脑髓，皮肤润泽，是谓液。何谓血？岐伯曰：中焦受气取汁，变化而赤，是谓血。何谓脉？岐伯曰：壅遏营气，令无所避，是谓脉。

注释：①精：此指先天之精。②汗出溱溱：形容汗出很多的样子。③淖泽：指水谷津液中质较稠浊的部分。

【解析】气、津、液、血、脉均由水谷精气所化生。精为来源于先天父母，能孕育形成能新生命的物质；气是源于水谷，通过上焦宣发，像雾露一样能熏肤，充身泽毛的精微物质；津是源于水谷，滋润肌肤并通过腠理泻而为汗的精微物质；液是源于水谷，注于骨髓和脑，能滑利关节、补益脑髓的精微物质；血是源于水谷，经中焦吸收转化为赤色，奉养全身的精微物质；脉是约束营血，使之不散溢于外的精微物质。

## 《灵枢·五色》

本段论述了根据面部色泽变化来判断疾病、辨别病位的深浅的内容。

【原文】

沉浊为内，浮泽为外，黄赤为风，青黑为痛，白为寒，黄而膏润为脓，赤甚者为血，痛甚为挛，寒甚为皮不仁。五色各见其部，察其浮沉，以知浅深；察其泽夭，以观成败，察其散抟，以知远近；视色上下，以知病处；积神于心，以知往今。故相气不微，不知是非，属意勿去，乃知新故。色明不粗，沉夭为甚；不明不泽，其病不甚。其色散，驹驹然未有聚，其病散而气痛，聚未成也。肾乘心，心先病，肾为应，色皆如是。男子色在于面王，为小腹痛，下为卵痛，其圜直为茎痛。高为本，下为首，狐疝癀阴之属也。女子在于面王，为膀胱子处之病，散为痛，抟为聚，方员左右，各如其色形。其随而下至胝为淫，有润如膏状，为暴食不洁。

【解析】面色沉滞晦暗的，主在里、在脏的病变。浮露而鲜明的，主在表、在腑的病变。黄色和赤色主风病，青色和黑色主痛证，白色主寒证。在疮疡等外科疾病中，局部色泽黄润，软如脂膏者，是成脓的表现；局部颜色深红，是血瘀未成脓的表现。疼痛剧烈的，可以形成肢体拘挛。若寒邪甚，可出现皮肤麻木不仁。人体发生病变，面部就会出现相应位置的色泽的变化观察面色的润泽与晦暗，就能推测疾病预后的好坏。观察五色的散漫和聚结，则能了解病程的长短。观察五色出现在面部的位置，便能判断疾病发生的部位。医生聚精会神地分析色泽的变化，就可以了解疾病以往的情况和当前的发展变化。如果不细致入微地观察色泽的变化，连正常和异常都不能分辨清楚。只有专心致志地分析研究，才能知道新病、旧病及其发展变化的规律。面色不呈现应有的明润，却见沉滞枯槁，病情严重。面色虽然不明润光泽，但是没有沉滞枯槁现象的，病情不重。

病色散漫不聚的，病邪也会逐渐消散，即使气滞不通而引起疼痛，也不会形成积聚一类的病变。肾脏的邪气侵犯心脏，是因为心先患虚证，肾脏的邪气才乘虚侵入心脏，此时肾所主的黑色会出现在面部心所主两目间的部位上。一般发生疾病后，如果病色不出现在本脏所主的部位，均可以依次类推。男子病色出现在鼻头上，主小腹疼痛，向下牵引睾丸也会发生疼痛。如果病色出现在人中沟上，主阴茎疼痛，出现在人中沟上部则表现为阴茎根部疼痛，出现在人中沟下部的则阴茎头部疼痛。这些都属于狐疝、阴囊肿大等疾病。女子病色出现在鼻头上，主膀胱和子宫的病变。病色散漫不收者，为气滞引起的疼痛。病色抟聚不散，为血液凝结而形成积聚。积聚的表现，有的是方，有的是圆，有的在左边，有的在右边，都和病色的表象相一致，病色若随之下移到唇部，则表明患有白淫、带下污浊等病变。若兼见唇色润泽如脂膏样者，为暴饮暴食、饮食不洁之物所引起的疾病。

## 《灵枢·天年》

本段主要提出"失神者死，得神者生"的观点。

【原文】

黄帝问于岐伯曰：愿闻人之始生，何气筑为基？何立而为楯？何失而死？何得而生？岐伯曰：以母为基，以父为楯[①]；失神者死，得神者生也。

黄帝曰：何者为神[②]？岐伯曰：血气已和，荣卫已通，五脏已成，神气舍心，魂魄毕具，乃为成人。

注释：①楯：引申为护卫之意。②神：指人体生命力之总括。

【解析】人体的形成以父精母血相合，血气合通，五脏已成，魂魄毕具，成为有生命体力的机体。神为人体生命力的概括和体现，它能直接体现人体脏腑气血功能活动及人的精神活动情况，通过望神，可以对人体精气盈亏、脏腑盛衰、病情轻重以及预后有一个初步估计，故"失神者死，得神者生"。

## 《灵枢·水胀》

本段论述石瘕的病因病机、症状特点、鉴别要点及其治疗方法。

【原文】

肠覃①何如？岐伯曰：寒气客于肠外，与卫气相搏，气不得荣，因有所系，癖而内著②，恶气乃起，瘜肉乃生。其始生也，大如鸡卵，稍以益大，至其成，如怀子之状，久者离岁，按之则坚，推之则移，月事以时下，此其候也。

石瘕③何如？岐伯曰：石瘕生于胞中，寒气客于子门，子门闭塞，气不得通，恶血当泻不泻，衃以留止，日以益大，状如怀子，月事不以时下。皆生于女子，可导而下。

注释：①肠覃：肠外生长如菌状的肿瘤。②癖而内著：此指寒邪在体内停留。③石瘕：妇女生长在子宫的肿瘤。

【解析】肠覃是由寒邪侵入肠外，胃气与寒气相搏结，气血积滞，日益滋生而成。初气起如鸡卵大，后期腹大如怀孕状，包块质地坚硬，可以移动。石瘕是寒邪侵犯子宫，使子宫闭塞，气血不通，恶血凝结留滞子宫而成。其病发展迅速，病之后期腹部胀大如怀孕。因病位在子宫，故会出现月经错后。肠覃与石瘕均是气滞血瘀之证，故可采用通导攻下，行血化瘀治法治疗。

## 《灵枢·五禁》

本段主要阐述了新产之后五夺等针刺宜禁的内容。

【原文】

黄帝曰：何谓五夺？岐伯曰：形肉已夺，是一夺也；大夺血之后，是二夺也；大汗出之后，是三夺也；大泄之后，是四夺也；新产及大血之后，是五夺也。此皆不可泻。

【解析】

黄帝问什么叫五夺？岐伯答道五夺，是指五种因正气暴脱而垂成大虚的病证。形体肌肉极度消瘦为一夺。大出血为二夺。大汗出之后为三夺。大泄泻之后为四夺。分娩之后出血过多为五夺。五夺证都为元气大伤，不可再用泻法。

## 《灵枢·五音五味》

论述了须眉和面色与经脉气血的关系。重点指出从观察面色和眉须来了解人的禀赋即气血的盛衰。

【原文】

今妇人之生，有余于气，不足于血，以其数脱血也。冲任之脉，不荣口唇，故须不生焉。

【解析】

妇女的生理特点是气有余而血不足，因为每月都要排出月经数伤于血。冲任之脉的血气，不足以营养口唇周围，所以女性不生胡须。

### 《灵枢·邪客》

本段主要论述人与天地自然界相应的情况，说明天人相应的道理，体现人与自然的统一性。

【原文】

黄帝问于伯高曰：愿闻人之肢节，以应天地奈何？伯高答曰：天圆地方，人头圆足方以应之。天有日月，人有两目；地有九州，人有九窍；天有风雨，人有喜怒；天有雷电，人有音声；天有四时，人有四肢；天有五音，人有五脏；天有六律，人有六腑；天有冬夏，人有寒热；天有十日，人有手十指；辰有十二，人有足十指、茎、垂以应之，女子不足二节，以抱人形；天有阴阳，人有夫妻；岁有三百六十五日，人有三百六十五节。地有高山，人有肩膝。地有深谷，人有腋腘。地有十二经水，人有十二经脉。地有泉脉，人有卫气。地有草蓂，人有毫毛。天有昼夜，人有卧起。天有列星，人有牙齿。地有小山，人有小节。地有山石，人有高骨。地有林木，人有募筋。地有聚邑，人有䐃肉。岁有十二月，人有十二节。地有四时不生草，人有无子。此人与天地相应者也。

【解析】

黄帝问伯高说：我想指知道人的四肢百节，怎样和天地相应呢？伯高回答说：天圆地方，人则头圆足方；天有日月，人有双眼；地有九州，人有九窍；天有风雨，人有喜怒；天有雷电，人有声音；天有四季，人有四肢；天有五音，人有五脏；天有六律，人有六腑；天有冬夏，人有冷热；天有十日，人有十指；天有十二个时辰，人有两足十趾，男子有双睾以对应，女子虽只有两节不足，但其怀孕生子；天有阴阳，人则有夫妻；一年有三百六十五日，人身则有三百六十五个主要穴位。地有高山，人则有两肩和双膝；地有深谷，人则有腋窝和腘窝；地有十二条大河，人则有十二条主要的经脉；地有泉水细流，人则有卫气；地有丛草，人则有毫毛。天有昼夜，人则有起卧；天有列星，人则有牙齿。地有小山，人则有小节；地有山石，人则有高骨；地有林木，人则有筋膜；地有都市，人则有隆起的肌肉。一年有十二月，人体四肢则有十二节；有些地方四季草木不生，人则有终身不育的。以上这些情况都是人体与天地相应的情况。

## 二、《伤寒论》节选释义

### 太阳病

太阳统摄营卫，主一身之表，为人身之巨阳，其气行于体表，"阳者，卫外而为固也"（《素问·生气通天论》）；因此，太阳经自然肩负卫外之功，而为人身之藩篱。故而外邪伤人，也多首伤太阳。

寒邪最易伤人体之阳，加之外寒伤人必从表入，故伤寒为病，多首伤太阳经形成太阳病变，故《伤寒论》中曰"伤寒一日，太阳受之"，且将太阳病列于《伤寒论》之首。因此太阳病就是外感病的初期阶段，由于邪气侵袭太阳所主之体表，而太阳所统属之营卫也与邪气抗争于体表，所以一般也把太阳病叫作表证。

### （一）辨太阳病本证

【原文】

太阳之为病，脉浮，头项强痛而恶寒。

【讲解】本条是太阳病的提纲。太阳病的主要证候为脉浮、头痛、项强、恶寒。太阳经统营卫而主一身之表，外邪伤人，太阳首当其冲。正气抗邪于体表，营卫气血流向之于外所以"脉浮"；太阳经脉从头下项，挟脊抵腰，寒邪凝闭，太阳经气受阻，营气也因之阻滞不行，不通则痛，故见"头痛""项强"；寒邪郁于肌表，卫阳被遏，不能正常温煦肌表故而出现"恶寒"。外感风寒邪气初期，若出现脉浮、头痛、项强、恶寒则可诊断为太阳病。

#### 1. 太阳经证

（1）太阳中风（表虚）证

【原文】

太阳病，发热，汗出，恶风，脉缓者，名为中风。

太阳中风，阳浮而阴弱。阳浮者，热自发；阴弱者，汗自出。啬啬恶寒，淅淅恶风，翕翕发热，鼻鸣干呕者，桂枝汤主之。

太阳病，头痛发热，汗出恶风者，桂枝汤主之。

太阳病，外证未解，脉浮弱者，当以汗解，宜桂枝汤。

太阳病，发热汗出者，此为荣弱卫强，故使汗出，欲救邪风者，宜桂枝汤。

禁忌证：

太阳病，下之后，其气上冲者，可与桂枝汤。方用前法。若不上冲者，不得与之。

太阳病三日，已发汗，若吐，若下，若温针，仍不解者，此为坏病，桂枝不中与之也。观其脉证，知犯何逆，随证治之。桂枝本为解肌，若其人脉浮紧，发热汗不出者，不可与之也。常须识此，勿令误也。

若酒客病，不可与桂枝汤，得之则呕，以酒客不喜甘故也。

凡服桂枝汤吐者，其后必吐脓血也。

【讲解】太阳中风乃风邪侵袭太阳之病证。主要表现为脉浮、头痛、项强、恶寒、发热、汗出、恶风、鼻鸣干呕、脉浮缓。太阳中风证的病因病机是外感风寒，营卫不和（卫强营弱）。表虚之人感受风寒后，卫阳起而与邪相争于表，故发热而脉浮。卫阳为外邪所伤，失于固摄，加之肌腠不密，故卫外不固，营不内守，于是营阴外泄而为汗。卫阳不温，加之汗出毛孔疏松，不胜风袭，故见恶风寒。风性疏泄，且汗出营阴更弱，故脉象松弛而呈缓象。卫气奋起抗邪，表现为卫阳浮盛，卫阳与邪相争出现发热、脉浮等亢奋的现象，故称卫强。卫属阳，故曰"阳浮者热自发"。营阴不能内守，故使汗出，即"阴弱者汗自出"。风性轻扬，上犯头部又可出现头痛。肺合皮毛，肺气通于鼻，外邪袭表，肺气不利可见鼻鸣。若影响胃气上逆则可见干呕。

太阳病误下后，表证仍在，治宜解表，表邪内陷，禁用汗法。太阳伤寒证，应予麻黄汤辛温发汗，祛寒邪外出而使表邪解除。桂枝汤为解肌祛风之剂，即发汗解表之轻剂，发汗之力不足以祛太阳伤寒证郁遏之寒邪，故"不可与之也"。嗜酒之人，多内郁湿热，禁用桂枝汤。"服桂枝汤吐者"，以服辛温剂致吐，辛温助阳，热盛胃逆则吐，"必吐脓血"以热伤血络可致吐脓血，提示内热壅盛者禁服桂枝汤。

【治法】解肌祛风，调和营卫。

【方药】桂枝汤。桂枝（去皮，三两），白芍（三两），甘草（炙，二两），生姜（切，三两），大枣（擘，十二枚）。

（2）太阳伤寒（表实）证

【原文】

太阳病，或已发热，或未发热，必恶寒，体痛，呕逆，脉阴阳俱紧者，名为伤寒。

太阳病，头痛发热，身疼，腰痛，骨节疼痛，恶风，无汗而喘者，麻黄汤主之。

太阳病，十日已去，脉浮细而嗜卧者，外已解也。设胸满胁痛者，与小柴胡汤。脉但浮者，与麻黄汤。

太阳病，脉浮紧，无汗，发热，身疼痛，八九日不解，表证仍在，此当发其汗。服药已微除，其人发烦目瞑。剧者必衄，衄乃解，所以然者，阳气重故也。麻黄汤主之。

脉浮者，病在表，可发汗，宜麻黄汤。

脉浮而数者，可发汗，宜麻黄汤。

伤寒脉浮紧，不发汗，因致衄者，麻黄汤主之。

禁忌证：

脉浮数者，法当汗出而愈。若下之，身重心悸者，不可发汗，当自汗出乃解。所以然者，尺中脉微，此里虚，须表里实，津液自和，便自汗出愈。

脉浮紧者，法当身疼痛，宜以汗解之。假令尺中迟者，不可发汗。何以知然？以荣气不足，血少故也。

咽喉干燥者，不可发汗。

淋家不可发汗，发汗必便血。

疮家，虽身疼痛，不可发汗，发汗则痉。

衄家不可发汗，汗出必额上陷，脉急紧，直视不能眴，不得眠。

亡血家，不可发汗，发汗则寒栗而振。

汗家重发汗，必恍惚心乱，小便已阴疼，与禹余粮丸。

病人有寒，复发汗，胃中冷，必吐蛔。

【讲解】太阳伤寒证病因病机为风寒外束，卫阳被遏，营阴郁滞，正邪交争，太阳经气运行不畅，以及邪干于肺，肺气失宣。太阳伤寒，源于太阳感受风寒邪气，而以寒邪偏重，表现为发热或尚未发热、恶风寒、无汗、头痛项强、身疼腰痛、骨节疼痛、呕逆、气喘、脉浮紧。寒性收敛，邪束于表，导致营卫失调。恶寒一般出现较早，因寒邪一旦侵袭体表，卫阳即被郁遏而不宣，不能正常发挥其温煦功能，故起病便有恶寒。卫气抗邪，是其最基本的生理功能之一。若卫气能及时奋起与邪相争，则发热较早，反之则发热较迟。发热的早晚与病人体质强弱、病邪盛衰等因素密切相关。太阳统一身之营卫，风寒之邪侵犯人体，全身营卫因之郁遏不畅，故见头痛项强，周身肌肉骨节疼。肺主气，风寒邪气犯表，肺气失宣，胃气因之上逆，故见呕逆气喘之症。脉浮主表，脉紧主寒，三部脉皆现浮紧，是风寒束表之典型脉象。

误下致里虚，治疗当补虚扶正，禁用汗法。"尺中迟"乃营血不足之证，虽有表证，禁用汗法。"咽喉干燥者，不可发汗"，是以咽喉干燥为例，提示阴津不足者，禁用汗法。对淋家及阴亏下焦蓄热者，妄用汗法，每每因更伤其阴，邪热更盛，下伤阴络，而引起便血的不良后果。以疮家、亡血家为例，提示气血两虚者，虽有表证，禁用汗法。对衄家，阴血亏虚之人，误用辛温发汗，因阴血进一步虚耗，引起多种变证。经脉失于濡养，则额上之陷脉急紧，血不养目，则目直视而不能转动，血不养心则不能安眠。"病人有寒，复发汗"引起不良后果，提示阳虚有寒之人，虽兼有风寒表证，不可发汗解表。禁忌证：阴津不足（咽喉干燥、淋家、衄家、亡血家、汗家），虚热内盛（疮家），阳气不足（有寒、腹中冷）。

【治法】辛温发汗，宣肺平喘。

【方药】麻黄汤。麻黄（去节，三两），桂枝（去皮，二两），甘草（炙，一两），苦杏仁（去皮尖，七十个）。

### 2.太阳腑证

（1）蓄水证：人体感受外寒之后，寒邪在一定程度上损伤了人体的阳气，阳气受损，导致气不布津，水饮停滞而成水邪导致蓄水证；或因发汗不当，误吐误下伤及里阳而停水所致；或因当汗欲汗之时误以冷水灌而水郁皮肤；由于水饮停蓄的部位不同，又可分为在皮肤及上中下三焦，进而出现病机、现症以及治疗方法的差异。

1）水停心下，水饮犯肺（上焦）

【原文】

伤寒表不解，心下有水气<sup>①</sup>，干呕发热而咳，或渴，或利，或噎<sup>②</sup>，或小便不利，少腹满，或喘者，小青龙汤主之。

伤寒，心下有水气，咳而微喘，发热不渴。服汤已渴者，此寒去欲解也。小青龙汤主之。

注释：①心下有水气：心下，指上腹部、胃脘部。此处泛指"里"。水气，病理概念，即水饮之邪。②噎：指咽喉部有梗阻不畅的感觉。

【讲解】太阳伤寒兼里有水饮证的病理、临床表现和治疗。如水饮内停，不能生化津液为用则口渴，水饮下趋大肠则下利，水饮犯肺，肺失宣降则喘，肺失通调，水道不利则小便不利、下腹部胀满，水饮阻碍气机，上壅肺胃，则见咽喉噎阻。服用小青龙汤后，原证口不渴，服药后口渴，是寒邪得解，水饮温化，而津液一时敷布不足的表现，是疾病向愈的兆头。若病人因水饮内停，不能化生津液而有口渴，则不能用本条提出的指征来判断。

【治法】辛温解表，兼温化水饮。

【方药】小青龙汤。麻黄（去节），白芍，细辛，干姜，炙甘草，桂枝（去皮，各三两），五味子（半升），半夏（洗，半升）。

2）水停心下（中焦）

【原文】

伤寒汗出而渴者，五苓散主之。不渴者，茯苓甘草汤主之。

伤寒厥而心下悸，宜先治水，当服茯苓甘草汤，却治其厥。不尔，水渍入胃，必作利也。

伤寒，若吐若下后，心下逆满，气上冲胸，起则头眩，脉沉紧，发汗则动经，身为振振摇者，茯苓桂枝白术甘草汤主之。

服桂枝汤，或下之，仍头项强痛，翕翕发热，无汗，心下满微痛，小便不利者，桂枝去桂加茯苓白术汤主之。

发汗后，其人脐下悸者，欲作奔豚，茯苓桂枝甘草大枣汤主之。

【讲解】太阳蓄水证中水停中焦的证候有四种，分别为：

①胃虚停饮，中阳不足：水停心下，未影响气化则口不渴，心下停水，水气凌心则心下悸，水邪阻遏中阳，中阳不能外达故四肢厥冷。由于胃虚水停（心下）胃中，若饮水多则胃阳与水邪相搏更加心下悸动不安。

②饮邪中阻，脾阳不升：寒伤太阳表证经误吐误下后，吐下伤阳引邪入里，进而导致气不布津而水停心下，心下聚水太多，阻滞气机则致心下胀满，水停心下阻碍胃气顺降，胃气向上冲逆则气上冲逆，水饮中阻，阻碍脾之清阳上升则患者从卧位或坐位突然起身即觉头眩。脾阳不足，寒饮不化则脉沉紧，若再次发汗误治，则

阳气更伤，经脉失养，水气泛溢而动惕，可见身体震颤动摇。

③水停心下，郁阻气机：太阳表证，虽经解表等治疗，但还是头项强痛，翕翕发热，无汗，这是由于水结心下，郁阻太阳经气，太阳经气不利，所以仍然头项强痛，翕翕发热而无汗，水停心下郁阻中焦气机则心下胀满而微痛，水结于中焦不能下输于膀胱则小便不利。

④阳损水聚，饮欲冲逆：太阳风寒表证经过度发汗后，汗后伤阳，导致中焦水饮聚集，水饮欲向上冲逆出现脐下悸动，欲作奔豚之势。

【治法】温阳化饮。

【方药】

①胃虚停饮，中阳不足证，宜茯苓甘草汤：茯苓（四两），桂枝（去皮，三两），白术，甘草（炙，各二两）。

②饮邪中阻，脾阳不升证，宜苓桂术甘汤：茯苓（四两），桂枝（去皮，三两），白术，甘草（炙，各二两）。

③水停心下，郁阻气机证，宜桂枝去桂加茯苓白术汤：桂枝（三两），甘草（炙，二两），生姜（切），白术，茯苓（各三两），大枣（擘，十二枚）。

④阳损水聚，饮欲冲逆证，宜茯苓桂枝甘草大枣汤：茯苓（半斤），桂枝（去皮，四两），甘草（炙，二两），大枣（擘，十五枚）。

3）水蓄膀胱（下焦）

【原文】

太阳病，发汗后，大汗出，胃中干，烦躁不得眠，欲得饮水者，少少与饮之，令胃气和则愈。若脉浮，小便不利，微热消渴者，五苓散主之。

发汗已，脉浮数，烦渴者，五苓散主之。

伤寒汗出而渴者，五苓散主之。不渴者，茯苓甘草汤主之。

中风发热，六七日不解而烦，有表里证，渴欲饮水，水入则吐者，名曰水逆。五苓散主之。

发汗后，水药不得入口，为逆，若更发汗，必吐下不止。

【讲解】太阳病发汗乃正确治法，但若发汗不得法，汗出太多，使胃中津液不足，胃不和则烦躁、卧不安，津液不足则欲饮水。对此只需要少少饮水便可痊愈。如果仍是脉浮、身有微热等，外邪随太阳经脉入里，影响膀胱气化功能，水道失调，邪与水结而成蓄水证。因影响膀胱气化，津液无以输布，则表现为小便不利而渴欲饮水，证属表里同病，方用五苓散。"渴欲饮水，水入则吐"，是因为蓄水重者，停水较甚的缘故。膀胱气化不利，津不上承则口渴欲饮。水气泛胃，胃失和降，饮入之水，必拒而不受，故随饮随吐，吐后仍然渴饮，称为水逆。

【治法】化气行水，兼以解表。

【方药】五苓散。猪苓（去皮，十八铢），泽泻（一两六铢），白术（十八铢），茯苓（十八铢），桂枝（去皮，半两）。

（2）蓄血证

【原文】

太阳病不解，热结膀胱，其人如狂，血自下，下者愈。其外不解者，尚未可攻，当先解其外。外解已，但少腹急结者，乃可攻之，宜桃核承气汤。

【提要】本段指出了瘀热互结的病症及治法。

【讲解】太阳病不解，病邪化热在里，与瘀血相结于下腹部，形成少腹急结，神志错乱如狂者，称为蓄血证。虽治疗当攻逐瘀血，泻其邪热，但还需视其外症是否解除，若外症未解，尚不能攻下，以免招致外邪内陷，故当先解其外，待外症已解，方可用桃核承气汤。

【治法】活血化瘀，通下瘀热。

【方药】桃核承气汤。桃仁（去皮尖，五十个），大黄（四两），桂枝（去皮，二两），甘草（炙，二两），芒硝（二两）。

（3）血热互结证

【原文】

伤寒有热，少腹满，应小便不利。今反利者，为有血也，当下之，不可余药，宜抵当丸。

太阳病六七日，表证仍在，脉微而沉，反不结胸，其人发狂者，以热在下焦，少腹当硬满，小便自利者，下血乃愈，所以然者，以太阳随经，瘀热在里故也。抵当汤主之。

太阳病。身黄，脉沉结，少腹硬，小便不利者，为无血也。小便自利，其人如狂者，血证谛也，抵当汤主之。

【讲解】伤寒有热，是太阳表证未解，同时又见少腹满，小便通利，这是邪热与瘀血结于下焦的蓄血证，宜用抵当丸下之。少腹满一症，有蓄水与蓄血之分。若为蓄水证，因表邪内陷，与水互结于下焦，膀胱气化功能失常，邪结不甚，应见少腹里急，小便不利。现在少腹满（或硬满疼痛），小便自利，知病在血分，膀胱气化功能未受影响，血蓄下焦，邪结较甚。可见小便利与不利是两者的鉴别要点。蓄血重证，太阳病六七日，表证不解，外邪循经化热入里，与瘀血互结而发病，病人表现发狂、少腹硬满，为邪热与瘀血结于下焦，且上扰心神。脉微而沉，说明血蓄于里，气血受阻，致脉搏有沉滞不起之象，病以外邪内陷为主。"反不结胸"说明非实邪结于中上二焦。"小便自利"，则膀胱气化功能正常，知非蓄水之证。综合辨析，治宜破血逐瘀，方用抵当汤。

【治法】破血逐瘀。

【方药】抵当汤。水蛭（熬），虻虫（去翅足，熬，各三十个），桃仁（去皮尖，二十个），大黄（酒洗，三两）。

抵当丸。水蛭（熬，二十个），虻虫（熬，去翅足，二十个），桃仁（去皮尖，二十五个），大黄（三两）。

### （二）太阳兼证

#### 1.表郁轻证

【原文】

太阳病，得之八九日，如疟状，发热恶寒，热多寒少，其人不呕，清便欲自可，一日二三度发，脉微缓者，为欲愈也。脉微而恶寒者，此阴阳俱虚，不可更发汗、更下、更吐也。面色反有热色者，未欲解也，以其不能得小汗出，身必痒，宜桂枝麻黄各半汤。

服桂枝汤，大汗出，脉洪大者，与桂枝汤如前法；若形似疟，一日再发者，汗出必解，宜桂枝二麻黄一汤。

【讲解】病在太阳，至七八日之久，而不传他经，其表邪本微可知。不呕、清便欲自可，则可知无里邪。病如疟状，乃正气内胜，数与邪争故也。至热多寒少，一日二三度发，则邪气不胜而将退矣。脉微，是欲愈之象，如果脉微而恶寒者，是阴阳俱虚，当以温养，而发汗、吐下之法均在所禁矣。若面反有热色者，邪气欲从表出，而不得小汗，则邪气无出路，如面色缘缘正赤，阳气怫郁在表，当解之熏之，邪气无出路，身上一定会痒，方用桂枝麻黄各半汤或桂枝二麻黄一汤。桂麻二方各取小量合煎，本方发汗之力较桂枝汤稍大，较麻黄汤缓和，是为发汗轻剂，解表而不伤正。

【治法】辛温轻剂，小发其汗。

【方药】桂枝麻黄各半汤。桂枝（一两十六铢），白芍，生姜（切），炙甘草，麻黄（去节，各一两），大枣（擘，四枚），苦杏仁（汤浸去皮尖及两仁者，二十四枚）。

桂枝二麻黄一汤。桂枝（去皮，一两十七铢），白芍（一两六铢），麻黄（去节，十六铢），生姜（切，一两六铢），苦杏仁（去皮尖，十六个），甘草（炙，一两二铢），大枣（擘，五枚）。

#### 2.风寒袭经证

【原文】

太阳病，项背强几几，反汗出恶风者，桂枝加葛根汤主之。

太阳病，项背强几几，无汗，恶风，葛根汤主之。

【讲解】太阳病，汗出恶风，为风寒外束肌表，致卫强荣弱，即太阳中风证的外症。项背乃太阳经脉所过之部，风寒外束，太阳经气不舒，津液敷布不利，经脉失于濡养，则项背拘急。葛根汤是无汗、恶风，即太阳伤寒证兼有项背强几几方可使用，而桂枝加葛根汤是汗出、恶风的太阳中风证。

【治法】发汗解表，生津舒筋。

【方药】桂枝加葛根汤。葛根（四两），白芍（二两），生姜（切，三两），甘草（炙，二两），大枣（擘，十二枚），桂枝（去皮，二两）。

葛根汤。葛根（四两），麻黄（去节，三两），桂枝（去皮，二两），生姜（切，三两），甘草（炙，二两），白芍（二两），大枣（擘，十二枚）。

### 3.寒邪闭表，阳气内郁证

【原文】

太阳中风，脉浮紧，发热恶寒，身疼痛，不汗出而烦躁者，大青龙汤主之。若脉微弱，汗出恶风者，不可服之。服之则厥逆，筋惕肉瞤，此为逆也。大青龙汤方。

太阳病，脉浮紧，无汗，发热，身疼痛，八九日不解，表证仍在，此当发其汗。服药已，微除，其人发烦目瞑，剧者必衄，衄乃解，所以然者，阳气重故也。麻黄汤主之。

伤寒脉浮紧，不发汗，因致衄者，麻黄汤主之。

太阳病，脉浮紧，发热，身无汗，自衄者愈。

伤寒脉浮缓，身不疼，但重，乍有轻时，无少阴证者，大青龙汤发之。

太阳病，发热恶寒，热多寒少，脉微弱者，此无阳也，不可发汗，宜桂枝二越婢一汤。

【讲解】太阳伤寒，脉浮紧者，由于阳气怫郁在表，气不旁流，病人发热恶寒，无汗而身疼痛，甚则烦躁。当发其汗，若当汗不汗，热郁于表，久必伤营，而引起自衄，热随衄解。方用大青龙汤治疗，本方发汗之力峻猛，独盖群方，方中麻黄、石膏为伍，寒热互制，麻黄辛温发汗，伍石膏防其太过，石膏甘寒，伍麻黄防其过寒，互相为用也。"太阳病，发热恶寒，热多寒少"者，用桂枝二越婢一汤治疗，该方为微发汗兼清里热之剂，故推论其证病机为表寒里热，郁而不发。由此可知其临床特点，既具太阳表证的临床表现，又当有口渴、心烦等里热证的表现。证属表郁兼里热轻证。"脉微弱者，此无阳也，不可发汗"，指出阳虚之证禁用汗法。

【治法】辛温解表，兼清里热。

【方药】大青龙汤。麻黄（去节，六两），桂枝（去皮，二两），甘草（炙，二两），苦杏仁（去皮尖，四十枚），生姜（切，三两），大枣（擘，十枚），石膏（如鸡子大，碎）。

桂枝二越婢一汤。桂枝（去皮），白芍，麻黄，甘草（炙，各十八铢），大枣（擘，四枚），生姜（切，一两二铢），石膏（碎，绵裹，二十四铢）。

### 4.太阳中风兼肺寒气逆证

【原文】

喘家作，桂枝汤加厚朴杏子，佳。

太阳病，下之微喘者，表未解故也。桂枝加厚朴杏子汤主之。

【讲解】喘家外感风寒而患太阳中风证者。可有喘息、发热、恶风、汗出、头痛、脉象浮缓等，即喘息与太阳中风证并见。太阳病，当以汗解，误用攻下治法，造成表证未解，又出现轻度气喘的证候，表里同病，太阳中风兼肺寒气逆。从桂枝汤方，加入宣肺利气之苦杏仁、厚朴，可反证本证系风寒迫肺，肺寒气逆、宣降失常而喘。

【治法】解肌祛风，降气平喘。

【方药】桂枝加厚朴杏子汤。桂枝（去皮，三两），甘草（炙，二两），生姜（切，三两），白芍（三两），大枣（擘，十二枚），厚朴（炙，去皮，二两），苦杏仁（去皮尖，五十枚）。

5.表证不解，阳虚漏汗证

【原文】

太阳病，发汗，遂漏不止，其人恶风，小便难，四肢微急，难以屈伸者，桂枝加附子汤主之。

【讲解】太阳病，本当用发汗治疗，但是需要微发汗，使得邪去表解，若服药后大汗淋漓，不但病不能除，反而伤阳损阴而生很多变证，表现为漏汗不止，恶风，小便困难，四肢轻度拘急屈伸不利等。其病机为表阳虚，卫外不固，失于温煦，耗伤阴津，不能濡润所致。治疗之法以扶阳为主兼以解表，使阳气来复，气化津生，则表邪得解，方用桂枝加附子汤。

【治法】调和营卫，解肌祛风，扶阳固表。

【方药】桂枝加附子汤。桂枝（去皮，三两），白芍（三两），甘草（炙，三两），生姜（切，三两），大枣（擘，十二枚），附子（炮，去皮，破八片，一枚）。

6.表证不解，胸阳不振证

【原文】

太阳病，下之后，脉促胸满者，桂枝去芍药汤主之。

若微寒者，桂枝去芍药加附子汤主之。

【讲解】太阳病误用下法，表病误下而引起邪气内陷，表现为脉促、胸满，本证之胸满，为邪陷胸中，胸阳被遏，胸阳不振。从误下后仍用桂枝汤进行变化来治疗本证，可推断本证还具有太阳病的主要表现，故证属太阳病兼胸阳被遏胸满证。表证不解外邪内陷，脉微，恶寒是阳气虚弱的外在反应。阳气已虚，若更加之微寒，则必当温药以散之，故加附子。

【治法】解肌祛风，宣通胸阳。

【方药】桂枝去芍药汤。桂枝（去皮，三两），甘草（炙，二两），生姜（切，三两），大枣（擘，十二枚）。

桂枝去芍药加附子汤。桂枝（去皮，三两），甘草（炙，二两），生姜（切，三两），大枣（擘，十二枚），附子（炮，去皮，破八片，一枚）。

7.表证不解，营血不足证

【原文】

发汗后，身疼痛，脉沉迟者，桂枝加芍药生姜各一两人参三两新加汤主之。

【讲解】"发汗后，身疼痛"提示了太阳病汗不如法，发生变证。"脉沉迟"，为气血不足，营阴耗伤。由于气血不足，经脉失养，则可见一身疼痛，用桂枝汤加味主治，反映本证属营卫不和兼营血不足。此证虽属表里同病，但以里虚证为主，故治以调和营卫必兼益气和营，方用新加汤，扶正祛邪并用，以扶正为主。

【治法】调和营卫，益气和营。

【方药】桂枝加芍药生姜各一两人参三两新加汤。桂枝（去皮，三两），白芍（四两），甘草（炙，二两），人参（三两），大枣（擘，十二枚），生姜（四两）。

（三）太阳变证

1.热郁胸膈证

【原文】

发汗后，水药不得入口为逆，若更发汗，必吐下不止。发汗吐下后，虚烦不得眠；若剧者，必反复颠倒，心中懊憹，栀子豉汤主之。若少气者，栀子甘草豉汤主之。若呕者，栀子生姜豉汤主之。

发汗若下之，而烦热，胸中窒者，栀子豉汤主之。

伤寒五六日，大下之后，身热不去，心中结痛者，未欲解也，栀子豉汤主之。

伤寒下后，心烦腹满，卧起不安者，栀子厚朴汤主之。

伤寒，医以丸药大下之，身热不去，微烦者，栀子干姜汤主之。

病人脉数，数为热，当消谷引食，而反吐者，此以发汗，令阳气微，膈气虚，脉乃数也。数为客热，不能消谷，以胃中虚冷，故吐也。

太阳病，过经十余日，心下温温欲吐，而胸中痛，大便反溏，腹微满，郁郁微烦。先此时自极吐下者，与调胃承气汤。若不尔者，不可与。但欲呕，胸中痛，微溏者，此非柴胡汤证，以呕，故知极吐下也。调味承气汤。

【讲解】热郁胸膈证，表现以虚烦不得眠，心中懊恼为主症，若病情较重，心中烦郁严重，则见反复颠倒。病机为热郁胸膈，治疗当清宣郁热。盖心主血而肺主气，二脏同居于胸，今热郁胸膈，若胸中气机郁滞不畅，则见"烦热，胸中窒"，甚则"胸中结痛"。治疗用栀子豉汤清宣郁热，待郁热得以宣泄，气机自然通畅，诸症随之而解。太阳伤寒若误用泻下剂，身热尚未退尽，又觉胸中结痛，为外邪入里化热，留扰胸膈，气机壅滞所致。其程度较"胸中窒"更甚，病机未变，故亦用栀子豉汤治疗。若兼少气者，乃因火郁胸膈损伤中气所致，可用栀子甘草豉汤，清宣郁热，益气补中。若兼吐者，是胃气因热扰而上逆，方用栀子生姜豉汤，清宣郁热，降逆止呕。

【治法】清宣郁热。

【方药】栀子豉汤方。栀子（擘，十四个），淡豆豉（绵裹，四合）。

栀子甘草豉汤方。栀子（擘，十四个），甘草（炙，二两），淡豆豉（绵裹，四合）。

栀子生姜豉汤方。栀子（擘，十四个），生姜（五两），淡豆豉（绵裹，四合）。

**2.邪热壅肺证**

【原文】

发汗后，不可更行桂枝汤。汗出而喘，无大热者，可与麻黄杏仁甘草石膏汤。

下后不可更行桂枝汤。若汗出而喘，无大热者，可与麻黄杏子甘草石膏汤。

【讲解】太阳病，汗下后，邪热不解，内迫于肺，肺热壅盛，不得宣降故喘。肺合皮毛，邪热迫津故见汗出。此外，还可以兼见咳嗽、口渴、苔黄、脉数等症。邪气由表入里，由寒化热，病证已发生了质的变化，不能再用辛温解表的桂枝汤，而应以麻杏甘石汤清宣肺热。

【方药】麻黄杏仁甘草石膏汤。麻黄（去节，四两），杏仁（去皮尖，五十个），甘草（炙，二两），石膏（碎，绵裹，半斤）。

**3.心阳虚证**

【原文】

发汗过多，其人叉手自冒心，心下悸，欲得按者，桂枝甘草汤主之。

火逆下之，因烧针烦躁者，桂枝甘草龙骨牡蛎汤主之。

伤寒脉浮，医以火迫劫之，亡阳必惊狂，卧起不安者，桂枝去芍药加蜀漆牡蛎龙骨救逆汤主之。

烧针令其汗，针处被寒，核起而赤者，必发奔豚。气从少腹上至心者，灸其核上各一壮，与桂枝加桂汤，更加桂二两也。

【讲解】发汗过多，汗为心之液，由阳气蒸化而成，故发汗过多，内伤心阳而产生心悸。治疗当以温补心阳为宜，方用桂枝甘草汤，取桂枝辛温，入心而助阳，甘草甘温，益气而补中。两药配伍，辛甘相合，阳气乃生，心阳得复而悸动可止。因火疗而误治，又用攻下的疗法，一逆再逆。因烧针劫汗，迫使汗液外泄，心阳亦随之耗损。同时火疗法使得心神不安，发生烦躁。因火疗与攻下而致误，不唯心阳虚衰，且加心神浮越，以"烦躁"为主症，病情重于前者，故主以补益心阳，潜镇安神，在桂枝甘草汤中加入龙骨、牡蛎。火疗法迫使津液外泄，汗出过多，使心神不得潜敛，则浮越于外，又因心胸阳气不足，水饮痰邪得而乘之，痰邪扰心，故惊狂乃作。故治当复心阳，镇惊安神，用桂枝去芍药加蜀漆牡蛎龙骨救逆汤。

【治法】补益心阳。

【方药】桂枝甘草汤。桂枝（去皮，四两），甘草（炙，二两）。

桂枝甘草龙骨牡蛎汤。桂枝（去皮，一两），甘草（炙，二两），牡蛎（熬，二两），龙骨（二两）。

桂枝去芍药加蜀漆牡蛎龙骨救逆汤。桂枝（去皮，三两），甘草（炙，二两），生姜（切，三两）大枣（擘，十二枚），牡蛎（熬，五两），蜀漆（洗去腥，三两），龙骨（四两）。

**4.脾阳虚证**

【原文】

伤寒二三日，心中悸而烦者，小建中汤主之。

发汗后，腹胀满者，厚朴生姜半夏甘草人参汤主之。

太阳病，外证未除，而数下之，遂协热而利。利下不止，心下痞硬，表里不解者，桂枝人参汤主之。

【讲解】伤寒仅二三日，尚属于新病初期，又未经过汗下等误治，却见心中悸动、神烦不宁等里虚症状，究其原因，是因为里气先虚、心脾不足、气血亏虚，复被邪扰所致。当里虚兼表时，治疗时不可以攻邪，当建中补脾，益气血生化之源。正气充盛，则邪气自退，烦悸自止，方用小建中汤外和营卫、内益气血。

发汗太过，损伤脾阳，或者平素脾虚，又经过发汗，两者都使脾阳受损。脾主运化，脾虚则运化失职，湿浊阻滞气机，故腹胀满。治疗采用健脾除湿，宽中消满之法，方用厚朴生姜半夏甘草人参汤。

太阳病，外证未除，本当依法汗解，而屡用攻下之法，不但表证不除，而且发热恶寒等症犹在。复因攻下损伤脾阳，寒湿内生，以致太阴虚寒伴表证发热下利，故称"协热利"。脾失运化，升降失常，则心下痞硬，治疗当以桂枝人参汤温中解表。

【治法】建中补脾、调和气血；健脾温运、宽中除满；温中解表。

【方药】小建中汤。桂枝（去皮，三两），甘草（炙，二两），大枣（擘，十二枚），白芍（六两），生姜（切，三两），胶饴（一升）。

厚朴生姜半夏甘草人参汤。厚朴（炙，去皮，半斤），生姜（切，半斤），半夏（洗，半升），甘草（炙，二两），人参（一两）。

桂枝人参汤。桂枝（别切，四两），甘草（炙，四两），白术（三两），人参（三两），干姜（三两）。

**5.肾阳虚证**

【原文】

下之后，复发汗，昼日烦躁不得眠，夜而安静，不呕，不渴，无表证，脉沉微，身无大热者，干姜附子汤主之。

发汗，若下之，病仍不解，烦躁者，茯苓四逆汤主之。

太阳病发汗，汗出不解，其人仍发热，心下悸，头眩，身瞤动，振振欲擗地者，真武汤主之。

【讲解】先用下法后用汗法，导致阳虚欲亡。白天烦躁，夜晚安静，因虚阳被阴寒所迫。不呕，以排除少阳证，不渴，以排除阳明证，无表证。脉沉微，主里虚，身无大热，此证为阴寒内盛，阳气大虚之重证，病情发展迅速，若不急回其阳，则有亡阳的危险，取干姜附子辛热重剂，急煎顿服而力挽残阳之失。

发汗后用下法，病宜解也，若病仍不解，则发汗外虚阳气，下之内虚津液，阴阳俱虚，邪气未解，故生烦躁。以茯苓四逆汤温补，以复阴阳之气。

发汗后，病仍不解，"仍发热"是汗后虚阳外浮于表的反映，此发热非表证之热。阳虚不能主水，寒水上乘，水气凌心则心悸，上扰清阳则头晕目眩，阳虚不能温煦肢体，而肢体反受水寒之浸渍，故一身筋肉跳动，震颤不稳而欲扑地。本病属肾阳虚，水气泛溢全身，病变在下焦，病势较重，方用真武汤温阳利水，附子温肾阳，用生姜散水邪，白芍柔肝缓急。

【治法】急温回阳、回阳益阴、温阳利水。

【方药】干姜附子汤。干姜（一两），附子（生用，去皮，破八片，一枚）。

茯苓四逆汤。茯苓（四两），人参（一两），附子（生用，去皮，破八片，一枚），甘草（炙，二两），干姜（一两半）。

真武汤。茯苓，白芍，生姜（切，各三两），白术（二两），附子（炮，去皮，破八片，一枚）。

## 阳明病

阳明主燥，多气多血，因此无论阳明自身受邪，或病邪由他经传来，邪已化热、化燥，正邪斗争激烈，多为外感病邪阳亢热盛的阶段。其证多属于里热燥实，故阳明病以"胃家实"为提纲。

【原文】

阳明之为病，胃家实是也。

【讲解】本条为阳明病提纲。阳明经本多气多血，为水谷之海，又为中土，万物所归，无所复传之地。胃家，包括胃和肠，《灵枢·本输》："大肠小肠皆属于胃。""实"为邪气实，《素问·通评虚实论》："邪气盛则实，精气夺则虚"是也。阳明主燥，邪入阳明，多从燥化。燥化则津液受伤，燥热亢盛，证见大热、大渴、大汗、脉洪大等；若燥热之邪与胃肠宿滞相搏，结为燥屎，以致肠道不通，见腹满硬痛，大便难，甚或谵语、潮热等证。

### （一）阳明热证

#### 1.上焦热证

【原文】

阳明病，脉浮而紧，咽燥口苦，腹满而喘，发热汗出，不恶寒，反恶热，身重。若发汗则躁，心愦愦，反谵语，若加温针，必怵惕，烦躁不得眠；若下之，则胃中空虚，客气动膈，心中懊恼，舌上苔者，栀子豉汤主之。

阳明病，下之，其外有热，手足温，不结胸，心中懊恼，饥不能食，但头汗出者，栀子豉汤主之。

【讲解】阳明邪气亢盛，与正气相搏，因此脉紧，"咽燥口苦，腹满而喘，发热汗出"等皆为阳明热邪壅滞之证候。表里混淆，脉证错杂，不但不可误用下法，亦不可误用汗法。如果脉浮而紧误发其汗，则夺液伤阴；或者用了温针，必助阳邪，因此谵语烦躁，怵惕不眠；如果误用下法，因此胃中空虚，扰动胸膈，心中懊恼，舌苔厚腻。阳明病下后余热未除，因此手足温，不结胸是胸下无水气，心中懊恼是上焦之热不除，余热留扰胸膈，邪热肆扰，故饥而不能食，热气蒸腾则头汗出。治疗当清宣郁热，方用栀子豉汤。栀子清热除烦，豆豉宣透解郁，两药配伍，清中有宣，宣中有降，为清宣胸中郁热，治疗虚烦懊恼之良方。

【治法】清宣郁热。

【方药】栀子豉汤。栀子（擘，十四枚），淡豆豉（绵裹，四合）。

2.中焦热证

【原文】

三阳合病，腹满身重，难以转侧，口不仁，面垢，（又作枯，一云向经），谵语遗尿。发汗则谵语，下之则额上生汗，手足逆冷。若自汗出者，白虎汤主之。

伤寒脉滑而厥者，里有热，白虎汤主之。

服桂枝汤，大汗出后，大烦渴不解，脉洪大者，白虎加人参汤主之。

伤寒若吐，若下后，七八日不解，热结在里，表里俱热，时时恶风，大渴，舌上干燥而烦，欲饮水数升者，白虎加人参汤主之。

伤寒无大热，口燥渴，心烦，背微恶寒者，白虎加人参汤主之。

伤寒脉浮，发热无汗，其表不解，不可与白虎汤。渴欲饮水，无表证者，白虎加人参汤主之。

若渴欲饮水，口干舌燥者，白虎加人参汤主之。

【讲解】阳明燥热在里，弥散全身，通体皆热。三阳合病，一身尽为三阳邪热所困，故身重难以转侧。胃窍出于口，热邪上攻，则口不仁。阳明主面，热邪蒸越，故面垢。热结于里则腹满，热盛于胃则谵语，热迫膀胱则遗尿，热蒸肌肤则自汗。阳实于外，阴虚于内，因此不可发汗，以耗欲绝之阴，若发汗则谵语。阳浮于外，则阴孤于内，故不可下夺，以伤其欲脱之微阳，如果误用了下法，则额上生汗，手足逆冷。当用辛寒清热之剂，方用白虎汤，方中石膏辛甘大寒，清热除烦，知母苦寒而润，滋阴泻火，两药合用以清阳明之热，而胃津可保。炙甘草、粳米，益气和中，一则补益精液，再则可免寒凉伤胃。阳明里热津伤，多由汗出过多后，伤及阴液，有口渴、恶风、舌上干燥、心烦等症状，此时阳明表证尚未解，但不可单纯用白虎汤辛寒清热，用白虎加人参汤，取白虎汤清阳明燥热，以保津液。因热盛汗多，气津两伤，故在白虎汤的基础上，加人参益气生津。

【治法】辛寒清热，或佐以益气生津。

【方药】白虎汤。知母（六两），石膏（碎，一斤），甘草（炙，二两），粳米（六合）。

白虎加人参汤。知母（六两），石膏（碎，绵裹，一斤），甘草（炙，二两），粳米（六合），人参（三两）。

3.下焦热证

【原文】

若脉浮发热，渴欲饮水，小便不利者，猪苓汤主之。

阳明病，汗出多而渴者，不可与猪苓汤，以汗多胃中燥，猪苓汤复利其小便故也。

【讲解】阳明热证误下后，热不能除，而津液受伤，又热与水结，蓄于下焦，因而出现津伤水热互结之证。脉浮发热是阳明余热犹存，反映在外。渴欲饮水，一则由于津伤，再则由于水热互结，气不化津。水蓄下焦而不行，则小便不利。方用猪苓汤，以清热利水，育阴润燥。本证水饮停聚，故以猪苓、茯苓、泽泻合用，甘淡渗湿，利水泄热；滑石既能清热又能利水；阿胶咸寒润下，育阴清热，用于治阴液损伤而又有热者。阳明热邪迫津液外泄，因此汗出必多，汗多亦伤津液，是以化源不足，无以滋荣，故口渴而小便不利，切不可误以猪苓汤投之，以竭欲亡之津液。

【治法】清热利水，育阴润燥。

【方药】猪苓汤。猪苓（去皮），茯苓，泽泻，阿胶，滑石（碎，各一两）。

（二）阳明腑实证

1.气分腑实证

【原文】

太阳病三日，发汗不解，蒸蒸发热者，属胃也，调胃承气汤主之。

伤寒吐后，腹胀满者，与调胃承气汤。

阳明病，其人多汗，以津液外出，胃中燥，大便必硬，硬则谵语，小承气汤主之。若一服谵语止者，更莫复服。

太阳病，若吐若下若发汗后，微烦，小便数，大便因硬者，与小承气汤和之，愈。

大下后，六七日不大便，烦不解，腹满痛者，此有燥屎也。所以然者，本有宿食故也，宜大承气汤。

阳明病，谵语有潮热，反不能食者，胃中必有燥屎五六枚也。若能食者，但硬耳，宜大承气汤下之。

【讲解】太阳病无论汗法或吐法，导致燥热内结，胃气不和，症见腑实证、心烦，或谵语、发热者，此时当泻其燥热，保存津液，方用调胃承气汤，以承顺胃气；阳明腑实燥结，或由于汗出过多，或由于利小便等损伤津液，以致胃肠干燥，津少不敌其燥热，则腑中宿垢，结为燥屎，阻塞肠道，腑气不通。可见此燥结由津伤而成，其热稍逊，故宜用小承气汤；阳明燥热亢盛，燥实阻结，腑气不通，可见痞满燥实具备之证。此时当攻下实热，荡涤燥结，方用大承气汤。取大黄苦寒以泄热去实、荡涤肠胃，配芒硝润燥，重用枳、朴，使气通而滞消。调胃承气汤不用枳、朴，是因气滞不显，重用芒硝，佐以甘草推陈而缓中，乃增泄热润燥之功；小承气汤不用芒硝，因其燥热不重，少用枳、朴，乃证候较轻。而大承气汤四物同用，足见里实热证之重。

【治法】泄热通便，除滞消满。

【方药】调胃承气汤。甘草（炙，二两），芒硝（半斤），大黄（清酒洗，四两）。

大承气汤。大黄（酒洗，四两），厚朴（炙，去皮，半斤），枳实（炙，五枚），芒硝（三合）。

小承气汤。大黄（酒洗，四两），厚朴（去皮，炙，二两），枳实（大者，炙，三枚）。

### 2.血分腑实证

【原文】

阳明证，其人喜忘者，必有蓄血。所以然者，本有久瘀血，故令喜忘。屎虽硬，大便反易，其色必黑者，宜抵当汤下之。

【讲解】阳明蓄血证，为阳明邪热与旧有之瘀血相结而成，其主症为健忘。心主血脉而藏神，瘀血与邪热相结于肠腑，血滞于下，下实上虚，心气失常，必影响心神，因此健忘。血瘀日久，阳明有热，津亏液少，则大便黑而硬结，离经之血与燥屎相混，则化坚为润，大便反易而色黑。方用抵当汤以破血逐瘀。

【治法】破血逐瘀。

【方药】抵当汤。水蛭（熬），虻虫（去翅足，熬，各三十个），桃仁（去皮尖，二十个），大黄（酒洗，三两）。

### 3.阳明湿热发黄证

【原文】

阳明病，发热汗出者，此为热越，不能发黄也。但头汗出，身无汗，剂颈而还，小便不利，渴引水浆者，此为瘀热在里，身必发黄，茵陈蒿汤主之。

伤寒七八日，身黄如橘子色，小便不利，腹微满者，茵陈蒿汤主之。

【讲解】阳明热盛，若有汗出，则邪热有出路，不会发黄。若邪热无宣泄之路，但因湿热郁蒸于上，头部有汗出，颈部以下无汗，而小便又不利，湿热之邪下泄无途，津液停聚而为湿邪，不能为人所用，湿热交阻，气化不利，津液不布，因此渴饮水浆，湿热之邪熏蒸肝胆，则发为黄疸。伤寒日久，小便不利，腹微满，为可下之症，而身发黄色，为三阳入里。治疗当清热利湿退黄，方用茵陈蒿汤，栀子、茵陈、大黄三味均为苦寒之品，苦能胜湿，寒能胜热，合则三焦通利，湿热自除。

【治法】清热利湿退黄。

【方药】茵陈蒿汤。茵陈蒿（六两），栀子（擘，十四枚），大黄（去皮，二两）。

## 少阳病

少阳主气为火气，在腑为胆与三焦，部位在半表半里及胁下。少阳之腑为人体阳气上下升降输布的通道，内外出入转枢的枢纽，若少阳受邪则易出现相火被郁，郁而化火和转枢失常的症状表现；另外由于少阳为阴阳转枢之经，且三焦与心包、肝与胆之经络脏腑相连，心包与肝又皆为厥阴所属，故少阳邪气又易影响厥阴。

【原文】

少阳之为病，口苦、咽干、目眩也。

【讲解】此条为少阳病总纲，少阳病的特征为口苦、咽干、目眩，这些都是少阳少火被郁，气郁化火的表现，临床可以以此为主症。

值得说明的是，少阳和阳明都可出现口苦，少阳口苦为少阳胆有郁火，火性炎上导致，由于少阳经气旺于清晨，所以少阳口苦清晨明显；而阳明经气旺盛于下午，所以阳明口苦午后明显。咽干为少阳郁火伤津，津液被伤的表现，与阳明燥化相比，少阳虽有咽干，但无口渴。少阳胆腑内寄于肝，禀肝之余气而为风腑，风火上煽所致之目眩，表现为目光昏晕甚则发赤，这与水饮导致的头眩但目光明也有明显不同。

### （一）少阳病证

【原文】

少阳中风，两耳无所闻，目赤，胸中满而烦者，不可吐下，吐下则悸而惊。

伤寒脉弦细，头痛发热者，属少阳。少阳不可发汗，发汗则谵语，此属胃，胃和则愈，胃不和，烦而悸。

伤寒五六日，中风，往来寒热，胸胁苦满，嘿嘿不欲饮食，心烦喜呕，或胸中烦而不呕，或渴，或腹中痛，或胁下痞硬，或心下悸，小便不利，或不渴，身有微热，或咳者，小柴胡汤主之。

血弱气尽，腠理开，邪气因入，与正气相搏，结于胁下，正邪分争，往来寒热，休作有时，嘿嘿不欲饮食。脏腑相连，其痛必下，邪高痛下，故使呕也，小柴胡汤主之。服柴胡汤已，渴者，属阳明，以法治之。

本太阳病不解，转入少阳者，胁下硬满，干呕不能食，往来寒热，尚未吐下，脉沉紧者，与小柴胡汤。

伤寒四五日，身热恶风，颈项强，胁下满，手足温而渴者，小柴胡汤主之。

伤寒中风，有柴胡证，但见一证便是，不必悉具。凡柴胡汤病证而下之，若柴胡证不罢者，复与柴胡汤，必蒸蒸而振，却复发热汗出而解。

阳明病，发潮热，大便溏，小便自可，胸胁满不去者，与小柴胡汤。

阳明病，胁下硬满，不大便而呕，舌上白苔者，可与小柴胡汤。上焦得通，津液得下，胃气因和，身濈然汗出而解。

伤寒五六日，头汗出，微恶寒，手足冷，心下满，口不欲食，大便硬，脉细者，此为阳微结，必有表，复有里也。脉沉，亦在里也。汗出为阳微。假令纯阴结，不得复有外证，悉入在里，此为半在里半在外也。脉虽沉紧，不得为少阴病。所以然者，阴不得有汗，今头汗出，故知非少阴也，可与小柴胡汤。设不了了者，得屎而解。

伤寒，阳脉涩，阴脉弦，法当腹中急痛，先与小建中汤；不差者，小柴胡汤主之。

得病六七日，脉迟浮弱，恶风寒，手足温，医二三下之，不能食，而胁下满痛，面目及身黄，颈项强，小便难者，与柴胡汤，后必下重，本渴饮水而呕者，柴胡汤不中与也。食谷者哕。

【讲解】少阳病的病机矛盾关键在于邪犯少阳，少阳经腑受邪，枢机不利。

首先少阳经脉受邪，经气不利，风火上扰则耳鸣耳聋，目赤肿痛，胸中烦满。但胸中虽然烦满，却不是有形的实邪，故不可吐下。若认为实满而吐下之，则心气必伤，神无所主，因神虚火扰，而出现惊悸。

伤寒或中风后至四五日，邪气传入少阳，少阳经腑受邪，枢机不利，正邪相争与少阳半表半里，互有进退，当少阳之邪外出太阳之表则恶寒，若少阳之邪内入阳明则发热，因而出现往来寒热；少阳经脉循身之两侧，其所主之腑，胆则附于肝，居于右胁，而三焦则满布胸腹两胁上下。少阳经腑受邪，经气不利亦可胸胁满闷；少阳受邪，疏泄失司，影响胃气失和则心情不爽快且不愿意饮食；若少阳火郁气逆，犯胃扰心则心烦喜呕；或郁火上扰胸中烦，而不犯胃则不呕；或郁火伤津则渴；或木郁土壅，脾络不和则腹中痛；或少阳经气不利，气血郁结则胁下阻塞硬满；或三焦水道不调而生饮，水饮凌心则心下悸，小便不利；或郁火伤津不重则不渴；或兼有表气不和则身有微热。

另外腠理为少阳之腑三焦之外应，外邪伤人可因腠理血弱气尽，抗邪能力差，乘虚由腠理直中少阳，正邪交争于少阳经腑不但会出现往来寒热，心情不好，不欲饮食，还会导致脾络不通而出现腹痛和犯胃而呕等症，亦会出现身热恶风，颈项强，胁下满，手足温而渴，脉弦细或沉紧。尽管邪犯少阳或然症状较多，但也都是少阳特有的病理生理所决定的，所以《伤寒论》中指出"但见一证便是，不必悉具"，提示医者在治疗时可抓住主要矛盾。由于少阳病位在半表半里，病机为枢机不利，所以治疗禁汗下而宜和解少阳、畅达枢机，予小柴胡汤以治之。

若阳明病出现潮热、便溏或不大便等症状，但胸胁硬满而呕，舌苔薄白不黄而且小便正常，说明此潮热、便溏或不大便为热郁体内，三焦气机不畅，津液不能下达所致，由于其病机进退与少阳生理病理关系密切，故可予小柴胡汤畅达少阳气机，使上焦得通，津液得下，胃气因和，身濈然汗出而解。若三阳合病，出现头汗出，微恶寒，手足冷，心下满，口不欲食，大便硬，脉细，此为三阳气机郁结，不能外达所致，因为有头汗出等外症，说明非三阴气机郁结或少阴病，故治疗仍需着重调畅少阳气机以带动其他，宜小柴胡汤。

若伤寒后，阳脉涩，阴脉弦，腹中急痛，说明此腹痛为中焦虚，营卫化源不足，气血不能畅达所导致的不荣则痛，治疗应先救其里，用小建中汤，温中补虚，通络止痛。如果用小建中汤治疗后，中气得到补充恢复，腹痛缓解，但少阳还有邪气不解，则还应以小柴胡汤来和解少阳。若得病六七日，脉迟浮弱，恶风寒，手足温，此为中焦寒湿内盛，脾阳不足，寒湿阻遏虚弱之卫阳所致，又误用下法，使脾阳更伤，寒湿内凝甚至影响肝胆疏泄，故呕、哕、不能食，而胁下满痛，面目及身黄，颈项强，小便难，此时若误用柴胡汤会使脾阳更虚、寒湿更盛、湿郁肠道，出现大便不爽、重坠急迫等症状。

【治法】和解少阳，畅达枢机。

【方药】小柴胡汤。柴胡（半斤），黄芩（三两），人参（三两），半夏（洗，半升），炙甘草，生姜（切，各三两）大枣（擘，十二枚）。

## （二）少阳兼证

【原文】

伤寒六七日，发热微恶寒，支节烦疼，微呕，心下支结，外证未去者，柴胡桂枝汤主之。

太阳病，过经十余日，反二三下之，后四五日，柴胡证仍在者，先与小柴胡。呕不止，心下急，郁郁微烦者，为未解也，与大柴胡汤，下之则愈。

伤寒，发热，汗出不解，心中痞硬，呕吐而下利者，大柴胡汤主之。

伤寒十余日，热结在里，复往来寒热者，与大柴胡汤。

伤寒十三日不解，胸胁满而呕，日晡所发潮热，已而微利。此本柴胡证，下之以不得利，今反利者，知医以丸药下之，此非其治也。潮热者，实也。先宜服小柴胡汤以解外，后以柴胡加芒硝汤主之。

伤寒五六日，已发汗而复下之，胸胁满微结，小便不利，渴而不呕，但头汗出，往来寒热，心烦者，此为未解也，柴胡桂枝干姜汤主之。

伤寒八九日，下之，胸满烦惊，小便不利，谵语，一身尽重，不可转侧者，柴胡加龙骨牡蛎汤主之。

【讲解】

少阳兼证病变已明显涉及他经他脏，但少阳病机依然存在，故治疗仍需着重和解少阳以带动其他。少阳兼证具体可分为少阳兼太阳不合、少阳兼阳明里实、少阳兼阳明腑热、少阳兼太阴脾虚以及少阳火郁、下伤心气。

（1）少阳兼太阳不合　外感风寒邪气六七天，病传少阳，出现呕而发热、心下支结等症，若肢节烦疼伴随发热、微恶寒等太阳外症未去，治疗需和解少阳，同时通营解表止痛，宜柴胡桂枝汤。

（2）少阳兼阳明里实　外感病出现太阳证，已经十多天了，采用下法治疗几次，又过了四五天，如果邪入少阳，柴胡证仍在，可以先用小柴胡汤。若用了小柴胡汤后，病人呕吐不止，心下痞硬急迫，往来寒热，郁郁微烦，则说明此为少阳郁热内结兼有阳明里实证，应以大柴胡汤下之。

（3）少阳兼阳明腑热　外感风寒十三天不解，出现胸胁满而呕，日晡所发潮热，这是少阳兼阳明里实证，应以大柴胡汤下热散结，调畅气机。但病人反而已经有轻度的下利，说明已经有别的医生给病人用过辛热泻下药，大便虽然通了，但是里之邪热还未去；由于日晡所发潮热为里实所致，所以这种辛热泻下的治疗是不合理的。宜先服小柴胡汤调畅气机、清解郁热；治疗少阳证之后，若病人仍然有潮热，再用柴胡加芒硝汤以泄腑热。

（4）少阳兼太阴脾虚　外感风寒五六天，经过发汗和泻下，内伤中阳致使邪气入里内陷少阳，少阳气机不畅，故胸胁满微结，小便不利；郁热伤津则渴，扰心则烦，未犯胃故不呕；热郁三焦，郁热上蒸故但头汗出；虽然由于泻下伤及中阳，使邪陷少阳，但仍有外邪欲外解而不得，故正邪纷争，往来寒热，或寒多热少，故治疗宜和解少阳、温补脾阳，予柴胡桂枝干姜汤。

（5）少阳火郁、下伤心气　外感风寒八九天，误下后，邪陷少阳，少火被郁，胸中满而烦；下伤心气，致使神虚火扰而惊悸；少阳转枢不利，影响三焦水火游行，则小便不利，且一身尽重，不可转侧；阳明有热，胃不和则谵语，治疗宜柴胡加龙骨牡蛎汤以和解少阳、泄热安神。

【治法】和解少阳，通营解表；清泄阳明，兼以泄热；温补脾阳；泄热安神。

【方药】柴胡桂枝汤。桂枝（去皮，一两半），黄芩（一两半），人参（一两半），甘草（炙，一两），半夏（洗，二合半），白芍（一两半），大枣（擘，六枚），生姜（切，一两半），柴胡（四两）。

大柴胡汤。柴胡（半斤），黄芩（三两），白芍（三两），半夏（洗，半升），生姜（切，五两），枳实（炙，四枚），大黄（二两），大枣（擘，十二枚）。

柴胡加芒硝汤。柴胡（二两十六铢），黄芩（一两），人参（一两），甘草（炙，一两），生姜（切，一两），半夏（二十铢，五枚，洗），大枣（擘，四枚），芒硝（二两）。

柴胡桂枝干姜汤。柴胡（半斤），桂枝（去皮，三两），干姜（二两），瓜蒌根（四两），黄芩（三两），牡蛎（熬，二两），甘草（炙，二两）。

柴胡加龙骨牡蛎汤。柴胡（四两），龙骨，黄芩，生姜（切），铅丹，人参，桂枝（去皮），茯苓（各一两半），半夏（洗，二合半），大黄（二两），牡蛎（熬，一两半），大枣（擘，六枚）。

# 太阴病

太阴主气为湿气，与阳明之燥气燥湿相济，脾主升清与运化，三阴病以阳虚为主。太阴受邪往往脾阳虚、脾气虚，出现运化失司，升降紊乱，邪从寒化，寒湿下注等证候。足太阴脾经从足走腹，脾主大腹，另外由于脾脏在内主统血，在外主四肢，故寒湿所致的腹胀、气血失和的腹痛以及病位涉及四肢的证候，皆与太阴病有一定的关联。

【原文】

太阴之为病，腹满而吐，食不下，自利益甚，时腹自痛。若下之，必胸下结硬。

【讲解】本条为太阴病之纲领。太阴主腹，脾阳不足，寒湿凝滞，运化失司则腹部胀满，而时时绵绵作痛；寒湿内盛，中焦气机升降紊乱，上逆则吐，下趋则泻；脾阳不足，脾胃消化不良故食不下。太阴病本身就是脾阳不足，寒湿内盛，若苦寒泻下，则更会导致内脏阳衰，里更虚寒，使阴寒内凝，胸胁下结硬疼痛。

（一）太阴虚寒证

【原文】

太阴之为病，腹满而吐，食不下，自利益甚，时腹自痛。若下之，必胸下结硬。

自利不渴者，属太阴，以其脏有寒故也。当温之，宜服四逆辈。

【讲解】太阴病的病机为脾阳不足、寒湿内盛，自利不渴亦说明是太阴脾脏寒引起的湿盛有余，故治当温之，宜服理中四逆辈。

【治法】温中补虚。

【方药】理中丸（汤）。人参，干姜，炙甘草，白术（各三两）。

（二）太阴病兼证

【原文】

太阴中风，四肢烦疼，阳微阴涩而长者，为欲愈。

太阴病，脉浮者，可发汗，宜桂枝汤。

本太阳病，医反下之，因尔腹满时痛者，属太阴也，桂枝加芍药汤主之。大实痛者，桂枝加大黄汤主之。

太阴为病，脉弱，其人续自便利，设当行大黄芍药者，宜减之，以其人胃气弱，易动故也。

伤寒脉浮而缓，手足自温者，系在太阴。太阴当发身黄；若小便自利者，不能发黄。至七八日，虽暴烦下利日十余行，必自止，以脾家实，腐秽当去故也。

伤寒脉浮而缓，手足自温者，是为系在太阴。太阴者，身当发黄；若小便自利者，不能发黄。至七八日大便硬者，为阳明病也。

【讲解】太阴病兼证为客寒干扰太阴所统属之四肢、经脉或太阳病误下内陷所形成的太阴中风证、太阴经脉失和证以及太阴下利自愈证。

（1）太阴中风证　太阴脾脏统血而主四肢，若素体太阴脾虚血少，患外感后，由于营血不足，血虚受风，四肢气血失和则四肢疼痛不已。脉若浮者，说明表邪尚盛，宜桂枝汤解肌以发汗；脉若由浮转微，沉取脉虽涩但长，则说明邪退正复，为欲愈。

（2）太阴经脉失和证　太阳病误下后，表邪内陷，出现腹满时痛，但无呕吐下利，说明邪不在太阴之脏，此为邪陷太阴脾经，脾经气血失和，经络不通所致；治宜桂枝加芍药汤以疏通经脉，和里缓急。若大实痛，则说明病已由气血失和发展到气滞血瘀，宜桂枝加大黄汤通络化瘀。若太阳误下后，导致中气虚，脉弱，而且容易出现下利，此时即使是有腹满时痛或大实痛的太阴脾络不通证，用大黄、白芍时亦应该酌减其用量，以防伤及胃气。

（3）太阴下利自愈证　外感后，风寒邪气内传太阴，致使太阴脾阳不足，寒湿内盛，寒湿郁遏卫阳，卫阳虚弱无力与寒湿相争，仅仅表现为脉浮缓和太阴经所统属的四肢手足自温。湿盛于内，若小便自利，其湿有出路；若小便不利，湿邪不能从下而出，日久致使寒湿蕴蓄，肝胆失疏，身必发黄，至七八天后，突然心烦下利，日十余次，但下利后感觉轻松，病情好转，说明这不是脾阳虚、运化失司、升降紊乱、寒湿下注的表现，而是脾阳恢复驱除体内腐秽邪气的表现，故曰"脾家实，腐秽当去故也"。若至七八日后，脾阳恢复，太阴外搏阳明，阳明燥化太过，致使大便硬，则应按阳明病辨证治之。

【治法】解肌发汗；疏通经脉、和里缓急；前法兼与通络化瘀。

【方药】桂枝汤。桂枝（去皮，三两），白芍（三两），甘草（炙，二两），生姜（切，三两），大枣（擘，十二枚）。

桂枝加芍药汤。桂枝（去皮，三两），白芍（六两），甘草（炙，二两），大枣（擘，十二枚），生姜（切，三两）。

桂枝加大黄汤。桂枝（去皮，三两），大黄（二两），白芍（六两），生姜（切，三两），甘草（炙，二两），大枣（擘，十二枚）。

## 少阴病

少阴为心肾之经，心为火脏，主血脉与神志，是五脏六腑之大主；肾为水脏，藏精气，内寄元阴元阳，是五脏六腑阴阳之气的根本。正常生理状态下，心火在上，肾水在下，心火下交于肾，助肾中的阳气来温暖肾水，使肾水不寒，肾水上奉于心，助心阴来制约心火，使心火不亢，形成心肾相交水火既济，人体就会生化不息。由于肾是五脏六腑阴阳之气的根本，外寒侵袭少阴，会出现心肾阴阳俱衰而又以肾阳虚衰为主的全身性正气衰弱的证候。

对于少阴证来说，它的病理表现可以有寒化和热化两类。心为火脏，肾为寒水之脏，当素体肾阳虚而阴盛时，外邪从阴化寒，就会形成少阴寒化证；当素体阴虚阳亢时，外邪从阳化热就会出现阴虚火旺，心肾不交的热化证。

【原文】

少阴之为病，脉微细，但欲寐也。

【讲解】此条为少阴病的纲领，其脉微为阳虚，阳虚有寒现于内则神倦欲卧而不能成寐；脉细为血虚，心血不足，虚热内扰心神，以致神倦欲寐而不得安卧；脉微细、但欲寐这一脉证，正好揭示了少阴病的主要病机特点是阴阳俱虚。

（一）少阴寒化证

1. 阳衰阴盛证

【原文】

少阴病，欲吐不吐，心烦，但欲寐，五六日自利而渴者，属少阴也，虚故引水自救。若小便色白者，少阴病形悉具，小便白者，以下焦虚有寒，不能制水，故令色白也。

少阴病，脉沉者，急温之，宜四逆汤。

少阴病，饮食入口则吐，心中温温欲吐，复不能吐，始得之，手足寒，脉弦迟者，此胸中实，不可下也，当吐之。若膈上有寒饮，干呕者，不可吐也，当温之，宜四逆汤。

禁忌证：

少阴病，脉细沉数，病为在里，不可发汗。

少阴病，脉微，不可发汗，亡阳故也。阳已虚，尺脉弱涩者，复不可下之。

【讲解】少阴阳衰阴盛证的发病机制为肾阳虚衰，寒饮内盛。主要临床表现为：欲吐不吐、心烦、但欲寐、自利口渴、小便色清且长、恶寒倦卧、手足寒、脉沉。诚然，欲吐不吐、心烦、但欲寐在少阴热证中也会出现，但若再出现自利（完谷不化）、口渴、小便色白、恶寒倦卧、手足寒（厥冷）等症状，这就无疑是少阴虚寒证了，仲景在282条文后亦直接点出"下焦虚有寒"的病因病机。在少阴虚寒证中真阳被阴寒所郁，阳与阴寒相争故而出现欲吐不吐、心烦、但欲寐；下焦元阳虚衰不能腐熟水谷，闭藏失职，且气化失司不能蒸腾津液上达，因而口渴而下利完谷不化。脉沉、恶寒倦卧、手足冷，小便清白亦皆为肾阳虚衰的表现。

【治法】回阳救逆。

【方药】四逆汤。甘草（灸，二两），干姜（一两半），附子（生用，去皮，破八片，一枚）。

2.真寒假热证

（1）阴盛格阳证（格阳于外）

【原文】

少阴病，下利清谷，里寒外热，手足厥逆，脉微欲绝，身反不恶寒，其人面色赤。或腹痛，或干呕，或咽痛，或利止脉不出者，通脉四逆汤主之。

下利清谷，里寒外热，汗出而厥者，通脉四逆汤主之。

【讲解】本证的发病机制原文317条已经直接解释为"里寒外热"，阴盛内寒，故而下利清谷，手足逆冷，脉微欲绝；格阳于外又会出现身反不恶寒，面色赤，汗出，咽痛等症。本证为真寒假热，即《伤寒论》第11条所谓"病人身大热，反欲得衣者，热在皮肤，寒在骨髓也。"

【治法】通脉救逆，迫阴回阳，交通内外。

【方药】通脉四逆汤。甘草（炙，二两），附子（生用，去皮，破八片，大者一枚），干姜（三两，强人可四两）。

（2）阴盛戴阳证（格阳于上）

【原文】

少阴病，下利，白通汤主之。

少阴病，下利脉微者，与白通汤。利不止，厥逆无脉，干呕烦者，白通加猪胆汁汤主之。服汤，脉暴出者死，微续者生。

【讲解】此阴盛于下格阳于上之戴阳证，与格阳证皆为真阳之气被阴寒所迫，所以同具下利清谷、脉微之真寒与身热面赤之假热现象。戴阳证的病机为下焦肾阳虚衰，阴气又从下而格之，使虚阳上越，上犯胃为干呕，犯心为烦，浮阳现于面部则面色少赤。

【治法】温阳驱寒，交通上下，并加反佐以防格拒。

【方药】白通加猪胆汁汤。葱白（四茎），干姜（一两），附子（生，去皮，破八片，一枚），人尿（五合），猪胆汁（一合）。

3.阳虚水泛证

【原文】

太阳病发汗，汗出不解，其人仍发热，心下悸，头眩，身𥆧动，振振欲擗地者，真武汤主之。

少阴病，二三日不已，至四五日，腹痛，小便不利，四肢沉重疼痛，自下利者，此为有水气。其人或咳，或小便利，或下利，或呕者，真武汤主之。

【讲解】肾为水脏，膀胱为水腑，太阳与少阴相表里，太阳病治不得法，客寒不解而内动其水，甚则深入而涉及少阴，使肾阳损伤，阳虚不能制水；或少阴素体阳虚，寒邪直中，使肾阳更加虚衰，阳虚气化失司不能制水；若外涉太阳经脉，则寒热身疼；水势泛滥可以上犯肺而或咳，气化失司，阳虚不能摄阴则小便利或小便不利；由于少阴同主心肾，太阳之气出心胸，水气上凌心阳则心下悸动，清阳不易上达于头而苦冒眩，清阳不能外达而四肢筋脉重痛筋惕肉瞤；水邪流溢浸渍胃肠则吐利；水寒在内，筋脉拘急则腹痛。综上所述，本证为少阴阳虚而兼水气为患。

【治法】温阳制水。

【方药】真武汤。茯苓，白芍，生姜（切，各三两），白术（二两），附子（炮，去皮，破八片，一枚）。

### 4.阳虚身痛证

【原文】

少阴病，得之一二日，口中和，其背恶寒者，当灸之，附子汤主之。

少阴病，身体痛，手足寒，骨节痛，脉沉者，附子汤主之。

【讲解】少阴阳虚，督脉中的阳气不能充盈，外寒得以直中，所以出现了背恶寒，脏腑暂时无病而口中和，当以火灸灸其后背督脉，以祛寒气，再与附子汤温阳以善后巩固；若治疗失当，渐致肾阳虚衰，寒湿凝滞于肾所主之骨节，则会出现身体痛，骨节痛；肾阳不足则四肢肢末手足清冷，且脉沉。

【治法】先灸后背俞穴再与汤药，温阳祛湿。

【方药】附子汤。附子（炮，去皮，破八片，二枚），茯苓（三两），人参（二两），白术（四两），白芍（三两）。

### 5.寒逆剧吐证

【原文】

少阴病，吐利，手足逆冷，烦躁欲死者，吴茱萸汤主之。

【讲解】由于吐利、手足逆冷、烦躁等症，和少阴病相类似，所以仲景把它命名为少阴病；但本证为寒邪犯胃、胃寒气逆、中焦升降紊乱而导致的剧烈呕吐并伴随下利。上逆之寒浊阻塞在胸膈，因阳气被阻不能顺接于手足，所以在剧烈呕吐时会出现手足厥冷不温，且烦躁难耐，呼叫欲死的表现。治疗用吴茱萸汤温胃降浊，寒浊一开，阴阳相交，手足即温，烦躁即解，吐利等症皆有好转，而与少阴阴阳俱虚的烦躁且厥冷欲死，无力呼叫有显著的不同，临床应细辨之。

【治法】温胃降浊。

【方药】吴茱萸汤。吴茱萸（一升），人参（二两），生姜（切，六两），大枣（擘，十二枚）。

### 6.下利滑脱证

【原文】

少阴病，下利，便脓血者，桃花汤主之。

少阴病，二三日至四五日，腹痛，小便不利，下利不止，便脓血者，桃花汤主之。

【讲解】下焦虚寒，肾气虚，肾主二便，关门不固，大肠滑脱，故下利；脾气虚不能摄血，而致下利便脓血；下利日久，阴液耗伤，化源不足而小便不利；下焦虚寒，阴寒内凝则腹痛。

【治法】温涩固脱。

【方药】桃花汤。赤石脂（一半全用，一半筛末，一斤），干姜（一两），粳米（一升）。

### 7.寒化证预后

【原文】

少阴病，脉紧，至七八日，自下利，脉暴微，手足反温，脉紧反去者，为欲解也。虽烦下利，必自愈。

少阴病，下利，若利自止，恶寒而蜷卧，手足温者，可治。

少阴病，恶寒而蜷，时自烦，欲去衣被者，可治。

少阴病，恶寒身蜷而利，手足逆冷者，不治。

少阴病，吐利，躁烦，四逆者，死。

少阴病，下利止而头眩，时时自冒者，死。

少阴病，四逆，恶寒而身蜷，脉不至，不烦而躁者，死。

少阴病，六七日，息高者，死。

少阴病，脉微细沉，但欲卧，汗出不烦，自欲吐，至五六日，自利，复烦躁，不得卧寐者，死。

【讲解】少阴寒化证的预后良否取决于阳气是否能够恢复。若阳长阴消，出现利止手足回温，时自烦欲去衣被者，为阳气欲回则预后良好；若阴阳离决、水火不交、阴竭阳脱、肾不纳气而出现或下利止而时时自冒，或五六日息高者，此为孤阳将从上脱，肾不纳气，死；或吐利躁烦四逆者，此为阴寒内盛，水火不交，阳气败绝，死；或脉微细沉，或脉不致，恶寒蜷卧，但欲卧，汗出不烦，自欲吐。至五六日，自利，复烦躁或不烦而躁不得卧寐者，此为阴竭阳亡，正不胜邪，死。

## （二）少阴热化证

### 1.阴虚火旺，心肾不交

【原文】

少阴病，得之二三日以上，心中烦，不得卧，黄连阿胶汤主之。

【讲解】少阴为心肾之经，心为火脏，肾为水脏，正常生理状态下，心火在上，肾水在下，心火下交于肾，助肾中的阳气来温暖肾水，使肾水不寒，肾水上奉于心，助心阴来制约心火使心火不亢，形成心肾相交水火既济。若肾阴虚于下，不能助心阴制约心火，心火不能下交于肾而亢于上，以致出现自觉烦热不安，神倦欲寐而不得安卧。

【治法】育阴清热。

【方药】黄连阿胶汤。黄连（四两），黄芩（二两），白芍（二两），鸡子黄（二枚），阿胶（三两，一云三挺）。

### 2.阴虚水热互结

【原文】

少阴病，下利六七日，咳而呕渴，心烦不得眠者，猪苓汤主之。

若脉浮发热，渴欲饮水，小便不利者，猪苓汤主之。

禁忌证：

阳明病，汗出多而渴者，不可与猪苓汤，以汗多胃中燥，猪苓汤复利其小便故也。

【讲解】下利与咳呕渴并见是水气病的特征，少阴之脏肾脏为水脏，若少阴肾阴虚，虚热与水结，使气化不利，水蓄于内，不能出下窍则小便不利，水气上犯肺则咳，犯胃则呕，水热内结津液不布则渴，下趋大肠则利；阴虚火旺，虚热内扰心神则心烦不得眠。

【治法】育阴清热利水。

【方药】猪苓汤。猪苓（去皮），茯苓，泽泻，阿胶，滑石（碎，各一两）。

## （三）少阴兼证

### 1.少阴兼表证

【原文】

少阴病，始得之，反发热，脉沉者，麻黄细辛附子汤主之。

少阴病，得之二三日，麻黄附子甘草汤，微发汗。以二三日无证，故微发汗也。

【讲解】《伤寒论》中第七条有"病有发热恶寒者，发于阳也；无热恶寒者，发于阴也。"发热恶寒是辨阴阳的纲领，因此太阳病当恶寒发热，而少阴病当无热恶寒，所以301条冠以"反发热"也说明少阴病不应该有发热，但这只是一般常例。由于客寒直中少阴，初得病时也是由表邪引起，故发病的开始也有发热的反例，脉沉说明是阴经病，宜及时与麻黄附子细辛汤温经解表；如果得了两三天后还是没有下利清谷、四肢厥冷等里证出现，这个时候还是可以继续温阳发汗以解表邪，用麻黄附子甘草汤。

【治法】温阳发汗。

【方药】麻黄附子细辛汤。麻黄（去节，二两），细辛（二两），附子（炮，去皮，破八片，一枚）。

麻黄附子甘草汤。麻黄（去节，二两），甘草（炙，二两），附子（炮，去皮，破八片，一枚）。

### 2.少阴急下证

【原文】

少阴病，得之二三日，口燥咽干者，急下之，宜大承气汤。

少阴病，自利清水，色纯青，心下必痛，口干燥者，可下之，宜大承气汤。

少阴病，六七日，腹胀不大便者，急下之，宜大承气汤。

【讲解】少阴肾脉，挟咽喉，系舌本。肾主藏精为元阴元阳之根，肾之元阴不足，往往出现咽干；肾主五液，元阴为津液之根，若得病两三天即口燥咽干，六七日腹胀不大便者，必为燥屎内结，结热两盛使元阴受伤所致，宜大承气汤急下存阴。少阴病若发展到自利清水，色纯青，心下痛，口干燥说明大便干燥过实，肠胃津液驱积下行如以水投石燥屎完全不动，只有津液消亡一直旁流而下；此时亦必须急下存阴，宜大承气汤。

【治法】急下存阴。

【方药】大承气汤。

### 3.少阴阳郁证

【原文】

少阴病，四逆，其人或咳，或悸，或小便不利，或腹中痛，或泄利下重者，四逆散主之。

【讲解】本证直接称之为少阴病，是就本病的来路，起因而言，《伤寒论》为外感风寒而作，其中疾病也多由外感风寒演变而成。风寒对人体的影响太阳首当其冲，由于太阳与少阴相为表里，太阳为寒水之经，少阴为寒水之脏，若患者素体阳气偏虚，外寒动水更易以阴从阴，使少阴水阻抑郁肝脾气机，使肝胆之气不疏，脾胃运化不畅。因此本病初起的诸多或然现象，咳、悸、小便不利几乎与太阳表邪不解，水停三焦所见之证无异，而腹痛与泄利下重则一方面是由于水湿郁滞中下焦和湿趋大肠所致，另一方面则是由于木郁不能疏土，以致气机不畅所致。至于本证之四逆则是由于客寒动水停滞于三焦，阴滞生阳出入之机，造成肝胆之气不疏，脾胃运化失司，脾胃所主之四肢，因气机不畅而出现四肢厥冷。所以本证在治疗上选用四逆散来疏肝胆、和脾胃、升清降浊以畅气机。

【治法】疏肝理脾，升清降浊，以畅气机。

【方药】四逆散。炙甘草，枳实（破，水渍，炙干），柴胡，白芍。

上四味，各十分，捣筛，白饮和服方寸匕，日三服。

### 4.伤津动血证

【原文】

少阴病，咳而下利谵语者，被火气劫故也，小便必难，以强责少阴汗也。

少阴病，但厥无汗，而强发之，必动其血，未知从何道出，或从口鼻，或从目出者，是名下厥上竭，为难治。

【讲解】咳而下利，无论少阴从寒化阳虚水泛，或是热化阴虚水热互结，水邪上扰下迫均可发生，若不识此为病在少阴，误用火疗强迫发汗，火热入内，伤津化燥，燥热上扰心神，则会出现谵语；由于肾主二阴，火劫汗出津液损伤，必然小便涩少艰难。若少阴寒厥，阳微里寒，四肢厥冷，由于肾阳虚衰，化源不足而无汗，此时若误认为"但厥无汗"为风寒表实，误用辛温之品强发其汗，不但伤阳，津液亦进一步耗伤；由于汗血同源，加之阳气大伤不能统摄阴血，则强汗必动其血，或从口鼻或从目出；使阳气虚于下而厥冷，阴血脱于上而使阴血枯竭，仲景称此为"下厥上竭"，为难治之证。

### 5.少阴咽痛证

【原文】

少阴病，下利，咽痛，胸满，心烦，猪肤汤主之。

少阴病，二三日，咽痛者，可与甘草汤。不差，与桔梗汤。

少阴病，咽中伤，生疮，不能语言，声不出者，苦酒汤主之。

少阴病，咽中痛，半夏散及汤主之。

【讲解】少阴咽痛，外感客热与风寒，内伤阴虚内热，阴盛格阳均可引起。手少阴心经，其支者，从心系上挟咽。足少阴肾经，其直者，从肾上贯肝膈，入肺中，循喉咙，挟舌本；其支者，从肺出络心，注胸中。所以少阴病无论在经在脏，当有邪气的时候它就可能出现咽喉疼痛的证候。本证所列少阴咽痛有因少阴病下利日久，阴液受伤，不能上交于心，以致虚热循经上扰，而出现咽痛胸闷心烦等症，治宜猪肤汤育阴清热。有因少阴病刚得了两三天且无里证出现，说明不是虚火上炎，仅仅为客邪中于少阴经络，邪热郁于咽部而致咽喉红肿疼痛，治宜甘草汤清热解毒；若兼痹阻，则宜与桔梗汤。有因痰热闭阻少阴经脉，而导致咽中腐烂生疮，不能讲话，发不出声音，治宜苦酒汤涤痰消肿，敛疮止痛，利窍通声。有因风寒引动痰涎客于咽喉而导致的咽痛，治宜半夏散及汤辛温散寒，通阳涤痰。

【治法】

（1）育阴清热。

（2）清热解毒。

（3）清热解毒兼与开痹。

（4）涤痰消肿，敛疮止痛。

（5）辛温散寒，通阳涤痰。

【方药】（1）猪肤汤。猪肤（一斤）以水一斗，煮取五升，去滓，加白蜜一升，白粉五合，熬香，和令相得，温，分六服。

（2）甘草汤。甘草（二两）以水三升，煮取一升半，去滓，温服七合，日二服。

（3）桔梗汤。桔梗（一两），甘草（二两）以水三升，煮取一升，去滓，温分再服。

（4）苦酒汤。半夏（洗，破如枣核，十四枚），鸡子（去黄，内上苦酒，着鸡子壳中，一枚）。半夏，着苦酒中，以鸡子壳置刀环中，安火上，令三沸，去滓。少少含咽之；不瘥，更作三剂。

（5）半夏散及汤。半夏（洗），桂枝（去皮），炙甘草等分，各别捣筛已，合治之。白饮和服方寸匕，日三服。若不能散服者，以水一升，煎七沸，内散两方寸匕，更煮三沸，下火令小冷，少少咽之。

# 厥阴病

厥阴为两阴交尽，一阳初生之经，居六经之末，与少阳相表里，亦是阴阳两气沟通表里之枢纽。

肝主疏泄为风木之脏，肝气条达，则五脏气机调畅安和，心包为相火，输布心火正常下行；若邪犯厥阴则阴阳出入之机不畅，交错相争，风木之生于水而生火者，肝气失去条达，肝风妄动，亦可夹寒夹热形成寒热阴阳错杂之证。

【原文】

厥阴之为病，消渴，气上撞心，心中疼热，饥而不欲食，食则吐蛔，下之利不止。

【讲解】本条为厥阴病的提纲。足厥阴肝经，肝气失于条达，随冲脉上冲心包，而自觉心慌不得安宁；热郁心包，心包失于敷布则心中疼热；郁火消灼津液故渴而引饮；胃络通心，郁火犯胃，虚热不能消谷则嘈杂似饥，但里有虚寒又妨碍食欲所以饥不能食，勉强进食就会引发呕吐，素有蛔虫亦会随之上逆吐出；若误下之，则虚其里，导致阴寒更盛，阳虚下陷，下利不止。

## （一）上热下寒证

【原文】

厥阴之为病，消渴，气上撞心，心中疼热，饥而不欲食，食则吐蛔，下之利不止。

伤寒，脉微而厥，至七八日肤冷，其人躁无暂安时者，此为脏厥，非蛔厥也。蛔厥者，其人当吐蛔。令病者静，而复时烦者，此为脏寒。蛔上入其膈，故烦，须臾复止，得食而呕，又烦者，蛔闻食臭出，其人常自吐蛔。蛔厥者，乌梅丸主之。又主久利。

伤寒本自寒下，医复吐下之，寒格，更逆吐下；若食入口即吐，干姜黄芩黄连人参汤主之。

伤寒六七日，大下后，寸脉沉而迟，手足厥逆，下部脉不至，喉咽不利，唾脓血，泄利不止者，为难治。麻黄升麻汤主之。

【讲解】厥阴肝为风木之脏，风木之生于水而生火者，若肝气失去条达，肝风妄动，可夹寒夹热，形成上热下寒的病理特点。厥阴上热下寒证从病因病机上分类可分为：蛔厥、寒格以及寒风郁火三种情况。

（1）蛔厥：蛔厥和脏厥都有手足厥冷和躁动不安的症状。脏厥是因为少阴心肾阴阳俱衰，真阳衰竭的证候进一步发展到厥阴，造成肝和心包的相火也衰竭，由于内脏虚寒阳气衰竭，所以必然脉微而厥，经过六七天的时间即发展到通体皆冷，且躁动持续不休。蛔厥则是由于脏寒膈热，不至于通体厥冷，而且蛔虫之为病，不拘时刻，故静而时烦，须臾复止，得食又烦，且心腹中痛，发作有时；或间有吐蛔的病史。蛔厥应治以乌梅丸。

（2）寒格：外感兼里寒证或平素即虚寒泄泻，治疗应采取先温里后攻表的治疗方法。若误用吐下，则重伤中阳，表热也因吐下虚其里而内陷，以致吐泻交作。若患者饮食入口即吐，说明这种呕吐并非仅有寒邪导致，而是由于寒气格热于上，热在膈上，拒而不纳所致。治疗宜清上温下，予干姜黄芩黄连人参汤。

（3）寒风郁火：本证是伤寒表邪未尽，且患者素体中阳不足，因误用大下后，则里寒因吐下后更寒，以致手足厥冷，泄利不止，津血大伤而下部脉不致；表热亦因大下而内迫咽喉，伤及血分使咽喉不利，唾脓血；且阳郁于内，不能外达故寸脉沉而迟。此证阴阳错杂，虚实互见，欲温其下，恐伤其上，欲补其阴，恐伤其阳，故为难治。治疗须温补清散并用，发越郁阳，清上温下，宜麻黄升麻汤。

【治法】三证在治法上都属清上温下的原则，具体为：

（1）温清并用，安蛔止痛。

（2）辛开苦降，清胃温脾。

（3）发越郁阳，清上温下。

【方药】

（1）乌梅丸：乌梅（三百枚），细辛（六两），干姜（十两），黄连（十六两），当归（四两），附子（炮，去皮，六两），蜀椒（出汗，四两），桂枝（去皮，六两），人参（六两），黄柏（六两）。

（2）干姜黄芩黄连人参汤：干姜，黄芩，黄连，人参（各三两）。

（3）麻黄升麻汤：麻黄（去节，二两半），升麻（一两一分），当归（一两一分），知母（十八铢），黄芩（十八铢），玉竹（十八铢），白芍（六铢），天门冬（去心，六铢），桂枝（去皮，六铢），茯苓（六铢），甘草（炙，六铢），石膏（碎，绵裹，六铢），白术（六铢），干姜（六铢）。

## （二）厥热胜负

【原文】

伤寒先厥，后发热而利者，必自止。见厥复利。

伤寒病，厥五日，热亦五日，设六日，当复厥。不厥者自愈。厥终不过五日，以热五日，故知自愈。

伤寒厥四日，热反三日，复厥五日，其病为进，寒多热少，阳气退，故为进也。

伤寒先厥后发热，下利必自止，而反汗出，咽中痛者，其喉为痹。发热无汗，而利必自止，若不止，必便脓血。便脓血者，其喉不痹。

伤寒发热四日，厥反三日，复热四日，厥少热多者，其病当愈。四日至七日，热不除者，必便脓血。

伤寒始发热六日，厥反九日而利。凡厥利者，当不能食。今反能食者，恐为除中，一云消中，食以索饼，不发热者，知胃气尚在，必愈。恐暴热来出而复去也。后三日脉之，其热续在者，期之旦日夜半愈。所以然者，本发热六日，厥反九日，复发热三日，并前六日，亦为九日，与厥相应，故期之旦日夜半愈。后三日脉之而脉数，其热不罢者，此为热气有余，必发痈脓也。

【讲解】伤寒先厥而利，这是寒气胜、阳气退的表现，所以厥而下利；若后来出现了发热，手足温，这是阳气恢复，则虚寒下利将会自止；若阳气退，手足再次厥冷，则虚寒下利会再次出现。

若先有阳衰寒胜的厥利，随后阳气恢复厥回利止，出现了发热，且伴随着发热又出现了汗出咽痛，此为阳复太过，热伤阳络所致的喉痹；阳气恢复后，寒利会自止，若阳气恢复后，还是发热无汗且下利不止，此为阳复太过，热伤阴络，热迫血行，必便脓血。热向上攻的，则不会向下，热向下迫则不会再向上；所以便脓血者，其喉不痹，喉痹者，则不便脓血。

若发热六日，厥反九日而利，说明阴寒偏盛，阴寒内盛，真阳衰微当四肢厥冷下利而不能食。如果病人反而有食欲，则恐为胃气败绝的"除中"现象，这个时候，可以给患者吃点软面条，如果没有出现突然的发热，而是慢慢发热，则胃气尚在，能食是胃阳恢复的反应，那这个病就会好；如果吃完面条后突然暴热，而且这个热又很快退掉，这正是真阳显露无遗，预后不良。如果不是暴热来而复去，而是慢慢发热又持续了三天，这样就寄希望于第二天的半夜，病人就会好，因为本来原来有六天发热，后来又厥冷和下利九天，现在又有三天发热，加上前面的六天也是九天发热，发热的天数和厥冷的天数是一样的，而且没有再出现厥利，这就是阴阳平衡，阳复阴退了，所以病就好了。若发热了三天后，病人不但脉数，而且持续的高热不退，此为阳复太过，热气有余，泛溢肌肤，而导致了身发痈脓。

从《伤寒论》中对厥阴病厥热互见证的描述上可以看出，仲景主要以厥利和发热的时间长短比较来说明阳气进退的问题。概括而论为，先厥后热，多为寒厥；先热后厥，多为热厥；厥多热少为病进，热多厥少为病退，厥热相应，其病欲愈；若寒厥阳复太过有喉痹、便脓血、身发痈脓三种转归。

### （三）厥逆证

#### 1.厥证病机

【原文】

凡厥者，阴阳气不相顺接，便为厥。厥者，手足逆冷者是也。

【讲解】无论寒厥、热厥它们的发病机制都不外是寒热邪气阻遏阴阳气机的正常运行及外达或正气偏虚，致使阴阳气不相顺接。厥逆证是指因阴阳气不相顺接而导致的手足逆冷而言。

（1）热厥

【原文】

伤寒一二日至四五日，厥者，必发热，前热者，后必厥，厥深者，热亦深，厥微者，热亦微，一作稍厥应下之，而反发汗者，必口伤烂赤。

伤寒热少微厥，指，头寒，嘿嘿不欲食，烦躁。数日，小便利，色白者，此热除也，欲得食，其病为愈。若厥而呕，胸胁烦满者，其后必便血。

伤寒，脉滑而厥者，里有热，白虎汤主之。

【讲解】伤寒初得一两天之时，发热但手足不凉，至四五天出现手足发凉，手足虽凉，但身体却仍然发热不退，这是热邪内闭，使阳气内郁不能外达所引发的热厥。而且手足凉的情况越严重，说明热邪内闭的程度也越严重。热邪郁闭在里，不能外达，应该用清下之法进行治疗，若发其汗，使里热上扰，会导致口腔糜烂等变证。

若证仅热少微厥，只有手足指头凉，此为热郁于内，热轻厥微。热郁厥阴，厥阴肝气内郁脾胃失和，则嘿嘿不欲饮食，郁热扰心则烦躁。若几天后，小便由小便短赤变为小便正常色白通利，此为郁热得到解除，气机畅达，胃气已经调和而欲得食，则其病可愈；若证由手足指头凉转为手脚冰凉而且伴随呕吐、胸胁烦闷等症，此为郁热加重，影响厥阴肝之疏泄，肝热犯胃所致；若肝经郁热下迫大肠，则其后必便脓血。

若发热脉滑而手足冷，此为里有热，热深厥深，脉滑亦说明里热没有成实，治宜白虎汤清之。

【治法】辛寒折热。

【方药】白虎汤。

（2）寒厥

【原文】

大汗出，热不去，内拘急，四肢疼，又下利厥逆而恶寒者，四逆汤主之。

大汗，若大下利而厥冷者，四逆汤主之。

病者手足厥冷，言我不结胸，小腹满，按之痛者，此冷结在膀胱关元也。

伤寒脉促，手足厥逆者，可灸之。

手足厥寒，脉细欲绝者，当归四逆汤主之。

若其人内有久寒者，宜当归四逆加吴茱萸生姜汤。

禁忌证：

诸四逆厥者，不可下之，虚家亦然。

伤寒五六日，不结胸，腹濡，脉虚复厥者，不可下，此亡血，下之，死。

【讲解】寒厥主要有阳虚寒厥和血虚寒厥两类。

1）阳虚寒厥：阳虚寒厥主要的发病机制为肾阳虚衰，寒邪凝滞加之大汗、大泻重伤元阳，而出现四肢厥冷，下利清谷，恶寒倦卧，四肢疼痛等症，当急温之，宜四逆汤。若初期阳虚寒凝，且没有经过吐下重伤元阳，仅出现手足逆冷，小腹满，按之疼，脉促等症状，此为阳虚冷结下焦而引起的寒厥，治宜劫寒通阳可灸关元穴。

2）血虚寒厥：本证属于血虚感寒，寒邪痹阻经脉而发病。脉细为血少，厥阴肝血不足，外感寒邪凝滞厥阴经脉血分，阴血被表寒阻遏，不能运行于四末，故手足厥冷而脉细欲绝，治宜通脉养血兼除表寒之当归四逆汤。若其人平素即有陈寒痼冷的宿疾，感寒后手足厥冷，脉细欲绝，同时并发腹冷寒疝等病属于血分者，则治宜当归四逆加吴茱萸生姜汤。

【治法】

（1）温中回阳。

（2）养血散寒，温经通脉。

（3）前法兼与暖肝温胞。

【方药】

（1）四逆汤：甘草（炙，二两），干姜（一两半），附子（生用，去皮，破八片，一枚）。

（2）当归四逆汤：当归（三两），桂枝（三两），白芍（三两），细辛（三两），甘草（炙，二两），通草（二两），大枣（擘，二十五枚。一法，十二枚）。

（3）当归四逆加吴茱萸生姜汤：当归（三两），白芍（三两），甘草（炙，二两），通草（二两），桂枝（去皮，三两），细辛（三两），生姜（切，半斤），吴茱萸（二升），大枣（擘，二十五枚）。

（3）痰厥

【原文】

病人手足厥冷，脉乍紧者，邪结在胸中。心下满而烦，饥不能食者，病在胸中，当须吐之，宜瓜蒂散。

【讲解】痰浊结滞胸中，阻遏胸阳外达，则手足厥冷；实痰阻滞，血脉亦为之不利，故脉乍紧；胸中实邪阻滞影响中焦气机升降，则伴见胃脘部胀满而且发烦，虽有饥饿感，但又不能进食等症状。治当因势利导，病在上者因而越之，取法涌吐，宜瓜蒂散。

【治法】酸苦涌吐。

【方药】瓜蒂散。瓜蒂、赤小豆各等分，以捣筛，合内臼中，更治之。

（4）水厥

【原文】

伤寒厥而心下悸，宜先治水，当服茯苓甘草汤，却治其厥。不尔，水渍入胃，必作利也。

【讲解】此为胃虚水停胃脘，中阳被阻不能外达，胃中阳气与水相搏故厥而心下悸，应先以茯苓甘草汤温胃化饮治其水，再治其厥，若治不得法，则会导致胃中虚冷水渍入胃而下利。

【治法】温胃化饮。

【方药】茯苓甘草汤。茯苓（二两），甘草（炙，一两），生姜（切，三两），桂枝（去皮，二两）。

（四）关于利、呕、哕

1.下利

【原文】

伤寒四五日，腹中痛，若转气下趋少腹者，此欲自利也。

热利，下重者，白头翁汤主之。

下利，欲饮水者，以有热故也，白头翁汤主之。

下利，谵语者，有燥屎也，宜小承气汤。

下利清谷，里寒外热，汗出而厥者，通脉四逆汤主之。

下利腹胀满，身体疼痛者，先温其里，乃攻其表。温里，宜四逆汤，攻表，宜桂枝汤。

下利清谷，不可攻表，汗出必胀满。

【讲解】厥阴病篇的下利，可分为三种：里寒下利，里热下利，以及肝经湿热下利。无论寒利、热利，下利的前驱症状皆为腹中痛，有气下趋少腹。若肝经湿热下迫大肠，由于热盛伤津加之湿性黏滞，壅遏气机，湿热下迫大肠故会出现里急后重，肛门灼热，下重难通，渴欲饮水，下利便脓血等症，治以清热燥湿、凉血解毒，宜白头翁汤。若因燥热内结，迫肠津液外泄并循经上扰心神，所致的下利伴随谵语，可用小承气汤攻下燥屎。若肾阳虚衰，里寒内盛，所引起的下利清谷，同时伴随四肢厥冷、腹部胀满等症状，治疗须温中固脱，治宜四逆汤；若发展到阴盛于内，格阳于外，出现里寒外热，汗出，四肢厥冷，急以通阳劫寒予通脉四逆汤。对于里虚寒下利，即使是有表证不解，恶寒发热，身体疼痛，表里俱虚，也只能先温其里，宜先服四逆汤，里和表未解者，可再与桂枝汤以解其表。若先后逆施，先发其表，会导致肾阳更加虚衰，阴寒内聚而为腹部胀满。

【治法】

（1）清热燥湿，凉血解毒。

（2）攻下燥结。

（3）温中固脱。

（4）通阳劫寒，通脉救逆。

【方药】

（1）白头翁汤：白头翁（三两），黄柏（三两），黄连（三两），秦皮（三两）。

（2）小承气汤。

（3）四逆汤。

（4）通脉四逆汤。

## 2.呕

【原文】

干呕，吐涎沫，头痛者，吴茱萸汤主之。

呕而发热者，小柴胡汤主之。

呕家，有痈脓者，不可治呕，脓尽自愈。

【讲解】厥阴呕证主要分为肝寒犯胃与厥阴转出少阳两类。

（1）肝寒犯胃：肝寒犯胃之呕，主要是由于肝胃两寒，则饮邪不化，寒邪凝滞厥阴，厥阴肝脏气机升降失司，干扰中焦使胃气上逆导致干呕频繁，口中涎沫不断上泛；由于足厥阴肝经和督脉交于头部颠顶，肝经寒邪循经上扰清窍则头痛。治宜温肝暖胃，降浊化饮，予吴茱萸汤。

（2）厥阴转出少阳：厥阴病若见呕而发热，是脏病转腑、由阴出阳的现象。厥阴与少阳相表里，厥阴脏邪还腑，转出少阳，少阳枢机不利，火郁犯胃而气逆故呕而发热，治以小柴胡汤调畅枢机，和其脾胃。

若因体内有痈脓病灶而呕吐的病人，呕正是痈脓排出体外的出路，是人体排邪的一种表现，因此不可以用药来抑制病人的呕吐，痈脓排尽，其呕自止。

【治法】

（1）温肝暖胃，降浊化饮。

（2）调畅枢机，和其脾胃。

【方药】

（1）吴茱萸汤。

（2）小柴胡汤。

## 3.哕

【原文】

伤寒大吐大下之，极虚，复极汗者，其人外气怫郁，复与之水，以发其汗，因得哕。所以然者，胃中寒冷故也。

伤寒，哕而腹满，视其前后，知何部不利，利之即愈。

【讲解】厥阴篇哕分虚实两证。虚证为胃寒气逆而致哕，主要为外感病经大吐大下以后，中气已经极度虚衰，表邪还未尽解，因此出现了外邪流连在表，阳气怫郁不得越的现象，医者只知道外邪怫郁表邪未尽解，而不知里已大虚，反而又用温水浇灌的方法再发其汗，使里气更伤，胃中虚寒，因而出现了虚气上逆的哕证。实证哕逆主要为有形邪气阻滞使膈气不降而上逆所致，由于实邪阻滞影响气机使大小便不利而腹满，治疗宜视其大小便何部不利，利其大小便，调畅气机，使膈气得降，则腹满消而哕逆止。

### （五）厥阴病预后

【原文】

厥阴病，渴欲饮水者，少少与之愈。

下利，有微热而渴，脉弱者，今自愈。

下利，脉数，有微热汗出，今自愈。设复紧，为未解。

下利，寸脉反浮数，尺中自涩者，必清脓血。

下利，脉沉弦者，下重也。脉大者，为未止，脉微弱数者，为欲自止，虽发热，不死。

伤寒六七日，脉微，手足厥冷，烦躁，灸厥阴，厥不还者，死。

伤寒六七日，不利，便发热而利，其人汗出不止者，死，有阴无阳故也。

下利，手足厥冷，无脉者，灸之不温，若脉不还，反微喘者，死。少阴负趺阳者，为顺也。

下利后脉绝，手足厥冷，晬时脉还，手足温者生，脉不还者死。

伤寒下利，日十余行，脉反实者，死。

伤寒发热，下利厥逆，躁不得卧者，死。

伤寒发热，下利至甚，厥不止者，死。

【讲解】厥阴病预后概括而论，主要为阳复见阳证者生，转入少阴阴阳离决者死。厥阴病若阴退阳复，津液不足，可少少与饮之温水，补充阴液，人体即可自己恢复而愈。

下利，若发热，微渴，脉微弱数者为阳气初回，寒去热现，病将自愈。若见脉由紧转数，有微热汗出，此为营卫通达，阳复寒退亦将自愈。但若还是脉紧，紧主寒邪盛，则虚寒下利还不会好。若阳复太过下伤阴络则寸脉浮数，尺脉自涩，下利便脓血。

下利，脉沉弦而里急后重为厥阴湿热下迫大肠，郁遏气机所致。若脉转大者为邪盛病进，下利不会停止；若脉微弱数，为邪气退，利将自止，虽然还微微有些发热但也不会有什么危险。

若外感风寒至六七日，不解而下利，内传厥阴少阴，肝肾虚寒，真阳被阴寒所郁，脉微，手足厥冷，烦躁不安，甚则下利后脉绝，宜速灸厥阴，以通元阳。若灸后厥仍不回，脉仍不至，则阴极而枯阳无所依附，势将做垂死挣扎，或上逆微喘而上脱，或大汗不止而外脱，或大下不止而下脱以致阴阳离决而死。若灸后，周时脉还，手足温者生，少阴负趺阳者为顺也。

外寒伤于厥阴少阴，致使里寒下利日十余次，脉反实者，此正虚邪实已极，真脏脉现；若发热，下利，厥逆，躁扰不得安卧者为阴阳离决；厥利发热而不止者为阳微外脱；发热下利至甚，厥不止者为阳微下脱；这些也都预后不良，难免死亡转归。

### 三、《金匮要略》妇人三篇讲义

张仲景在《金匮要略》中首开先河论述妇人专病，其妇人三篇主要内容有：妊娠病、产后病、妇人杂病（杂病包括月经、带下），共四十四节、五十二病、四十方药（包括重复和外用方药），此外，还有针刺两例。基本涵盖了妇科常见病的辨证、鉴别要点、病例和治则。为妇产科的发展奠定了良好的基础，很多理论与方药一直被后世沿用。

#### （一）妇人妊娠病脉证并治

【原文】妇人宿有癥病，经断未及三月，而得漏下不止，胎动在脐上者，为癥痼害。妊娠六月动者，前三月经水利时，胎也。下血者，后断三月衃也。所以血不止者，其癥不去故也，当下其癥，桂枝茯苓丸主之。

桂枝茯苓丸方

桂枝　茯苓　牡丹去心　芍药　桃仁去皮尖，熬，各等分

上五味，末之，炼蜜和丸，如兔屎大，每日食前服一丸。不知，加至三丸。

【提要】本节主要阐明癥病与妊娠的鉴别及癥病漏下的证治。

【释义】妇人宿有癥积，停经不到3个月，却突然漏下不止，并自觉脐上似有胎动，其实这并不是妊娠胎动，一般来说胎动在脐上者大多是在停经6个月左右出现，如妊娠不到3月，怎么能是胎动呢？所以说这是癥病的缘故。如果在停经前3个月经水通利，正常来潮，停经6个月自觉胎动，此为妊娠。若在经闭前经水淋漓不断，而后经闭三个月，此为瘀血也。经闭不到三个月而又下血不止者，这是癥积不去的缘故。应当下其癥积，用桂枝茯苓丸主之。桂枝、白芍以调和营卫；桃仁、丹皮以攻其癥积；茯苓以淡渗和中。

【原文】师曰：妇人得平脉，阴脉小弱，其人渴，不能食，无寒热，名妊娠，桂枝汤主之。于法六十日当有此证，设有医治逆者，却一月加吐下者，则绝之。

【提要】本节论述了妊娠恶阻轻证的证治，并指出了误治可能发生的后果。

【释义】妇女妊娠早期，诊得脉象平和而无病脉，两尺脉小弱无力，证见口渴，不欲进食，无外感寒热症状，这是由于素体阳虚导致的"妊娠恶阻"，方用桂枝汤，桂枝以通阳化气，补益命门之火；白芍入肝以敛阴养血安胎；甘草、大枣、生姜以温中补脾健胃，降逆止呕。

一般规律，于妊娠六十日左右应该发生呕逆，不能食，身无寒热外感等症。如果妊娠不足六十日，假设医生用药不当或误治，而损伤胃气，致使于妊娠一个月即呕吐、腹泻加重者，此时应立即停止药物治疗，以饮食调养为主；若误治对胎元造成损伤，易导致堕胎或小产，故曰"则绝之"。

桂枝汤方：桂枝（去皮三两），白芍（三两），甘草（炙，二两），生姜（切，三

两），大枣（擘，十二枚）。

上五味，（㕮）咀，以水七升，微火煮取三升，去滓，适寒温，服一升。

【原文】妊娠呕吐不止，干姜人参半夏丸主之。

干姜人参半夏丸方

干姜　人参各一两　半夏二两

上三味，末之，以生姜汁糊为丸，如梧子大，饮服十丸，日三服。

【提要】此节说明脾阳虚，寒水中阻致妊娠恶阻重症的证治。

【释义】恶阻本是妊娠常有的反应，但妊娠反应多持续时间不长，一般可自然而愈。本证呕吐不止反应较重，且持续时间长，为妊娠恶阻重症，其病机是脾阳虚弱、寒饮内停、痰水中阻，冲气上逆。故循"有故无殒"之意，用干姜人参半夏丸治疗。方中干姜温中祛寒，人参益气健脾，半夏降逆祛痰止呕；虽有姜、夏伤胎，以人参扶正乃有故无殒也。

此外，还有肝郁胃热、肝气上逆而致呕吐酸苦；有胃气虚弱，脾失运化，升降失司而致呕吐食物等。临床必须辨证施治，不可拘泥从事。

注：对于用半夏治疗妊娠恶阻，历代医家多有争议，后世医家也有将其列为妊娠禁忌药。在临证时应辨证确属胃虚寒饮恶阻重症，并谨慎使用，一要使用制半夏；二要与人参配伍，防干姜、半夏碍胎。

【原文】妇人怀娠六七月，脉弦发热，其胎愈胀，腹痛恶寒者，少腹如扇，所以然者，子脏开故也，当以附子汤温其脏。

【提要】此节指出阳虚寒盛妊娠腹痛证治。

【释义】妇人怀孕六七月时，出现脉弦发热，腹部明显胀大，腹痛恶寒，少腹发冷，好像扇风一样，这是由于肾阳虚衰，阴寒内盛，不能温宫暖胞所致。虚阳外浮，寒水内盛御阳于外，则发热，而无身痛之表证。命火不足，寒水相结于内，故胎气胀也，少腹膨急而子脏开，出现少腹膨胀疼痛怕冷如风之侵袭之状。方用附子汤，以温补肾阳，驱散寒湿之邪也。

注："附子"回阳救逆、补火助阳、散寒除湿，但大热有毒，为堕胎之要药。虽然经云："有故无殒"，但临床必须慎用为妙。

附子汤方：附子（二枚，炮，去皮，破八片），茯苓（三两），人参（二两），白术（四两），白芍（三两）。

上五味，以水八升，煮取三升，去渣。温服一升，日三服。

【原文】妇人怀娠，腹中㽲痛，当归芍药散主之。

当归芍药散方

当归三两　芍药一斤　茯苓四两　白术四两　泽泻半斤　川芎半斤，一作三两

上六味，杵为散，取方寸匕，酒和，日三服。

【提要】本节指出肝气乘脾妊娠腹痛的证治。

【释义】妊娠血虚肝脉失养，肝气急而脾气受制、运化失职，故令小腹拘急疼痛。肝气郁则血滞，脾虚气弱则湿胜。治当养血疏肝、健脾利湿，方用当归芍药散。方中重用白芍平肝和营，柔肝缓急止痛；佐以芎、归调肝和血而除腹痛；茯苓、白术、泽泻以安胎健脾而利湿。肝血足则气条达，脾运健则湿邪除。

【原文】师曰：妇人有漏下者，有半产后因续下血都不绝者，有妊娠下血者，假令妊娠腹中痛，为胞阻，胶艾汤主之。

芎归胶艾汤方

川芎　阿胶　甘草各二两　艾叶　当归各三两　芍药四两　干地黄四两

上七味，以水五升，清酒三升，合煮，取三升，去滓，内胶，令消尽，温服一升，日三服。不差，更作。

【提要】本段说明经漏、半产、胎漏、胞阻的同因异病，异病同治的鉴别诊治。

【释义】妇人下血之证，有经水淋漓不断漏下者（经漏）；有妊娠五六月流产后，因冲任不固继续下血不止者（半产）；有妊娠下血而胎未损伤者（胎漏）；亦有妊娠后腹中隐痛并不下血者（胞阻）。这几种病证皆因冲任脉虚，阴血不能内守所致，虽病症各异，但病机相同，所以均可用胶艾四物汤治疗，以调补冲任、固经安胎。方中阿胶补血止血，艾叶温经止血，二药均能安胎。当归、川芎、白芍、地黄养血和血，甘草调和诸药，用清酒以助药力。

【原文】妊娠，小便难，饮食如故，当归贝母苦参丸主之。

当归贝母苦参丸方

当归　贝母　苦参各四两

上三味，末之，炼蜜丸如小豆大，饮服三丸，加至十丸。

【提要】此节论述妊娠血虚热郁小便难的证治。

【释义】妊娠小便难其因不一，有肾阳虚，膀胱气化不利而小便难；有中气不足，胞胎压迫膀胱而小便不利；有气滞脉络不畅，津液不行而小便不利；有热结膀胱，津液不化而小便不利；有阴虚血燥，津液缺乏而小便不利。妊娠但见小便难而饮食一如常人者，可知其病在下焦，而不在中焦。据方药推测，此由妊娠血虚热郁，通调失职，兼膀胱湿热蕴结，导致小便不利，故用当归贝母苦参丸主之。当归养血润燥；苦参入肺利窍而除伏热；贝母入肺生津而疗郁结，并清水液之源。诸药合用，使血得濡养，热郁得开，湿热得除，水道得以通调，则小便自能畅利。

注：因怀孕后阴血下聚胞中养胎，全身阴血相对不足，妊娠小便难之症，虽与湿热有关，但不可通利太过，若渗利太过，不仅耗伤津血，还恐引起滑胎。

【原文】妊娠有水气，身重，小便不利，洒淅恶寒，起即头眩，葵子茯苓散主之。

葵子茯苓散方

葵子一斤　茯苓三两

上二味，杵为散，饮服方寸匕，日三服，小便利则愈。

【提要】此节论述水湿内阻阳气不畅而致妊娠水气的证治。

【释义】妇女素体阳虚，水湿内盛，孕后脾阳不能充达体表而身体沉重，命火不足，膀胱不化，水津不行而小便不利；阳虚卫气不固而致洒淅恶寒如冷水浇身；湿浊阻遏阳气不升而致头眩不能起立。故用葵子茯苓散以行水通阳而利小便。方中葵子滑利通阳利尿；茯苓渗湿通阳行水，阳气通畅，水湿无存留之地，其症自解。

注：方中葵子，又名冬葵子，性滑利，后世列为妊娠慎用药。此处用之，取"有病则病当之"之意。不过临床须谨慎使用，一是服药量不可过大，二是不可久服，小便通利则停服，以免造成滑胎。

【原文】妇人妊娠，宜常服当归散主之。

**当归散方**

当归　黄芩　芍药　川芎各一斤　白术半斤

上五味，杵为散，饮酒服方寸匕，日再服。妊娠常服即易产，胎无疾苦，产后百病悉主之。

【提要】此节论述阴虚血燥胎萎不长的证治。

【释义】妇人素体阴血不足、孕后阴血愈虚，阴血不足，燥热内生而致胎元衰萎不长，需重视肝脾两脏。肝血足则胎得养，脾运健则气血充。若肝血不足，燥热内生，脾运不健，气血化生不足，则胞胎失养，影响胎儿，甚至会导致胎萎不长，故用当归散以生血润燥兼补益后天脾胃生化之源。方中当归、白芍补肝养血，配川芎以疏气血之滞；白术补益后天脾胃生化之源；黄芩善除血中之热，热除阴血得生则胎自安。如朱丹溪说："黄芩、白术为安胎之圣药"，此其义也。

【原文】妊娠养胎，白术散主之。

**白术散方**

白术四分　川芎四分　蜀椒三分，去汗　牡蛎二分

上四味，杵为散，酒服一钱匕，日三服，夜一服。但苦痛，加芍药；心下毒痛，倍加川芎；心烦吐痛，不能食饮，加细辛一两，半夏大者二十枚。服之后，更以醋浆水服之。若呕，以醋浆水服之；复不解者，小麦汁服之。已后渴者，大麦粥服之。病虽愈，服之勿置。

【提要】此节论述脾阳虚，湿盛胎萎不长的证治。

【释义】妇女素体多湿，脾阳不足，气血无生，妊娠后，胎失所养而致胎萎不长，故用白术散以健脾除湿而助胎元生长。方中白术健脾燥湿；川芎温经和血；蜀椒助阳而除寒湿；牡蛎除湿利水，且白术配川芎，功能健脾温血养胎，蜀椒配牡蛎则有镇逆固胎的作用。四药共凑，使阴阳和调，生气勃然，则胎自生矣。白术散方后尚有随症加减和饮食调理法。若腹中拘急、疼痛较重者，加白芍以缓急止痛；寒湿阻遏、心下胃脘痛甚者，加重川芎用量，增强行气活血止痛之效；寒饮上逆、心烦呕吐、不能食者，加半夏、细辛，以散寒化饮、降逆止呕。一般服白术散后，可

再给饮以酸浆水，以和胃化滞止呕；若呕吐较重，损伤胃气，可给服以小麦汁滋养胃气；服白术散后口渴者，给食以大麦粥养胃生津。

注：当归散和白术散均为调理肝脾、去病安胎之剂。当归散侧重于调肝，多用于阴虚血燥胎萎不长之证；白术散重点在于健脾，多用于脾阳虚，湿盛胎萎不长之证。此为同病异治之法，临床应用应详加辨证，方能随症用药。

【原文】妇人伤胎，怀身腹满，不得小便，从腰以下重，如有水气状，怀身七月，太阴当养不养，此心气实，当刺泻劳宫及关元，小便微利则愈。

【提要】此节论述肺失肃降水湿停蓄而致妊娠伤胎的证治。

【释义】妊妇素有水气，孕后水气伤胎，而腹满小便不利，从腰部以下出现较重的水气状。怀孕七月时，手太阴肺经养之但因肺失肃降，水湿不利而致伤胎，此由心气胜实反侮肺金而失肃降之职，水湿内阻之为病。应当针刺手厥阴心包经荥穴"劳宫穴"，泄其心气。以及针刺脐下小肠之募穴"关元穴"，以通小便不利。如此配合，使心火得泻，肺气得清肃，治节复常，小便通利，则诸症自愈。

注：劳宫、关元二穴针刺易堕胎，必须慎重从事。

## （二）妇人产后病脉证治

【原文】问曰：新产妇人有三病，一者病痉，二者病郁冒，三者大便难，何谓也？师曰：新产血虚，多汗出，喜中风，故令病痉；亡血复汗，寒多，故令郁冒；亡津液，胃燥，故大便难。

【提要】此节论述产后三大病的病因和病机。

【释义】新产妇人常见有三种疾病，一是病痉；二是病郁冒；三是大便难，这是什么缘故？新产妇人血虚多汗、营卫不和、腠理不固，而容易外感风邪，故易病手足拘急，项背强直的痉病；产妇产后亡血又因汗出，津血两伤，营卫不和，腠理不密，寒邪外侵，体内虚阳上扰而病郁冒；产妇亡血伤津，胃肠津液缺乏而致大便干燥难下，故大便难。

上述三种疾病各有其名，此乃同因异病，治疗大法：一是滋阴补血柔肝；二是滋阴潜阳、调和营卫；三是滋阴补血润燥。严禁汗、下之法，虚者泄之误人也。

【原文】产妇郁冒，其脉微弱，呕不能食，大便反坚，但头汗出。所以然者，血虚而厥，厥而必冒。冒家欲解，必大汗出。以血虚下厥，孤阳上出，故头汗出。所以产妇喜汗出者，亡阴血虚，阳气独盛，故当汗出，阴阳乃复。大便坚，呕不能食，小柴胡汤主之。

【提要】此节论述产妇郁冒兼大便难的病机与证治。

【释义】产后亡阴失血，阳气上逆而突然不省人事，脉微欲绝，气逆胃失和降而呕不能食；阴血两伤，胃肠不得濡润而大便难下；阴血亏虚则阳无所制，阳气相对偏盛而上越，故见但头汗出、头昏目眩、郁闷不舒。这样郁冒的病人求得治疗，必须使阴阳和调全身汗出而愈。如果郁冒已解，但胃气不和，大便坚硬不通，呕逆不能食，用小柴胡汤和胃止呕。但必须有寒热往来的少阳症状，如无此症状慎用。

小柴胡汤方：柴胡（半斤），黄芩，人参，炙甘草，生姜（切，各三两），大枣（十二枚，擘），半夏（半升，洗）。

上七味，以水一斗二升，煮取六升，去渣，再煎取三升。温服一升，日三服。

【原文】病解能食，七八日更发热者，此为胃实，大承气汤主之。

【提要】此节承上条论述郁冒病解转为胃实的证治。

【释义】此节是承上条所论述的"郁冒"已解，胃气和而能食者，过七八日后又复发热者，此因余邪未尽，食与病邪相结，则出现痞满燥实的胃家实的症状，再予大承气汤以攻下之。

大承气汤方：大黄（四两，酒洗），厚朴（半斤，炙，去皮），枳实（五枚，炙），芒硝（三合）。

上四味，以水一斗，先煮二物，取五升，去滓，内大黄，更煮取二升，去滓，内芒硝，更上微火一两沸。分温再服，得下余勿服。

【原文】产后腹中疠痛，当归生姜羊肉汤主之；并治腹中寒疝，虚劳不足。

【提要】此节论述产后血虚寒结腹痛的证治。

【释义】产后血虚，寒邪侵入胞中，寒血相搏而致腹中拘急疼痛，喜温喜按，用当归生姜羊肉汤以温中散寒，养血补虚，并主治血虚寒凝的寒疝和阳气不足虚劳症。方中当归养血和血；生姜温中散寒；羊肉为血肉有情之品，养血补虚，温脏止痛。

当归生姜羊肉汤方：当归（三两），生姜（五两），羊肉（一斤）。

上三味，以水八升，煮取三升，温服七合，日三服。若寒多者，加生姜成一斤；痛多而呕者，加橘皮二两，白术一两。加生姜者，亦加水五升，煮取三升二合，服之。

【原文】产后腹痛，烦满不得卧，枳实芍药散主之。

枳实芍药散方

枳实烧令黑，勿太过 芍药等分

上二味，杵为散，服方寸匕，日三服。并主痈脓，以麦粥下之。

【提要】此节论述产后气滞血凝腹痛的证治。

【释义】产后气滞血凝而致腹中胀痛，烦满不得安卧。用枳实芍药散行气和血、散瘀止痛。方中枳实行气滞而消膨胀，烧令黑用于血分，行血中之气滞；芍药入肝敛阴，调肝和营止腹痛；大麦粥安中和胃气。

【原文】师曰：产妇腹痛，法当以枳实芍药散，假令不愈者，此为腹中有干血着脐下，宜下瘀血汤主之；亦主经水不利。

下瘀血汤方

大黄二两 桃仁二十枚 䗪虫二十枚，熬，去足上三味，末之，炼蜜和为四丸，以酒一升，煎一丸，取八合，顿服之。新血下如豚肝。

【提要】此节论述产后瘀血内结、血瘕腹痛的证治。

【释义】产后气滞血瘀，恶露不下，腹中胀痛，治法应以枳实芍药散主之。假令服此药不愈者，而必有腹中硬痛拒按，肌肤甲错，唇舌紫黯而有瘀斑等血瘕积于脐下的症状，用下瘀血汤主之，并主治瘀血月经不调。方中大黄荡涤郁垢而通经下瘀血，桃仁润燥破瘀血；䗪虫下死血、破癥积，蜂蜜润燥以缓其大黄、蛰虫之急。血虚无癥积者禁用。

【原文】产后七八日，无太阳证，少腹坚痛，此恶露不尽，不大便，烦躁发热，切脉微实，再倍发热，日晡时烦躁者，不食，食则谵语，至夜即愈，宜大承气汤主之。热在里，结在膀胱也。

【提要】此节论述产后瘀血内阻所致崩漏、胃家实、膀胱蓄血症的鉴别诊断及证治。

【释义】产后七八日，没有太阳之表证，但少腹硬痛，是恶露不尽、瘀血内阻胞宫所致，应下其瘀血。又言不大便，烦躁发热，脉微实有力，发热觉甚，午后申酉时，阳明气旺，故烦躁不安，不欲饮食，食后有助阳明胃热。热犯神明而谵语。到了黑夜，阴气始生，阳明气衰，其病减轻。宜用大承气汤主之。若太阳热邪传里与血搏结在膀胱，此为太阳膀胱蓄血症，非阳明里实症也。当用桃仁承气汤主之。

大承气汤方：大黄（四两，酒洗）　厚朴（半斤，炙，去皮）　枳实（五枚，炙）　芒硝（三合）

上四味，以水一斗，先煮二物，取五升，去滓，内大黄，更煮取二升，去滓，内芒硝，更上微火一两沸。分温再服，得下余勿服。

【原文】产后风续之数十日不解，头微痛，恶寒，时时有热，心下闷，干呕，汗出，虽久，阳旦证续在耳，可与阳旦汤。

【提要】此节论述产后中风持续不愈所致太阳表里同病的证治。

【释义】产后中风持续十余日表邪不解，而头微痛、恶寒、有时发热，但心下痞满、干呕、汗出，即为风邪外袭的太阳中风证，发病虽久，而阳旦汤症状尚在，可用阳旦汤治其太阳表里同病。阳旦汤即是桂枝汤加黄芩清里解表之法。

阳旦汤方：桂枝（三两，去皮）　白芍（三两）　甘草（二两，炙）生姜（三两）　大枣（十二枚）

上五味，㕮咀，以水七升，微火煮取三升，去滓，适寒温服一升。服已，须臾，啜热粥一升，以助药力。温覆令一时许，遍身漐漐微似有汗者，益佳，不可令如水淋漓。若一服汗出病差，停后服。

【原文】产后中风，发热，面正赤，喘而头痛，竹叶汤主之。

竹叶汤方

竹叶一把　　葛根三两　　防风　桔梗　桂枝　人参　甘草各一两　　附子一枚，炮　大枣十五枚　生姜五两

上十味，以水一斗，煮取二升半，分温三服，温覆使汗出。颈项强，用大附子一枚，破之如豆大，煎药扬去沫。呕者，加半夏半升，洗。

【提要】此节论述产后中风兼阳虚的证治。

【释义】产后血虚卫气不固，复感风邪，以致正虚邪实。阴血不足，浮阳上越，而致发热面红，气喘头痛的正虚邪实之证，如攻其外邪，恐伤阳气，补其里虚，恐外邪不解，所以用竹叶汤解表扶正之法，标本兼顾。方中竹叶、葛根、桂枝、防风、桔梗以解表邪；人参益气补血和荣；附子回阳固脱；甘草、生姜、大枣以调中和气，使营卫各得其平。

【原文】妇人乳中虚，烦乱呕逆，安中益气，竹皮大丸主之。

竹皮大丸方

生竹茹二分　　石膏二分　　桂枝一分　　甘草七分　　白薇一分

上五味，末之，枣肉和丸，弹子大，以饮服一丸，日三夜二服。有热者倍白薇；烦喘者加柏实一分。

【提要】此节说明产后虚热烦呕证治。

【释义】妇人产后耗气伤血，复因哺乳，使阴血更虚。阴血不足，肝阳上逆，胃气不降而致烦躁闷乱，呕逆不欲食，用竹皮大丸以清热降逆，安中益气。方中竹茹、石膏甘寒能清胃养阴止呕；桂枝、甘草辛甘通阳化气而解太阳之表；白薇性寒入阳明而除狂惑之气，故曰安中益气也。

【原文】产后下利虚极，白头翁加甘草阿胶汤主之。

白头翁加甘草阿胶汤方：

白头翁　甘草　阿胶各二两　　黄连　柏皮　秦皮各三两

上六味，以水七升，煮取二升半，内胶，令消尽，分温三服。

【提要】此节论述产后热利伤阴的证治。

【释义】妇人产后阴血不足，又兼下利，耗损阴液，更伤其阴，故谓下利虚极，用白头翁加甘草阿胶汤主之。方中白头翁、黄连、黄柏、秦皮性苦寒，能清热止血利；阿胶滋阴止血，甘草补中泄热，并能缓苦寒之药性，此为治产后热利之良策也。

（三）妇人杂病脉证并治

【原文】妇人之病，因虚、积冷、结气，为诸经水断绝，至有历年，血寒积结胞门，寒伤经络。凝坚在上，呕吐涎唾，久成肺痈，形体损分。在中盘结，绕脐寒疝；或两胁疼痛，与脏相连；或结热中，痛在关元，脉数无疮，肌若鱼鳞，时

着男子，非止女身。在下未多，经候不匀。令阴掣痛，少腹恶寒，或引腰脊，下根气街，气冲急痛，膝胫疼烦，奄忽眩冒，状如厥癫，或有忧惨，悲伤多嗔，此皆带下，非有鬼神，久则羸瘦，脉虚多寒。三十六病，千变万端；审脉阴阳，虚实紧弦；行其针药，治危得安；其虽同病，脉各异源；予当辨记，勿谓不然。

【提要】此节说明杂病的病因病机与症状。

【释义】概述妇人杂病的病因不外虚、积冷、结气三方面。虚，谓气血虚弱；积冷，谓久积寒湿；结气，谓气血郁结，这三者皆能影响经水不调而致经闭。日久血因寒搏而积结胞宫，胞寒血滞而致经络凝坚不通。寒饮在上焦侵犯肺卫而呕吐痰涎，寒饮久郁化热乃成肺痈，而致形体损伤羸瘦。寒邪盘结在中焦而致绕脐疝痛，或两胁疼痛，与内脏相连着（肝木乘脾之病）。若素有热结于中，痛在脐下关元。脉数，而周身无疮疡痛毒，热灼伤阴，皮肤不润，肌肤粗若鱼鳞，有时男子也患此病，亦非独女子之病也。在下焦而致经期赶前错后或多或少均不应期，则令阴中掣痛，少腹怕冷，或牵引腰脊，或下连气街，气冲急痛，而膝胫亦痛，烦而不安，或突然眩冒，神志失常，状如昏厥、癫狂，或有忧惨悲伤多怒，这皆属妇女带下之病，非有邪祟之害；如果病久形体羸瘦，脉虚多寒。三十六病变化多端，皆由此起，医生审脉辨别阴阳虚实弦紧，进行针药治疗，危重疾病也可求得安然；其证候虽然相同，而病脉各不一致，就必须辨证清楚，不要简单从事。

【原文】妇人中风，七八日续来寒热，发作有时，经水适断，此为热入血室，其血必结，故使如疟状，发作有时，小柴胡汤主之。

【提要】本节论述热入血室的证治。

【释义】妇人感风邪伤卫，已七八日不解，继往来寒热、发作有时。时逢经水将断之际，表邪乘虚侵入血室，两邪相搏而致血结不畅，所以出现寒热往来如疟状，发作有时。但无白天神志清醒，夜晚则谵语如有鬼神之状，知其血结不甚，故用小柴胡汤以清肝胆之热，而散血室之结也。

小柴胡汤方：柴胡（半斤） 黄芩 人参 炙甘草 生姜（切，各三两） 大枣（十二枚，擘） 半夏（半升，洗）

上七味，以水一斗二升，煮取六升，去渣，再煎取三升。温服一升，日三服。

【原文】妇人伤寒发热，经水适来，昼日明了，暮则谵语，如见鬼状者，此为热入血室，治之无犯胃气及上二焦，必自愈。

【提要】本节论述热入血室的证治。

【释义】妇人外感寒邪伤营，发热恶寒，时逢经水适来之际，外邪侵入血室，两实相搏，血结不散，营分受邪之甚，而卫分受邪之浅，所以白天神志清晰，夜间血室伏热上扰神明，谵语如见鬼神异物，即所谓热入血室。对这种病治疗，不要误为阳明胃家实证而妄投承气汤损伤胃气，也不要误为太阳和少阳两经之证而妄投桂枝汤与小柴胡汤而耗损津液，此明确指出乃伤寒邪中血室，邪血搏结之故，宜破血清热，其病自愈。治以桃核承气汤，下瘀血汤，抵当汤之类为宜。

【原文】妇人中风，**发热恶寒，经水适来，得七八日，热除脉迟，身凉和，胸胁满，如结胸状，谵语者，此为热入血室也，当刺期门，随其实而取之。**

【提要】本节论述热入血室、表热已罢的证治。

【释义】妇人外感风邪伤中太阳经而发热恶寒，时逢经水将来之际，已经发病七八天，表证已解身无寒热，脉静而身无发热，但胸胁胀满如结胸状，伴有谵语者，此因表邪传入血室。肝气上逆，故胸胁满如结胸状，热犯神明而谵语，所以刺肝之募穴期门穴，以泄血海之实热。

肝脉上连胸胁，下通血海，血室结热，肝气上逆，故胸胁满如结胸状，热犯神明而谵语，所以刺肝之募穴期门穴。

【原文】**阳明病，下血谵语者，此为热入血室，但头汗出，当刺期门，随其实而泻之，濈然汗出者愈。**

【提要】本节论述阳明病热入血室的证治。

【释义】阳明热病，损伤络脉。迫血妄行而下血，热犯神明而谵语，此为热入血室，但因热伤血海阴血下流，浮阳上越而头汗出，应当针刺肝之募穴期门穴，以泄其血室之实热，热除阴阳和调，营卫通畅，则全身微汗出而愈。

阳明经多气血，冲任脉隶属于阳明，肝为冲任脉之主，而冲任又为血海（血室）。针刺期门，即肝之募穴，泄血室之热，就是泄肝经之热也。

### 小结：

①太阳中风七八日，经适断，余邪传入血室有少阳证者，小柴胡汤主之。

②太阳伤寒，经水适来，余邪传入血室，与血相结而犯神明谵语者，非阳明证，亦非太少两经证，病在血室之故也，宜下瘀血而愈。

③太阳中风，经水适来，发病七八日，无太阳证者，余邪传入血室而致胁胸满谵语，针刺肝之募穴期门穴，以泄血室之热。

④阳明热病，迫血妄行，热犯神明而谵语，热伤血室而流红，针刺肝之募穴期门穴。以泄血室之热，就是泄冲脉之主肝经之热。

上述4条热入血室，这是仲景先师根据外邪中经不一，经水适来适断不同，肝热血结为主，灵活运用针药治疗，谆谆告诫无犯胃及上二焦，以免固执一方概治热入血室而误人也。

【原文】**妇人咽中如有炙脔，半夏厚朴汤主之。**

**半夏厚朴汤方**

半夏一升　厚朴三两　茯苓四两　生姜五两　干苏叶二两

上五味，以水七升，煮取四升，分温四服，日三夜一服。

【提要】本节论述咽中痰凝气滞的证治。

**【释义】**妇人因凝痰结气，咽中如有物梗塞，吐之不出，吞之不下，即谓梅核气，多因七情郁结，顽痰结气所致，不独妇人患此，男人亦有之，半夏厚朴汤主之。方中半夏、生姜辛散化痰饮；厚朴温中消臌胀；茯苓淡渗行痰饮，苏叶芳香化湿有通气之效。

**【原文】**妇人脏躁，喜悲伤欲哭，象如神灵所作，数欠伸，甘麦大枣汤主之。

甘麦大枣汤方

甘草三两　小麦一升　大枣十枚

上三味，以水六升，煮取三升，温分三服。亦补脾气。

**【提要】**本节论述了治疗妇人脏躁的证治。

**【释义】**妇人有时精神失常，无故悲伤欲哭，好像邪祟作怪，频作欠伸，为脏躁。用甘麦大枣汤主之。方中小麦养心安神，甘草、大枣甘润补中缓急，使脏不躁则悲伤叹息诸症自去。

此症多由积思忿怒，损伤心脾，心虚神无所主；脾虚气血不生，肺金失养，肃降失司，而致肾水不足，肝失濡养而致五脏互不协调，则产生神志错乱，无故悲伤。

尤在泾曰：所谓邪哭使魂魄不安者，血气少而属于心也。数欠伸者，经云：肾为欠，为嚏，又肾病者，善伸数欠，颜黑，盖五志生火，动必关心，脏阴既伤，穷必及肾也，小麦为肝之谷而善养心气，甘草、大枣甘润生阴，所以滋脏气而止其燥也。

韩老临床经验：以本方酌加当归、白芍、茯苓、柏子仁、龙齿、牡蛎之类以养心安神，生血定悸更为良好。

**【原文】**问曰：妇人年五十所，病下利数十日不止，暮即发热，少腹里急，腹满，手掌烦热，唇口干燥，何也？师曰：此病属带下，何以故？曾经半产，瘀血在少腹不去。何以知之？其证唇口干燥，故知之。当以温经汤主之。

温经汤方

吴茱萸三两　当归二两　川芎二两　芍药二两　人参二两　桂枝二两　阿胶二两　生姜二两　牡丹皮二两，去心　甘草二两　半夏半升　麦门冬一升，去心

上十二味，以水一斗，煮取三升，分温三服。亦主妇人少腹寒，久不受胎；兼取崩中去血，或月水来过多，及至期不来。

**【提要】**此节论述阴虚漏下兼有瘀血所致的崩漏证治。

**【释义】**妇人年五十许，冲任皆虚，经水应停止，但今下血数日不止，阴血不足，则午后发热，下血虽多，但胞中仍有瘀血而致少腹坠胀疼痛，瘀血不去，新血不生，阴血不足，故手足心热，唇口干燥。这皆属带下之疾病，这是什么原因？病人应曾经患过半产崩中，瘀血停留在胞中。怎样知道？根据其人症状唇口干燥，是胞中瘀血不去，新血不生，津液不足而致虚中夹实之症，宜温经汤以利攻补兼施之效，使瘀血去而新血生，虚热消而诸症除。方中吴茱萸、桂枝、生姜温经散寒，通

利血脉；阿胶、当归、川芎、白芍、牡丹皮活血祛瘀，养血调经；麦冬养阴润燥而清虚热；人参、甘草、半夏补中益气，降逆和胃。

尤在泾曰：吴萸、桂枝、丹皮入血分散寒而行其瘀；芎、归、芍药、麦冬、阿胶以生新血；人参、甘草、姜夏以正脾气，盖瘀久者，荣必衰，下多者，脾必伤也。

【原文】妇人陷经，漏下，黑不解，胶姜汤主之。

【提要】此节论述妇人虚寒气陷陷经证治。

【释义】妇人经漏，经水淋漓不断，色黑，此属虚寒气陷之证，用胶姜汤以温补冲任，养血止血。但原方已失，林亿云：是胶艾汤，千金方记有胶艾汤加干姜，但以取用。

芎归胶艾汤方：一方加干姜一两。胡洽治妇人胞动无干姜。

川芎　阿胶　甘草（各二两）　艾叶　当归（各三两）　白芍（四两）　地黄（四两）

上七味，以水五升，清酒三升，合煮，取三升，去滓，内胶，令消尽，温服一升，日三服，不差，更作。

【原文】带下经水不利，少腹满痛，经一月再见者，土瓜根散主之。

土瓜根散方

土瓜根　芍药　桂枝　蟅虫各三两

上四味，杵为散，酒服方寸匕，日三服。

【提要】本节论述因瘀血致经水不利的证治。

【释义】妇人患经水不利，并见少腹胀满疼痛，月经不到期而又来的，多因瘀血滞留胞宫所致。故用土瓜根散主之。方中土瓜根破瘀血；蟅虫逐恶血而通经水；桂枝、白芍调和营卫而正经脉。

【原文】妇人经水不利下，抵当汤主之。

抵当汤方

水蛭三十个，熬　虻虫三十枚，熬，去翅足　桃仁二十个，去皮尖　大黄三两，酒浸

上四味，为末，以水五升，煮取三升，去滓，温服一升。

【提要】此节论述瘀结实证经闭的证治。

【释义】妇人经水滞涩难下，必有少腹硬痛拒按等瘀血症状，方用抵当汤以攻逐瘀血，抵挡汤也治疗男子膀胱满急有瘀血的病症。方中水蛭、虻虫、桃仁、大黄等均是破血攻坚之剧药，凡属气血两虚经水不利者禁用。

【原文】妇人少腹满如敦状，小便微难而不渴，生后者，此为水与血俱结在血室也，大黄甘遂汤主之。

大黄甘遂汤方

大黄四两　甘遂二两　阿胶二两

上三味，以水三升，煮取一升，顿服之，其血当下。

【提要】此节论述妇人水血俱结血室的证治。

【释义】妇人少腹满大如杯状，小便不利而口不渴，而且在产后出现此症，此因水血结在胞中，故用大黄甘遂汤主之。方中大黄通经下血，甘遂逐蓄水；加阿胶养阴血而扶正气，此乃攻补兼施之法。

【原文】妇人经水闭不利，脏坚癖不止，中有干血，下白物，矾石丸主之。

矾石丸方

矾石三分，烧　杏仁一分

上二味，末之，炼蜜和丸，枣核大，内脏中，剧者再内之。

【提要】此节论述胞宫内有干血、郁为湿热而致带下病的外治法。

【释义】妇人月经闭塞不通，胞中干血坚凝不散，由于干血不去，新血不生，血从湿化而成白浊带下，时下不断，故用矾石丸主之。方中矾石燥湿，清热祛腐，酸涩止带；杏仁润燥血。此方多放于阴中，祛除湿热以止带。病情严重者，临床一般还须内服消瘀通经之剂，以治其本。

【原文】妇人阴寒，温阴中，坐药，蛇床子散主之。

蛇床子散方

蛇床子仁

上一味，末之，以白粉少许，和令相得，如枣大，绵裹内之，自然温。

【提要】此节论述寒湿带下病证治。

【释义】妇人胞中寒湿，阳气不足，少腹冷痛，带下绵绵，阴内外瘙痒，体无他症者。用蛇床子性温壮阳而除寒湿，并具解毒杀虫作用，此药不宜内服，要将此药用绢裹纳入阴户中收到效果。

【原文】妇人六十二种风，及腹中血气刺痛，红蓝花酒主之。

红蓝花酒方

红蓝花一两

上一味，以酒一大升，煎减半，顿服一半，未止再服。

【提要】此节论述妇人腹中瘀血刺痛的证治。

【释义】六十二种风虽无可考，然风善行数变，妇人经期产后风邪最易侵入胞中，与气血相持而作刺痛，此属瘀血为害，故用红蓝花辛温行血止痛；酒性辛散能通经止痛。此为治风先治血，血行风自灭之义也。

【原文】妇人腹中诸疾痛，当归芍药散主之。

【提要】此节论述肝气乘脾腹中痛的证治。

【释义】腹中诸疾痛，是说明腹中一切疾病引起的腹痛，不外寒热虚实，概用一方主之。非仲景先师之意。根据当归芍药散的药理推测，此因血虚肝失濡养，肝气急而脾气受制、运化失常而致少腹拘急疼痛，用此方以平肝益血和营而止腹痛，较为确切。

当归芍药散方：当归（三两） 白芍（一斤） 茯苓（四两） 白术（四两） 泽泻（半斤） 川芎（半斤一作三两）

上六味，杵为散，取方寸匕，酒合，日三服。

【原文】妇人腹中痛，小建中汤主之。

【提要】此节论述脾胃阳虚里急腹痛的证治。

【释义】妇人气血不足，胞中虚寒，肝脉失养而致腹中疼痛。故用小建中汤温补脾胃，益气血生化之源。用白芍以敛阴生血止腹痛；甘草补中以缓苦急；桂枝辛温通阳气；枣姜以健脾温中而除虚寒，全药起到补虚温中止痛之效。

小建中汤方：桂枝（三两，去皮） 甘草（三两，炙）大枣（十二枚） 白芍（六两） 生姜（三两） 胶饴（一升）

上六味，以水七升，煮取三升，去滓，内胶饴，更上微火消解，温服一升，日三服。

【原文】问曰：妇人病，饮食如故，烦热不得卧而反倚息者，何也？师曰：此名转胞，不得溺也，以胞系了戾，故致此病，但利小便则愈，宜肾气丸主之。

肾气丸方

干地黄八两 薯蓣四两 山茱萸四两 泽泻三两 茯苓三两 牡丹皮三两 桂枝 附子炮，各一两

上八味，末之，炼蜜和丸梧子大，酒下十五丸，加至二十五丸，日再服。

【提要】此节论述妇人转胞的证治。

【释义】妇人病，饮食正常，此非中焦之病，但烦躁发热，而喘息不得，这是什么原因？此为转胞而小便不通利也，转胞就是胞胎压迫膀胱使其弯曲而尿不利，必须通利小便则愈。用肾气丸温通肾阳而使膀胱化气则尿自利，若因中气下陷、胎压膀胱者，应用升阳益气之法，如丹溪补中益气汤，或程钟龄茯苓升麻汤主之。

【原文】少阴脉滑而数者，阴中即生疮，阴中蚀疮烂者，狼牙汤洗之。

狼牙汤方

狼牙三两

上一味，以水四升，煮取半升，以绵缠箸如茧，浸汤沥阴中，日四遍。

【提要】此节论述阴中生疮的证治。

【释义】妇人尺脉滑数，乃是胞中湿热而致阴中生疮，或阴虱而致糜烂者，用狼牙汤洗之。狼牙草性辛苦、善杀虫解毒，不宜内服。

【原文】胃气下泄，阴吹而正喧，此谷气之实也，膏发煎导之。

【提要】此节论述阴吹的病因和证治。

【释义】妇人中气下陷而别行前窍，气出有声，为阴吹正喧，此因中气虚而谷

气之实也。故用猪膏发煎以润其大便，使其便通气顺而阴吹自止。

膏发煎方：猪膏（半斤） 乱发（如鸡子大三枚）

上二味，和膏中煎之，发消药成，分再服。病从小便出。

**【原文】**妇人吐涎沫，医反下之，心下即痞，当先治其吐涎沫，小青龙汤主之。涎沫止，乃治痞，泻心汤主之。

**【提要】**此节论述寒饮与心下痞证治。

**【释义】**妇人上焦宿有寒饮，时吐涎沫，应用温散寒饮之药，医生误用攻下之药，损伤中气而成胸下痞满证。应当先治其寒饮吐涎沫，用小青龙汤以温中散寒饮为主。寒饮消除，吐涎沫已止，然后再治痞满，用半夏泻心汤以攻其痞满也。

小青龙汤方：麻黄（去节） 白芍 细辛 干姜 甘草炙 桂枝（各三两，去皮） 五味子（半升） 半夏（半升，洗）

上八味，以水一斗，先煮麻黄减二升，去上沫，内诸药，煮取三升，去滓。温服一升。若渴，去半夏，加瓜蒌三两。若微利，去麻黄，加荛花（如一鸡子，熬令赤色）。若噎者，去麻黄，加附子一枚（炮）。若小便不利，少腹满者，去麻黄，加茯苓四两。若喘者，去麻黄加杏仁半升（去皮尖）。且荛花不治利，麻黄主喘，今此语反之，疑非仲景意。

半夏泻心汤方：半夏（半升，洗） 黄芩 干姜 人参 炙甘草（各三两） 黄连（一两） 大枣（十二枚，擘）

上七味，以水一斗，煮取六升，去渣，再煎取三升。温服一升，日三服。须大陷胸汤者，方用前第二法。一方用半夏一升。

**【原文】**寸口脉弦而大，弦则为减，大则为芤，减则为寒，芤则为虚，寒虚相搏，此名曰革，妇人则半产漏下，旋覆花汤主之。

**【提要】**此节论述了半产、漏下的脉象和治法。

**【释义】**寸口部位属阳，脉弦大，弦而无力为阳虚虚寒；大而无力中空旁实的芤脉为血虚；虚寒相搏按之如鼓名为革脉。妇人出现革脉时，就会有半产漏下之病。用旋覆花汤疏肝解郁，行气活血，通阳止漏。

旋覆花汤方：旋覆花三两 葱十四茎 新绛少许

上三味，以水三升，煮取一升，顿服之。

（选自韩老1979年给全国西学中班讲课手稿）

## 四、《温病条辨》论点及注释

温病学是研究四时温病的一门学科。它对四时温病的发生、发展，及其防治方法均有系统的论述及丰富的成就。它在历史上对防治热性病、传染病有过卓越的贡献，在近代来讲，对诸如流脑、乙脑、麻疹、肺炎、细菌性痢疾、病毒性肝炎、流行性出血热等的治疗，仍然发挥着重要的作用。温病是多种热性病的总称，根据发病初期的病机证候，又可区分为"新感"与"伏邪"。温热病的特点是起病即热象偏盛，且易化燥伤阴，后期尤多阴枯液涸的病理过程出现。在其病理过程中，由于病机、病位及性质的不同，受到所属脏、腑、气、血的规定和制约，因此形成了"六经""卫气营血"和"三焦"的不同病理过程及发展阶段，是认识处理这类疾病的客观标准和依据。我们必须认识和掌握疾病发展的不同阶段及其主症，才能正确地处理和解决各个阶段中的主要病变，迅速地治愈各种不同的急性热病。

叶天士是温病学派的创始人，被后世尊称为温热大师，与薛生白、吴鞠通、王孟英并称为清代温病学四大家，而叶氏居其首。其论著由其口述，学生整理而成，是温病学的纲领性文献。创立了温病学卫气营血的辨证纲领，提出了卫气营血4个阶段的治疗大法，对后世温病学说的发展有着重要的指导意义，叶天士的《温热论》亦是中医临床必须研读的经典著作。《黄帝内经·生气通天论》云"冬伤于寒，春必病温"。王叔和在编次《伤寒论》中加以"伤寒例曰，中而即病为伤寒，不病者寒毒藏于肌肤，至春变为温病，至夏变为暑病。"说明温病具有伏而待发，视机而动的特点，何时发病取决于机体的强弱及病邪的盛衰。临证时要因人、因证而异。

【原文】温邪上受，首先犯肺，逆传心包。肺主气属卫，心主血属营，辨营卫气血虽与伤寒同，若论治法则与伤寒大异也。

【释义】本条高度地概括了温病的发生发展规律及其与伤寒辨治的异同，并提出了卫气营血辨证作为温病的辨证纲领，为温病学说的形成提供了实践依据并奠定了理论基础。温病的发生发展规律本段即原文中"温邪上受，首先犯肺，逆传心包"之论。指出了温病的病因、侵入途径、初起病变部位、发展规律。

"温邪"二字，明确地提出了温病的致病因素是温热邪气。"上受"二字，指出了温热邪气侵入人体的途径。一是指温邪袭人，自口、鼻而入，口、鼻皆在人体上部。一是指肺卫。肺开窍于鼻，肺气通于鼻，且肺合皮毛，温热邪气自口、鼻、皮毛而入，皆可导致肺的卫外功能失常而发生表证，因手太阴肺经在人体上部，故肺卫病变曰"上受"。"温邪上受"四字，不仅是讲温病的病因与邪气侵入途径，而且也与伤寒做了鉴别。温为阳邪，其性上行，升散开泄，故温邪袭人，始从上受，由口、鼻、皮毛而人。寒为阴邪，其性下行，收引凝滞，故寒邪袭人，始从下受。"首先犯肺"一句，指出了温病初起的病变部位。其"犯肺"，不是单纯指肺脏，应是指肺系而言。"逆传心包"一句，指出了温病的发展规律。逆传心包的原因或为心气或心阴素亏，或为温热邪气猖獗，或为误用辛温解表药物，使心气、心阴被劫。温热邪气一旦逆传心包，则灼伤心阴，导致营阴不足。"辨营卫气血虽与伤寒同，若论治法，则与伤寒大异也"，温病与伤寒均属外感病范畴，就其病变而言，皆不外乎外邪损伤人体营卫气血而产生的各种证候。因此，在辨证上离不开营卫气血的内容，从这一点来看，二者是相同的。同时也应看到，温病与伤寒虽同为外感病，但因其病因有温热邪气与风寒邪气之分，二者对人体营卫气血损伤的机制有别，病因有温邪与寒邪之分，发病初起有上受与下受之别，故叶氏在本条最后强调指出："辨营卫气血虽与伤寒同，若论治法，则与伤寒大异也。"

【原文】盖伤寒之邪留恋在表，然后化热入里，温邪则热变最速，未传心包，邪尚在肺，肺主气，其合皮毛，故云在表。在表初用辛凉轻剂。挟风则加入薄荷、牛蒡之属，挟湿加芦根、滑石之流。或透风于热外，或渗湿于热下，不与热相搏，势必孤矣。

【释义】本条进一步论述伤寒与温热病由表入里传变的区别，并论述温病表证初起的治疗方法。

伤寒与温病由表入里传变是有区别的。原文"盖伤寒之邪留恋在表，然后化热入里"。从病因、病机上揭示了伤寒与温病由表入里传变过程的区别，进而分析出二者病变发展趋势的不同。伤寒是外感寒邪而致病，因寒主收引，主凝滞，故伤寒初起寒邪束表，腠理闭塞，使卫阳被郁不得外达，临床以恶寒为主症，须待卫阳之气郁极而发，正气奋起驱邪，正邪交争，方始出现发热。温病是外感温热邪气为患，温热为阳邪，其性上行，初起先犯上焦手太阴肺经，发为表热证，即卫分证。因温热主升散、开泄，故温病初起温热邪气袭表，腠理开泄，卫阳即奋起驱邪，正邪交争，临床以发热为主症而兼微恶风寒，且因热邪耗伤津液而见口微渴。若表证不解，热邪则很快直接由表入里，而转为里热证。因其邪气性质本为温热，不须经过转化，故由表热变为里热之传变，为时短暂而迅速，此即本条"温邪则热变最速"之论。从其发展趋势来看，温病是温热邪气直接由表入里，热邪在上焦卫分之表证阶段即已耗伤津液，其入里之后，无论是顺传中焦阳明气分，还是逆传上焦心包营分，皆继续伤津耗气。津液已伤而再伤，其结局往往是津枯液涸，进而深入下焦，消灼真阴，而导致真阴耗损，亡阴脱液之证。

温病表证初起的治法："未传心包，邪尚在肺，肺主气，其合皮毛，故云在表。在表，初用辛凉轻剂。夹风，则加入薄荷、牛蒡之属；夹湿，加芦根、滑石之流。或透风于热外，或渗透湿于热下，不与热相搏，势必孤矣"。文中首先指出，温病虽传变迅速，但也不是一开始就见里热证，也存在着由表入里的发展过程。温病在未传心包之前，邪气仍在肺系，部位尚浅，以发热、微恶风寒为主症，因此称为表证。治法用"辛凉轻剂"，这就是说，选用味辛、性凉、质地轻的药物。吴鞠通总结叶天士治疗温病表证组方用药之经验，制"银翘散"一方。"夹风，则加入薄荷、牛蒡之属"，指出了以温热邪气为主，又夹风邪而袭表的治法。当在辛凉轻剂中加入辛凉疏散风邪的药物，如薄荷、牛蒡子之类，以使风邪外透，出表而解。"夹湿，加芦根、滑石之流"，指出了以温热邪气为主，又夹湿邪而袭表的治法。当在辛凉轻剂中加入甘淡渗利湿邪的药物，如芦根、滑石之类，以使湿邪下行。

【原文】不尔，风挟温热而燥生，清窍必干，谓水主之气不能上荣，两阳相劫也。湿与温合，蒸郁而蒙蔽于上，清窍为之壅塞，浊邪害清也。其病有类伤寒，其验之之法，伤寒多有变证，温热虽久，在一经不移，以此为辨。

【释义】本条论述风邪、湿邪与温热邪气相搏所产生的证候与病机，并指出了湿热病与伤寒的鉴别要点。

此段紧承上条"或透风于热外，或渗湿于热下，不与热相搏，势必孤矣"。指出若不按上述原则进行治疗，则将导致风邪或湿邪与温热邪气互相搏结的变化，使病情转为复杂、严重。风邪与温热邪气均为阳邪，二者相搏结，则化燥而劫夺耗伤津液。湿为阴邪，重浊黏滞；温热为阳邪，蒸腾开泄。湿邪与温热邪气相搏结，湿郁热蒸，而致湿热上蒙，遏阻清阳，则出现头重痛如裹、昏瞀、眩晕、鼻塞、耳聋等清窍壅塞不利的症状。

湿热病与伤寒临床需谨慎鉴别。因湿为阴邪，重浊黏滞，因此湿热病初起，由于湿阻气机，卫阳不宣，常常见恶寒、身热不扬、头身重痛，其证与伤寒初起很像。但伤寒初起虽以头身疼痛为主，并没有沉重感，其舌苔薄白，脉浮紧；而湿热病初起则以头身沉重困顿为主，同时兼有疼痛，其舌苔腻，脉濡。叶氏特别强调从二者的传变情况去进行辨析，以作为鉴别要点。伤寒初起寒邪侵袭足太阳膀胱经，虽留恋在表，然一旦发生传变，则形式多种多样：或为少阳病，或为阳明病，或为三阴病，或为并病等。且在其传变过程中，证候又有表寒、半表半里、里实热、里虚寒、寒热错杂等多种变化，故叶氏将其概括为"伤寒多有变证"。

"温热虽久，在一经不移"一句中，其"温"字当是"湿"字之误。因脾主运化水湿，湿愈滞则脾愈困，而脾愈困则湿愈滞，验之临床，湿热病往往以脾胃为病变中心，缠绵日久，难解难移，因此将其概括为"在一经不移"。也须指出，叶氏此论是与伤寒相对而言，湿热病也并非绝对一成不变，在其发展过程中，也可能出现上、中、下三焦相传及从阳化热、从阴化寒等变化，但其与伤寒相比较，毕竟传变缓慢而变化相对较少。

【原文】前言辛凉散风，甘淡驱湿，若病仍不解，是渐欲入营也。营分受热，则血液受劫，心神不安，夜甚无寐，或斑点隐隐，即撤去气药。如从风热陷入者，用犀角、竹叶之属；如从湿热陷入者，犀角、花露之品，参入凉血清热方中。若加烦躁，大便不通，金汁亦可加入，老年或平素有寒者，以人中黄代之，急急透斑为要。

【释义】本条论述了温热夹风、夹湿逆传营分的病机与证治。

承接前文温热夹风、夹湿的治法，"辛凉散风"，以"透风于热外"；"甘淡驱湿"，以"渗湿于热下"。而病仍不解者，邪气就将逐渐深入，逆传营分。营乃血中津液，热入营分，则劫夺耗伤营阴，甚则劫伤血液。心主血属营而藏神，心神赖营血以滋养。营热盛则心神被扰，营阴伤则神失所养，故营热阴伤则心不藏神，心神外越而症见"心神不安、夜甚无寐"。若营热炽盛，灼伤血络，迫血妄行，使血不循经，溢出脉外，瘀于皮下，可致发斑，见少量斑点隐隐约约现于皮下，"斑点隐隐"。

温热夹风、夹湿逆传营分的治法：热已入营，则辛凉轻剂及辛凉散风、甘淡祛湿等清气透卫之药已不宜再用，故"即撤去气药"。关于营分证的治法，应针对其从风热陷入或从湿热陷入的不同，分别用犀角、竹叶之属，或犀角、花露之品，"参入凉血清热方中"。治疗热入营分的主要药物应是"凉血清热"之品，如犀角、丹皮、赤芍等，而竹叶、花露之类，则是辅助药。若初起为温热夹风侵袭卫分，风热内扰，气机不畅，用犀角清心凉营，并用竹叶之轻凉，以宣透风热。若初起为温热夹湿侵袭卫分，湿热阻滞，气机不畅，故治用犀角清心凉营，并用花露之清凉芳香，以化湿透热。若营分证又加烦躁，大便不通，说明其气分热邪炽盛而致津伤肠燥，故于清营养阴药物之中加入金汁，以其大寒之性清泄气分热邪，气热得除，津液自还而大便可通。因金汁寒凉特甚，老年或平素有寒者用之恐其反伤阳气，故代之以人中黄。叶氏此处之所以用金汁、人中黄通大便，是因大便虽然不通，但仅是燥屎初结，尚未形成腹满痛拒按之腑实重证。"急急透斑为要"，突出地强调宣透气机法在营分证治疗中的重要作用。去其壅滞，宣畅气机，使气机畅达，则斑点透发而营热自然外达。

综上所述，热入营分之治，以清营凉血药物为主。因其热伤营阴，故又当辅以养阴生津之品。若气分热邪未尽，气机不畅，则营分热邪亦无外达之机，故清泄气热，宣畅气机，透热转气之品亦必不可少。此三类药物共用，即为清营养阴、透热转气之法。

【原文】若斑出热不解者，胃津亡也，主以甘寒，重则如玉女煎，轻则如梨皮、蔗浆之类。或其人肾水素亏，虽未及下焦，先自彷徨矣，必验之于舌，如甘寒之中加入咸寒，务在先安未受邪之地，恐其陷入易易耳。

【释义】本条承接上条，温热病斑已透出，则热邪外达，本应热势渐解。若斑已透出而热仍不解者，是"胃津亡"。治疗上应以甘寒药物为主以清热生津。由于热势的轻重及病人体质的差异，其证情及方药运用又有所不同。

若胃津大伤而热邪仍盛，"重则如玉女煎"，可知是胃津大伤而邪热仍盛的气营两燔重证。若热邪已退，胃津大伤，虚热内生，"轻则如梨皮、蔗浆之类"，用甘寒之品养胃生津。若胃津大伤又兼肾水素亏，"或其人肾水素亏，虽未及下焦，先自彷徨矣"，诊断要点"必验之于舌"。肾水素亏之体，热邪虽尚未深入下焦，但因其下元亏损，极易陷入，故务必用咸寒之品滋其肾阴，充其下元，固其根本，以断邪热下陷之路。

【原文】若其邪始终在气分流连者，可冀其战汗透邪，法宜益胃，令邪与汗并，热达腠开，邪从汗出。解后胃气空虚，当肤冷一昼夜，待气还自温暖如常矣。盖战汗而解，邪退正虚，阳从汗泄，故渐肤冷，未必即成脱证。此时宜令病者，安舒静卧，以养阳气来复，旁人切勿惊惶，频频呼唤，扰其元神，使其烦躁。但诊其脉，若虚软和缓，虽倦卧不语，汗出肤冷，却非脱证；若脉急疾，躁扰不卧，肤冷汗出，便为气脱之证矣。更有邪盛正虚，不能一战而解，停一二日再战汗而愈者，不可不知。

【释义】前文论述了温病热入营分的证治之后，转而论述温热邪气已不在卫分，但又未入营分，而是始终留连在气分而出现战汗的病机与预后。在这种情况下，可以寄希望于战汗使邪气外透而病解。战汗是正气奋起，鼓邪外出之兆，其高热寒战是阳气与津液内聚，正邪激争于里的表现。"法宜益胃"，用甘寒清养之品，益胃生津，以解胃中之燥热，胃中津液充足，则气机通畅而作战汗，腠理开泄，则邪随汗解。

气分证已作战汗的预后，一般有三种情况。若战汗之后邪退正虚，阳气未复，"解后胃气空虚，当肤冷一昼夜，待气还自温暖如常矣。……虽倦卧不语，汗出肤冷，却非脱证"。战汗之后，邪从汗解，但邪虽退而正气亦虚，阳气未复，不能布达周身，所以在热退之后其肌肤即逐渐转冷，亦见倦怠嗜卧，不欲言语。但是，切按其脉，虽因气虚鼓动无力而呈虚软无力之象，却从容和缓而节律匀整。由此可知，此乃邪退正虚之兆，并非阳气虚脱之危证。"但诊其脉，若虚软和缓，虽倦卧不语，汗出肤冷，却非脱证"。可见，脉诊是辨战汗之后是否发生虚脱的关键，临床不可忽视。若战汗之后阳气虚脱，"若脉急疾，躁扰不卧，肤冷汗出，便为气脱之证矣"。战汗之后，阳气随汗出而脱，已成阳气虚脱之危重证候。因阳气外脱，阴气内盛，将成浮阳外越之势，故浮阳扰动，脉来急疾，躁扰不卧。肤冷乃由阳气虚脱，不达周身所致。因此战汗之后，肤冷汗出与脉躁疾、躁扰不卧并见，乃阳气虚脱之确征。若邪气强盛，一战不解，再作战汗而愈，"更有邪盛正虚，不能一战而解，停一二日再战汗而愈者，不可不知"。这就是说，有时由于邪气强盛，正气不能通过一次战汗而驱邪外出，则致战汗之后病仍不解。因战汗之后正气亦伤，故须停一二日后，待正气得以恢复，再作战汗方解，临床亦有反复战汗数次而始愈者。

【原文】再论气病有不传血分，而邪留三焦，亦如伤寒中少阳病也。彼则和解表里之半，此则分消上下之势，随证变法，如近时杏、朴、苓等类，或如温胆汤之走泄。因其仍在气分，犹可望其战汗之门户，转疟之机括。

【释义】本条论述湿热邪气留滞三焦气分的治法，并与伤寒少阳病进行比较。"再论气病有不传血分，而邪留三焦"，上条已详论温热邪气留连气分而出现战汗的病机与预后。本条则进一步论述湿热邪气不传入营分、血分而留滞三焦气分的治法。"亦如伤寒中少阳病也"，是指出三焦与胆同属少阳，为气机之枢，其治疗亦皆以疏利气机为法。

温病中的"邪留三焦"与伤寒中的"少阳病"虽有相同之处，但因其病因病机有异，证候不同，故治法亦有"彼则和解表里之半；此则分消上下之势"的相应变化，对湿热邪气留滞三焦气分的治法，不仅提出以"分消上下之势"为法，而且以

"如近时杏、朴、苓等类，或如温胆汤之走泄"为例，指出了具体方药的运用。"因其仍在气分，犹可望其战汗之门户，转疟之机括"，湿热邪气留滞三焦的病变，仍属气分证范畴。正因如此，就有可能通过分消走泄之治，使气机畅达，从而阳气得以宣通，奋起驱邪，正邪激争而作战汗，通过战汗而开通门户，使邪从汗解。"转疟之机括"，指分消走泄、宣畅气机而言。疟是少阳之病，其机制为邪气欲进而正气驱邪，正邪反复交争，故寒热往来，反复发作。转为与疟疾相同之机制，再因势利导，治以分消走泄之法，则留滞三焦气分之湿热邪气可待解除。

【原文】大凡看法，卫之后方言气，营之后方言血。在卫汗之可也，到气才可清气，入营犹可透热转气，如犀角、玄参、羚羊角等物，入血就恐耗血动血，直须凉血散血，如生地、丹皮、阿胶、赤芍等物。否则，前后不循缓急之法，虑其动手便错，反致慌张矣。

【释义】本条指出了卫气营血四类证候的传变规律与治疗大法，从其内容来看，主要是对温热病而言。本条内容突出地体现了叶天士对温热病辨治的学术思想，对后世也产生了深远的影响，对温热病的辨证论治有着重大指导意义。

"大凡看法，卫之后方言气，营之后方言血"之论，概括了温病的传变规律及卫气营血辨证的核心思想。在前文中，根据温热邪气侵袭人体的不同阶段对人体损伤程度的不同，把温病的发展过程分为卫、气、营、血分证四个阶段。本条重点强调："卫之后方言气，营之后方言血"，把卫、气与营、血分开论述，卫和气统属"气"病；营和血统属"血"病。而卫、气与营、血之间，则是性质不同的两大阶段，前者属功能失常，邪浅病轻；后者属物质损伤，病势深重。

温热病卫气营血四类证候的治疗大法："在卫汗之可也"，"在卫"是指温热邪气在卫分，它是温热病的轻浅阶段，"汗之"即用发汗的方法以解表祛邪。"到气才可清气"，"到气"是指温热病由卫分表热证发展到气分里热证的阶段，它是温热邪气深入，正邪相争于里，影响脏腑功能的一类证候。气分证以里热炽盛为其特点，治疗则应根据《内经》"热者寒之"的原则，选用寒凉药物以清泄里热，即叶天士所谓"清气"。"入营犹可透热转气"，"入营"是指温热邪气深入营分，消耗血中津液的阶段。营分证既然以营热盛而血中津液耗伤为主要特征，治疗当然应以清营凉血、养阴生津为法。"入营犹可透热转气，如犀角、元参、羚羊角等物"，治疗营分证是以"凉血清热"为大法，而透热转气，则是针对不同情况，选用相应药物。从本条所举药物来看，其中犀角、羚羊角为清营凉血之品，元参有养阴降火之效，三药共用，可收清营凉血、养阴生津之功。由此更可以看出，叶氏确实是以清营养阴为治疗营分证之大法。"入血就恐耗血动血，直须凉血散血"，"入血"是指温热邪气深入血分，损伤血液的病变，它是温热病的深重阶段。人体的生命活动，依赖于血液循行以供给营养物质，血分病危及生命，故叶氏用"就恐耗血动血"强调其严重性。血分证表现为耗血与动血两个方面，耗血者，当以养阴法为治；动血者，须用止血药物。然而叶氏提出："直须凉血散血"，这不仅强调了血分证的治疗大法，而且提示了治疗血分证应注意的问题。其"直须"二字，是强调血分证病情危重，除凉血散血外，别无他法，应当机立断，救危亡于顷刻。"凉血"，是指用能入血分的寒凉药物，清除血分热邪，这对耗血与动血之证，是"釜底抽薪"之法。"散血"，一指养阴，一指活血。耗血，是热邪伤津导致热凝而瘀，因此要养阴祛瘀。生地、阿胶滋阴养血生津，赤芍、丹皮凉血活血行瘀，四药相伍，共收抗热凝、养阴津、活瘀血之功，为散血。

综上所述，叶天士治疗温热病的基本观点是：邪在卫分，因其病轻位浅，只宜用辛凉轻解之法，开郁散邪，清除表热，开通肺气，宣畅气机，使腠理通达，营卫调和，则虽不发汗而自然病解汗出。邪到气分，应以寒凉清泄气分热邪为法，但须注意，必邪到气分才可清气，若邪尚在卫分，则仍宜辛凉轻解，不可一见热证，不分表里，即率投寒药。邪入营分，因其较血分尚为轻浅，故除用清营养阴法外，仍可配以透热转气之法，用清泄气热、宣畅气机的药物，使营热有外达之机。邪气深入血分，则损伤血液，耗血动血，治疗亦应当机立断，必经投凉血散血之品，以凉血止血、养阴生津、抗凝活瘀，方能挽危救亡。而不循此缓急之法，则动手便错，反使病情加重，甚或危及生命，必然惊慌失措，束手无策，即"否则，前后不循缓急之法，虑其动手便错，反致慌张矣"。

【原文】且吾吴湿邪害人最广，如面色白者，须要顾其阳气，湿胜则阳微也，法应清凉，然到十分之六七，即不可过于寒凉，恐成功反弃，何以故耶？湿热一去，阳亦衰微也；面色苍者，须要顾其津液，清凉到十分之六七，往往热减身寒者，不可就云虚寒，而投补剂，恐炉烟虽熄，灰中有火也，须细察精详，方少少与之，慎不可直率而往也。又有酒客里湿素盛，外邪入里，里湿为合。在阳旺之躯，胃湿恒多；在阴盛之体，脾湿亦不少，然其化热则一。热病救阴犹易，通阳最难，救阴不在血，而在津与汗；通阳不在温，而在利小便，然较之杂证，则有不同也。

【释义】本条重点论述湿热病与体质的关系，强调了不同体质感受湿热之邪治疗注意事项，指出温病与杂病治疗的不同，并分别对温热病和湿热病两类不同性质的温病治疗原则进行了高度的概括。

阳虚体质之人外感湿热邪气的治疗注意点："且吾吴湿邪害人最广"，指出了居处环境与发病的关系。江苏苏州古称为吴，江河较多，湿气弥漫，易感受湿邪而为病，其地域气候炎热，湿邪与热邪常常共同侵袭人体，本条中治法明确提出"法应清凉"，由此可知必有热邪为患。"面色白者"，乃素体阳气不足之象。因其阳气虚，鼓动无力，气血不能上荣于面，故面白无华。此类体质之人患湿热病，治疗中要特别注意顾护其阳气，减少或不再用寒凉药物，若再过用寒凉，则反而损伤阳气，恐其证候从阴化寒而转为寒湿，以致造成"成功反弃"之恶果。

阴虚火旺体质外感湿热邪气的治疗注意点："面色苍者"是素体阴虚火旺之兆。

因其阴虚火旺，津亏血涩，故面色青黯晦滞。此类体质之人患湿热病，治疗中要特别注意顾护其津液，防其津液损伤而燥热内炽。治其湿热应以清凉为法，不能视为虚寒而轻率地投以甘温补气助阳之品，防其助热伤津，病人素体阴虚火旺，虽湿热渐退而"热减身寒"。在这种情况下，必须仔细观察，辨证精当，即使确属虚寒，也只能施以少量温阳之品，使其阳气渐复而又不致助热伤津。但一定要谨慎从事，切不可轻率地投以大剂温补。

湿盛体质外感湿热邪气发病者："又有酒客，里湿素盛"，是举例而言。酒性辛热多湿，故平素嗜酒，豪饮无度之人，往往损伤脾胃，使脾胃升降失司而致湿浊内蕴，又外感湿热邪气，则极易内外合邪而发为湿热病，其病变部位多以中焦脾胃为中心。湿邪愈重，则脾胃愈被其困而呆钝，脾胃愈呆钝，则湿邪愈不易化，且湿热裹结，黏滞胶着，故其病势缠绵，难解难治。湿热病的病变部位，从总体来看虽多以脾胃为中心，但因病人素体阳气盛衰的不同，其证候类型又有"胃湿"与"脾湿"之别。阳盛体质之人，每多阳盛胃热，故在湿热病中，其病变中心在胃，往往以热邪为主而呈热重于湿，即如叶氏所云："在阳旺之躯，胃湿恒多"。脾为阴土，主运化水谷与水湿，其阳气易伤。阳虚阴盛体质之人，每多脾阳不足，湿邪停聚，故在湿热病中，其病变中心在脾，往往以湿邪为主而呈湿重于热，即如叶氏所云："在阴盛之体，脾湿亦不少"。"然其化热则一"，是指在疾病发展过程中，由于治疗用药等因素的影响，"胃湿"与"脾湿"又皆可从阳化热，甚至最终化燥成温而转化为温热病。

温热病与湿热病的治疗原则及其与杂病治疗的不同："热病救阴犹易，通阳最难。救阴不在血，而在津与汗；通阳不在温，而在利小便。然较之杂证，则有不同也"。在此提出治疗温病的"救阴"与"通阳"两大法则。"救阴"是针对温热病而言；"通阳"是针对湿热病而言。温热病是外感温热邪气而发，在其发生发展过程中，始终以温热伤阴为主要特点，故其治疗应始终以泄热存阴为宗旨。湿热病是外感湿热邪气而发，在其发生发展过程中，始终以湿邪弥漫，阻滞气机，阳气不通为主要特点，故其治疗应始终以祛除湿浊，宣畅气机，通达阳气为宗旨。"救阴犹易"与"通阳最难"，是将温热病与湿热病的治疗相比较而言。温热为无形之邪，清之即解，热退则阴液得存。即使阴液大伤，用甘寒、咸寒之品以养阴生津，则阴液可复。因此，温热病之"救阴"与湿热病之"通阳"相较，尚属"犹易"。"救阴不在血，而在津与汗；通阳不在温，而在利小便"一句，是进一步阐述"救阴"与"通阳"两大法则的具体运用。在温热病中，其温热伤阴主要是指耗伤津液，温热病之"救阴"，并非补血，而要着眼于"津与汗"。湿热病中，阳气不通，是因湿阻气机所致。其"利小便"，是强调祛湿即可通阳而言，开上、畅中、渗下并施，使肺气宣畅，脾升胃降，水道通调，邪有出路，三焦弥漫之湿得除，则气机畅达而阳气自通，故简而言之，以"利小便"为例，指出通阳必用祛湿。

"然较之杂证，则有不同也"，温热病是外感温热邪气为患，其温热伤阴，主要是耗伤津液，其治疗原则是："养阴生津"。内伤杂病的阴虚，或由先天不足，或由情志所伤，或由饮食劳倦所致，多为肝肾之阴亏损，故内伤杂病的阳气不通，多因脏腑功能障碍，阴寒困遏所致，故治用辛温通阳之法。

【原文】再论三焦不得从外解，必致成里结。里结于何？在阳明胃与肠也。亦须用下法，不可以气血之分，就不可下也。但伤寒邪热在里，劫烁津液，下之宜猛；此多湿邪内搏，下之宜轻。伤寒大便溏为邪已尽，不可再下；湿温病大便溏为邪未尽，必大便硬，慎不可再攻也，以粪燥为无湿矣。

【释义】前面文中论述了湿热邪气不传入血分而留滞三焦气分的治法，其用开上、畅中、渗下之品以分消走泄，使邪有出路，湿热从外而解。本条又进一步指出，三焦气分湿热不得从外而解，则"必致成里结"，其里结的部位，是"在阳明胃与肠也"。究其原因，乃由湿热阻滞气机，脾胃升降失司，食滞内停，湿热夹食黏滞胃肠，结聚不下所致。因其湿热夹食滞里结于胃肠，非攻下不能去，故"亦须用下法"。至于"不可以气血之分，就不可下也"之论，是指出：温热伤津，导致阳明燥结腑实，不及时攻下，热邪无出路，即有深入血分之虞。必急用攻下，方能泄热存阴，防其深入血分而耗血动血，或深入下焦，消灼真阴，是攻下即可阻其传入血分。而湿热邪气氤氲黏滞，始终留滞三焦气分，既不传血分，一般又不伤津，故多治以清化，而少用攻下。但若湿热夹食黏滞胃肠，已成阳明里结之证，则又非攻下而不能解，故其虽无传入血分之势，但"亦须用下法"，不能拘泥于其留滞气分不传血分就认为不可攻下。也就是说，是否用攻下法，不在于气分之邪是否有传入血分之趋势，而取决于是否有"里结"。凡里结于阳明胃肠者，无论是燥热还是湿热，也无论其有无传入血分之势，均须用下法。

伤寒的阳明腑实证与温病的湿热里结阳明胃肠之证，均可用下法，但由于病因、病机、证候不同，其攻下药物的配伍及运用亦有所别。"但伤寒邪热在里，劫烁津液，下之宜猛"指出伤寒阳明腑实证是寒邪化热入里，阳明热盛，消灼津液，而致肠燥便秘，燥热内结，故必投以苦寒重剂猛攻急下，方能收泄热存阴之功。"此多湿邪内搏，下之宜轻"指出湿热里结之证，乃湿热夹食滞黏滞于胃肠所致，故宜以轻下、缓下之剂从容图之。伤寒之阳明腑实证见大便燥结不通，攻下之后，若见大便溏，说明燥结已去，邪气尽解，即当停药，不可再行攻下，再下则损伤阳气，即"伤寒大便溏为邪已尽，不可再下"。湿温病中湿热夹食滞黏滞胃肠，见大便溏滞，用轻下之剂后大便仍溏者，乃湿邪未尽之征，必再连续用药，反复下之，直至大便成硬为止，即叶氏所云："湿温病大便溏为邪未尽，必大便硬，慎不可再攻也，以粪燥为无湿矣"。简言之，伤寒之阳明腑实证以大便燥结为可下之征，以大便溏为停下之度；而湿热病之阳明里结证则以大便溏为可下之征，以大便硬为停下之度。

（选自韩老1960年给中药班讲课手稿）

## 五、《医学心悟》医门八法

《医学心悟》首创"八法",语言简明平易、治法切于实用,故自清代以来,成为中医入门者的必读之书。

### 总论部分

论病之原,以内伤、外感四字括之。论病之情,则以寒、热、虚、实、表、里、阴、阳八字统之。而论治病之方,则又以汗、和、下、消、吐、清、温、补,八法尽之。盖一法之中,八法备焉。八法之中,百法备焉。病变虽多,而法归于一。此予数十年来,心领神会,历试而不谬者,尽见于八篇中矣。学者诚熟读而精思之,于以救济苍生,亦未必无小补云。

【讲解】

**1.论病之原,以内伤、外感四字括之**

内伤七情,即喜、怒、忧、思、悲、恐、惊七种情志变化。外感,即风、寒、暑、湿、燥、火。二者正常为人之生存的必要条件,异常则为有害人体的致病因素。所谓水能浮舟,亦能覆舟是也。

**2.论病之情,以寒、热、虚、实、表、里、阴、阳八字统之**

寒热者,病之质性也;虚实者,正邪之盛衰也;表里者,病位之深浅也。然总不离阴阳两类。知其要者,一言而终,不知其要,流散无穷。

**3.论治病之方**

以汗、和、下、消、吐、清、温、补八法尽之。一法之中,八法备焉,八法之中,百法备焉,病变虽多,而法归一也。八法乃中医的治疗大法。八法之间,相辅相成,变化无穷。病变虽多,但治之总不超越八法之外,故云"法归一也"。

八法言简意赅,学之易,用之难。临证需谨守病机,把握分寸,勿使太过,勿使不及,用之失当,反招祸殃。

### 各论

#### (一)论汗法

汗法旨在发表透邪,主治外感病初期兼有表证。经云:"邪在皮毛者,汗而发之",正确掌握和运用汗法,可以避免表证的失治、误治现象发生,医者不可不知。

**1.当汗不汗者**

(1)风寒初客于人,头痛发热而恶寒,鼻塞声重而体痛,此皮毛受病,当汗之。

(2)若失时不汗,则为失表,以致腠理闭塞,荣卫不通,病邪深入,流传经络。此当汗不汗之过也。

### 2.不当汗而汗者

（1）头疼发热与伤寒同，而其人倦怠无力，鼻不塞，声不重，脉来虚弱，此元气不足之症也，不可汗之。

（2）劳心好色，真阴亏损，内热晡热，脉细数而无力者，亦不可汗之。

（3）伤食病胸膈满闷，吞酸嗳腐，日晡潮热，气口脉紧者，不可发汗。

（4）寒痰厥逆、湿淫脚气、内痈、外痈、瘀血凝积，以及风温、湿温、中暑自汗诸症皆有寒热，与外感风寒似同而实异，若汗之，变症百出。此不当汗而汗者也。

### 3.当汗不可汗，而妄汗者

若外感应汗之例，而其人脐之左右上下，或有动气者，则不以汗之。（医典云：动气者，素困脾虚，水结不散，或因素有痞积者，皆能发生动气）。

（1）动气在右，（肺失治，若汗之则肺先虚），不可发汗。汗之则衄而渴，心烦饮水即吐。

（2）动气在左，（肝失治，若汗之则肝气益急），不可发汗，汗则头眩汗不止，筋惕肉瞤。

（3）动气在上，（心失治，若汗之则阴液益伤，心火更甚），不可发汗，汗则气上冲，正在心中。

（4）动气在下，（肾失治，若汗之则虚寒内甚），不可发汗，汗则无汗，心大烦，骨节疼，目运，食入则吐，舌不得前。

（5）脉沉咽燥，病已入里，表虚里实，仅发其汗，津液越出，大便难，久则谵语。

（6）少阴症但厥无汗，若强发之则动血，未知从何出，或从耳目，或从口鼻出者，此为下厥上竭为难治症。唐容川云："下厥为阳气下陷而不上升，卫气则不能达于肌腠，故无汗。医乃强发之，则肌腠间无阳气与津液，只有营血独被其劫，故动血上出，是阴竭于上也。"

（7）少阴中寒不可发汗，汗则厥逆蜷卧，不能自温也。

（8）寸口脉微者不可发汗，汗则亡阳。

（9）尺脉弱者不可发汗，汗则亡阴。

（10）诸亡血家者不可发汗，汗则直视，额上陷。

（11）淋家不可发汗，汗则便血。

（12）疮家不可发汗，汗则痉。

（13）伤寒病在少阳不可发汗，汗则谵妄。

（14）坏病虚人及妇人经血适来者，皆不可发汗，若妄汗之，变病百出矣，所谓当汗，不可汗，而妄汗之误人也。

### 4.当汗不可汗，而又不可以不汗，汗之不得其道

（1）伤寒赋云："动气理中去白术"，即是理中汤去白术，而加汗药，保元气而除病气。

（2）热邪入里而表未解者，仲景有麻黄石膏之例及葛根黄芩黄连之例，是清凉解表法也。

（3）太阳症脉沉细，少阴症反发热者，有麻黄附子细辛之例，是温中解表法也。

（4）少阳中风，用柴胡汤加桂枝是和解中兼表法也。

（5）阳虚者，东垣用补中益气汤加表药。

（6）阴虚者，丹溪用芎归汤加表药。

（7）凡一切阳虚者，宜补中发汗。

（8）一切阴虚者，宜滋阴发汗。

（9）夹热者，宜清凉发汗。

（10）夹寒者，宜温经发汗。

（11）伤食者，宜消导发汗。

（12）感重体实者，宜重剂麻黄汤发汗。

（13）感轻体虚者，宜香苏饮汗之。

（14）凡人禀常弱，腠理空疏，用汗药只需对症，不必过重。予尝治伤寒初起，专用香苏饮，加荆防、川芎、蔓荆子等药，一剂愈，甚则两服无有不安，而麻黄重剂，数十年来不上两余，可见地土不同，用药迥别。

### 5.当汗而汗之，不中其经，不辨其药，知发而不知敛者

三阳之病浅深不同，治有次第。

（1）假如病在太阳而发散阳明，已隔一层。

（2）病在太阳阳明，而和解少阳，引贼入门矣。

（3）病在二经，而治一经，已遗一经。

（4）病在三经，而偏治一经，即遗二经。

（5）病在一经，而兼治二经，或兼治三经，则邪过经矣。

（6）太阳无汗麻黄汤。

（7）太阳有汗桂枝汤。

（8）葛根汤专主阳明。

（9）柴胡汤专主少阳。

（10）九味羌活汤主两感热症，三阳三阴并治之法，初非为太阳一经设也。

（11）柴葛解肌汤，乃治春温夏热症，自里达表，其症不恶寒而口渴，若新感风寒，恶寒而口不渴者，非所宜也。

（12）伤风自汗用桂枝汤，若伤暑自汗不可用，若误用之，热邪愈盛而病必增剧。暑症妄行发汗，复伤津液，名曰重暍，多致不救。

（13）古人设为白术、防风例以治风，设益元散，香薷饮以治暑，俾不犯三阳禁忌者。

### 6.知发汗退热之法，而不知敛汗退热之法

（1）譬如风伤卫自汗出者，以桂枝汤和荣卫，祛风邪而汗自止也。

（2）热邪入里，令人汗出者，乃热气熏蒸，如釜中吹煮，水气旁流，非虚也，应急用白虎汤清之，则汗自止也。

（3）热邪已结聚，不大便者，则用承气汤下之，热气退而汗自止矣，此与伤暑自汗略同，但暑伤气谓虚邪，只有清补并行之一法。

（4）寒伤形为实邪，则清热之外，更有攻下止汗之法也。

（5）复有发散太过，遂至汗多亡阳，身𥄂欲擗地者，宜用真武汤，此救逆之良药，与中寒冷汗自出者，同类并称，又与热汗自出者，大相径庭矣。

（6）少阳症，头微汗或盗汗者，小柴胡汤。

（7）水气症，头汗出者，小半夏加茯苓汤。

（8）虚人自汗盗汗等症，归脾、补中、八珍、十全按法而用，各尽其妙，而后即安，所谓汗之必中其经，必得其药，知发而知敛者也。

### （二）论和法

伤寒在半表半里者，唯有和解一法，仲景用小柴胡汤加减是也。

#### 1.当和不和者

（1）病当耳聋胁痛，寒热往来之际，应用小柴胡汤和之。

（2）或用麻黄、桂枝发表误矣。

（3）或以大黄、芒硝攻里则尤误矣。

（4）或因其胸满胁痛，而吐之则亦误矣。

（5）盖病在少阳有三禁，汗吐下是也。且非惟汗吐下，有所当禁，即舍此三法而妄用他药，均为无益而反有害。古人有言，少阳胆为清净之腑，无出入之路，只有和解一法，此为当和而和者也。

#### 2.不当和而和者

（1）如病邪在表未入少阳，误用柴胡，谓之引贼入门，轻则为疟，重则传入心包，渐变神昏不语之候。

（2）亦有邪已入里，燥渴谵语诸症丛集，而医者仅以柴胡汤治之，则病不解。

（3）内伤劳倦，内伤饮食，气虚，血虚，痛肿，瘀血诸症，皆令寒热往来，似疟非疟，均非柴胡汤所能去者，所谓不当和，而和者也。

#### 3.当和而和，而不知寒热之多寡者

（1）伤寒之邪在表为寒，在里为热，在半表半里为寒热交界之所，偏于表者，则寒多，偏于里者，则热多。

（2）用药须与之相称，庶阴阳和平而邪气顿解，否则寒多而益其寒，热多而助其热，药既不平，病益增剧，此非不和也，和之而不得寒热多寡之宜也。

**4.当和而和，而不知禀质之虚实者**

（1）客邪在表，乃乘虚而侵入之，是以小柴胡汤用人参者，所以补正气使正气旺，则邪无所容，自然得汗而解，此邪气由是门入，复由是门出也。

（2）亦有表邪失汗，腠理致密，邪无出路，由此而传入少阳，热气渐盛，此不关本气之虚，故有不用人参而和解自愈者，是知病有虚实，法在变通不可误也。

**5.当和而和，而不知脏腑之燥湿者**

（1）如病在少阳，而口不渴，大便如常，是津液未伤，清润之药不宜太过，而半夏、生姜皆可用也。

（2）若口大渴，大便渐结，是邪气将入于阴，津液渐少。则辛燥之药可除，而花粉、瓜蒌有必用矣，所谓脏腑有燥湿之不同者此也。

**6.当和而和，而不知邪之兼并者**

（1）假如邪在少阳，而太阳阳明症未罢，是少阳兼表邪也，宜小柴胡汤中加表药，仲景有柴胡加桂枝之例矣。

（2）如邪在少阳，而兼里热，则便闭谵语燥渴之症生也，宜小柴胡汤中加里药，仲景有柴胡加芒硝之例矣。

（3）三阳合病，合目则汗，面垢谵语遗尿者，用白虎汤和解之。盖三阳同病，必连胃腑，故以辛凉之药，内清本腑，外彻肌肤，令三经之邪一同解散，所谓邪有兼并者此也。

（4）由是推之，有清而和者，有温而和者，有消而和者，有补而和者，有燥而和者，有润而和者，有兼表而和者，有兼里而和者，有兼攻而和者。和之义则一，而和之法变化无穷焉。知斯意者，则温热之治，瘟疫之方，时行痎疟，皆从此推广之，则不难应手而愈矣。

## （三）论下法

病在里，则攻下而已。

**1.当下不下者**

（1）仲景云：少阴病，得之二三日，口燥咽干者，急下之。

（2）少阴病六七日，腹满不大便者，急下之。

（3）下利脉滑数，不欲食，按之心下硬者，有宿食也，急下之。

（4）阳明病谵语，不能食，胃中有燥屎也，可下之。

（5）阳明病发热汗多者，急下之。

（6）少阴病下利清水，色纯青，心下必痛，口干燥者，急下之。

（7）伤寒六七日，目中不了了，睛不和，无表症，大便难者，急下之。

此皆在当下之例，若失时不下，则津液枯竭，身如槁木，势难挽回矣。

**2.不当下，而下者**

（1）如伤寒表症未罢，病在阳也，下之则成结胸。

（2）病邪入里，而散漫与三阴经络之间，尚未结实，若遽下之，亦成痞气，况有阴结之症，大便反硬，得温则行，如开冰解冻之象。

（3）杂症中：有年高血燥不行者，有新产血枯不行者，有病后亡津液不行者，有亡血者，有日久不更衣，腹无所苦，别无他症，若误下之，变症蜂起矣，所谓不当下，而下者此也。

**3.当下不可下，而妄下者**

（1）病有热邪传里，已成可下之症，而其人脐之上下左右或有动气，则不可以下，经云动气在右不可下，下之则津液内竭，咽燥鼻干头眩心悸也。（动气在右，肺失治，若下之肺气先虚）。

（2）动气在左，不可下，下之则腹内拘急，食不下，动气更剧，虽有身热，卧则欲蜷。（动气在左，肝失治，若下之则肝气益急）。

（3）动气在上，不可下，下之则掌握烦热，身浮汗泄，欲得水自灌。（动气在上，心失治，若下之则阴液益伤）。

（4）动气在下，不可下，下之则腹满头眩，食则清谷，心下痞也。（动气在下，肾失治，若下之则寒虚内甚）。

（5）咽中闭塞者，不可下，若下之则下轻上重，水浆不入，蜷卧身疼，下利日数行。（为少阴阴邪盛而阳气不足也）。

（6）脉微弱者，不可下之。

（7）脉浮大按之无力者，不可下之。

（8）脉迟者，不可下之。

（9）喘而胸满者，不可下之。

（10）欲吐欲呕者，不可下之。

（11）病人阳气素微者，不可下，下之则呃。

（12）病人平素胃弱不能食者，不可下之。

（13）病中能食，胃无燥屎也，不可下之。

（14）小便清者，不可下之。

（15）病人腹满时减复如故者，不可下，若误下之，变症百出矣，所谓当下、不可下，而妄下误人者此也。

**4.当下不可下，而又不得不下者**

羸瘦之人虚细之脉，一旦而热邪乘之，是为正虚邪盛，最难措手。古人有用清法、润法、导法、少少微和之法、有先补后攻法、有先攻后补法、有攻补并行法，是不可不讲也。

（1）如三黄解毒，清之法也。

（2）麻仁梨汁，润之法也。

（3）蜜煎猪胆汁土瓜根，导之法也。

（4）凉膈散、大柴胡，少少微和之法。

（5）脉虚体弱不能胜任者，先补之而后攻之，或暂攻之，而随补之，或以人参汤送下三黄枳术丸，或以人参、瓜蒌、枳实，攻补并行，而不相悖。盖峻剂一投，即以参术归芍维持调护于其中，使邪气潜消而正气安固矣。

（6）杂症中大便不通，其用药之法可相参者，如老年人，久病之人，新产妇人每多大便闭结之症，丹溪用四物汤，东垣用通幽汤，予尝合而酌用之加以苁蓉、枸杞、柏子仁、芝麻、松子仁、人乳、梨汁、蜂蜜之类，随手取效，又尝于四物加升麻及前滋润药，治老人血枯，数至圊，而不能便者，往往有验，此皆委曲疏通之法，若果人虚，虽传经热邪，不妨借用，宁得猛然一往，败坏真元，至成洞泻也，所谓下之贵得其法也。

**5.当下而下，而不知浅深，不分便溺与蓄血，不论汤、丸者。**

（1）仲景大承气汤，必痞满燥实兼全者，乃可用之。

（2）若痞满而未燥实者，仲景只用泻心汤。

（3）痞满兼燥而未实者，仲景只用小承气汤，去芒硝，恐伤下焦阴血也。

（4）燥实在下，而痞满轻者，仲景只用调胃承气汤，除去枳朴，恐伤上焦阳气也。

（5）太阳伤风证，误下而传太阴，以致腹痛者，则用桂枝汤加芍药。

（6）大实病，桂枝汤加大黄，是解表之中兼攻里也。

（7）邪从少阳来，寒热未除，则用大柴胡汤，是和解之中兼攻里也。

（8）结胸症项背强，从胸至腹硬满而痛，手不得近者，仲景用大陷胸汤、丸，若不按不痛者，只用小陷胸汤。

（9）寒实结胸，用三物白散，热药攻之。

（10）水结胸，头汗出者，用小半夏加茯苓汤。

（11）水停胁下，痛不可忍者，用十枣汤。

（12）凡结胸阴阳二症，服药罔效，《活人》俱用枳实理中丸，应手而愈。

又《河间三书》云，郁热蓄甚，神昏厥逆，脉反涩滞，有微细欲绝之象，世俗未明造化之理，投以温药则不可救，或者妄行攻下，致残阴暴绝，势大可危，宜凉膈散合解毒汤，养阴退阳，积热借以宣散，则心胸和畅，而脉渐以生，此皆用药浅深第也。

（13）又如太阳症未罢，口渴小便短涩，大便如常，此为溺涩不通之症，治用五苓散。

（14）太阳传本，热结膀胱，其人如狂，少腹硬满而痛，小便自利者，此为蓄血下焦，宜抵当汤丸。若蓄血轻微，但少腹急结未至硬满者，则用桃核承气汤，或用生地四物汤加酒洗大黄，各半下之，尤为稳当。

（15）盖溺涩症，大便如常。燥屎症小便不利。蓄血症小便自利，大便色黑也，此便溺蓄血之分也。

（16）血结膀胱，病势最急，则用抵当汤，稍轻者抵当丸。

（17）结胸恶症悉具，则用大陷胸汤，稍轻者大陷胸丸。

（18）其他荡涤肠胃，推陈致新之法，则皆用汤，古人有言凡用下药攻邪气，汤剂胜丸散，热淫于内，用汤液涤除之为清净耳，此汤丸之别也。

**6.又有杂症中不别寒热，积滞痰水虫血痛脓者**

（1）东垣治伤食症，腹痛便闭拒按者，因冷食，用见睍丸；因于热食，三黄枳术丸；若冷热互伤，则以二丸酌其所食之多寡而互用之。

（2）实热老痰，滚痰丸。

（3）水肿实症，神佑丸。

（4）虫积，剪红丸。

（5）血积，花蕊丹、失笑散。

（6）肠痈，牡丹皮散。（当脐而痛，腹皮膨急，溺数如淋，转侧作水声）。

随症立方，各有攸宜，此杂症攻下之良法也。

### （四）论消法

消者去其壅也，脏腑、筋络、肌肉之间，本无此物而忽有之，必为消散，乃得其平。经云：坚者削之是也。

**1.当消不消者**

凡人起居有常，饮食有节，和平恬淡，气血周流，谷神充畅，病安从来，一有不慎，则六淫外侵，七情内动，饮食停滞，邪日留止，则诸症生焉，法当及时消导，俾其速散，气行则愈耳，倘迟延日久，积气盘踞坚牢，日渐强大，有欲拔不能之势，虽有智者，亦难为力，此当消不消之过也。

**2.不当消，而消者**

（1）假如气虚中满，腹皮膨急，中空无物，名之曰鼓，此为败症，必须填实，庶乎可消，与蛊症之为虫、为血，内实而有物者，大相径庭。

（2）又如脾虚水肿，土衰不能制水也，非补土不可。

（3）真阳大亏，火衰不能生土者，非温暖命门不可。

（4）又有脾虚食不消者，气虚不能运化而生痰者，肾虚水泛为痰者，血枯而经血断绝者。皆非消导所可行，或妄用之误人多矣。所谓不当消而消者此也。

**3.当消而消之，不得其法者**

（1）夫积聚癥瘕之症，有初、中、末之三法焉，当其邪气初客，所积未坚，则先消之而后和之。其所积日久，气郁渐深，湿热相生，块因渐大，法从中治，当祛湿热之邪，削之软之以底于平。但邪气久客，正气必虚，以补泻叠相为用，如薛立斋用归脾汤送下芦荟丸。予亦尝用五味异功散，佐以和中丸。皆攻补并行，中治之道也。

（2）若块消及半，便从末治。不使攻击，但补其气，调其血，导达其经脉。俾荣卫流通，而块自消矣。凡攻病之药皆损气血，不可过也，此消之之法也。

### 4.消之而不明部分者

（1）心肝脾肺肾分布五方，胃、大肠、小肠、膀胱、三焦、胆与膻中，皆附丽有常所。

（2）皮毛肌肉筋骨各有浅深。

（3）凡用汤凡膏散，必须按其部分，而君臣佐使，驾驭有方，使不得移，病处当之，此医门第一义也，不明乎此，而妄行克削，则病未消、而元气已消，其害可胜言哉。

（4）积聚之原，有气、血、食积、停痰、蓄水、痈脓、虫蛊、劳瘵、疝癖、癥瘕、七疝、胞痹、肠覃、石瘕，以及前后二阴诸疾，各个不同，若不明辨，为害匪轻，予因约略而指数之。

积者，成于五脏推之不移者也。

聚者，成于六腑推之则移者也。

其忽聚忽散者，气也。

痛有定处而不散者，血也。

得食则痛，嗳腐吞酸者，食积也。

腹有块，按之而软者，痰也。

先足肿，后及腹者，水也。

先腹满，后及四肢者，胀也。

痛引两胁，咳而吐涎者，停饮也。

咳而胸痛，吐脓腥臭者，肺痈也。

当胃而痛，呕而吐脓者，胃脘痈也。

当脐而痛，小便如淋，转侧作水声，肠痈也。

憎寒壮热，饮食如常，身有痛，偏着一处者，外痈也。

病人嗜食甘甜或异物，饥时则痛，唇之上下有白斑点者，虫也。

病人咳嗽痰红，抑抑不乐，畏见人，喉痒而咳剧者，劳瘵生虫也。

疝如弓弦，筋病也。

癖则隐癖，附骨之病也。

癥则有块可征，积之类也。

瘕者，或有或无，痞之类也。

少腹如汤沃，小便涩者，胞痹也。

痛引睾丸，疝也。

女人经水自行，而腹块渐大，如怀子者，肠覃也。

经水不行，而腹块渐大并非妊者，石瘕也。

湿热下坠，则为阴菌阴蚀、阴挺下脱、阴茎肿烂之类。

虚火内烁庚金，则为痔漏、为悬痈、为脏毒。

种种见症不一，务在明辨证候，按法而消之也。

### （五）论吐法

吐者，治上焦也。胸次之间、咽喉之地，或有痰食痈脓，法当吐之。经曰其高者因而越之是也。

#### 1.当吐不吐者

（1）缠喉锁喉诸症，皆风痰郁火壅塞其间，不急吐之则胀闭难忍矣。

（2）又食停胸膈，消化弗及，无由传输，胀满疼痛者，必须吐之。否则，胸高满闷，变症莫测矣。

（3）又有停痰蓄饮阻塞清道，日久生变，或妨碍饮食，或头眩心悸，或吞酸嗳腐、手足麻痹。种种不齐，宜用吐法导去其痰，诸症如失。

（4）又有胃脘痈，呕吐脓血者，不便治之，脓尽则自愈。凡此，皆当吐而吐者也。

#### 2.不当吐而吐者

（1）少阳中风，胸满而烦，此邪气而非有物，不可吐，吐则惊悸也。

（2）又少阴病始得之，手足厥冷，饮食入口则吐，此膈上有寒饮，不可吐也。

（3）病在太阳不可吐，吐之则不能食，反生内烦。经曰：吐中有散。然邪气不除，已为小逆也。此不当吐而吐者也。

#### 3.当吐不可吐者

凡病用吐，必察其病之虚实，因人取吐。先察其人之性情，不可误也。

（1）病在上焦可吐之症，而其人病势危笃，或老弱气衰者，或体质素虚、脉息微弱者，妇人新产者，自吐不止者，诸亡血者，有动气者，四肢厥冷，冷汗自出者，皆不可吐，吐之则为逆候。此因其虚而禁吐也。

（2）病久之人，宿积已深，一行吐法，心火自降，相火必强，设犯房劳，转生虚症，反难救药，更须戒怒凝神，调息静养，越三旬而出户，方为合法。

（3）若其人性情刚暴，好怒喜淫，不守禁忌，将何恃以无恐，又因性情而禁吐也，所谓当吐不可吐者此也。

#### 4.不可吐，而又不得不吐者

（1）病人脉滑大，胸膈停痰，胃脘积食，非吐不除。食用瓜蒂散，与橘红淡盐汤。痰以二陈汤，用指探喉中而吐出之。体质虚弱者，或以桔梗煎汤代之，斯为稳当。

（2）予尝治寒痰闭塞，厥逆昏沉者，用半夏橘红各八钱，浓煎半杯，和姜汁成一杯，频频灌之，痰随药出则拭之。随灌随吐，随吐随灌，少顷痰开药下，其人即苏，如此者甚众。

（3）又治风邪中脏将脱之症，其人张口痰鸣，声如曳锯，溲便自遗者，更难任吐，而稀涎皂角等药既不可用，亦不暇用。因以大剂参附姜夏浓煎灌之，药随痰出则拭之，随灌随吐、随吐随灌，久之药力下咽，胸膈流通，参附大进立至数两，其人渐苏。一月之间，参附数斤，遂至平复。如此者又众。

（4）又尝治风痰热闭之症，以牛黄丸灌如前法。

（5）颈疽内攻，药不得入者，以苏合香丸灌如前法。

（6）风热不语者，以解语丹灌如前法。

（7）中暑不醒者，以消暑丸灌如前法。

（8）中恶不醒者，以前项橘半姜汁灌如前法。

（9）魇梦不醒者，以连须葱白煎酒灌如前法。

（10）自缢不醒者，以肉桂三钱煎水灌之如前法。

（11）喉闭喉风，以杜牛膝捣汁、雄黄丸等，灌如前法。俱获全安，如此者又众。

（12）更有牙关紧急，闭塞不通者，以搐鼻散吹鼻取嚏，嚏出牙开，或痰或食随吐而出，其人遂苏，如此者尤众。

（13）昔仲景治胸痛不能食，按之反有涎吐，下利日数行，吐之利则止，是以吐痰止利法也。

（14）丹溪治妊妇转胞，小便不通，用补中益气汤，随服而探吐之，往往有验，是以吐法通小便也。

（15）华佗以醋蒜吐蛇。

（16）河间以狗油雄黄同瓜蒂以吐虫而通膈。

（17）丹溪以韭汁去瘀血，以治前症。由此观之，症在危疑之际，古人恒以涌剂，尽其神化莫测之用。

## （六）论清法

清者，清其热也。脏腑有热则清之，经云热者寒之是也。

### 1.当清不清者

六淫之邪，除中寒、寒湿外，皆不免于病热。热气熏蒸，或见于口舌唇齿之间，或见于口渴便溺之际。灼知其热而不清，则斑黄狂乱厥逆吐衄诸症丛生。此当清不清之误也。

### 2.不当清而清者

（1）如劳力辛苦之人，中气大虚，发热倦怠，心烦溺赤，名曰虚火。盖春生之令不行，无阳以护其荣卫，与外感热证相隔霄壤。

（2）阴虚劳瘵证，日晡潮热，与产后血虚发热烦躁，证象白虎，误服白虎者难救。

（3）更有命门火衰，浮阳上泛，有似于火者。

（4）又有阴盛格阳假热之证，其人面赤狂躁，欲坐卧泥水中，或数日不大便，或舌黑而润，或脉反洪大，峥峥然鼓击于指下，按之豁然而空者，或口渴欲冷饮而不能下，或因下元虚冷，频饮热水以自救，世俗不识，误投凉药，下咽即危矣。此不当清而清之误也。

**3.清之而不分内伤外感者**

（1）盖风寒闭火，则散而清之。经云火郁发之是也。

（2）暑热伤气，则补而清之。东垣清暑益气汤是也。

（3）湿热之火，则或散，或渗，或下而清之，开鬼门，清净府，除陈莝是也。

（4）燥热之火，则润而清之，通大便是也。

（5）伤食积热，则消而清之，食去火自平也。

（6）伤寒传入胃腑，热势如蒸，自汗口渴，饮冷而能消水者，借白虎汤之类，鲜克有济也。

（7）更有阳盛拒阴之证，清药不入，到口随吐，则以姜汁些少为引，或姜制黄连，反佐以取之，所谓寒因热用是也。

（8）夫七情气结，喜怒忧思悲恐惊互相感触，火从内发，丹溪治以越鞠丸开六郁也。立斋主以逍遥散调肝气也，意以一方治木郁，而诸郁皆解也。经云：怒则气上、喜则气缓、悲则气消、恐则气下、惊则气乱、思则气结。逍遥一方，以之治气上、气结者，固为相宜。而于气缓、气消、气乱、气下之症，犹恐未合。

（9）盖气虚者必补其气，血虚者必滋其血，气旺血充而七情之火悠焉以平。

（10）若真阴不足而火上炎者，壮水之主，以制阳光。

（11）真阳不足而火上炎者，引火归元，以导龙入海。此内伤虚火之治法也。

（12）或者曰病因于火，而以热药治之，何也？外感之火，邪火也，人火也，有形之火，后天之火也。得水则灭，故可以水折。

（13）内伤之火，虚火也，龙雷之火也，无形之火、先天之火也。得水则炎，故不可以水折。

（14）是以虚火可补而不可泻也。其有专用参芪，而不用八味者，因其穴宅无寒也；其有专用六味，而不用桂附者，因其穴宅无水也，补则同，而引之者稍不同耳。

（15）盖外感之火，以凉为清；内伤之火，以补为清也。

**4.清之而不量其人者**

（1）壮实之人而患实热之病，清之稍重，尚为无碍。

（2）若本体素虚，脏腑本寒，饮食素少，肠胃虚滑，或产后、病后、房事之后即有热证，亦宜少少用之，宁可不足，不使有余。或余热未清，即以轻药代之，庶几病去人安。倘清剂过多，则疗热未已而寒生矣，此清之贵量其人也。

**5.清之不量其症者**

（1）大热之证而清剂太微，则病不除；微热之证而清剂太过，则寒证即至。但不及犹可再清，太过则将医药矣。

（2）凡病清之而不去者，以壮水是也。王太仆云，大热而甚，寒之不寒，是无水也，当滋其肾。肾水者，天真之水也，取我天真之水以制外邪，何邪不服？何热不除？而又何必沾沾于寒凉。由是观之，外感之火尚当滋水以制之，而内伤者更可知矣。

（3）大抵清火之药不可久恃，必归本于滋阴。滋阴之法又不能开胃扶脾，以恢复元气，则参苓芪术亦当酌量而用，非曰清后必补之法。但元气无亏者，可以不补；元气有亏者，必须补之。俟其饮食渐进，精神爽慧，然后止药可也。此清之贵量其症也。

## （七）论温法

温者，温其中也。脏受寒侵，必须温剂。经云：寒者热之是也。

**1.当温不温者**

（1）天气杀厉之气，莫甚于伤寒，其自表而入者，初时即行温散，则病自除。

（2）若不由表入，而直中阴经者，名曰中寒，其症恶寒厥逆，口鼻气冷，或冷汗自出，呕吐下利，或腹中急痛，厥逆无脉，下利清谷，种种寒症并见，法当温之。

（3）又或寒湿浸淫，四肢拘急，发为痛痹，亦宜温散。此当温而温者也。

**2.不当温而温者**

（1）如伤寒热邪传里，口燥、咽干、便闭、谵语、斑黄、狂乱、衄血、便血诸证，其不可温也。

（2）若乃病热已深，厥逆渐进，舌则干枯，反不知渴，又或夹热下利，神昏气弱，或脉来涩滞，反不应指，色似烟熏，形如槁木，近之无声，望之似脱，甚至血液衰耗，筋脉拘挛，但唇口齿舌干燥，而不可解者，此为真热假寒之候。世俗不知亢害承制之理，误投热剂，下咽即败矣。

（3）有郁热内蓄，身反恶寒；湿热胀满，皮肤反冷，中暑烦心，脉虚自汗；燥气焚金，痿软无力者，皆不可温。

（4）又有阴虚脉细数，阳乘阴而吐血者，亦不可温，温之则为逆候，此谓不当温而温者也。

**3.当温而温之，不得其法者**

（1）假如冬令伤寒，则温而散之；冬令伤风，则温而解之；寒痰壅闭，则温而开之；冷食所伤，则温而消之。

（2）中寒暴痛，大便反硬，温热不止者，则以热剂下之；时当暑月而纳凉饮冷，暴受寒侵者，宜当温之；体虚夹寒者，温而补之；寒客中焦，理中汤温之；寒客下焦，四逆汤温之。

（3）又有阴盛格阳于外，温药不效者，则以白通汤加人尿猪胆汁，反佐以取之。经云热因寒用是也。

（4）复有真虚夹寒、命门火衰者，必须补其真阳。王太仆有言，大寒而盛，热之不热，是无火也，当补其心（心指命门而言）。仙经所谓七节之旁，中有小心是也。书曰益心之阳，寒亦通行，滋肾之阴，热之犹可是也。

（5）然而医家有温热之温，有温存之温。参芪归术，和平之性，温存之温也，春日煦煦是也。附子干姜，辛辣之性，温热之温也，夏日烈烈是也。和煦之日，人人可近；燥烈之日，非积雪凝寒，开冰解冻不可近也。

（6）更有表里皆寒之证，始用温药里寒顿除，表邪未散，复传经络，以致始为寒中，而其后转变为热中者，容或有之。借非斟酌时宜，对证投剂，是先以温药救之者，继以温药贼之也。

（7）亦有三阴直中，初无表邪，而温剂太过，遂令寒退热生，初终异辙，是不可以不谨。所谓温之贵得其法者，此也。

**4.温之不量其人者**

（1）夫气虚无火之人，阳气素微，一旦客寒乘之，则温剂宜重，且多服亦可无伤。

（2）若其人平素火旺，不喜辛温，或曾有阴虚失血之症，不能用温者，即中新寒，温药不宜太过，病退则止，不必尽剂，斯为克当其人矣。

（3）若论其症，寒之重者，微热不除；寒之轻者，过热则亢。且温之与补，有相兼者，有不必相兼者。虚而且寒，则兼用之；若寒而不虚，即专以温药主之。丹溪云，客寒暴痛兼有积食者，可用桂附，不可遽用人参。

（4）盖温即是补，予遵其法，先用姜桂温之，审其果虚，然后以参术辅之，是以屡用屡验，无有差忒。此温之贵量其症也。

（5）若论其时，盛夏之月，温剂宜轻；时值隆冬，温剂宜重。然亦有时当盛暑，而得虚寒极重之症，曾用参附煎膏而治愈者，此舍时从症法也。譬如霜降以后，禁用白虎，然亦有阳明症蒸热自汗，谵语烦躁，口渴饮冷者，虽当雨雪飘摇之际，亦曾用白虎治之而痊安，但不宜太过耳。此温之贵量其时，而清剂可类推矣。

（6）迩时医者，群尚温补，痛戒寒凉，且曰阳为君子，阴为小人。又曰阳明君子，苟有过，人必知之。诚以知之，而即为补救犹可言也，不思药以疗病，及转而疗药，则病必增剧，而成危险之候。又况桂枝下咽，阳盛则殆；承气入胃，阴盛以败。安危之机，祸如反掌也。

## （八）论补法

补者，补其虚也。经曰：不能治其虚，安问其余？又曰：邪之所凑，其气必虚。又曰：精气夺则虚。又曰：虚者补之。补之为义大矣！

**1.当补不补者**

（1）夫虚者损之渐，损者虚之积也。初时不觉，久则病成。假如阳虚不补，则气日消；阴虚不补，则血日耗。消且耗焉，则天真荣卫之气渐绝，而亏损成矣，虽欲补之，将何及矣。

（2）又有大虚之证，内实不足，外似有余，脉浮大而涩，面赤火炎，身浮头眩，烦躁不宁，此为汗出晕脱之机。

（3）更有精神浮散，彻夜不寐者，其祸尤速，法当养荣、归脾辈，加敛药以收摄之神，俾浮散之气退藏于密，庶几可救。

（4）复有阴虚火亢，气逆上冲，不得眠者，法当滋水以制之，切忌苦寒泻火之药，反伤真气。若误清之，去生远矣。古人有言至虚有盛候，反泻含冤者此也。此当补不补之误也。

### 2.不当补而补者

（1）病有脉实证实，不能任补者，而其人本体素虚，客邪初至，病势方张，若骤补之，未免闭门留寇。

（2）更有大实之证，积热在中，脉反细涩，神昏体倦，甚至憎寒振栗，欲着覆衣，酷肖虚寒之象，而其人必有唇焦口燥、便闭溺赤诸症，与真虚者相隔天渊，倘不明辨精切，误投补剂陋矣。古人有言，大实有羸状，误补益疾者此也。此不当补而补之之误也。

### 3.当补而补之，不分气血，不辨寒热者

（1）经曰：气主煦之，血主濡之。气用四君子汤，凡一切补气药皆从此出也。血用四物汤，凡一切补血药皆从此出也。

（2）然而少火者，生气之原；丹田者，出气之海。补气而不补火者非也，不思少火生气，而壮火即食气。

（3）譬如伤暑之人四肢无力，湿热成痿，不能举动者，火伤气也。人知补火可以益气，而不知清火亦所以益气。补则同，而寒热不同也。

（4）又如血热之证，宜补血行血以清之；血寒之证，宜温经养血以和之。立斋治法：血热而吐者，谓之阳乘阴，热迫血而妄行也，治用四生丸，六味汤；血寒而吐者，谓之阴乘阳，天寒地冻、水凝成冰也，治用理中汤加当归。医家常须识此，勿令误也。

（5）更有去血过多，成升斗者，无分寒热，皆当补益。所谓血脱者益其气，乃阳生阴长之至理，盖有形之血不能速生，无形之气所当急固。以无形生有形，先天造化本如是也。此气血寒热之分也。

### 4.补之而不识开合，不知缓急者

（1）天地之理，有合必有开；用药之机，有补必有泻。如补中汤用参芪，必用陈皮以开之。六味汤用熟地，即用泽泻以导之。古人用药，补正必兼泻邪，邪去则补自得力。

（2）又有虚中夹邪，更须酌其邪正之强弱，而用药多寡得宜，方为合法，是以古方中：有补散并行者，参苏饮、益气汤是也；有消补并行者，枳术丸、理中丸是

也；有攻补并行者，泻心汤、硝石丸是也；有温补并行者，理中汤、参附汤是也；有清补并行者，参连饮、人参白虎汤是也；更有当峻补者，有当缓补者，有当平补者。

（3）如极虚之人垂危之病，非大剂汤液不能挽回。予尝用参附煎膏日服数两，而救阳微将脱之证，又尝用参麦煎膏服至数两，而救津液将枯之证。亦有无力服参，而以芪术代之者，随时处治，往往有功。至于病邪未尽，元气虽虚，不任重补，则从容和缓以补之，俾脉证相安，渐为减药，以谷肉果菜食养尽之，以抵于平康。

（4）其有体质素虚，无大寒大热之证，欲服丸散以葆真元者，则用平和之药调理气血，不敢妄使偏僻之方，久而争胜，反有伤也。此开合缓急之意也。

### 5.补之而不分五脏者

（1）夫五脏有正补之法，有相生补之法。《难经》曰，损其肺者益其气；损其心者和其荣卫；损其脾者调其饮食，适其寒温；损其肝者缓其中；损其肾者益其精。此正补也。

（2）又如肺虚者补脾，土生金也；脾虚者补命门，火生土也；心虚者补肝，木生火也；肝虚者补肾，水生木也；肾虚者补肺，金生水也。此相生而补之也。

（3）而予更有根本之说焉。胚胎始兆，形骸未成，先生两肾。肾者，先天之根本也。（婴儿）落地一声，一事未知，先求乳食，是脾者后天之本也。

（4）然而先天之中，有水有火。水曰真阴，火曰真阳。则非气血，而为气血之母。生身生命，全赖乎此。周子曰：无极之真，二五之精，妙合而凝，凝然不动，感而遂通，随吾神以为往来者此也。古人深知此理，用六味滋水、八味补火、十补斑龙，水火兼济，法非不善矣。

（5）然而以假补真，必其真者未曾尽丧，庶几有效。若先天祖气荡然无存，虽有灵芝亦难续命，而况庶草乎。至于后天根本尤当培养，不可忽视。经曰：安谷则昌，绝谷则危。又云：粥浆入胃，则虚者活。古人诊脉必曰胃气，制方则曰补中，又曰归脾、健脾者，良有以也。

（6）饮食入胃，分布五脏，灌溉周身，一有不继，发生疾病矣。然而因饿致病者固多，而因伤致病者复又不少。过嗜肥甘则生痰，过嗜醇酿则生积，瓜果乳酥，湿从内受，发为肿满泻利；五味偏啖，久而增气，皆令夭殃。可不慎哉！

（7）是知脾肾两脏，皆为根本，不可偏废。古人或谓补脾不如补肾者，以命门之火可生脾土也；或谓补肾不如补脾者，以饮食之精自能下注于肾也。须知，脾弱而肾不虚者，则补脾为亟；肾弱而脾不虚者，则补肾为先；若脾肾两虚，则并补之。药既补之矣，更加摄养有方，斯为善道。

（选自韩老1953年哈尔滨卫生局与黑龙江省原卫协哈市医药联支会主办的《中医学术学习班讲义》）

## 六、论《傅青主女科》调经篇

本篇录于《傅青主女科》上卷，涉及月经病14个病证，包括经水先期、经水后期、经水先后不定期、经水数月一行、年老经水复行等。载方15首，包括清经汤、两地汤、温经摄血汤、定经汤、助仙丹、安老汤、加味四物汤、宣郁通经汤等。用药42味，包括白芍、熟地黄、白术、当归、茯苓、山药、荆芥穗炭、柴胡、菟丝子、川芎等。调经篇所记述的妇科月经病选方辨治，对后世临床影响深远。

### （一）调经立法，用药精当

青主调经秉承《内经》等经典理论，汇集历代医家之长，创立了一整套独具特色的诊疗观点。其调经辨证于五脏，而独注重肾、肝、脾三脏，又不忘妇人之气血。《傅青主女科》曰："夫经本于肾，而其流五脏六腑之血皆归之。"此与"胞络者，系于肾""经水出诸肾"不谋而合，故调经之本在肾，此乃顾护先天之精也；又云"夫肝之性最急，宜顺而不宜逆。顺则气安，逆则气动。"又正合《素问》："女子以肝为先天"之说，故保证肝气舒畅，乃是调经之要也；脾为后天之本，"仓廪之官"，气血生化之源，脾气健运则气血充盛，此乃资血之源也。青主调经亦注重脏腑之间的联系，如在"年未老经水断"中说："经水早断，似乎肾水衰涸，吾以为心肝脾气之郁者。盖以肾水之生，原不由于心肝脾；而肾水之化，实有关于心肝脾……倘心肝脾有一经之郁，则其气不能入于肾之中，肾之气即郁而不宣矣。"其认为五脏之间相互联系、相互影响，在辨证的基础上巧设滋水清火、疏肝补肾、健脾益肾、解郁清痰等调经治法，辨证独到，灵活实用。在用药方面，青主提出："不损天然之气血，便是调经之大法。"祁尔成赞曰："善医者，只用眼前纯和之品而大病尽除。"余纵观调经篇载方用药，悉纯和之品，盖无大攻大补之剂。方中用君药至两，臣药达钱，佐使之药仅用分厘之微，主次分明，轻重有别，其用药纯和，开拓了用量悬殊的道路。用量悬殊一者保证了纯和不烈的制方原则，二者相辅相成，实为医学不测之妙用。

### （二）调经篇之"不"

《傅青主女科》有云："盖经水后期之多少，实有不同，不可执一而论。"青主注重辨证，月经后期而至，量少者多属于血寒兼不足之故；月经后期兼量多者，乃属血寒而有余之故，并且强调"不得曰：后期者俱不足也。"此"不"之一也。关于"经前腹痛吐血"，书中认为是"肝气之逆"之故。盖肝五行合木，其曰曲直，性喜条达而恶抑郁，年轻妇人体质壮实亦有吐血者，但是"不可作劳症治"。青主认为肝气"宜顺而不宜逆"，此"不"之二也。

本篇不仅辨证独到，而且载方时有让人拍案之处。书中所载宣郁通经汤、调肝汤分别用于经前、经后之腹痛，两方仅白芍、甘草、当归同，余异。然同是腹痛用药何以如此迥异？经水将来而发腹痛者，青主认为是肝郁化火，热极煎灼阴血，适逢经欲行"抑拂其气"，其腹疼痛固然。其本在郁，故郁不解，热难去，投宣郁方利肝气降肝火，速愈。经后发为腹痛者，青主认为是"肾气之涸"，水不生木，木克脾土，两脏相搏，气机攻冲，故作疼痛，其本在肾虚肝郁，使母子之脏安和则疼痛自然消退。故投调肝汤平调肝气，又不乏补肾之味。祁尔成大赞曰："二方极妙，不可加减。"足见此方临床用药之验。此"不"之三也。又有加味四物汤，此方是青主为经水过多而设，在四物汤基础上加白术、黑荆芥穗、山茱萸、续断、甘草组成。本证虽云"经水过多，行后复行，"然方中止血之品寥寥无几，值得注意的是荆芥性微温，味辛，入肺肝两经，本属发散风寒之品，何以在此出现？《滇南本草》记载："荆芥穗，治便血，止女子暴崩。"而青主有言"芥穗引败血出于血管之内""荆芥通经络，则血有归还之乐"，可见荆芥在此应取其止血之功。荆芥配当归引血归经，配白术补中有利。祁尔成赞曰："荆芥穗能引血归经。方妙极，不可轻易加减。"此"不"之四也。

### （三）调经篇之"妙"

青主用方之妙不胜枚举，掩卷惊叹之处比比皆是。妇人同是月经先期而至，量有多少之别，"先期者火气之冲，多寡者水气之验。"故月经先期而至，量多者，乃水火并旺，为有余之病；月经先期而至，量一二点者，乃肾中火旺而水不足，为虚实夹杂之病。所以量多者，血热而津未伤，治疗则用少许苦寒之品以清热，避免损伤阴津，故投以清经散，此方"虽是清火之品，然仍是滋水之味"。量少者，血热津伤，治则不必清热，而专于养阴，水足则虚火自灭，投以两地汤，以地骨皮、地黄清骨中之热，此治之巧也，故四剂经调。青主论先期分实热、虚热，补前人"血热"说之不足，阐述简明，此妙之一也。又"妇人有经水断续，或前或后无定期"者，人们认为是气血虚弱所致，如《万氏女科》认为"悉从虚治"，张景岳将此证分为血虚和肾虚，并强调"其病皆在肾经"。青主在前人基础上提出此病乃是"肝气之郁结"，涉及于肾，从母子关系论述，认为肝气郁结则肾气亦郁，肾主封藏的功能受其影响，水不涵木，而又肝郁在先。二脏合而为病出现月经或前或后，简明地道出病机之关键，投"定经汤"2剂见效，4剂而愈。青主云："此方疏肝肾之气，非通经之药也；补肝肾之精，非利水之品。肝肾之气舒而精通，肝肾之精旺而水利。"此"不治之治"，用方之神，立法之奇，妙之二也。

### 总结

月经的正常与否是女性身体健康的标志之一。修元所言"月经准，体自康。"然而"妇科调经尤难，盖经调则无病，不调则百病丛生"。所以治法应遵循治病究原，审因投药，始能见效。余观青主调经，注重肝脾肾三脏病变，论病角度独特，师古而不泥，以肝郁为主，涉及脾、肾，不忘六淫等病因，文字朴素，表述明确，制方平稳寓奇。但纵观本篇载方用药，虽论述精当而无一赘言，然惟缺少舌脉的描述。这就要求临床工作者在开卷之时、投方之际辨证论治，区别疾病的性质。有些疾病热中兼郁，上热下寒，虚中夹实，非辨证不能明。如书载"经水过多"，此过多应不仅是经水量多，还应有经期延长的特点，经水当止不止而又伴有气虚之证，舌淡白，脉沉弱等。

总之，关于调经，傅氏青主给后人留下了宝贵的经验和文献资料，有待我们发掘整理，继承发扬，做到"读经典，做临床"，达到理论与实践的完美结合。

## 七、《黄帝内经》对中医妇科的贡献

中医妇科学是运用中医基本理论研究和防治妇女疾病的专门学科，具有悠久的历史，源远流长。溯本求源，《内经》作为主要经典著作之一，早在2000多年前就对妇女的生理、病理、妊娠诊断及妇科疾病的辨证等有了详细的记载，为中医妇科的发展奠定了良好的基础。后世医家多在此基本理论的指导下发扬光大，逐渐完整其理论体系使之不断发扬光大。因此，《内经》对中医妇科学的形成发展具有重大贡献。

### （一）确切地论述了妇女生理特点

妇女在解剖上有胞宫，《内经》称之为"奇恒之府"，在生理上有经、孕、产、乳等特点。这些生理特点以脏腑、经络、气血、津液为中心予以体现。其中脏腑以肾、肝、脾；经络以冲、任、督、带的生理功能尤为重要。而这些关于妇女生理特点的基本理论都源于《内经》。

女子在生殖功能成熟过程中，五脏协调，肾气充盛，天癸成熟，任脉气通，冲脉盈满，即开始月经来潮并有孕育可能。《素问·上古天真论》曰："女子七岁肾气盛，齿更发长；二七而天癸至，任脉通，太冲脉盛，月事以时下，故有子；……七七任脉虚，太冲脉衰少，天癸竭，地道不通，故形坏而无子也。"又云："肾者主水，受五脏六腑之精而藏之，故五脏盛，乃能泻。"由此系统地阐明了女子生殖功能从成熟到衰退的整个过程。而且说明肾气旺盛，天癸成熟是女子发育成熟过程中的动力；脏腑所藏之精血是产生月经的物质基础；冲任二脉的通盛，是排出月经和孕育胎儿的主要条件。关于天癸历代医家各抒己见，诸说不一。有认为天癸是肾水者；有认为是阴精者；也有认为是月经者。韩老认为，天癸是先天生身的一种物质基础，和后天养身的由水谷化生的精气两者结合而促使天癸的发育，从而产生月经和孕育的能力。

冲、任、督三脉皆起于胞中，其脉互相连属于心、肾和胞宫。《素问·评热病论》云："胞脉者属心而络于胞中。"《素问·奇病论》亦云："胞脉者系于肾。"由此可见，心、肾两脏及冲、任、督三脉与胞宫的联属尤为重要。带脉起于季肋，似束带状，匝腰一周，以约束诸经和冲、任、督三脉，从而维持妇女月经和孕育之常。

《内经》在妇女妊娠这一特殊生理特点上曾有许多精辟论述。《素问·阴阳别论》云："阴搏阳别，谓之有子。"《素问·腹中论》也指出："何以知怀子之且生也？岐伯曰：身有病而无邪脉也。"这些关于妊娠诊断的珍贵记载至今仍被沿用，并作为妊娠诊断的参考。此外，妇女妊娠九月时，因胎体增大，阻塞少阴肾脉，精血不能上荣舌本，则见声音嘶哑、语音难出的"子喑"，属妊娠末期常有现象。对此，《素问·奇病论》云："人有重身，九月而喑……胞之络脉绝也。……胞络者系于肾，少阴之脉贯肾，系舌本，故不能言。……无治也，当十月复。"指出"子喑"无须治疗，产后自愈。此外，《内经》对妇女特殊生理特点论述确切、详尽。它启迪医者知常达变，为更臻完善的中医妇科理论的形成和发展打下了良好的基础。

### （二）精辟地阐明了妇女病理特点

中医妇科疾病不外经、带、胎、产、杂病诸疾。其发病原因错综复杂，但总其大要，不外乎因寒、热、湿邪；内因情志、饮食、房事、过劳等引起脏腑、经络、阴阳、气血、津液、情志等生理功能失调所致。正如《灵枢·百病始生》篇所云："风雨寒热，不得虚，邪不能独伤人。卒然逢疾风暴雨而不病者，盖无虚，故邪不能独伤人。此必因虚邪之风，与其身形，两虚相得，乃客其形。"就妇女发病特点而言，《素问离合真邪论》云："天地温和，则经水安静；天寒地冻，则经水凝泣；天暑地热，则经水沸溢；卒风暴起，则经水波涌而陇起。"指出自然界气候改变时引起妇女病理变化的外在条件。《素问·阴阳别论》云："二阳之病发心脾，有不得隐曲，女子不月……"指出脏腑失调，情志失常是产生妇女病理变化的内在因素。在《内经》理论指导下，后世医家也多有发挥性论述。如《产宝》一书中指出："经行时，勿登高负重，勿久坐久行，酸冷之物，在所当忌，饮食睡眠，尤须注意，房劳之事，更不可犯，苟不知禁，而误犯之……女子则患崩中带下。"

胞宫这一器官为妇女所独有，又是排出月经和孕育胎儿之所，故妇科疾病经、带、胎、产等病理变化多以胞宫为核心。《素问·评热病论》云："月事不来者，胞脉闭也；胞脉者，属心而络于胞中，今气上迫肺，心气不得下通，故月事不来也。"

气血失调是妇科疾病中常见的发病机制之一。正如《灵枢·五音五味》篇中说："今妇人之生，有余于气，不足于血，以其数脱血也。"此处精辟地指出妇女某些病理特点是由生理决定的。月经、胎孕、产育、哺乳均以血为用，故易导致机体相对处于血分不足，气偏有余的病理特点。

如前所述，冲、任、督三脉同起于胞中，带脉约束诸经，与肝、脾、肾关系密切。因此妇科疾病的产生，往往是由脏腑功能失常或气血失调，损伤冲、任、督、带所致。《素问·骨空论》中就有"冲脉为病，逆气里急""任脉为病……女子带下瘕聚""督脉为病……其女子不孕"等等描述。《素问·阴阳别论》亦云："阴虚阳搏谓之崩。"诸此种种对于妇女病理特点的论述，启发医者在探讨病机时，既要了解邪中何经、病入何脏，又要明确相互关系，才能从复杂的病变中找出病机关键，做出明确诊断，施以恰当治疗。这些基本理论皆源于《内经》，它精辟地阐明了妇女的病理特点。

### （三）牢固地奠定了妇科辨证基础

由于妇女在生理、病理上均有其特点，在诊断上也有其特异之处，故医者在四诊基础上，对妇科疾病的诊断多有所侧重。如：从妇女月经初潮到绝经这一阶段，随年龄的增长，显示出生理特点，发生不同病理变化，从而产生不同的妇科疾病。青春期妇女，肾气初盛，发育尚未完实，常易引起月经周期失常的某些疾患；中年妇女为胎产哺乳时期，易伤阴血，血伤则肝失所养，经带胎产诸疾易变；绝经期妇女脾气虚弱，肾气渐衰，易致阴阳失调而见月经紊乱，发生经断前后诸证。故在妇科问诊上十分注重问年龄、月经史、婚产史及带下情况等；在望诊上，重视望月经、带下、恶露的色、质等以协助诊断；在闻诊上，侧重闻经、带气味；切诊亦尤注重月经脉、带下脉、妊娠脉及切腹。如《素问·平人气象论》指出："妇人手少阴脉动甚者，妊子也。"

在对某些妇科病的鉴别上，《内经》也做出了先例。《灵枢·水胀》云："石瘕何如？岐伯曰：石瘕生于胞中，寒气客于子门。子门闭塞，气不得通。恶血当泻不泻。衃以留止，日以益大，状如怀子，月事不以时下，皆生于女子，可导而下。"可见《内经》对某些妇科疾病的鉴别，十分重视妇女的生理特点和病理特点，尤重月经变化与否，以指导妇科辨证。

在治疗上，《内经》也提供了宝贵的论述。《素问·腹中论》中记载了妇科第一首方剂——"四乌鲗骨一藘茹丸"。更可贵的是，《素问·六元正纪大论》指出："妇人重身，毒之如何？有故无殒，亦无殒也……大积大聚，其可犯也，衰其大半而止，过者死。"深刻地论述了妊娠期辨证用药的原则和尺度。这些示范性论述为中医妇科的辨证奠定了理论基础。

综上所述，《内经》对中医妇科学的形成和发展做出了重大贡献。我们必须珍视这份宝贵的医学遗产，进一步发掘整理，使其为中医妇科学的繁荣昌盛更增添新禾嘉卉。

## 八、对《傅青主女科》的评价

《傅青主女科》成书于康熙十二年，其作者傅山（1607－1684），字青竹，后改字青主，别号甚多，有公它、啬庐、朱衣道人、侨黄等。其喜好诗文书画，而独专医术，尤精于妇科。本书即是体现傅山先生医术造诣的一部佳作。傅山在《内经》学术的基础上，结合自己的临床经验，进一步阐发了肝、脾、肾在妇科生理、病理上的重要作用。在治疗上，遵循中医的"辨证论治"原则，既守其常，亦明其变，重视调补气血、健脾益胃、虚则补之、实则泻之、寒则温之、热则清之。用药简而精，药性平稳，主张"攻补兼施"的治疗方法，正所谓"谈症不落古人窠臼，制方不失古人准绳，用药纯和，无一峻品，辨证详明，一目了然"。中国医药学有着悠久的历史，它是在长期的实践发展过程中孕育而生，为人类的健康做出了巨大的贡献。以下总结《傅青主女科》妇科治疗思想，阐述傅山论治妇科病症的特色以及对妇科方面的成就和贡献。

### （一）《傅青主女科》的学术渊源及对妇科病的认识

《傅青主女科》一书为傅山先生的代表作之一，在医界影响颇深。《傅青主女科》一书分上下两卷，包括带下、血崩、鬼胎、调经、种子、妊娠、小产、难产、正产、产后等部分。本文以上篇妇科部分带下、血崩、调经、种子四篇进行整理阐述。书中的妇科内容是中医妇科的重要诊治思想来源，所阐述的疾病机制系统而深刻，言简意赅，主症一、二，无论证候如何复杂，寥寥数语即剖析清楚。傅山先生在临床上善治妇科杂病，其学术源流上承先祖《灵枢》《素问》，旁涉诸多医家，秉承易水学派，深得东垣、薛己之精华。对东垣学说，心得独到，拓展了甘温除热之法；融丹溪滋阴、景岳温阳之说，主张阴阳共济。他提出从气、血、肝、肾、脾和冲任督带的失常来论治妇科疾病。其立法用药也是针对这些脏腑和经脉而进行调治，辨证宗肝脾肾立论，治疗重精气血同补，用药纯和平正，精简实用。他的理带、治崩、调经、种子诸方均从临床出发，虽重前人之论述，但多抒己见，创见良多，自成一家。在临证中重视民间单方、验方，治病不拘学派，用药不依方书，应手辄效。他每论一病症，便出一方治之，妇科所列37方，无一重复，且许多方剂至今在临床上广泛应用。此外，在调气血、健脾胃、补肝肾中特别强调保护阴血以立新论，其学术思想和创新方药对丰富祖国医学和指导妇科临床产生了极大的影响，几百年后的今日仍为医界所公认的妇科专著之精华。

**1.对带下病的认识和治疗** 傅山认为"带下俱是湿证"，因湿邪起病，以带脉不能约束诸经而致病。在阐释带下颜色时以五行为依据，如青带下中云："肝属木，木色属青"，临症中根据带下的白、黄、青、黑、赤五色将其分为五证，并运用五行生克制化关系论治带下病。如赤带下中，忧思伤脾，又加"怒气伤肝"，使肝与脾之间的正常疏泄和运化关系遭受影响，于是"肝下克脾土，脾土不能运化"，故须清肝火而扶脾气治之。

**2.房事不节与血崩** 血崩的病因是多种多样的，但傅山认为房事不节为其重要病因。傅山论治崩漏首重脾肾之本，在澄源固本的基础上达到塞流的目的，他认为"止崩之药，不可独用"，既从脾胃着手，又强调补肾益精之法，反对一见血崩便妄投塞流止涩之品。因而在辨治血崩中首重脾肾之根本，以培补肾气、调理脾胃为大法。

**3.经水** 傅山在其书中反复强调《内经》之旨，指出"经本于肾""经水出诸肾"，从对经水本源的明确认识，确定了补肾调肾是调经的第一要法；善从肾肝脾心论治月经病，"肾水之化，实有关于心肝脾""肝肾之精旺而水利"，因此治法不可拘于肾，体现在治法上则是补肾而不独着眼于肾，而是五脏立论，"脾胃健而生精自易""疏肝之郁，即开肾之郁"。故在治则时除补肾调肾外，还注意补脾调肝、交通心肾之法。

4.种子　傅山认为导致不孕的原因是多种多样的，既可为房事不节、肾气虚弱、脾肾虚寒、先天禀赋不足，又可能是疝瘕内阻胞宫、情志不畅、体内湿盛等原因。治疗时应明辨脏腑虚实论治不孕症，从傅山论治不孕可以看出其推崇脏腑学说，尤其注重肾、脾、肝，且互相关联，如脾为后天，肾为先天，脾非先天之气不能化，肾非后天之气不能生；肝藏血，肾藏精，精血互生，故肝肾同源；肝木不舒，又必下克脾土。

### （二）辨证论治的共同点

傅山重视气血，认为女子以血为本，以气为用，多易耗散，常呈不足，故多种妇科病皆由气血不足所导致。不仅在辨证上重视气血，在治疗上也注意培补气血、调理气血，该书所创方剂，大多以党参、黄芪、当归、熟地黄为主药，且这些药物的用量也较大，体现了妇女以气血为本的学术思想。

### （三）脏腑立论尤重肾、肝、脾

傅山根据脏腑、五行学说，进一步阐明了肝、肾、脾在妇女生理、病理上的重要作用。

1.肾　调经篇中有言"经本于肾""经水出诸肾""肾本虚，何能盈满而化经水外泄"，说明傅氏肯定了"肾"为经水之源，肾精丰盛，则冲脉气盛，任脉畅通，督脉温煦，月经正常，故治疗上也注重补肾调肾之法。

2.肝　妇人之疾，郁症居多。肝藏血，主疏泄，喜条达，恶抑郁，其体为血，其用为气，肝气条达，血行通畅，气血既通则诸病不生，即使发病亦易治疗。女子易伤情志，遇事不遂，每多肝郁，因此疏肝法是傅山治疗妇科疾病中较为重要的治法。

3.脾　脾为后天之本，气血生化之源，脾气健则血有所生，血有所统；肾为先天之本，藏精化血，固护冲任，肾气旺则冲任固，经水调和。因而傅山在辨治血崩中首重脾肾之根本，以培补肾气、调理脾胃为大法，并主张"精气同补，阴阳兼顾"。综观治崩7方，有4方为脾肾兼顾，更反映了傅山辨治血崩的关键在固本，因此治崩首重脾肾这一特点是傅山临床非常重要的治疗原则。傅山在治疗妇科疾病时，以脏腑辨证为依据，强调肾、肝、脾三脏的脏腑功能失调是导致诸疾的主要原因，故治疗上强调肾肝脾三脏同治。由于肝脾肾三脏相互协调、相互制约的关系，因而一脏功能失调则可致多脏功能失调而致病。肝、脾、肾三脏相互促进，相互为用是《傅青主女科》阐发理论、解释方义理论基础和常用方法。如"行经少腹疼痛"篇中分析其发病机制时指出"肾水一虚，则水不能生木，而肝木必克脾土，木土相争，其气必逆，故而作痛。"故以疏肝而健脾、解肾之郁，以健脾而养肾精，以滋肾精而养肝血，以养肝血而助肾水。

**4.强调冲、任、带三脉** 冲为血海，十二经脉之海，五脏六腑之海；任主胞胎，为阴脉之海；带脉能约束纵行诸脉，在妇女经带胎产中起着重要作用。三者又与肝脾肾有着密切的联系，经带胎产诸疾发生，无不与气、血有关，无论属肝、属脾、属肾，只有影响到冲任才会发生疾病，所以傅氏在辨治疾病过程中突出了冲任带三脉。文中带下篇写到"夫带下俱是湿症，而以带名者，因带脉不能约束……盖带脉通于任督，任督病而带脉即病。"足以窥其斑斓。

### （四）用药特色浅析

**1.重用白术** 傅山应用白术，不仅取白术补脾益气作用，亦取其固摄升提之功。如在治疗"腰酸腹胀不孕"的升带汤中用白术一两为君，乃是径直取其补益、固摄、升提任、督、带脉的功能，故傅山在此方后言其"正升补任督之气也"。此外，利用白术通利之功以疗妇疾，则是傅山的匠心独运。其秉承于《名医别录》"白术利腰脐间血"之论，傅山是将白术这一独特功用治妇科疾患的第一人，如在治"经水忽来忽断时疼时止"之加味四物汤中用白术五钱为臣，指出"白术，利腰脐而和腹痛也。"正因为白术有利腰脐和止腹痛这些作用，所以傅山多用治妇人腰、腹疼痛诸证。

**2.善用白芍** 傅山认为，病之在肝，必用白芍。白芍味苦、酸，性微寒，归肝、脾经，既能养肝血，又能柔肝体，最能顺应肝之特性，以之养血柔肝，诚为治疗肝郁最佳之品。其次，肝藏血，肾藏精，肝肾精血同源，又女子以血为本，白芍养血柔肝，即填精又调肾，同时傅山应用白芍注重配伍，以更好地发挥药物作用。如用宽带汤治疗"少腹急迫不孕"，在补益脾胃之气和补精血的同时，用白芍配五味子，强调借"芍药之酸以平肝木，则肝不克脾，用五味子之酸以生肾水，则肾能益带"；当归亦入肝脾经，能补血养血活血，与白芍相须为用，相辅相成。

**3.巧用风药** 傅山调经治带下病善用风药。其配伍之恰当严谨，运用之娴熟微妙，堪称应用风药治疗妇科疾病之典范。风药多属辛散轻宣之品，具有疏肌解表、宣通肺卫、发表透疹的作用，而且还具有升发肝胆之气、调理气机、升举中气、通利九窍、引血归经、息风止痉等功效。傅山应用风药之妙，在于与补益之品相伍为用，使补而不滞，气机调畅，升降相宜，精血自旺，冲任调和。风药与甘温益气之品相伍升发阳气；与补益肝肾之品相伍，疏肝调和气机，并能引血归经。如治疗经水先后无定期之"定经汤"中共8味药，就有柴胡、荆芥穗两味风药。其指出"肝为肾之子，肝郁则肾亦郁矣；肾郁而气必不宣，前后之或断或续……""此方疏肝肾之气，非通经之药也；补肝肾之精，非利水之品也，肝肾之气疏而精通，肝肾之

### （五）对傅氏学术思想评价

《傅氏女科》一书充分显示了傅山求真务实，敢于开拓的思想。该书是妇科临证中的一面旗帜，一直受后世医家推崇。具体体现在论病求因，治病求本；重视脏腑、经络辨证；突出主症和冲、任、带三脉在妇人疾病中的重要性；治疗提倡以调气血为主，时刻不忘顾护精血；制方用药，独具一格，不落俗套，多有创新；法度严谨，主次分明，轻重悬殊，效果神速。傅氏辨治理论和所创制方剂，至今仍对临床实践有很大的指导意义。

# 第二章　经方临证运用

经方主要是指发展到汉代时期，经典医药著作中所记载，且在成熟的中医理论指导下创制的经实践验证确实有效验的方剂，以张仲景的方剂为代表。经方，中医术语，有两种意义，一是指医家在治疗过程中发现确有疗效的"经验之方"，一是指在张仲景著作《伤寒论》《金匮要略》中使用过的"医经之方"。因具有用药精当、剂量准确、配伍巧妙、组方严谨、剂型丰富、加减灵活及功效卓著等特点，为历代医家所尊崇，故命名为经方。经方，具有药少力专，和"普、简、廉、效"的优点，便于临床发挥使用，是先祖在长期的医疗实践中得以证实的其疗效卓著的方药，被后世称为"众法之宗，群方之祖"，既有复方之效，又有单味专功。医家常以"经方"为基础衍变化裁，广泛用于临床各科，且疗效显著，使其更具有生命力。因此，几千年一直被后世医家尊崇。深入探索经方法度，对其疗效机制进行探讨和系统总结，对于提高辨证论治水平，提高临床疗效，有着十分重要的意义。

经方的应用包括继承式和发挥式。继承式是在学习领悟经典精神的基础上，依据条文按图索骥使用经方，这是一种体验经方疗效最传统、最基本的重复验证方法。如《伤寒杂病论》言："太阳病，头痛，发热，汗出，恶风，桂枝汤主之。"临床上，但见此证便可用此方药。发挥式又称"拓展式""变通式"，是指在经方应用的范围上进行拓宽，使用范围超越了经文所治的病证，根据患者个体差异、病证特点，对经方的药味、剂量进行加减，再次赋予经方全新的生命力。又如：《伤寒论》："蛔厥者，其人当吐蛔……蛔闻食臭出，其人常自吐蛔。吐蛔者，乌梅丸主之。"此段原文是治疗蛔厥病证，后人在临床中将其运用于慢性痢疾、慢性肠胃炎、结肠炎等属寒热错杂、气血虚弱证。

经方是前人数千年实践经验的结晶，其配伍经过千锤百炼，已炉火纯青，具有可重复性和确定性。活化经方，是对前人经验的崇敬，但经方也需发展。例如，唐宋时期的医书之中就有很多是从"经方学派"演化的理论与配方。"经方"经过后世医家长期的临床应用，对其经验更加丰富，表述也更加细腻。"经方"作为母方，依据辨证为核心，遵循"同因异病，异病同治"的理论原则，加减化裁，用于疾病的治疗，不仅能够提高临床疗效，同时对于现代医学理论的研究和创新都具有重大的现实意义。

韩老认为，学习经方固然重要，做临床更不可少，但怎样才能让经方活化为今人所用，更富有生命力呢？发掘、继承"经方"的内涵是首要的条件，运用现代医学理论和多学科的交叉，研究探讨阐明揭示古方治今病的所以然道理，才能充实并发展经方医学，使经方医学与时代相互辉映。"经方"是历史的记载，其内容是固定不变的，而现实的临床是开放的，病症的变化是不可预知的。每当面对临床实践，需要善于发现其潜在层面，运用四诊合参、辨证论治的方法确定出最佳的诊治方案。这就需要在熟读熟记经方的同时，随证灵活加减，理论和实践相结合。这正是韩老所推崇"活化经方"的缘由所在，也展现了韩老对经方的运用驾轻就熟和游刃有余。

## 一、肾气丸加减治验妇科病五则

肾气丸首见于《金匮要略·中风历节篇》："崔氏八味丸，治脚气上入，少腹不仁"。该方作为附方首次出现在篇中，用来治疗脚气病，首开肾气丸临床应用之先河。此后在《金匮要略·血痹虚劳篇》中有："虚劳腰痛，少腹拘急，小便不利者，八味肾气丸主之"。论述了肾气虚的虚劳腰痛证治。而后又有："夫短气，有微饮，当从小便去之，苓桂术甘汤主之；肾气丸亦主之"。本条论述了微饮在脾、在肾的不同证治，水饮内停，妨碍气机升降则气短，气化不行则小便不利。其本在脾者，方用苓桂术甘汤；其本在肾者，方用肾气丸。二者都体现了"温药和之"的治法。此后在《金匮要略·消渴小便不利淋病篇》中："男子消渴，小便反多，以饮一斗，小便一斗，肾气丸主之"。肾气丸被用来治疗下消病。肾虚阳气衰微，既不能蒸腾津液上润，又不能化气以摄水，故见"以饮一斗，小便一斗"。用肾气丸补肾之虚，温养其阳，以恢复蒸津化气之功，则消渴自除。肾气丸不仅广泛应用于内科疾病的治疗，对于妇科疾病亦可用之，如《金匮要略·妇人杂病篇》："问曰：妇人病，饮食如故，烦热不得卧，而反倚息者，何也？师曰：此名转胞，不得溺也，以胞系了戾，故致此病，但利小便则愈，宜肾气丸主之"。本条论述了因肾气不举，膀胱气化不行所致的妇人转胞。方选用肾气丸以振奋肾阳，蒸化水气，使小便通利，则其病自愈。肾气丸在《金匮要略》一书中前后共出现5次，从脚气病到虚劳病，从微饮到消渴，甚至妇人转胞，由此可见其应用范围之广泛，更体现出中医学"异病同治"的治疗原则。

肾气丸组成：地黄20g、山茱萸15g、山药15g、泽泻10g、茯苓20g、牡丹皮15g、桂枝9g（后改为肉桂）、附子6g。

方中重用地黄滋肾阴，填精血，益骨髓；山茱萸补肝肾，强筋骨，涩精气；山药健脾气，固肾精；泽泻能泄地黄之滋腻，以使补而不壅；茯苓既助山药益气，又渗利山药之壅滞；牡丹皮清热养阴，制约温热药而不伤阴；附子、桂枝温肾助阳，鼓舞肾气。诸药相合，重在补肾温阳以助气化。全方阴阳并补，偏于补阳；阴中求阳，"少火生气"，故名肾气丸。

自肾气丸问世后，该方受到了后世医家的普遍重视。明代吴昆在《医方考》中这样提到："渴而未消者，此方主之。此即前方六味地黄丸加附子、肉桂也。渴而未消，谓其人多渴，喜得茶饮，不若消渴之求饮无厌也。此为心肾不交，水不足以济火，故令亡液口干，乃是阴无阳而不升，阳无阴而不降，水下火上，不相既济耳！故用肉桂、附子之辛热壮其少火，用六味地黄丸益其真阴。真阴益，则阳可降；少火壮，则阴自生"。

清代对于肾气丸的认识颇多，吴谦曾在《医宗金鉴·删补名医方论》卷二中引柯琴之言："命门之火，乃水中之阳。夫水体本静，而川流不息者，气之动，火之用也，非指有形者言也。然少火则生气，火壮则食气，故火不可亢，亦不可衰，所云火生土者，即肾家之少火游行其间，以息相吹耳，若命门火衰，少火几于熄矣。欲暖脾胃之阳，必先温命门之火，此肾气丸纳桂、附于滋阴剂中十倍之一，意不在补火，而在微微生火，即生肾气也。故不曰温肾，而名肾气，斯知肾以气为主，肾得气而土自生也。且形不足者，温之以气，则脾胃因虚寒而致病者固瘁，即虚火不归其原者，亦纳之而归封蛰之本矣"。

关于肾气丸方药的分析，王履在《医经溯洄集》中是这样描述的："八味丸以地黄为君，而以余药佐之，非止为补血之剂，盖兼补气也。气者，血之母，东垣所谓阳旺则能生阴血者此也。夫其用地黄为君者，大补血虚不足与补肾也；用诸药佐之者，山药之强阴益气；山茱萸之强阴益精而壮元气；白茯苓之补阳长阴而益气；牡丹皮之泻阴火，而治神志不足；泽泻之养五脏，益气力，起阴气，而补虚损五劳，桂、附立补下焦火也。由此观之，则余之所谓兼补气者，非臆说也"。

唐容川在《血证论》中言："肾为水脏，而其中一点真阳便是呼吸之母，水足阳秘，则呼吸细而津液调。如真阳不秘，水泛火逆，则用苓、泽以行水饮，用地、萸以滋水阴，用淮药入脾，以输水于肾，用牡丹皮入心，以清火安肾，得六味以滋肾，而肾水足矣。然水中一点真阳，又恐其不能生化也，故用附子、肉桂以补之。"

韩老认为，肾为先天，为生成之本，肾气亏虚则损其根基，正如高楼大厦基毁则楼塌，肾气亏虚易引起众多病症。补肾填精，夯实基础，肾气旺盛则病自愈。肾气丸为滋补肾气、填精益髓、阴阳双补的基础方。韩老借鉴古贤之理论，在辨证的基础上对肾气丸进行加减运用，治疗经行泄泻、妊娠浮肿、妊娠小便不通、产后小便频数、产后泄泻等病，收效甚好。

### （一）肾气丸加减治疗妊娠浮肿

韩某，女，27岁，干部。1977年6月初诊。

**现病史**：患者13岁月经初潮，期、量、色、质正常，痛经（－）；孕1产0。现怀孕6月余，下肢及头面浮肿1个月，按之凹陷不起。平素腰酸腿软，四肢不温，面色晦暗，饮水不多，尿少；舌淡苔润，脉滑缓。血压：120/80mmHg。实验室检查：尿常规、生化指标检查均未见异常。

**辨证**：患者身怀六甲近7个月，面部、下肢浮肿较重，故诊断为妊娠浮肿。患者孕前素体肾阳虚弱，孕后致肾气更虚，故腰酸腿软加重；阳气不能达于四末，故四肢不温；阳虚不能荣于面，故面色晦暗；肾阳虚脾阳受制，膀胱气化失司，水湿不运，溢于肌肤，故而眼睑及四肢浮肿。

**治法**：温肾助阳，健脾行水，兼顾安胎。

**方药**：山药20g，白术20g，茯苓15g，泽泻10g，巴戟天15g，菟丝子20g，桂枝10g，黄芪20g，陈皮15g，防己15g，甘草10g。7剂，水煎服，日1剂，早晚分服。嘱其适当休息，加强营养。

**二诊**：服药1周，患者浮肿明显减轻，无不适症状，继以上方，减防己、泽泻，加杜仲、山茱萸各15g。再服4剂，诸症悉除。

**按语**：肾气素虚，孕后命门火愈衰，阴聚于下，有碍肾阳敷布，膀胱不能化气行水，以致水湿溢于肌肤，故为肿胀。妊娠浮肿属本虚标实之证，其发病主要责之于肺、脾、肾三脏。根据"急则治标，缓则治本"的原则，临证时韩老首先强调先治其标，以解母病之苦，同时勿忘扶正固本，健脾益肾。切记"治病与安胎""衰其大半而止"的原则。该患为肾阳不足，脾失温煦，水湿不运，湿邪泛溢而致妊娠浮肿，故减去滋腻碍胃之熟地黄和酸收之山茱萸；因妊娠期不宜使用辛热有毒、行血堕胎之附子、肉桂，故去掉；加巴戟天、菟丝子、黄芪、白术、甘草补肾健脾以固其本；加茯苓、陈皮、泽泻、防己等药以健脾利湿消肿；加桂枝助其温阳化气行水以治其标。二诊中浮肿大减，故减去上方中防己、泽泻利水消肿之药，以防伤正；加杜仲、山茱萸增强补肾安胎的作用。泄中有补，诸症悉除。

### （二）肾气丸治疗产后泻痢

刘某，女，30岁。1982年10月8日初诊。

**现病史**：该患13岁月经初潮，周期、经期正常，量中等，色鲜红。孕1产1。于1个月前剖宫产一男婴，经常吃寒凉之物，随即出现下利白脓，腹痛下坠，小便不利，尿色青白，四肢不温，平素带下量多，色白质稀，面色㿠白；唇舌淡润，脉虚缓。

**辨证**：患者素体虚弱，产后喜食寒凉之物，而致寒湿内停，水湿下注大肠，故泄泻；寒为阴邪，寒邪凝滞经络，故下利白脓，腹痛下坠，小便不利，尿色青白；产后血海空虚，贪食生冷食物，体内阳气郁闭，故四肢不温；寒湿侵犯胞脉，损伤冲任，带脉失约，故带下量多，色白质稀；唇舌淡润，脉虚缓，为寒湿凝滞之征象。

**治法**：益气温中止利。

**方药**：熟地黄15g，山药15g，山茱萸15g，泽泻10g，牡丹皮15g，茯苓15g，肉桂10g，附子10g，补骨脂15g，肉豆蔻15g。5剂，水煎服，日1剂，早晚分服。

**二诊**：复诊时患者面色有所好转，身体温和，腹痛减轻，小便正常，大便基本成形，带下正常。

**按语**：本病发生多由患者素体虚弱，加之产后嗜食生冷之物，寒湿集聚于体内，湿邪下注而致。郭稽中曰："产后腹痛，又泻痢者何？……产后肠胃虚怯，寒邪易侵。若未盈月，饮冷当风，则寒邪乘虚进袭，留于肓膜，散于腹胁，故腹痛作阵，或如锥刀所刺，流入大肠，水谷不化，洞泄肠鸣"。韩老主张产后泻痢的治疗，若因热者则凉之，因冷者则温之，冷热相搏者则调之，因滑脱者则固涩之，因虚羸者则补之，因水谷不分者则利小便，因性躁多怒者则调其气，如此详辨未有不安者也。本案属产后暴食生冷，伤及脾肾之阳气，寒湿之邪下注，迫于肠道而致。故以"肾气丸"加补骨脂、肉豆蔻以增强固肾止泻之力。

### （三）肾气丸治疗妊娠小便不通

贾某，女，28岁。1984年5月初诊。

**现病史**：患者15岁月经初潮，期、量、色、质均正常。现妊娠8个月，2天前因工作调动，心情不悦，出现小便不畅，量逐渐减少，现已近1天小便点滴不出，小腹胀痛，心烦不宁，腰酸腿软，四肢不温，头眩健忘，面色晦暗；唇舌淡润，苔白滑，脉沉弱。实验室检查：尿妊娠试验阳性。

**辨证**：该病为妊娠小便不通，证属肾阳虚型。由于肾阳不足，命门火衰，膀胱气化不行，故小便不通，小腹胀满；腰为肾之外府，肾虚则见腰酸；精血不能上养清窍，则头眩健忘，面色晦暗；阳气不达于外，故四肢不温；唇舌淡润，苔白滑，脉沉弱为是阳虚之证。

**治法**：温补肾阳，化气行水，兼顾安胎。

**方药**：熟地黄20g，山茱萸20g，山药20g，茯苓20g，通草15g，车前子15g，桂枝15g，猪苓20g，菟丝子15g，巴戟天10g。

急煎频服，同时采取导尿法。次日，患者逐渐能自主排尿，但量少。1周后，患者排尿基本正常，继服汤药5剂以巩固疗效。

**按语**：妊娠七八个月后小便不通或点滴难出，尿道无痛，心烦，小腹胀甚，此为妊娠小便不通，又称转胞。其发生多为虚证，或为肾气虚，或为中气虚，治疗以益气利小便为主，兼顾安胎。该患者腰酸腿软，四肢不温，头眩健忘，面色晦暗，皆为肾气亏损的表现。治宜温补肾阳，化气行水，兼顾安胎。因此病发生在妊娠后七八个月之时，为不损伤胎儿，故去肉桂、附子辛热有毒之品；因患者无热象，且有四肢不温的表现，故减去清热凉血之丹皮；因该患属肾阳虚型且无湿热之象，故去清利湿热之泽泻，加菟丝子、巴戟天、桂枝以温肾行水通便；因小便不通，故加猪苓、通草、车前子清利小便。韩氏认为治疗妊娠小便不通要分清标本缓急，处理时应先给予导尿，缓解病情，以免发生意外。此外要排除泌尿系器质性病变。

### （四）肾气丸加减治疗经行泄泻

王某，女，35岁，已婚。1990年7月4日初诊。

**现病史：** 经行腹泻2年，每日5~6次，晨起尤甚。患者15岁月经初潮，周期、经期正常，量中等，色鲜红。育有2女。近2年出现月经赶前，每逢经期大便泄泻，黎明即便。伴有腰酸腿软，头晕耳鸣，畏寒肢冷，月经量少，色淡，面色无华；舌质淡润，苔薄白，脉沉迟无力。

**辨证：** 患者近2年，每逢经行之际大便泄泻，经净自止，可诊断为经行泄泻，证属肾阳虚型。该患素体肾阳不足，行经之时气血下注，肾阳益虚，命火虚衰不能温煦脾土，水湿不运，湿邪下走大肠，故经行泄泻；腰为肾之外府，肾阳虚衰，外府失于温煦，故腰酸膝软；肾虚冲任不足，血失温化，而致月经量少、色淡；阳气不布，不能上荣于面，故面色无华，不能通达四末，则畏寒肢冷；髓海失养，则头晕耳鸣；湿邪损伤冲任，任脉不固，带脉失约，故带下量多质稀；舌淡，苔薄白，脉沉迟无力，均为肾阳虚之征象。

**治法：** 温肾扶阳，健脾止泻。

**方药：** 山药15g，泽泻10g，茯苓15g，肉桂10g，附子10g，党参20g，薏苡仁20g，肉豆蔻15g，白术20g，巴戟天15g，菟丝子20g，鹿角胶（烊化）15g，补骨脂15g，陈皮15g，甘草5g。5剂，水煎服，日1剂，早晚分服。

**二诊：** 复诊时患者面色好转，食欲有所增进，大便虽溏但次数减少，继以上方加芡实15g以益阳渗湿止带，兼补脾肾。再诊时大便基本成形日夜1~2次，带下量明显减少，诸症好转。

**按语：** 韩老认为经行泄泻虽是湿邪为患，但脏腑功能失调为发病之本。与水湿密切相关的脏腑首为脾、肾二脏，故本病责之于脾肾阳虚。因肾阳不足，命火虚衰，脾土失于温煦，脾失健运，水湿内停，下注大肠则生泄泻。治以温肾扶阳，健脾止泻。方用肾气丸。因熟地黄性质黏腻，有碍消化，脾虚便溏者应减去熟地黄；因患者无热邪之象，且畏寒肢冷，故减去牡丹皮清热凉血活血之品。加巴戟天、菟丝子、补骨脂以温肾助阳；加白术、甘草以健脾固本；脾肾阳虚，水湿内停，故加薏苡仁利水渗湿；脾失健运，下注大肠而生泄泻，故加肉豆蔻涩肠止泻，温中行气。二诊中患者面色好转，食欲增进，便溏次数减少，故守上方加芡实15g以益阳渗湿止带，兼补脾肾。韩氏强调，经行泄泻不同于内科疾病的腹泻，因每与月经的周期密切相关，所以在治疗过程中还需兼顾月经情况，服药时间应从月经来潮前5~7天开始，经潮后可停服，月经干净以后即需侧重补益脾肾两脏，收效甚好。

### （五）肾气丸治疗产后小便频数

王某，女，30岁。1992年春初诊。

**现病史**：患者14岁月经初潮，期、量、色、质均正常。孕1产1。2个月前正常分娩后，开始出现尿频、尿急，小便清长，夜尿多。伴有头晕耳鸣，腰膝酸软，四肢不温，面色晦暗；舌淡，苔白滑，脉沉细无力，尺脉弱。妇科检查：未见异常。

**辨证**：该病为产后小便频数，证属肾虚型。肾司二便，肾虚关门不利，膀胱失约，则小便频数，小便清长，夜尿多；肾虚精亏，不能充养髓脑，则头晕耳鸣；肾虚外府失养，则腰膝酸软；肾虚阳气不足，不能温煦四肢，故四肢不温；面色晦暗，舌淡，苔白滑，脉沉细无力，尺脉弱，为肾阳虚之证。

**治法**：温补肾阳，佐以固摄。

**方药**：附子10g，肉桂10g，熟地黄20g，山茱萸15g，山药20g，益智仁20g，桑螵蛸20g，甘草10g。7剂，水煎服，日1剂，早晚分服。

**二诊**：1周后，患者前来复诊，尿频、尿急症状消失，四肢转温，余症减轻。方减附子、桑螵蛸，加枸杞子20g、女贞子20g、龟甲20g以补肾填精。5剂，水煎服。

**三诊**：诸症消失，好如常人。嘱其口服金匮肾气丸2周以巩固疗效。

**按语**：该患于新产之后出现尿频、尿急，且伴有头晕耳鸣、腰膝酸软、四肢不温等一派肾气不足之象，当为产育损伤肾气而致。陈自明言："产后小便数者，此由脬内宿有冷气，因产后发动，冷气入腹，虚弱不能致其小便，故数也"。治以温补肾阳，佐以固摄。方用"肾气丸"加减。该患病于产后，一般产后多虚，且患者并无热邪之象，而见四肢不温，故减去丹皮清热凉血活血之品；小便清长，夜尿多，去利水渗湿之茯苓、泽泻，加益智、桑螵蛸以益肾固涩止溺。二诊患者诸症显好转，四肢转温，故减去附子辛温行散之药，且该药具有毒性，不易久服。加龟甲、枸杞子等补肾益精之药，以求肾中阴阳平衡，而收全功。韩老强调临证遇此病要细查，以排除产伤导致的尿瘘，以免延误病情。

## 二、甘姜苓术汤加减治验妇科病五则

甘姜苓术汤始见于《金匮要略·五脏风寒积聚病脉证并治第十一》，其文曰："肾着之病，其人身体重，腰中冷，如坐水中，形如水状，反不渴，小便自利，饮食如故，病属下焦，身劳汗出，衣里冷湿，久久得之，腰以下冷痛，腹重如带五千钱，甘姜苓术汤主之"。本条论述了肾着的成因和证治。本病多起于劳动汗出，湿衣贴附于身，日久阳气痹阻，寒湿着于腰部，因腰为肾之外府，故名肾着之病。症见腰中冷，如坐水中，形如水状，腹重如带五千钱。此为寒湿留滞于腰部经络肌肉之中，痹阻阳气不行所致。其病位在身体下部，虽属下焦，但内脏当无病变，所以口不渴，小便自利，饮食如故。治法只需使经络肌肉之寒湿去除，则肾着可愈。在《备急千金要方》卷十九中，甘姜苓术汤又名肾着汤，在原方的基础上加了肉桂、牛膝、杜仲、泽泻，但两方的适应证则有不同，临证时应予以区别。

甘姜苓术汤的方药组成有甘草、白术各6g，干姜、茯苓各12g。方中重用干姜配甘草以辛甘扶阳、温中散寒，重用茯苓配白术以健脾利湿。条文中前言"腰中冷"，后言"腰以下冷"，说明肾着之症不仅在腰部，而常连胯及腿部。"病属下焦"指病位在腰脐以下。"其人身体重""腹重如带五千钱"形容疼痛而重着，为湿邪伤人之特点。

此外，甘姜苓术汤在古代有极广的应用，很多医家对原方随证加减治疗他病取得显著疗效。例如《陈素庵妇科补解》卷三中写道："妊娠肿满，由妇人藏气本弱，怀妊则血气两虚，脾土失养不能制水，散入四肢，遂致腹胀，手足面目惧肿，小水闭涩，名曰胎水。……诊脉必浮，腹满喘者，其胎必坏，宜肾着汤"。论述肾着汤加减后用以治疗妊娠胎水肿满之病。本方去原方干姜，加苍术、木香燥湿利水，温胃健脾以壮土；加川芎、当归、白芍、黄芩养血和荣以安胎；加香附、陈皮、紫苏叶以利气；腹皮行水除满；羌活祛风胜湿，能使周身关节疏通，使水无停蓄之所。

又如，在《三因极一病证方论》卷十七中云"凡妇人宿有风寒冷湿，妊娠喜脚肿，俗呼为皱脚；亦有通身肿满，心腹急胀，名曰胎水"。故用肾着汤加杏仁三两，去皮尖，炒用，治疗妊娠腰脚肿痛。

韩老熟谙古方经意，透彻理解本方非单一治疗"湿衣贴附于身，日久阳气痹阻，寒湿着于腰部"之疾，故谨守病机，常以此方加减，治疗由寒湿之邪所伤，肾阳受困不得宣泄所致妇科疾病，收效颇佳。因肾为元气之根，生命之本，而腰为肾之外府，寒湿之邪侵袭肾脏，稽留不去则可引起腰部冷痛，严重者如坐水中。所以韩老认为，妇人体表受寒，阳气被遏，而使血液循环不畅，胞络脉闭，可导致月经错后或月经量少、痛经；湿为阴邪，易伤脾肾之阳，感受寒湿，卫阳受阻，湿浊内盛，则易引起女子带下、妇人腰痛等各种疾病。

### （一）甘姜苓术汤加减治疗月经后期

刘某，女，20岁。1994年6月15日初诊。

**现病史**：经水3个月未行。末次月经：3月17日。现经水未行。患者16岁月经初潮，既往月经周期不规律，40~60天一行，量少，色黯淡，质稀。伴腰膝酸软，小腹冷，头晕耳鸣，面色晦暗；舌淡，苔薄白，脉弦细。

**辨证**：肾阳虚，精血亏少，冲任亏虚，血海不能按时满溢，故月经后期，量少；阳气不足，血失温煦，故色黯淡，质清稀；阳气不能外达，失于温煦，故腰膝酸软，小腹冷；面色晦暗，舌淡苔薄白，脉弦细为肾阳虚之象。

**治法**：温肾养血调经。

**方药**：茯苓15g，白术15g，甘草10g，当归15g，熟地黄15g，山茱萸15g，牛膝15g，菟丝子15g，淫羊藿10g。10剂，水煎服，日1剂，早晚分服。

**二诊**：6月30日复诊，自述6月22日月经来潮，带血7日，量少，自觉小腹不温，腰酸腰凉，腹胀，带下量多清稀，守上方中加小茴香15g，陈皮10g，金樱子10g。7剂，服法同前。

**三诊**：再诊，服药后月经正常，小腹转温，无腰酸腰凉感，腹胀好转，嘱其继服7剂，以巩固疗效。

**按语**：月经后期的发病机制有虚实之别，虚者有肾虚、血虚、虚寒，实者有血寒、气滞。此案例即是肾阳虚之证，肾虚而导致精血不足，冲任不充，血海不能按时满溢而经迟。治疗应以调整月经周期为主，按"虚则补之，实则泻之"的原则，辨证施治。故治以补肾养血，"甘姜苓术汤"加当归、熟地黄、山茱萸养血益精；牛膝强腰膝，通经血，使补中有行；加菟丝子、淫羊藿温补肾阳，强腰膝；小茴香散寒止痛，理气和中；加金樱子温肾固涩止带。韩老认为治疗中要谨守病机，注重病症的转变，本病若不及时治疗或失治，日积月累，常可发展为闭经。

### （二）甘姜苓术汤加减治疗痛经

刘某，女，19岁。1998年1月5日初诊。

**现病史**：患者经期小腹冷痛1年余，拒按，得热痛减。患者13岁月经初潮，既往周期、经期正常。现月经错后，量少，色黯，有血块，伴恶心呕吐，肢冷畏寒，面色青白；舌青紫，苔滑腻，脉沉迟有力。

**辨证**：患者自诉经期小腹疼痛，故诊断为痛经。寒为阴邪，易伤阳气，故小腹冷痛拒按，得热痛减；寒邪侵袭，寒客胞宫，血为寒凝，故月经推后，量少，色黯，有血块；寒邪凝滞，阳气不能外达四肢，故肢冷畏寒，面色青白；冲气上逆，胃失和降，故恶心呕吐；舌青紫，苔滑腻，脉沉迟有力，皆为一派寒湿凝滞之征象。

**治法**：温经散寒，祛湿止痛。

**方药**：白术15g，茯苓15g，苍术15g，甘草10g，干姜10g，肉桂10g，附子5g，当归10g，川芎10g，赤芍10g，延胡索15g，没药15g，砂仁10g，半夏10g，陈皮10g。7剂，水煎服，日1剂，早晚分服。嘱其忌食寒凉之物。

**二诊**：服药后，患者经期腹痛有所减轻，面色正常，肢冷畏寒、恶心呕吐缓解，经期血块减少。故嘱其再连服2个月，经期腹痛消失，经期、经量、经色均恢复正常。

**按语**：痛经是妇科临床常见病，其主要病机不外乎"不通则痛"和"不荣则痛"。实者可导致子宫的气血运行不畅，即"不通则痛"；虚者可导致子宫失于濡养，即"不荣则痛"。故韩老认为在治疗过程中应注意首辨虚实。该患者寒湿阻滞，气血运行不畅，故方以"甘姜苓术汤"加肉桂、附子温里，散寒止痛；加当归、川芎、赤芍养营活血；加延胡索、没药活血止痛；加砂仁、半夏降逆平冲，止呕；加陈皮理气止呕。在利水渗湿的同时不忘散寒止痛、和营养血，为其精妙之处。且韩老认为月经病的治疗当以3个月为一个周期，服药后，月经自然来潮，各方面都恢复正常，方可认为治愈。

### （三）甘姜苓术汤加减治疗产后腰痛

杨某，女，38岁。1998年10月20日初诊。

**现病史**：患者14岁月经初潮，月经周期正常。末次月经：10月13日。孕2产1。1997年9月自然流产后感受寒湿之邪，近1年腰痛日甚，重着有冷感，如坐水中，行动拘急疼痛，俯仰困难，每遇阴雨天、寒冷季节加重，小腹坠痛，出冷汗，尿频，月经量少，有血块，白带量多质稀；舌质淡润，苔白滑，脉沉细。

**辨证**：该患证属自然流产后感受寒湿之邪，湿邪下着于肾，腰为肾之外府，故出现腰及腰以下疼痛，且腰部重倦有冷痹感；湿邪趋下，其性凝滞，故患者行动拘急疼痛，俯仰困难，小腹坠胀；寒为阴邪，易伤阳气，故每遇阴雨天或寒冷季节疼痛加重；寒湿下注，使肾阳虚损，气化失职，故尿频；寒邪侵伤，血因寒凝，脉道不畅，而致月经量少，有血块；脾肾阳虚，寒湿下注冲任，损伤带脉，故带下量多质稀。舌、脉均为肾虚寒湿瘀滞之征象。

**治法**：温补肾阳，散寒除湿。

**方药**：白术15g，茯苓15g，干姜15g，炙甘草10g，杜仲15g，续断20g，桑寄生20g，巴戟天15g，淫羊藿10g，覆盆子15g。7剂，水煎服，日1剂，早晚分服。

**二诊**：服药后腰部冷感、行动拘急、尿频等症状有所好转，带下量减少，但仍自觉恶寒腰痛，现舌质淡，苔白，脉沉。守上方加附子10g、狗脊20g。7剂，法同前。

**三诊**：诸症基本消失，带下量恢复正常，11月17日月经来潮，量较前增多，少许血条，舌质淡红，苔薄白，脉沉缓。嘱其继服7剂，至诸症消除。

**按语**：韩老认为，本病发病于自然流产之后，损伤肾中真阴真阳，复加产后将息失宜，致寒湿之邪乘虚客入机体，阻滞经络，阳气不得宣发，腰失濡养，故发本病。经云："寒者温之，虚者补之"，故在治疗上应首重温肾助阳，健脾除湿，佐祛风寒。方以"甘姜苓术汤"加巴戟天、杜仲补肾助阳，强筋健骨，祛风除湿；桑寄生、续断补益肝肾，强筋骨，调血脉，祛风湿；淫羊藿温肾壮阳，祛风除湿；狗脊温补肝肾，祛风除湿，强筋骨；覆盆子益肾固精缩尿。全方配伍既有祛邪之力，又具补益之功，对于腰中冷痛、不得俯仰、行动拘急等病症可有效治疗，其功在于辨证之准确，组方之精良，用药之妥当。

### （四）甘姜苓术汤加减治疗产后小便频数

赵某，女，30岁。1999年5月10日初诊。

**现病史**：患者产后4个月，出现尿频、尿急，头晕耳鸣，畏寒肢冷，腰膝冷痛，失眠多梦，面色晦暗；15岁月经初潮，周期、经期正常，量中等，色淡，孕1产1。舌质淡，苔薄白，脉沉细。

**辨证**：患者产后肾阳虚，肾气不固，故小便频数；肾精不能上冲于头目，故头晕耳鸣；阳气虚，不能外达于四肢，失于温养，故畏寒肢冷，腰膝冷痛；面色晦暗，舌质淡，苔薄白，脉沉细为肾阳偏虚之征象。

**治法**：温补肾阳，固精缩尿。

**方药**：白术15g，茯苓15g，甘草15g，桑螵蛸15g，覆盆子10g，补骨脂15g，桂枝10g，附子10g，熟地黄15g，山药15g，远志15g，首乌藤10g。7剂，水煎，日1剂，早晚分服。

**二诊**：6月11日患者复诊，小便频数减轻，头晕耳鸣、畏寒肢冷、腰膝冷痛等症状消失，面色有所好转，出现大便溏薄，上方加芡实15g、黄芪15g，熟地黄减为10g。7剂，服法同上。

**三诊**：患者自述诸症消失，无明显不适，嘱其继服7剂，以巩固疗效。

**按语**：本病主要因肾阳虚，气化失司，水液代谢失常，而致小便频数。患者分娩后，阳气虚衰，无法温养机体，固涩失常，发为本病。治疗上应以温肾助阳，固涩尿液为主。原方中加桑螵蛸、覆盆子、补骨脂温补命门之火而固涩小便；加桂枝、附子补火助阳；熟地黄、山药补血益气；远志、首乌藤宁心安神。二诊中因患者大便溏薄，故加芡实益肾固精，健脾止泻，除湿止带；加黄芪补气养血；韩老认为熟地黄有润肠作用，故减量，既补血填精，又不致润肠太过。方中补肾阳兼滋阴，以防温补太过而伤肾阴，从全面出发，此为韩老用药的独到之处。

### （五）甘姜苓术汤加减治疗带下病

王某，女，38岁。2000年7月3日初诊。

**现病史**：患者带下量多2年余，色白，质稀，自觉畏寒肢冷，腰冷，纳差，尿频，便溏，末次月经：6月15日，月经量少，色淡，面色晦暗；舌质淡，苔白润，脉沉迟。

**辨证**：肾阳不足，封藏失职，不能固涩，故带下量多，质稀；肾阳不足，失于温煦，寒邪客于肾之外府故腰冷痛；阳气不得外达，故畏寒肢冷，面色晦暗；肾阳虚不能温脾阳，运化失司，故便溏；肾气虚，固涩失职，故尿频；肾阳虚，精血不足，故月经量少，色淡；舌质淡，苔白润，脉沉迟均为脾肾阳虚之征象。

**治法**：温肾健脾，除湿止带。

**方药**：白术15g，茯苓20g，菟丝子15g，巴戟天15g，杜仲15g，肉桂10g，附子10g，狗脊15g，当归10g，龙骨15g，牡蛎10g。7剂，水煎服，日1剂，早晚分服。

**二诊**：2000年7月10日复诊，患者自述带下量减少，腰冷痛减轻，食欲好转，小便正常，但眠差，故在原方基础上加酸枣仁15g，珍珠母20g，刺五加15g，黄芪15g。再服7剂。

**三诊**：复诊带下量、月经量正常，腰痛好转，且睡眠正常，周身无明显不适，嘱其继服7剂，以巩固疗效。

**按语**：甘姜苓术汤是仲景用于治疗寒湿痹证的代表方，又名"肾着汤"，并非用于治疗女子带下病。韩老认为本案辨证要点为：带下绵绵不断，畏寒肢冷，腰冷如坐水中，系寒湿所致。其本虽在脾肾，但由于寒湿之邪伤及任、带，命火被寒湿所困，脾阳不振，水湿不运，湿邪流注下焦故而发病。虽仲景未言该方治疗此病，但受其"同因异病，异病同治"的理论的启迪，视病因不外水湿内停、外感寒湿，病机均为脾肾失约，湿邪伤及任、带二脉。所以选用该方以温阳散寒，健脾渗湿。用白术、茯苓健脾益气，利水渗湿；菟丝子补肾固精；巴戟天、杜仲温补肾阳；肉桂、附子补火助阳；狗脊祛风湿、补肝肾、强腰膝；龙骨、牡蛎固涩止带。二诊中因患者失眠多梦，故加酸枣仁、珍珠母、刺五加以养心安神助眠；气血相互滋生则血脉营和，心神得安，故加黄芪补气生血。全方集补肾、健脾、除湿于一体。

综合以上病案，可见韩老对"甘姜苓术汤"的应用甚广，不仅深知方药特点，而且通过其治疗作用，能够将本方活用到其他病的治疗中。"甘姜苓术汤"主要是温中散寒，健脾利湿，经方药的加减可治疗妇人腹痛、痛经、带下病、小便频数、月经后期等偏于肾阳虚的妇科疾病，在温补肾阳的基础上不忘滋阴，以防温燥太过；同时重视病症的转变，不致失治、误治。前人通过此方加减治疗其他疾病，韩老在前人的脚步中另辟蹊径，将其用于治疗妇科疾病，并且收效甚好。

### 三、理中丸加减治验妇科病二则

理中丸首见于《伤寒论》，其中言："霍乱，头痛发热，身疼痛，热多欲饮水者，五苓散主之；寒多不用水者，理中丸主之"。原文首揭霍乱，则必有卒然吐利之证，若伴见头痛，发热，身疼痛等，属霍乱兼表证，此时当根据临床证候采取不同的治法。

理中丸中方药组成有：人参、干姜、炙甘草、白术各9g。其中人参、炙甘草健脾益气，干姜温中散寒，白术健脾燥湿。脾阳得运，寒湿可去，则中焦升降调和而吐利自止。本方为太阴病虚寒下利之主方，具有温运中阳、调理中焦之功效，故取名"理中"。

理中丸方后记载随证加减法有八种：①脐上悸动者，是肾虚水气上冲之象，方中去白术之壅补，加桂枝以温肾降冲，通阳化气；②吐多者，是胃寒饮停而气逆，故去白术之补土壅塞，加生姜以温胃化饮，下气止呕；③下利严重，是脾气下陷，脾阳失运，故还需用白术健脾燥湿以止利；④心下悸者，是水邪凌心，可加茯苓淡渗利水，宁心安神；⑤渴欲饮水者，乃脾不散精，水津不布，宜重用白术健脾益气，以运水化津；⑥腹中痛者，是中气虚弱，故重用人参至四两半；⑦里寒甚，表现为腹中冷痛者，重用干姜温中祛寒；⑧腹满者，因寒凝气滞，故去白术之壅塞，加附子以辛温通阳，散寒除满。

此外，《金匮要略》中"人参汤"，为本方改为汤剂而命名。主治胸痹心中痞，留气结在胸，胸满，胁下逆抢心。理中丸，亦是历代医家推崇的方剂。后世多有运用，如在《古今医鉴》卷五中曾提到："上吐下利，心腹疼痛，及干霍乱，俗名绞肠痧，并真阴证，手足厥冷。嘉靖甲子年间，梁宋之地，人多患此，自脚心麻至膝，死者不计其数。时大方赵公出示此方，患者咸蒙其惠，因述以广其传"。本文即将理中丸去白术加茯苓，治疗转筋霍乱，上吐下利，心腹疼痛及干霍乱。

韩老学经典，用经典，且有自己独到的见解。临证中将理中丸加减用于治疗妇科疾病并取得很好的效果，尤其是在治疗经行泄泻、妊娠呕吐等疾病的临床应用上，更加彰显"经方活化"的魅力。

### （一）理中丸加减治疗妊娠恶阻

金某，女，27岁。2002年4月6日初诊。

**现病史**：患者13岁月经初潮，期、量、色、质均正常。末次月经：2月4日。现妊娠8周，近十余天不思饮食，食入即吐，呕吐痰涎，口淡，头晕，倦怠乏力，脘腹胀满，胸中烦闷；面色暗黄，舌淡苔白，脉滑缓无力。

**辨证**：脾胃虚弱，升降失常，孕后阴血下聚养胎，冲气上逆犯胃，胃失和降，故患者不思饮食，食入即吐；脾虚运化失司，水湿内停，湿阻中焦，故口淡，脘腹胀满；中阳不振，清阳不升则头晕，倦怠乏力，面色暗黄；脾虚兼夹痰浊，故胸中烦闷；舌淡苔白，脉缓滑无力为脾胃虚弱之征象。

**治法**：温中健脾，降逆止呕。

**方药**：人参15g，白术15g，生姜10g，砂仁15g，姜半夏10g，陈皮10g，紫苏叶10g。5剂，水煎服，日1剂，频服。嘱其减少生冷食物，慎起居，勿过劳。

**二诊**：4月13日复诊，自述恶心呕吐减轻，偶有痰涎，倦怠乏力感消失。现眠差多梦，守上方加橘红15g，酸枣仁10g。5剂，服法同前。此后患者诸症状消失而获痊愈。

**按语**：本病的发生主要是由于脾胃虚寒，孕后冲气上逆、胃失和降所致。治疗应温中祛寒、降逆止呕，佐以安胎。因甘草甘温，令人中满，故减去原方中的甘草；干姜改为生姜，意在以温胃止呕为佐使；加砂仁、姜半夏醒脾和胃，降逆止呕；紫苏叶宽胸散结，降气化痰，以解胸中烦闷之症；陈皮、橘红宽胸理气，化痰止呕；酸枣仁养心安神。韩老认为妊娠期间出现的疾病，不仅影响孕妇的身体健康，而且妨碍妊娠的继续和胎儿的正常发育，治疗过程中应慎重，要以胎元的正常与否作为前提；同时须严格掌握用药剂量和时间，以免伤胎。

### （二）理中丸加减治疗经行泄泻

王某，女，35岁，已婚。2002年8月26日初诊。

**现病史**：患者14岁月经初潮，期、量、色正常，痛经（－）。孕1产1。3年来每逢经期大便泄泻如鸭溏，日5~6次。肠鸣冷痛，喜温喜按，怕冷，四肢不温，口淡不渴，月经量少，色淡质稀，带下量多，色白而稀，面色青白；舌淡苔白，脉沉迟无力。

**辨证**：患者3年来每逢行经之际大便泄泻，经净自止，可诊断为经行泄泻。根据其大便泄泻如鸭溏，肠鸣冷痛，喜温喜按的表现，可判断其证属脾阳虚型。由于脾阳虚，水湿不化，下走大肠，故生泄泻；阳气不足，寒从中生，寒湿相聚则经期泄下如鸭溏，肠鸣冷痛，喜温喜按；脾阳虚而生内寒，故怕冷，四肢不温，面色青白；脾阳不充，湿浊不化，故口淡不渴；脾虚失于运化，血液无生化之源，故月经量少，色淡质稀；脾阳虚，脾失温煦，损伤带脉，故白带量多，色白而稀；舌淡苔白，脉沉迟无力皆为脾阳虚之征象。

**治法**：温中健脾，固肠止泻。

**方药**：人参15g，白术15g，甘草15g，干姜10g，茯苓15g，桂枝10g，附子5g。7剂，水煎服，日1剂，早晚分服。嘱其忌食生冷。

**二诊**：复诊时，患者面色转好，食欲有所增进，大便虽溏但次数减少，继以上方加芡实15g以益阳渗湿止带，兼补脾胃。再诊时大便基本已成形，日夜1~2次，带下量正常，先后共服药2月余诸症悉除，病获痊愈。

**按语**：本病的发生主要责之于脾肾虚弱。若二脏功能失于协调，脾气虚弱或肾阳不足，则运化失司，水谷精微不化，水湿内停，而生泄泻。经行之际，气血下注冲任，脾肾易虚而致经行泄泻。故治疗上应健脾除湿、温肾调经，方用理中丸。该患因脾阳不振，寒从中生而出现肠鸣冷痛，喜温喜按，四肢不温，故在原方基础上加附子、桂枝以补火助阳，散寒止痛。韩老认为肾为先天之本，与冲任督带关系更为密切；脾胃为后天之本，气血生化之源，脾气健运，气血旺盛，则可滋养于肾；反之，肾阳又可温煦脾阳。二者相辅相成，在妇女生理过程中起着重要作用。故在治疗妇科疾病中，两者要合而为一，总体考虑，有助于疾病的诊断和治疗。

经行泄泻多因平素脾胃虚弱，运化失常，清浊不分，水湿内蓄，经期脾气愈虚而致泄泻。有的乃因肾阳亏虚，命火不足，不能温煦脾胃，脾虚不运，湿浊不化，经期肾气更虚而致泄泻者。所以韩老认为，经期腹泻肠鸣，完谷不化，腹痛，饮食减少，体倦，肌肉消瘦，眼睑及四肢轻度浮肿，面色萎黄，月经量少、色淡，白带缠绵者，属脾虚湿盛，治疗宜健脾益气渗湿，兼以疏肝，方用理中汤去干姜，加茯苓、薏苡仁以利水渗湿，加山药、白扁豆以益气养阴，健脾化湿；经期泻如鸭溏，肠鸣冷痛，喜温喜按，四肢厥冷，面色青白，经量少，经色清稀如水者，属脾阳虚，治疗宜温中益气，方用理中汤加附子、桂枝补火助阳，散寒止痛；若症见腰膝冷痛、五更泻，此乃肾阳虚所致，用此方去甘草，加补骨脂、肉豆蔻温肾涩肠止泻。

综上所述，理中丸在《伤寒论》中主治霍乱之证，有温运中阳、调理中焦之功。韩老通过对原文的深刻领悟，深究其机制，以其原有之功，灵活加减，治疗多种妇科疾病。脾充健运，功能协调，水谷精微得以运化，则身体盛壮；脾肾旺盛，气血和调，本固血冲，则可养胎。反之，素体脾虚，运化失司，气血不足，不能濡养胞脉，韩氏强调："妇人以血为本"，脏腑虚，无以充盛血海，则引起经行泄泻、妊娠呕吐等妇科疾病。韩老在治疗疾病时，重视从人体本源出发，深入理解脏腑功能，以经方为奠基，结合辨证，在治疗妇科疾病方面取得良好效果。

### 四、五苓散加减治验妇科病二则

五苓散出自《伤寒杂病论》，为医圣张仲景所创重点方剂之一，其在临床上运用之广泛，疗效之可靠，往往出人意料，成为脍炙人口的名方。原文七十一条曰："太阳病，发汗后，大汗出，胃中干，烦躁不得眠，欲得饮水者，少少与饮之，令胃气和则愈。若脉浮，小便不利，微热消渴者，五苓散主之"。七十二条又云："发汗已，脉浮数，烦渴者，五苓散主之"。再而七十四条云："中风发热，六七日不解而烦，有表里证，渴欲饮水，水入则吐者，名曰水逆，五苓散主之"。上3条论述了太阳蓄水证的病因病机、脉证、治法。《素问·灵兰秘典论》中言："膀胱者，州都之官，津液藏焉，气化则能出矣"。故太阳外邪不解而随经入腑，邪与水结，膀胱气化失司为其病机，取五苓散以通阳化气利水。

五苓散由猪苓、泽泻、白术、茯苓、桂枝组成。制成散剂，取其发散之义。猪苓、茯苓、泽泻导水下行，通利小便；白术健脾气，助脾运湿；桂枝辛温，通阳化气以行水，并兼以解表。五味合方，外解表邪，内通水腑助膀胱气化，使水有出路，对丁水湿内停而病症兼表者，加减使用，疗效甚佳。宋代成无己《伤寒明理论》曰："五苓之中，茯苓为主，故曰五苓散。茯苓味甘平，猪苓味甘平，虽甘也，终归甘淡。《内经》曰：淡味渗泄为阳。利大便曰攻下，利小便曰渗泄。水饮内蓄，须当渗泄之，必以甘淡为主，是以茯苓为君，猪苓为臣。白术味甘温，脾恶湿，水饮内蓄，则脾气不治，益脾胜湿，必以甘为助，故以白术为佐。泽泻味咸寒。"明代医家方有执《伤寒论条辨》曰："以证有里而人燥渴，故用四苓以滋之，以表在而脉浮数，故凭一桂以和之，谓五苓散能两解表里者，此也。……五苓散者，润津液而滋燥渴，导水饮而荡结热，所以又得为消痞满之治也"。

同时，有些医家认为，五苓散之主症与津液关系密切。如方后注："多饮暖水，汗出愈"。及要求"白饮服"，其用意是补充水津，扶助胃阳，温行水气以发汗，使水饮内外分消。正如近代医家赵锡武曰"五苓散为中焦淡渗健脾之剂，能恢复脾的功能，使脾阳振而吐泻止，而小便使利，非小便利而后吐泻方止。多饮暖水，是补充失去之津液"，从另一层面解释了五苓散的主症机制，扩大了五苓散的应用范围。韩氏对仲景学说颇有研究，善用伤寒、金匮方，造诣颇深，临床应用五苓散在治疗经期发热和妊娠泄泻等疾病上疗效显著。

### （一）五苓散加减治疗由蓄水引起的经行发热

李某，女，20岁，未婚。1965年2月5日初诊。

**现病史**：14岁月经初潮，经期5~6天，月经周期25~28天，末次月经1月11日。每于行经之时即见发热，体温38.5℃左右，经净即止，每月如此，并逐渐加重。伴心烦、口渴、小便不利，腹胀，月经量少，带下色清稀，面色苍白；舌质淡润，脉弦缓。

**辨证**：该患每于经行时出现发热，经净即止，相关检查未发现引起发热的病因，故诊断为经行发热。太阳表邪随经入腑，阻碍膀胱气化功能，气不化则水不出，因而小便不利；水邪内停太阳之腑，膀胱居于下焦，小便不利往往伴有少腹部硬满而胀急不舒的感觉；膀胱气化不利，水道失调，水蓄于内，阳气不能化气升津故口渴喜饮；由于口渴并非体内津亏，而是因为水饮内阻，津液不能上承所致，故口渴喜饮而饮不能化津止渴，徒增水湿，饭后反觉不除，故可见发热之症；火热消烁津液，故月经量少；经期之际，经血下注冲任，肝血愈虚，气机不利，失于条达，故见心烦；舌质淡润，脉弦缓皆为水湿不化之征象。

**治法**：行水利尿，清热利湿。

**方药**：茯苓15g，猪苓15g，泽泻10g，白术15g，桂枝10g，车前子15g，滑石15g，牡丹皮15g，栀子10g。7剂，水煎服，日1剂，早晚分服。

**随访**：患者自诉于2月8日月经来潮，体温正常，诸症明显好转。

**按语**："经行发热"首见于宋代《陈素庵妇科补解·调经门》，并提出有"客热乘虚所伤"和"内伤"之不同病因，如云："经正行，忽然口燥咽干，手足壮热，此客邪乘虚所伤……若潮热有时，或漐然汗出，四肢倦怠，属内伤为虚证"。引起经行发热的原因有虚有实，有外感六淫之分，一般发热于经后者多为虚证；发热于经前或经时或乍寒乍热多为实证；发热恶寒多为表证；发热也可由蓄水所引起。该患经期发热证因蓄水所引起，《伤寒论类方》言："小便不利而欲饮，此蓄水也，利水则愈"，治宜行水利尿、清热利湿，方用五苓散加减。韩老在原方的基础上，加丹皮、栀子清热泻火除烦；加车前子以利尿通淋，使热从尿而去；加滑石清热利水通淋。诸药合用，以助利尿清热，使水去而热消，热消而膀胱气化通畅，相辅相成，相得益彰。对于经期发热，韩老认为临床治疗时应辨证治之，不可妄投清热之药，以防伤正。

### （二）五苓散加减治疗妊娠泄泻

张某，女，24岁。1980年12月12日初诊。

**现病史**：患者13岁月经初潮，经期6~7天，周期28~30天，末次月经：2月11日。现怀孕8个月，两月前因贪食生冷瓜果而出现泄泻，并伴有肠鸣腹痛，泄下稀薄，小便不利，身有寒热，呃逆，不思饮食，神倦乏力，面色苍白；舌苔白滑，脉滑缓。

**辨证**：此证属妊娠泄泻膀胱不化证。因患者贪食生冷，损伤脾胃而致。脾主运化，若脾运化功能强胜，可以防止水液停留，否则，就会导致水湿停留，出现腹泻的病理表现，正如《素问·至真要大论》所说"诸湿肿满皆属于脾"，脾胃虚寒，运化失司，水湿不运，故而久蕴生热；因患者过食生冷，致寒气蕴蓄于胃，胃失和降，胃气上逆，气逆上冲于喉，故而出现呃逆；脾胃虚弱，故不思饮食，倦怠乏力；舌滑白，脉滑缓亦为膀胱失于气化之征象。

**治法**：解表利尿，止泻安胎。

**方药**：桂枝10g，茯苓15g，猪苓15g，泽泻10g，白术15g，山药15g，白芍10g。5剂，水煎服，日1剂，早晚分服。

**随访**：患者自诉服药后大便成形，余症均好转。

**按语**："妊娠泄泻"出自《妇人大全良方》卷十五，论曰："凡妊娠泄泻，冷热不同。水泻青白或黄白，或水谷不化，腹痛肠鸣，其脉弱而紧，此内伤冷也，谓之洞泄寒中。若泄注如水，深黄色及有完谷，小便赤，腹胁胀满，烦躁喜饮，时时呕逆；或下利清水，或小便不利，得热则极，脉虚大而数"。妊娠泄泻乃湿邪为患，有因外感风寒暑湿之邪，荣卫不和所致；有因贪食生冷，损伤脾胃所致；有因肾阳不足，命火虚衰所致；或木横侮土，肝气乘脾而致腹痛泄泻。故妊娠期间应注意顾护脾胃，滋补肾气。韩老在治疗妊娠泄泻时采用解表利尿，止泻安胎之法。故在原方的基础上加上山药以益气养阴，补脾益肾；加白芍养血敛阴，柔肝缓急。二药同用，共奏补脾肾而敛肝阴之效。

## 五、白头翁汤加减治验妇科病二则

白头翁汤出自《伤寒论》，其文371条曰："热痢下重者，白头翁汤主之"。373条曰："下利欲饮水者，以有热故也，白头翁汤主之"。上述两条论述了厥阴热利泻痢的主症和治法。"热利"是指热性下利而言，"下重"即是里急后重，此由肝热下迫大肠，湿热内蕴，气滞壅塞，秽浊郁滞，欲下不得所致。373条承接补述热利的证治。厥阴热利，在下利、里急后重的基础上，往往伴有渴欲饮水之症。

该方是由白头翁、黄柏、黄连、秦皮组成。方中白头翁性味苦寒，善清肠热，疏肝凉血；秦皮苦寒，能清肝胆及大肠湿热。二药相伍，清热解毒，凉肝止利，为治疗厥阴热利的主药。佐以黄连、黄柏清热燥湿，坚阴厚肠。四药相合，共奏清热燥湿、凉肝止利之功。其集苦寒清热解毒药于一方，清解中兼以凉血、收涩，为临床治疗热利下重的重要方剂。

江昂《医方集解·泻火之剂》："此足阳明、少阴、厥阴药也。白头翁苦寒能入阳明血分，而凉血止痢；秦皮苦寒性涩，能凉肝益肾而固下焦；黄连凉心清肝，黄柏泻火补水，并能燥湿止痢而厚肠，取寒能胜热，苦能坚肾，涩能断下也"。

韩老精习仲景之方，研究经典，知常达变，在临床应用白头翁汤治疗产后泻痢和湿热带下病收效甚佳。现将之介绍如下：

### （一）白头翁汤加减治疗湿热带下

周某，女，35岁，教师。1989年7月23日初诊。

**现病史：**患者已婚，月经周期正常。近1月余带下量多，黏稠臭秽。伴阴道灼热，内外痒痛，心中烦热，口苦咽干，渴欲饮冷，大便秘结，小便短赤，面红舌赤；苔黄，脉滑数。妇科检查：外阴发育正常，阴道畅，黏膜充血，分泌物量多，色黄，质稠，有异味，宫颈柱状，表面光滑。分泌物化验：清洁度Ⅲ级。

**诊断：**阴痒。

**辨证：**本证由湿毒蕴结所致。该病为因湿毒内侵，损伤任带二脉，秽浊下流，故带下量多；热毒蕴蒸，损伤脉络，则色黄，质稠；湿浊毒热上侵，故口苦咽干；湿热伤津，故大便秘结，小便短赤；面红舌赤，苔黄，脉滑数为湿毒蕴结之征。

**治法：**清热解毒，除湿止带。

**方药：**白头翁20g，秦皮15g，黄柏15g，黄连15g，蒲公英15g，金银花15g，野菊花15g，紫花地丁15g，天葵子15g，薏苡仁15g，土茯苓15g，竹茹15g。7剂，水煎服，日1剂，早晚分服。同时配合外用药熏洗坐浴。

**二诊：**诸症大为好转，阴部略有不适，舌淡，脉滑缓，嘱其守上方再服7剂，病症痊愈。

**按语：**带下病的病因与湿邪有关，故前人有"诸带不离湿"之说。又如《傅青主女科》："带下俱是湿证"。当湿邪流注于下焦，客于胞宫，伤及任带两脉，则发生带下病。带下病之诊治，须明辨寒热虚实，大凡带下色淡、质稀者为虚寒，治当温补渗湿；色黄、质稠、有秽臭者为实热，当清热泻火；黄绿色青带，当清热利湿。本病属湿邪为患，白头翁汤四药均能清热祛湿，韩老在此基础上加上蒲公英、金银花、野菊花、紫花地丁清热解毒；天葵子、土茯苓、薏苡仁清热解毒，利水除湿；竹茹清热养阴生津。诸药合用，使湿邪去，烦热除，口渴缓解。韩老掌握带下病的基本病机，异病同治，在基础方的基础上随症加减，并配合外用疗法，则湿自除，病自愈。

### （二）白头翁汤加减治疗产后下痢

刘某，女，35岁。初诊时间：1991年7月4日初诊。

**现病史：**半月前剖宫产下一健康男婴，2天前出现大便伴脓血，赤白相兼，腹痛剧烈，伴里急后重感，壮热口渴，头痛心烦；舌质红，苔微黄，脉弦滑而数。

**诊为：**产后下痢。

**辨证：**患者素体虚弱，产后气血更虚，正逢夏季，热毒之邪趁机侵入。因热毒与气血搏结于肠之脂膜，腐败化脓为血，故下痢脓血、赤白相间；热毒伤于内，热因毒发，故壮热；热毒内蕴，气机不利，腑气不通，故见腹痛剧烈、里急后重；热盛伤阴则口渴，热扰心神则烦躁，热扰于上则头痛；舌质红，苔微黄，脉滑数，皆为热毒内炽所致。

**治法：**清热解毒，凉血止痢。

**方药：**白头翁25g，黄柏10g，黄连15g，秦皮15g，阿胶<sup>（烊化）</sup>15g，黄芩15g，炒地榆25g，人参15g，黄芪15g，当归20g，白术10g，甘草20g。5剂，水煎服，日1剂，早晚分服。

嘱其服药期间停止母乳喂养。

**二诊：**1991年7月9日。

患者复诊，自述下痢脓血、腹痛、里急后重感等症状消失。现失眠多梦，舌质正常，苔薄白，脉滑缓。

守上方去白头翁、黄柏、黄连、秦皮、炒地榆、黄芩。加山药、枸杞子、白芍、五味子、远志各15g。7剂，每日1剂，水煎服，早晚分服。忌食辛辣煮热之品。

**按语：**产后泻痢主要因气血虚弱，营卫失调，外感风寒和暑湿，或饮食失节，损伤脾胃，运化失常，清浊不分所致。甚者变为痢疾，便下脓血，里急后重。韩老认为，该患症状与白头翁汤病症相符，在白头翁汤基础上，加阿胶补血止血，炒地榆凉血止血。二药合用，共奏清热止血之效；加黄芩清热燥湿，助连、柏清利湿热；因恐苦寒伤气血，故加人参、白术、当归补益气血；甘草调和诸药。诸药合用，则病症去除，疗效甚佳。二诊中，热毒之邪已除，故减去白头翁、黄连、黄柏、黄芩、秦皮等苦寒之品和炒地榆止血之品，因产后气血虚弱，热痢更伤气血，故加山药、枸杞、白芍增强扶正之力；因患者失眠多梦，故加远志、五味子养心血安神。韩老认为，产后多虚多瘀，产后泄泻又为产后三急之一，尤应注意调护，以防病邪乘虚侵入。

## 六、当归芍药散加减治验妇科病四则

当归芍药散首见于《金匮要略·妇人妊娠病脉证并治》："妇人怀妊，腹中疠痛，当归芍药散主之"。该方作为附方出现在篇中，主要用于治疗妇人妊娠腹痛，疼痛特点为腹中拘急疼痛，或绵绵作痛；此后《金匮要略·妇人杂病脉证并治》又提到："妇人腹中诸疾痛，当归芍药散主之"。据经文所示，本方的主要病证为"痛"，病位在"腹中"。

当归芍药散组成：当归9g、白芍30g、川芎9g、茯苓12g、白术12g、泽泻15g。此六味杵为散，每服方寸匕，酒和服，日3次。

方中重用白芍以调肝缓急止痛；当归、川芎配伍以养血柔肝，并可疏利气机；白术、茯苓健脾益气，合泽泻以淡渗利湿。诸药合用，共奏健脾调肝、养血理气、除湿利水、行滞化瘀之功。

后世医家对《金匮要略》中的当归芍药散多有注解，《金匮要略阐义》写道："妇人之病由肝郁者居多，郁则气凝血滞，或胀或痛，或呕或利，云腹中诸疾痛，诸者，盖一切之辞。当归芍药散，疏郁利湿，和血平肝，既有兼证，不妨加味治之。"该方在古代应用颇广，《陈素庵妇科补解》写道："妊娠心及腹剧痛者""痛伤胞络，必致胎动不安，若用开导辛热之剂，则痛虽止而胎已伤矣，宜当归芍药散。"此书说明了当归芍药散不仅可以用于妊娠腹痛、杂病腹痛，还可以用于胎动不安。《太平惠民和剂局方》也将其收录在内，肯定了该方在治疗妊娠腹痛的作用，同时也推广了其在临床的使用。

韩老认为肝为女子先天，女子以血为本，妇女经、孕、产、乳均使其耗伤精血，血虚则不能濡养经脉，肝郁则木盛乘土，脾虚则浊气不化。若脏腑功能失调，则可成为致病因素。韩老认为妇人之病多以肝郁者居多，郁则气滞而致血瘀，或胀或痛。韩老借鉴古贤之理论，在辨证的基础上对经方"当归芍药散"加减运用，治疗妊娠腹痛、经行腹痛、经行浮肿、妇人腹痛以及肝郁血虚、脾虚湿盛所致的经带胎产等妇科杂病，收效甚好。

### （一）当归芍药散加减治疗经行腹痛

刘某，女，39岁，1958年3月21日初诊。

**现病史**：经期下腹部胀痛甚1周。经水欲行时腹痛、腹胀2天，伴心悸、气短、乏力，情志不舒时症状更甚。现患者饮食尚可，大便每日1~2次，苔薄白，脉弦细。

**辨证**：患者经期腹痛，故诊断为痛经。证属肝脾失调，脉络不和。该患者肝郁气滞明显，行经之时气血运行不畅，不通则痛，故腹痛腹胀；肝气乘脾，心失所养，故心悸、气短、乏力，情志不舒时加重。

**治法**：疏肝健脾，通络止痛。

**方药**：当归20g，赤芍15g，白芍20g，白术15g，茯苓12g，泽泻12g，首乌藤12g，合欢皮15g，淡豆豉15g，香附10g，桑寄生10g，川芎10g，栀子10g。5剂，水煎服，日1剂，早晚分服。

嘱其适当休息，不宜过劳，调节情志。

**二诊**：服药后，腹痛腹胀明显好转，守方服药1个月后，已无短气、乏力症状，随访半年，已绝经，未有不适症状。

**按语：** 经行腹痛为中青年女性的常见病和多发病，患者于行经之时腹痛，此由于肝郁气滞，气血运行不畅，不通故痛。韩老遵仲景之意，以当归芍药散加减治之。本患者肝郁气滞明显，故加首乌藤、合欢皮、淡豆豉、栀子以解忧除烦、安神益智，同时治标不忘本，用白术、桑寄生以标本同治，体现了"未病先防"的思想，防止木病克土，酿生湿热，导致病情缠绵难愈。

### （二）当归芍药散合寿胎丸治疗妊娠腹痛

李某，女，30岁，公司职员，1987年10月16日初诊。

**现病史：** 左下腹隐隐胀痛1月余，无阴道出血，恶心明显。停经52天，尿妊娠试验阳性。当日超声检查显示：宫内妊娠囊胚2.8cm×1.3cm，并见原始胎心搏动。伴神疲乏力，面色淡白，爪甲无华，腰膝酸困。小便不利，大便尚可。舌淡红，苔薄白，脉弦细。

**辨证：** 该病为妇人妊娠腹痛，证属肝郁脾虚，气血失和。患者血聚养胎，阴血相对偏虚，肝血虚失于条达，气机不畅，腹部胀痛；脾虚运化失职，水湿内停，气机阻滞，则见小便不利；面色淡白，爪甲无华，小腹隐隐作痛为血虚之象；腰膝酸困，乃肾气不足之征象。舌淡红，苔薄白，脉弦细均为肝郁脾虚，气血失和之象。

**治法：** 和血健脾，理气安胎。

**方药：** 当归15g，川芎10g，白芍15g，白术15g，茯苓15g，泽泻15g，菟丝子15g，阿胶5g，杜仲10g，续断15g，紫苏梗10g。7剂，水煎服，日1剂，早晚分服。

嘱其适当休息，不宜过劳。

**二诊：** 偶有两侧少腹疼痛，腰酸，带下。舌脉如上。中药守上方去苏梗，加怀山药15g，5剂而愈。

**按语：** 妇人怀孕以后，血聚养胎，阴血相对偏虚，肝为刚脏，非柔润不和，肝血虚则失于条达，腹中有胎，更易使气机郁滞，小腹胀痛。面色淡白，爪甲无华，小腹隐隐作痛，为血虚之征象。脾虚则运化失司，水湿内停，气机阻滞。胎失所养，胞络受阻，难免会有胎动不安之象。用当归芍药散合寿胎丸加减，即和血健脾，益气安胎。方中当归活血养血以止痛；白芍养血调肝、缓急解痉以止痛；川芎活血行气止痛，补而不滞；茯苓、白术、泽泻益气健脾，渗湿利水。重用菟丝子补肾，肾强自能荫胎也；续断补骨之药，阿胶善伏藏血脉，滋阴补肾；杜仲味平，补肝肾，强筋骨，可安胎；再加紫苏梗理气降逆。两方共用，使肾旺胎固，气机畅通，生化有源，气血条达，冲脉之气调和，胎孕得血液供养，胞脉通，腹痛除，胎孕安。

### （三）当归芍药散治疗经行浮肿

王某，女，45岁，工人，1995年11月2日初诊。

**现病史：** 经前面浮肢肿半年余。刻下临近经期，症见面浮肢肿，胸胁胀满，四肢乏力，舌淡苔白，边有齿痕，脉弦滑。

**辨证：**患者每于经期前出现面浮肢肿，持续半年，故诊断为经行浮肿，证属肝郁脾虚，水湿内停，气滞血阻。由于肝郁脾虚，气滞水阻，脾虚水湿不化，水湿溢于肌肤，故面浮肢肿。肝经行经胁肋，故胸胁胀痛；脾虚故四肢乏力；舌淡苔白，边有齿痕，脉弦滑为肝郁脾虚水停的表现。

**治法：**疏肝健脾，理气活血，利水通经。

**方药：**当归20g，赤芍15g，川芎20g，茯苓15g，白术15g，泽泻15g，天仙藤15g，益母草15g，泽兰10g，川牛膝15g。3剂，水煎服，日1剂。

**二诊：**患者述服上方2剂后，月经来潮，诸症减轻，效不更方，继服3剂，嘱其每次月经前服上方3~6剂，连服3个周期，半年后随访，诸症消失，未见复发。

**按语：**根据《叶天士女科诊治秘方·卷一》所言："经来遍身浮肿，此乃脾土不能克化，水变为肿"。韩老认为经行浮肿，属气机本滞，经前气血下注，冲任气血壅盛，气机更加不畅，气滞则水湿宣泄不利，泛溢肌肤，故面浮肢肿，气机不利，肝气不舒，故胸胁胀痛。临床多从脾肾阳虚、气滞血瘀辨治，本例辨证为肝郁脾虚，水湿内停，气滞血阻，故韩老用当归芍药散养血柔肝、健脾利湿，加天仙藤理气行滞，用益母草、泽兰活血利水通经，川牛膝引药下行，诸药合用，标本兼顾，故获良效。

### （四）当归芍药散加减治疗妇人腹痛

李某，女，38岁，干部。1988年4月初诊。

**现病史：**小腹隐痛1年。患者14岁月经初潮，期、量、色、质正常，痛经（-）；孕1产1。患者平素急躁易怒，近1年小腹隐痛，经期及劳累后加重。伴两胁胀痛，神疲乏力，面色萎黄，肢体沉重，纳差，大便燥结。舌淡少苔，脉弦细无力。

**辨证：**该病为妇人腹痛，证属肝脾不和，血虚失养证。血虚气弱，冲任胞脉失于濡养，气弱运血无力，故小腹隐隐作痛，神疲乏力，面色萎黄，纳差，舌红苔黄，脉弦细无力，乃肝郁脾虚、肝脾不和之象。

**治法：**疏肝养血，和中止痛。

**方药：**当归20g，白芍20g，川芎15g，白术15g，茯苓15g，川楝子15g，青皮10g。7剂，水煎服，日1剂，早晚分服。嘱其适当休息，不宜过劳。

**二诊：**服药1周，腹痛减轻。效不更方，继服4周，诸症悉除。

**按语：**《沈氏女科辑要笺正·卷下》："若既失血太多，则气亦虚馁，滞而为痛。"患者平素性情急躁易怒，肝气不疏，肝脾不和，损伤脾胃，化源匮乏，以致冲任血虚，胞脉失养而痛，且冲任血虚气弱，运行无力，血行迟滞，亦致腹痛。神疲乏力、面色萎黄、肢体沉重、纳差为脾虚之征；血虚失养则大便燥结。韩老用当归芍药散加减，养血疏肝，活血行滞，和中止痛。方中白芍活血散瘀，善治血瘀之证；当归补血活血；川芎活血化瘀行滞；茯苓、白术健脾益气、淡渗利水；加川楝子苦寒降泄，善清肝火，泄郁热，行气止痛；青皮疏肝破气，诸药配伍，临床取得显著疗效。

## 七、小柴胡汤加减治验妇科病三则

《伤寒论》中涉及小柴胡汤的原文有14条之多，所治病证涉及太阳、阳明、少阳和厥阴。该方具有条达气机，疏肝解郁，通畅三焦的作用。临床上内伤外感，男女老少皆可用之。

小柴胡汤方药组成：柴胡半斤，黄芩三两，人参三两，半夏半升（洗），炙甘草，生姜各三两（切），大枣十二枚（擘），上七味，以水一斗二升，煮取六升，去滓，再煎，取三升，温服一升，日三服。

方中柴胡为君药，味苦性寒，入肝、胆、三焦、脾与肺经。疏肝泻木，善解半表之邪热，气微寒而轻薄上升，善于升散疏达，能从阴出阳，推陈致新。黄芩，善清少阳半里之热，使上中二焦蕴热之火得从内消为臣药。半夏燥湿化痰、降逆下气，合生姜和胃止呕；人参味甘苦性温，气味醇厚，扶正以御邪合大枣共补五脏之虚，益气健脾共为佐药。炙甘草调和诸药为使药，助姜、枣升发少阳之气，在柴芩参夏的作用下，共奏调和表里，扶正御邪，使病症得除。

本方的加减化裁：若胸中烦而不呕者，去半夏、人参，加瓜蒌一枚；若渴者，去半夏，加人参合前成四两半、瓜蒌四两；若腹中痛者，去黄芩，加白芍三两；若胁下痞硬，去大枣，加牡蛎四两；若心下悸、小便不利者，去黄芩，加茯苓四两；若不渴，外有微热者，去人参，加桂枝三两；温覆微汗愈；若咳者，去人参、大枣、生姜，加五味子半斤、干姜二两。

小柴胡汤适用于经腑之证并见少阳本证。临床表现既有邪入少阳，经气郁滞，正邪纷争的胸胁苦满、往来寒热；又有少阳之腑胆火内郁，枢机不利，肝犯脾胃的心烦喜呕、默默不欲饮食、口苦、咽干、目眩等。此外，小柴胡汤还可以治疗热入血室及瘥后劳复等证。因此，称该方为"和剂之祖"。

现代研究表明柴胡的药理作用颇近于解热镇痛西药；黄芩除有广谱抗菌作用外，兼有解热、镇静、降压、利胆、利尿等作用；大枣含有丰富的维生素B、C；生姜、半夏可调理消化功能；人参、甘草能调节免疫，兴奋机体功能。

韩老认为本方在临床上的应用也较为广泛，凡三焦不畅，枢机不利，气机升降失常者皆可用此方加减治疗。精神因素引起的妇科疾病如月经不调、痛经、经前紧张综合征、经断前后诸证、带下病、子满、子肿、不孕、癥瘕、阴吹等病，也可用本方治疗。除了用于妇科病以外，本方还可用于治疗自主神经功能紊乱；消化系统：肠易激综合征、慢性浅表性胃炎、消化性溃疡；代谢障碍：高血脂、甲状腺功能亢进；循环系统：心肌缺血、心绞痛等冠心病等。

## （一）小柴胡汤加减治疗月经错后

王某，女，29岁。1988年4月5日初诊。

**现病史**：患者近2年月经周期延后十余日，量少，色黯，有血条血块，小腹胀痛，性情急躁。末次月经：3月10日。舌质红，苔薄白，脉弦数。

**辨证**：韩老认为患者性情急躁、易怒等情志因素，导致气机不畅，血为气滞，故经行错后、经量少、有血块；肝郁气滞，经脉瘀阻，故小腹胀痛；肝郁化热则舌红，脉弦数。

**治法**：理气调经。

**方药**：柴胡15g，黄芩10g，党参30g，半夏12g，炙甘草10g，生姜9g，大枣7枚，川芎10g，丹参15g，桃仁15g，延胡索15g，7剂，水煎。日1剂，早晚分服。

**二诊**：4月12日复诊。服药后患者心情稍显好转，小腹胀痛减轻，现偶有眠差。嘱患者守上方加珍珠母20g，刺五加15g，继服7剂。

**三诊**：4月19日复诊。患者自述于4月15日月经来潮，经量较前增多，睡眠好转。嘱患者守上方继服2个月，至月经周期恢复规律。

**按语**：韩老认为月经后期乃妇科常见病之一，治疗应以调整周期为主，同时临证注重虚实之分，遵循"虚则补之，实则泻之"的治疗原则，虚者以补为主，佐以通脉，有瘀滞者以通为主，辅以养血。该患主要是因气滞而血行不畅，血海、胞宫不能按时满溢，故主方用"小柴胡汤"加川芎、桃仁、丹参以活血调经，加延胡索以理气行滞止痛；二诊中因患者眠差，故加珍珠母、刺五加以养心安神助睡眠；韩老常教导说月经病的治疗当以3个月为1个周期，服药后，月经自然来潮，各方面都正常方可认为治愈。

## （二）小柴胡汤加减治疗经行乳房胀痛

乔某，女，35岁。1995年10月17日初诊。

**现病史**：患者近半年经前及经行期乳房胀痛，甚则不可触衣，血色黯红，小腹胀痛，胸闷胁胀，失眠多梦，平素精神抑郁，善太息，纳差，末次月经：9月25日。舌淡，苔薄白，脉弦。

**辨证**：患者平素抑郁，气血运行不畅，冲气偏盛，循肝经上逆，故经行乳房胀痛；气血郁滞，克伐脾胃，故纳差；肝气不舒，气机不畅，故胸闷胁胀；肝失条达，则善太息；苔薄白，脉弦，为肝气郁结之象。

**治法**：理气疏肝和胃。

**方药**：柴胡15g，黄芩10g，党参30g，半夏12g，炙甘草10g，生姜9g，大枣7枚，香附15g，合欢皮15g，乌药10g，延胡索15g，酸枣仁10g，7剂，水煎。日1剂，早晚分服。

二诊：10月24日复诊。服药后患者小腹胀痛、眠差减轻，现偶有腰痛，嘱患者守上方加狗脊20g，继服7剂。

三诊：10月31日复诊。患者自述于10月27日月经来潮，乳房胀痛减轻，腰痛好转，仍有眠差。嘱患者守上方减狗脊，继服10剂。

按语：经行乳房胀痛有虚实之别，辨证是应注意辨其发病的时间、性质和程度，治疗以疏肝通络止痛为大法。该患平素精神抑郁，故加香附、合欢皮理气疏肝；小腹胀痛，胸闷胁痛，故加乌药、延胡索行气止痛。韩老认为妇女在生活中来自各方的压力较大，因受情志因素的影响，导致月经前后出现多种症状，治疗应从情志方面考虑，嘱患者平时不仅要喝中药调理，还需调节情绪，缓解来自生活中的各种压力，培养健康的生活方式。

### （三）小柴胡汤加减治疗胸痹难眠症

王某，女，49岁。1999年10月23日初诊。

现病史：胸胁胀满，夜间常被憋醒。胸前胀闷疼痛，夜晚心悸不宁较甚，舌质紫黯，脉沉涩。近1年心情郁闷不解，烦躁易怒，口苦咽干，善太息，偶有胸前区胀闷不适，曾用血府逐瘀汤、加减乌药汤等疗效不佳。辅助检查：心电图ST段下移（提示：心肌缺血）。胸部X线检查未见明显异常。中医诊断：胸痹，失眠症。西医诊断：心肌缺血。

辨证：邪郁少阳，气机闭阻，瘀血阻滞，胸阳不振。

治法：和解少阳，活血逐瘀，温通心阳。

方药：柴胡15g，黄芩10g，半夏12g，党参20g，生姜10g，瓜蒌15g，薤白12g，桂枝10g，红花15g，炙甘草10g，大枣7枚。10剂。

二诊：1999年11月2日。服药后胸闷大减，心情明显好转，似有豁然开朗之感。现眠差，舌质略黯，脉沉细。知其气机有通畅之意，考虑气为血之帅，欲要血之运行必赖气之鼓动，且其能助血的化生，故在原方基础上加减。

方药：柴胡15g，黄芩10g，半夏12g，党参20g，生姜10g，瓜蒌15g，薤白12g，黄芪20g，桂枝10g，红花15g，丹参20g，炙甘草10g。10剂。

三诊：1999年11月12日。自服药后夜间憋醒等症状再未出现。上方加减又进十余剂，病症痊愈。

按语：本案为胸痹证，痹者，闭塞不通也。韩老认为疏利肝胆气机有助于心阳运布、心脉通畅。情志不舒，气滞上焦，则可致胸阳不振，心脉运行迟涩，发为痹证。该患心情郁闷不解，烦躁易怒，胸前胀闷疼痛，为邪郁少阳、胆火上扰所致；邪郁胸中，渐成胸痹，故胸前胀闷疼痛，夜晚心悸不宁较甚；邪郁日久，气机不利，血行不畅，可见舌质紫黯，脉沉涩等气滞血瘀之征象。因本病既不在太阳之表，又不在阳明之里，故禁用发汗和攻下之法，邪郁半表半里之间，枢机不利，宜和解宣散治之。方中以柴胡、黄芩为主药，柴胡能疏解少阳经邪热，黄芩能清少阳胆腑邪热，二味合用，既可解半表半里之郁滞，又可清泄半表半里之邪热，升降相和，调和枢机；加红花以活血祛瘀；邪郁日久有渐致胸痹之势，故又辅加瓜蒌、薤白、桂枝，以通阳散结，调畅气机。本方寒热并用，攻补兼施，升降协调，起到和解少阳，疏利三焦，条达气机，宣通内外，运转枢机之功。二诊服药后胸闷大减，心情明显好转，似有豁然开朗之感。知其渐有气机通畅之意，考虑气为血之帅，欲要血之运行必赖气之鼓动，故在原方基础上加了补气之黄芪和活血之丹参，去掉滋腻的大枣，调理数日，终获良效。

## 八、桂枝汤和玉屏风散治验经断前后汗证二则

桂枝汤首见于《伤寒杂病论》（包括《伤寒论》和《金匮要略》），《金匮要略》有"阳旦汤"之名。如《金匮要略·妇人产后病》第7条："产后风，续之数十日不解，头微痛，恶寒，时时有热，心下满，干呕，汗出，虽久，阳旦证续在者，可与阳旦汤。"《伤寒论》《金匮要略》《温病条辨》均把桂枝汤列为第一首方剂。在《伤寒论》113首方中，应用桂枝汤随证加减共70方，约占63%。桂枝汤临床应用颇为广泛，疗效卓著。柯琴云："群方之冠，乃滋阴和阳，调和营卫，解肌发汗之总方也。"鉴于其调和营卫、气血、阴阳的作用，被仲景及后世医家广泛应用，不仅用于外感疾病，而且加减应用于内伤杂病，在其主治范围上不断扩充。

桂枝汤的组成：桂枝9g，白芍9g，炙甘草6g，生姜9g，大枣9g。本方证属表虚，腠理不固，且卫强营弱，所以用桂枝为君药，解肌发表，散外感风寒，又用白芍为臣，益阴敛营。桂、芍相合，一治卫强，一治营弱，合则调和营卫，是相须为用。生姜辛温，既助桂枝解肌，又能暖胃止呕。大枣甘平，既能益气补中，又能滋脾生津。姜、枣相合，还可以升腾脾胃生发之气而调和营卫，所以并为佐药。炙甘草之用有二：一为佐药，益气和中，合桂枝以解肌，合白芍以益阴；一为使药，调和诸药。所以本方虽只有五味药，但配伍严谨，散中有补。

桂枝汤为东汉著名医家张仲景所创，并收录在仲景所著的《伤寒杂病论》，其原方及其加减方的形式反复出现多达几十次，其临床应用之广可见一斑。鉴于桂枝汤及其加减方之疗效确切，所以被历代医家广为推崇，并被誉为古今第一大方。桂枝汤对中医学的贡献不仅局限于临床，且对后世医家组方用药以及中医基础理论和辨证思维的发展等方面贡献也颇多。

玉屏风散源于《丹溪心法》："玉屏风散治自汗，防风、黄芪各一两，白术二两，每服三钱，水一盏半，姜三片煎服。"后在《医方考》："卫气一亏，则不足以固津液，而自渗泄矣，此自汗之由也。白术、黄芪所以益气，然甘者性缓，不能速达于表，故佐之以防风。东垣有言，黄芪得防风而功愈大，乃相畏相使者也。是自汗也，与伤风

自汗不同，伤风自汗责之邪气实；杂证自汗责之正气虚，虚实不同，攻补亦异。"《古今名医方论》："防风遍行周身，称治风之仙药，上清头面七窍，内除骨节疼痹、四肢挛急，为风药中之润剂，治风独取此味，任重功专矣。然卫气者，所以温分肉而充皮肤，肥腠理而司开阖。惟黄芪能补三焦而实卫，为玄府御风之关键，且无汗能发，有汗能止，功同桂枝，故又能治头目风热、大风癞疾、肠风下血、妇人子脏风，是补剂中之风药也。所以防风得黄芪，其功愈大耳。白术健脾胃，温分肉，培土即以宁风也。夫以防风之善驱风，得黄芪以固表，则外有所卫，得白术以固里，则内有所据，风邪去而不复来，当倚如屏，珍如玉也。"《古方选注》："黄芪畏防风，畏者，受彼之制也。然其气皆柔，皆主乎表，故虽畏而仍可相使。不过黄芪性钝，防风性利，钝者受利者之制耳；惟其受制，乃能随防风以周卫于身而固护表气，故曰玉屏风。"《成方便读》："大凡表虚不能卫外者，皆当先建立中气，故以白术之补脾建中者为君，以脾旺则四脏之气皆得受荫，表自固而邪不干；而复以黄芪固表益卫，得防风之善行善走者，相畏相使，其功益彰，则黄芪自不虑其固邪，防风亦不虑其散表，此散中寓补，补内兼疏，顾名思义之妙，实后学所不及耳。"

玉屏风散组成：防风30g，黄芪60g，白术60g。方中黄芪甘温，内补脾肺之气，外可固表止汗，为君药；白术健脾益气，助黄芪以加强益气固表之功，为臣药；佐以防风走表而散风邪，合黄芪、白术以益气祛邪。且黄芪得防风，固表而不致留邪；防风得黄芪，祛邪而不伤正，有补中寓疏、散中寓补之意。

玉屏风散自问世以来受到很多医家的喜爱，经过诸多医家在临证中反复实践，其主治范围也得到不断地发展和完善，而且在临床中具有很好的疗效。

韩老根据妇女特殊的生理、病理特点，提出妇人以肝肾为本，以精血为用。在治疗妇科疾病过程中，经常从精血互生、乙癸同源理论出发进行辨析。韩老认为绝经前后，冲任亏虚，精气不足，肾中阴阳失衡，肾阴既虚，阳失潜藏，虚热内扰，故烘热汗出，肝肾二脏为母子之脏，水火之宅，主藏精血，伤则俱伤，耗则俱耗，临床中，二者常常互为因果，如肝血虚可导致肾精不足，肾精亏损，亦可影响肝血虚弱，故将桂枝汤或玉屏风散合以滋补肝肾之品，用于绝经前后汗证的治疗，并取得了很好的效果，彰显了经方的魅力。

### （一）桂枝汤和玉屏风散加减治疗绝经后汗证

吴某，女，52岁。1982年3月21日初诊。

**现病史：**面部烘热汗出3个月。患者面部烘热汗出3个月，经闭1年。平素头晕耳鸣，记忆力减退，腰膝酸软，失眠多梦，眼睛干涩，大便秘结；舌红少苔，脉弦细。

**辨证：**该患者闭经1年，天癸竭。肾阴不足，精血亏虚，不能上荣清窍，出现头晕耳鸣，记忆力减退，失眠多梦；肾虚腰府失养，出现腰膝酸软；肾阴不足，阴不维阳，虚阳上越于头面，则面部烘热汗出；肝肾阴虚，虚火伤津，则眼睛干涩，大便秘结；舌红少苔，脉弦细，均为肝肾阴虚之征。

**治法**：滋养肝肾，滋阴敛汗。

**方药**：桂枝10g，白芍20g，炙甘草10g，黄芪20g，白术15g，浮小麦15g，五味子15g，龟甲10g，菟丝子20g，鳖甲10g，续断15g，菊花15g。7剂，水煎服，每日1剂，早晚分服。

**二诊**：1周后，患者前来复诊，眼睛干涩症状消失，余症减轻。上方去菊花，加枸杞子20g、杜仲15g以补肾填精。7剂，水煎服，每日1剂，早晚分服。

**三诊**：诸症消失，好如常人。嘱其口服育阴丸3周以巩固疗效。

**按语**：韩老认为此病其本在肾，亦可由其他脏腑病变累及而来。因"五脏相移，穷必及肾"，从而导致体内阴阳失调。方中桂枝辛温，宣通卫阳；白芍酸苦微寒，能敛阴液，和营于内，二者配伍，调和营卫，寓敛汗之意。黄芪以固表，则外有所卫，得白术以固里，则内有所据，风邪去而不复来。浮小麦养阴清热，敛汗除蒸；五味子生津敛汗；枸杞子、续断、杜仲补肾填精；龟甲平肝潜阳，益精养血，镇静安神；鳖甲为血肉有情之品，滋阴潜阳，为治阴虚发热之要药；菊花清热明目。全方补中寓泻，甘淡平和，不温不燥，补而不滞，共奏补肾填精、调和营卫、滋阴敛汗之功。

### （二）桂枝汤和玉屏风散加减治疗经断前后汗证

周某，女，45岁，公务员。1992年5月12日初诊。

**现病史**：月经错后伴烘热汗出4个月。患者14岁月经初潮，既往月经周期规律，孕2流1产1。近2年经水不调，1~2个月一行，经量逐渐减少，现经水4个月未行；伴烘热汗出，腰膝酸软，手足心热，心烦易怒，面有暗斑，口干口苦，小便短赤，大便秘结。舌红少苔，脉弦细。

**辨证**：患者近2年经水不调，1~2个月一行，经量逐渐减少，现经水4个月未行；伴烘热汗出，腰膝酸软，手足心热，心烦易怒，可诊断为经断前后诸症，证属肝肾阴亏，虚火内扰所致。此患年近七七，"任脉虚，太冲脉衰少，天癸竭"，冲任亏虚，精气不足，肾中阴阳失衡，血海不能满溢则经水错后；肾阴既虚，肝血不足，肝失濡养，疏泄失常，故情志失调，容易动怒；肾水不能上济于心，心火独亢，热扰心神而心神烦乱；阳失潜藏，虚热内扰，故烘热汗出，手足心热，口干口苦，小便短赤，大便秘结。舌红少苔，脉弦细为肝肾阴亏之征象。

**治法**：补益肝肾，调养气血。

**方药**：桂枝15g，白芍15g，黄芪20g，浮小麦30g，甘草15g，白术10g，五味子15g，菟丝子15g，山药15g，牡丹皮20g，地骨皮20g，栀子15g。7剂，水煎服，每日1剂，早晚分服。

二诊：服药后自觉腰酸消失，手足心热减轻，大便略稀，仍有汗出。舌淡红，苔薄白，脉沉。治宜滋阴养血，佐以收涩止汗。继以上方，去浮小麦，加芡实15g。服药后诸症消失，并嘱其调情志，慎起居，以防病症反复。

**按语：** 方中桂枝辛温，宣通卫阳；白芍酸苦微寒，能敛阴液，和营于内，二者配伍，调和营卫，寓敛汗之意。黄芪以固表，则外有所卫，得白术以固里，则内有所据，风邪去而不复来。浮小麦养阴清热，敛汗除蒸；五味子生津敛汗；菟丝子、山药补肾填精；牡丹皮滋阴降火；地骨皮凉血除蒸，栀子清热除烦。

《内经》云："女子……七七任脉虚，太冲脉衰少，天癸竭，地道不通，故形坏而无子也。"若不能适应这个阶段的生理过渡，机体脏腑阴阳气血不相平衡，遂致本病发生。韩老认为肝、脾、肾三脏同调为治该病的有效之法。因此，提出以补益肝肾、调和脾胃为主。既重脏腑肝肾之调和，更重后天脾胃气血之生化。补肾以强筋健骨，防治骨质疏松；疏肝以改善情志，解除抑郁；健脾以助后天，体内气血旺盛则机体得以濡养。

### 九、甘麦大枣汤加减治疗妇人脏躁二则

甘麦大枣汤首见于《金匮要略·妇人杂病脉证并治第二十二》，其文曰："妇人脏躁，喜悲伤欲哭，象如神灵所作，数欠伸，甘麦大枣汤主之。"此方首次出现在篇中，用以治疗妇人脏躁，此条论述了甘麦大枣汤所治病症的主要症状。本病系因忧思过度，心阴受损，肝气失和所致。心阴不足，心失所养，则精神恍惚，睡眠不安，心中烦乱；肝气失和，疏泄失常，则悲伤欲哭，不能自主，或言行妄为。治宜养心安神，和中缓急。在徐彬的《金匮要略论注》中提到："小麦能和肝阴之客热，而养心液，且有消烦利溲止汗之功，故以为君。甘草泻心火而和胃，故以为臣。大枣调胃，而利其上壅之燥，故以为佐。盖病本于血，心为血主，肝之子也，心火泻而土气和，则胃气下达。肺脏润，肝气调，躁止而病自除也。补脾气者，火为土之母，心得所养，则火能生土也。"而《金匮要略心典》亦言："小麦为肝之谷，而善养心气；甘草、大枣甘润生阴，所以滋脏气而止其躁也。"若有其他证候，则需要辨证论治，施以加减，以求奇效。

甘麦大枣汤的方药组成是甘草三两，小麦一升，大枣十枚。方中小麦为君药，养心阴，益心气，安心神，除烦热。甘草补益心气，和中缓急，为臣药。大枣甘平质润，益气和中，润燥缓急，为佐使药。三药合用甘润平补，养心调肝，充养心气，滋阴和肝，是妇人脏躁之主方。

《绛雪园古方选注》："小麦，苦谷也。经言心病宜食麦者，以苦补之也。心系急则悲，甘草、大枣甘以缓其急也，缓急则云泻心。然立方之义，苦生甘是生法，而非制法，故仍属补心。"

清代医家对于甘麦大枣汤的理解颇多，如陈念祖在《金匮要略浅注》中提及：

"此为妇人脏躁而出其方治也。麦者，肝之谷也，其色赤，得火色而入心；其气寒，秉水气而入肾；其味甘，具土味而归脾胃。又合之甘草、大枣之甘，妙能联上下水火之气而交会于中土也"。顾松园在《顾松园医镜》提出："此方以甘润之剂调补脾胃为主，以脾胃为生化气血之源也，血充则躁止，而病自除矣"。

《灵枢·本神第八》云："心藏脉，脉舍神，心气虚则悲，实则笑不休。"韩老活学活用经典，且有自己独到的见解。将甘麦大枣汤加减用于治疗妇人脏躁疾病并取得很好的效果，尤其是在治疗经行情志异常、经断前后诸证等疾病的临床应用上，标本兼顾，收效甚佳。

### （一）甘麦大枣汤加减治疗经行情志异常

林某，女，38岁。1992年7月8日初诊。

**现病史**：经期情志异常3个月。患者12岁月经初潮，月经周期正常。末次月经：06月19日。孕1产1。经前常悲伤欲哭，默默不欲饮食，心神不宁，失眠多梦。经行量少色淡，舌质淡红，苔薄白，脉细弱。

**辨证**：该患证属经行情志异常之心血不足。经期气血下注冲任，心血更虚，心神失养，故悲伤欲哭，默默不欲饮食，心神不宁；血气亏少，冲任不足，血海不盈，故月经量少，色淡。舌质淡红、苔薄白、脉细弱为血虚之征。

**治法**：补血养心，安神定志。

**方药**：甘草15g，小麦30g，大枣10枚，黄芪20g，茯神15g，当归15g，川芎15g，酸枣仁15g，熟地黄15g，10剂。

**二诊**：复诊时患者服药后诸症已明显好转。嘱将息身心，调节情志，下次月经前1周再服原方7剂，以巩固疗效。

**按语**：韩老认为本病以心血不足致经行情志异常，以常悲伤欲哭、心神不宁、失眠多梦、苔薄白脉细弱为辨证要点。甘麦大枣汤主以小麦味甘微寒，养心气安心神，图养心缓急之意；甘草和中缓急；大枣补益中气，滋润脏躁。三药合方，甘润滋养，平躁缓急。加当归补血活血，熟地黄养血补血，配以川芎活血行气；黄芪补益中气；茯神、酸枣仁宁心安神。辨证用药，丝丝入扣，故本病多能药到病除。

### （二）甘麦大枣汤加减治疗经断前后诸证

阮某，女，48岁。1993年6月29日初诊。

**现病史**：停经1年来，情绪极易激动，有时不能自控。常喜悲伤欲哭，夜不得寐，白天头晕神倦，少气懒言，数欠伸，倦怠乏力，不思饮食，舌淡苔薄，脉细弱。

**辨证**：思虑伤脾，化源不足，心失所养，则悲伤欲哭，夜不得寐；心气不足则头晕神倦，少气懒言，数欠伸；脾虚中气不足，则倦怠乏力，不思饮食；舌淡苔薄，脉细弱，为心气不足之征象。

治法：养心安神，和中缓急。

方药：甘草15g，淮小麦30g，大枣10枚，当归15g，白芍20g，酸枣仁15g，柏子仁15g，茯神15g，煅龙骨15g，煅牡蛎15g。7剂。

二诊：复诊时患者诸症明显改善，尚有腰酸乏力，寐况时好时差，再予原方入桑葚、枸杞子各10g。调治半月后基本收功。

按语：《内经》云："心藏神，神有余则笑不休，神不足则悲。"韩老认为绝经前后是女性的特殊生理期，常思虑过度，忧思伤脾，脾气不足，生化乏源，心气虚则悲。此病案属心气不足之证。韩老在诊治上指出虽谓有火而不宜苦降，虽属虚证而不宜大补，治以甘润滋养为主。在甘麦大枣汤基础上，加以当归补血活血，白芍补血敛阴，血足则气充；酸枣仁、柏子仁、茯神宁心安神；煅龙骨、煅牡蛎重镇安神。烘热阵作、五心烦热者，加银柴胡、青蒿、地骨皮；胸胁胀痛、时欲太息为快者，加陈皮、郁金、川楝子、柴胡；盗汗加糯稻根、龙骨、牡蛎；头晕头痛加钩藤、桑叶、僵蚕；纳呆加炒麦芽、炒鸡内金、焦神曲。

### 十、四逆散加减治验妇人痛证四则

四逆散出自《伤寒论·少阴病脉证并治》第318条文云："少阴病，四逆，其人或咳，或悸，或小便不利，或腹中痛，或泄利下重者，四逆散主之。"原书用来主治"少阴病，四逆"，后世医家应用四逆散，在遵从原书的基础之上，有所发挥。如《普济方》卷："疟疾泻痢并作者。"《类证活人书·卷四》："大抵肾伤寒，亦多表中无热，但苦烦馈，默默而极，不欲见光明，有时腹痛，其脉沉细，旧用四顺汤，古人恨其热不堪用云。肾病而休犹有热者，可服仲景四逆散。"《景岳全书·古方八阵》卷："用本方枳实改枳壳，治阳气亢极，血脉不通，四肢厥逆，在臂胫之下者。"《类聚方广义》："四逆散，治痢疾，累日下利不止，胸胁苦满，心下痞塞，腹中结实而痛，里急后重者。"《伤寒舌鉴·白苔舌总论》："病四五日，未经发汗，邪热渐深，少有微渴，过饮生冷，停积胸中，营热胃冷，故令发热烦躁，四肢逆冷，而苔白干厚，满口白屑，宜四逆散加干姜。"《续名医类案》："蜀孝廉阮太和，病寓吴山下。召诊，披衣强座，对语甚庄，神气则内索也。身热进退，舌苔黄而厚。盖自吴门受寒，以肉羹为补，而时嚷之，遂绅绵匝月。卢用疏散轻剂，热退。又复强吠，再热不能起坐。越五日诊之，谵妄呼笑，不识人，已三日，形骨立，汗雨下，而内热特甚，胸胁之热，扣之烙手，第脉尚有神，乃用人参八钱，加四逆散中，一剂而谵妄宁，三剂而热邪清矣。"再如《王旭高临证医案·脘腹痛门》所载验案："腹痛三年，时作时止，寒在中焦，当与温化无疑。然脉小弦滑，必有宿积。前用温下、温通两法，病虽减而未定。据云每交午月其痛倍甚，则兼湿热，故脉浮小而沉大，按之有力，此为阴中伏阳也。当利少阴之枢，温厥阴之气，运太阴之滞，更参滑以去着法。柴胡、白芍、枳实、甘草、吴茱萸、木香、白术。"吴谦《医宗金鉴》云："方名四逆散，与四逆汤均治手足逆冷，但四逆汤治阴邪寒厥，此则治阳邪热厥。"

《内经》曰："热淫于内，佐以甘苦，以酸收之，以苦发之。枳实、甘草之甘苦，以泄里热；芍药之酸，以收阴气；柴胡之苦，以发表热。"《张氏医通》："柴胡为来路之引经，亦借以为去路之向导；用枳实者，扫除中道，以修整正气复回之路也。夫阴为阳扰，阳被阴埋，舍和别无良法，故又需白芍以和其营，甘草以和其胃，胃气和而真阳敷布，假证愈而厥逆自除。"从以上可以看出，古人运用四逆散已经积累了较为丰富的经验，病证涉及多个方面，诸如疟疾、肾伤寒、痢疾、四肢厥逆、发热、腹痛等。

四逆散组成：炙甘草、枳实（破，水渍，炙干）、柴胡、白芍各十分（各6g）。方中柴胡入肝胆经，升发阳气，疏肝解郁，透邪外出，为君药。白芍敛阴，养血柔肝，为臣药，与柴胡合用，以补养肝血，条达肝气，可使柴胡升散而无耗伤阴血之弊。佐以枳实理气解郁，泄热破结，与柴胡为伍，一升一降，增舒畅气机之功，并奏升清降浊之效；与白芍相配，又能理气和血，使气血调和。甘草调和诸药，益脾和中；与白芍配伍，则酸甘化阴，缓急止痛，为佐使药。四药配伍，共奏透邪解郁、疏肝理脾之效，使邪去郁解，气血调畅，清阳得升，四逆自愈。

四逆散创立以后，历代医家就本方的功用进行了阐释发挥，不乏真知灼见，颇能开阔思路，对正确理解本方提供了重要的参考依据。成无己《注解伤寒论》卷释："散传阴之热"；张璐《伤寒绪论》卷上曰："清理脾胃，而散阴分之热滞"；程应旄《伤寒论后条辨》中称："升清降浊兼有益阴，然大旨只在疏跌阳之滞"；秦之祯《伤寒大白》则谓："疏通肝胆血脉，调和胃家中气，清热"；徐彬《伤寒原方发明·少阴后篇》言："清热和解"；尤怡《伤寒贯珠集》卷提出："辅正逐邪，和解表里"；曹颖甫《伤寒发微》阐发为："导滞和营"；唐容川《血证论》认为"疏平肝气，和降胃气"；近代医家秦伯未在《谦斋医学讲稿》中表述为"疏肝理脾，调气去滞"；《伤寒论讲义》二版教材试图超越众注家，力求平允，提出"宣散气血之郁滞"；《中医药学高级丛书方剂学》则界定为"疏肝理脾，透邪解郁"。历代医家从散热透邪、和解表里、宣达气血、疏肝理脾等不同角度做了阐述，秦伯未所言"疏肝理脾，调气祛滞"较为全面。

韩老认为经方通过加减，扩大临床适应证，更好地提高临床疗效。但药物加减并非简单，犹如战场用兵，决于胜负。《药治通义》："用方之妙莫过于加减，用方之难莫过于加减。"所以历代称之为上工者，必熟知药性、归经、功效，并能运用"同因异病，异病同治"的理论，加减自如。现代社会对女性的要求越来越高，女性所面临的压力越来越大，且女子较为感性，情绪波动大，常因情志失调，而致肝气失于疏泄，血随气结发为瘀。故由于情志不畅所导致的肝郁气滞、瘀血阻滞型痛证也越来越多。百病生于郁，郁而不疏，皆肝木之病矣。妇科痛证虽因其自身特点而表现各异，但病因病机多为肝郁气滞、不通则痛。治疗上韩老借鉴古贤之理论，在辩证的基础上对四逆散加减运用，疏其气血，令其畅达，气血生化有源，"通"与"荣"并达，内外因素相互作用，以达疏肝理气，行气活血之功，对肝郁痛证的痛经，妊娠腹痛，产后缺乳，妇人腹痛收效甚好。

### （一）四逆散加减治疗肝郁痛证之妊娠腹痛

李某，女，30岁。1987年10月16日初诊。

**现病史**：妊娠4个月余，腹部坠胀疼痛1周。患者15岁月经来潮，周期以及经期规律。周期为28~30天，经期5~7天，末次月经1987年5月25日，现妊娠4个月余，腹部坠胀疼痛1周，无阴道流血。10天前因家庭纠纷，郁怒不解而发小腹坠胀疼痛，心胸憋闷，两胁胀满，嗳气频作，二便正常。查体：小腹隆起，宫底于脐下1.5cm，接触宫缩（+）；舌红苔薄白，脉弦滑有力。

**辨证**：该患者病属妊娠腹痛，辨为肝气郁滞型。患者近日因家庭纠纷，郁怒不解，以致肝失条达，气机不畅，孕后胞脉阻滞，不通则痛，故小腹胀痛；气滞肝脉，故心胸憋闷，两胁胀满；气郁无以宣达，气机不畅，故嗳气频作。舌红苔薄，脉弦滑，均为肝郁气滞之征。

**治法**：疏肝解郁，理气安胎。

**方药**：柴胡15g，白芍20g，枳实10g，当归10g，地黄10g，紫苏梗15g，陈皮10g，黄芩15g，栀子10g。5剂，水煎服，日1剂，早晚分服。

**二诊**：1987年10月23日，自述服药期间腹痛明显好转，5剂服用完，腹部坠胀疼痛，心胸憋闷，两胁胀满，嗳气等症状消失。

**按语**：韩老认为该患者身怀六甲，其生理正处于阴血不足，阳气偏盛的状态，加之外受情绪重击，首犯少阴心经，心火传于肝经，肝之疏泄失常，随着胎儿渐大阻碍气机，故而发生此病。选方四逆散以疏解气机，去甘草的原因是削弱甘草甘温、令人中满的作用，加当归、地黄以增强养血安胎之力，紫苏梗、陈皮宽中健脾，加黄芩、栀子以清热泻火安胎，气机调畅则疾病自愈。

### （二）四逆散加减治疗肝郁痛证之产后缺乳

陈某，女，22岁，干部。1988年06月03日初诊。

**现病史**：产后20余日，乳汁量少5天。产后数日，乳汁量少，点滴即止。乳房胀硬、疼痛，乳汁黏稠；胸胁胀满，烦躁易怒，舌质红，苔薄黄，脉弦滑。

**辨证**：该患者哺乳期内乳汁甚少，故诊断为产后缺乳。患者产后情志不舒，肝气郁结，气机不畅，乳脉淤滞，令乳汁不得出而乳汁量少；乳汁淤积，则乳房胀硬、疼痛，乳汁黏稠；肝脉布胁肋，肝气郁滞，失于宣达，则胸胁胀满；肝气不舒，则烦躁易怒，舌质红，苔薄黄，脉弦滑，为肝郁气滞之征。

**治法**：疏肝解郁，通络下乳。

**方药**：柴胡15g，白芍15g，枳实15g，当归15g，熟地黄15g，通草15g，王不留行15g，漏芦15g，陈皮15g，穿山甲10g，甘草10g。7剂，水煎服，日1剂，早晚分服。

**二诊**：1988年06月10日，自诉服药期间乳汁明显增多，乳房胀硬、疼痛症状消失，情绪明显好转。

**按语**：早在1000多年前古人就明确指出缺乳主要有二方面，一则气血不足，无乳可下；另则为肝气郁滞，乳汁壅滞不行。韩老认为此案患者即属肝郁之体，治疗首当疏肝解郁，通络下乳。《傅青主女科》云："少壮之妇，子生产之后，或闻丈夫之嫌，或听翁姑之谇，遂致两乳胀满疼痛，乳汁不通，人以为阳明之火热也，谁知是肝气郁结乎！……必得肝木之气以相通……盖乳汁之化，全在气而不在血。……治法宜大舒其肝木之气，而阳明之气血自通，而乳亦通也。"选方四逆散加当归、熟地黄以补血，加通草通气下乳，加漏芦、穿山甲，王不留行活络下乳。上述药物合用则肝气得疏，乳汁得下，则疾病自愈。

### （三）四逆散加减治疗肝郁痛证之妇人腹痛

王某，女，30岁。已婚1988年9月16日初诊。

**现病史**：人工流产术后下腹反复疼痛4年。4年前行人工流产术，术后情志不舒，反复下腹疼痛，左侧为甚，伴有带下量多，色黄稠，味臭。既往月经规律，14岁初潮，周期30天，经期5~7天。平素口干、饮食尚可、睡眠欠佳、二便调，舌红，苔薄黄微腻，脉弦滑。

**辨证**：患者人工流产术后，情志不舒，肝失条达，气滞血瘀，湿热之邪与血搏结，血行不畅，冲任阻滞，不通则痛，故反复下腹疼痛。湿热下注伤及任带，故见带下量多，黄稠，有臭味；舌红，苔薄黄微腻，脉弦滑为肝郁湿热蕴结之征。

**治法**：疏肝理气，清热利湿止痛。

**方药**：柴胡10g，白芍15g，枳实10g，川楝子10g，延胡索10g，苍术10g，黄柏10g，川牛膝10g，薏苡仁25g，丹参10g，合欢皮10g，首乌藤10克，土茯苓15克。5剂，水煎服，日1剂，早晚分服。

**二诊**：1988年9月23日复诊，自述服药后腹痛缓解，但仍失眠，带下量多。诊治同上，效不更方，继服5剂而愈。2年后随访已产1子，无不适。

**按语**：韩老认为，疼痛的发病机制是不通则痛和不荣则痛。具体而言，疼痛有虚实之异，虚证有血虚、气虚、肾虚之分，实证有血瘀、气滞、痰湿、寒凝、血热之别。应根据妇科痛证的发病特点，重视病变部位，强调脏腑辨证。妇科疾病论部位多在带脉之下，小腹正中及两侧，解剖以子宫为中心，胞脉、胞络与其相属，而这正是足厥阴肝经循行之处。妇人腹痛以小腹部疼痛为主要症状，肝郁气滞，气机阻滞，湿热蕴结，影响气血运行，不通则痛；方以四逆散疏肝柔肝，解郁止痛；配以川楝子、延胡索疏肝泄热，活血止痛；苍术、黄柏、川牛膝、薏苡仁清热燥湿。再根据兼症酌情化裁，患者服药后疼痛缓解，效不更方，继续服用而痊愈。

### （四）四逆散加减治疗肝郁痛证之痛经

姜某，女，43岁，已婚。1989年06月15日初诊。

**现病史**：经行腹痛30余年。患者13岁月经来潮，周期、经期规律，有痛经。末次月经：6月1日，血量中等，色黯红血块较多，经行小腹剧痛，服止痛药方可缓解，四肢逆冷，伴有腹泻。患者平素情绪急躁，经前乳房胀痛。舌质黯红，苔白微腻，脉弦。

**辨证**：该患者证属于肝郁气滞，阳郁厥逆之痛经。患者平素性情急躁，怒极伤肝，肝气不舒，以致气滞胞宫、冲任。经期气血下注冲任，胞脉气血更为壅滞，不通则痛，发为痛经。冲任气滞血瘀，经行不畅，故经色黯红有血块，肝郁气滞故经前乳房胀痛；气机郁遏，不得疏泄，导致阳气内郁，不能达于四末，而见四肢逆冷，肝郁乘脾而见腹泻；舌质黯红，脉弦则为肝郁之征。故诊断为肝郁气滞，阳郁厥逆之痛经。

**治法**：疏肝解郁，理气止痛。

**方药**：柴胡20g，白芍15g，枳实15g，甘草10g，当归15g，川芎15g，香附15g，延胡索20g，炒白术15g。7剂，水煎服，日1剂，早晚分服。

**二诊**：1989年07月03日，自诉服药后行经期间腹痛明显好转，经色稍转红，血块较前明显减少。患者口服中药依从性好，继续服用此方，随访3月痛经未作。

**按语**：韩老认为，治疗妇科痛证当以止痛为先，治疗大法为疏肝理气、调畅气机，一旦肝郁得解，气血调和，必将通则不痛。患者平素急躁，暴怒伤肝，肝郁气滞，气滞血瘀，以致瘀阻冲任，血行不畅。经期气血下注冲任，胞脉气血更加壅滞，"不通则痛"，发为痛经。方以"四逆散"加当归、川芎，以养血调经；加香附、延胡索，以增疏肝解郁，行气止痛；加炒白术，增强健脾止泻之功。以上药物合用具有调畅气机，宣畅郁阳，调和肝脾的作用。然肝气条达，气机调畅，冲任无碍，则痛经自愈，这正符合"通则不痛"的理论。

第四篇

韩百灵教授临床理论与实践

# 第一章　妇科理论与临床

## 一、中医妇产科学的发展及对人类的贡献

中医妇科学是中医学的重要学科，它是在中医学的形成和发展中逐渐建立起来的，通过不断地充实成为中医学中的优势学科。它为人类的繁衍昌盛做出了巨大的贡献。

回顾中医妇科学发展的历史，追溯到四五千年前，在殷墟甲骨文的卜辞中记载有21种疾病，其中就有妇女产育的记载。易经中也论到"妇三岁不孕"。到了夏、商、周时代，中医妇产科开始萌芽，记载了难产、种子和胎教的理论。在公元前11世纪左右成书的《诗经》中记载药物50余种，其中就有茜草根、枸杞子、益母草等妇产科常用药物。《列女传》曰："太任，王季娶以为妃……及其有身，目不视恶色，耳不听淫声，口不出傲言，能以胎教子，而生文王。"提出了胎教理论的雏形。春秋战国时期，出现了许多医家，如医和、医缓、扁鹊等，尤其是扁鹊过邯郸曾专门做过妇产科医生。这一时期妇产科理论的进展主要是难产、优生学、胚胎学的相关理论。《左传·僖公二十三年》说："男女同姓，其生不蕃（蕃，繁殖之意）。"明确提出近亲结婚有害于后代的繁殖。《黄帝内经》成书于战国时代，是我国现存的第一部医学巨著，书中涉及许多妇科方面的内容，如女子的解剖、月经生理、妊娠、妇科杂病的诊治及预后，并论述了血崩、月事不来、带下、不孕、肠覃、石瘕等一些疾病的理论。记载了第一个治疗血枯经闭、调经种子方药四乌鲗骨一芦茹丸，为中医妇产科学的发展奠定了基础。到了秦代，已有妇产科病案的记载。据《史记·扁鹊仓公列传》记载，太仓公淳于意首创"诊籍"，其中"韩女内寒月事不下"及"王美人怀子而不乳"的病案，是妇产科最早的病案。

汉代，妇产科有了进一步的发展，在医事制度上设有"女医"，出现了一批妇产科专著，首见药物堕胎、连体胎儿、手术摘除死胎等记载。马王堆汉墓出土的文物中有《胎产书》，是现存最早的妇产科专著。《汉书·艺文志》记载有《妇人婴儿方》，张仲景在《伤寒论》序中自称撰用《胎胪药录》，《隋志》记载有《张仲景疗妇人方》1卷，可惜已都散佚。现存的只有张仲景所著《金匮要略》中的妇人三篇。与张仲景同代的医学家华佗，发明了麻醉药（麻沸散）、创伤药（神膏），并成功地进行了开腹手术，也成功地进行了摘除死胎的手术。

魏晋南北朝及隋唐时期，脉学和病源证候学的成就，推动了妇产科的发展。晋代医家王叔和所著《脉经》，提出了"居经""避年"之说，指出"尺中不绝，胎脉方真"及脉辨男女和"离经脉"。南齐褚澄著《褚氏遗书》从摄生角度提出了节

育及晚婚。南齐徐文伯著有《疗妇人瘕》专著，记载了针刺引产。北齐徐之才撰写《逐月养胎法》明确指出怀胎十月过程中养胎的注意事项。

隋代，巢元方等编著了《诸病源候论》，全书50卷，包括妇人病8卷，从病因、病机及临床症状等进行描述，内容丰富。

唐代建立了比较完备的医事制度，成立了最高的医学教育机构和医疗机构，专门培养医药人才。设立了"太医署"，具有向专科化发展的特点。当时著名的医学家孙思邈，所著《千金要方》，全书30卷，有妇人方上、中、下3卷，并将妇人胎产列于卷首。此时，妇产科发展的重要特征是出现了我国现存理论较完备的产科专著，即昝殷著的《产宝》，全书3卷41门，260余方，每门前有短论，后有附方，对后来产科的发展有一定指导作用。

宋代妇产科得到了迅速发展，已成为独立专科，在国家医学教育规定设置的九科之中有产科。这一时期出现了一些重要的妇产科专著。如杨子建著《十产论》、朱端章著《卫生家宝产科备要》、李师圣的《产论》、齐仲甫著《女科百问》。《妇人大全良方》是当时一部杰出的作品，也是我国著名的妇产科专著，全书分调经、众疾、求嗣、胎教、妊娠、坐月、产难、产后8门，一直对后世医家有较大的影响。

金元时代是医学百家争鸣时期，医学流派开始兴起，出现了金元四大家，即刘完素、张子和、李东垣、朱丹溪。金元四大家的学术发展，开阔了妇产科疾病的诊治思路，他们从不同角度对妇产科做出了一定的贡献。元代医学设13科，有产科一门。

刘完素著《素问病机气宜保命集·妇人胎产论》说："妇人童幼天癸未行之间，皆属少阴；天癸既行，皆从厥阴论之；天癸已绝，乃属太阴经也。"对妇女生理做了规律性阐述。张子和著《儒门事亲》，善用汗、吐、下三法以驱病，这种观点也常用于妇科。他还提出"养生当论食补，治病当论药攻"。李东垣著有《兰室秘藏》，他提出"妇人血崩，是肾水阴虚，不能镇守包络相火，故血走而崩也。"该理论对肾阴虚型崩漏的治疗具有重要的指导意义。他认为"内伤脾胃，百病始生"，治病着重应用补脾升阳除湿之法，此法在妇科方面也被广泛应用。朱丹溪在理论上提出"阳常有余，阴常不足"，治疗上重视保存阴精，在《格致余论·受胎论》中首次提出："阴阳交媾，胎孕乃凝，所藏之处，名曰子宫，一系在下，上有两歧，一达于左，一达于右。"明确描写了子宫的形态，并著有《丹溪心法》《产包百问》《胎产秘书》等著作。

明代的医事制度和医学教育设13科，据《明史·百官志》记载有妇人科，此期妇科专著较多。薛己著《薛氏医案》，万全著《广嗣纪要》《妇人秘科》，王肯堂著《证治准绳·女科》、武之望著《济阴纲目》，李时珍著《本草纲目》，并著《奇经八脉考》和《濒湖脉学》，其中对月经理论和奇经八脉的论述，对中医月经病理论的发展做出了重要贡献。赵养葵晚年著有《邯郸遗稿》，进一步发展了命门学说。张介宾著《景岳全书》，全书凡64卷，有《妇人规》3卷，重点强调了阳气阴精互为生化，成为温补派的代表，对妇科理论发展具有重要的意义。此外还有楼英著的《医学纲目》、李梴著的《医学入门》、龚信著的《古今医鉴》等也有许多对妇科疾病的论述。

清代妇产科的著作较多，流传也较广泛。傅山的《傅青主女科》，以肝、脾、肾三脏立论，理法严谨，方药俱悉，见解独到，影响久远。萧赓六著《女科经纶》，内容较丰富，并有己见。亟斋居士著《达生篇》论胎前、临产、产后调护之法，难产救治之方，提出睡、忍痛、慢临盆，平易浅近。吴谦等编著的《医宗金鉴》，包括《妇科心法要诀》，集清前的妇产科之大成，理法严谨，体例规范，通俗广传，成为医者必读的参考书。沈尧封著《沈氏女科辑要》，全书计2卷，颇多新意。另外还有，陈士铎的《石室秘录》、徐大椿的《兰台轨范》、叶天士的《叶天士女科》、沈金鳌的《妇科玉尺》、吴道源的《女科切要》、陈莲舫的《妇科秘诀大全》等。专论胎产的有阎成斋的《胎产心法》、汪朴斋的《产科心法》、单养贤的《胎产全书》、张曜孙的《产孕集》等。

民国时期，对妇科贡献较大的著作有张锡纯的《医学衷中参西录》和张山雷笺正的《沈氏女科辑要笺正》，书中所倡肝肾学说，对后世影响颇大，而且广泛流传。

新中国成立以来，涌现出许多妇产科大家，无论是理论还是临床都有了长足的发展，加之现代医学理念不断渗透，中西并重，医教并举，把中医妇产科学推向了一个新的阶段。

## 二、女性的生理特点

### （一）月经的生理现象

月经属阴精也，是肾气、天癸、冲任、气血作用于胞宫，并在其他脏腑、经络的协同作用下使胞宫定期藏泻而产生的生理现象。《素问·上古天真论》指出："女子七岁肾气盛，齿更发长，二七天癸至，任脉通，太冲脉盛，月事以时下，故有子……七七任脉虚，太冲脉衰少，天癸竭，地道不通，故形坏而无子也。"又说："肾主水，受五脏六腑之精而藏之，故五脏盛，乃能泻。"这说明肾气旺盛，天癸成熟是女子发育成熟过程中的动力；而脏腑所藏之精、血是产生月经的物质基础；冲任二脉的通盛，是排出月经和孕育胎儿的必要条件。

关于"天癸"的问题，历代医家都各抒己见，说法不一，有的认为"天癸"是肾水，有的认为是阴精，也有的认为是月经。韩老认为"天癸"是先天生身的一种物质基础和后天养身的水谷化生的精气，两者相合而促使天癸的发育。女子到了十四岁左右，五脏皆盛，肾气充盈，天癸发育成熟，任脉气通，冲脉血盛，则月经如期来潮，经常不变，是女性成熟的标志，此时阴阳合亦有孕育的能力。

**1.正常月经** 健康女子一般到了14岁左右，天癸成熟之时，月经开始来潮。1月1次，按期来潮，一般以28天为1个周期，赶前错后7天之内均属正常；每次持续 3~5 日，最长不超过 1 周。直到 49 岁左右月经停闭，且无孕育能力。

此外，尚有个别健康女子，月经 2 月一至的称为"并月"；3 月一至的名为"居经"或"季经"；1 年一至的称为"避年"；有终身不行经而能孕育者称为"暗经"；还有怀孕以后，仍按月行经而无损于胎儿者称为"激经"，又名"盛胎"，或称"垢胎"，这些均属特殊的生理现象，若不影响生育，可不作病论。

月经的量、色、质：一般每次经量在 30ml~50ml 之间。经色黯红，不清稀，不稠黏，无血块，无异味，均属月经生理之常，不可妄投调经之药。

**2.脏腑与月经**　脏腑是化生气血、津液之源泉。脏腑之中尤以脾胃为首要，脾胃是后天之本，胃主受纳腐熟，为水谷之海；脾主运化水谷精微，脾气主升以上输为顺，胃气以降为和，二者一升一降，一阴一阳化生水谷精微，其清者上注心肺，化为气血，故称脾为生化气血之源，月经之本。《素问·经脉别论篇》："饮入于胃，游溢精气，上输于脾，脾气散精，上输于肺"，又有"冲任隶属于阳明"之说。因此，脾胃与女子月经密切相关；心主血脉，统摄诸经之血，心气足，则推动血液运行全身，冲任二脉充盛，精血下注胞宫化为月经。《素问·评热病论》云："胞脉者，属心而络于胞中。"心气又下通于肾，心肾相交血脉通畅，月经才能如期而至；肝藏血，主疏泄，具有储藏血液，调节血量的作用。肝之气机条达，疏泄有度，所藏之血下达冲任、胞宫月经方可如常；肺主肃降而朝百脉，肺气有余，输布水谷精微，如雾露之溉，下达胞宫化为月经；肾主藏精，为先天之本，元气之根，是人的生命之根本。女子发育成熟时，肾气盛而天癸至，任脉通，太冲脉盛，月经应时而下。《素问·上古天真论》云："肾者，主水，受五脏六腑之精而藏之"。月经的产生是以肾为主导。由于肝肾同源，精血互生，所以两者在月经的正常运行中共同发挥着重要作用。

妇女五脏协调，气血充盈，肾气盛，天癸成熟而促使月经来潮。如五脏失和，气血不充，肾气衰而月经亦不应期。五脏是使天癸成熟和产生月经的基础。正如薛立斋说："血者水谷之精气也，和调于五脏、洒陈于六腑，妇人则上为乳汁，下为月经。"

**3.冲任督带与月经**　冲脉为十二经气血会聚之所，是全身气血、津液运行的要冲。其脉起于胞中，下出于会阴，而上行气街与足少阴脉相并上行，抵胸后，散布于胸中，再向上行至喉与任脉相会，而环绕口唇。在少腹部有一分支，上行于脊柱内，《灵枢》谓之"伏冲之脉"，又谓"十二经之海"或"血海"。女子发育成熟后，冲脉血盛，任脉气通，血海盈满而月经时下。

任脉行身前，主一身之阴，凡精、血、津液等都属于任脉所司，为人生妊养之本。其脉亦起于胞中，下出会阴，上行于毛际，与肝、脾、肾三脉会于曲骨、中极、关元，向上经胸部至喉，分左右两支循面入目。任脉者，与足三阴经在少腹相交，并与两侧的阴经相连，故为"阴脉之海"。女子二七肾气盛，任脉气通，冲脉血盛，可使月经时下而能孕育。冲任二脉的通盛，是产生月经和孕育的主要条件。但月经和孕育与督、带两脉的关系亦十分密切。

督脉行身后，主一身之阳，其脉亦起于胞中，下出会阴，行身后而上经颠顶、额部，至唇内与任脉会于龈交穴，其分支络肾、贯心。督脉者，为"阳脉之海"。六条阳脉都与督脉交会于大椎，故为总督一身之阳。任、督两脉一阴一阳，循环往复，以维持调节全身的阴阳脉气的平衡，从而保持了月经正常和孕育之能。

冲、任、督三脉皆起胞中，其脉互相联属于心、肾和胞宫，因而《素问·评热论》说："胞脉属心而络于胞中。"《素问·奇病论》亦说："胞脉者系于肾。"由此可见心、肾两脏的安和与冲、任、督三脉和胞宫的连属尤为重要。

带脉起于季肋，似束带状，匝腰一周，以约束诸经和冲、任、督三脉，从而维持妇女月经和孕育之常。

**4.气血津液与月经**　气血、津液皆来源于水谷之精微。但水谷精微又必须依赖气之所化，气血之间是互相滋生，互相为用，如古人所说"气为血之帅，血为气之母"之理。气血充盈，冲任脉盛则下注胞中化为月经，若气血失和，冲任脉衰则月经失调。

津液同样是水谷化生的一种重要物质，它对人体各部功能活动有一定作用。内溉脏腑，外泽皮毛，濡养筋骨，滑润关节，生精补髓，滋润孔窍，上则化为唾、涕、泪，下则化为尿、带；在肤可化为汗液，在骨可化为骨髓。《灵枢·邪客》说："营气者，泌其津液，注之于脉，化以为血。"《灵枢·痈疽》亦说："津液和调，变化而赤为血。血和则孙脉先满溢，乃注于络脉，络脉皆盈，乃注于经脉。"《灵枢·营卫生会》又说："夺血者无汗，夺汗者无血。"这精辟地阐述了营气、津液与血的生成是息息相关，而不是孤立的。他们之间是互相依赖，互相滋生，互相为用。《灵枢·五癃津液别》说："五谷之津液，和合而为膏者，内渗于骨空，补益脑髓，而下流于阴中，补益于精。"这说明人体内津液是各部生理功能活动的主要物质基础。妇女的津液充沛，气血有余，冲任脉满，下注胞宫化为月经，如果津液不足，气血虚衰，冲任脉虚则导致月经失调。

**5.胞宫与月经**　胞宫即是妇女的子宫，是排出月经和孕育胎儿的器官。由于胞宫的形态和生理功能与其他脏腑不同，所以《内经》称它为"奇恒之腑"。胞宫除与十二经脉直接连属外，与冲、任、督、带四脉更为密切。女子到了14岁左右，肾气盛，天癸成熟，任脉气通，冲脉血盛，血海盈满，即开始月经来潮和有孕育的可能。

### （二）女性生理期带下的变化

生理之带，是指一般健康女子二七之年，肾气发育成熟，脏腑气血充盈，任督带奇经之脉发挥正常的生理作用，下达胞宫，渗注于阴道排出白色透明、无味的一种阴液，具有润滑阴道，润泽外阴，防御外邪侵入的作用。《沈氏女科辑要笺正》引王梦英言："带下女子生而即有，津津常润，本非病也"。

随着女性一生各个阶段的不同，带下也随之发生改变。14岁以前的少儿，肾气尚未发育，大多表现为带下量甚少；14岁以后，肾气渐至成熟，肾精旺盛，带下量出现增多，于经间期（即排卵期）带下呈透明状，并出现拉丝现象；妊娠期带下量多于平时，质略黏稠；绝经后肾气渐衰，精血、津液匮乏，带下逐渐减少，阴中随之慢慢干涩。通过带下的不同特点，可以推断女性的不同生理周期。

### （三）妊娠期生理现象

妊娠是从怀孕开始直到分娩前的整个过程。历时二百八十天，即指："十月怀胎"。

**1.妊娠的机制** 男精壮、女经调是孕育的基础条件，而后两精相合而成形。从胚胎的着床即是孕育新生命的开始，由躯体、脑髓、骨骼、血脉、筋肉、皮肤、毛发、五脏六腑、形体、功能的形成，到随之产生一个新的生命。

**2.妊娠各期生理变化** 胎儿居于母体之内，有赖母体的气血以养之，冲任以固之，胞脉以系之。因此，怀孕后出现月经停闭。但亦有少数人因气血有余，妊后每月仍按月行经，经量少于以往，无损于胎儿，此为"激经""盛胎"，此属于个别生理，不作病论。

（1）妊娠初期可见乳房逐渐增大，乳晕变黑，乳头变硬，白带增多，六脉滑疾等生理变化。

（2）孕早期，阴血下聚养胎，冲气上逆，胃气失降，一般会出现择食，恶心，呕吐，喜食酸咸，晨起头眩，欲卧少起，或口苦咽干等现象，轻者勿药，三个月后大多自安；重者尚需求医诊治，避免引起母胎其他疾病。

（3）妊娠四至五月左右，胎体增大，小腹膨隆。手太阴脉受阻则呼吸气粗，喜端坐而不欲俯仰。

（4）妊娠七八月以上，足太阴脾脉不畅，水湿泛溢，故出现眼睑及四肢轻度浮肿，如无其他兼症者，亦无须治疗，产后可自愈。

（5）九月左右，胎体愈大，压迫膀胱与直肠，故出现小便淋漓不畅，或大便秘结的现象；亦有因胎体增大，阻塞少阴肾脉，精血不能上营舌本，则出现声音嘶哑，语言难出者，谓之"子喑"，亦属妊娠末期常有的现象，无须治疗，产后自复。《素问·奇病论》"人有重身，九月而喑……胞络者系于肾，少阴之脉贯肾系舌本，故不能言……无治也，当十月复。"

### （四）临产生理现象

孕妇临产前多有征兆，因胎位下移，常见小腹坠胀，有便意感，或"见红"等。《胎产心法》："临产自有先兆，须知凡孕妇临产，或半月数日前，胎胚必下垂，小便多频数。"《医宗金鉴》："妊娠八九个月时，或腹中痛，痛定仍然如常者，此名试胎……若月数已足，腹痛或作或止，腰不痛者，此名弄胎。"说明到妊娠末期常可出现子宫收缩，应与真正分娩相区别。

孕妇临产时，多见腰腹阵阵疼痛，痛甚，小腹坠胀，继续疼痛坠胀愈急，甚而前后二阴坠胀窘迫，似有二便俱急之象，胞浆大量流出，产妇中指端节两侧脉极甚，此为胎儿临盆之征象。《十产论》云："正产者，盖妇人怀胎十月满足，阴阳气足，忽腰腹作阵疼痛，相次胎气顿陷，至于脐腹痛极甚，乃至腰间重痛，谷道挺拼，继之浆破血出，儿遂自生。"晋代王叔和《脉经》："怀娠离经，其脉浮，设腹痛引腰脊，为今欲生也""又法，妇人欲生，其脉离经，夜半觉，日中则生也。"明确表示分娩必腰痛，从规律宫缩至分娩大致为12小时，即所谓"子午相对"，这与现代统计的一、二、三产程的时间基本一致。

《达生篇》说："渐痛渐紧，一阵紧一阵痛，是正产，不必惊慌。"因此，应当帮助产妇正确认识分娩，消除恐惧心理和焦躁情绪，也不宜过早用力，以免气力消耗，影响分娩的顺利进行。切记"睡、忍痛、慢临盆"六字要诀。同时要保证产室寒温适宜，安静整洁，不能滥用催产之剂。

### （五）产褥期生理现象

产褥期包括妇女分娩到哺乳的整个过程，一般为42~56天。由于产时出血和产程用力，耗伤气血，致气血骤虚，百脉空虚，营卫失和，腠理疏松，则出现畏寒、自汗、倦怠、气怯、嗜睡等，此属产后生理之常，无须用药，要调养得当，休息七七左右，阴阳调和，气血充沛，胃气健旺，饮食增进，自然恢复常态。一般新产之后自阴道排出余血浊液，称为"恶露"约持续2~3周，少腹无胀无痛，身无其他所苦者，此为产后生理之常。

### （六）哺乳期生理现象

新产妇人，一般于产后第1~2天可以挤出初乳，约在一周左右逐渐变为成熟母乳。母乳的营养比较丰富，易消化，并有抗病能力，母乳喂养同时可促进母亲子宫收缩，减少出血。

乳汁为气血所化生，如产妇素体健康，五脏安和，气血充畅，分娩后冲气上逆，阳明气盛，蒸化为乳，乳汁一般呈乳白色，乳不清稀，又不浅淡而无酸腐之气，此为生理之常。6个月后乳量逐渐减少，应给新生儿适量增加辅食，母乳喂养应在12个月左右。《胎产心法》云："产妇冲任血旺，脾胃气壮则乳足。"故产后乳汁是否充足，与脾胃气血是否健旺有直接联系。少乳缺乳者，一般应以补气血健脾胃为主，同时在哺乳期要使产妇保持精神舒畅，营养充足，乳房清洁，按需哺乳，这对保证乳汁的质和量有重要意义。

哺乳期一般月经停止，不易受孕。但也因产妇体质健康，气血充盛而在哺乳期月经来潮，亦有受孕的可能。

### 三、女性特殊生理期的防护

预防医学是我国卫生事业的重要组成部分。由于女性的一生有月经、胎孕、产后、哺乳、绝经等各个阶段的生理变化，若不慎防护，即可发生相应的疾病。因此，重视女性特殊生理期的预防保健，避免发生妇科疾病，对提高妇女身心健康和生活质量以及民族的繁衍昌盛都具有十分重要的意义。

#### （一）月经期

1. 保持外阴清洁，内裤要透气，卫生巾要常换，禁止经期游泳、坐浴及不必要的妇科检查，避免内外生殖器官感染等病发生。

2. 避免惊恐暴怒，以免发生错经妄行、吐衄、崩漏、带下等。

3. 避免过度疲劳，以免损伤冲任产生崩中漏下、带下、子宫脱出等。

4. 避免忧思郁怒，以免气滞血循不畅则产生月经错后、痛经、经闭等。

5. 注意勿贪食生冷或外受寒邪，以免血被寒凝而引起痛经、经闭、癥瘕等。

6. 禁止房事，以免损伤冲任产生崩漏、带下、痛经、经闭、癥瘕等。

7. 勿要剧烈运动，以免血气妄行而产生月经过多、崩漏、吐衄等。

保持精神愉快，做到饮食有节，起居有常，勿贪生冷刺激性食物，是减少和避免妇科病发生的重要环节。

#### （二）妊娠期

妇女妊娠是一自然生理现象，但在妊娠期多有阴血偏虚，肝阳妄动现象。妇人受孕后要分房静养，节饮食，慎起居，内调七情，外避风寒，勿持重用力，勿登高涉险，勿安逸多睡，以防胎前产后发生疾病。《内经》云："饮食有节，起居有常，勿妄作劳，故能形与神俱。"因此，应注意以下事项：

1. 调节情志，禁忌房事，勿登高持重，以防流产或早产之弊。

2. 合理饮食，以保持脾胃和调，气血充盈而使胎孕正常。

3. 慎起居，避风寒，以防气血循行不畅而发生难产。

4. 孕妇衣带不要过紧，以免影响胎儿发育。

5. 要做到产前定期检查胎儿的发育和胎位是否正常，以防临产时发生意外。

6. 注意胎教，古人提出：目不视恶色，耳不听淫声，口不出敖言，寝不侧，坐不边，指出孕妇举止言谈端庄对胎教有一定的影响。

#### （三）临产

妇女临产是一自然生理现象，俗语云："瓜熟蒂落"。所以妇女临产时，要使产妇不要有任何顾虑，应按《达生篇》所述六字要诀："睡""忍痛""慢临盆"。

1. 临产时要使产妇安逸镇静，不要惊慌失措，养惜精力，不要辗转反侧，曲腰按腹而耗伤气力，发生难产。

2. 要保持产室寒热适宜，切忌喧哗和私议，以免产妇精神不安而引起难产。

3. 饮食宜少吃勤餐，以免损伤脾胃，气血不充而引起产后疾病。

4. 要破旧立新，推行新接生法，注意消毒，以防产后感染。

5. 不要妄投大攻骤补方药，以免耗气损血，或滞气涩血而产生疾病。

### （四）产后

产后产妇气血多虚弱，注意产后调护是十分重要的，若产后护理不当则易引起妇科疾病，所以应做好产后护理。

1. 产房要保持寒暖适宜，衣被要厚薄得当，以防外感风寒而引起妇科病。

2. 夏日不要贪食寒凉，冬日不要近烈火，以免引起产后诸症。

3. 饮食要清淡，不宜过贪肥甘和辛辣食物，亦不要过饥过饱，以免损伤脾胃，气血不充而引起产后疾病。

4. 不宜过早参加劳动，以免损伤冲、任而发生崩漏或关节疼痛。

5. 要严禁房事，以免损伤冲、任二脉而引起崩漏、带下、癥瘕、不孕等疾病。

6. 要保持精神愉快，不要忿怒忧思，以免引起气逆血涩而产生腹痛、恶露不下、经闭、癥瘕等病。

## 四、妇科病常见病因病机

人体脏腑、经络、阴阳、气血、津液、情志之间的生理活动，是互相联系、互相制约、互相滋生、互相依存的。妇女经带胎产的生理活动皆根于此。脏腑、经络、阴阳、气血、津液、情志等的某一生理功能失调，都会引起妇女经带胎产的异常从而产生妇科疾病。

韩老认为妇科病的发病原因是错综复杂的，但总其大要，不外乎内伤七情伤于脏腑，或外感六淫损伤，两者互为因果，引起疾病发生。如《灵枢·百病始生》所说："风雨寒热不得虚，邪不能独伤人。卒然逢疾风暴雨而不病者，盖无虚，故邪不能独伤人。此必因虚邪之风，与其身形，两虚相等，乃客其形。"所以说人体正气虚是产生疾病的主要因素，外来的邪气乃是引起疾病的条件，而外邪必须通过内在因素，才能发生疾病。外感六淫之邪或内因七情之变，均可引起内、外、妇、儿各种疾病。但由于妇女特殊的生理，因此，易发生经带胎产之疾，且内因致病多于外因。

### （一）病因

**1. 外因** 人们生存在自然环境里，与自然界的寒暑变化有着密切的关系。《素问》所说："天地温和则经水安静，天寒地冻则经水凝泣，天暑地热则经水沸溢，卒风暴起则经水波涌而陇起。"这说明自然界的气候变化与很多疾病的发生有着密切的关系。外界的气候变化尤以寒、热、湿邪为主要的致病因素。

（1）寒邪：寒属阴邪，主收引，其性凝滞，易伤阳气。如感受寒邪，阳气被遏而影响气血运行，血被寒凝，胞脉阻滞，则引起月经错后、月经过少、痛经、经闭、带下、癥瘕、不孕等病。

（2）热邪：热属阳邪，易耗阴损血，易化火动风。如感受热邪，阴液被耗，火热伤络，扰动冲、任，迫血妄行，则发生月经先期、月经过多、吐衄、崩漏、流产、产后发热等病。

（3）湿邪：湿为阴邪，其性黏着，易伤脾肾之阳。如感受湿邪，卫阳失职，体阳不得宣达，湿浊停滞，则产生经行浮肿、经行泄泻、带下、阴肿、子肿等病。

2.**内因** 喜、怒、忧、思、悲、恐、惊为正常之七情。太过和不及均可影响到气血运行和脏腑功能。妇人是以血为本，而血又生化于脾、总统于心、藏受于肝、敷布于肺、施泄于肾。如果七情所伤导致脏腑功能失常，就会发生脏腑、经络、阴阳、气血、津液之间的失调而产生疾病，妇女尤以肝、脾、肾三脏功能失调为多见。《妇人规》言"妇人之病不易治……以其情之使然也"。由此说明，情志是导致妇科疾病的发生重要因素。

（1）怒则伤肝：素体抑郁恚怒，易致气机不畅，肝失疏泄，进而影响胞宫、冲任二脉，则可出现月经失调、经行情志异常、经行乳胀、痛经、不孕、妇人脏躁等病。

（2）思则伤脾：忧思不解，脾气不运，影响气血化源，而致月经过少、月经后期、闭经、产后缺乳、不孕等。

（3）恐则伤肾：过度惊恐导致气血逆乱，经云："惊则气乱，恐则气下"。惊恐则致月经过多、崩漏、胎动不安、不孕等。

（4）悲则伤肺：若肺气不宣，失其肃降，则易致子嗽、子肿、子满、产后大便难等。

（5）喜则伤心：过喜则气缓，易使心气涣散，精神不集中。临床因此而致病者偏少。

3.**生活因素** 生活因素引起的妇科疾病主要多见于以下几个方面：

（1）房劳多产：易损伤肾气，耗伤肾精，致肾中阴阳失调，损伤冲任、胞宫、胞脉、胞络，而发经带胎产诸多病证。古言"合男女必有节"，此外，经期产后，余血未尽而合阴阳，则易引发多种妇科疾病，还可造成生殖系统感染性疾病，如阴道炎、宫颈炎、盆腔炎性疾病等。

（2）饮食失节：由于饮食失宜，暴饮暴食、偏嗜、节食等，而损伤脾胃，脾胃运化失常，导致气血化源不足，则可出现月经过少、月经后期、闭经、胎萎不长、不孕等。

（3）劳逸过度：妇女在经带胎产的特殊生理期，要适于劳逸结合，若过于操劳，容易伤及气血，损伤五脏，变生虚证，经云："劳则伤气"；若过于安逸，亦可影响气血运行，导致气血运行不畅，易发生痛经、月经过少、滞产等病。

（4）跌仆损伤：妇女经产之际跌仆闪挫可直接损伤胞宫、胞脉、胞络及冲任二脉，导致经漏、胎动不安、堕胎、小产、滑胎等。

除以上诸多病因与妇科疾病的发生密切相关以外，体质也是决定疾病发生的重要因素。先天体质强弱取决于父母之精，张景岳称此为"禀赋"，受之于父母。后天一些不良的生活习惯、嗜好等损伤均可影响体质发生变化，导致脏腑失调，气血、津液不足而发生妇科疾病。

### （二）病机

妇人以血为本，而血又生化于脾、总统于心、藏受于肝、敷布于肺、施泄于肾。故妇女的经带胎产都与脏腑关系密切，如果脏腑功能失常，就会影响脏腑、经络、阴阳、气血、津液之间的协调而产生妇科疾病，其中尤以肾、肝、脾三脏功能失调为多见。

#### 1.脏腑功能失调

（1）肾：肾为先天之本，主藏精，主生殖，主骨生髓，而通于脑，总司五脏之精气，濡养全身各部，是人体生长发育的根本。若肾脏功能失常，则五脏六腑皆失所悖，继而影响到胞宫、胞脉、胞络随之发生病理变化，则引起经带胎产等妇科疾病，《素问·奇病论》说："胞络者，系于肾。"因此肾气的盛衰直接影响胞宫的功能。

若肾阴虚，冲任不足，则易引起月经量少、月经错后、经闭。

若阴虚精血不化，则易引起妊娠子烦、子暗、子痫、胎动不安、产后痉病、产后大便难、不孕等。

若阴虚火旺，相火妄动，灼伤胞脉，损伤冲任则发生月经赶前、崩漏、经行吐衄、经断前后诸证、胎动不安、子烦、不孕、脏躁等。

若肾气不足，膏脂不生，阴精不化，则可引起月经后期、月经过少、经闭。

若阳虚湿浊下注，则产生白带绵绵，可引起妊娠浮肿，经期腹泻，妊娠腹痛。

若阳虚寒凝盛，则发生痛经、产后腹痛、难产、胞衣不下、产后恶露不下、产后小便不通、癥瘕、不孕等。

若肾气不摄，冲任不固，则产生崩漏、胎动不安、堕胎、小产、子宫脱出、小便失禁、阴吹等病。

（2）肝：肝藏血，主疏泄，其生理功能是疏泄精微，贮藏血液，调节血量。人的脏腑、肢体、筋肉、关节等的活动，全赖肝的气血濡养。《医碥》中有："郁则不舒，则皆肝木之病矣。"由于女子经孕产乳皆以血为物质基础，因此常常处于阴血不足，阳常有余，故情绪易于波动，在临床中因情志引起的妇科疾病发病率较高。古人说"肝为女子先天"，亦有"气为百病之长"之说，这些都说明了肝在妇女生理、病理方面的重要性。

若肝血虚，血海不充，则易发生月经量少、月经后期、经闭、经断前后诸证、胎动不安、妊娠子烦、产后发热、产后痉病。

若肝郁化热，灼伤胞脉，迫血妄行，则易发生月经先期、月经过多、崩漏、经行吐衄、经断前后诸证、胎动不安、妊娠恶阻、子烦、乳汁自出、脏躁等。

若肝经湿热，损伤带脉，则易发生带下病、阴痒、阴肿。

若肝郁气滞、气机不利，血循不畅，则易发生月经涩少、月经错后、痛经、经闭、妊娠腹痛、子满、产后恶露不下、胞衣不下、产后血晕、难产、乳汁不通、癥瘕、不孕等。肝为相火之宅，阳虚少见，故不赘述。

（3）脾：脾为后天之本，主运化，主肌肉，其功能为运化水谷精微，上输于心肺，变化为气血，濡养脏腑及诸经百骸。所谓脾是五脏之母，生化气血之源泉。沈目南在《金匮要略注》中曰："五脏六腑之血，全赖脾气统摄"。若因忧虑不已，或饮食失节，损伤脾胃则发生脾病。

若脾虚，气血化源不足，血海空虚，则易出现月经量少、月经错后、经闭、不孕。

若脾虚中气下陷，则可发生崩漏或子宫脱出、胎动不安、堕胎、小产、产后血晕、产后恶露不绝、阴吹等。

若脾虚湿盛，则可产生经期腹泻、带下病、妊娠浮肿、妊娠恶阻、子满等。脾为至阴之脏，易伤阳气而脾阴虚之证少见，故在此不加赘述。

（4）心：心主血脉，主神明。心的生理功能是统摄运行诸经之血，人的精神面貌和思维活动全赖于此。劳思过度，耗损气血，就会影响心的正常功能，从而发生心病。

若心血不足，不能下达血海，胞脉空虚，则易产生月经量少、经闭、经断前后诸证、胎萎不长、子烦、产后血晕、产后痉病、不孕、脏躁等。

若心阳气不足，则易产生月经量少、月经后期、经闭、产后恍惚等。

（5）肺：肺主气，主肃降，其生理功能主朝百脉，输布水谷精微，如雾露之溉，濡养全身各部。血源于水谷精微，而水谷精微需上达于肺才能化赤为血。《灵枢·营卫生会》谓："中焦亦并胃中，出上焦之后，此所受气者，泌糟粕，蒸津液，化其精微，上注于肺，肺乃化而为血，以奉生身。"《素问·经脉别论篇》云："脉气流经，经气归于肺，肺朝百脉。"如肺的气血有余或不足则表现于皮毛。若肺失肃降，百脉皆虚则产生肺病。

若阴血不足，则产生血枯经闭、妊娠子嗽、子喑、子烦、产后虚烦。

若阴虚火动，迫血妄行，上则为吐衄、崩漏等。

若肺气不宣，肃降不利，水气泛溢，则产生子肿、产后大便难等。

若肺气虚，冲任不固，则产生子宫脱出、胎动不安、子淋、阴吹等。

**2.气血失调**　气血是构成人体的物质基础。气是维持人体生命活动的原动力，脏腑经络活动的功能皆赖气的推动；血为脾胃所纳水谷化生之精微物质，亦可由肾精化生而来，内养五脏六腑，外濡形体肌肤，是人体精神活动的物质基础。妇人经、孕、产、乳都是以血为用，皆易耗血，机体常处于血分不足、气偏有余的状态。《灵枢·五音五味》说："妇人之生，有余于气，不足于血，以其数脱血也。"气血之间是相互依存、相互滋生的，伤于血，必影响到气，伤于气，也会影响到血，所以临证时应该分析是以血为主，还是以气为先的不同。一般来说，情志变化主要引起气分病变，而寒、热、湿邪则主要引起血分病变。

气分为病，常见气虚、气陷、气滞、气逆，与肾、脾、肝、肺关系密切。

若气虚，冲任失固，即可发生月经先期、过多、崩漏、滑胎、堕胎、小产、产后恶露不绝等；若气陷，系胞无力，则子宫脱垂；若气滞，影响血的运行，可致经行后期、痛经、经闭、癥瘕积聚、不孕等；若气逆，则可出现经行衄血、妊娠呕吐等。

## 五、妇科病诊断要点

人体脏腑经络气血的活动规律，男女基本相同，均可以四诊八纲为辨证的准则，但由于妇女在脏器方面有胞宫，在生理上有月经、胎孕、产育、哺乳特殊的功能，病理上就必然会发生经、带、胎、产、杂等特有的疾病。因此，有别于男子。《医宗金鉴·妇科心法要诀》言："男妇两科同一治，所异调经崩带癥，嗣育胎前并产后，前阴乳疾不相同"，所以诊治妇人病要根据其特殊的生理、病理进行专门的研究和讨论。

### （一）妇科四诊特点

四诊即以望、闻、问、切四个诊断方法，对病者进行全面了解，通过直观获得的信息，四诊合参，综合分析疾病性质，为诊治疾病提供充分的依据。

**1.望诊**　医者对病人颜面和全身各部及其分泌排泄的物质进行观察，可以查知病变所在和疾病性质。本条着重概述面、唇、舌三部的望诊。

（1）望面色：面部内应脏腑，为经络所会，气血所通，神明所表现。因此，通过望面色，可以了解脏腑之寒热，气血之盛衰，经络之疏塞，病情之虚实，经带胎产之常变。

1）面色青白：多属阳虚阴寒内盛。主痛经、月经后期、血凝经闭、白带清冷。

2）面色青紫且暗：多属肝经气滞血瘀。主痛经、月经错后、月经先后无定期或血瘀经闭、癥瘕、不孕、带下等病。

3）面色深红：多属心火内炽、血分实热。主月经先期、月经过多或经期吐衄、崩漏等病。

4）面色白而两颧赤：多属阴虚火旺，血分虚热。主月经先期、月经量少或经闭、经后吐衄等病。

5）面色㿠白：身体胖者，多属气虚痰盛。因气虚不固，可致月经过多，月经清稀等病；痰湿血不生化，可致月经量少或经闭、不孕、带下等病；因素体瘦弱，气血两虚，可致月经量少或血枯经闭等病。

6）面色苍白：多为急性大出血或气血两虚。主崩漏、产后血崩、流产等病。

7）面色淡黄：身体浮胖者，多属脾虚湿盛，可致月经量少和经期腹泻，白带下注和阴痒；因中气不足，脾不生血，可致月经后期和月经量少或经闭；气虚不摄，可致月经过多或崩漏等病。

8）面色萎黄：多属脾虚。常因阴血不足而致月经量少或月经错后，甚至经闭、不孕等病。

9）面色灰黑颧赤：多属肾阴不足，虚火上炎。主经后吐衄、月经量少或经闭、不孕等病。

10）面色晦暗：多属肾阳不足，阴血不生。主月经量少、经行错后或经闭；肾气不固可致月经过多或崩漏、流产、带下等病。

（2）望唇色：脾开窍于口，其华在唇。冲、任、督和足阳明经脉皆上通于唇。望唇色可知脏腑寒热和气血虚实及经带胎产之常变。

1）唇色深红：多属血分之实热。主月经先期、月经过多或崩漏、吐衄和胎动不安等病。

2）唇色鲜红：多属血分虚热。主月经先期、月经量少或经闭、经后吐衄、子烦、痉病等病。

3）唇色紫黯：多属瘀血。主经后期、痛经或经闭、恶露不下、血证等。

4）唇色淡白：属气虚血亏。主月经量少或血亏经闭、气虚不固、崩漏等病。

（3）望舌本：舌诊是祖国医学特有的一种诊断方法，是辨证施治的重要依据之一。足少阴之别脉、足少阴之脉、足厥阴之脉和足太阴之脉皆通于舌本。望舌色可知脏腑之变化，气血之盛衰，津液之荣枯和疾病之属性，病情之虚实，病势之进退。本条着重望舌色与舌苔，以参辨阴阳寒热。首先望舌色，具体辨证如下。

1）舌色鲜红无津者：多属阴虚血热。主月经先期、月经量少或血少经闭等病。

2）舌色深红者：多属气实血热。主月经先期、月经过多或崩漏等病。

3）舌色紫黯而有瘀血点者：多属瘀血停滞。主月经后期、痛经或经闭、血证等病。

4）舌色青紫者：多属寒凝血瘀，气不宣通。主月经后期、痛经或经闭、癥瘕、恶露不下、胞衣不下、产后血晕等病。

5）舌色淡白不荣者：多属气血两虚。主月经量少或经闭、崩漏或产后失血、产后血晕等病。

6）舌色青黯者：多属阳虚阴盛。主月经后期、痛经或经闭、癥瘕、不孕、白带清冷等病。

7）舌尖红：多属心火上炎。主月经过多、月经先期、崩漏等病。

（4）望舌苔：舌苔是祖国医学独特的诊断方法之一。望舌苔可以辨别脏腑之寒热，气血之盈亏，津液之枯泽及病情之属性，病势之善恶。

1）舌苔色黄者：属热。若黄而燥，为热伤津液；黄而腻，为湿热相搏。

2）舌苔色白者：属寒。若白薄而润，为表受寒邪；白而腻，为脾肾阳虚，湿浊内停；舌淡苔白，为气虚血少。

3）舌红而有花剥苔者：为阴虚血亏之象。

**2．妇科闻诊** 闻诊有两种含义，其一是医者在诊查病情时，用耳朵听病者的语音和呼吸等；其二是用嗅觉闻病者排出的月经、带下、恶露的气味，通过这种诊断方法，可以察辨病证的寒热虚实有利于诊断治疗。

（1）听声音和呼吸：是指听病者语言低微而无力为气虚；语言高昂而有力为气实。呼吸气怯而不得续息为气虚；呼吸气粗而时有太息为气滞。此外，妇人妊娠20周左右用听诊器在孕妇腹壁相应的位置可以听到胎心音，胎心的强弱对判断胎儿宫内发育情况等具有重要的价值。

（2）闻嗅气：闻病人经、带、唾液、恶露的气味，腥臭者多为虚寒；臭秽者多属实热，或瘀浊败血。

**3．妇科问诊** 问诊在临床上十分重要。善于问者，对病者详审发病原因，细辨寒热虚实，立法有据，施药有方。否则粗简定论，妄投方药则误人。正如《内经》所说："诊病不问其始，忧患饮食之失节，起居之过度，或伤于毒；不先言此，卒持寸口，何病能中。"历代医家于临床上都十分重视问诊，如果对病人专以持脉辨证，就像盲人投篮一样，百发不中一也。

（1）问年龄：对妇女问诊首先要了解青春期、中年期、晚年期三个阶段的情况。《河间六书》指出："妇人童幼天癸未行之间，皆属少阴；天癸既行，皆从厥阴论之；天癸既绝，乃属太阴经也。"这说明在妇女青春时期发育成长过程中，皆始于肾气而促使天癸成熟，月经来潮，虽然如此，但整个机体尚未完实，病邪易损伤于肾，而影响冲任脉的通盛，则产生月经病；中年时期先天完实，皆始于肝气充实，气血方盛，性情常欲激动，此则影响肝的疏泄，冲任失调，多从肝调之；晚年时期，精气渐衰，气血不充，冲任脉虚，皆赖于脾胃化生水谷精微以滋养。

由于女性三个阶段的生理变化不同，疾病的发生和转化亦有不同。治疗上青春期勿损于肾；中年期勿伤于肝；晚年期勿犯于脾胃。病证结合，予以辨证施治。

（2）问月经：包括了解月经初潮年龄和月经周期、经行天数、经量、经色、经质、经味，是否痛经、逆经，以及经期吐泻等情况。

一般月经提前超过一周以上，多属血热，但也有因气虚不固提前的；若错后超过一周以上者，多属血寒，但也有因血虚冲任不足，血海不能按时满溢而错后者。

若血少为虚，但也有因血滞而涩少者为实的。血多为实，但也有因气虚不固而血多为虚者。

若月经清稀浅淡，为虚寒；若深浊稠黏，为实热；若血块黑紫而黯，为寒之极；若血块黑紫而明，为热之极；若黄如米泔，为脾虚湿盛；若浅淡如水，多为气血两虚。

若月经腥臭，属寒；臭秽者，属热；若恶臭难闻者，为内溃险恶之候。

若腹痛而微胀者，为血凝碍气；若腹胀而微痛者，为气滞碍血；若胀痛相持者，为气血同病；若小腹绞痛而冷者，为寒湿凝滞；若小腹剧痛而热者，为热极血滞；若腹痛喜温而拒按，属寒实；腹痛喜温而不拒按，属虚寒；若腹痛喜凉而拒按，属实热；腹痛喜凉而不拒按，属虚热；若月经前小腹疼痛，多属实；月经后小腹疼痛，多属虚。

经前吐衄者，为肝火灼伤肺络，属实热；若经后吐衄者，为阴虚肺燥，属虚热。若热扰血海，迫血妄行，下为崩漏，为虚热。经期泄泻完谷不化，属脾虚胃弱；若泄如鸭溏，属脾胃虚寒；泄下清冷，晨起尤甚，属肾阳不足。

（3）问带下：如带下色白如涕，为白带，出于胞中，属脾气虚弱；若清稀如水，属脾肾阳虚；若色黄或黄绿色，属湿热下注；若色黄稠黏臭秽或兼血液或外阴部瘙痒肿痛，属肝经湿热以及感染湿毒；若色见赤白，属肝经郁热灼伤胞脉；若色见五色，有腐败之气，属内溃险恶之候。

若思想无穷，所得不愿，意淫于外，色白如胶，为白淫，出于精窍，属肾气衰败；若色灰白如米泔，小便不利，为白浊，出于膀胱，属膀胱气虚。

（4）问妊娠：正常妇女妊娠后起居如故，饮食如常，身无所苦。

若妇人平素体弱多病，曾不受孕，或孕后屡次流产，而有头眩耳鸣、健忘、尿频、白带清稀者，为肾气不足，冲任亏损；若体盛浮胖，腰酸体重，白带绵绵而久不孕育者，为脾阳不足，湿浊壅塞胞宫；若性躁多怒，胸胁满而经期乳房胀痛，月经失调而不孕育者，为肝郁气滞，疏泄失常。

若素体多火，孕后不足三月曾多次流产者，为胞热伤胎；平素气血两亏，孕后无故流产者，为胎失所养而自堕矣；素体健康，孕后登高持重而流产者，为劳损胞胎。

妊娠三月左右，腹痛绵绵，喜温喜按，为脾肾阳虚；若腹胀、胸胁满、少腹痛者，为肝经气滞；若少腹痛，不拒按，目花、耳鸣、皮肤干涩，为阴虚血少；若脘腹疼痛和呕吐便溏者，为脾胃虚弱。

妊娠六月以上，面浮、胸闷、气促和小便不利者，为肺气不宣，水津失布；若面浮、肢肿和腹胀便溏者，为脾虚湿盛；若面浮、足跗肿、腰酸、尿少，为肾气不足，膀胱不化；若头眩目晕，下肢浮肿或手足心热，为阴虚肝阳偏亢，亦为先兆子痫。

妊娠七八月以上，尿频而少，甚至点滴难出，无其他症状者，为胎儿压迫膀胱；若小便频数和尿道热痛者，为子淋；若小便频数而尿道无痛和尿色清白者，为虚寒之淋。

（5）问产后：主要问产妇流血多少，血液有无臭气，有无腹痛及其他症状。若产后流血量少，血色鲜红和腹无疼痛或微痛而不拒按者，为阴虚血少；若流血量多而血色深红有臭气者，为实热；若流血量过多而冷汗自出和腹无胀无痛者，为气虚血脱之兆；若流血量涩少而血色紫黯和腹痛拒按者，为瘀血不下，恶露上攻之征。若瘀血冲心，则昏冒不识人，舌强不能言，唇舌紫黯；冲肺，则喘急不得卧，鼻翼煽动，面色深红而唇舌紫黯；冲胃，则胸闷呕血，频频呃逆、胃脘刺痛、唇舌紫黯，此为产后三冲危急之症。产后一般阴血多虚，津液不足，往往发生大便难、发热等症。正如朱丹溪说："产后当大补"。

通过询问首先了解到疾病发生的原因、生活环境、职业、性情、嗜好和家庭情况及有无家族遗传病病史，对现症、兼症、宿疾，全面系统进行综合分析预测病情转化，以便准确地确定治疗方针。例如既往患过慢性肾病，而今又发生崩漏，延长不愈。这就应考虑是否由肾虚冲任不固而导致崩中漏下。又如既往患过肺痨病，而现在又发生经闭，长时间月经不通，这亦应考虑到是否由于肺阴虚而引起的血枯经闭。在治疗上，前者应补肾固冲兼止血，不治血则血可自止；后者应滋阴补肺稍佐通络，不破血则经自通。

另外，如妊娠数月胎动不安，而又患感冒风寒的兼证，在治疗上，应以安胎为主，稍佐解表。此乃补正兼攻邪之法，可使胎安邪解而不伤正。又如平素性躁多火，肝经瘀热，而今又发生月经过多或崩血大下者，在治疗上，应以清热凉血稍佐止血，不止血而清热则血自安。如古人所说："治病务求其本。"总之，疾病的发生是错综复杂的，既有新病宿疾之不同，也有兼寒、兼热、兼虚、兼实之差。医者必须全面了解，精心分析，抓住主要矛盾进行辨证施治。

**4.妇科切诊** 诊脉主要以浮、沉、迟、数、滑、涩、虚、实八纲之脉为辨证的准则，并根据妇女的经带胎产的生理特点及病理变化不同，在临床上结合不同的脉症，辨别阴、阳、表、里、寒、热、虚、实，确定治疗方针。

（1）切脉

1）浮脉：主表，分寒、热、虚、实之不同。如脉浮紧、浮迟均有力，为表实证，多见经期感受风寒之邪而表现为身痛恶寒无汗，发热；若浮紧、浮迟均无力，为表虚证，多为素体阳虚，经期又感受外界的虚寒冷风，则引起身痛恶寒无热而无汗。脉浮数或浮洪均有力，为表实热，此多属体内多火，血分实热，经期又感冒风热，两阳相得，迫血妄行则产生错经妄行、崩漏、吐衄等病；若脉浮数或浮洪均无力，多属体内阴虚，血分虚热，经期又感冒虚热风邪，耗伤阴液，因此则产生阴虚发热、月经量少或经闭等病。

2）沉脉：主里，有寒、热、虚、实之分。如脉紧或沉迟而有力，为寒实，多属体内阴寒过盛，阳气不达，血被寒凝，因而产生月经后期、痛经、经闭、癥瘕、不孕等病；若脉沉紧或沉迟皆无力，多为虚寒，多属体内阳气不足，寒湿反聚，因此则产生月经清稀、经期泄泻、白带下注、不孕、流产等症；若沉数有力，为里实热，多属体内阳气偏盛，迫血妄行，则产生月经先期、月经过多或经期吐衄、崩漏等病；若沉数无力，为里虚热，此多属体内阴血不足，阴虚火旺，灼伤阴液，则产生月经量少或血少经闭、不孕等病，或虚热化火，损伤胞脉，致使月经先期、经后吐衄；沉滑痰食为患，多见癥瘕积聚；沉涩主血瘀停滞，多见脉不通的痛证。

3）迟脉：主寒，迟而有力，为寒实，多属体内阴寒过盛，阳气不能宣达，常可发生月经后期、痛经或经闭、癥瘕、不孕等病；迟而无力，为里虚寒，多属体内阳气不足，寒湿相聚，则可发生月经后期、经期腹泻、痛经、经闭、带下、不孕、流产、子宫脱出等病。

4）数脉：主热，数而有力，为实热，多见体内阳气偏盛，血被热迫，产生月经赶前、月经过多或崩漏、经期吐衄之病；若脉数无力，为虚热，多属体内阴血不足，虚热灼伤胞脉，如是则产生月经先期、月经量少或经闭等病。

5）滑脉：属阳，滑而无力，为气虚痰盛，阴血不化，多见月经量少、经闭、带下、妊娠子嗽、不孕等；若脉滑有力，为气实血有余，则产生血瘀经闭、血症等。

6）涩脉：属阴，涩而无力，为血少气虚，则可产生月经量少、闭经、不孕等；若脉涩有力，为气滞血凝，则可产生月经涩少、痛经、经闭、癥瘕之病。

7）虚脉：属不足，为阴阳气血皆虚，如果阳气不足，则产生月经量少、色清稀、腹泻、带下或不孕、流产、子宫脱出之症；如果阴血不足，则产生月经量少、色浅淡或经闭、不孕、流产等病。

8）实脉：属有余，为阴阳气血过盛，多见于实热内结，痰热食积停滞，则可发生妊娠恶阻、子烦、子痫、肠覃、瘕聚。

9）月经脉：妇女月经将至、经期或经将净时多见滑脉，脉至正常，脉律匀和，为月经常脉。如失血过多，则脉见虚大无力或见芤脉；崩中脉多见尺脉虚、寸脉搏击。左手寸脉、关脉调和，但尺脉微细欲绝迟缓，多为月经不利；尺脉微涩，为虚闭证；尺脉滑，为实闭证。

10）带下病脉：带下量多色白常见濡脉、滑脉，多属脾虚湿盛；带下清冷色白可见沉迟脉，多属肾阳虚损；带下色黄或赤白常见弦数脉，多见于湿热。

11）妊娠脉：妇女平素月经正常，突然闭经二、三月左右，见有呕吐、嗜酸、厌恶油腻并欲卧少起、精神不振和面容憔悴、面色黄白、乳头、乳晕着色、六脉和平滑利，此为妊娠之常脉。但由于孕妇体质强弱之差别，脉象亦有不同。若素体虚弱，气血不足，孕后脉见细弱或沉细者，易发生胎动不安、堕胎、胎萎不长等病；

若脉弦滑有力或往来涩滞，多见妊娠腹痛、子死腹中，若在妊娠中晚期要注意子痫发生。在诊脉的同时，要注意对母胎情况要进行全面观察和了解，做好早期诊断、早预防及时治疗，这对优生优育具有十分重要的意义。

古有诊脉和观孕妇腹形辨别男女胎之说，即左脉滑大为男；右脉滑大为女。寸脉动甚为男；尺脉动甚为女；若妊娠五月以上，脐硬腹大如釜为男，胎儿面向母背，其背脊抵母腹；若脐软腹大如箕为女，胎儿面向母腹、其足膝抵母腹，所以故有其形。以上之论是受历史条件的限制，在医学科技发展的时代，医者不可推崇这种不科学的鉴别方法。

12）临产脉：又称离经脉，为六脉浮大而滑，即产时则尺脉转急，如切绳转珠，同时中指本节、中节甚至末端指侧动脉搏动。正如《证治准绳》说："诊其尺脉转急，如切绳转珠者，即产也。"

13）产后脉：妇人产后气血亏虚，故脉象多为虚缓平和。若脉滑而数，多属阴血未复，虚阳上泛，或外感实邪；脉沉细涩弱者，多属血脱虚损诸证。

（2）按诊（触诊）：按诊也是对妇女疾病的诊断常用方法，于临床上可以按触病之所在和虚实，但必须与其他诊法相结合，才能准确地掌握病情变化及治疗方针。

在脐部周围，按触可候冲任脉气之盛衰。如脐部周围有动气应指，和缓流利，一息跳动四至五次，与寸口脉相应，为五脏气盛，如跳动沉迟，为命火气衰；若跳动微弱，一息二至三次，为冲任气衰；若跳动有力，一息六次以上者，为冲任伏热。

经闭或经期腹痛，按触小腹坚块疼痛，推之不移，重按痛甚，为瘀血。若腹痛无块按之痛减，为血虚；若腹胀有包块，推之移动，为气滞。若诊四肢冷凉，多为阳虚、气虚之征；若手足心热，则属阴虚内热之象。妊娠肿胀者，临诊常按下肢。若按胫凹陷明显，甚或没指者，多属水盛肿胀；按之压痕不显，随手而起者，属气盛肿胀。

### （二）八纲辨证在妇科临床的意义

八纲辨证是临床上一切辨证的纲领。人体脏腑、经络、阴阳、气血、津液等生理活动，都是离不开各个系统之间的互相协调，互相为用而保持阴阳平衡的，气血充沛，故能精神如常，动作不衰。反之，内脏各系统失调，致使阴阳气血互不平衡，则产生妇科疾病。八纲虽分阴阳表里寒热虚实，总之不外乎以阴阳二字括之。如《内经·阴阳应象大论》说："阴阳者，天地之道也。变化之父母，生杀之本始，神明之府也。治病必求于本。"

#### 1.虚寒与寒实

（1）虚寒（包括阳虚气虚）：由于平素肾阳不足，命火虚衰，或过度疲劳，或饮食失节，损伤脾气，体内阴寒偏盛，则易产生肠鸣腹泻腹痛，月经错后，经色清稀，带下绵绵，尿色清白，四肢不温，喜温而恶寒，面色青白，唇舌淡润，苔白滑，口不干不渴，脉沉迟或沉缓无力等症。

（2）寒实（包括气滞寒凝）：由于素体多寒，经期产后又贪食生冷之物，或久居阴湿之处，或从事水湿工作，或感受阴雨雾露致体内阳气不达，寒湿凝聚，则会产生小腹坠痛、月经错后或经闭、腹痛喜温拒按、白带下注、四肢厥逆和面色青暗、唇舌青紫苔白滑、口润不渴以及大便结、小便清白，脉沉紧有力等症。

**2.虚热与实热**

（1）虚热（包括阴虚血热）：由于素体阴血不足，或久病伤阴损血，或产多乳众，或不节房事，因而致使阴精血液不足，则月经量少、色鲜红，甚至经闭、小腹微痛、不拒按、头眩、心悸、手足心热、潮热盗汗、面红颧赤、舌红无苔和口干不欲饮，脉细数。

（2）实热（包括气实血盛）：平素性躁多怒，或长途暴日外感风热而致使血分郁热，则产生月经赶前、月经过多而血色深红，和腹痛拒按、大便秘、小便混赤以及头眩、心烦、面赤、唇舌干红、舌苔黄燥、四肢发热、口渴饮冷，脉弦洪有力等症。

**3.寒热虚实假证**　在运用四诊八纲辨别寒热虚实时，更要详辨寒中有热，热中有寒；或真寒假热，真热假寒；或虚中夹实，实中夹虚；或真虚假实，真实假虚。

（1）寒热假证：真寒假热浮阳于外，则面色浮红，身热而脉浮，但口干不欲饮，或渴喜热饮，舌润苔滑白及大便溏、小便清白；若真热假寒拒阴于外，则面色青白，身冷而脉沉，但口渴饮冷、舌燥苔黄及大便秘结、小便少赤。正如《内经》所说："阴盛格阳，阳盛格阴""阴极似阳，阳极似阴"。

（2）虚实假证：妇女血虚气弱而经闭，但腹部胀满，不拒按，此属真虚假实之候。古人说："大实有羸，反泻含冤。"若气滞血瘀崩漏，腹痛拒按，漏下则痛减，此属真实假虚之候。古人又说："虚有盛候，误补益疾"。

此寒热虚实真假辨证之言，对于临床十分重要。医者如果粗心大意，不辨虚实，不审寒热而妄投方药，常致使病变由轻而重，由重而危，乃至死亡。

## 六、妇科疾病治疗原则

妇科疾病治疗原则与其他各科一样，临床上从整体出发，强调辨证施治，主张治病必求其本，并要分清标本缓急，主次分明，综合考虑，体质差异，地域环境的不同，因时、因地、因人制宜。应遵循寒则温之，热则清之，虚则补之，实则泄之，滑则固之的原则，对症施治，以平为期。

但是妇科疾病又不同于其他学科，因为妇人有经带胎产之不同，所以治疗上亦具有独特性。例如，月经病的治疗，应辨明经病在先后，如先经病，而后引起它病，当先治月经；若先有其他病，而后导致月经病，应先治它病，它病愈，则经病自愈。《景岳全书》云："调经之法，但欲得其和平。"带下病《傅青主女科》："夫带下俱是湿证"。湿邪主要源于脾肾，《内经》有"诸湿肿满皆属于脾"，说明了治疗带下病必须以健脾利湿或燥湿，辅以补肾固涩之法。治疗妊娠病，首先考虑到治病与安胎并举，多以补肾健脾、益气养血、清热安胎为大法，切忌大热伤胎之药或峻下、滑利、祛瘀、破血、耗气及毒麻药物。产后病的治疗，根据产后亡血伤津的特点，不忘产后多虚、多瘀。治疗多以调补气血，行气不易耗散，消导必兼扶脾，补而不留瘀，攻而不伤正，用药切忌汗下利小便，避免复伤阴血。妇科杂病的治疗重在辨证施治，多以调补脏腑、调理气血、调理冲任为主。

韩老认为妇科病的发病多与情志相关，多病于气血失调，主要伤及的脏腑以肾、肝、脾为主，多以温补脾肾、滋补肝肾、疏肝解郁、调理冲任为大法。

## 七、妇科疾病

### （一）月经病

妇女之为病，不离经、带、胎、产、杂。《景岳全书·妇人规》："女子以血为主，血旺则经调而子嗣。身体之盛衰，无不肇端于此。故治妇人之病，当以经血为先。"五病之中，当以月经病为首。《素问·上古天真论》云："女子七岁，肾气盛，齿更发长；二七天癸至，任脉通，太冲脉盛，月事以时下，故有子……七七任脉虚，太冲脉衰少，天癸竭，地道不通，故形坏而无子也。"肾气盛—天癸至—任脉通—太冲脉盛—下注胞宫—月事以时下，这一生殖轴精辟地概述了妇女月经产生的机制。薛立斋《妇科撮要》："夫经水，阴血也，属冲任二脉主，上为乳汁，下为月水。"天癸、脏腑、气血、经络协调作用于胞宫，月经来潮。

脏腑功能紊乱，气血不和，冲任二脉失调，发为月经病。韩老认为，大抵月经病，内者情志失调责之肝，房劳多产伤于肾，饮食劳倦损于脾；外者当归于寒热风湿等六淫之邪。诚如《医宗金鉴·妇科心法要诀》所言："天地温和经水安，寒凝热沸风荡然"。经者以调为顺，经调与否，对妇女其他诸病有着重要的影响。

韩老指出：月经病，有期不调、量不定、水不通、漏不止、有兼疼痛、兼吐衄、兼发热、兼泄泻者，种种病症，病因不一。不调之中，有赶前、错后者，若赶前1周以上，其下血量多，色深红质黏稠者属实热；下血量少，色淡质稀者属虚热。错后超过1周以上，亦有虚实之分，若下血量少、色淡，腹无胀痛者是气虚血少，不足之象；若下血量多或不多，色紫黯，腹胀痛者是气滞血瘀有余之征。不通之中，有血枯无血可下之虚者经闭；亦有气滞碍血，血行不畅之实者经闭。漏下不止者，多以肾虚、脾虚、血热、血瘀为多见，虚实亦殊。疼痛有痛在经前、痛在经后之别，痛在经前血下即止者，多为实证；痛在经后血下多时痛甚者，多为虚证。吐衄者多是火热亢盛，经云"火犯阳经血上溢"即是此意。发热之中，有常时发热者，有经行发热者，常时发热为血虚有郁积，经行发热为血虚有热。泄泻者有脾虚、肾阳虚和肝气乘脾而发病者。因此韩老认为，妇科临证中多以肝、脾、肾三脏为本，亦重视精神因素对月经的影响。当以疏肝、健脾、补肾为要；并须慎辨寒、热、虚、实、在气、在血，治疗时当审因论治，虚则补之，实则泻之，热则清之，寒则温之，方可收到异曲同工之效。

月经病是指月经期、量、色、质的异常变化和伴随月经周期出现的各种不适病证。以月经期的异常而言有月经先期、后期、先后不定期、闭经；以出血异常来论有经量过多、过少、崩漏、经间期出血、经行吐衄、经行尿血等；伴随月经周期出现的异常病证有痛经、经行头痛、经行身痛、经行泄泻等。下面择其要而撰。

**1.月经期异常的疾病** 韩老说欲知异常，必先了解何为正常。女子正常的月经周期，一般为28天。

（1）月经先期的辨治原则：月经先期是指妇女经期提前1周以上，并连续2个周期以上。主要发病机制是冲任不固，经血失于制约。临证中多因素体阴虚内热，虚热灼伤血海而致月经先期者；或素性躁多怒，肝郁化火；或偏嗜辛辣助热之品，迫血妄行而致；亦有脾虚中气下陷，统摄失权，冲任不固而致先期者。

治以固冲为要。或以补脾固肾，或以养阴清热，或以清热降火为主。代表方药：血实热者选清经散（《傅青主女科》）；虚热者选地骨皮饮（《太平惠民和剂局方》）；肝郁化热者选用丹栀逍遥散（《女科撮要》）；气虚者选举元煎（《景岳全书》）。

（2）月经后期辨治特点：月经后期是指女子月经周期错后1周以上，连续2个周期以上。月经后期的发病机制主要是精血不足或邪气阻滞，血海不能按时满溢，遂致月经后期。

临床常见的有：素体阳气不足，阴寒内盛；有血无生化，血海空虚；经期贪食生冷或冒雨涉水，感受寒凉，血被寒凝脉道不通畅；素体阴虚，或久病伤阴损血，或产多乳众，精血亏虚，经水不能按时而下；平素性躁多怒，肝失条达，气滞血凝，瘀阻脉络。王子亨说："妇人月水不调者，由劳伤气血致体虚，风冷之气乘之也。冲任之脉皆起于胞内，为经脉之海....若寒温乖适经脉则虚。如有冷风，虚则乘之，邪搏于血，或寒或温，寒则血结，温则血消，故月水乍多乍少，为不调也。"朱丹溪说："益寒主引涩，小腹内必时常冷痛，行经之际，或手足厥冷，唇青面白，尺脉或迟或微或虚，或虽大而必无力。"

总的治则：虚证以温经养血为主，实证治以活血行滞。

（3）月经愆期辨证施治：妇女月经时赶前，时错后，先后无定期，连续三个周期以上者，为月经愆期，又称月经先后无定期。

1）月经愆期发病机制：月经愆期发生的主要机制是冲任气血不调，血海蓄溢失常。导致月经愆期的原因有因性躁多怒，肝失条达，脉络不畅，致使气血紊乱而月经忽赶前忽错后；有因肾气素虚，命火不足，或纵欲竭精，损伤冲任，统摄失权而致者。

许叔微说："妇人病多是月经乍多乍少或前或后，时发疼痛，医者一例呼为经病，不辨阴胜阳、阳胜阴，所以服药少效。盖寒气乘阳，则胞寒气冷，血不运行。经所谓天寒地冻，水凝成冰，故令乍少而在月后；若阳气乘阴，则血流散溢。经所谓天暑地热，经水沸腾，故乍多而在月前。当别其阴阳，调其血气，使不相乖，以平为期。"

2）治疗原则：治疗月经愆期主要以调理冲任气血为原则，或疏肝解郁，或调补脾肾，随证治之。

①肝郁气滞

主症：月经时赶前，时错后而无定期，血量涩少难下，色紫黯，胸胁胀满，乳房胀，小腹疼痛，无故多怒，善太息，面色暗滞，舌淡苔薄白或微黄，脉象弦涩有力。

治法：调肝理气和血。

方药：逍遥散（《和剂局方》）。

当归15g，白芍15g，柴胡10g，茯苓15g，白术15g，甘草10g，薄荷10g。减煨生姜辛热伤阴之药；加川楝子15g，以增强理气；有热者，加黄芩15g，牡丹皮15g，栀子15g，以清热凉血。

又方：百灵调肝汤（韩百灵经验方）。

当归15g，赤芍15g，牛膝15g，通草15g，王不留行15g，皂角刺15g，瓜蒌15g，枳实10g，川楝子15g，青皮15g，炙甘草10g。

②肾气虚

主症：月经赶前错后无定期，血量少，色淡质稀，头眩健忘，耳鸣，腰酸腿软，小腹坠胀，大便溏，小便清频，四肢不温，面色晦暗，舌质淡润，脉沉弱。

治法：温肾扶阳调冲。

方药：益肾扶阳汤（韩百灵经验方）。

人参15g，熟地黄15g，山药15g，山茱萸15g，菟丝子15g，远志15g，五味子10g，炙甘草10g，附子10g，肉桂10g，补骨脂15g。

③肾阴虚

主症：血量少，色鲜红，头眩目花，潮热盗汗，腰痛，足跟痛，面红颧赤，舌干红无苔，手足心热，大便秘，小便少赤，脉细数。

治法：益阴补肾固冲。

方药：六味地黄丸（《小儿药证直诀》）。

熟地黄15g，山药15g，山茱萸15g，牡丹皮15g，泽泻10g，茯苓15g。加知母15g，地骨皮15g，以养阴清热。

（4）从脏腑虚实论治闭经：闭经又叫"女子不月""月事不来"，是指女子年逾16岁月经尚未来潮，或月经来潮后又见6月以上未至者。

1）闭经发病机制：闭经是妇科常见病，历代医家对其论述颇多，从病因而论，齐仲甫曰："妇人月事不来，此因风冷客于胞门，或醉以入房，或因风坠堕惊恐，皆令不通。"朱丹溪云："经不通，或因堕胎及多产伤血，或因久患潮热销血，或因久发盗汗耗血，或因脾胃不和，饮食少进而不生血……或因七情伤心，心气停结，故血闭命不行也。"《兰室秘藏》曰："妇人脾胃久虚，或形羸气血俱衰，而致经水断绝不行。"《医学正传》云："月经全借肾水施化，肾水既乏，则经血日以干涸。"《景岳全书·妇人规》曰："正因阴竭，所以血枯……或以咳嗽，或以夜热。"虚者精血不足，血海空虚，无血可下；实者邪气隔阻、脉道不通、经血不得下行。虚者多因肝肾不足，气血虚弱，阴虚血燥而成经闭；实者多由气滞血瘀，痰湿阻滞而导致闭经。

综历代医家所述，韩老认为造成经闭的原因，总不外乎虚、实两端，并有阴阳寒热之变。虚者多见气虚、血虚、阴虚、阳虚，实者多为气滞、血瘀、寒凝、湿浊。就脏腑而言则与五脏皆息息相关。

2）辨证论治：韩老治疗闭经主要采取虚补、实泻、寒温、热清的原则。阴虚宜滋阴养血；阳虚宜补阳益气；血虚宜补血养阴；气虚宜益气补阳；气滞宜行气活血；血瘀宜破血理气；寒实宜温而散之；虚寒宜温而补之。但补中勿过于滋腻，以免留邪；泻中勿过于破血行气，以免损伤正气；温中勿过于辛热发散，以免耗损阴血；清中勿过于苦寒，以免损伤胃气。医者临床不得不察。韩老经过数十年的临证经验总结，认为因虚致闭经者，治疗上比因实而致经闭者更为难医，疗程较长，勿要急于求成，恐欲速则不达，妄使攻伐，易使虚者更虚。韩老治疗虚证引起的闭经，以助水行舟之法喻之，常言："精满则自溢"。

①气滞血瘀

病因病机：韩老认为，七情内伤，肝气郁结，气机不利，气滞血瘀，瘀阻胞脉而致经闭。

主症：月经数月不通，头眩，心烦易怒，乳房胀痛，胸胁胀满，呃逆，善太息，面色暗滞，口苦咽干，舌黯红，舌边有瘀点瘀斑，脉弦而有力。

治法：疏肝理气，活血调经。

方药：百灵调肝汤（韩百灵经验方）加减。

当归20g，白芍20g，枳壳15g，青皮15g，川楝子15g，王不留行15g，通草10g，皂角刺5g，牛膝20g，红花20g，桃仁15g，甘草10g。

方中当归既能补血，又能活血而有和血之称。白芍养血敛阴，柔肝止痛，《日华子本草》言："主女人一切病……通月水"，《药性论》又云："妇人血闭不通，消瘀血"。枳壳行气和血、消积，《药性论》治："心腹结气，两胁胀虚，关膈痈塞"，为行气活血之良药。青皮疏肝破气、散结消积，治肝郁气滞引起的闭经、痛经、经前乳胀、腹痛等病，《本草纲目》指出青皮："治胸膈气逆，胁痛……消乳肿，疏肝胆"。川楝子行气止痛，清肝火，除湿热。王不留行、通草、皂角刺行血通经，用于瘀血阻滞，经行乳胀。王不留行而不止，走而不守，上通乳汁，下通月水。牛膝补肝肾、活血祛瘀，引血、引药下行。加桃仁、红花以增强活血化瘀、通利血脉之功。

加减：有热者，加黄芩、栀子；便秘者，加少量大黄以通便行血；腹痛甚者，重用白芍、加延胡索；血瘀甚者，加蒲黄、五灵脂、川牛膝。

②寒湿凝滞

病因病机：因经产之时，血室正开，感受风冷寒邪，或贪食生冷，血为寒凝，胞脉闭阻而致经闭不行。

主症：经闭不行数月，小腹冷痛，坠胀，喜温拒按，得热痛减，白带绵绵，面白肢冷，舌质黯，苔薄白，脉沉紧。

治法：温经散寒，活血通经。

方药：温经汤（《妇人大全良方》）或用少腹逐瘀汤（《医林改错》）加减。

人参、桂枝、当归、川芎、白芍、莪术、牛膝、牡丹皮、甘草。

加减：小腹冷甚者，加艾叶、小茴香；四肢逆冷者，加制附子；大便溏薄者，加白术、吴茱萸。

③肾阳虚

病因病机：因先天禀赋不足，或久病伤肾，阴损及阳，而致命火虚衰，元气亏虚、精血难以化生；冲任空虚，无血可下故见闭经。

主症：月经初潮即迟，或经期错后，经量逐渐减少，渐至经闭日久不行，头晕耳鸣，腰酸腿软，夜尿频，大便溏薄，形寒肢冷，白带清稀，面色晦暗，舌质淡润，苔白，脉沉弱。

治法：扶阳益气，温中调经。

方药：固阴煎（《景岳全书》）加减。

人参、熟地黄、山药、山茱萸、菟丝子、远志、五味子、炙甘草、附子、肉桂、补骨脂。

加减：带下量多者，加芡实、白术以健脾益气渗湿。

方中人参大补元气，为治虚劳内伤第一要药；山药味甘平，补肾益气；菟丝子归肾经，助阳益精；熟地黄滋阴养血，生精补髓；山茱萸味甘酸，性温，补益肝肾，以滋养精血而助元阳之不足；五味子性温，归肾经，能滋肾水；远志归心、肾经，能交通心肾，安神益智；炙甘草益气调药。全方共奏扶阳益气温中之功。

④肾阴虚

病因病机：先天不足，少女肾气未充，精气未盛，或早婚多产，不节房事，或久病伤肾，致肾精亏损，冲任气血不足，血海不能满溢，无血可下而致闭经。

主症：月经初潮即迟，或经期错后，经量逐渐减少，渐至经闭日久不行，头晕耳鸣，腰酸腿软，手足心热，潮热盗汗，两颧潮红，口干不欲饮，小溲短赤，大便秘结，舌红少苔，脉细弱或细数。

治法：滋阴补肾，养血调经。

方药：补肾地黄丸（《陈素庵妇科补解》）加减。

熟地黄、知母、黄柏、泽泻、山药、远志、茯苓、牡丹皮、酸枣仁、玄参、麦冬、淡竹叶、龟甲、桑螵蛸、山茱萸。

方中熟地黄滋阴补血；知母苦寒质润，润肾燥而滋阴；龟甲味咸甘性寒、归肾经，滋阴养血益肾；山茱萸滋养精血；桑螵蛸偏固肾精；黄柏入肾而泻相火；泽泻归肾，亦泻肾火；山药补脾益气而生血；茯苓健脾，脾运而精血有源；远志安神益智；麦冬养阴；玄参滋阴；酸枣仁补肝宁心；淡竹叶清热利尿；牡丹皮清热而能通经。全方共奏养阴补血之功。

⑤血虚

病因病机：平素中气不足，营血生化乏源；或大病、久病，或伤于血，或堕胎小产，失血过多；或患虫积耗血，以致冲任大虚，血海空乏，无血可下，遂致闭经。

主症：月经闭止数月半载，小腹无胀无痛，头眩心悸，潮热盗汗，皮肤不润，眼角干涩，面色萎黄，舌淡红，少苔，脉细数。

治法：养阴补血，活血调经。

方药：百灵补血汤（韩百灵经验方）加减。

熟地黄20g，当归20g，白芍20g，山药15g，枸杞子15g，山茱萸15g，牡丹皮15g，鳖甲20g，牛膝20g。

加减：血虚肠燥便秘者，加何首乌；失眠多梦者，加酸枣仁、合欢花。

⑥肺阴虚

病因病机：素体阴虚，或大病久病伤阴损血，而致肺阴不足，阴虚血少，无血可下故经水闭止不行。

主症：月经数月不通，干咳唾血，胸痛气短，面红颧赤，手足心热，大便秘结，舌红少津，脉细数。

治法：滋阴润肺，养血调经。

方药：百合固金汤（《医方集解》）加减。

生地黄、熟地黄、麦冬、百合、玄参、川贝母、白芍、桔梗、知母、牡丹皮、甘草。

加减：若阴虚肺燥，咳痰带血者，加白茅根、侧柏叶；大便干燥者，加瓜蒌、火麻仁。潮热盗汗者，加青蒿、地骨皮。腰痛甚者，加山茱萸、杜仲、枸杞子。

⑦心脾两虚

病因病机：素体虚弱，饮食失节，劳倦过度，忧思伤脾，而致气血化源不足，冲任不能按时满溢则经水不行。

主症：妇女经久月经不通，面色淡黄或苍白，饮食减少，神疲倦怠，嗜睡，心悸，形体消瘦，舌淡苔白，脉缓而无力。

治法：补益心脾，养血调经。

方药：归脾汤加减（《济生方》）。

人参、白术、黄芪、当归、茯苓、远志、酸枣仁、木香、牛膝、生姜、大枣。

加减：脘腹胀满者加砂仁；便稀者加炒薏苡仁、白扁豆。偏于心阴血虚，症见心悸气怯，动则汗出，失眠多梦，怔忡者，宜滋阴养血，宁心安神。方用天王补心丹（《世医得效方》）加减。

⑧痰湿壅盛

病因病机：形体肥胖，素有饮邪，或脾虚水湿不运，痰湿内生，下注冲任，阻塞胞脉而致月经不行。《女科切要·调经门》云："肥白妇人，经闭而不通者，必是湿痰与脂膜壅塞之故也。"说明痰湿与闭经之间有着密切的关系。

主症：月经闭止数月不行，形体肥胖，可见头面虚浮，肢体肿胀，带下量多，色白质稀，首如裹，头晕目眩，神疲倦怠，心悸，胸脘痞闷，舌体胖大，有齿痕，苔白腻，脉滑，或滑缓。

治法：豁痰除湿，活血调经。

方药：苍附导痰汤（《叶天士女科诊治秘方》）加减。

苍术、香附、法半夏、胆南星、陈皮、茯苓、枳壳、当归、川芎、川牛膝、神曲。

方中用二陈汤燥湿化痰，健脾和胃；苍术、胆南星助二陈汤健脾燥湿化痰之力；香附、枳壳宽中理气行滞；当归、川芎、川牛膝活血调经、引血下行。全方配伍，使脾气健运，湿邪得除，则经水自通矣。

加减：若手足不温者，加桂枝以温阳化气、行水除湿；若食少便溏者，加党参、炒白术，以健脾和中止泻。

临证时须详问病史，并作相关检查，首先应排除生理性停经，特别应注意与早孕鉴别。同时了解患者的发育、营养、第二性征、精神状况等，检查有无生殖器官发育异常，询问有无服用不适当的药物及不良的饮食习惯及全身性疾病等，以明闭经的原因。闭经的治疗，根据病证，虚者补而通之，或补益肝肾，或调养气血；实者泻而通之，或活血化瘀，或理气行滞，或除邪调经，切不可不分虚实，滥用攻破方药，亦不可一味峻补，反燥涩精血。至于他病而致闭经者，又当先治他病，病愈则经可调。

**2.月经量异常的疾病**

（1）月经过多的辨治：月经过多是指经期正常，经量明显增多。亦称"经水过多"。引起月经过多的主要机制是冲任不固，经血失于制约。临床常见的有：①素体脾胃虚弱，或饮食失节，忧思不解，损伤脾气致脾气虚弱，中气不足，冲任失于固摄，致经量过多。②或先天肾气不足，大病久病损伤于肾，致肾气亏损，冲任不固，致月经过多。③素体阳盛，或肝郁化热，或过食辛辣助热之品，热伏冲任，扰动血海，迫血妄行，则经量过多。④肝郁气滞，气滞碍血，血行不畅，久而成瘀，瘀阻冲任，血不归经以致经量过多。

古代医家朱丹溪认为月经过多的病机有血热、痰多、血虚之分；《医宗金鉴·

妇科心法要诀·调经门》云："经水过多，清晰浅红，乃气虚不能摄血也。若黏稠深红，则为血盛有余……而时下臭秽，乃湿热腐化也。若形清腥秽，乃湿瘀寒虚所化也。"提出根据经行的色、质、气、味辨寒热虚实的理论。

治疗原则：平时依据辨证，采取益气、清热凉血、化瘀等法；固冲任，以调经为主。若经量甚多，当固摄止血。

（2）韩老治疗崩漏的特色：崩漏是以月经周期异常，经血非时而下为主要特点。崩漏、月经先期、月经过多三者虽病名不同，其发病机制基本相似，且临床上崩漏常常可由月经先期或月经过多转化而成。因此，治疗上可采取异病同治的原则。这里将重点阐述本病。

崩漏之为病，是指妇女非经期阴道突然大量下血，血下如注，量多如涌，或持续下血，淋漓不断。《诸病源候论》云："妇人经脉调适，则月下以时，若劳伤者，以冲任之气虚损，不能制其经脉，故血非时而下，淋漓不断，谓之漏下也。而冲任之气虚，不能制其经血，故忽然暴下，谓之崩中。"崩与漏在病势上有缓急之分，在程度上有轻重之别，此两者在发病过程中常常可以相互转化，久漏中气下陷，冲任不固，势必成崩；崩久气血耗伤，亦必成漏。诚如《济生方》曰："崩漏之病，本乎一证，轻者谓之漏下，甚者谓之崩中。"临床上崩与漏二者常常并称。

1）韩老对崩漏的认识：崩漏是妇女常见病，多发病，亦属急重症之一。其发病机制复杂，病势缠绵，难以速愈。中医学认为引起崩漏的原因大体有肾虚、脾虚、血热、血瘀、肝旺等几个方面，由于以上几种因素而导致冲任不固，不能制约经血故非时下。《女科撮要》说："其为患因脾胃虚损，不能摄血归源；或因肝经有火，血得热而下行；或因肝经有风，血得风而妄行；或因怒动肝火，血热而沸腾；或因脾经郁结，血伤而不归经；或因悲哀太过，胞络伤而下崩"。《内经》又有："阴虚阳搏谓之崩"之训。继《内经》之后，李东垣精辟地指出："妇人血崩，是肾水阴虚，不能镇守胞络相火，故血走而崩也。"强调了肾水阴虚是致崩的关键，为后人从肾阴虚讨论崩漏的辨治奠定了基础。韩老根据自己对历代医家论述的理解，总结数十年的临证经验，对崩漏发病机制及治疗提出了独特的见解。

韩老认为，崩漏的发生主要是五脏功能失调，致使体内阴阳气血互不平衡。其病因大约可分阴虚、阳虚、气虚、血虚、气滞、血瘀、血热几个方面；而它们之间又存在着必然转化的结果。张景岳云："五脏之伤，穷必极肾"。韩老在临床实践当中发现崩漏患者多数是由先天不足，早婚多产，房事不节，或经期过劳；耗精损血，以致肾阴不足，阴虚内热，热扰冲任，胞脉失固，迫血妄行而致崩漏。换言之，青春期患者多以肾气初盛，天癸尚未发育完实，胞脉失于固摄而发病；育龄期多以产多乳众或房事不节，阴精暗耗，损伤冲任，胞脉不固为患；更年期多因肾气渐衰，天癸将竭，真阴不足，阳失潜藏，冲任不固，而成崩漏之疾。《竹林女科证治》指出："肾虚崩漏，血崩不止由肾弱阴虚不能约制胞络相火，故血热成崩。"张寿颐提出："崩中一症，因火者居多，因寒者少，然即使是火。亦是虚火，非此实火可比"这些论点，足以说明崩漏的发病与肾虚、虚热密切相关。

2）治崩九法：关于崩漏的治疗，历代医家曾提出了许多治疗的理论和经验，足以后人借鉴。《妇人大全良方》记载："阴伤于阳，令人下血，当补其阴。"《傅青主女科》说："是止崩之药，不可独用，必须于补阴之中行止崩之法。"韩老谨守病机，治病求本，针对阴虚阳搏、肾水阴虚、热扰冲任、血走而崩这一致崩的主要机制，提出了"滋阴补肾，固冲止血"之法，自创"育阴止崩汤"。该方采用标本同治的方法，其中固冲止血纯属塞流之用，而补肾滋阴既可清源，又可正本，因此同时具有澄源、复旧的作用，所以，复旧的意义不是抽象的公式，应视不同病机引起的崩漏而有具体的内涵。总之，滋阴补肾、固冲止血之法，可使肾阴得养，虚火得敛，冲任得固，血海安宁，胞宫蓄溢正常，用于肾阴虚型崩漏最为适宜。韩老提出治崩九法：

①血亏无热型

病因病机：血虚有五脏之分，其主要是心脾两脏血虚居多，心主全身之血脉，脾为生血之源，且脾统血。发病多因饮食失节，或思虑过度，劳伤心脾，中气不固而致经血非时而下。

主症：月经初始量少，淋漓不断，久之可忽然大下，血色浅淡，腹无胀痛，头眩心悸，失眠健忘，目花，两目干涩，皮肤不润，面唇指甲浅淡，舌质淡，脉虚细。

治法：补血调经，固冲止血。

方药：胶艾四物汤（《万病回春》）加减。

阿胶、艾叶炭、熟地黄、当归、白芍、川芎、甘草。

加减：血多者，去川芎，加炒地榆、棕榈炭；气虚下陷者，加黄芪、升麻；滑脱者，加煅龙骨、煅牡蛎、海螵蛸。

②血滞有热型

病因病机：多由素体阳盛，或偏嗜辛燥，或肝郁化热，或外感热邪，热伏冲任，迫血妄行而致成崩成漏。

主症：月经过多，血色深红黏稠，臭秽，或有血块，腹痛拒按，心烦多梦，手足发热，便秘溲赤，面唇指甲深红，舌红苔黄燥，脉洪大或弦数有力。

治法：清热凉血止崩。

方药：加味桃红四物汤（韩百灵经验方）加减。

地黄20g，桃仁10g，红花15g，当归15g，白芍10g，焦栀子15g，牡丹皮炭15g，煅牡蛎20g，炒地榆30g，茜草20g。

加减：腹痛胀甚者，加枳壳、延胡索；大便干燥者，加大黄。

热轻者

主症：漏下不止，血色鲜红，无块或少许血块，口不甚渴，腹微痛。

方药：栀芩四物汤加减（韩百灵经验方）加减。

栀子15g，炒黄芩20g，地黄20g，当归15g，川芎10g，白芍20g，墨旱莲25g。

热重者

主症：漏下量多，血色紫黑，黏稠有块，口渴冷饮，小腹急痛。

方药：知柏四物汤（经验方）加减。

知母20g，炒黄柏15g，地黄20g，当归15g，白芍20g，白茅根20g，炒地榆30g。

③阴虚血热证

病因病机：多由素体阴虚，或久病伤阴，或不节房事，相火妄动，热伤血海而成崩漏。

主症：月经淋漓不断，量少，血色淡红，腹无胀痛，头眩，手足心热，眼花，两颧潮红，唇指甲淡红，舌干红无苔，脉虚细稍数。

治法：养阴清热，固冲止血。

方药：地骨皮饮（《太平惠民和剂局方》）加减。

地骨皮、地黄、牡丹皮炭、白芍、当归、阿胶、续断、龟甲、炒地榆。

加减：头晕甚者加枸杞子、菊花；有血条血块者加茜草、三七粉。

④气血两虚型

主症：漏下不止，或忽然大下，量或多或少，色淡质稀，小腹隐痛，面色无华，神疲倦怠、气短懒言，心悸失眠，舌质淡，苔薄，脉虚细。

治法：补益气血，固冲止血。

方药：益气养血汤（韩百灵经验方）加减。

党参20g，黄芪25g，白术15g，升麻10g，山药15g，当归10g，白芍20g，熟地黄20g，阿胶（烊化）15g，甘草10g，水煎服。

加减：虚甚者，可用人参；心悸失眠者，加酸枣仁、龙眼肉；便秘者，减白术，加郁李仁；血多者，加炒地榆、艾叶炭。

⑤气虚下陷型

主症：崩漏，下血如注，色淡质稀，或有块，或无块，腹不痛，头晕气短，语言无力，自汗出，舌淡润，脉弱。

治法：益气升举，固冲摄血。

方药：补中益气汤（《脾胃论》）加止血药。

黄芪、人参、白术、当归、陈皮、升麻、柴胡、甘草、生姜、大枣。

加减：血多者加棕榈炭、炒地榆；有血条血块者，加三七粉、炒蒲黄；腹痛加白芍；寒甚者，加肉桂。

⑥气滞血瘀型

病因病机：平素性躁多怒，肝失条达，疏泄失职，气机不利，瘀阻脉络，血不循经而致崩漏。

主症：月经淋漓不断，时多时少，含有血丝血块，或突然大下，血色紫黑，少腹胀痛或刺痛，胸胁痛，善太息，头眩，精神抑郁，舌紫黯可见瘀斑，脉弦涩。

治法：调肝理气，逐瘀止崩。

方药：逍遥散（《太平惠民和剂局方》）加减。

当归、白芍、白术、柴胡、地黄、牛膝、三七、棕榈炭、炒地榆、甘草。

加减：腹胀甚者，加枳壳、乌药；胁痛者，加香附、郁金；腹刺痛者，加丹参、蒲黄、五灵脂。

⑦肾阴虚型

病因病机：多由平素阴虚，或久病伤阴损血，或不节房事，阴精暗耗，以致冲任不固，产生崩漏。

主症：月经淋漓不断或突然大下，血色鲜红无臭，腹无胀痛，腰痛，足跟痛，头眩，耳鸣，潮热，盗汗，心悸，善惊，手足心热，口干不欲饮，面唇指甲鲜红，两颧赤，舌红少苔，脉沉细或细数，两尺无力。

治法：滋阴补肾，固冲止血。

方药：左归丸（《景岳全书》）加减。

熟地黄、山茱萸、山药、菟丝子、炒杜仲、鹿角胶、海螵蛸、牡蛎、阿胶、炒地榆。

加减：血多者，加棕榈炭，倍加炒地榆；阴虚夹瘀者，加三七、茜草；热甚者，加地骨皮、知母；久崩气陷者，加升麻。

⑧肾阳虚型

病因病机：素体阳虚，或偏嗜生冷，阴寒内生，或久居潮湿之处，寒湿侵犯胞中，或房事过度，命火虚衰，冲任不固而致崩漏。

主症：月经淋漓不断或大下不止，色淡质稀，腥臭，腹中冷痛，喜温喜按，尿频，头眩健忘，白带量多，大便溏薄，面浮肢肿，面色晦暗，舌质淡润，脉沉迟或弱。

治法：温肾扶阳，固冲止血。

方药：鹿茸丸（《证治准绳》）或右归丸（《景岳全书》）加减。

鹿茸（或以鹿角胶代之）、赤石脂、禹余粮、附子、艾叶炭、侧柏叶炭、当归、熟地黄、山药、续断、巴戟天、杜仲、龙骨。

加减法：血多者，加炒地榆；气陷者，加升麻；便溏者，加炒白术。

⑨肝肾亏损型

病因病机：素体阴虚，或大病久病伤阴损血，或不节房事，阴精暗耗，致肝血匮乏，肝失疏泄，肾失闭藏，冲任不固，则经血非时而下。

主症：月经淋漓不断，量少，血色鲜红，腰痛如折，头晕耳鸣，记忆力减退，手足心热，面色无华，唇舌指甲淡红，舌质淡红，脉弦细无力。

治法：滋补肝肾，调冲止血。

方药：育阴止崩汤（韩百灵经验方）加减。

熟地黄25g，山茱萸20g，山药20g，杜仲炭20g，续断25g，桑寄生20g，白芍20g，牡蛎25g，龟甲20g，阿胶<sup>（烊化）</sup>10g，炒地榆50g。

加减：出血多者，加墨旱莲、棕榈炭；流血日久兼见气虚者，加黄芪、红参；两目干涩者，加枸杞子、女贞子；胸闷不舒者，加枳壳、香附<sup>（醋制）</sup>；便干者，加何首乌、瓜蒌；失眠多梦者，加酸枣仁；烦躁者，加栀子、莲子心；五心烦热者，加地骨皮、牡丹皮。

韩老说，尽管引起崩漏缘由甚多，但临床上最多见的是肝肾阴虚和肾之阴虚、阳虚。其原因是崩漏初期，病人多不以为然，日久耗阴损血愈甚，而致精血亏乏。肝藏血，主疏泄，肾藏精，主封藏；当肝血不足，疏泄失度，相火妄动，损伤胞脉或肾虚精血亏乏，虚热内蕴，热伏冲任，迫血妄行，或闭藏失职均可发生崩漏。治疗上韩老遵张寿颐："不知血之妄行，多是龙雷相火，疏泄无度，为介类有情，能吸纳肝肾泛滥之虚阳，安其窟宅，正本清源不治血而自止"的理论，自创"育阴止崩汤"用龟甲、牡蛎、阿胶类血肉有情之品，平肝之阳，敛肾之阴，阴阳平和，经水自安。

【崩漏调护】

崩漏之病，发病机制复杂，病势缠绵，难以治愈。因而治疗除采取药物外，还必须结合其他方法，综合治疗。

①精神疗法：树立战胜疾病的信念，避免过度紧张和精神刺激。

②休息疗法：当出血严重时，必须绝对卧床休息，减少盆腔充血，防止晕倒或休克。

③饮食疗法：扩充营养，增加高蛋白饮食，多服用含维生素B、C、E、K等食品。经期勿受潮湿寒冷。

④观察患者出血的量、色、质，做好基础体温的测定，并予以记录。

⑤大量出血必要时配合刮宫止血治疗。

⑥针灸：关元、气海、三阴交针刺。急需止血者可艾灸隐白或大敦，针刺断红穴。

**3.伴随月经出现的疾病**

（1）审证求因治疗痛经：痛经是指妇女经行前后，或正值经期，出现周期性小腹疼痛，或痛引腰骶，甚则剧痛难忍，严重者可因痛而致昏厥。痛经最早见于《金匮要略·妇人杂病脉证并治》："带下，经水不利，少腹满痛，经一月再见。"《诸病源候论》首立"月水来腹痛候"，认为："妇人月水来腹痛者，由劳伤血气，以致体虚，受风冷之气，客于胞络，损伤冲任之脉"，为后世研究痛经奠定了理论基础。

1）痛经的辨证要点：韩老认为痛经与寒、热、虚、实、气、血、瘀七个方面有关。辨痛经首先当辨别属性。一般痛在经前、经期多属实；痛在经后多属虚；痛甚而拒按多属实；隐隐作痛，喜揉喜按多属虚。得热痛减多为寒，得热痛甚多为热；痛甚于胀，血块排出痛减或刺痛者多为血瘀；胀甚于痛者多为气滞；若痛胀相持者，属气血同病；绞痛、冷痛者属寒；灼痛者属热。痛在两侧少腹病多在肝，痛连腰际病多在肾。

2）辨证论治：痛经的治疗原则，韩老根据"通则不痛"的原理，当以调理冲任气血止痛为主，又要根据不同的证候，予以行气活血，温中散寒，清热泻实，益气补虚，同时，结合素体情况，进行调肝、益肾、扶脾，使气血顺和，冲任通畅，经血通调则疼痛自止。治法亦分为两部分：月经期调血止痛以治其标；平时辨证求因而治其本。

①寒湿凝滞型痛经

病因病机：经期摄生不慎，感受风冷，或坐卧湿地，或冒雨涉水，或经水临行贪食生冷，风冷寒湿客于冲任、胞宫，经血为寒湿所凝，运行不畅而致痛经。

主症：妇女经期腹痛如绞，喜温喜按，经量涩少，色紫黯或黑如豆汁，四肢厥逆，面色青白，口中滑润，舌边青紫苔白腻，脉沉迟有力。

治法：温经散寒，活血调经止痛。

方药：少腹逐瘀汤（《医林改错》）加减。

小茴香、炮姜、延胡索、五灵脂、没药、川芎、当归、蒲黄、肉桂、赤芍、牛膝。

方中小茴香辛温，散寒补火；炮姜辛烈之性已减，守而不走，专治里寒，善于温经；肉桂为纯阳之品，性火热，有散寒温经之功；川芎辛温升散，活血通经；五灵脂甘缓不峻，性温能通，主入肝经血分，能通利血脉；没药辛散苦降，内能宣通脏腑，外能透达经络，功善活血散瘀；延胡索辛散苦降温通，既能入血分，又能走气分，活血行气；当归辛温，活血养血；赤芍入血分而散瘀；蒲黄甘缓不峻，性平无寒热偏性，入肝经血分，功能止血散瘀；牛膝引药下行，使药直达病所，寒邪得散，经血得行，疼痛可除。若湿重者加苍术；寒重者加制附子；血瘀重者加丹参。

②胞中虚寒型痛经

病因病机：素体阳虚，阴寒内盛，胞中及冲任虚寒，致使经水运行迟滞，胞脉虚寒而致痛经。

主症：妇女经期小腹隐痛，喜温喜按，经色清稀，腰酸腿软，四肢不温，尿频，白带如注，面色淡白，舌质淡润，脉沉迟无力。

治法：温中扶阳，益气养血止痛。

方药：温肾扶阳汤（韩百灵经验方）加减。

人参10g，山药20g，巴戟天15g，菟丝子20g，肉桂10g，制附子9g，补骨脂15g，吴茱萸15g，白术15g，香附20g，延胡索20g。

方中人参大补元气；白术益气健脾，善补后天；山药平补气阴，健脾益肾；巴戟天、补骨脂补肾助阳，强筋健骨祛风除湿；菟丝子不燥不腻，既能助阳，又能益精；吴茱萸散寒止痛，疏肝下气，燥湿；制附子纯阳燥烈，能补阳益火、散寒止痛；肉桂益阳消阴，散寒止痛，活血调经；香附、延胡索调经止痛，为调经之要药。全方共奏温中扶阳，益气养血、调经止痛之功。带下量多者，加薏苡仁、芡实。

③湿热蕴结型痛经

病因病机：外感或内蕴湿热之邪，流注于冲任胞宫，经前气血充盛，湿热与血搏结，冲任气血不通，不通则痛。

主症：经前小腹疼痛拒按，有灼热感，或伴腰骶胀痛，或平时少腹疼痛，经来疼痛加剧，低热起伏，经色黯红，质稠有块，带下黄稠，小便短黄，舌红苔黄而腻，脉弦数或濡数。

治法：清热除湿，化瘀止痛。

方药：清热调血汤（《古今医鉴》）加减。

地黄、当归、白芍、川芎、红花、桃仁、牡丹皮、红藤、黄连、莪术、香附、延胡索。

方中用四物汤调经止痛；牡丹皮清热凉血化瘀；黄连、红藤清热凉血，燥湿；红花、桃仁、莪术活血祛瘀止痛；香附、延胡索疏肝理气，调血止痛。全方清热燥湿，化瘀止痛。湿热甚者加薏苡仁、黄柏以增其燥湿清热之力。

④气滞血瘀型痛经

病因病机：情志素郁，时值经期前后，冲任气血充盛，气机不畅，气血运行受阻，不通则痛。

主症：每于经前数日甚或1~2周小腹胀痛或刺痛，拒按，或伴胸胁乳房作胀，或经量少，或经行不畅，经色紫黯有块，血块排出后痛减，经净后疼痛消失。舌紫黯或有瘀点，脉弦或弦滑。

治法：活血行气，调经止痛。

方药：血府逐瘀汤（《医林改错》）加减。

当归、地黄、赤芍、川芎、桃仁、红花、香附、枳壳、柴胡、桔梗、牛膝、甘草。

方中四物汤补血养血，配桃仁、红花增加活血化瘀之功；柴胡、枳壳疏肝行气，和血调经；桔梗宣肺气，合柴胡疏肝解郁，肺气得宣，肝气得舒，有助经血通调；并有通利血脉，引血下行的牛膝，诸药相互配伍使血活气行，疼痛自解。有热者加黄芩；便秘者，加少量大黄。

⑤肝肾亏损型痛经

病因病机：先天不足，或房事不节，或早婚多产、后天亏损，肝肾虚衰，精血不足，行经之后，精血更虚，冲任、胞宫失于濡养，而致痛经。

主症：妇女经期小腹隐隐作痛，喜按，经色淡红，量少，头眩健忘，腰痛，足跟痛，两目干涩，潮热盗汗，手足心热，口干不欲饮，面红颧赤，舌干红无苔，脉弦细数。

治法：滋补肝肾，养血调经止痛。

方药：调肝汤（《傅青主女科》）加减。

山药、阿胶、当归、白芍、山茱萸、巴戟天、牡蛎、杜仲、牛膝、甘草。

方中白芍味酸入肝经，有补肝血，敛肝阴，调经，缓急止痛之功；阿胶补血滋阴；当归入肝经，有补血调经之效；巴戟天归肾经，补肾阳且益肾精；山药平补肾精，补气养阴；山茱萸，归肝肾二经，补益肝肾，滋养精血；甘草益气，调和诸药。全方共奏养肝补肾、滋阴生血止痛之功。痛甚者，加延胡索。

⑥气血虚弱型痛经

病因病机：素体脾胃虚弱，化源不足，或久病大病之后，导致气血不足，冲任亦虚，经行之后，血海更虚，血虚气弱胞脉失于濡养导致痛经。

主症：经期或经后小腹隐痛喜按，或小腹及阴部空坠，月经量少，色淡质薄，或神疲乏力，面色不华，或纳少便溏，舌质淡，脉细弱。

治法：益气补血，调经止痛。

方药：八珍汤（《证治准绳》）加减。

当归、白芍、川芎、熟地黄、人参、白术、茯苓、甘草、香附、延胡索、黄芪。

方中用四物汤补气调血，四君子汤益气健脾，加香附、延胡索以调经止痛；黄芪以增益气之效，然气血充盈，血脉流畅，痛乃自除。

3）临床常用药物加减：因寒者，选用艾叶、小茴香、炮姜、肉桂、乌药、吴茱萸等温经止痛；因热者，选用牡丹皮、赤芍等清热止痛；因气虚者，选用人参、黄芪、白术等益气补虚止痛；因血虚者，选用当归、白芍、阿胶等补虚养血止痛；因气郁者，选用香附、川楝子、延胡索、姜黄、木香、枳壳、槟榔、九里香等行气止痛；因血瘀者，选用川芎、乳香、三七、延胡索、蒲黄、五灵脂等活血止痛。

【痛经调护】

①经期应保持精神愉快，由于恐惧、忧郁可使疼痛阈值降低，对内在、外在刺激产生了过度的敏感，故对患者应解除其对痛经的精神负担，保持愉快心情。

②经期注意勿感受风寒，勿过食生冷及刺激性食物，避免影响气血的正常运行。

③经期勿过劳，适当的休息。

④避免便秘。

⑤疼痛甚者，可投于镇静镇痛剂和抗痉挛药物。

⑥可用热水袋置腹部热敷。

⑦可令病人饮生姜红糖水。

⑧结合针灸：主穴取元关、中极；配穴取三阴交、足三里、血海、阴陵泉。

（2）从火热治疗经行吐衄：经行吐衄，是指妇女月经适来，或正值经期，或月经适断，而发生吐血、衄血。《叶氏女科证治》有"经不往下行，而从口鼻中出，名曰逆经。"《医宗金鉴·妇科心法要诀》亦有："经期吐血或衄血，上溢妄行曰逆经。"

1）发病机制：引起经行吐衄多因平素性躁多怒，肝郁化火，气火偏盛，灼伤血络，迫血妄行，经行之时，阴血下注冲任，冲气旺盛，血随气逆而致吐衄；有因素体阴虚，或久病耗阴损血，或过服辛香燥烈之药，致体内蕴热，热伏冲任，火气上逆，灼伤肺络，络损血溢，而致吐衄。临证中以肝郁化热和阴虚肺燥者为多见。

2）治疗原则：韩老本着"热者清之""逆者平之"的原则，以清热降逆，引血下行为主。经期吐衄，属实热者，宜清热泻火，热去则血自安，不宜过用苦寒以免损伤胃气；经后吐衄，属虚热者，宜养阴清热，不宜过用滋腻留邪之药。

3）辨证论治

①肝郁化热

主症：经血适来，发生吐血、衄血，色深红并量多，有血条血块，头眩，耳鸣和心烦易怒，胸胁胀满，呃逆及善太息，口苦咽干，面红，苔黄燥，脉弦数。

治法：清热凉血降逆。

方药：清经四物汤（《古今医鉴》）。

当归10g，白芍15g，地黄15g，黄芩15g，黄连15g，黄柏10g，知母15g，阿胶15g，香附15g，甘草10g。

加减：减艾叶、川芎辛燥伤阴之品。加牡丹皮15g，牛膝15g，以清热凉血；便秘者，加少量大黄，以清热降逆止血。

又方：百灵调肝汤（韩百灵经验方）。

当归15g，赤芍15g，牛膝15g，通草15g，王不留行15g，皂角刺15g，瓜蒌15g，枳实10g，川楝子15g，青皮15g，炙甘草10g。

加减：加牡丹皮15g，栀子15g，小蓟15g，白茅根15g，以清热凉血止血。

②肺阴虚

主症：经血适断，常有吐血、衄血，色鲜红伴有头眩，耳鸣，干咳，气短和潮热盗汗，手足心热，面红颧赤及舌干红无苔，脉细数。

治法：养阴润肺止血。

方药：百合固金汤（《医方集解》）。

百合15g，生地黄15g，熟地黄15g，玄参15g，川贝母15g，桔梗15g，麦冬15g，白芍15g，当归10g，甘草10g。

加减：加白茅根15g，犀角5g，以化瘀清热止血。

（3）清热凉血治经期便血尿血：妇女每逢经期大便下血或小便尿血者，为之经期便血或尿血。

1）病因病机：经期便血、尿血的主要发病机制是热伏血分，损伤脉络。其病因多因平素性躁多怒，肝经郁热者；有因偏嗜辛辣，胃肠积热者，又逢经期气血充盛，热邪伤于肠道，损伤血络，迫血妄行而致经期便血者；有因心火内炽，热移小肠和膀胱，伤及阴络，而致经期尿血者；有因肝肾阴虚，相火妄动，灼伤下焦络脉而致经后尿血者。此症在临床所见，便血多属实热之为病。《妇人大全良方》云："妊妇劳伤经络，有热在内，热乘于血，血得热则流溢，渗入于脬，故令尿血也。"

2）治疗原则：属于实热者，宜用清热凉血止血之药；属于虚热者，宜用养阴清热凉血之药。切忌辛散耗阴损血之剂。

3）辨证论治

①肝胃郁热

主症：妇女每当经期大便下血，月经量少，色深红稠黏，口燥咽干，口渴饮冷，大便干燥，小便短赤，手足发热，面红唇焦，舌苔黄燥，脉象弦滑数。

治法：清热凉血止血。

方药：约营煎（《景岳全书》）。

地黄15g，白芍15g，甘草10g，地榆20g，黄芩15g，槐花20g，炒荆芥穗10g，续断15g。

加减：热甚便秘者，加少量大黄，以清热通秘，减乌梅酸敛滞血之弊。

②肝肾阴虚

主症：经血适断，小便尿血，色淡，心悸失眠，口干不欲饮，面红颧赤，潮热盗汗，手足心热，脉弦细数。

治法：养阴清热止血。

方药：导赤散（《小儿药证直诀》）。

地黄15g，木通10g，淡竹叶15g，甘草10g。加麦冬10g，知母15g，牛膝15g，牡丹皮15g，以滋阴凉血。

③心火内炽

主症：经期尿血，色深红，头眩，心烦，口苦咽干，便秘，尿道热痛，发热，唇红面赤，舌苔黄燥，脉象弦滑数。

治法：清热凉血止血。

方药：八正散加味（《太平惠民和剂局方》）。

木通10g，萹蓄15g，瞿麦15g，淡竹叶15g，栀子15g，滑石15g，车前子15g，灯心草10g。加石韦15g，牛膝15g，牡丹皮15g，白茅根20g，以凉血止血。

加减：便秘者，加大黄5g，以清热通秘。

又方：小蓟饮子（《济生方》）。

小蓟20g，炒蒲黄15g，藕节15g，滑石15g，木通10g，地黄15g，栀子15g，淡竹叶15g，当归10g，甘草10g。

（4）经行头痛的辨治：经行头痛是指每值经期或经行前后，出现以头痛为主的病症，伴随月经周期反复发作。疼痛的部位多见于头的前额、两侧、颠顶、后头部，痛时可连及眼眶，严重者可出现恶心呕吐，甚至影响工作和学习。

1）发病机制：韩老认为经行头痛主要是气血为病，与肝有密切的关系，《难经》有云："人头者，诸阳之会也"。头为诸阳之会，五脏六腑之气皆上荣于头，足厥阴肝经会于巅，肝为藏血之脏，经行时精血下注冲任而为月经，若阴血相对不足，血不上荣于脑，脑失所养，或素体血虚，经行时亦感不足，血不上荣，或瘀血内阻，络脉不通，或因情志内伤，气郁化火，皆可导致本病。

2）辨治特点：经行头痛有虚实之殊。一般以疼痛时间、性质，辨其虚实。大抵实者多痛于经前或经期，且多胀痛或呈刺痛；虚者多痛在经后或月经将净之时，一般多呈隐隐作痛。临床常见于气虚清阳不升，血虚清空失养；肝火上扰清空；或肾虚肝郁，水不涵木，肝阳上亢，肝风内动；及痰瘀阻络，脉络不通等几个方面。

3）治疗原则：经行头痛以调理气血为大法，实证者行气活血以止痛，虚证者补气养血以止痛。具体治法有益气养血，通络止痛；清泻肝火，养血止痛；滋阴潜阳，息风止痛；燥湿涤痰，开窍止痛；活血化瘀，通络止痛。各法之中勿忘调理气血，气顺血和，清窍得养，则疼痛自止。

4）辨证论治

①气血虚弱

主症：经期或经后头痛，心悸气短，神疲体倦，月经量少，色淡质稀，面色苍白，舌淡，苔薄，脉细弱。

治法：益气养血，活络止痛。

方药：八珍汤加味（《正体类要》）。

人参15g，白术15g，茯苓15g，炙甘草10g，熟地黄15g，白芍15g，当归15g，川芎15g。加蔓荆子15g，鸡血藤15g，以养血止痛。

又方：益气养血汤（韩百灵经验方）。

人参10g，黄芪20g，熟地黄15g，白芍20g，当归15g，白术15g，茯苓15g，五味子15g，远志10g，甘草5g，川芎10g。

②阴虚阳亢

主症：经期或经后头痛，或颠顶痛，头晕目眩，口苦咽干，烦躁易怒，腰酸腿软，手足心热，经量少，色鲜红，舌红，苔少，脉细数。

治法：滋阴潜阳，疏风止痛。

方药：杞菊地黄丸加味（《医级》）。

熟地黄15g，山茱萸20g，山药15g，泽泻15g，茯苓15g，牡丹皮15g，枸杞子15g，菊花15g。加钩藤15g，石决明15g，以滋阴潜阳止痛。

③瘀血阻滞

主症：经前或经期头痛，小腹疼痛拒按，胸闷不舒，经色紫黯有块，舌紫黯，边尖有瘀点，脉沉弦或涩而有力。

治法：活血化瘀，通窍止痛。

方药：通窍活血汤（《医林改错》）。

赤芍15g，川芎20g，桃仁15g，红花15g，老葱15g。大枣（七枚，去核）、黄酒为引。

又方：加味当归泽兰汤（韩百灵经验方）。

当归15g，泽兰20g，川牛膝15g，红花15g，桃仁15g，延胡索20g，独活15g，熟地黄15g，桑寄生15g，防风15g。加川芎15g，藁本15g，白芷10g，以增强活血化瘀，通络止痛之力。

④痰湿中阻

主症：经前或经期头痛，头晕目眩，形体肥胖，胸闷泛恶，平日带多黏稠，月经量少色淡，面色㿠白，舌淡胖，苔白腻，脉滑。

治法：燥湿化痰，通络止痛。

方药：半夏白术天麻汤加味（《医学心悟》）。

半夏15g，白术15g，天麻15g，茯苓20g，橘红15g，甘草10g，蔓荆子15g。枣汤为引。加葛根15g，丹参15g，以增强通络止痛之效。

（5）治疗经行乳胀重在疏肝解郁：经行乳胀是指每值经期或行经前后周期性的出现乳房作胀，甚至胀满疼痛，或乳头痒痛。

1）主要病机：经行乳胀一般多由情志引发，因肝主疏泄，喜条达，而恶抑郁，且又有肝之经脉循行于乳，乳头属肝，乳房属胃之说。冲脉所司在肝而又隶于足阳明胃经，故冲脉与乳房、乳头相关。若肝气不舒，气机不畅，气郁日久，脉络壅滞即可发生本病。秦天一云："今观叶先生案，奇经八脉，固属扼要，其次最重调肝，因女子以肝为先天，阴性凝结，易于怫郁，郁则气滞血亦滞，木病必妨土，故次重脾胃。"

2）治疗原则：韩老根据其发病特点，着眼于肝，针对肝气郁滞而立，治疗以行气豁痰、疏通乳络为大法。

3）辨证论治

①肝郁气滞

主症：经前乳房胀痛或乳头痒痛，痛甚不可触衣，疼痛拒按，经行小腹胀痛，胸胁胀满，烦躁易怒，经行不畅，色黯红，舌红，苔薄，脉弦。

治法：疏肝理气，通络止痛。

方药：柴胡疏肝散（《景岳全书》）。

柴胡15g，枳壳15g，炙甘草10g，白芍15g，川芎15g，香附15g，陈皮15g。

加王不留行15g，川楝子15g，以通络行滞。

又方：调肝理气汤加味（韩百灵经验方）。

当归20g，白芍20g，柴胡15g，茯苓15g，白术15g，牡丹皮20g，香附15g，瓜蒌15g，牛膝15g，川楝子15g，王不留行15g，小通草10g，甘草10g。加皂角刺10g，穿山甲10g，以通络止痛。

②胃虚痰滞

主症：经前或经期乳房胀痛或乳头痒痛，痛甚不可触衣，胸闷痰多，食少纳呆，平素带下量多，色白黏稠，月经量少，色淡，舌淡胖，苔白腻，脉缓滑。

治法：健脾祛痰，活血止痛。

方药：四物合二陈汤（《陈素庵妇科补解》）。

当归20g，赤芍15g，川芎15g，地黄20g，陈皮15g，半夏15g，茯苓15g，海藻15g，红花15g，香附15g，牡丹皮20g。

（6）治疗经行发热首辨外感与内伤：每值经期或行经前后，出现以发热为主的病症，称为经行发热。

1）发病机制：主要为气血营卫失调，经期或行经前后的生理改变而发。韩老认为经行发热有因风寒、风热、阴血虚、阳气虚，亦有因血瘀、食滞、便燥、宿水者。《医宗金鉴·妇科心法要诀》："经行发热，时热潮热之病，若为经前则为血热之热，经后则为血虚之热；发热时热，多是外感，须察客邪之热，午后潮热，多属里热，当审阴虚之热也。"《陈素庵妇科补解·调经门》："经正行，忽然口燥咽干，手足壮热，此客邪乘虚所伤，……若潮热有时，或濈濈然汗出，四肢倦怠，属内伤，为虚证……"

2）治则原则：经行发热以调气血、和营卫为主。临床需审因辨证，选方用药，方为妥善。

3）辨证论治

①外感伤寒

主症：经行发热，恶寒，无汗，头身疼痛，咳嗽鼻塞，时流清涕，面色青白，舌苔薄白，脉象浮紧。

治法：温经散寒解表。

方药：杏苏四物汤（韩百灵经验方）。

当归15g，川芎10g，地黄15g，白芍15g，苦杏仁15g，紫苏叶10g。姜枣为引。

②外感风热

主症：经行发热，恶风，自汗，头项疼痛，鼻鸣干呕，面色淡红，舌苔薄白黄，脉浮数。

治法：清热解表。

方药：荆防四物汤（韩百灵经验方）。

当归10g，川芎10g，地黄15g，白芍15g，荆芥10g，防风10g。

③阴虚发热

主症：经行发热，盗汗，午后尤甚，头眩心悸，眼角干涩，皮肤不润，手足心热，面红颧赤，口干不欲饮，舌干红无苔，脉细数。

治法：滋阴补血清热。

方药：六味地黄丸加味（《小儿药证直诀》）。

熟地黄15g，山药15g，山茱萸15g，牡丹皮15g，泽泻10g，茯苓15g。加当归10g，白芍15g，黄柏10g，以增强补血敛阴清热之力。

又方：清热养阴汤加减（韩百灵经验方）。

地黄20g，地骨皮15g，知母15g，麦冬15g，白芍20g，阿胶10g<sup>（烊化）</sup>，续断15g，桑寄生15g。加密蒙花15g，五味子10g，天花粉15g。

④气虚发热

主症：经行发热，汗出，面浮红，口不渴，舌淡润，苔白滑，小便清长，大便溏薄，脉浮大无力。

治法：益气温阳，引火归原。

方药：八味地黄丸（《金匮要略》）。

熟地黄15g，山药15g，山茱萸15g，泽泻10g，茯苓15g，牡丹皮15g，肉桂10g，附子10g。

又方：补阳益气汤加减（韩百灵经验方）。

黄芪30g，地黄15g，山药15g，白术15g，巴戟天10g，菟丝子15g，制附子10g，肉桂10g。

⑤食积发热

主症：经行发热，自汗，口干喜饮，胃脘胀满，嗳腐吞酸，呃逆，面黄肌瘦，便臭，舌苔滑腻，脉弦滑。

治法：健脾和胃，清热消导。

方药：香砂六君子汤加味（《名医方论》）。

木香5g，砂仁10g，党参15g，茯苓15g，白术15g，陈皮15g，清半夏10g，甘草5g。加少量大黄，以清肠之郁滞，热邪随之而出。

⑥血瘀发热

主症：经行发热，头眩心烦，狂躁不安，失眠，夜则多梦，月经涩少，色深红，腹痛拒按，面赤，口苦咽干，喜冷饮，舌苔黄燥，脉象弦滑或涩。

治法：清热活血化瘀。

方药：血府逐瘀汤（《医林改错》）。

当归15g，地黄15g，桃仁15g，红花15g，枳壳15g，赤芍15g，柴胡10g，川芎10g，桔梗10g，牛膝15g，甘草10g。

又方：清热活血汤（韩百灵经验方）。

地黄15g，牡丹皮15g，赤芍15g，桃仁10g，红花15g，丹参15g，牛膝15g，五灵脂10g，通草10g，甘草5g。

⑦大便燥实发热

主症：经行发热，蒸汗，腹痛便秘，月经量多有块，色深红，口渴饮冷，面赤，舌苔黄，小便短赤，大便燥结，脉洪大有力。

治法：清热通秘。

方药：玉烛散（《儒门事亲》）。

当归15g，熟地黄15g，川芎10g，白芍15g，大黄5g，芒硝10g，甘草5g。

⑧蓄水发热

主症：经行发热，心烦，口渴，小便不利，腹胀，月经量少，色清稀，面色苍白，舌质淡润，脉象弦缓。

治法：行水利尿。

方药：五苓散加味（《金匮要略》）。

桂枝10g，茯苓15g，泽泻10g，白术15g，猪苓10g。加车前子15g，滑石15g，以助利尿水。

（7）经断前后诸证治疗经验：妇女在49岁左右，肾气始衰，天癸既竭，五脏生理功能减弱，因此在经断前后往往出现精神倦怠，烦躁易怒，神志失常，头晕目眩，心悸失眠，耳鸣，健忘，腰背疼痛，手足心热，或烘热，面赤汗出等症状，并可伴有月经紊乱。中医学称之为"经断前后诸证"，西医学称之为"围绝经期综合征"。

1）对围绝经期综合征的认识：围绝经期综合征多发生在45~55岁，是妇女的常见多发疾病，围绝经期妇女正处于一个特殊的生理心理变化时期，是一生中继青春期后的又一生理转折期，容易受到来自社会、心理、生理各方面不稳定因素的干扰，产生各种情志问题。它是一种典型的心身疾病，有研究认为围绝经期妇女的生存质量明显下降，而心身症状是影响生存质量的主要因素，故非药物疗法对其的治疗作用越来越受到重视，尤其是心理治疗，能有效缓解围绝经期的症状，近年来此治疗方法已成为研究的热点。

在中医学特有的理论指导下，中医药对情志疾病有着独特的理解。随着科学的发展、技术的进步，人们已开始尝试寻找人的感知、思维、想象、情绪、性格等心理特征的测量方法，情志因素对围绝经期综合征发病学的影响随着人类寿龄的逐渐增高，社会进入老龄化，围绝经期综合征越来越受到人们的重视。

女性围绝经期特殊的心理生理特点使很多女性具有特殊的人格特征，对外界事物敏感性增强、感情脆弱、情绪容易波动等，对来自各方面的压力承受能力差，更容易出现生理及心理问题。因此围绝经期本身就是一种应激，如何做好围绝经期妇女的生理心理保健，使其有准备的迈入、平稳的渡过此阶段，是目前医学界重视和关注的问题。

韩老认为情志因素对围绝经期症状有很大的影响力，围绝经期综合征的产生，不仅仅是卵巢功能的衰退，女性的婚姻、生活负担、精神情志等社会心理的不良状态是更大的影响因素。中国经历了几千年的封建社会，"男尊女卑"的思想根深蒂固，女性在经济上的不独立导致其在政治文化思想上也被严重束缚。正如《医宗金鉴·妇科心法要诀》中所云："妇人从人不专主，病多忧忿郁伤情"。即使是在今天的文明社会里，女性在升学、就业、工作，以及婚姻家庭中仍然受到来自不同方面的偏见及歧视；同时很多职业女性虽然在经济上独立了，但并未使其在体力及精神上得到太大的轻松，反而在工作后因多重角色的矛盾和冲突，使她们承受着前所未有的压力。某市妇联在一项对6000人进行的精神压力调查中，研究结果显示，女性占63%，男性占51%；职业女性的母亲的压力高达67%。

由此可见，现代社会的妇女承受着来自社会和家庭的双重压力，导致其精神负担及心理矛盾越来越突出，许多事业型女性面临各方面的激烈竞争，生活压力过大，致妇科疾病的发病率不断上升。所以韩老认为从情志方面论治妇科病应防重于治，对于未病的妇人，提倡养性怡情，保持心情舒畅，神志安宁，增强心理调摄能力，尽量避免不良情志刺激，做到未病先防是很重要的预防措施；对已病之人，强调既要调肝又要补益脾肾；对于久病者应注意久病多虚和夹瘀、夹痰等特点，将用药与对情志疏导相结合，使之保持积极乐观心态，消除不良情绪对疾病的影响，以求身心同治。

2）病因病机：韩老认为，五脏病变均可导致经断前后诸症的发生，仅仅是表现症状不同而已，导致本病的主要因素有以下几个方面：①郁怒伤肝，肝郁血虚阳亢。②饮食不节，损伤脾胃，或忧思伤脾。③房事不节，纵欲伤肾。④外感风寒，久致肺虚。⑤劳思过度，损伤心脉。

以上种种致病因素皆能直接或间接引起五脏生理功能失常；在青年、中年时期不觉，到晚年时期，五脏生理功能减弱，气血渐衰，而致宿疾发动。其中以肾、肝、脾最为常见，古有"五脏相移，穷必及肾"之训。历代医家均认为妇女在绝经前后，肾气渐衰，冲任二脉虚衰，天癸渐竭，月经将断而至绝经，生殖能力降低而至消失，《内经·素问上古天真论》云："女子……七七任脉虚，太冲脉衰少，天癸竭，地道不通，故形坏而无子也"。此乃妇女正常的生理变化，但有些妇女由于素体差异及生活环境等的影响，不能适应这个阶段的生理过渡，使阴阳二气不平衡，脏腑气血不相协调，因而出现一系列证候。临症时需要注意的是，本病的发生与体质的强弱不同有关系，有的月经早断，有的月经晚断。在月经断而未断之际，往往出现月经赶前与错后，血量多少不一，如无其他所苦者，为生理之常候。不可妄投调经之药。

3）治疗原则：韩老提出，治疗经断前后诸证应注意维护肾气，调和脾胃；清热不宜过于苦寒，祛寒不宜过于辛热，更不可妄用克伐之品，以免犯虚虚之戒。必须审因辨证，施以不同方药，绝非一方一药既可概治。韩老认为，治疗本病除根据妇女的五脏病变不同特点选方用药，还要时时考虑脾肾两脏，因肾为先天，是人体精气神之根本，脾为后天，乃气血生化之源，当女子七七之年脾胃尤为重要。

4）辨证论治

①脾肾阳虚

病因病机：绝经之期，肾之渐衰，若素体阳虚；或过用寒凉；或房劳太过，多孕多产，损及肾阴，阴损及阳，可致肾阳虚惫。若命门火衰而不能温煦脾阳，或劳倦过度，损伤脾阳，则出现脾阳虚之候。

主症：月经量少，色浅淡，神疲倦怠，饮食减少，手足不温，四肢及眼睑浮肿，腰膝酸软，白带下注，大便溏，小便清白，面色苍白，唇白舌淡润，苔白滑，脉沉弱。

治法：温补脾肾，益火生土

方药：右归饮（《景岳全书》）加味。

山药、山茱萸、枸杞子、熟地黄、鹿角胶、菟丝子、杜仲、当归、肉桂、附子、补骨脂、仙茅。

方中以熟地黄甘温滋肾填精为主药；以山茱萸、枸杞子养肝血，合主药以大滋肝肾；山药补中益气，以助生化之源；杜仲强腰膝，壮筋骨；肉桂、附子温阳散寒，合主药又能扶阳化气；鹿角胶温肾益精；菟丝子补肾助阳益精。全方合奏温补肾阳之功。

②心肾不交

病因病机：天癸属于阴精，天癸渐竭，肾阴便见不足。或久病伤及肾阴；或房劳过度，多孕多产，损耗元阴，使肾水不能上济心火，心阴亦见不足，以致心肾不安，则可见经断前后诸症。

主症：月经量少，色淡红，甚或经闭，头晕耳鸣，虚烦失眠，心悸健忘，腰酸膝软，潮热盗汗，大便秘，小便短赤，面色虚红，咽干不欲饮，舌红无苔，脉细数。

治法：滋阴宁心安神，交通心肾。

方药：天王补心丹（《摄生秘剖》）加味。

地黄、玄参、人参、丹参、茯神、桔梗、远志、酸枣仁、柏子仁、天冬、麦冬、当归、五味子、牡蛎、首乌藤。

方中地黄、玄参、麦冬、天冬滋阴清热，使心神不为虚热所扰；丹参、当归补血养心；人参补益心气；配以远志、柏子仁、酸枣仁安神宁心；五味子能生津养阴，又能敛汗；桔梗宣肺，以通心气，使药力作用于上焦。全方共奏滋阴生血养心安神之功。

③肝肾阴虚

病因病机：年老体弱，肾阴不足，精血亏虚，不能养肝阴；或情志不畅，郁结化热，灼伤真阴；或长期慢性出血，伤及肝之阴血，久则损及肾阴，肝肾阴虚，天癸将竭，冲任亏虚，气血失调，脏腑失养，故见经断前后诸症。

主症：头眩，目花，心烦易怒，情志失常，月经乍多乍少，持续不断，血色淡红，耳鸣，潮热盗汗，手足心热，面红颧赤，口干不欲饮，舌干红无苔，脉弦细数。

治法：滋阴养肝补肾。

方药：六味地黄丸(《小儿药证直诀》)加减。

熟地黄、山药、山茱萸、牡丹皮、泽泻、茯苓、枸杞子、续断、杜仲、地骨皮、炒地榆。

临床应用中常以上方加石决明、白芍、牡蛎、龙齿、龟甲、沙苑子以滋阴潜阳。或用补肾地黄丸(《陈素庵妇科补解》)。

熟地黄、知母、黄柏、泽泻、山药、远志、茯苓、牡丹皮、酸枣仁、玄参、麦冬、淡竹叶、龟甲、桑螵蛸、山茱萸。

方中均有六味，其熟地黄滋阴补肾，填精益髓而生血；山茱萸温补肝肾，收敛精气；山药健脾，兼固精；此为"三补"，用以治本。因肝肾阴虚而致虚火上炎，故又以泽泻泻肾火；牡丹皮泻肝火，茯苓渗脾湿，此为"三泻"，用以治标。全方补中寓泻，甘淡平和，不温不燥，补而不滞，以补阴为主，共奏滋阴补肾益精血之功。临症时随病症进行加减，往往药效显赫。

④心脾两虚

病因病机：素体心脾之阳不足；或年老、久病、劳思过度，伤及心脾之阳。心脾阳虚，阴阳二气失之平衡，冲任不足，胞脉运行不畅，天癸将竭，故见经断前后诸症。

主症：心悸气短，头晕健忘，语言无力，饮食减少，肌肉消瘦，面浮肢肿，体倦便溏，四肢欠温，面色淡白，唇舌淡润，脉虚缓。

治法：养心扶脾益气。

方药：归脾汤(《校注妇人良方》)加减。

人参、黄芪、白术、当归、茯神、远志、龙眼肉、酸枣仁、木香、甘草。

方中人参大补元气而益气摄血；白术益气而补脾胃；茯神甘平补中，辅黄芪以增补气摄血之功；龙眼肉味甘性平，不腻不壅，为益气血之良药；木香理气醒脾，使补而不滞；甘草补气又能调和诸药。全方补而不滞，达到养心扶脾益气之功。

临床应用当中，经血过多者，加炒地榆以止血；失眠者，加龙骨、牡蛎以安神镇静。

【经断前后诸证调护】

①向患者多作解释工作，使其认识到更年期是生理性过程，由于内分泌平衡失

调，阴阳失调出现一些不适，待平衡重新建立之后，症状即可缓解或消退，打消恐惧心理。严重者需要药物调治。

②对于水盐代谢障碍水肿者，嘱病人少食盐与大量饮水。

③注意休息，保证充足睡眠，如睡眠不好，可按医嘱投于镇静、安眠药物。

④心悸、情绪不稳定、易激动、烦躁，可遵医嘱服谷维素，镇静剂，安神药。

⑤调动病人积极性，参与娱乐活动，缓解紧张的精神症状。

⑥平素加强锻炼，增强体力。

⑦针刺神门、内关、三阴交、太溪、太冲等穴。每次2~3穴，隔日一次。

### （二）带下病

（1）从五色之不同辨治带下病：带下病是指妇女阴道分泌物明显增多，色、质、气味发生异常，或伴全身，或伴局部症状的狭义带下病而言。《古今医鉴》指出："流秽物，或如白涕，或如红津，或黄如烂瓜，或青如泥泽，或黑如衃血"。带下病，是妇科临床的常见病、多发病，古有"十女九带"之训，足见其发病之广泛。此病"虽无致命之苦，而有暗耗之害"，可令"孕育不成，以致绝嗣，凡有是证，速宜治之。久而不治，有令人面色䵐，肌肉瘦瘠，腹胁胀满，攻刺疼痛，甚至足胫枯细，多苦逆冷，尪羸不能食"之忧，此类重症，预后大多不佳，应予以重视。

1）带下病的发病机制：韩老认为，带下病是一种复杂而多见的病证，不外乎内外二因；内因主要是情志之动，劳役过度，房事不节，贪食生冷；外因为淫邪侵犯胞脉，损伤冲任督带，尤以冲任为主。病机核心是脾肾两伤，命火不足，脾失温煦，水津不化，湿浊内蓄，损伤冲任，带脉失约，而发带下病。由此可见，湿浊是发病的必要条件，而湿浊不论是内湿、外湿，它都属于脾胃功能失常不能燥湿、渗湿、运化水湿而致。正如《傅青主女科》言："夫带下俱是湿证"。因此说脾虚湿盛，冲任受损，带脉失约，是为带下病之基本机制。

2）带下病的辨证论治：韩老针对带下病的病因、病机，指出治疗本病必先祛湿，而祛湿必先理脾，佐以温肾固涩，同时又当严辨寒热虚实，大凡白带清稀，腥臭，属虚寒，当温补渗湿；黄带黏稠臭秽，属实热，当清热泻火；黄绿色青带，属湿热，当清热利湿；衃血色黑带，属肾阳不足，当益火消阴；红津色赤带，属阴虚相火灼伤胞脉，当滋阴凉血；赤白带下，属湿热损伤胞脉，当清利湿热；五色带下，有腐败气味，属热毒损伤内脏，当清热利湿解毒。临证多以带下颜色分型论治。

①白带

主症：带下色白，如涕如唾，绵绵不断，或白带清稀，量多，气味腥臭，身体倦怠，四肢不温，饮食减少，面浮肢肿，面色㿠白或晦暗，头晕健忘，腰酸腿软、腹冷肢寒，大便溏薄，小便清长，舌质淡润，脉虚缓或沉迟无力。

证候分析：白带系由脾肾阳虚所致。脾气虚弱或肾阳不足，湿浊内盛，而致带脉失约，任脉不固，故带下色白腥臭、如涕如唾，或清稀量多；命火虚衰，阳气不振，故体倦，腹冷肢寒，尿清便溏。脾虚湿盛，则面浮肢肿，食少甚则肌肉消瘦。肾主骨，腰为肾之府，肾虚则腰酸腿软。脑为髓之海，肾虚，脑海不足，则头晕健忘，面色晦暗。舌淡，脉虚缓或沉迟无力，皆属脾肾阳虚之征。

治法：温肾健脾，升阳除湿。

方药：温肾健脾止带汤（韩百灵经验方）加减。

薏苡仁20g，山药15g，白术15g，茯苓20g，龙骨20g，牡蛎20g，芡实20g，甘草10g。

温肾健脾止带汤主要以治疗脾肾阳虚之白带为主。方中白术健脾益气，兼能燥湿利水；茯苓健脾益气，利水渗湿；山药补肾气，益脾气，又可涩精止带；薏苡仁健脾渗湿，助上药除湿止带之力。龙骨、牡蛎固涩止带；芡实既健脾，又止带；甘草益气补中兼以解毒。方中之药多入脾肾两经，具有健脾益肾、渗湿、燥湿、固涩止带之功效。这正符合韩老"治带必先祛湿，祛湿必先理脾，佐以温肾固涩"的学术思想。

加减：气虚甚者，加人参、黄芪；偏于肾阳虚者，加菟丝子、巴戟天、杜仲；腰痛者，加续断、桑寄生、狗脊；尿频者，加桑螵蛸、覆盆子、益智仁。

②黄带

主症：黄带绵绵不断，黏稠臭秽，或流黄水，或夹血液，阴内灼热，或阴部痛痒，心烦不宁，口苦咽干，渴喜冷饮，大便干燥，小便短赤，面红唇赤，舌红苔黄，脉弦滑数。

证候分析：证属肝经湿热所致。素性肝郁，脾气受制，水谷精微不化，湿浊郁结化热，湿热下注，则带黄、尿赤。热盛者，则带下稠黏臭秽，或夹血液，便秘；湿盛者，则下流黄水，阴部痛痒；肝火上扰，则心烦不宁，口苦咽干，渴喜冷饮。舌红苔黄，脉弦滑数，阴中灼热，亦是肝热之征。

治法：清热利湿止带。

方药：内服方：龙胆泻肝汤（《重订通俗伤寒论》）加减。

车前子15g，木通10g，黄芩15g，龙胆草15g，栀子15g，当归15g，地黄20g，泽泻12g，柴胡9g，甘草5g。

加减：便秘者，加少量大黄以泻热通便；便血者，加椿皮、小蓟清热祛湿止血；便溏、阴肿者，加茵陈、赤茯苓利湿解毒。

外用药：若阴内外痒痛明显者，可用之。方剂组成为：鹤虱25g，百部25g，黄柏15g，雄黄15g，枯矾10g，苦参25g，蛇床子25g。每日一剂，水煎滤过，熏洗于患处。

③赤白带下

主症：带下赤白，或白多赤少，或赤多白少，月经多为错后，小腹冷痛，阴内坠胀，腰痛体重，面色暗滞，舌质淡润，苔白滑，脉弦缓。

证候分析：经期产后血海空虚，外受阴雨雾露，或贪食生冷，体内阳气郁闭，寒湿侵犯胞脉，损伤任带，故见带下赤白。胞脉不固而湿重者，则带下白多赤少；湿轻则赤多白少。寒湿阻遏，血海不能按时满盈，故月经错后。寒湿内盛，经络阻滞，则腰痛身重，小腹冷痛，面色暗滞，阴内坠胀。舌质淡润，苔白滑，脉弦缓，皆属寒湿之征。

治法：温经除湿止带。

方药：榆艾四物止带汤（韩百灵经验方）加减。

当归15g，熟地黄15g，川芎10g，白芍20g，炒地榆25g，艾叶15g，牛膝15g，苍术15g，茯苓15g，甘草10g。

韩老多用榆艾四物止带汤治疗经产后赤白带下。方中以四物汤为基础补虚养血，敛阴止带；炒地榆、艾叶止血，治赤白带下；苍术健脾燥湿，《本草纲目》载：苍术治"脾湿下流，浊沥带下。"《珍珠囊》又云："诸湿肿非此不能除"；茯苓、甘草健脾益气渗湿止带，并调和诸药；牛膝补肝肾，引药下行使药力直达病所而获全效。

加减：若赤带多、阴内灼热者，乃由阴虚夹湿所致，宜减艾叶、加黄柏、知母、椿皮以滋阴清热止血。

④黑带

主症：带下污浊或如虾血，绵绵不断，腰酸腿软，腹冷肢寒，尿频，便溏，四肢不温，头眩健忘，面色晦暗，舌质淡润，苔白滑，脉沉弱。

证候分析：本证多由肾气亏损，命火不足或过贪房事，阴精暗耗，湿浊伤及带脉，冲任不固而致。腰酸腿软，头眩健忘，面色晦暗，为肾精不足，失去濡养所致；腹冷肢寒，尿频，便溏，四肢不温，为肾阳虚衰、命火不足之征。

治法：益肾健脾除湿。

方药：加味补肾固精丸（韩百灵经验方）加减。

人参15g，白术15g，杜仲15g，续断15g，益智15g，阿胶15g，艾叶15g，菟丝子15g，补骨脂15g，山药15g，龙骨20g，赤石脂20g。

韩老用加味补肾固精丸主要治疗肾气亏损，命火不足之带下病。方中人参、白术、山药大补元气，健脾燥湿止带；补骨脂、益智仁温肾助阳，补益命火，《玉楸药解》曰：补骨脂主"收敛滑泄、遗精、带下……诸证。"本品大温，入肾脾两经，为治脾肾阳虚，下元不固之要药；杜仲、菟丝子、续断、阿胶补益肝肾，益气养血，意在阴中求阳，阳得阴助则生化无穷；艾叶温经散寒暖宫，配龙骨、赤石脂收湿止带之药，温而燥之、涩而止之，一温一涩达到暖胞止带的目的。

若症见带下红津如水，尿道热痛，腰痛如折，心烦不宁，手足心热，潮热盗汗，面红颧赤，舌干红无苔，口干不欲饮，脉弦细数，属肾阴虚带下。

治法：滋阴补肾凉血。

方药：养阴凉血止带汤（韩百灵经验方）加减。

地黄15g，牛膝10g，椿皮15g，牡丹皮15g，白芍20g，炒地榆20g，阿胶15g，麦冬15g，栀子10g，黄柏10g。

养阴凉血止带汤适用于肾阴虚夹有湿热之带下病。韩老取地黄、牡丹皮清热凉血，养阴生津；白芍、麦冬、阿胶具有滋阴补血养血敛阴之力；栀子、黄柏清热利湿，泻火除烦，《本经》载，黄柏"主五脏肠胃中结热……止泄利，女子漏下赤白，阴伤蚀疮。"椿皮、炒地榆清热凉血，收敛止血，燥湿止带。诸药配伍共奏滋阴补肾，清热凉血，利湿止带之效。

⑤五色带

主症：带下五色，恶臭难闻，阴内灼痛坠胀，心烦不宁，口苦咽干，便秘或溏糜，尿赤，手足心热，面色无泽，舌苔黏腻，脉弦滑而数。

证候分析：此属湿热损伤内脏之症。多由内脏素虚，久积湿热，热毒损伤胞脉所致。带下五色，恶臭难闻，阴内灼痛坠胀，为热盛于内迫于下的表现；心烦不宁，口苦咽干为热邪亢盛，上扰心神，煎烁津液所致；热盛者便秘，尿赤，手足心热；湿盛者溏糜。舌脉均为湿热之征象。

治法：清热解毒化湿。

方药：内服方：解毒止带汤（韩百灵经验方）加减。

金银花20g，连翘15g，苦参15g，茵陈20g，黄柏10g，黄芩15g，白芍20g，椿皮15g，牛膝15g，地黄15g，牡丹皮15g，贯众15g，黄连15g，炒地榆20g。

该方用于治疗湿毒内侵，带下气味恶臭难闻之五色带，或感染所致的各种带下病。方中以金银花、连翘、苦参、贯众、茵陈、三黄清热解毒，燥湿杀虫，利湿止带；地黄、牡丹皮、白芍、牛膝、炒地榆清热凉血，止血带，兼以扶正，以防苦寒伤阴之虞。

外用药：治疗外阴、阴内痛痒或糜烂。组成为：苦参25g，蛇床子25g，鹤虱25g，百部25g，黄柏15g，枯矾10g。每日一剂，水煎滤过，熏洗于患处。

外涂药：枯矾10g，儿茶10g，雄黄15g，龙骨15g，冰片5g，黄柏10g。共研细面，徐徐涂于患处，能起到杀菌止痒生肌之效。

韩老强调，带下病虽有五色之分，但临床上以白带、黄带、赤白带较为常见，赤带、青带、黑带则少见，五色带更为少见。如时下而多，恶臭难闻，此乃危险之症也，应进行全面检查，以排除盆腔、生殖器恶性肿瘤所致。若排泄半精半血或流出如胶似膘之物，此为白淫，是由精窍而来，此乃过贪房事，肾气虚败，精元不固所致；若流出物色如米泔，伴有小便不利，谓之白浊，是由膀胱而来，皆非胞中带下病也。此外，由于子宫内痈流出脓血，亦非带下病，临证时定要详视病证，切不可妄投止带之药。

偏方：白茄花5钱，土茯苓1两，水煎服。治疗妇女白带如崩。

（2）阴痒多以湿热为患：妇女阴道内，或外阴部瘙痒，甚则痒痛难忍，时流黄水，心烦不宁，称为阴痒，又称"阴门瘙痒"。本病相当于西医学的阴道炎、外阴炎、外阴白斑等病。

1）病因病机：韩老说："妇人阴内痛痒，不时流出黄水，食少体倦，此肝脾气虚，湿热下注。或因湿热内蕴，久而生虫，或经期产后忽视卫生，感染病虫，虫蚀阴内作痒"。此言既指出了本病的临床症状，又道明了其发病原因。

2）辨证要点：治疗上理应分清，是因性躁多火，肝经郁热，肝郁犯脾，湿热相搏；还是因脾虚湿盛，湿郁化热，下注浸淫作痒；或由肝肾阴虚，肾精素亏，肝脉失养，而致血燥生风，风动而痒。

3）辨证论治

①湿热下注

主症：阴部瘙痒疼痛，不断流出黄水，心烦不宁，黄带绵绵，胸闷呃逆，口苦咽干，大便溏糜，小便黄赤，面红舌赤，苔黄腻，脉弦滑数。

证候分析：湿热下注浸淫，虫蚀阴内，以致阴部瘙痒疼痛，时流黄水，黄带绵绵，大便黏糜，小便黄赤；湿热上扰则心烦不宁，胸闷呃逆；湿热熏蒸，则口苦咽干，面红。舌赤，苔黄腻，脉弦滑数，均属湿热内蕴之征。

治法：清热利湿，解毒杀虫。

方药：

内服方：萆薢渗湿汤（《疡科心得集》）加减。

萆薢、薏苡仁、黄柏、赤茯苓、牡丹皮、泽泻、滑石、通草。酌加鹤虱、芜荑、苦参解毒杀虫之品。

外治法：可参照带下病"黄带"。

②肝肾阴虚型

主症：阴部干痒作痛，无湿无虫，头晕耳鸣，心烦不宁，手足心热，甚者潮热盗汗，面红颧赤，口干不欲饮，舌干红无苔，脉弦细数。

证候分析：肾阴不足，肝失濡养，而致血燥生热，热随肝脉下抵阴器，阴虚血燥，血燥生风，阴部干痒作痛，非湿虫所致。肝阳上扰，则头晕耳鸣，心烦不宁，面红颧赤；阴虚内热，则口干不欲饮，手足心热，潮热盗汗。舌干红无苔，脉弦细数，均属阴虚内热之征。

治法：滋阴养血，生津润燥。

方药：六味地黄丸（《小儿药证直诀》），加白芍、龟甲、牡蛎、石决明以滋阴潜阳，使阴血得生，燥热得除，则诸症可愈。或用韩老临床经验方"百灵育阴汤"。

### （三）妊娠病

妊娠期间发生与妊娠有关的一类疾病，谓之妊娠病，亦称胎前病。妊娠病不但影响孕妇的健康，也是妨碍胎儿正常发育，甚至造成堕胎、小产的原因。因此需要积极预防，一旦疾病发生则应及时调治，防止病情的深入和转化。妊娠乃妇人生理之常，在此阶段妊妇气血内聚以养胎元，较平素易感外邪，若因饮食失节，内伤七情，劳逸过度，房事不节，跌仆闪挫，均可导致气血失调而引起妊娠诸疾。所以应十分注意孕期的保健，避免发生疾病。沈金鳌《妇科玉尺》说："凡有胎者，贵冲任脉旺，元气充足，则饮食如常，身体壮健，色泽不衰，而无病患相侵，血气充实，可保十月满足，分娩无虞，母子坚牢，何疾之有？"沈氏之论，重点指出：妊妇贵乎体内阴阳协调，气血充沛，反之则致病耳。

**1.发病机制** 概括为以下四个方面：

①阴血下注冲任养胎，易出现阴血聚于下，阳气浮于上，甚则气机逆乱，阳气偏亢的现象，而发生妊娠呕吐、妊娠心烦、妊娠眩晕、妊娠痫症等；

②胎体渐大，气机不畅，升降失常，气滞湿郁，可致妊娠呕吐、妊娠心烦、妊娠肿胀等；

③肾气亏损，则胎元不固，易致胎动不安、堕胎、小产、滑胎等病；

④若脾胃虚弱，气血生化乏源，胎失所养，可致胎漏、胎动不安等等。

**2.治疗原则** 首辨母病，还是胎病。在补肾固本安胎，培脾养血安胎，疏肝行气安胎的基础上，亦应注意养阴清热。遵循治病与安胎并举原则。用药勿犯汗、下、利小便三禁之戒；如过汗则亡阳伤气，过下则损伤阴血，过利则伤其津液；对于破血、耗气、有毒药品要慎用或禁用。

（1）妊娠恶阻首当调治肝胃 妊娠早期，恶心呕吐，恶闻食气，或食入即吐，头晕烦闷，称为妊娠恶阻。又为"妊娠呕吐""阻病""子病"。

1）病因病机：妊娠恶阻多为胃虚、肝热或脾虚不运为病。患者平素胃气虚弱，受孕以后，气血养胎、冲脉气盛，其气随阳明经上逆，胃气不降，反逆作呕。《古今医鉴·妊娠》说："妊娠恶阻病……谓妇人有孕恶心，阻其饮食也，由胃气怯弱。"若平素性躁多火，肝血愈虚，肝阳偏亢，肝胃郁热，受孕之后，阴血养胎，肝火夹冲脉之气上逆，故令呕吐。《沈氏女科辑要笺正·恶阻》说"呕吐皆肝气上逆，纵无怒气激动，其病亦本于肝。"而脾气素虚者，运化失常，湿浊不化，痰饮停留，孕后冲脉气盛，夹痰饮上逆，则令呕吐。《秘传证治要诀·妇人门》说："其人宿有痰饮，血壅遏而不行，故饮随气上。"

2）辨证论治

①胃虚型

主症：受孕初期，胸中烦闷，不思饮食，恶心呕吐，或食后即吐，恶闻食气，体倦无力，欲卧少起，面色㿠白，舌质淡润，苔薄白，脉滑缓无力。

证候分析：平素胃气虚弱，孕后阴血下聚而养胎，胃气愈虚，而不能下降，反随冲脉之气上逆，而致呕吐，胸中烦闷，不思饮食，恶闻食气。脾胃相表里，胃虚脾亦虚，脾胃两虚，阴血不生，则面色㿠白，倦怠无力，欲卧少起。舌质淡润，脉滑缓，均属脾胃气虚之征。

治法：健脾和胃，降逆止呕。

方药：香砂六君子汤（《名医方论》）加减。

党参15g，白术15g，茯苓15g，姜半夏12g，陈皮15g，木香6g，砂仁15g，甘草5g。

方中人参、白术、茯苓、甘草健脾益气；姜半夏、陈皮、木香、砂仁理气温中、除逆止呕。

加减：如有热者，减去木香、砂仁辛燥伤阴之品，加黄芩、竹茹清热降逆止呕；若胸中痞闷者，加瓜蒌、枳壳以行气滞；若阴血虚者，加当归、白芍以敛阴补血安胎。

②肝热型

主症：妊娠初期，呕吐酸苦，胸中烦闷，嗳气呃逆，头晕目眩，精神抑郁，口干饮冷，便秘溲赤，唇舌干红，苔黄而燥，脉弦滑数。

证候分析：性躁多怒，肝气不舒，故胸中烦闷，嗳气呃逆，精神抑郁；肝胆相表里，肝郁化热，胆火亦随之上逆，故呕吐酸苦，目眩头晕；肝热犯胃，胃热则口干饮冷，便秘溲赤。唇舌干红，苔黄而燥，脉弦滑数，均属肝胃郁热之征。

治法：清肝和胃，降逆止呕。

方药：清热止呕汤（韩百灵经验方）加减。

竹茹15g，陈皮15g，枳实10g，茯苓15g，麦冬15g，芦根15g，黄芩15g。

方中黄芩、竹茹、芦根清热降逆止呕；陈皮、枳实调气健胃宽胸；茯苓祛痰利尿止呕；麦冬养阴清热。

加减：便秘者加少量大黄以清热降逆止呕。

③脾虚不运

主症：妊娠初期，呕吐痰涎，胸闷不思饮食，头晕目眩，心悸气短，倦怠嗜卧，面色㿠白，舌质淡，苔白腻，脉滑缓。

证候分析：脾气素虚，水谷不化，中焦停饮，孕期阴血养胎，脾气愈虚，冲气夹痰饮上逆，则呕吐痰涎，胸闷不思饮食；痰饮阻塞，清阳不升，则头晕目眩；饮停心下，则心悸气短。痰湿困脾，则体倦嗜卧；面色㿠白，舌质淡，苔白腻，脉滑缓，均属痰湿内停之征。

治法：祛痰降逆止呕。

方药：二陈汤（《太平惠民和剂局方》）加减。

半夏15g，橘红15g，茯苓15g，炙甘草10g，生姜9g，乌梅12g。

方中半夏、橘红燥湿化痰，调气降逆止呕；茯苓、炙甘草健脾渗湿和中；生姜、乌梅为引，以助化饮降逆之力。

【妊娠恶阻的调护】

①给予精神安慰及鼓励，消除思想上顾虑，周围环境宜舒适。

②饮食，轻者给富于营养易消化，无刺激性，而且病人喜欢吃的食物，同时要多餐少食，品样更新。重症者禁食，可给少量水，大部分依靠补液，待好转方可诱进饮食。

③注意观察有无脱水征兆及黄疸现象。

④记出入量，观察呕吐情况。

⑤注意大便通畅情况。

⑥按医嘱投于止吐剂，镇静剂及中药。服中药时宜频服。

⑦测血压、脉搏、体温，发现异常时报告医生。

⑧按医嘱送检尿常规及尿醋酮、尿胆素、胆红素。

（2）胎动不安当以辨治安胎：妇人孕后出现腰酸腹痛，胎动欲坠，甚或阴道有少量流血，此谓"胎动不安"。若症状加重，腰酸痛甚，小腹坠胀，阴道流血量增多，有血条血块，易致流产，称为"堕胎"和"小产"。若受孕后有少量阴道流血，而无其他症状者，谓之"胎漏"。胎漏是胎动不安的轻症，胎动不安是胎漏的重症，皆属堕胎、小产的先兆，应及时治疗，以防患于未然。临证可参考治疗。

1）病因病机：韩老认为引起胎动不安的原因不外乎肾虚、气虚、血虚、血热、外伤等。

①先天禀赋不足，肾气虚损或恣情纵欲，阴精暗耗，或命火虚衰，冲任不固均可致胎失所系，胎失所养；②脾胃素弱，气血不足或劳役过度，饮食失节，损伤脾气，而致中气不足，冲任失固，胎失所载；③素体阴血不足或久病耗血伤阴，致气血虚弱，胎失所养；④素体阳盛或肝郁化热，热伏冲任，损伤胎元；⑤跌仆闪挫或登高持重，伤及冲任，气血紊乱，胎元受损。

以上诸多原因均可导致胎动不安发生。《医宗金鉴·妇科心法要诀》说："孕妇气血充足，形体壮实，则胎气安固；若冲任二经虚损，则胎不成实；或因暴怒伤肝，房劳伤肾，则胎气不固，易致不安；或受孕之后，患生他疾，干犯胎气，致胎不安者亦有之；或因跌仆筑磕，从高坠下，以致伤胎、堕胎者亦有之。"

2）辨证论治：韩老谨遵"胞脉者系于肾"的理论，临证时十分重视肾脾二脏在该病中的作用。他认为患胎动不安的人，大多与脾肾两虚有关，即使由它因而引起，在治疗时也必须考虑到肾脾。《内经》曰："正气存内，邪不可干，邪之所凑，其气必虚"。故韩老认为，补脾益肾、固冲安胎是治疗本病的关键；另则还须注意母病和胎病的关系，如《经效产宝》云："安胎有二法，因母病以动胎，但疗母疾，其胎自安；又缘胎有不坚，故致动以病母，但疗胎则母瘥，其理甚效，不可违也。"指明了母病、胎病导致胎动不安，当分清先后的治疗原则，予以治之无不收效。

①肾虚型

主症：妇人孕后小腹坠痛，阴道少量流血，甚至胎动不安，伴腰酸腿软、头晕耳鸣，尿频或失禁，舌质淡，苔白滑，脉沉弱。此属肾阳虚，冲任不固所致胎动不安。

治法：温补肾阳，固冲安胎。

方药：加味补肾安胎饮（韩百灵经验方）加减。

人参10g，白术15g，炒杜仲15g，续断20g，桑寄生15g，益智仁15g，阿胶（烊化）15g，艾叶炭15g，菟丝子15g，补骨脂15g，巴戟天15g，山药15g。

方中人参、白术、山药益气健脾安胎；炒杜仲、续断、桑寄生、菟丝子、补骨脂温补肾阳，固冲安胎；益智仁益肾止遗尿；阿胶养血止胎漏；艾叶炭温暖命门而除寒邪，兼以止血安胎。若素有滑胎史者，可加鹿角胶等血肉有情之品，大补肾气以助安胎之效。

若见手足心热，面红颧赤，甚则潮热盗汗，口干不欲饮，舌红无苔，脉细数。均属肾阴虚之胎动不安。

治法：滋阴补肾，固冲安胎。

方药：百灵育阴汤（韩百灵经验方）加减，亦可用寿胎丸（《医学衷中参西录》）加减。

熟地黄15g，山茱萸15g，续断15g，桑寄生15g，山药15g，杜仲15g，白芍20g，牡蛎20g，阿胶15g（烊化），龟甲20g。

方中熟地黄、白芍、滋阴补血，益肾填精。《本草纲目》曰：熟地黄治"女子伤中胞漏，经候不调，胎产百病"；阿胶补血，止血，安胎。该药源于血肉，化于精血，既能补血，又能止血，是为血虚诸证之要药，兼有出血者更宜。《本经》云：治"女子下血，安胎"；杜仲、续断、桑寄生、山茱萸补益肝肾，强筋健骨，固肾安胎，而止胎漏。经云：杜仲"止小水梦遗，暖子宫，安胎气"；《滇南本草》言：续断"安胎，治妇人白带，生新血……"；龟甲、牡蛎滋阴潜阳，益肾填精。方中诸药皆入肝肾两经，共奏滋阴补肾养血安胎之功。若流血多者，加炒地榆，旱莲草以增强止血之力。

②气虚型

主症：孕期腰酸腹痛，小腹坠胀，阴道流血，血色浅淡，甚或流血量多，其胎欲堕，伴精神疲倦，头眩气短，动则汗出，面色㿠白，舌质淡润，苔滑，脉缓滑。

治法：益气安胎。

方药：益气养血汤（韩百灵经验方），或举元煎（《景岳全书》）加减。

人参15g，白术15g，黄芪20g，升麻10g，熟地黄15g，当归10g，续断15g，桑寄生15g，杜仲20g，炙甘草10g。

方中参、芪大补元气；术、草健脾益气，安胎。《本草正义》"东垣谓，白术主安胎，盖为妊娠养胎，依赖脾土，术能健脾故耳"。故有白术为安胎之要药之说；熟地黄、当归补血养血以安胎；续断、桑寄生补肾以固冲任，止血安胎；升麻以升阳举陷。全方共奏益气养血安胎之效。若腰酸小腹坠痛甚者，加菟丝子；若出血多者去当归，加阿胶、艾叶炭以助养血止血，安胎之力也。

③血虚型

主症：孕期胎动下坠，阴道流血，腰酸而痛，头眩目花，皮肤不润，面色萎黄，舌淡少苔，脉虚细而滑。

治法：补血益气安胎。

方药：补血安胎饮（韩百灵经验方），或苎根汤（《妇人大全良方》）加减。

熟地黄15g，当归15g，白芍20g，阿胶15g，菟丝子15g，续断15g，桑寄生15g，杜仲15g，白术15g，甘草5g。

方中熟地黄、当归、白芍养阴补血安胎；白术、甘草助后天气血生化之源而安胎；杜仲、菟丝子、续断、桑寄生补肝肾，益精髓，以固胎元。韩老说："若想精血重生，必须阴阳并补。因其孤阴不生，独阳不长之故也"。如流血较多者去当归，加炒艾叶、炒地榆以达止血之目的；如气虚较重者加人参、黄芪以增加益气之力。因此气血旺盛胎元得固，方保无忧。

④血热型

主症：孕妇素体阳盛或过食辛辣，五志化火，损伤冲任而致孕期阴道流血，血色深红，甚则胎动欲堕，伴心烦口渴，喜冷饮，便秘，溲赤，舌红苔黄，脉滑数。

治法：清热养阴，止血安胎。

方药：清热养阴汤（韩百灵经验方），或保阴煎（《景岳全书》）加凉血止血药。

地黄15g，白芍15g，地骨皮15g，知母15g，山药15g，炒黄芩15g，续断15g，桑寄生15g，阿胶15g，麦冬15g。

方中地黄、炒黄芩清热凉血，止血安胎。《滇南本草》云：黄芩治"女子暴崩，调经清热，胎中有火热不安，清胎热"。故被称之为安胎要药。白芍补血养血敛阴；地骨皮、知母、阿胶、麦冬滋阴养血，清热安胎；续断、桑寄生、山药补肾固冲，犹能安胎。诸药配伍共奏清热凉血、养阴安胎之效，可用于血热引起的胎漏及胎动不安病证。若流血多者加墨旱莲、炒地榆以增强凉血止血安胎之力。

⑤外伤型

主症：孕妇因登高持重，或跌仆闪挫，而致气血紊乱，冲任失固出现腰腹疼痛，甚则胎动欲堕，阴道下血，精神疲倦，脉滑无力。

治法：益气补血，固冲安胎。

方药：加味圣愈汤(《医宗金鉴》)加减。

人参、黄芪、熟地黄、当归、川芎、白芍、杜仲、续断、砂仁。

方中人参、黄芪大补元气，升阳举陷；地、芍、归、芎补血养血；杜仲、续断以补肝肾安胎元；砂仁以理气安胎。若下血较多、胎动甚者，去当归、川芎辛窜动血之药，加阿胶、炒艾叶以止血养血安胎。

【妊娠腹痛、胎动不安护理】

①安静卧床休息。

②普通饮食，勿暴食生冷及刺激性食物，以免伤及脾胃。

③少忧思，解恐惧。

④调节便秘。

⑤按医嘱投与安神、保胎及止血等药物或镇静剂、止血剂、孕激素、维生素E等药物。

⑥观察出血情况，记录其量、色、质和持续时间。

⑦观察腹痛情况，疼痛部位、性质及腰酸下坠情况，晚期先兆流产时，观察宫缩情况。

⑧阵发性腹痛加重，流血色红量多时及时通知医生，决定是否终止妊娠。

（3）肾虚是导致滑胎的关键：滑胎，多由胎漏、胎动不安进一步发展而成，其由是大多数人小产之后不甚调养，久则伤之于肾，冲任失固，遂成屡孕屡堕。《医宗金鉴·妇人心法要诀》"数数堕胎，则谓之滑胎。"西医学称之为习惯性流产，是妇女妊娠期的常见病，此病约占自然流产的4%~8%，又属多发病，其再次流产率随以往流产次数的增多而增高，亦属疑难病。临床中见有堕胎、小产连续发生3次以上，屡孕屡堕难以保留者，医药治之颇觉棘手。

1）病因病机：①胎元方面：男女双方精血亏少，两精虽能相合，然先天不足，故胎虽能成而不能实。②母体方面：多由禀赋不足，肾气虚弱；不节房事，损伤肾气；或婚后堕胎、小产屡伤肾气，肾虚冲任不固，胎失所系而致。脾胃虚弱，化源不足；或饮食失节，劳役过度，损伤脾气，脾虚胃弱，气血虚少，则气不载胎，血不养胎而致滑胎。孕后外感六淫之邪，或内伤七情过极，肝郁化火，或素体阳盛，或过食辛辣助热之品，或素体阴虚，或大病久病伤阴损血等因素均可损伤胎元而发生屡孕屡堕。

由此可见，造成滑胎的原因很多，但总其大要，韩老认为，肾虚是产生滑胎的主要原因。目前已成为国内中医界大多数学者的共识。《素问·上古天真论》云："女子七岁肾气盛……二七而天癸至，任脉通，太冲脉盛，月事以时下，故能有子。……七七任脉虚，太冲脉衰少，天癸竭，地道不通，故形坏而无子也。"然韩老指出：五脏之中与妊娠关系最为密切者，肾脏也。

2）治疗原则：韩老提出："补肾填精"，是防治滑胎之根本大法。这一认识也正符合古人提出的"预培其损"的理论，即在孕前补脾肾，调冲任。《诸病源候论》

"妊娠数堕胎候：若血气虚损者，子脏为风冷所居，则血气不足，故不能养胎，所以致胎数堕……"由此可见，补益脾肾对滑胎的防治具有重要意义。

3）辨证论治

①肾气亏损型

主症：屡孕屡堕，甚至如期而堕，平素头晕耳鸣，腰膝酸软，精神不振，夜尿频多，两目黯黑，面色晦黯，舌淡，苔白，脉沉弱。

治法：补益肾气，固冲安胎。

方药：补肾安胎饮（《中医妇科治疗学》）加桑寄生、山药。

人参10g，白术15g，杜仲15g，续断20g，益智仁15g，桑寄生15g，山药15g，阿胶15g<sup>（烊化）</sup>，艾叶15g，菟丝子15g，补骨脂15g，狗脊15g。

偏于肾阳虚者，加巴戟天、鹿角霜；偏于阴虚者，减艾叶、补骨脂、人参、白术，加熟地黄、山茱萸、女贞子、枸杞子，或用韩老经验方"百灵育阴汤"；流血者，加炒地榆、棕榈炭；偏于气虚者，加黄芪。

②气血两虚型

主症：屡孕屡堕，头晕目眩，神疲乏力，面色苍白，心悸气短，舌淡苔薄，脉细弱。

治法：补益气血，固冲安胎。

方药：泰山磐石散（《景岳全书》）。

人参、黄芪、当归、续断、黄芩、川芎、白芍、熟地黄、白术、炙甘草、砂仁。

血热者去白术，把熟地黄改为地黄，加黄芩；若见阴道下血者加地榆炭。韩老临证中，每遇气血两虚滑胎者常以上方减去川芎行气走窜之品；未见血热伤胎者减黄芩清热苦寒伤阴之药，或用其经验方，偏于气虚者以"益气养血汤"；偏于血虚者以"补血安胎饮"。

（4）妊娠子嗽的治疗：妊娠期间四时经常咳嗽不已，称为"妊娠咳嗽"，亦称"子嗽"。《医宗金鉴·妇科心法要诀》："妊娠咳嗽，谓之子嗽。嗽久每致伤胎。"

1）发病机制：子嗽的发生有因平素肺热，偶感风寒，肺失清肃而致者；或素体阴虚，虚火上犯肺络，肃降失常而致者；亦有因脾胃虚弱，运化失常，痰饮积留，升降失常而致者。慎斋按："咳嗽属肺病，《大全》主于外感寒邪，丹溪主于内伤肺燥。若立斋则分四时所感，五脏均受，有风寒火之不同，外感内伤之各别。虽不专属胎前咳嗽论，而治法无殊，总兼安胎为主也。"

2）治则：以清热润肺，化痰止咳为治疗大法。临证时宜治病与安胎并举，降气、豁痰、滑利等碍胎药物必须慎用。

3）辨证论治

①外感风寒

主症：妊娠后偶然咳嗽，身有寒热，呼吸不利，鼻塞流涕，胸闷气粗，面色苍白，两颧虚红，舌润苔薄白，脉浮滑数。

治法：清热解表，安胎止嗽。

方药：杏苏解表汤（韩百灵经验方）。

苦杏仁15g，紫苏叶10g，前胡15g，桔梗15g，枳壳15g，麦冬15g，桑白皮15g，茯苓15g，甘草10g。鲜姜二片为引。

②阴虚肺燥

主症：妊娠后常感干咳无痰，或吐痰不爽，咽干喉燥，气壅胸闷，甚至咳甚带血，潮热盗汗，手足心热，小便少赤，面红颧赤，舌干红无苔，脉细数。

治法：养阴润肺安胎止嗽。

方药：百合固金汤加味（《医方集解》）。

百合15g，地黄15g，熟地黄15g，玄参15g，川贝母15g，桔梗15g，麦冬15g，白芍15g，当归15g，甘草10g。如咯血者，加阿胶15g，小蓟15g，以清热养阴止血。

又方：清热养阴汤加味（韩百灵经验方）。

地黄15g，黄芩15g，地骨皮15g，知母15g，麦冬15g，白芍15g，杜仲15g，阿胶15g，续断15g，桑寄生15g。加百合15g，玄参15g，养阴润肺止咳。

③脾虚痰饮

主症：妊娠后不断咳嗽，时吐痰涎，胸闷气促，甚至咳嗽不得卧，面色苍浮而白，舌质淡润，苔白滑，脉象滑缓。

治法：健脾祛痰安胎止嗽。

方药：六君子汤加味（《太平惠民和剂局方》）。

人参10g，白术15g，茯苓15g，陈皮15g，清半夏10g，甘草10g。加桔梗15g，枳壳15g，以利祛痰止嗽。

又方：百合散（《证治准绳》）。

百合15g，紫菀15g，川贝母15g，白芍15g，前胡15g，赤茯苓15g，桔梗15g，炙甘草10g。姜枣为引。

（5）气水是妊娠肿胀发病的关键：妊娠6个月以后，面部及肢体肿胀，称为"妊娠肿胀"，又称为"子肿"。如在妊娠六个月以后，只是足部浮肿，而无其他自觉症状者，此为妊娠后期常有的现象，可不必用药，待分娩后则自愈。根据浮肿部位和症状的不同，兹将其证候分类分述于下：头面及遍身浮肿，小便短少者，属水气为病，故名曰"子肿"；自膝至足肿，小便清长者，属湿气为病，故名曰"子气"；遍身俱肿，腹胀而喘满者，名曰"子满"；但两脚肿，皮色不变，而肤厚者，属湿，名曰"皱脚"；皮薄而亮，压痕不起者，属水，名曰"脆脚"。

1）病因病机：

①脾阳虚：脾胃素虚，孕后又因饮食不节，或贪食生冷，致使脾阳不振，运化失常，水湿内停，湿浊泛溢于肌肤，故为肿胀。《妇人大全良方·妊娠门》说："亦

有脾虚，水气流溢……或因水渍于胞，不能分利，皆致腿足肚腹肿症也。"

②肾阳虚：肾气素虚，孕后命火愈衰，阴聚于下，有碍肾阳敷布，膀胱不能化气行水，以致水湿溢于肌肤，故为肿胀。《沈氏女科辑要笺正·妊娠胀》说："妊娠发肿，良由真阴凝聚，以养胎元，肾家阳气，不能敷布，则水道泛溢莫制。"

③气滞：多因忧郁忿怒，肝失条达，气机不畅，孕后胎体渐长，有碍气机升降，两因相感，发为气滞肿胀。《济阴纲目·胎前门》说："子气者，因子而肝脾气阻，土遂不能制水，故一香附散足以疗之。"

2）辨证论治

①脾阳虚型

主症：妊娠数月，面目及肢体浮肿，皮薄光亮，按之凹陷，小便不利，头眩，四肢不温，饮食减少，体倦便溏，面色㿠白，舌质淡，苔白滑，脉滑缓无力。

证候分析：脾气素虚，受孕后，脾气愈虚，致使水湿不化，湿浊流溢，则面目及肢体肿胀。脾阳虚不能化气行水，故小便不利。水气泛溢于肌表，则皮薄光亮；气虚则头眩、体倦；脾主四肢，阳虚无以温煦四末，则四肢不温；脾气不足，运化失常，则饮食减少、大便溏薄。面色㿠白，舌淡苔白，脉缓滑无力，均属脾阳不足之征。

治法：健脾理气行水。

方药：白术散（《全生指迷方》）加减。

白术（蜜制）15g，茯苓皮15g，大腹皮12g，生姜皮10g，陈皮15g。

方中白术健脾益气，渗湿行水；茯苓皮、生姜皮、大腹皮下气宽中以行水，陈皮调气和中。全方有健脾益气、行水之效。

兼水泄者，加山药、白扁豆、泽泻以渗湿利水。如水气犯肺，胸闷气促不得卧者，加苦杏仁、葶苈子泻肺水而定喘。

②肾阳虚型

主症：妊娠数月，面浮肢肿，按之凹陷，小便不利，头眩健忘，腰酸腿软，四肢不温，面色晦暗，舌质淡润，苔白滑，脉沉弱。

证候分析：肾阳不足，命火虚衰，膀胱不能化气，故头面及四肢浮肿，按之凹陷，小便不利。命火不足，清阳不升故头眩健忘；腰为肾之府，肾阳虚则腰酸腿软，四肢不温，面色晦暗，舌淡苔白，脉沉弱，皆为肾阳不足之征。

治法：温肾助阳利尿。

方药：五苓散（《伤寒论》）加味。

茯苓15g，猪苓15g，泽泻10g，桂枝12g，白术15g。

加山药、巴戟天、补骨脂。

方中五苓散化气行水，山药、巴戟天、补骨脂温肾助阳以利水。

③气滞型

主症：妊娠数月，下肢及足跗肿，皮色不变，头眩多怒，胸胁胀满，喘不得卧，呃逆，食欲减少，舌苔厚腻，脉弦滑。

证候分析：郁怒伤肝，气机不畅，升降失常，浊阴下聚，则足跗及下肢浮肿。气分为病非水气泛滥，故虽肿而皮色不变；肝气上逆则头眩多怒，胸胁胀满，喘不得卧，呃逆。肝郁气滞，脾运受碍，则饮食减少。苔腻，脉弦滑，均为气滞湿阻之征。

治法：理气祛痰行水。

方药：天仙藤散（《妇人大全良方》）加减。

天仙藤15g，香附15g，陈皮15g，甘草10g，乌药12g，生姜10g，木瓜15g，紫苏叶12g。

方中天仙藤、乌药、香附理气疏肝；陈皮、生姜、苏叶宣肺理气，和中行水，木瓜除湿，专治水肿，甘草调和诸药。如水气犯肺甚者，加葶苈子；脚肿甚者，加防己。

土单验方：鲤鱼1条（鲫鱼亦可），重500g左右，去净鳞肠，加水煮熟后，去鱼用汤煎药（白术、生姜、当归、茯苓皮）；空腹频服。

（6）平肝息风法治疗妊娠子痫：子痫多发生在妊娠后期，亦有少数可发生在产时或新产之后。主要表现为妊娠中晚期出现眩晕头痛，甚者突然昏倒，不省人事，两目直视，牙关紧闭，口流涎沫，四肢抽搐，少顷自醒，醒后复发的症状，古称"风痉""子冒""子痫"。本病相当于西医学中的妊娠高血压综合征。是产科危急重症，严重威胁孕产妇及胎儿生命，应予以高度重视。做好孕期检查，积极预治。

1）病因病机：妊娠子痫发病的主要原因是：素体阴虚，孕后精血养胎，阴血愈虚，肝阳偏亢，或气郁痰滞，蕴而化火，精不养神，血不荣筋，肝风内动，痰火上扰，风火相煽，冒犯神明，肢体抽搐而致。《病机十九条》言："诸风掉眩皆属于肝"。沈尧封又云："妊妇卒倒不语，或口眼歪斜，或手足瘫痪，皆名中风。或腰背反强，时昏时醒，名为痉，又名子痫。古来皆作风治，不知卒倒不语，病名为厥，阴虚失纳孤阳逆上之谓。口眼歪斜，手足瘫痪，或因痰滞经络，或因阴亏不吸，肝阳内风暴动"。韩老认为，本虚标实是本病的关键所在，治疗中一定要注意标本同治，分清缓急，视病症而医之，对重症应引起高度的重视，必要时应采取中西医结合治疗方法，力保母子平安。

2）治疗以滋阴潜阳，平肝息风为主。

3）辨证论治

①肝风内动

主症：妊娠六、七月以后常感头目眩晕，心烦不宁，面目及四肢轻度浮肿，或四肢拘急，手足心热，面红颧赤，舌干红无苔，脉象弦数劲急。甚者猝然昏倒，不省人事，四肢抽搐，牙关紧闭，口流涎沫，腰背反张，戴眼反折，良久不省。此属危候之症。

治法：育阴潜阳，镇肝息风涤痰。

方药：羚角钩藤汤加减（《通俗伤寒论》）。

羚羊角 5g（煮水频饮），钩藤 15g，桑叶 15g，菊花 15g，川贝母 15g，竹茹 15g，地黄 20g，白芍 20g，茯神 15g，甘草 5g。加鳖甲 20g，龙齿 15g。

方中羚羊角、钩藤平肝清热、息风定惊。《本草纲目》云："羚羊角治子痫痉疾"。又载：钩藤主"大人头旋目眩，平肝风，除心热"。二药皆入心肝两经，善清肝热，平肝阳故治热极生风，肝风内动之惊厥抽搐。桑叶、菊花清肝热而凉血。《重庆堂随笔》曰其：桑叶"已肝热妄行之崩漏，胎前诸病，由于肝热者尤为要药"。《本经》言：菊花"主诸风头眩、肿痛、目欲脱，泪出"。川贝母、竹茹清热化痰，除烦止呕，两药常用于妊娠、产后心烦肝火夹痰，上扰心神者。地黄、白芍清热凉血，柔肝敛阴。茯神宁心安神，利水渗湿。本品甘淡而平，淡能渗利水湿，补不留邪，利不伤正，为补利兼优之品。甘草益气和中。加鳖甲、龙齿平肝潜阳。

②痰火

主症：妊娠中晚期出现头目眩晕，心烦心悸，胸胁胀满，时吐痰涎，面红唇焦，舌赤苔黄腻，气逆，或猝然昏倒，不省人事，脉象弦滑而缓。

治法：清热涤痰，镇静安神。

方药：清热除烦汤（韩百灵经验方）加减。

川贝母 15g，竹茹 15g，陈皮 15g，茯苓 20g，胆南星 10g，竹沥 15g，黄芩 15g，知母 15g，石菖蒲 15g，石决明 20g，大黄 5g。

方中贝母、竹茹，清热润肺，化痰止咳，除烦止呕。栀子、知母泻火除烦，滋阴润燥，清热利尿，凉血解毒。《本经》曰：知母"主消渴，热中，除邪气，肢体浮肿，下水，补不足，益气"。黄芩清热燥湿，泻火解毒，止血安胎。茯苓利水渗湿，健脾补中，宁心安神。脾气健，水湿得运，邪有所出。胆南星清热化痰，息风定惊。石菖蒲化湿开胃，开窍豁痰，醒神益智。《本草纲目》曰其："中恶卒死，客忤癫痫，下血崩中，安胎漏，散痈肿"。本品香燥辛散，有祛痰开窍之力，而善治湿痰、痰浊蒙蔽清窍所致之神昏。

以上二型，若见抽搐者，可酌加全蝎、珍珠母以助平肝潜阳，息风定痉之力。若神昏持续不醒者，乃痰火内迷心窍，可加服安宫牛黄丸、至宝丹、紫雪丹等，以开窍化痰。并应立即送往医院抢救，否则可发生生命危险。

### （四）产后病

产后病的发病原因，主要是产后耗气损血，气血两虚，阴阳失调，营卫不和，腠理不密，一时起居不慎而感冒风寒；内伤七情喜怒不解，以及饮食不当损伤脾胃，运化失常，气血无生；或贪房过早，损伤冲任，阴阳亏损也是重要病因。

对于产后疾病的诊治，亦必须运用四诊八纲辨证施治选方用药，方为妥善。但是，补虚之中，勿过于滋腻或温补而致气滞血凝；泄实之中，勿过于骤急攻下而致伤阴损血；寒温之中，勿过于辛热香散而致耗损阴液；清热之中，勿过于苦寒清里而致损伤脾胃；医者临床必详审病因，精心辨证，万不可粗心大意，不辨虚实，不慎寒热，妄投方药。

《景岳全书·妇人规》云："产后气血俱去，诚多虚证。然有虚者，有不虚者，有全实者。凡此三者，但当随证随人，辨其虚实，以常法治疗，不得执有成心概行大补，以致助邪。"

（1）从虚从瘀论治产后恶露不下：新产之后，胞中残留瘀浊败血不下或下亦甚少，并伴见小腹疼痛称为"恶露不下"。

1）病因病机：产后恶露不下有因产时护理不当，外感风寒，血被寒凝，恶露应下而不下，瘀血停留胞中而致恶露不下者；有因平素气血两虚、产后气血愈虚而致无血可下者。《妇人大全良方》云："恶露不下，由产后脏腑劳伤。气血虚损，或胞络挟于宿冷，或产后当风取凉，风冷乘虚而搏于血，壅滞不宣，积蓄在内，故不下也。"王孟英云："恶露不来，腹无痛苦，勿乱投药耳，听之可也。"

2）治则：以"实则泻之，虚则补之"为大法。实者，活血化瘀为主；因寒凝者，温经散寒，活血化瘀；因气滞者，理气行滞，活血化瘀。虚者则于补益气血方药中稍佐理气行滞之品，不可妄投攻破，否则势必损伤冲任。

3）辨证论治

①气滞血瘀

主症：产后恶露涩少难下，色紫黯有块，或点滴不出，小腹胀痛拒按，心烦不宁，甚至狂妄，面色深红，唇舌紫黯，脉弦涩有力。

治法：理气活血。

方药：偏于气滞碍血者，用香艾芎归饮（《中医妇科治疗学》）。

香附15g，艾叶10g，当归15g，延胡索15g，川芎10g。加乌药15g，青皮10g，川楝子10g，以行气散瘀。

方药：偏于血瘀碍气者，生化汤加味。（《傅青主女科》）

当归15g，川芎10g，炙甘草10g，桃仁15g，炮姜10g，大枣七枚。加红花15g，益母草15g，以行血祛瘀。

又方：加味川芎散加味（韩百灵经验方）。

川芎10g，地黄15g，白芍15g，牛膝15g，五灵脂15g，蒲黄15g。加益母草15g，泽兰15g，以增活血之力。

②气血虚弱

主症：产后恶露量少，色浅淡，小腹无胀无痛，头眩，目花，眼角干涩，皮肤不润，动则汗出，语言无力，面色苍白，舌质淡润，脉象虚细。

治法：益气补血，稍佐行瘀。

方药：八珍汤加味（《证治准绳》）。

人参15g，白术15g，茯苓15g，甘草10g，当归15g，川芎10g，白芍15g，熟地黄15g。应加牛膝15g以引药下行，兼通络之用。

（2）产后恶露不绝的临床辨治：孕产妇产后流血不多不少，稍有血条血块，初则血色深红，逐渐血色浅淡，持续三周左右，而无其他证候者为产后之常也。反之超过三周以上，而不断流血，身有所苦者，为产后恶露不绝。

1）病因病机：产后恶露不绝发病机制主要为冲任不固。原因有因平素脾胃虚弱，中气下陷，冲任不固而致不断流血；有因产时护理不当，外感风寒和内伤七情而致气滞血瘀，脉络不畅者；有因胞中血热，迫血妄行而致恶露不绝者。

《妇人大全良方》云："夫产后恶露不绝者，由产后伤于经血，虚损不足。或分解之时，恶血不尽，在于腹中，而脏腑挟于宿冷，致气血不调，故令恶露淋沥不绝也。"

2）辨证论治：应以恶露的量、色、质、气味等辨别寒、热、虚、实。恶露量多，色淡，质稀，无臭气者，多为气虚；色红或紫，黏稠而臭秽者，多为血热；色黯有块者，多为血瘀。且不可轻用固涩之剂，以致助邪，变生他病。

①气虚不固

主症：产后超过三周以上恶露仍然不断，血色浅淡，清稀量少，小腹无胀无痛，或微痛不拒按，头眩倦怠，动则汗出，语言无力，精神不振，面色㿠白，舌质淡润，脉象虚缓。

治法：益气升陷止血。

方药：补中益气汤（《脾胃论》）。

黄芪20g，人参15g，白术15g，甘草10g，陈皮15g，当归15g，升麻10g，柴胡10g，大枣5枚。加鹿角胶20g，艾叶炭20g，以温阳止血。

②血瘀气滞

主症：产后超过三周以上，恶露淋涩不断，血量涩少，色紫黑有块，小腹疼痛拒按，心烦，胸闷腹胀，舌色紫黯，唇红舌边有瘀斑，脉象弦涩有力。

治法：温经活血行瘀。

方药：生化汤（《傅青主女科》）。

当归15g，川芎10g，炙甘草10g，桃仁15g，炮姜10g，大枣为引。

又方：加味桃红四物汤（韩百灵经验方）加减。

当归15g，川芎15g，地黄15g，赤芍15g，桃仁15g，红花15g。牛膝15g，丹参15g。

加减：有血块，腹痛者，加炒蒲黄、三七粉、茜草，以增逐瘀止血之力；血量多者，加阿胶15g，煅龙骨20g，煅牡蛎20g，炒地榆50g，以养血固涩止血。

③血热

虚热者，产后恶露不断超过三周以上，量少，色鲜红无臭，小腹微痛无胀，头眩，心悸，气怯，目花，耳鸣，手足心热，盗汗，午后潮热，面红颧赤，舌干红无苔，口干不欲饮，脉象弦细。

治法：养阴固冲止血。

方药：保阴煎（《景岳全书》）。

地黄15g，熟地黄15g，白芍15g，山药15g，续断15g，黄芩15g，黄柏10g，甘草10g。加墨旱莲20g，阿胶20g，以养阴止血。

实热者，产后恶露不断超过三周以上，量多，色深红，稠黏臭秽，腹痛拒按，头眩，心烦，胸腹胀满，无故多怒，善太息，面红舌赤，苔黄燥，口干苦，脉象弦滑数。

治法：调肝清热止血。

方药：丹栀逍遥散加减（《女科撮要》）。

当归15g，白芍15g，柴胡10g，茯苓15g，牡丹皮15g，栀子15g，白术10g，甘草10g，薄荷10g。减去煨姜辛热伤阴之药；加炒地榆25g，黄芩15g，以清热凉血止血。

（3）产后发热审慎治之：产褥期间，出现发热持续不退，或突然寒战高热，并伴有其他症状者，称为产后发热。若在一周左右常感微热而无其他所苦者，属产后生理之常候。

1）发病机制：产后发热有因失血过多，阴虚阳浮于外，阴阳乖戾，荣卫失调而发热者；有因恶露不下，血滞经络而发热者；有因气血不足，荣卫不和，腠理不密，外感风寒而发热者；有因饮食不节，损伤脾胃，运化失常，宿食不化而发热者。

2）辨证论治

①阴血虚型

主症：产后身热盗汗，不恶寒，手足心热，午后热甚，头眩，心悸，耳鸣，耳瞀，面色浮红，舌质干淡，口干不欲饮，脉洪大无力。

治法：滋阴潜阳。

方药：地黄20g，白芍20g，麦冬15g，熟地黄20g，知母15g，地骨皮20g，甘草10g。加青蒿、牡蛎、龟甲以滋阴潜阳。

②瘀血型

主症：产后发热恶寒，恶露涩少，色紫黯有块，小腹硬痛拒按，面深红，舌紫黯，舌边尖有瘀斑，脉弦涩有力。

治法：通经活血行瘀。

方药：川芎12g，当归20g，桃仁12g，炮姜10g，炙甘草10g.

加牛膝、红花以利通络活血。

③外感型

外感风寒

主症：产后发热恶寒，头身疼痛，无汗，鼻流清涕，咳嗽气促，面色苍白，舌质淡润苔薄白，脉浮紧。

治法：补血疏表。

方药：杏苏四物汤（韩百灵经验方）加减。

苦杏仁12g，紫苏叶12g，当归15g，熟地黄15g，川芎12g，白芍15g。

外感风热

主症：产后发热恶风，头痛汗出，咳嗽，口干饮冷，面红，舌苔黄，脉浮数。

治法：清热解表。

方药：银翘散（《温病条辨》）加减。

金银花15g，连翘15g，淡豆豉15g，牛蒡子15g，桔梗15g，薄荷10g，淡竹叶12g，荆芥穗12g，甘草10g。

咳嗽者，加苦杏仁、前胡以宣肺止咳；若热甚烦渴汗多者，加石膏、麦冬以生津除烦热；若恶露不下而腹痛者，加牡丹皮、桃仁以行瘀血。

④脾虚停食型

主症：产后发热，胸脘胀闷，嗳腐吞酸，心烦嘈杂，不思饮食，便酸臭，面色㿠白，唇焦口干，不欲饮，脉弦滑。

治法：健脾和胃消滞。

方药：木香9g，砂仁15g，党参15g，白术15g，茯苓15g，陈皮15g，半夏12g，甘草10g。

大便秘结者，加少量大黄以涤荡大肠郁垢。

（4）产后缺乳虚实有别：产妇乳汁缺少，或点滴不出为缺乳，又名乳汁不通。亦称产后乳汁不行。对于本病，历代医家极为重视，早在《诸病源候论·卷四十四》就有"产后乳无汁候"，首先指出津液暴竭，精血不足是导致无乳汁的主要原因。《妇人大全良方》进一步指出："妇人乳汁，乃气血所化，若元气虚弱，则乳汁短少，初产乳房㿠胀，此乳未通……若累产无乳，此内亡津液……"

1）发病机制：张景岳说："妇人乳汁乃冲任气血所化，故下则为经，上则为乳。若产后乳迟乳少，由气血不足，而犹或无乳者，其为冲任之虚弱无疑。"《三因方》云："产妇有二种乳脉不行，有血气盛而壅闭不行者，有血少气弱涩而不行者，虚当补之，盛当疏之。盛者当用通草、漏芦、土瓜根辈，虚者当用炼成钟乳粉、猪蹄、鲫鱼之属，概可见矣。"

2）辨证论治：韩老认为，产后缺乳，虽有虚实之分，但在临床则以虚者多见。应审因辨证，选方用药。凡属气血虚弱，不能蒸化为乳，一般乳房柔软、乳汁清稀者：治法当用益气补血调和脾胃，不宜攻破之属。若性躁多怒，肝失条达，气滞血瘀，乳汁不通，多乳房胀硬而痛，乳汁浓稠者：治法当用活血通络调肝理气。

《傅青主女科》说："妇人产后绝无点滴之乳，人以为乳管之闭也。谁知是气与血之两涸乎？夫乳乃气血之所化而成也。无血固不能生乳汁，无气亦不能生乳汁，然两者之中，血之化乳，又不若气之所化为尤速。新产之妇，血已大亏，血本自顾不暇，又何能以化乳？乳全赖气之力以行血而化之也，今产后数日而乳不下点滴之汁，其血少气衰可知。世人不知大补气血之妙，而一味通乳，岂知无气则乳无以化，无血则乳无以生……治法宜补气以生血而乳汁自下，不必利窍以通乳也。"

①气虚血少缺乳

主症：平时饮食减少，肌肉消瘦，产后乳汁缺少，乳房无胀无痛，眩晕，倦怠，气短汗出，皮肤不润，面色萎黄，舌质淡润，脉象虚缓。

治法：健脾和胃益气养血。

方药：通乳丹（《傅青主女科》）。

人参15g，黄芪15g，当归15g，麦冬15g，通草10g，桔梗15g。猪蹄汤煎药。

又方：八珍汤（《证治准绳》）。

人参15g，白术15g，茯苓15g，甘草10g，当归15g，通草15g，以补中兼涌之法。

②肝郁气滞缺乳

主症：产后乳汁不通，乳房胀痛，胸胁满，气逆，善太息，无故多怒，精神抑郁，面色暗滞，舌苔微黄，脉象弦滑有力。

治法：调肝理气通络。

方药：下乳涌泉散（《清太医院配方》）。

当归15g，白芍15g，地黄15g，川芎10g，柴胡10g，青皮10g，天花粉15g，漏芦15g，桔梗15g，通草15g，白芷10g，穿山甲15g，王不留行15g，甘草10g。减去白芷，疏表之药，加川楝子15g，以助调理肝气之功。猪蹄汤煎服。

又方：百灵调肝汤（韩百灵经验方）加减。

当归15g，赤芍15g，牛膝15g，通草15g，王不留行15g，皂角刺15g，瓜蒌15g，枳实10g，川楝子15g，青皮15g，炙甘草10g。

加漏芦15g，路路通15g，穿山甲15g。

3）其他治法：

①用鲜橘叶、青橘皮、鹿角霜各5钱，水煎后冲入黄酒少许热饮。治疗乳汁不通。

②外治法：如乳房不红不肿者，可用热姜汁洗涤乳房，或用热物敷熨之；若乳房热胀红肿者，可用冷布敷之，或用冷汤洗涤为妙。此两种外治法，能调解寒热，宣通气血。

【产后缺乳调护】

①保持心情愉快，避免生气。

②保持乳房清洁，每次哺乳前用温开水清洗乳头。

③保证充足睡眠，有利于气血化生。

④多食含高蛋白的食品及新鲜蔬菜，多喝汤类。

（5）产后大便难治疗原则：产后大便艰涩，或数日不解，或排便时干燥疼痛，难以解出者，称为产后大便难。属新产三病之一。

1）病因病机：产后大便难早在《金匮要略·妇人产后病脉证并治》中就有记载，本病多因平素阴血不足，或产后失血过多，津液耗损，肠道枯涸，脾胃虚弱，运化失常，气血两虚，津液不足，肠道不润。

薛立斋说："产后大便不通，因去血过多，大肠干涸，或血虚火燥，不可计日期，饮食数多。用药通润之。必待腹满觉胀，自欲去而不能去，乃结在直肠，宜胆汁导之。若服苦寒药通之，反伤中焦之气，或愈难通，或通而泻不止，必为败证。若血虚火燥，加味逍遥散。气血俱虚，八珍汤，慎不可用火麻仁、苦杏仁、枳壳之类。"

2）治疗原则：以滋阴补血润肠为主。产后大便难或者从阴血和津液耗损肠道干涸不润，与阳明燥实和中气不足之大便不通截然不同。切忌苦寒攻下，伤阴损血，又忌补阳益气留邪之药。

3）辨证论治

①阴血不足

主症：产后数日大便不解，小腹无胀无痛，饮食如常，眩晕健忘，皮肤不润，面色虚红，唇舌干淡，手足心热，脉象弦细。

治法：滋阴补血润燥通秘。

方药：四物汤加味（《太平惠民和剂局方》）。

当归15g，熟地黄15g，白芍15g，川芎10g。加肉苁蓉15g，松子仁15g，黑芝麻15g，以利滋阴润肠通秘。

又方：育阴补血汤加味（韩百灵经验方）。

当归20g，熟地黄15g，山药15g，山茱萸15g，枸杞子15g，白芍20g，龟甲20g，鳖甲20g，炙甘草5g。加肉苁蓉15g，火麻仁15g，滋补经血，润肠通便。

②脾胃虚弱，气血两亏

主症：产后数日大便难下，胸闷，小腹胀痛，呃逆，不思饮食，倦怠，面色萎黄，舌质淡，脉象虚缓。

治法：健脾补气，养血润燥。

方药：八珍汤加味（《证治准绳》）。

人参15g，白术15g，茯苓15g，甘草10g，当归15g，川芎10g，白芍15g，熟地黄15g。加郁李仁15g，火麻仁15g，以利润肠通秘。

又方：益气养血汤加味（韩百灵经验方）。

人参15g，熟地黄15g，黄芪15g，白芍15g，茯苓15g，陈皮15g，香附15g，当归15g，川芎15g，桔梗15g，甘草10g。加火麻仁15g，郁李仁15g，以滋阴润肠通便。

（6）产后腹痛虚实夹杂：产妇产后小腹疼痛为产后腹痛，又称儿枕痛。产后腹痛分不荣则痛与不通则痛。

1）发病机制：有因素体气血不足，产时又伤气血，胞脉空虚而致腹痛者；有因产后起居不慎，护理不当，风寒侵入胞中，血被寒凝，气不通畅而致腹痛者；有因素体多火，产后恶露不下，荣卫失调，胞中痈肿而致腹痛者；有因脾胃虚弱，运化失常，清浊失升降而致胸腹痛者。

张山雷说："失血太多，则气亦虚馁，滞而为痛。"《医宗金鉴·妇科心法》云："若因风寒乘虚入于胞中作痛者，必见冷痛形状。"《妇科大全》亦说："若产妇脏腑风冷，使气血凝滞在小腹不能流通，则令结聚疼痛，名曰儿枕痛。"薛立斋说："大抵此症皆因荣卫不调，或瘀血停滞所致。若脉洪数，已有脓……。"又说："若痛恶心或作呕，用六君子汤；若痛而泄，用六君子汤送四补丸。"

2）治疗原则：临床必须审因辨证，细察虚实寒热。如病虚者，必当补其气血；病实者，则破血行气；病寒者，则温经散寒；病热者，则清热化瘀；脾胃虚弱者，则健脾和胃，绝不可拘泥于一方一药概治产后腹痛以误人也。

3）辨证论治

①气血两虚

主症：产后小腹疼痛喜按，恶露量少，色浅淡，头眩，心悸，气短，动则汗出，目花，皮肤不润，面色苍白，舌质淡润，脉象虚细。

治法：益气补血。

方药：四物汤加味（《太平惠民和剂局方》）。

当归15g，熟地黄15g，白芍15g，川芎10g。加炮姜10g，人参15g，白术15g，甘草10g，以益气温中。

又方：益气养荣汤（韩百灵经验方）。

人参15g，熟地黄15g，黄芪15g，白芍15g，茯苓15g，陈皮15g，香附15g，当归15g，川芎15g，桔梗15g，甘草10g。倍白芍以缓急止痛。

②寒凝气滞

主症：产后小腹冷痛拒按，恶露涩少，色紫黯，小腹胀硬，四肢不温，面色青白，舌苔白滑，脉象沉紧或沉迟有力。

治法：温经散寒活血。

方药：少腹逐瘀汤（《医林改错》）。

小茴香10g，炮姜10g，延胡索15g，五灵脂15g，没药15g，川芎10g，当归15g，肉桂10g，赤芍15g，蒲黄15g。切忌苦寒之品。

又方：延胡索散加味（《证治准绳》）。

延胡索15g，当归15g，赤芍15g，肉桂10g，琥珀10g。将琥珀研细面分四次冲服。加蒲黄15g，红花15g。

该方与《中西合纂妇科大全》的延胡索散不同，治法亦异。临床务必详审方药，以免混淆误用。

③胞中痛肿

主症：产后小腹刺痛，恶露涩少，色紫黑臭秽，心烦口苦，咽干，大便秘，小便赤，手足心热，阴内热痛坠胀，面红，舌赤苔黄燥，脉象洪滑数。

治法：清热化瘀解毒。

方药：广济方（《广济方》）加减。

川牛膝15g，大黄5g，牡丹皮15g，当归15g，赤芍15g，蒲黄15g。减肉桂辛热之品；加金银花20g，天花粉15g，没药15g以增强解毒散瘀之力。

④脾胃虚弱

主症：产后脘腹疼痛，胸中烦闷，吞酸，呃逆，食欲不振，腹胀便溏，倦怠，面色淡黄，舌质淡润苔白滑，脉象弦滑。

治法：健脾和胃消滞。

方药：香砂六君子汤加味（《名医方论》）。

人参10g，白术15g，茯苓15g，甘草10g，陈皮15g，砂仁10g，木香5g，清半夏10g。加白芍20g，以调肝止痛。

（7）产后遍身痛以益补益为主：产褥期内，出现肢体、关节酸痛、麻木、重著者，称为产后身痛，亦称产后痹证。

1）产后遍身痛的病机：平素气血两虚，产后气血愈虚，筋脉失养，百骸空虚而致；或因产后起居不慎，风寒侵入经络，血循不畅而致关节疼痛者。

《医宗必读·痹》："治外者，散邪为急，治脏者，养正为先。治行痹者，散风为主，御寒利湿仍不可废，大抵参以补血之剂，盖治风先治血，血行风自灭也。治痛痹者，散寒为主，疏风燥湿仍不可缺，大抵参以补火之剂，非大辛大温，不能释其凝寒之害也。治着痹者，利湿为主，祛风解寒亦不可缺，大抵参以补脾补气之剂，盖土强可以胜湿，而气足自无顽麻也。"

韩老认为产后关节疼痛与平时关节疼痛是不尽相同的。产后遍身痛，虚者偏多，或虚中夹实。在诊治上不可轻易使用辛散和酒类耗损阴液，应着重于补益气血，虽有实证，亦必须补正兼以除邪。

2）辨证论治：基于产后"亡血伤精，多虚多瘀"的特点，韩氏认为本病发生以本虚标实者为多，虽证见瘀血互结，或经络阻滞之实象，但不可忘记气血已伤，元气已损，治疗切忌一味祛邪，独用大剂辛散祛风，或寒凉之品，令其阴血更伤、脾胃受损。正如《女科切要》云："或欲祛邪，必兼补剂，殊为切当。"对此，韩氏提出本病治疗以补益肝肾，益气养血为主，兼以祛除风寒湿邪，攻补兼施，平调阴阳，顾护脾胃后天生化之源，使气血得以运行，正气乃充，邪气则褪。若邪气已甚，壅塞气机，正气被困，不得宣泄，急需攻之，亦要用药谨慎，避免重剂猛攻，主张达到中病即止，以防攻伐太过而使气血更伤，病势更甚，《沈氏女科辑要笺正》

言"养血为主，稍参宣络，不可峻投风药"。

①气血不足

主症：产后关节及腰背疼痛，甚至不得转动，动则尤甚；气短汗出，眼角干涩，皮肤不润，面色虚红，舌质干淡，无苔，脉象虚细。

治法：益气养血。

方药：四物汤（《太平惠民和剂局方》）加减。

当归15g，熟地黄15g，白芍15g，川芎10g。加黄芪15g，牛膝15g，木瓜15g，续断15g，桑寄生15g，秦艽10g，以益气养血通络。

又方：育阴补血汤（韩百灵经验方）。

熟地黄15g，白芍15g，山茱萸20g，山药15g，枸杞子15g，白芍15g，当归15g，龟甲15g，牡丹皮15g，鳖甲15g，甘草10g。加续断15g，桑寄生15g，杜仲20g，木瓜15g，秦艽15g，以补肾舒筋，通络止痛。

②血滞经络

主症：产后关节刺痛，其痛游走不定；脉络色青动则稍减，静则尤甚；昼则轻，夜则重；遇风寒者更甚；或腰背强硬，不能俯仰，或手足拘挛不能屈伸，面色暗滞，舌赤而有瘀斑，脉象浮弦而缓。

治法：通经活络疏表。

方药：趁痛散（《医学大辞典》引张璧方）。

当归15g，白术10g，牛膝15g，黄芪15g，甘草10g，独活15g，桑寄生15g，桂枝10g，生姜5g，葱白引。

原方肉桂改用桂枝以疏通经络为好，葱白在《本草纲目》记载是葱茎白。

又方：加味当归泽兰汤（韩百灵经验方）。

当归15g，泽兰20g，川牛膝15g，红花15g，桃仁15g，延胡索20g，独活15g，熟地黄15g，桑寄生15g，防风15g。加鸡血藤15g，秦艽15g，木瓜15g，以活血通络止痛。兼寒者，加制川乌10g、制草乌10g、桂枝15g，以温经散寒止痛。

### （五）妇科杂病

**1.不孕症** 由于不孕症病因病机复杂，历代医家论述颇多，韩老在临证中不断研究、总结，将实践上升到理论，创立了"肝肾学说"，并将其理论贯穿于临证，运用于不孕症的诊治当中。1981年发表了不孕症辨证施治，此后，在专著中均有详论，二十年之后，2002年开展"电脑模拟韩百灵教授诊治妇女不孕症程序的研究"，该程序已在多个省市进行推广应用。

妇女婚后同居，配偶生殖功能正常，一年以上而不受孕者，或曾孕育，又隔一年以上未再受孕者，称为不孕症。在《千金方》中把前者称为"全不产"，后者称为"断续"。亦有先天性生理缺陷，即（螺、纹、鼓、角、脉）五种畸形造成的不孕。古人称之为："五不女"，此非药物所能奏效，多属终身不孕。

（1）病因病机：临床常见有因性躁多怒，肝失条达，胞脉不畅而不孕；有因肾气虚衰，阴精不化，膏脂不生，阴阳失调而不孕；有因脾胃虚弱，化源不足，气虚血少而不孕；有因命火不足，脾阳不振，湿浊阻塞胞脉等致不孕。

朱丹溪曰："妇人无子，率由血少不足以摄精也。血少固非一端，然欲得子者，必须补其精血，使无亏欠，乃可成胎孕。"《医宗金鉴》云："不子之故伤任冲，不调带下经漏崩，或因积血胞寒热，痰饮脂膜病子宫"。何松庵亦说："有肥白妇人，不能成胎者，或痰滞血海，子宫虚冷，不能摄精，尺脉沉滑而迟者，当温其子宫，补其中气消痰为主。"。

（2）治疗特点首重肝肾：生儿育女是人类生存和发展的必要条件，也是维系家庭关系的重要因素。决定生育与否关系到男女双方，《内经》云："两精相搏，合而成形。"韩老认为，不孕症女方因素多于男方，就女性不孕而言，主要原因是脏腑功能失常，气血失调，冲任失和；其次是外感邪气，伏邪入里，传至血脉影响胞宫的生理功能。韩老提出在脏腑之中尤以肾、肝、脾关系最为密切；冲任二脉与肝脾肾所属的经脉直接或间接的相通，所以冲任二脉的生理功能可以通过肝脾肾三脏的功能反映出来。

经云："肾藏精，主生殖。"肾虚又分阴虚、阳虚、气虚。肾阴虚不孕多由素体阴血不足，或久病伤阴损血，或早婚、过贪房事，阴精暗耗，精亏血少，冲任空虚，胞脉失养所致。肾阳虚不孕多由先天禀赋不足，命火虚衰，或久病损伤肾阳，而致冲任虚寒，不能摄精成孕。肾气虚不孕多由先天禀赋不足，或早婚房事不节损伤肾气，冲任虚损胞脉失养而致。

"肝藏血，主疏泄。"造成肝郁不孕的主要原因多由情志不畅，肝气郁结，疏泄失常，气血失调，冲任不能相资而致。《景岳全书·妇人规·子嗣》"产育由于气血，气血由于情怀，情怀不畅则冲任不充，冲任不充则胎孕不受"。《傅青主女科》又云："肝木不舒……腰脐之气不利，必不能通任脉而达带脉，则带脉之气亦塞矣……胞胎之门必闭"。此外痰湿、血瘀亦可影响冲任胞脉而致不孕。如素体肥胖，痰湿内盛；或饮食失节，过食膏粱厚味，损伤脾胃，脾虚运化失常，痰湿内生，湿浊下注冲任，闭阻胞脉而致。亦有因血瘀而致不孕者，此由经期产后，余血未尽，或涉水冒雨，或不禁房事，邪客胞中，瘀阻胞脉，冲任受阻而致不孕。临床常见有：肝郁不孕、肾虚不孕、痰湿不孕、血虚不孕、血瘀不孕。

（3）辨证论治

1）肝郁不孕

主症：婚久不孕，月经先后无定期，量多少不一，色紫黯，含有血条血块，经期乳房胀痛，胸胁满，善太息，少腹坠胀，精神抑郁，面色暗滞，舌黯红，苔薄或微黄，脉弦。

治法：疏肝解郁，理血调经。

方药：百灵调肝汤（《百灵妇科》）加减。

当归15g，白芍20g，青皮10g，香附15g，王不留行15g，通草15g，皂角刺5g，枳实15g，瓜蒌15g，川楝子15g，牛膝15g，甘草5g。

韩老治疗肝郁不孕，立疏肝解郁、理血调经之法，自创上方，此即种子先调经，调经必先疏肝，肝气条达，诸经通畅，胎孕乃成。此亦遵"妇人……天癸既行，皆从厥阴论之"之意。

方中当归补血活血，调经止痛，经云："补中有动，行中有补，诚血中之气药，亦血中之圣药也"；白芍养血调经，柔肝止痛，主入肝经，既可养肝血以补阴之不足，又可柔肝止痛以泻肝之余；川楝子归肝经，行气止痛；枳实破气除热；王不留行性行而不止，走而不守，以活血通经，行血脉；通草清热通气，通利血脉；皂角刺通气开闭，除乳胀；牛膝补肝肾，活血通经，引血下行。其中当归、白芍、牛膝三药合用，养血活血以和血，通络调经；川楝子、枳实疏肝理气；王不留行、通草、皂角刺三药下达血海，走而不守，通郁散结，效果颇佳。全方共奏疏肝解郁，理血调经之效。

纵观百灵调肝汤全方，看似仅为调经所设，却达助孕之功，此即"调经种子"之义。盖调畅周身之气机，疏通脏腑经络，血液运行流利，冲任气血条达，胎孕可成。古云："求子之心愈切，而得之愈难，……乃不期然而然之事"。调节情志，放松心情，施以药物调理，得子并非难事。但临床中并非一方不变，应随证加减进行调整方药，方可收到好的效果。

加减：肝郁甚者，加柴胡、合欢皮等疏肝解郁，理气散结；肝郁化热者，加黄芩、赤芍、牡丹皮等以清热凉血；寒滞肝脉者，加小茴香、吴茱萸以温经散寒；血瘀者，加桃仁、红花、丹参、益母草等活血化瘀；盆腔积液或输卵管积水者，加蜈蚣、牵牛子以通经络，而除积水；腹痛灼热者，加土茯苓、鱼腥草、延胡索以清热解毒，行气止痛；腹部胀满者，加乌药；腹部刺痛或有包块者，加三棱、莪术以行气活血，散结消癥；如患有盆腔结核者，加夏枯草、金银花、连翘以清热解毒。

2）肾虚不孕

①肾阴虚不孕

主症：婚久不孕，月经量少，色鲜红，甚至经闭不行或漏下不止，头晕耳鸣，腰膝酸软，手足心热，潮热，盗汗，足跟痛，舌干红，少苔或无苔，脉沉细而数。

治法：滋阴补肾，益精助孕。

方药：百灵育阴汤（《百灵妇科》）加减。

熟地黄20g，白芍20g，山茱萸20g，山药20g，续断20g，桑寄生20g，阿胶15g，杜仲20g，牛膝20g，海螵蛸20g，龟甲15g，牡蛎20g，甘草5g。

韩老临床实践中发现大部分不孕症患者存在着排卵功能障碍的问题，所以韩老提出治疗肾虚不孕重在补肾填精，常以经验方育阴灵为主方，随证加减。

方中熟地黄、山茱萸、山药滋补肝肾，填精益髓。其中熟地黄入肝能补血，入肾能滋阴，且质润多液，补而不燥，为补血滋阴之要药，《珍珠囊》言："主补血气，滋肾水，益真阴。"山药既能健脾以补先天，又能益肾而助后天。《药性论》中言山药"止月水不定，补肾气……添精髓"。续断、桑寄生、杜仲、牛膝补益肝肾，强筋骨。龟甲、牡蛎、海螵蛸为血肉有情之品，补益精血。《本草备要》载龟板："补心益肾，滋阴资智，治阴血不足……"阿胶源于血肉，化于精血而养血补血。白芍养血敛阴，主女人一切病。生甘草补虚，并调和诸药，全方共奏滋补肝肾、养血育阴之效。

加减：卵泡发育不良者，重用菟丝子、加紫河车、淫羊藿等；卵泡排出障碍者，加丹参、泽兰、鳖甲；偏于气虚者，加人参、黄芪；偏于阳虚者，加附子、肉桂、巴戟天、锁阳；阴虚甚者，加地骨皮、石斛、北沙参等。

②肾阳虚不孕

主症：婚久不孕，月经量少，色淡，质清稀，腰酸腿软，四肢不温，白带绵绵，大便溏薄，头眩健忘，面色晦暗，舌质淡润，苔白滑，脉沉弱。

治法：温肾扶阳，调理冲任。

方药：温胞饮（《傅青主女科》）加减。

巴戟天15g，补骨脂15g，菟丝子15g，肉桂15g，附子10g，杜仲20g，白术15g，山药20g，芡实15g，人参15g。

加减：性欲低下者，加仙茅、淫羊藿；腰痛者，加狗脊、骨碎补；五更泻者，加肉豆蔻、补骨脂、五味子、吴茱萸；兼气虚者，加黄芪、人参。

③肾气虚不孕

主症：婚久不孕，月经量或多或少，腰酸腿软，头眩健忘，气短，白带量多，舌质淡，苔薄白，脉沉细或弱。

治法：温肾益气，填精益髓，调理冲任。

方药：益肾扶阳汤（《百灵妇科》）。

人参、熟地黄、山药、山茱萸、菟丝子、远志、五味子、炙甘草、附子、肉桂、补骨脂。

方中人参、山药补气健脾，以助气血生化；附子、肉桂温补肾阳，通利经脉；菟丝子、补骨脂，配山茱萸、五味子共同调补肾中阴阳。

加减：阴道干涩者，加淫羊藿、锁阳以温肾扶阳；宫寒者，加艾叶、吴茱萸、巴戟天、紫石英以暖宫散寒；带下量多者，加覆盆子、芡实、金樱子以益肾固精，收涩止带；腰痛者，加仙茅、狗脊、骨碎补以温补肾阳，强筋骨，止腰痛；便溏泻者，加补骨脂、炒白术以补肾健脾，固涩止泻。

3）痰湿不孕

主症：形体肥胖，婚久不孕，月经量少或闭止不行，头晕，心悸，带下量多，面色㿠白，苔厚腻，脉滑缓。

治法：温补肾阳，健脾除湿。

方药：温肾除湿汤（韩百灵经验方）加减。

续断20g，桑寄生20g，牛膝15g，山药20，当归15g，白芍15g，苍术15g，人参10，茯苓20g，薏苡仁15g，甘草10g。

方中续断、桑寄生、当归补肾活血固冲；牛膝利水通淋，引诸药下行，使热清湿除带自止；苍术燥湿健脾止带，《本草纲目》："治湿痰留饮，或挟瘀血成窠囊，及脾湿下流，浊沥带下，滑泻肠风。"茯苓、薏苡仁利水渗湿止带；人参、山药益气健脾和中；白芍柔肝缓急，使肝木气平，脾土安宁，湿邪祛除；甘草健脾益气、调和诸药。全方共奏温肾化气，健脾祛湿之效。

加减：形寒肢冷者，加桂枝、淫羊藿、巴戟天以温肾助阳；带下者，加芡实、覆盆子以涩精止带；偏脾虚腹泻、便溏者，加白扁豆、炒白术、车前子、补骨脂以燥湿止泻；精关不固，精液下滑脱者，加菟丝子、沙苑子、山茱萸、金樱子以补肾摄精；经行浮肿者，加泽泻、桂枝以温化气行水，利水消肿；妊娠肿胀者去牛膝，加姜皮、防己以利水消肿。

4）血虚不孕

主症：婚久不孕，月经后期或量少，色浅淡，甚者点滴即止，头眩目花，皮肤干涩，心悸，失眠，善惊，面色萎黄，舌质干淡，脉象虚细。

治法：滋阴补血，调经助孕。

方药：育阴补血汤（韩百灵经验方）。

熟地黄15g，山药15g，当归15g，白芍15g，枸杞15g，炙甘草10g，山茱萸15g，牡丹皮15g，龟甲20g，鳖甲20g。禁忌辛辣伤阴之品。

加减：气血两虚者，加党参、白术、茯苓；失眠多梦者，加酸枣仁、远志、五味子、桔梗；两目干涩者，加密蒙花、菊花、青葙子；月经过少者，加川芎、赤芍、丹参、益母草。

5）血瘀不孕

主症：婚久不孕，经行涩滞，或经闭，或漏下不止，小腹胀痛拒按，皮肤干涩，舌紫黯，边尖有瘀斑，脉沉涩有力。

治法：活血化瘀，温经通络。

方药：补肾活血调冲汤（韩百灵经验方）加减。

熟地黄20g，山药20g，枸杞子15g，菟丝子20g，巴戟天20g，牛膝20g，当归15g，赤芍20g，益母草20g，丹参25g，川芎15g，鳖甲20g。

方中以熟地黄、山药、枸杞子滋补肝肾，补血填精；菟丝子、巴戟天补肾填精，强筋壮骨；当归补血活血，调经止痛，川芎活血行气，祛风止痛，二药互补为用，活血、养血、行气三者并举，且润燥相济，当归之润可制川芎之燥，川芎之燥又可制当归之腻，使祛瘀而不伤气血，补血而不致气滞血瘀，从而起到活血祛瘀、养血和血的功效；牛膝活血通经，补肝肾，强筋骨，引血下行，《医学衷中参西录》："牛膝，原为补益之品，而善引气血下注，是以用药欲其下行者，恒以之为引经。"益母草、丹参、赤芍，活血调经，散瘀止痛，在补肾基础上活血调冲任，而使经自调；鳖甲滋阴潜阳，填精益髓；甘草调和药性。全方补中有疏，滋而不腻，活血而不伤身。

加减：经前乳胀者，加王不留行、通草、夏枯草以清肝散结，活血通经；阴伤甚，口干者，加天花粉、北沙参以生津止渴，通利经脉；五心烦热者，加知母、地骨皮、牡丹皮以滋阴清热，凉血活血；寒凝痛经、腹痛者，加花椒温督脉，紫石英、艾叶以扶阳，暖胞；胸胁胀满者，加柴胡、川楝子、制香附、炒枳壳、郁金疏肝解郁；痛经，有血块者，加延胡索、三七粉、蒲黄、五灵脂活血化瘀止痛；兼肾阴虚者，加女贞子、山茱萸以滋补肾阴；兼肾阳虚者，加肉桂、淫羊藿、小茴香以温补肾阳；子宫发育不良者加紫河车、菟丝子、龟甲等。

（4）男性不孕不育重点治肾：男性不孕与女子不孕的定义相同，女方无生殖障碍性疾病，因男方存在生殖障碍性问题而不能孕育者，称为男性不孕或不育。男子不孕的原因很多，唐代王冰最早提出："五不男"，即天、漏、犍、怯、变。天即天宦，泛指男性第二性征发育不全；漏即漏下，指男子精关不固，精液滑脱，早泄或遗精；犍即指男性阴茎或睾丸切除；怯即指男子阳痿；变即指两性畸形，俗称阴阳两性人。《广嗣纪要》又有"男子亦有五种病，一曰生，原身细小，曾不举发；二曰犍，外肾只有一子，或全无者；三曰变，未至十六其精自行，或中年多有白浊；四曰半，二窍具有，俗称二仪子也；五曰妒，妒者忌也，阴毒不良。男有此五种病，不能配合太阴，乏其后嗣也"。从以上阐述中即可了解男子不孕大体分为生殖器官的异常和性功能障碍二大类。形成该病的病因《秘本种子金丹》中已详细指出："疾病之关于胎孕者，男子则在精，女子则在血，无非不足而然。男子不足，则有滑精，精清，精冷，或临事不坚，或流而不射，或梦遗频频，或小便淋涩，或好女色以致阴虚，阴虚腰肾痛惫，或好男风以致阳极，阳极则亢而亡阴，或过于强固，强固则胜败不洽，或素患阴疝，阴疝则脾肾乖离……。"这些精辟的论述明确指出男子不孕的主要病因，为后世治疗本病奠定了良好的基础。

1）韩老对男性不孕不育的认识：韩老认为男子不孕同样应重视肾肝脾三脏，由于先天禀赋不足，肾气虚弱，命火不足，肾精亏损或后天房劳过度，损伤太过或情志不遂，肝气郁滞，克伐脾胃，脾失运化，湿热蕴结，闭阻精窍；或少时患过腮腺炎，少阳之疫毒下流厥阴，而影响性功能及精虫生成而导致弱精症等最终都可导致男子不育。

临证首先主张辨虚实，虚证多见肾虚，临床以性欲低下、阳痿、遗精、早泄、腰酸膝软等常见；实证多以肝郁、瘀热为主，临床表现为性功能亢进，睾丸肿胀，潮湿，甚则疼痛。韩老认为肾虚、肝郁、湿热，这三者是构成男性不育病变的核心，紧紧抓住肾、肝、脾三脏，采取多元化制定，个性化治疗，根据虚实和标本的不同辨证论治，提出：补肾壮阳、益肾填精、疏肝解郁、清热利湿等治法。

2）辨证论治

①肾精不足

主症：婚久不育，精液量少，或阳痿、遗精、早泄，伴倦怠乏力，腰膝酸软，头晕耳鸣，五心烦热，盗汗，口干少饮，舌质略红，少苔，脉弱或沉细无力。

治法：补肾填精，生精种子。

方药：百灵育阴汤加减（韩百灵经验方）。

熟地黄20g，白芍20g，山茱萸20g，山药20g，续断20g，桑寄生20g，杜仲20g，牛膝20g，海螵蛸20g，龟甲20g，牡蛎20g，知母20g，甘草20g。

加减：腰脊酸软者，加狗脊；夜尿频多者，加益智、桑螵蛸；潮热盗汗者，加青蒿、地骨皮；心悸失眠者，加五味子、酸枣仁等；遗精早泄者，加金樱子、覆盆子；阴囊潮湿者，加吴茱萸；少弱精者，加蛇床子、淫羊藿。

②肾阳不足

主症：婚久不育，阳事不举或举而不坚，伴腰膝酸冷，肢体畏寒，夜尿频作，大便溏薄，面色略暗。舌质淡润、苔白滑，脉沉弱或沉迟。

治法：温肾扶阳，生精种子。

方药：加味补肾固精丸加减（韩百灵经验方）。

人参10g，杜仲20g，菟丝子15g，淫羊藿20g，补骨脂20g，山药20g，牛膝15g，龙骨20g，牡蛎20g，甘草20g。

加减：汗多者，加黄芪、金樱子；畏寒肢冷，性欲减退者，加附子、肉桂、锁阳；大便溏薄者，加白术、茯苓。

③肝郁气滞

主症：婚久不育，精神抑郁，胸闷不舒，善太息，少腹胀痛，睾丸拘急，面色晦暗，舌质黯红，苔略黄，脉弦。

治法：疏肝解郁，益肾种子。

方药：调气活血汤加减（韩百灵经验方）。

当归20g，白芍20g，香附15g，枳实10g，川楝子15g，郁金15g，柴胡15g，枸杞子20g，山茱萸20g，牛膝15g，甘草10g。

加减：小腹胀痛者，加延胡索；大便溏薄者，加苍术、茯苓、山药。

④气血虚损

主症：婚久不育，阴茎不举，或临事不坚，精液量少，活动力差，神疲乏力，动则汗出，气短懒言。舌淡苔白，脉虚缓无力。

治法：益气养血，生精助育。

方药：十全大补汤（《太平惠民和剂局方》）。

熟地黄20g，白芍20g，当归20g，川芎15g，党参20g，白术20g，茯苓20g，黄芪25g，山药20g，鹿角胶15g，山茱萸20g。

加减：头晕目眩者，加枸杞子、菊花；早泄阳痿者，加阳起石、淫羊藿、锁阳；腰酸痛者，加杜仲、狗脊等。

⑤血脉瘀阻

主症：婚久不孕，精脉曲张，精液不化，局部可有刺痛感，舌紫黯，边有瘀斑或瘀点，脉沉涩有力。

治法：活血化瘀，通络助孕。

方药：少腹逐瘀汤（《医林改错》）加减。

小茴香15g，延胡索10g，川楝子15g，没药12g，当归20g，蒲黄15g，五灵脂15g，丹参20g，桃仁12g，红花15g，牛膝15g。

加减：睾丸硬结者，加夏枯草、橘核。

⑥下焦湿热

主症：婚久不育，形体肥胖，头晕，口苦，小便黄赤或浑浊，阴囊潮湿舌红，苔黄腻，脉滑或滑而数。

治法：清热利湿，佐以助育。

方药：清热解毒除湿汤加减（韩百灵经验方）。

地黄20g，栀子15g，黄芩15g，柴胡10g，车前子15g，泽泻12g，龙胆草15g，茵陈15g，甘草10g。

加减：小便浑浊者，加萆薢、薏苡仁；小便不畅者，加乌药、瞿麦；阴囊潮湿者，加吴茱萸、土茯苓。

**2.气滞血瘀是导致癥瘕的重要原因**

（1）对癥瘕的认识：妇女下腹有结块，或胀，或满，或痛者称为癥瘕。在历代论述癥瘕的文献中，癥瘕常与积聚、疝瘕、痞块等疾病相提并论。《圣济总录·积聚门》云："然又有癥瘕癖结者，积聚之异名也，证状不一，原其病本，大略相类，但从其所得，或诊其证状以立名耳。"韩老认为癥瘕多因郁怒伤肝，疏泄失职，血循不畅，气滞血瘀；脾虚不运，升降失常，痰食阻滞；经期产后外感风冷，血被寒凝，脉络不畅。该病有病在气分或血分之不同。如坚硬成块，固定不移，推揉不散，乃病在血分，为癥为积；若痞满无形，忽聚忽散，推揉移动，乃病在气分，为瘕为聚。癥瘕与积聚，虽有名称和症状之别，其发病机制不外乎气、血、痰、食几个方面。因经期不慎，风寒湿热之邪内侵，或产后恶露不尽，留滞而成血瘕，或寒温不适，饮食不节，邪气与脏腑搏结，或情志内伤，气逆而血留，致气机阻滞，或血瘀不行，而气血、痰浊之邪交结。而癥瘕之瘤亦可影响到全身生理活动，因此而引起经、带、胎、产诸疾。本病包括了西医学的子宫肌瘤、卵巢囊肿、盆腔炎性包块等。

（2）治疗原则：治疗上韩老提出，首先要辨别病在何脏、何腑、属气、属血、属痰、属湿等不同，然后根据疾病的寒、热、虚、实，了解病情新久，体质强弱，按不同情况，选方用药。施以治法，用补法之中兼以行气通络，而不留邪滞；攻法之中兼以益气养血，而不伤正；温法之中，勿过于辛燥，以免损伤阴血；清法之中，勿过于苦寒，以免损伤脾胃；若初病体实者，当先攻后补；若久病体虚者，当先补后攻，或攻补兼施。

（3）辨证论治

1）瘀血癥瘕

主症：腹内积块硬痛拒按，推之不移，揉之不散；经期赶前错后不一，血色黯滞，量涩少，甚至经闭不行，因而形成"石瘕"。心烦口渴不欲饮，时有寒热，四肢干烧，皮肤干涩，胸胁胀满，面色青黄，唇舌紫黯苔黄厚，脉弦涩有力。

治法：破血行气消坚。

方药：桂心丸（《证治准绳》）加减。

肉桂心10g，当归10g，赤芍10g，牡丹皮10g，没药10g，槟榔10g，青皮5g，厚朴20g，三棱20g，延胡索20g，大黄20g，桃仁20g，鳖甲20g。蜜制成丸，日三次服，每服一丸。

2）气滞癥瘕

主症：腹内结块，推之可移，揉之可散，痛无定处，胸胁胀满，善太息，精神抑郁，面色青黯，舌淡苔白，脉弦滑。

治法：调肝理气导滞。

方药：香棱丸（《济生方》）加减。

木香15g，丁香15g，枳壳30g，莪术30g，青皮30g，川楝子30g，小茴香20g，槟榔20g，香附30g，赤芍30g。

此方可为汤剂，亦可蜜制成丸。

3）痰食癥瘕

主症：腹内结块，按之柔软，推之移动，胸腹胀闷，饮食减少，肌肉消瘦，倦怠，四肢轻度浮肿，面色萎黄，舌质淡润，脉弦缓而滑。

治法：健脾和胃消导。

方药：香砂六君子汤（《名医方论》）加减。

党参15g，白术15g，茯苓15g，甘草6g，陈皮12g，砂仁10g，木香9g，清半夏15g，赤芍15g，当归12g。水煎服，日1剂。

**3.中医治疗肠覃（卵巢囊肿）** "肠覃"是中医学中的疾病名称。早在两千多年前，古人已经对本病做出了形象的描述，《灵枢·水胀》云："肠覃何如？……寒气客于肠外，与卫气相搏，气不得荣，因有所系，癖而内着，恶气乃起，瘜肉内生。其始生也，大如鸡卵，稍以益大，至其成也，如怀子之状，久者离岁，按之则坚，推之则移，月事以时下，此其候也。"这段的描述与西医学卵巢囊肿的病机和临床症状十分相似，这为中医临床诊治本病奠定了一定的理论基础。

（1）肠覃的发病机制：卵巢囊肿系女子专属之病，韩老认为该病的发生多与情志密切相关，忧郁恚怒，情志不遂是形成癥瘕积聚的重要病因之一。《女科经纶·卷八》武叔卿云："癥瘕积聚，并起于气，故有气积，气聚之说。"而血瘀、痰浊是该病的病理产物，临床有浆液性和黏液性之分，多数为妇科常见的良性肿瘤。病变部位发生在盆腔之内，可发生在任何年龄，30~40岁左右为易发人群，为何如此？韩老指出育龄期女子，机体正处于气血旺盛，也是生理活动的鼎盛时期，在此阶段女子的经孕产乳均以血为用，由于经孕产乳数伤于血，所以常常使机体处于阴常不足，阴血虚不能濡养肝体，阴不敛阳，肝阳浮躁，则易于导致肝失疏泄，气机不利，致气血失调，久而成瘀；再加上女子工作、家庭、社会多方面的精神压力，往往造成内伤于忧怒，使六腧不通，温气不行，血瘀邪结留而不去即可形成肠覃（卵巢囊肿）。卵巢位于少腹，少腹为肝经所主，为冲脉所过之处，冲脉隶属于肝，肝之经脉绕阴器而抵少腹，冲任与少腹关系极为密切。故韩老认为卵巢囊肿一病其发病原因多与女子素性抑郁密切相关，肝气的疏泄直接影响着冲任的功能，冲任失调，肝经阻滞，则气滞血瘀；肝郁乘脾，脾气虚弱，水湿不运，湿聚成痰，影响气血津液输布，邪停少腹，积久而成。本病以肝血不足、肝郁脾虚为本，气滞血瘀、痰瘀互结为标，为本虚标实之证，临床常见有气滞证、血瘀证、痰湿证。

（2）治本在重疏肝，治标当以散结：韩老认为治疗卵巢囊肿（肠覃）这一类疾病，首先要在错综复杂的现象中，寻求疾病的本质，从病机演化的过程中，根据证候特点，病证结合，予以辨证施治。韩老遵循"木郁达之"的古训，提出以"疏肝散结"的大法。"散结"源于消法，其法是给邪以出路，欲使积聚于体内的有形之邪得除，必先治其气，气行则津（血）亦行，通过行气而达到泄浊。由此，韩老提出疏肝养肝、健脾利湿、活血化瘀、祛痰消癥的治疗原则。若久病体虚者，当先补后攻，或攻补兼施，攻法之中兼以益气养血，而不伤正；温法之中，勿过于辛燥，以免损伤阴血；清法之中，勿过于苦寒，以免损伤脾胃。用药时在养血、柔肝、健脾的基础上，并用活血化瘀利湿之品。古人云："大积大聚，其可犯也，衰其大半而止"，体现了扶正与祛邪并重，标本兼顾的治疗特色。

（3）辨证论治

1）气滞证：素性抑郁，恚怒伤肝，五脏气血乖违，气血运行不畅而致。《诸病源候论·卷之三十八》："六腑之气聚，名曰聚也……气上行，此为妇人胞中绝伤，有恶血，久成结瘕"。

证见小腹包块，积块不坚，推之可移，时聚时散，或大或小，时而疼痛，痛无定处，小腹胀满，脘腹胀闷，精神抑郁，月经不调，舌红苔薄，脉弦。

治以：疏肝解郁，软坚散结。

常用方剂：香棱丸、大七气汤、乌药散、橘核丸。

2）血瘀证：多为经期产后，胞脉空虚，瘀血未尽，房事不节或感受外邪寒温不调，气血劳伤或经时受于风冷寒气，冷入腹内，于气血相搏恶血当泻不泻，久则瘀结成块，凝结于冲任。《诸病源候论·卷之三十九》："月水久不通，非止令无子，血结聚不消，则变为血瘕。经久盘结成块，亦作血癥……此或月经痞涩不通，或产后余秽未尽，因而乘风取凉，为风冷所乘，血得冷则结成瘀也。血瘀在内，则时时体热面黄，瘀久不消，则变成积聚癥瘕也"。

证见小腹包块，积块坚硬，固定不移，疼痛拒按，痛有定处，肌肤甲错，面色晦暗，月经延期或痛或经漏不止，舌紫黯，苔厚而干，脉沉涩或弦涩。

治以：活血破瘀，散结消癥。

常用方剂：桂枝茯苓丸、大黄䗪虫丸、桃奴散。

3）痰湿证：因久寒积冷，饮食不消，生湿生痰，痰湿抟结，渐成瘕聚。《女科经纶·卷八》："痞一癥二，曰血曰食，而不及痰饮，何也？盖痞气之中，未尝无饮，而血癥食癥之内，未尝无痰，则痰食血，未有不因气病而后形病"。

证见小腹包块，按之不坚，时而作痛，胸脘痞闷，时欲呕恶，带下量多，经行延期，甚则闭而不行，舌淡胖，苔白腻，脉弦滑。

治以：除湿化痰，散结消癥。

常用方剂：鳖甲煎丸、香棱丸、开郁正元散、三棱煎。

经验方：调气活血汤（《百灵妇科传真》）。

药物组成：柴胡12g，当归15g，白芍20g，青皮10g，川楝子15g，枳实10g，牡丹皮15g，地黄20g，川牛膝12g，三棱12g，莪术12g，甘草6g。

功效：疏肝理气，活血散结。

适应证：气滞血瘀引起的胸胁或少腹胀痛或刺痛，性情急躁多怒，善太息，妇女可见经闭或痛经，经色紫黯，夹有血块等，甚则形成癥瘕积聚，舌紫黯或见紫斑，脉涩或弦涩。

卵巢囊肿根据临床不同表现随证加减，囊肿较大者加夏枯草、浙贝母；月经过多者去丹参，加旱莲草、三七粉、茜草；月经后期加益母草、泽兰；血瘀经闭者，加地龙；腹胀者加乌药、枳壳；腰痛者加狗脊、杜仲；白带多者加白头翁、芡实等。

【癥瘕的调护】

①腹痛腹胀时，给予热敷。

②便秘时给缓泻剂。

③兼有寒湿症者，勿食生冷，勿坐潮湿地。

④兼有阴虚血热者，宜加强营养饮食，少食辛辣刺激性食物。

⑤注意调节情志，避免过劳。

⑥如发生卵巢囊肿，应禁止剧烈运动，防止发生蒂扭转。

## 八、孕产期注意使用的药物

妇人孕产期尽量减少服用一些药物，某些药物可以影响胎儿发育，甚至有发生致畸的危险。

**1.维生素D** 大量服用可引起代谢功能缺陷。

**2.抗叶酸药物** 氨甲蝶呤可造成胎儿延缓生长、腭裂、内翻足等畸形。

**3.黄体酮类药物** 如甲睾酮可使女婴有男性变化，亦有报道己烯雌酚亦有男性化变化，或由于刺激胎儿肾上腺，使雄性素分泌增加或代谢成雄性素的代谢物。临床出现阴蒂增大，阴唇融合成阴囊样。

**4.肾上腺皮质激素** 长期应用大量激素造成胎儿畸形，可造成胎盘功能不全及胎儿宫内窒息，婴儿可有肾上腺皮质功能下降。

**5.甲状腺素** 可透过胎盘造成胎儿甲状腺功能低下，硫脲嘧啶亦可通过胎盘造成胎儿甲状腺肿。

**6.胰岛素** 对胎儿无影响，但胰岛素休克则使胎儿死亡。口服降糖药物可产生多发畸形。

**7.麻醉剂** ①巴比妥类，可通过胎盘至胎儿使胎儿的胆红素变成结合胆红素而不能通过胎盘储存于胎儿，胆红素储存过多则对胎儿不利。②利多卡因等，均可通过胎盘，亦可产生中枢神经系统紊乱，甚至发生抽搐。

**8.解热药** ①阿司匹林，可加重新生儿黄疸，与胆红素争夺白蛋白，并可使血小板下降。②大量樟脑油可使胎死宫内。

**9.安定药** 氯丙嗪长期应用可导致新生儿视网膜疾病。

**10.心血管系统药物** ①洋地黄，可经过胎盘，但不引起中毒。②双氢克尿噻，偶尔可产生胎儿血小板减少症。

**11.抗凝药** 肝素不能穿过胎盘，双香豆素可穿过胎盘引起胎儿凝血系统障碍。

**12.神经肌肉阻滞剂** 硫酸镁肌肉注射者，可引起胎儿膝腱反射低下，由于乙酰胆碱的释放被阻断。

**13.抗生素** ①长期使用链霉素可引起婴儿持续性耳聋。②卡那霉素、庆大霉素亦有引起类似变化者。③四环素族于妊娠5个月后可使长骨生长迟缓，亦有认为可致成先天白内障。④产妇服用四环素可使原肾功能有缺欠者产生尿毒症，甚至致死。还可引起妊娠急性脂肪肝。

**14.氯丙嗪** 偶见产生母亲肝脏高敏，发生黄疸及中毒性肝炎。

**15.奎宁** 可引起子宫收缩和流产、早产。

## 九、一般疾病与重症的护理

### （一）一般护理

饮食是供应人体活动的动力，是供给能力的主要来源，是促进人体和发育的必要物质，是保障人体健康的必要条件，饮食调护在对疾病的防治上有其重要意义。

临床中有一些疾病是由于缺乏食物中某些成分而引起，如维生素缺乏症。也有一些疾病是由于某种成分过多所造成，如过多服用糖类、盐类都可以致病。因此病人的饮食必须加以调节，方能达到治疗目的。

祖国医学十分重视饮食对身体的影响，如《灵枢·五味》云："故谷不入半日则气衰，一日则气少矣。"是说饥饿而不进食，则精气乏竭而必影响身体。《素问·痹论》"饮食自倍，肠胃乃伤"是说饮食过饱，肠胃负担过重而引起消化不良。亦有"膏粱之变，足生大丁。"之说。告诫人们多食肥甘厚味，令人生内热，甚至引起疮痈疽等病。《素问·五脏生成论》"是故多食咸，则脉凝泣（涩）而变色；多食苦，则皮槁而毛拔；多食辛，则筋急而血枯；多食酸，则肉胝胸而唇揭；多食甘，则骨痛而发落；此五味之所伤也。"这是说五味过于偏嗜也会引起疾病。《素问·热论》也明确指出，"诸遗者，热甚而强食之，故有所遗也。""病热少汗，食肉则复，多食则遗此禁也。"告诫医者和病人在热病尚未全退而强进行食的后果，或热邪刚退就食肉，或多多进餐，会使热病再发。由此说明了饮食与疾病之间有着一定的关系。

**1.饮食护理**

（1）普通饮食

1）一般饮食：适用于病情较轻或疾病恢复期的病人。一般饮食均可，但每日要求多样配伍，食物应当选择易消化无刺激性食物，营养素要平衡，每日总热量要在2200~2600卡左右。

2）半流质食：适用于高热病人、术后病人、多餐少食病人（如妇产科的妊娠恶阻病人、产妇）。这种饮食含纤维素少，并便于饮食，同时具有较高营养的食物，如稀饭、蛋糕、豆腐、米粥、可多餐少食，每日4~5次，总热量应在1500~2000卡左右。

3）全流质食：适用于高热病人，手术后病人。多为奶、米汤、肉汤、蛋汤、菜汤、豆浆等食物。由于含热量与营养素并不充足，所以应当短期服用。要多餐，每2~3小时一次，每次200~300毫升，要求每日总量达1200~1600毫升。

（2）治疗饮食

1）高蛋白饮食：适用于长期消耗性疾病，如妊娠合并肺结核、盆腔结核、生殖器癌、滋养层细胞疾病、尿瘘等病。要求每日供蛋白质120~150克，多食肉、蛋、乳类。每日供应量约2500~3000卡。

2）高糖饮食：适用于手术前病人、临产前孕妇、妊娠合并肝炎病人。要求每日饮食中应当含糖350~400克。

3）高热饮食：适用于高热病人，如急性盆腔炎、产褥感染、产后、术后的病人。要求以高蛋白、高热量、高维生素的食物为原则，每日可加餐2~3次，每日供热量2700~3400卡。

4）无盐低钠饮食：适用于妊娠中毒症、妊娠合并心脏病、妊娠合并肾脏疾患。要求每日食物中含钠量不超过1克，故禁用食盐、酱油、咸制品食物。

### 2.冷热护理

（1）热护理适应证：热护理可增加血循，增强白细胞的吞噬作用，促进炎症吸收，达到消炎目的。适用于经闭、痛经、妇人腹痛、乳腺炎、阴肿等。

1）炎症初期，局部炎症达到一定程度时，热敷可使炎症局限化脓、便于切开引流。

2）对疼痛，热敷可使局部组织和肌肉松弛减轻疼痛，还可以促使肠蠕动，排除肠内积气，缓解腹痛腹胀。

3）对休克病人或低体温者，局部热敷可予以保温。

（2）热护理的方法及注意事项

1）热敷法，用热水袋、热水罐，多采用局部或脚下取温。热毛巾敷，每15~30分钟进行一次，每次热敷3~5分钟，有创口热敷时，按无菌操作。

2）注意对昏迷病人和肢体感觉不良或麻痹者，应防止发生烫伤。

（3）冷护理适应证：冷护理，适用于会阴外伤或炎症、慢性盆腔炎症等。

1）局部冷敷，适用于产后子宫收缩迟缓，用冷敷刺激子宫平滑肌收缩达到止血目的，或急性炎症的初期可使毛细血管收缩，减轻局部充血，降低组织细胞活动能力，使神经末梢感觉性减弱，抑制细菌的生长和活动而达到消炎、止血、止痛的作用。

2）全身冷敷：适用于高热病人，用酒精擦浴、冷水擦浴等。主要是促进散热，降低体温。

（4）冷敷的注意事项与禁忌

1）局部冷敷，如发现病人皮肤发紫、发硬、有麻木感时，应即刻停止敷用，以防冻疮。

2）全身冷敷擦浴时，如病人有寒战、面色苍白、脉搏细弱、呼吸浅而急促时，立即停止擦浴。同时在擦浴时不可当风以防外感。

3）骨盆腔的急性炎症或妊娠时禁用。

### （二）重症病人的护理

#### 1.高热病人护理

（1）一级护理：必要时设专护、特护。

（2）物理降温：包括局部用冷和全身用冷。

（3）药物降温：肌肉注射或者口服解热镇静剂。

（4）针刺降温：针刺大椎、曲池、合谷。

（5）口腔护理：病人可用2%硼酸溶液或0.3%呋喃西林溶液含漱，中药用甘草、银花水漱口，每日2~4次，如有唇裂，可用润滑油。

（6）应多饮开水，汗出勿当风，以免受寒。

（7）饮食宜清淡，供给高营养易消化的流食或半流食，并鼓励病人用食。

（8）预防病人发生褥疮，每日翻身2~4次，在防止褥疮同时防止肺部并发症。

（9）如高热病人急骤热退，出汗较多时，可出现虚脱，其表现为脉快而弱、脸色苍白、四肢发冷，应立即保温，防止体温继续下降，给热水袋或热饮料，同时急速通知医生处理。

（10）防止脱水现象，可以静脉输入葡萄糖及生理盐水，连同饮入水的总量，每日不少于3000ml。

#### 2.昏迷病人护理

（1）一级护理：密切观察病人意识情况，瞳孔对光反射及大小状态及肢体活动情况，准确记录其变化。

（2）保持呼吸道通畅：如病人仰卧位，头偏向一侧，以免痰或呕吐物吸入气管，宜：①经常吸痰；②舌后坠时，用舌钳子拉出舌；③出现呼吸困难时，应酌情给予高浓度或低浓度的氧气吸入。

（3）预防口腔感染：昏迷病人大部分是张口呼吸，由于口内干燥，极易产生口腔黏膜和唾液腺发炎，故需作口腔护理，每日2~4次，口唇干裂，可涂液状石蜡或甘油，防止鼻中口中干燥，可用温纱布敷盖口鼻部，使之湿润。如有假牙可取下。

（4）保持大便通畅：为防止排泄物毒素的再吸收而加重病情，因此应预防便秘，可给缓泻剂，针灸或用盐水灌肠等。

（5）眼睛护理：昏迷病人多眼睑闭合不全，易产生角膜炎或角膜溃疡，故宜每日用1%硼酸水或生理盐水冲洗，再用0.25%氯霉素眼药点眼，或用抗生素药膏或凡士林纱布贴敷固定之。

（6）加强营养：保证病人有足够的营养和水分，是护理昏迷病人的重要任务。病人昏迷2~3天应开始用鼻饲，应给予高热量、高维生素的流质食物，应根据病人的需要和病人的消化能力而决定鼻饲的数量和质量。

（7）肢体的运动：对昏迷病人要做好肢体被动运动，应每日1~2次做肢体被动运动，防止肌肉萎缩和关节强直，同时对昏迷病人要做定期皮肤清洁。

（8）注意安全：防止坠床，对躁动不安的病人应加床挡，给热水袋保温时，不宜超过50度（摄氏）防止烫伤。

### 4.呼吸困难病人的护理

（1）病人半卧位。

（2）缺氧发绀时，吸入氧气。

（3）保证呼吸道通畅，必要时吸痰，有喉头水肿或痉挛时可行气管切开。

（4）准备好急救用药如氨茶碱、毒毛旋花子类强心苷K或G、尼可刹米、山埂茶碱、葡萄糖等注射药品。

# 附：妇科验案选录

## 月经过多验案二则

**案1**　李某，女，32岁，已婚。1956年11月20日初诊。

**现病史**：既往月经正常，1年前自然流产后，出现经量增多，经行腹痛。2天前月经来潮，量多如崩，前来就诊。末次月经11月18日。量多有大量血块，腹部刺痛。平素腰酸，头晕目眩，倦怠乏力，便干。舌质淡，苔薄白，脉沉细。孕产史：孕4，产3，流1。

**辨证**：肾虚血瘀之证。

**治法**：益肾固冲，逐瘀调经。

**方药**：熟地黄20g，白芍20g，续断20g，桑寄生20g，杜仲20g，山茱萸20g，牛膝15g，煅牡蛎20g，蒲黄炭15g，五灵脂15g，龟甲10g，阿胶（烊化）15g，三七粉5g，甘草10g。3剂，每日1剂，水煎，早晚温服。

**二诊**：服药后经量减少，带血6天基本血净，腹痛消失；腰酸、倦怠乏力、便干明显好转。脉沉细。拟补肾益气调冲之法。

**方药**：熟地黄20g，白芍20g，续断20g，桑寄生20g，炒杜仲20g，山茱萸20g，牛膝15g，煅牡蛎20g，党参15g，龟甲10g，茜草15g，三七粉5g，甘草10g。7剂。

**三诊**：12月25日。末次月经：12月16日，带血6天，量中，无明显血块，经行腹痛等症状明显好转。观察3个月经周期及血量均属正常。

**按语**：该患经水如崩，此乃肾气虚损，冲任不固所致。肾虚血运无力，瘀血内阻，气机不畅，则有血块，腹痛不已；肾虚外府失荣则腰痛；因失血过多，清窍失养，出现头晕乏力。造成本病发生的核心机制是肾虚致瘀，故治疗当以补虚之中行逐瘀之法。补肾气以固冲任，肾气旺盛，则瘀血得行，瘀血去则气机畅，故诸症消失，疾病自愈。

**案2**　王某，女，32岁，已婚。1993年9月6日初诊。

**现病史**：月经量多半年余。该患素体偏弱，半年前正值经期过劳突发经量过多，漏下不止10日，色淡质薄，无块，平时神倦乏力，头晕心悸，气短懒言，纳谷不香，大便不实。现月经第3天，量多如崩，腹有微胀，按之觉舒，舌淡苔薄白，脉细弱。

**辨证**：脾气虚证。

**治法**：健脾益气，固冲止血。

**方药**：黄芪30g，党参20g，白术20g，茯苓20g，白芍20g，阿胶（烊化）15g，地榆炭25g，龙骨20g，牡蛎20g，海螵蛸20g，升麻6g，炙甘草5g。3剂，水煎，早晚分服。

**二诊：**月经已净，仍感神疲乏力，继宜扶脾养营。

**方药：**黄芪30g，党参20g，炒白术20g，熟地黄10g，茯苓20g，炒山药15g，白芍20g，阿胶<sup>(烊化)</sup>15g，龙骨20g，牡蛎20g，海螵蛸20g，黄精15g，炙甘草5g。7剂。

平素以归脾丸缓调，此后三个月，经量恢复正常，诸症消失。

**按语：**本案患者素体脾胃虚弱，经期过劳是本病发生的诱因，脾虚失于统摄，故精血失固则量多，胞脉失养则腹有微胀，按之觉舒，以四君合胶艾四物加减，调补脾气、摄血止血，平素则以归脾丸以缓图其效。

### 崩漏验案四则

**案1** 朱某，女，28岁，未婚，1980年3月24日初诊。

**现病史：**末次月经：2月28日，经行5日，量色质均正常，净后4天，阴道淋漓下血，量少，色淡质稀，至今已20日未止。自诉春节期间劳累过度，睡眠欠佳，食欲不振，倦怠乏力，余均正常。查见舌苔稍有花剥，尖有芒刺，脉弦细。

**辨证：**劳伤心脾，冲任不固。

**治法：**补益心脾，固摄冲任。

**方药：**党参15g，白术10g，茯苓15g，玉竹15g，阿胶<sup>(烊化)</sup>10g，白芍15g，麦冬10g，首乌藤10g，五倍子10g，侧柏叶炭15g，甘草5g。6剂，水煎服，日1剂，早晚分服。

**二诊：**4月1日。服药后，阴道下血昨日已止，现无不适。舌苔厚腻，边尖起刺，两侧有齿痕，脉弦细。治以补心益肾之法。

**方药：**党参15g，白术10g，茯苓10g，玉竹15g，地黄20g，白芍20g，阿胶<sup>(烊化)</sup>10g，牡蛎15g，麦冬10g，侧柏叶10g。6剂，服法同上。

**三诊：**4月24日。4月5日月经来潮，经行5天，量稍多，色质正常，小腹隐痛，净后六日又出现少量阴道流血，淋漓九日始净，现小便频数，舌苔黄腻，尖有芒刺，脉弦细。仍遵前法治疗。

**方药：**党参15g，茯苓15g，山药15g，香附10g，黄芩15g，地黄20g，白芍15g，阿胶<sup>(烊化)</sup>10g，麦冬10g，覆盆子10g，甘草5g。6剂，服法同上。

**四诊：**5月18日，此次月经延后10天，于5月15日月经来潮，现经行第3日，量中等。1周前患感冒，至今未愈。舌苔薄白，边尖起刺，脉细略浮。治当先祛风热，兼顾冲任。

**方药：**桑叶10g，薄荷10g，荆芥10g，桔梗10g，苦杏仁10g，牡丹皮15g，橘皮10g，益母草10g，甘草10g。5剂。

服上药后，未见复诊。于本年冬季随访，患者从5月份月经来潮，5天净，之后月经正常。

**按语：** 此病例属于漏证。阴道出血量少，但淋漓不止，病属劳伤心脾；心主血，脾统血，心脾受伤，失其主宰统摄之权，以致月经淋漓不止，故治以补益心脾之法，固冲任。肾虚则封藏不固，小溲频数，所以应补心脾、益肝肾。后又因感冒，正值经期，故先祛风热，兼顾冲任，由此可见，此证原因主要在于心脾，其次在于肝肾，若能使心强脾健，肝柔肾固，四经功能恢复，则病亦自能向愈。

**案2** 王某，女，40岁，已婚，1985年4月5日初诊。

**现病史：** 经行五十余日不止，曾肌注止血药无效。经色紫黑，小腹胀痛，腰膝酸软，下肢稍有浮肿，四肢乏力，纳食较差，睡眠不佳。查见舌质淡，苔薄白，脉沉缓。

**辨证：** 气血不足，脾虚气滞。

**治法：** 益气固冲，行气渗湿。

**方药：** 黄芪50g，茯苓15g，地黄炭10g，赤小豆30g，陈皮15g，续断20g，香附15g，白芍15g，炒地榆30g，贯众炭15g，三七粉（分冲）5g。5剂，水煎服，日1剂，早晚分服。

**二诊：** 服上方5剂后，血止，腹痛已无，但腰酸，乏力，肢肿仍在，舌脉同前。治以养血益气，健脾化湿之法。

**方药：** 黄芪50g，党参15g，炒白术15g，茯苓15g，赤小豆20g，续断15g，桑寄生20g，陈皮15g，香附15g，当归10g，甘草5g。5剂，服法同上。

**三诊：** 腰酸、乏力、肢肿皆减轻，但动则汗出，余无不适。原方加减。

**方药：** 黄芪30g，防己15g，炒白术15g，茯苓15g，薏苡仁30g，赤小豆30g，陈皮15g，当归20g，浮小麦30g，甘草5g。

上方连服10剂，数月后随访，经行正常，身体健康。

**按语：** 脾气不足，气不摄血，以致经行五十余日，又因下血淋漓，故血虚气更虚。乏力，纳差，肢肿均为脾虚不运之征，舌脉亦为气血亏乏之象。初诊腹胀痛，是因气血运行不畅，故以黄芪补气，加陈皮、赤小豆理气化湿；佐以地黄炭、炒地榆、贯众炭、三七粉等固冲止血；续断、白芍等养血益肾柔肝。复诊时因血止，余证均在，故应养血补气、健脾祛湿，用黄芪、党参、白术、赤小豆、茯苓补气健脾渗湿；续断、桑寄生补肾治腰酸；因有腹胀，故用陈皮、香附等理气滞；最后以防己黄芪汤加减，防止汗出过多，耗伤阴液，但仍属健脾利湿、益气养血之法，以善其后。

**案3** 付某，女，49岁，退休职工，1988年3月15日初诊。

**现病史：** 1月前因夫病而奔走护理，经行之际冒寒远涉，遂致崩漏延绵不已，苦于人手短缺，未能及时就医。今晨起临厕努力，忽又血下如注，色淡不鲜，阵阵头晕，腰脚不利，急来求治。

该患素体不健，天癸未绝。查见面色晦暗，舌淡苔薄，两脉沉弱。自述乏力气短，四末不温，便溏尿频，懒进食水。

**辨证**：脾肾阳虚，冲任不固。

**治法**：温补脾肾，益气止崩。

**方药**：自拟补阳益气止崩汤加减。

熟地黄20g，山药15g，白术15g，巴戟天15g，菟丝子15g，续断15g，桑寄生15g，杜仲20g，黄芪40g，海螵蛸25g，炒地榆100g，鹿角胶<sup>（冲服）</sup>25g。3剂，水煎服，日1剂，早晚分服。

**二诊**：服药3剂后，出血止，但仍有腰膝冷痛，四末不温，舌脉同前。故减去塞流之品，调治月余，病未再发。

**按语**：本病例患者年届五十，天癸将绝未绝，肾气已衰；经行之际，感寒过劳，阳气耗伤益甚。所致崩漏者，正由脾不统血，肾失封藏之由。治疗须温肾健脾，补阳益气。用续断、桑寄生、杜仲、巴戟天等属平补法，既不同于桂、附峻补其阳，也不同于姜、艾骤散其寒。病在虚劳，只宜缓图；崩可殒命，势当急固。是宜缓图澄源，急固塞流，二法同步兼施而奏功效。

**案4** 邸某，女，34岁，出纳员，已婚，1988年5月4日初诊。

**现病史**：阴道不正常流血月余，量时多时少，多则小腹痛减，少则淋漓不畅腹胀难忍，得矢气稍安，大便数日未行，小溲黄赤，腹痛拒按，烦躁易怒，口干而渴，太息频频，舌红苔黄，脉弦涩而数。

经询此病得于经期触怒，以往曾有数次发作，均于药后得安。此番下血尤前，但腹痛转剧，痛极则手足不舒，难以转侧。

**辨证**：气滞血瘀证。

**治法**：调气化瘀止血。

**方药**：调气活血止崩汤加减。

柴胡10g，青皮15g，川楝子15g，枳壳15g，牡丹皮15g，当归15g，赤芍15g，黄柏15g，延胡索20g，地黄15g，牛膝15g，大黄<sup>（后下）</sup>3.5g，甘草10g。3剂，水煎服，日1剂，早晚分服。

**二诊**：服药3剂后血止，腹胀痛症状明显缓解，大便调和，仍有善太息。嘱其再以原方减量送服逍遥丸、益母丸，分早晚而进，调治两周停药。5月20日月经来潮，4天自止，诸恙已平。

**按语**：崩漏属气滞血瘀者固属少见，但临床并非全无。本病例虽有气病在先，但因痼疾血分，且见一派瘀滞之象，故治疗应侧重于活血化瘀，又因瘀兼热象，因而须加清热凉血之药，同时给予调气。俾血瘀、血热、气滞等致崩漏诸因尽除，自当获效。用原方减量送服逍遥丸、益母丸之目的，在于稳图善后，正本清源，恐其复酿崩疾，或日成癥瘕。

## 月经后期验案二则

**案1**　孙某，女，38岁，国家干部，已婚，于1951年6月11日初诊。

**现病史**：月经错后3~4年，量少，色黯有血条血块，经行少腹胀痛，颠顶部疼。平素五心烦热，午后尤甚，口干喜凉饮，失眠，偶尔面和四肢浮肿，乳房胀痛，大便不爽，肛门灼热，小便黄赤。脉弦涩，舌质黯红，苔黄腻。

**辨证**：肝郁化火证。

**治法**：泻肝热，调经血。

**方药**：百灵调肝汤加减。

地黄20g，当归20g，赤芍20g，香附15g，丹参20g，天花粉15g，牛膝20g，郁金15g，鳖甲15g，小通草10g，龙胆草15g，丹皮15g，栀子15g。茯苓15g，甘草5g。7剂，日1剂，水煎服。

**二诊**：服药后烦热、口干减轻，月经来潮色转淡红，偶尔尚见血块，肛周灼热消失。但经量不多，仍有头痛，少腹胀，胃脘不舒，消化欠佳。舌质略黯，苔微黄，脉弦。

**方药**：地黄20g，当归20g，白芍20g，炒王不留行15g，小通草15g，丹参20g，牛膝20g，鳖甲15g，莱菔子15g，神曲15g，山楂15g，麦芽15g，香附15g，郁金20g，泽兰15g，甘草10g。7剂，服药方法同上。

服后诸症消失，食欲增进，月事较前明显增多。

**按**：本案经血不利，乃由肝郁化热，热邪消烁阴精，阴血被劫，无血可下，则月经过期不至；肝郁克脾，脾虚不运，水湿内停，湿郁化热，热郁互结。故以疏肝解郁，清热祛湿。若仅用调经活血之药，恐月经终不调也；当辨经病先后，本案患者是先病肝郁，郁久化热，肝郁克脾，血无化源所致月经后期而致，故当先治其病，以泻肝热，凉血调经为治法，病愈则经自调。

**案2**　赵某，女，35岁，已婚，于1945年5月10日初诊。

**现病史**：患者月经失常已久，每月后期，量少，色黑有块，平素少腹胀痛，并有头痛头晕，烦躁易怒，汗出，口燥咽干，神疲食少，小便涩痛。舌质淡红，苔薄黄，脉弦。

**辨证**：肝郁血虚证。

**治法**：养血健脾，疏肝清热。

**方药**：丹栀逍遥散加减。

柴胡20g，当归20g，白芍25g，生姜15g，薄荷20g，栀子15g，牡丹皮15g，甘草10g。7剂，日1剂，水煎服。

**二诊**：服药后烦躁、汗出、口干俱减，月经来潮色转淡红，偶尔尚见黑色，血块已减，量仍不多，仍感头痛，少腹胀，胃脘不舒，消化欠佳。舌红少津，苔黄中心有裂纹。壮火虽挫，病势略减，但消化力弱，未可急攻，主继续宣通郁热、和络消瘀为治。

**方药**：柴胡20g，当归20g，白芍25g，生姜15g，薄荷20g，栀子15g，牡丹皮15g，神曲20g，山楂20g，麦芽20g，甘草10g。7剂，服药方法同上。

服后诸症消失，食欲增进，月事亦畅通，腹胀及血块均亦消失。

**按语**：月经不调，其治有四，寒则温之，热则清之，虚则补之，实则泻之（瘀者行之，滞者通之）。本例经血不利，乃由肝郁血虚，内有郁热而成。肝郁则化热，热郁则血结，故以疏肝清热为主。若单调经，不清除肝郁，则热愈甚而血愈结，月经亦终不调。两例月经，一虚一实，其症不同，其治亦异，说明虚当补、实当泻的道理。

### 闭经验案四则

**案1** 刘某，女，20岁，1973年春来门诊就医。

**现病史**：该患17岁月经初潮，血量较少，色浅淡，3月一行，1年以后开始经闭，现2年之久经血未行，感觉体倦心悸，失眠健忘，小腹无胀无痛，经服中药二十余剂，无效果，反而出现低热，胸闷，不思饮食。视其曾用方药，多是健脾益气，通经活血之品。望其面色两颧发赤，唇舌干红无苔，语言低微，呼吸气怯，脉象弦细稍数。

**诊断**：闭经。

**辨证**：先天禀赋不足，血枯经闭。

**治法**：补阴益肾，养血调经。

**方药**：熟地黄15g，山茱萸15g，杜仲15g，女贞子15g，覆盆子15g，龟甲20g，枸杞子15g，龙骨15g，当归15g，白芍20g。水煎服，每日1剂。

**二诊**：半月后体力增强，睡眠得安，饮食增进，唯月经不通，切其脉象弦缓有力，知其胃气将复，肾气渐生，唯肝气不达，又按原方中稍加疏导之药，原方加川楝子10g，牛膝15g，丹参15g。嘱其照服数剂。

**三诊**：半月后该患者前来就诊告知月经已通，血量较多，色黑紫，有血条，诊其脉象弦滑，二尺脉较弱，此属冲任脉虚之故。

**方药**：熟地黄15g，山茱萸15g，杜仲15g，续断15g，桑寄生15g，女贞子15g，龟甲20g，枸杞子15g，当归15g，白芍20g，龙骨15g。以善其后。

**按语**：该患者正当三七之时，理应精血旺盛，由于先天不足，肾气未充，天癸虽至，但精血匮乏，血海不能如期满盈，无血可下故致经闭，非气虚、中气不足、气不化血之故，亦非血滞阻隔月经不通之由也。临证万不可妄投破血耗气之品，且记"大实有羸状，反泻含冤"之古训。

**案2** 杨某，女，25岁，已婚，1977年12月2日初诊。

**现病史**：经水7月未行。伴头晕目眩，心烦易怒，乳房胀痛，胸胁胀痛，时时太息，面色滞暗，口苦咽干。既往史：17岁月经初潮，平素月经周期约40日，经量较少。1年前与爱人言语相争，争执动怒，致月经行而骤止，从此月经愆期，色深有块，经量渐减，终至停闭不行。末次月经：5月1日。查体：舌质红，舌边瘀点瘀斑，脉弦有力。

**诊断**：闭经。

**辨证**：肝气郁滞，冲任阻滞。

**治法**：疏肝理气，活血调经。

**方药**：当归20g，白芍20g，枳壳15g，青皮10g，川楝子15g，穿山甲15g，王不留行15g，通草10g，皂角刺10g，牛膝20g，桃仁15g，红花20g，甘草5g。5剂，每日1剂，水煎2次，早晚分服，嘱其调情志，勿抑郁。

**二诊**：服药5剂后，症状均有所缓解，月经来潮，血量不多，带血2天，经净后，患者出现腰痛膝软、头晕等现象。诊其脉弦细，知其病程日久，子盗母气而见肾虚之象，故给予滋水涵木、行血调经法，又投以百灵育阴汤继续治疗2个月。

**按语**：本案经水7月未行，首先排除妊娠可能，诊断为继发性闭经。患者平素性情急躁，易怒，致月经行而骤止，结而成瘀，胞脉被阻，影响冲任气血失调，导致经血闭止不行。肝经郁滞，气机不利，出现以上诸候。《女科经纶》引叶以潜曰"故滞者不宜过于宣通，通后又须养血益阴，使津血流通"。据此理论及患者的临床症状，以肝肾并举，养血调经，因此收到事半功倍之效。

**案3** 陈某，女，34岁，已婚，1985年8月初诊。

**现病史**：18岁月经初潮，每2~3月一行，经量正常。婚后孕5产1，产后流血较多。此后月经至今未潮，年逾两载，虽治亦无转机。平素头晕健忘，目涩耳鸣，腰膝酸软，手足心热，口干不欲饮，夜寐多汗。舌红无苔，脉弦细数。

**辨证**：肝肾精血不足，胞脉虚空，无水舟停。

**治法**：填精补血，养阴清热。

**方药**：鳖甲15g，龟甲20g，地黄25g，当归15g，白芍25g，山茱萸15g，阿胶（烊化）15g，地骨皮15g，黄柏10g，白薇15g。10剂，水煎服，日1剂，早晚分服。

**二诊**：口干、目涩、盗汗悉减，头眩耳鸣症除，舌脉同前。原方减白薇，加杜仲20g，续断20g，继服药10剂。

**三诊**：腰膝渐觉有力，精神爽，小腹、乳房微胀，有经血欲潮之感。脉转弦滑。宗二诊方减鳖甲、地骨皮、黄柏、阿胶；加巴戟天15g、牛膝15g、益母草15g，白芍改为赤芍。嘱服药3剂。

**四诊**：月经来潮，经行两天，量少，色淡红。舌红苔薄，脉弦缓。

**方药**：熟地黄20g，山药15g，白芍15g，枸杞子15g，续断20g，杜仲20g，牛膝15g，桑寄生15g，女贞子15g，墨旱莲15g，淫羊藿20g，仙茅20g。水煎，隔日一服，经期停药，经后再依法服之。经过3个月的调治，患者终于月事如期，获得痊愈。

**案4** 赵某，女，34岁，已婚，1990年9月初诊。

**现病史**：近两年月经稀发，现经水8月未行。既往月经规律，婚后正常产1男孩，而后连续行人流术3次，此后月经量逐渐减少，并经期渐至错后，经西医院检查性激素及B超均未发现异常，曾用雌孕激素调理周期，用药期间月经规律，停药后即月经闭止，现已8月未行。平素患者自觉腰痛膝软，周身乏力，阴道干涩，口干，时有头晕耳鸣，记忆力减退，便秘。舌红少苔，脉沉细无力。

**辨证**：婚后多产，损伤肾气，耗伤阴血，冲任匮乏，无血可下，而致经闭。

**治法**：补肾填精，养血调冲。

**方药**：熟地黄25g，山茱萸20g，山药15g，续断15g，桑寄生15g，杜仲15g，赤芍20g，牡蛎25g，女贞子20g，牛膝20g，龟甲20g，甘草5g。7剂，水煎服，日1剂，早晚分服。嘱其少食辛辣助热之品，以免耗阴损血。

**二诊**：腰痛、乏力减轻，大便已爽，仍觉阴道干涩，头晕耳鸣时而出现，舌脉同前，继守上方减杜仲，加枸杞子20g。10剂，服法同前。

**三诊**：患者自诉诸证明显减轻，唯月经未行，舌质正常，脉较前有力。效不更方，按原方加减，再服十余剂。

**四诊**：1周前症状悉除，近两日又觉腰痛，见有白带，切其脉略滑。知其月事将行，以原方加川芎15g、益母草15g、红花15g以因势利导。

**五诊**：月经昨日来潮，量中等，色红，无血条血块，小腹隐隐作痛，余无不适感。以上方减川芎、益母草、红花、赤芍；加白芍15g、香附20g以调经缓急止痛。5剂，水煎服。

**六诊**：1周后患者复诊，告知此次经行带血5天，现如常人，嘱其停服汤药，续服院内制剂育阴灵丸1月，以巩固疗效。

半年后该患陪其母来院看病，特来看望韩老，问其月事如何，赵某告知，近几月月经基本按月而行，每次带血5~6天，色质无异常。

**按语**：此两则病案，系因多产、堕胎，以致肾精亏耗，精血不足，无水舟停而致经闭。肾藏精，肝藏血，肝肾为母子之脏，水火之宅，虚则亦虚，亏则亦亏，肾精不足，则肝血虚少，肝血不足，肾精亦亏，精血匮乏，源断其流，冲任亏损，胞宫无血可下，而成经闭。《医学正传》云："月经全借肾水施化，肾水既乏，则经血日益干涸。"依据乙癸同源，精血互生之理，施滋水涵木，助水行舟之法而收全功。

## 痛经验案四则

**案1** 袁某，女，46岁，1974年2月4日初诊。

**现病史**：月事前后，满腹抽掣疼痛，上引胸膺，四肢清冷不温，每月行经必发；舌苔白腻而厚，脉弦细而滑，按之无力。

**辨证**：寒湿阻滞肝脉。

**治法**：暖肝散寒，调经止痛。

**方药**：四逆散少佐调气之味。

柴胡15g，白芍20g，枳壳15g，当归15g，桂枝10g，香附15g，延胡索15g，吴茱萸10g，陈皮15g，川楝子15g，干姜10g。3剂，水煎服，日1剂。避风寒，调情志，饮食当慎，禁甜腻。

**二诊**：药后掣痛减轻，昼轻夜重，四肢渐温，小腹下坠，小溲欲解不得，带下清稀。舌苔厚腻，脉同前。再以前法加减。

**方药**：柴胡15g，白芍20g，当归15g，吴茱萸10g，陈皮15g，干姜10g，桂枝10g，川楝子10g，乌药10g，延胡索15g，海螵蛸10g，枳壳15g。3剂，服法同上。

**三诊**：腹痛减，小溲畅，带下渐少，仍感四肢欠温，舌苔渐化，两脉仍有弦象，尺脉按之无力。予以疏肝和胃，淡渗化湿。

**方药**：当归15g，白芍15g，茯苓20g，白术15g，甘草5g，肉桂3g，吴茱萸6g，枳壳10g，香附15g，薏苡仁15g。3剂，合附子理中丸1丸，日2次服。

**四诊**：连服甘温化湿、疏理气机之药9剂后，腹痛大减而抽掣疼痛亦缓解。脉虽有弦象按之仍属无力。此乃禀质薄弱，寒湿中阻而气分郁结，仍需温寒化湿，少佐理气，兼调冲任，宜拟丸药缓缓调之。

**方药**：柴胡20g，当归30g，半夏20g，白芍40g，香附30g，延胡索30g，川楝子20g，吴茱萸20g，干姜20g，肉桂10g，薏苡仁30g，茯苓30g，白术30g，党参30g，炙甘草20g，神曲30g，山楂30g，麦芽30g。

上药选配道地，共研极细为末，加蜂蜜100g，炼蜜为丸，每丸重6g。每日早晚各服2丸，白水送下。如遇感冒或有不适皆须暂停丸药。

**按语**：该患月事前后，满腹抽掣疼痛，上引胸膺，四肢清冷，当属气分郁结之象。诸气愤郁皆属于肺，肝郁多是血虚不能濡养，肝阴不足，肝阳必亢，久则冲任不调，故月事前后必然发作。满腹太阴所属，水土不和故抽掣作痛；肺为气之海，气分郁结阳气不宣，故上引胸膺。四肢为诸阳之末，阳虚气分不能达于末梢故逆冷，脉必沉伏，或细弱，或无力。若按之有力当考虑阳气郁遏，不能达四肢。今脉无力且弦细，当是血虚为主，气不足为辅，故治以调肝养血，少佐温阳。经治三诊，服药9剂，腹满、抽掣、肢冷等皆见好转。本病乃血虚气弱，木郁不调，虽已渐愈，亦须长期养血益气始能痊愈。故改用丸剂，虽用药不多，但药效持久，为治疗本病的良法。

**案2** 杨某，女，16岁，学生，1985年5月6日初诊。

**现病史**：素娇养成性，常因小事违意而气恼拒食。近1年，月经虽按期而至但经水涩少，少腹疼痛。初未介意，后2~3月一潮，腹痛之象增进，且形羸少寐，烦急便艰。舌红苔黄，脉弦滑而数。问医求药，皆以血虚寒凝议之，投以温补辛通之类，屡治不验，故求医于韩老。四诊详参，证属肝郁气滞，夹湿热下注血室，血分瘀阻，故发月经过少和月经后期，腹痛缠绵之疾。

**治法**：解郁疏肝，行气散瘀，清利湿热。

**方药**：石决明15g，赤小豆10g，牡丹皮15g，香附20g，郁金15g，川楝子10g，乌药10g，橘核20g，丹参20g，延胡索20g，白芍20g。

在每月经来前5日服药，至经止后停药，即在旬日左右内，每日1剂，余则啜服。遵法调理两月，经事以时下，腹痛不复再作矣。

**按语**：此少女痛经，缘于平素肝气不舒，气机郁结，气滞碍血，血行不畅，瘀阻于内，久而化热，瘀热困阻，阻塞气机，不通则痛。故韩老治疗此病，抓住肝郁这一重要环节，而立疏肝解郁、清热散结之法，运用石决明、白芍以平抑肝阳、养血柔肝，缓急止痛；香附、郁金、川楝子、乌药、延胡索、橘核以疏肝解郁，行气散结，调经止痛；佐以赤小豆、牡丹皮、丹参清热凉血，活血调经，化瘀止痛。药进月余，诸症悉除，而获全效。

**案3** 陈某，女，23岁，未婚，1993年门诊患者。

**现病史**：该患正于上课之时，突然面色苍白，冷汗淋漓，手足逆冷，恶心欲吐，被同学抬入诊室。询其缘故，得知，2小时前经水来潮，腹痛渐至加剧，诊其舌脉，舌质淡黯，脉沉迟。问其月经初潮情况，自诉15岁月事已行，开始无痛经现象，17岁时逢经行之际贪食生冷而致腹痛，血量比以前减少，经色黯，有少许血条，得温热痛减，未经医治，痛甚时多自服止痛药控制疼痛。近2年疼痛逐渐加重，止痛药无效。故多次求治医生，曾服用过数十剂汤药，也用过多种成药，均未见明显效果。超声检查，未发现盆腔异常。

**辨证**：寒凝血瘀证。

**治法**：温经散寒，暖宫止痛。

**方药**：附子5g，桂枝10g，小茴香15g，炮姜10g，黄芪20g，当归15g，白芍20g，甘草10g，延胡索20g，香附15g，芦根10g。4剂，水煎立服，日1剂，日进3次。当时采用指压合谷法缓解疼痛，告诫勿再进寒凉。

**二诊**：用药后当日下午，疼痛明显减轻，次日疼痛消失，手足逆冷稍有缓解，面色略红，现经期第5天，经血基本停止，舌脉无著变。继以原方加减。

**方药**：附子5g，桂枝10g，小茴香15g，黄芪20g，当归15g，白芍20g，川芎15g，甘草10g，香附15g。水煎服，日1剂，连服5剂。而后隔日1剂，至下次月经来潮。

**三诊**：患者今日经水已见，虽有腹痛感但不甚，腰酸冷，血量、色正常，手足已温，舌质由淡黯转为淡红，脉缓。又以上方减附子，加艾叶20g、巴戟天20g。嘱其月进10剂。以资巩固。

**按语**：此案系由经时不慎寒凉致血被寒凝，瘀阻胞脉而引起，日久寒邪愈甚，血被寒凝故而痛甚经久不已，观其外证，一派阳虚之象，故予温经散寒，其意为血得热则行，通而不痛。方中附子、桂枝、皆属大辛大热之品，能够补火助阳，温通血脉，散寒止痛；小茴香、炮姜暖宫散寒，调经止痛；黄芪、当归、白芍、甘草补益气血，缓急止痛；延胡索、香附理血调经，行气止痛，意在气为血之帅，气行则血行。以上诸药配伍，共奏暖胞散寒、调经止痛之功效，故而药到病除。

**案4** 李某，女，29岁，某中学教师，1994年春初诊。

**现病史：** 经行腹痛十余年，从产后疼痛加重，喜按，得温热后痛减，经期尚可，量少色淡，质稀，血下多时痛甚。平时倦怠，气短懒言，动则汗出，面色苍白，舌质淡润，脉虚细无力。

**辨证：** 素体气血虚弱，胞脉失养。

**治法：** 益气补血止痛。

**方药：** 人参10g，黄芪30g，熟地黄20g，白芍20g，当归15g，川芎15g，香附15g，延胡索15g，牛膝10g，甘草5g。5剂，水煎服，日1剂。

**二诊：** 自觉倦怠无力，气短懒言，动则汗出减轻，舌淡苔薄，脉细。经期将临，手足欠温，小腹有下坠感。仍以上方加减调剂。

**方药：** 人参10g，黄芪30g，升麻10g，熟地黄20g，白芍20g，当归15g，川芎15g，香附15g，延胡索20g，牛膝10g，甘草5g。5剂。煎服法同前。

**三诊：** 正值经期第3天，腹部略有不适，血量较前稍多，血色鲜红，观其舌质淡红，切其脉和缓，知气血渐复。告其改用养荣丸或十全大补丸，于下次行经前1周，再服汤剂。连续治疗2个月，患者经行前后无任何不适，面色红润，精力旺盛，以痊愈告捷。

**按语：**《景岳全书·妇人规》说："凡妇人经行作痛，挟虚者多，全实者少，即如以可按拒按及经前经后辨虚实，固其大法也，然有气血本虚而血未得行者，亦每拒按，故于经前亦常有此证，此以气虚血滞无力流通而然。"韩老认为痛经的发病机制主要是在经行期间受致病因素的影响，导致冲任瘀阻或寒凝经脉，使气血运行不畅，胞宫经血流通受碍，以致"不通则痛；或冲任、胞宫失于濡养，不荣而痛。"病位在冲任、胞宫；变化在气血；表现为疼痛。其所以随月经周期发作，是与经期冲任气血变化有关，如《沈氏女科辑要笺正》说："经前腹痛无非厥阴气滞，络脉不疏。"《傅青主女科》说："经欲行而肝不应，则抑拂其气而疼生。""夫寒湿乃邪气也。妇人有冲任之脉居于下焦……经水由二经而外出，而寒湿满二经而内乱，两相争而作疼痛。"《胎产证治》说："经止而复腰腹痛者，血海空虚气不收也。"以上各医家论述，均为后世进一步探讨痛经的发病机制提供了良好的借鉴。以上四则病例，既有因虚、因实、因寒、因瘀之别，韩老明辨病症，遣方用药，故病愈而安。

**讨论：** 西医学把痛经分为原发性痛经和继发性痛经两种。前者又称功能性痛经，是指生殖器官无明显器质性病变，一般发生在月经初潮和青春期未婚女子，这类痛经大多生产后疼痛明显缓解，或消失。后者是指生殖器官有器质性病变，如子宫肌瘤、子宫腺肌症、子宫内膜异位症、盆腔炎等。也有因子宫发育不良或畸形，或子宫位置过度不正等发生痛经者。

关于该病的治疗中医中药具有一定的优势，韩老主张对于实证引起的痛经在经行之前1周之内服用汤剂，平时服用中成药，偏于气滞者选逍遥丸或七制香附丸、女金丸等；偏于血瘀者选用益母丸、血府逐瘀丸；偏于寒凝血滞者选用少腹逐瘀丸、痛经丸。对于虚证引起的痛经，于经行前10天，服用汤剂，每日1剂；月经过后隔日1剂，同时用中成药，气血两虚者选用十全大补丸或乌鸡白凤丸；虚寒者选用艾附暖宫丸、金匮肾气丸、附子理中丸等。不可不辨寒热虚实，随意服药而影响疗效。

## 经行头痛验案二则

**案1** 王某，女，35岁。初诊1988年8月5日。

**现病史：**三年来，每次经前7天即出现头痛，痛在颠顶，且逐步加重，经潮则头痛渐减，至经净痛止。时常伴胸胁胀闷，乳房胀痛，口干欲呕，心烦易怒，失眠多梦等症。平素月经周期赶前错后不定，量不多，色紫黯有块。舌质红，苔薄黄，脉弦而有力。

**辨证：**肝郁气滞，络脉不畅而致经行头痛。

**治法：**疏肝解郁，通络止痛。

**方药：**百灵调肝汤（韩百灵经验方）加减。

当归20g，赤芍15g，枳壳15g，青皮10g，川楝子10g，丹参25g，栀子15g，川芎15g，藁本10g，竹茹15g。3剂，水煎服，日1剂。

**二诊：**服药后，月经未来潮，但头痛减轻，照原方再服2剂。

**三诊：**月经来潮第1天，头痛、胸胁胀闷、乳房胀痛等症状较服药前明显减轻，但经色紫黯，夹有血块，小腹疼痛，脉同前。观其症状已知气滞得疏；现经色紫黯，有血块，小腹疼痛乃血瘀之证，故宜补血活血为主，佐以疏肝理气。方用四物汤加丹参15g，香附15g，泽兰10g，益母草10g。

连服上方4剂后，经净，头痛已止。嘱其下次按上法调治，连服3个月经周期，诸证自愈。后随访两年，未见复发。

**按语：**本病例为素体肝郁，经行阴血下注冲任，肝气偏旺，因足厥阴肝经与督脉上会于巅，而冲脉附于肝，故肝气易随冲气上逆而致颠顶疼痛。此属肝气郁滞，经脉瘀滞所致。肝主疏泄，性喜条达，肝之经脉布胁肋，通乳，肝气郁结，经气失于条达，则胸胁胀闷，乳房胀痛；气郁日久，必致血瘀，故见经色紫黯有块，小腹疼痛，舌边瘀斑。治当疏肝解郁，活血通络。方中青皮、川楝子、香附疏肝理气解郁；当归、赤芍、丹参、川芎、泽兰、益母草活血化瘀通络；栀子泻三焦之火而利心肠，导郁火下行从小便而解；甘草调和诸药，合而用之，使肝郁得达，气机通畅，血行流利，故头痛。胸胁胀闷等症得以消除。

**案2** 杨某，女，34岁，已婚，中学教师，1991年初诊。

**现病史：** 每于行经之前即感头昏耳鸣加重，两目发胀，烦躁易怒，口苦咽干，经量少，色黯红，有血块，伴小腹胀痛。平素腰腿酸痛，不能久立，舌质红，苔薄黄，脉弦而有力。问其患病缘由及孕产史，患者言明，24岁结婚，婚后2月怀孕，因教毕业班，工作不允，行人流术，术后调养不当，继而出现腰痛，两腿无力，次年再次怀孕，于妊娠3月时，见阴道流血，小腹疼痛，到医院就诊，B超未发现胎芽及原始心血管搏动，胎囊变形；提示死胎，无奈再行流产术。此后便腰腿痛明显加重，走路时间稍长足跟疼痛，关节疼痛。医者当风邪治疗1月，病势越重。稍有情志不遂，便两手紧握，牙关紧咬。

**辨证：** 肾虚肝郁，肝阳上亢，上扰清空。

**治法：** 滋阴潜阳，养血息风止痛。

**方药：** 百灵育阴汤（韩百灵经验方）加减。

熟地黄20g，山茱萸20g，山药15g，牛膝15g，续断20g，桑寄生20g，海螵蛸20g，牡蛎20g，杜仲20g，白芍20g，龟甲15g，川楝子15g，甘草5g。7剂，水煎服，日1剂。

**二诊：** 服药后，感腰腿酸痛明显减轻。此时距月经来潮还有10日，加菊花15g，川芎15g。10剂，服法同上。

**三诊：** 月经来潮，头昏耳鸣较前减轻。经期已过，去川芎、菊花。再服10剂。

照此法调理3个月，患者诸证基本消失，嘱继服育阴灵丸1个月以善其后。

**按语：** 该患连续两次行人流术，且术后养生不慎，肾气大伤。四诊合参韩老认为该患当属肾虚肝郁型头痛。肾气不足，母病及子，肝血亦虚，疏泄失常，肝阳上亢。经行前后，气血变化急骤，阴血下注冲任，肝血愈虚，故每于经行前后发病。治疗上平时以补肾填精、养血柔肝疏肝为主，经前加平肝潜阳之品。连续治疗3个周期，获得良效。

### 经行吐衄验案三则

**案1** 王某，女，17岁，未婚，1980年12月2日初诊。

**现病史：** 初潮15岁，周期尚准，行经十余日始净，血量多，色正常；经期腹痛，并常有鼻衄，严重可见呕血，量多时经血即减少，曾闭经6个月，但每月出现衄血甚多。末次月经11月15日来潮，量少，带血两日，伴头痛，心中烦热，少腹胀满，腰痛，口渴喜饮冷，食欲尚可，二便正常。查见舌苔薄黄，左脉细弦，右脉细弦数。

**辨证：** 病属肝郁气盛，气有余便是火，火性炎上，灼伤血络，迫血妄行，而致逆经。《傅青主女科》曰："经未行之前一、二日，忽然腹痛而吐血……是肝气之逆……"

治法：平肝凉血，养血清热，引血归经。

方药：地黄15g，牡丹皮10g，白芍15g，川芎15g，栀子10g，菊花10g，香附12g，当归15g，川楝子15g，益母草15g，荆芥炭10g，牛膝10g。5剂，水煎服，日1剂。

二诊：12月6日。3剂后头痛及腹胀渐减，但觉全身酸楚，疲惫无力，腰痛，食后脘胀，嗳气时作，大便溏薄，日4~5次。舌苔薄白，脉细弦数。

治法：疏肝益肾，健脾运中。

方药：地黄15g，牡丹皮10g，白芍15g，泽兰10g，香附10g，党参15g，白术15g，茯苓15g，益母草20g，荆芥炭10g，枳壳10g。4剂，服法同上。

三诊：1981年1月15日。近两个月来，月经未至，曾经鼻衄2~3次，胃脘尚舒，二便正常。舌苔薄白，脉沉弦。治以养血清热，导热下行为法。

方药：地黄20g，当归15g，白芍15g，泽兰15g，牡丹皮15g，女贞子15g，藕节20g，牛膝15g，益母草15g，甘草5g。6剂，服法同上。

四诊：月经于1月19日来潮，量中等，色黯无血块，持续3天，腹部微痛，鼻衄未作。舌质淡苔薄白，脉细数。

方药：地黄20g，当归15g，白芍15g，丹参15g，地骨皮20g，牛膝10g，白茅根15g，藕节12g。嘱其再进7剂后改服知柏地黄丸，每日早晚服12g。

1年后此患介绍一同窗好友来诊。高兴告知自上次服药后，一直未出现鼻衄现象，且无任何不适感。

按语：此属肝经郁火，值经行之时，冲气挟肝火上逆，热伤阳络，血随气升，故而鼻衄，量较多而色红；因血走于上量多，故月经量少，甚至经闭不行；经云："火犯阳经血上溢，热侵阴络下流红"，肝之经脉上达于颠顶，肝火上扰则头痛；肝热扰于胸膈，则心中烦热；肝肾同源，肝火灼阴，故全身酸软，腰痛；两胁为肝经所伤，肝气郁结，故两胁胀痛，少腹作胀。治法先以平肝凉血，导热下行，而后再疏肝益肾，健脾运中，但因月经不至，又见鼻衄，故再以前法治之，兼调冲任，经2月治疗，终至鼻衄未作，改用养阴清热之法，使其巩固。

**案2** 刘某，女，36岁。1983年4月8日初诊。

现病史：4天前突然鼻腔活动性出血，量多，在某医院就诊，经检查：除鼻黏膜充血外，未发现明显器质性病变。用麻黄素纱条填塞以及口服止血药，暂时血止，但数小时后再度出血。血常规：血红蛋白10.4g，血小板240×10⁹/L，出凝血时间均正常。今早出血较多，故来我处就诊。

查见患者急性病容，面色稍赤，体健，口渴欲饮，心烦胸闷。鼻腔内有纱条填塞未见出血。脉弦滑而数，舌苔薄黄。既往健康，月经平素正常，每28~30天来潮一次。此次月经来潮之日，但经水过期不至。

辨证：此乃素体阳盛，火热妄行，而致血不循经。

治法：清热泻火，凉血止血。

**方药**：犀角地黄汤加味。

地黄20g，玄参15g，犀角<sup>（先煎）</sup>10g，麦冬15g，栀子15g，三七5g，仙鹤草15g，甘草10g，黄芩15g，紫草10g。

服上方2剂后，鼻已不再出血，且于当晚月经来潮，量稍少，色黑，略有瘀块，伴腰酸、口苦。更以丹栀逍遥散加味数剂，药后经行通畅，后未见鼻衄。

**按语**：本例患者实属阳盛之体，心肝火炽，迫血妄行而致鼻衄量多，因初次逆经，病情较急，经西医处理后乃转中医治疗。韩老本着急则治其标，以清热泻火、凉血止血为先，给予犀角地黄汤，清营血余热。方中以地黄、玄参、麦冬养阴清热凉血；犀角、栀子清心热、泻心火凉血止血；甘草、黄芩、紫草、仙鹤草共同起到清热凉血止血之目的。热除血安之后，再予疏肝和胃之法治之，针对其月经愆期、鼻衄、胸胁胀、口苦脉弦等症状，改用丹栀逍遥散加减，该方既可疏肝和胃，又不乏清热凉血之功效，是妇科临床上一则好方，韩老用之得心应手。

**案3**　于某，女，26岁，1997年4月7日初诊。

**现病史**：经行鼻衄4月。该患者无明显诱因于四月前，每值经期出现鼻衄，血色鲜红，量较多，月经量明显减少。经期伴有小腹胀痛，腰膝酸软，头晕耳鸣。平素性情急躁，带下量多色黄有异味，经前有乳房胀痛。诊查：舌质淡，苔薄黄，脉沉细弦。末次月经1997年3月11日。该患曾在西医院耳鼻喉科进行检查，未发现明显病变。

**辨证**：肝郁肾虚。

**治法**：本着韩老提出的，逆经之为病，郁者散之，热者清之，逆者平之，虚者益之的原则。予以平肝益肾、清热降逆之法。

**方药**：丹栀逍遥散加味。

地黄20g，牡丹皮15g，栀子15g，当归15g，白芍20g，牛膝20g，黄芩15g，延胡索20g，白茅根15g，小蓟15g，续断20g，桑寄生20g。5剂，水煎服，日1剂。

**二诊**：4月14日。该患服药第5天月经来潮。此次行经期间仍有鼻衄现象，但出血量有所减少，月经量较前增多，经前乳房胀痛及小腹胀痛均有明显减轻。仍有腰酸耳鸣。此时属经后，血海空虚，上方加大益肾之力。

**方药**：当归15g，白芍15g，香附15g，地黄15g，牛膝15g，续断20g，桑寄生20g，熟地黄20g，山茱萸15g，甘草5g。7剂，服法同上。

**三诊**：5月6日。月经即将来潮，乳房及小腹稍有胀痛，头晕耳鸣，腰酸腹痛症状基本消失，带下量色质基本正常，余无明显不适。立疏肝解郁之法。

**方药**：当归15g，白芍15g，川楝子10g，枳壳15g，牛膝20g，香附10g，甘草5g，女贞子20g，续断15g，桑寄生15g。10剂。

此后未见来诊，1年后偶遇该患，提及病情，告知用药后，月经正常，未有逆经现象。

**按语**：关于本病的病因病机，《沈氏女科辑要笺正·月经异常》云："倒经一证，亦曰逆经，乃有升无降，倒行逆施，多由阴虚于下，阳反上冲，非重剂抑降，无以复其下行为顺之常，甚者且须攻破，方能顺降。盖气火之上扬，为病最急。"肾虚则精血不足，冲任失养，阴虚生热又致虚火妄动；肝肾同病，而致经行吐衄。韩老指出，对于该患者，应抓住其病机，用药攻补兼施。方中选牡丹皮、栀子、地黄、黄芩清热凉血除烦；当归、白芍养血柔肝；健脾益气；牛膝通经破瘀，引血下行；白茅根、小蓟清热凉血止血；延胡索行气而止痛；清热解毒而利湿热；续断、桑寄生补肾填精而止腰痛；甘草为调和药。诸药合用，达到肝气疏，郁火清，经行畅，脉络通，而诸症皆消。由此来说，产生经行吐衄的机制多为血热冲气上逆，迫血妄行所致。因气为血帅，血热则气热，气逆则血并走于上。

## 经行乳房胀痛验案三则

**案1** 孙某，女，29岁，已婚，1976年初诊。

**现病史**：婚后1年之久，常感胸闷不舒，时而长叹，月经周期错后1周左右，经色黯红，少许血块，经行之际小腹胀痛，经前十余天即出现乳房胀疼痛，乳头肿大，不可近手。曾去西医院诊治确诊为"双乳腺小叶增生"。治疗月余，效果不显。故来韩老之处求治，查舌质干红，颜面红赤，脉弦而有力。问其情志如何？答：性情抑郁，不愿与他人交流。

**治法**：疏肝理气，活血通络。

**方药**：当归20g，白芍20g，枳壳15g，川楝子10g，王不留行15g，通草10g，穿山甲15g，皂角刺5g，牡丹皮20g，瓜蒌15g，延胡索15g，甘草5g。7剂。水煎服。

**二诊**：自觉胸闷不舒，善太息减轻，乳胀痛有所缓解，舌红苔薄，脉弦。守上方加减。

**方药**：当归20g，白芍20g，枳壳15g，川楝子10g，王不留行15g，通草10g，穿山甲15g，皂角刺5g，地黄20g，牡丹皮20g，延胡索15g，香附15g，甘草5g。再进7剂。

**三诊**：服药期间月经来潮，无明显的乳房、乳头及小腹胀痛感，胸闷不舒，善太息消失，月经周期错后两天，经色红，少许血条，自感精神状态和心情比以前改善。为巩固疗效，嘱其再服疏肝丸和逍遥丸，早晚各1次，每次各1丸；同时注意调节情怀，做到遇事不怒。方可无虑。

**案2** 刘某，女，41岁，1998年5月初诊。

**现病史**：18年前分娩之后患急性乳腺炎，停止哺乳，在当地医院治疗，症状基本消除。此后稍遇情绪变化即出现乳房胀痛，甚则红肿热痛，几经治疗，一直未能根除，且病症逐渐加重，2年前发现右则乳房有一红枣大肿块，触痛，乳腺扫描提示："双乳小叶增生，右乳伴瘤化"。该患平素心情烦躁，无故多怒，头痛目眩，两目红赤，口苦咽干，难以入眠，每于行经前后症状加重，大便干燥3~5天一解，舌暗红，苔黄而干，脉弦滑而数。韩老分析病情，认为病发初起，为乳络阻滞不畅，瘀而化热，加之性躁多怒，肝气郁滞，瘀久化火，肝火上炎，故见上述诸多病症。

治法：疏肝清热，软坚散结。

方药：三棱10g，莪术10g，枳实10g，浙贝母20g，橘核15g，夏枯草20g，牡丹皮25g，地黄20g，龙胆草15g，龙骨30g，牡蛎30g，大黄(后下)3g。7剂，水煎服。

二诊：服药后大便明显缓解，口苦咽干，两目红赤，乳房胀痛减轻，唯头痛无改善，舌质同前，苔薄黄，脉弦滑。再以上法加减。

方药：三棱10g，莪术10g，枳实10g，浙贝母20g，橘核15g，夏枯草20g，牡丹皮25g，地黄20g，川芎10g，龙骨30g，牡蛎30g，大黄(后下)3g。又进7剂。

三诊：热症已除，大便通调，乳胀，头痛不显，乳内包块明显缩小。舌质红，苔薄，脉弦略滑。知其标实已衰大半，当予以养血柔肝之剂，再以上方加减。

方药：当归20g，白芍20g，枳实10g，浙贝母20g，橘核15g，夏枯草20g，穿山甲25g，地黄20g，川芎10g，龙骨30g，牡蛎30g，通草10g，皂角刺10g，甘草5g。

共服28剂汤药，诸症悉除经水如期而至无所苦。乳腺复查，右乳瘤化现象消失。告诫控制情绪，忌食辛辣助热之品。继续服用逍遥丸数日以资巩固疗效。

**按语**：以上两则病例，皆属情志为患，肝郁气滞，气血运行不畅，脉络阻滞，是引起本病的根本，古人早就提出："气为百病之长；胀由乎气"。然而韩老治疗经行乳胀，以疏肝理气为核心大法，遵气为血之帅、气行则血行的原理，使体内气血通调，循环不已，病则自愈。方中三棱、莪术之类一为血中气药，一为气中血药，二者相伍，具有行气破气、活血散瘀之功，不宜久用。浙贝母、橘核、龙骨、牡蛎软坚散结；穿山甲、通草通络消乳癖；枳实、夏枯草疏肝解郁而清肝热；地黄、白芍、当归、川芎补血养血柔肝，意在攻伐不可过猛，要兼顾正气，以免一病未除又生他疾。

因此韩老每每临证，综其以上原则，随证加减用药，皆可收到满意疗效，亦可说药到病除。

## 经断前后诸证验案二则

**案1** 李某，女，47岁，干部，1979年10月3日初诊。

**现病史**：两年来月经常先期，血压偏高，时感头晕目眩，颈面烘热，胸闷气短，烦躁易怒，不能自制，咽干口苦，脘痞纳呆，倦怠乏力，眠差，便秘溲黄，西医诊为"更年期综合征"，经用激素治疗效果不佳。时值经期，量多色鲜红，舌质淡红略胖，舌苔薄黄少津，脉沉细而弦。

**辨证**：肝肾阴虚，木郁化火，脾胃失和。

**治法**：滋阴泻火，平肝和胃

方药：钩藤15g，蒺藜15g，栀子15g，龙胆草10g，玄参15g，麦冬15g，石菖蒲15g，厚朴10g，山楂10g，神曲10g，麦芽10g，茯苓15g，何首乌15g，丹参15g，甘草5g。5剂，水煎服，日1剂，早晚分服。

二诊：10月9日。服药后，烦躁潮热发作减少，睡眠略有改善，月经已止，带经6天。现仍纳少，食后泛恶，左侧胸胁痛楚，舌渐润，脉同前。再依前法，原方减去丹参，玄参，加半夏10g，竹茹15g以降逆止呕；加姜黄10g，以活络止痛，给予4剂，服法同上。再诊时又按上方连服10剂。

三诊：10月30日。烦躁潮热已多日未发作，睡眠尚可，纳食渐增。昨日月经来潮，头晕目眩，肢面浮肿，腹部胀痛，舌淡红苔薄白，脉沉细弦。治以养血调经。

方药：当归15g，鸡血藤15g，川芎10g，赤芍15g，川楝子10g，延胡索10g，香附15g，乌药10g，半夏10g，砂仁10g，首乌藤20g，女贞子15g，甘草5g。4剂，服法同前。

四诊：11月2日。月经已止，头晕已除，烦躁潮热未发，唯肿势未消，略有便秘，拟以补益肝肾，健脾渗湿为法。

方药：女贞子10g，墨旱莲10g，枸杞子9g，茯苓12g，白术9g，半夏9g，陈皮15g，厚朴10g，防己15g，神曲15g，刘寄奴15g。7剂，隔日1剂，水煎服。

上方加减共服20剂，浮肿尽消，诸症悉减。予二至丸，嘱每日睡前服20粒。

按语：本例头晕目眩，烦躁易怒，时发潮热，便秘尿黄，乃因肝肾阴虚，肝火上升，肝阳亢盛，故以玄参、麦冬、龙胆草、栀子、钩藤、蒺藜等滋阴泻火、平肝潜阳为主，肝肾既虚，肝火涵养则疏泄无权，横逆犯胃，故见脘痞纳差，食后泛恶，故以半夏、竹茹、厚朴、焦三仙等理气宽中、和胃降逆；阴血不能上奉，则心脉失养，行血无力，络道不畅，故见胸闷，寐少梦多，给予首乌藤、合欢花等安神益智，茯苓交通心肾，石菖蒲、姜黄舒脉通络定痛，凡此皆属"急则治其标"的对症疗法。五诊则益肝肾、健脾胃，且嘱二至丸缓调继后，以为缓治其本，巩固疗效的长远之计。

**案2** 江某，女，48岁，干部，1980年5月30日初诊。

现病史：3年前经期紊乱，或三月一潮，或五月一至，经来如注，色红有块。血压偏高但不稳定，胸闷，心电图正常。平素头晕少寐，多梦，心悸，下肢微肿，不思饮食，脘痞不舒，大便或溏或软，小溲偶有不畅，脉沉细，舌尖红，舌苔薄腻。

辨证：脾虚统摄失权，心失所养之心脾两虚经断前后诸症。

治法：补脾益气，养心安神。

方药：茯苓15g，白术15g，佩兰10g，陈皮10g，鸡血藤10g，何首乌10g，合欢花10g，丹参15g，姜黄10g，艾叶10g，冬葵子10g。6剂，水煎服，日1剂，早晚分服。

**二诊**：头晕已减，血压140/80mmHg，寐和纳增，胸闷亦减轻，小便畅下，肢肿已消，舌质略红，脉沉弦。已获效机，再步前位。

**方药**：丹参20g，姜黄10g，赤芍10g，女贞子10g，墨旱莲10g，茯苓15g，首乌藤15g，合欢花10g，陈皮10g，川芎10g，神曲10g。6剂，煎服法同上。

**三诊**：头晕未作，血压稳定，余症均有减轻，舌苔薄白，脉弦缓。给以和胃调中，通脉养心，滋补肝肾法。

**方药**：首乌藤15g，合欢花10g，石菖蒲10g，丹参10g，姜黄10g，川芎10g，延胡索10g，枳壳15g，神曲15g，女贞子10g，墨旱莲10g。6剂。

服上药后，夜寐得酣，胸闷亦无，知饥能纳，二便如常，腰酸偶有，血压稳定。后改用二至丸15粒，日2次服，以资巩固。

**按语**：本例经期紊乱，量多有块，乃心脾两虚，冲任失调所致。心血不足，则神不内敛，故见心悸，少寐；脾不健运，水湿下注，因见纳少，腹胀，便溏溲短，下肢浮肿；肝肾阴虚，上下失滋，遂见头晕目眩，腰背酸软。治用茯苓、白术、佩兰、陈皮等芳香行气，健脾和中；鸡血藤、首乌藤、合欢花等养心安神兼能舒郁通络；丹参、赤芍、姜黄、石菖蒲等活血化瘀，通脉止痛，少佐冬葵子利尿，使"浊阴出下窍"，又如女贞子、墨旱莲补肝肾，而调补冲任。

## 带下病验案三则

**案1**　孙某，女，41岁，工人，1987年5月28日初诊。

**现病史**：白带量多有腥臭味数月，质稀，伴有腰酸体倦、不思饮食、便溏，舌质淡润，苔白滑，脉缓。

**妇科检查**：外阴已产型，阴道通畅，分泌物较多、色白，有腥臭味、宫颈光滑、宫体及双附件未见异常。

**辨证**：带下病（白带）。

**治法**：温肾健脾、益气渗湿。

**方药**：温肾健脾止带汤加减。

杜仲20g，山药15g，党参20g，白术15g，茯苓20g，龙骨20g，牡蛎20g，芡实20g，荆芥穗15g，甘草10g。嘱其连服6剂，水煎服，日1剂，早晚分服，忌食生冷。

**二诊**：带下量明显减少，食欲增进，效不更方，再服5剂。

1个月后孙某介绍她人来诊，同时告知上次用药后痊愈，未见复发。

**按语**：本案患者脾阳虚弱，运化失职，水湿内停，湿浊下注，故白带量多，带下质稀；脾肾阳虚则腰酸体倦；脾虚运化失职，则纳少便溏。治用党参、山药、甘草健脾益气；白术、茯苓健脾燥湿；杜仲、龙骨、牡蛎温补肾阳，固任止带；芡实、荆芥穗固涩止带。本方主治温肾健脾，益气渗湿以达到标本兼治的目的。

**案2** 周某，女，33岁，教师，1989年11月29日初诊。

**现病史：** 产后4月余，带下赤白，气味臭秽，状如米泔，2月余。现带下量多，小腹疼痛连及腰骶，阴部瘙痒、灼热，心烦不宁，舌质淡红，苔黄略腻，脉滑数。

**妇科检查：** 外阴发育正常，黏膜潮红，阴道通畅，分泌物量多，色淡黄兼有血液，臭秽难闻，余未查。分泌物化验：霉菌（++），白细胞（+），球杆菌（+），清洁度（Ⅲ）。

**辨证：** 带下病（赤白带）。此案为临产之时，正当炎热季节，产后正气虚弱，感染邪毒，虫溺乘虚而入，损伤冲任，任带失固所致。

**治法：** 清热解毒，利湿止带。

**方药：** ①内服方：解毒止带汤加减。金银花20g，连翘15g，苦参15g，茵陈20g，黄柏10g，白芍20g，椿皮15g，牛膝15g，地黄15g，牡丹皮15g，贯众15g。5剂，水煎服，日1剂，早晚分服。②外用药：苦参25g，蛇床子25g，鹤虱25g，百部25g，黄柏15g，枯矾10g。3剂，日1剂，水煎滤过，熏洗于患处。

**二诊：** 治疗后，诸证大为好转，阴部略感不适，舌淡，脉滑缓，知其病势已减大半，嘱其守前方，再服3剂。

**三诊：** 诸症消失。令服知柏地黄丸1周，一则巩固疗效，二则考虑产后多虚予以扶正。

**按语：** 本案患者产后四月余，带下赤白，气味臭秽，状如米泔，此为热毒蕴蒸，损伤脉络，故方中用金银花、连翘清热解毒；苦参、茵陈、黄柏、椿皮清热燥湿解毒；湿毒内侵，损伤任带二脉，秽浊下流，故带下量多；湿热蕴结，瘀阻胞脉，故小腹疼痛连及腰骶，方中用牛膝活血通络；湿热毒邪灼伤津液，故出现灼热，心烦不宁，用以地黄、牡丹皮、贯众清热凉血解毒。《诸病源候论·卷三十七妇人杂病诸候》："带下者，由劳伤过度，损动经血，致令体虚受风冷，风冷入于胞络搏气血之所成，冲脉、任脉为经络之海，任之为病，女子则带下。"

**案3** 王某，女，29岁，农民，于1992年3月6日初诊。

**现病史：** 带下量多半年之久，色黄、黏稠，有臭味，阴内灼热感，伴口苦咽干、口渴喜冷饮，小便短赤，舌质深红，苔黄腻，脉弦滑而数。

**妇科检查：** 外阴已婚型，阴道通畅，阴道壁充血，分泌物多黄，质稠有臭味，宫颈光滑，圆柱状，子宫体后位，常大常硬、活动度良好，压痛（-），双附件（-）。

**辨证：** 带下病（黄带）。证属肝经湿热所致。素性肝郁，脾气受制，水谷精微不能化血，湿浊郁结化热，湿热下注，则带黄、尿赤。热盛，则带下稠黏臭秽，口苦咽干渴喜冷饮。舌红苔黄，脉弦滑数，阴中灼热，亦是肝热之征。

**治法：** 清热利湿止带。

**方药：** 龙胆泻肝汤加味。

地黄15g，栀子15g，黄芩15g，车前子15g，芡实15g，龙胆草15g，当归10g，泽泻15g，柴胡10g，甘草10g。4剂，水煎服，每日1剂，早晚分服，忌食辛辣。

二诊：3月10日，带下量减半，臭味大减，仍色黄，有少许血丝，舌质红苔微黄，脉弦而略滑。继以原方加椿皮15g，再投3剂。

三诊：3月14日，诸症消失，舌淡红，苔薄，脉和缓。知其病症已除，告其停服药剂，避免七情过急，少食辛辣之品。

**按语：**带下有生理带下和病理带下之分。生理之带，是健康女子气血旺盛、津液充沛所化生的一种液体，通过肾气注入冲任，润泽阴户，无色无味，黏而不稠，其量不多，亦可在经期前后或氤氲之时出现带下量增多的现象。王孟英言："带下，女子生而即有，津津常润，本非病也。"狭义病理之带是指阴道内流出物发生异常变化，并伴有全身和局部明显不适。带下病与湿邪密不可分，湿与脾肾又息息相关，此外与任带二脉紧密相连。当脾气健，肾气旺，肝气调，任带二脉功能正常的情况下，则带下病无从可生，反之即可罹患带下病。

在防治方面，韩老说要以预防为主。其一，做到勤换内裤，保持外阴的清洁；其二，少食刺激性食物，少食生冷；其三，自调情志，勿要久居湿冷之地，慎房事。若一经发现患有带下病，应及早治疗，正确使用药物，不可延误，以免影响治疗。

### 阴痒验案二则

**案1**　孙某，女，47岁，于1982年6月初初诊。

**现病史：**近5年自觉阴部干涩，初时有瘙痒感，每于经期前后加重，近半年自觉奇痒难忍，无时间段，自用盐水清洗，无效，遂前来就诊。症见：阴部瘙痒难忍，伴五心烦热，易怒，时有烘热汗出，腰酸腿软，舌红，苔少，脉弦细而数。

**妇科检查：**可见其外阴已婚已产型，外阴皮肤皱褶较多，皮肤较厚，表面略白。

**辨证：**阴痒（肝肾亏损）。

**治法：**调补肝肾，滋阴降火。

**方药：**百灵育阴汤（经验方）加减。

熟地黄15g，山茱萸15g，山药15g，泽泻15g，牡丹皮15g，茯苓15g，白芍10g，龟甲10g，牡蛎20g，甘草10g。7剂，水煎服，日1剂，连服。

并嘱其用外用洗药：苦参15g，百部15g，鹤虱15g，蛇床子20g，黄柏15g，枯矾10g，甘草5g。水煎，熏洗坐浴。

**二诊：**七日后复诊，自觉痒症明显减轻，五心烦热、腰腿酸软症状减轻。嘱其仍用上方加白鲜皮15g，地肤子15g，加重杀虫止痒之效，该患又服7剂后痊愈。

**按语：**本案为肝肾阴虚所致的阴痒。患者肝肾阴虚，精血两亏，冲任血虚血燥生风，风动则痒，阴户为肝肾之分野，故阴部干涩，奇痒难忍；阴虚内热，故五心烦热，肝阳偏亢则易怒，烘热汗出，肾虚则腰酸腿软；舌红，苔少，脉弦细而数，为肝肾阴虚之征。根据韩老经验方，熟地黄、山茱萸、山药、牡蛎调补肝肾，滋肾阴；泽泻、牡丹皮、茯苓、龟甲滋阴清热除烦，甘草调和诸药。《女科经纶·杂症门》："妇人有阴痒生虫之证也，厥阴属风木之脏，木朽则蠹生，肝经血少，津液枯竭，致气血不能荣运，则壅郁生湿，湿生热，热生虫，理所必然。故治法不外疏肝清热，外以杀虫为治，然其本元又当滋养肝血，补助脾土。至春甫论欲事小遂所致，亦病情之不可不察者也。"

**案2** 何某，女，28岁，已婚，1985年春初诊。

**现病史：**婚后月余出现外阴瘙痒，自购外阴洗药，用后瘙痒不减。随后到西医院治疗，用药不详，效果不佳，故来我院求治。现自觉外阴瘙痒加重，带下量少，阴道干涩，性交疼痛，并伴有眼睛干涩，腰酸膝软，尿频，舌红少苔，脉弦细。

**辨证：**阴痒（肝肾亏损）。

**治法：**滋补肝肾，润燥止痒。

**方药：**百灵育阴汤（经验方）加减。

熟地黄15g，山茱萸15g，山药15g，白芍10g，龟甲10g，牡蛎20g，续断20g，桑寄生20g，枸杞子15g，女贞子15g，菊花15g，白鲜皮20g，甘草10g。10剂，水煎服，日1剂，连服7剂。

**二诊：**自觉症状明显好转，舌脉同前，效不更方，继以上方连服10剂。再诊时患者病症悉除，嘱其口服杞菊地黄丸巩固疗效。

**按语：**阴痒一病，可以发生于任何年龄，主要表现为外阴瘙痒，甚则剧痒难忍。韩老在治疗此病的过程中，注重辨病与辨证结合，抓住肝肾两经在该病中的重要性，采用内外结合的治疗方法。临证中运用经验方育阴汤加减治疗肝肾亏损型阴痒，疗效甚佳。外用祖传经验方"儿茶溃疡散"熏洗外敷，每收奇效。

### 妊娠恶阻验案二则

**案1** 陈某，女，26岁，工人。1975年春初诊。

**现病史：**17岁月经初潮，月经正常，无痛经史。末次月经1975年1月7日，闭经40天左右开始呕吐，逐渐加剧，辗转治疗不效，而收入住院。现在仍剧烈呕吐，不思饮食，恶闻食气，口苦而干，全身乏力，五心烦热，大便7日未通。

**婚产史：**26岁结婚，孕4产0。第一二孕均自然流产，第三孕因妊娠剧吐治疗无效，被迫人工流产，第四孕剧吐住院。

**查体：**体温35.7℃，脉搏140次/分，血压：80/50mmHg。扶入病室，意识清楚，消耗性病容，形体消瘦，皮肤干涩，面色萎黄，舌红尖赤，苔薄白，脉细数。

**辅助检查：**妊娠试验阳性，尿酮阴性，大量输液后的检查及其他生化检验从略。

**辨证：**妊娠恶阻（胃气阴两虚）。

**治法：**和胃养阴，降逆止呕。

**方药：**党参25g，白芍15g，半夏15g，陈皮15g，生姜15g，竹茹15g，天花粉

15g，麦冬20g，芦根15g，柿蒂15g。水煎频服。

**按语**：本案属胃气阴两虚之证。该患者因入院时一般状态及血压不好，入院后立即给予输液、对症等支持疗法，所作化验检查基本正常。患者久吐伤阴，阴虚内热，故口干而且苦，五心烦热；饮食不入而津液不化，故其大便七日不通实由阴津亏损，而非实热所致。给予支持疗法同时渐进中药治疗，健胃养阴，降逆止呕。3月24日病人始进饮食，病情逐渐好转，5月27日临床治愈出院。

**案2** 许某，女，28岁，某中学教员，1975年秋初诊。

**现病史**：该患于妊娠二月左右开始恶心呕吐，渐至食入即吐，不食亦吐酸苦，呕吐黄绿或夹有血液。虽经中西医治疗，病势不减，患者痛苦难忍，欲求人工流产，其家人不允。经友人介绍前来求诊。望其精神郁闷，形体消瘦，面红舌赤，苔黄燥，闻其语声清晰，时时叹息，问知经闭两月余，半月前开始呕吐酸苦，心烦易怒，胸胁胀满，喜冷饮及酸咸果食，曾服健脾和胃、祛痰降逆、调肝和胃之品，均未见明显效果。近十日呕吐反剧，粥浆不入，大便秘结，小溲短赤，舌红，苔黄，脉弦滑有力。

**辨证**：四诊合参，该患证属性燥多火，肝气益急，火气上逆而致。

**治法**：调肝清热，通便降逆。

**方药**：黄连15g，黄芩15g，麦冬15g，竹茹15g，芦根15g，陈皮15g，枳实10g，大黄3.5g。2剂，水煎服，日1剂，频服。

**二诊**：三日后复诊，呕吐稍减，大便已通，小便红赤，日进半碗米粥，脉弦滑稍缓。其病势渐退，仍守上方加白芍15g、地黄15g，以养血柔肝敛阴。嘱其再服3剂。

**三诊**：一周后再诊，观其精神如常，问其现状，诸症消失饮食如故，切其脉弦滑和缓，知其胃气已复，无须服药，告诫房事，可保万全。于1976年顺利分娩一男婴。

**按语**：本病案为肝郁化热之妊娠剧吐症。该患由于初次妊娠，精神过于紧张，加之素体肝火偏盛，孕后冲气挟肝火上逆，横犯脾胃，脾胃升降功能失常，故致呕吐。《傅青主女科》云："夫妇人受妊，本于肾气之旺也……而肾水不能应，则肝益急，肝急则火动而逆也；肝气既逆，是以呕吐恶心之症生焉。"又当气机不利，腑气不通，则胸胁胀满，嗳气频作，大便秘结；肝火上炎，则头晕口苦；热甚伤津，则会出现溲赤之症。此案决非脾虚痰滞之呕吐。临证时要细审病机，分辨虚实寒热，灵活加减，勿拘泥于一方一药。韩老临证数十载，用药有其独特性，例如：治疗妊娠呕吐，方中用少许大黄，取其清热通腑，降逆止呕；用温胆汤治疗痰滞型妊娠呕吐时，韩老主张减去方中的甘草，他认为，甘草甘温，令人中满。这便是他用药的独特之处。

## 胎动不安验案三则

**案1** 李某，女，27岁。1981年7月28日初诊。

**现病史**：该患停经2月余，末次月经1981年5月20日，既往月经规律，婚后2孕0产，第一胎妊娠70天自然流产。近1周阴道少量流血，色紫，腰酸。昨晚11时阴道流血增多，微有下坠感，口干，手心热。门诊以"先兆流产"收入院。

**检查**：体温36.5℃，脉搏100次/分，血压110/70mmHg，心肺正常，肝脾未触及，发育正常，营养欠佳，神志清晰，唇红，舌淡红，苔少而干，脉滑数。尿妊娠试验阳性，B超提示：宫内见妊囊，胎芽和心血管搏动可见。

**辨证**：阴虚血热伤胎所致胎动不安。

**治法**：滋阴清热，止血安胎。

**方药**：白芍25g，续断20g，黄芩20g，地黄15g，牡蛎20g，茜草20g，炒地榆50g，炒杜仲20g，阿胶(烊化)10g。水煎服，日1剂，早晚分服。

**二诊**：服药后4天血止，后2天又复见阴道少量流血，仍觉腰酸，宗上法，前方加墨旱莲20g，减茜草。又服4剂，流血停止，诸证消失，舌脉如常。知其病情已稳，嘱其忌食辛辣助热之品，禁房事。8月12日患者痊愈出院。

**按语**：患者素体虚弱，肾虚为本，但阴虚血热为急，热既可煎烁津液出现口干，手心热，又可扰动血室，伤及胎元，损伤冲任出现阴道流血，腰为肾之外府，胞脉者系于肾，肾虚则腰酸，小腹下坠，故予滋阴清热，止血安胎之药，使虚热得清，胎元得固，患者痊愈。

**案2** 张某，女，28岁，1981年9月3日初诊。

**现病史**：该患已停经70天，已知怀孕。近10天出现阴道少量下血，色淡质稀，时觉小腹下坠，伴头晕、乏力、腰酸，小便清长，手足凉而恶寒，舌质淡，苔白滑，脉沉滑而无力。1980年6月停经50天时做人工流产1次。

**检查**：尿妊娠试验阳性。嘱其进行超声、血象检查，考虑途中不便，为减少其劳累，要求住院治疗。患者因条件所限勿允，故而门诊医治。

**辩证**：肾阳不足，冲任不固所致胎动不安。

**治法**：温补肾阳，固冲安胎。

**方药**：人参10g，白术15g，杜仲15g，续断15g，覆盆子15g，阿胶(烊化)10g，艾叶15g，菟丝子20g，补骨脂15g，炒地榆20g。5剂，水煎服，日1剂，早晚分服。

**二诊**：自诉血量点滴，腰酸、小便清长已除，余症减轻，唯乏力、头晕，脉较前有力。继以上方去覆盆子，再服5剂。

**三诊**：血已停，以上方去炒地榆止血之药，令其再服1周剂。并告其慎起居，禁房事，勿过劳。1982年4月由患者家人告知，半月前张某正常产下1男婴。

按语：患者素体虚弱，肾阳不足。孕后气血下注冲任，气血愈虚，阳气愈弱，胞脉者系于肾，肾虚胎元失固，则见阴道下血，小腹下坠，腰酸；肾阳虚，膀胱失于温煦，则小便清长；阳气不能达于四末，则手足凉而恶寒；气血两虚则头晕，舌淡，脉沉滑无力。明代《景岳全书》云"冲任之本在肾""凡胎孕不固，无非气血损伤之病，盖气虚则提摄不固，血虚则灌溉不周，所以多致小产"。详辨其证后，予以温肾助阳，气血双补，固冲安胎之药，使肾气旺，阳气复，冲任盛，胎自安矣。

**案3**　程某，女，25岁，售货员。1992年6月7日初诊。

**现病史**：该患月经自初潮后一直规律。现停经65天，1周前因工作时登高取货物摔倒而出现腰酸，小腹坠痛，阴道少量流血，色泽鲜红。自服保胎丸，无效，又往医院医治，给予黄体酮肌注3天，仍有阴道流血，并出现小腹下坠感，遂来我院门诊就诊。诊时：面色萎黄，精神倦怠，舌质正常，脉滑而无力。尿妊娠试验阳性。

**辨证**：该患由于孕期不慎摔倒，而致气血紊乱，气乱则胎失所系，血乱则胎失所养，故胎元失去摄养而出现腰酸、小腹坠痛等胎动下坠症状；而气血紊乱，冲任不固，故阴道下血；气耗血伤，则精神倦怠，脉滑而无力。

**治法**：益气补血，固冲安胎。

**方药**：黄芪25g，熟地黄20g，白芍20g，杜仲15g，砂仁10g，续断20g，桑寄生15g，当归10g，炒地榆25g，阿胶（烊化）10g。5剂，水煎服。

**二诊**：6月12日，血已止，腰酸腹痛减轻，自觉胃脘不适，便稀，脉较前有力。虽胎元已安，但母病未瘥，按上方减滋腻之品阿胶、当归，加山药15g健脾益肾，固冲安胎，因血已止，去炒地榆。调整后再服5剂。

**三诊**：6月19日，诸症均消失，食欲增进，脉弦滑有力。嘱其尽量卧床休息，不可再持重物，暂避房事，观其变化，随时来诊。7月1日患者自觉身体无恙，精力充沛，而返工作岗位。

按语：此案系由跌仆闪挫，劳力过度而致气血紊乱，冲任失固，发生胎动不安。因肾主生殖，胞脉者属肾，冲任二脉皆起于胞中。气乱胎失所载，血乱胎失所养，胎元受损，冲任不固则阴道少量流血，腰酸，小腹坠痛。临证时应重于益气补血，固冲安胎。每每考虑补肾为安胎之要，故无胎漏、胎动不安之虞。

## 滑胎验案三则

**案1**　许某，女，29岁，无业。1982年3月初诊。

**现病史**：患者停经五十天余，近日无明显诱因出现阴道少量下血，色泽淡红，质稀，同时小腹有坠痛感，婚后曾出现过四次自然流产，多发生于妊娠2~3个月。就诊时患者精神比较紧张，面色㿠白，语声低微，倦怠乏力，头晕，厌食，时有恶心、呕吐。观其舌淡润，苔白滑，诊其脉滑而无力。查尿妊娠试验阳性。患者拒绝其他检查，要求中药保胎治疗。

**辨证**：韩老认为此属气血虚弱，中气下陷，冲任不固，不能载胎，而致屡孕屡堕。古人云："血从阳化色正红"。因气虚不化，则血色浅淡；气血不足不能上荣于面，则面色㿠白；中气不足，故头晕，语声低微，倦怠乏力；由于气血虚弱，胞脉失养，则小腹坠痛，舌脉均为气血两虚之征。

**治法**：益气养血，固冲安胎。

**方药**：人参10g，白术15g，黄芪20g，熟地20g，白芍20g，阿胶^(烊化)15g，竹茹15g，升麻10g，续断20g，菟丝子15g，煅牡蛎20g，炒地榆30g。水煎服，日1剂，连服7剂，并嘱患者绝对卧床休息。

**二诊**：患者阴道流血于服药第5天停止，余症减轻，因患者精神过度紧张，致睡眠欠佳，梦多易醒。以上方去炒地榆，加酸枣仁15g，珍珠母15g以重镇安神，并嘱咐家人做其思想工作，减轻患者紧张情绪。再服药7剂。

**三诊**：患者精神状态明显好转，睡眠稍稳，身体略感倦怠，脉较前有力。又以前方去珍珠母，加合欢花15g，嘱其隔日服1剂，再服15剂。

该患于当年11月，在本院正常产下1男婴，母子健康，合家欢喜。

**按语**：患者因反复流产而致体内气血两虚，气虚胎失所载，血虚胎失所荫，冲任不固而致屡孕屡堕。正如丹溪所云："阳施阴化，胎孕乃成，血气虚乏，不足以荣养其胎，则自堕，譬如枝枯而果落，藤萎则花坠。"韩老根据这一理论，立补益气血之法，予以四君补气，四物养血，配黄芪、阿胶助补气养血之力。续断、菟丝子补肾固冲任以安胎。煅牡蛎、炒地榆止血安胎，煅牡蛎又有收敛固涩之用。竹茹降逆止呕。因其屡孕屡堕故而加升麻，取其升提、补益中气之意。全方共奏益气养血、固冲安胎之效，方证相合，而获全效。

**案2**　赵某，女，40岁，某部队干部家属。1972年10月5日初诊。

**现病史**：患者家住在医院对面部队家属区，经本院职工曲某介绍到患者家去诊病。到后见病人卧床休息，面色无华。了解病情得知该患15年前怀孕50天，因随军来哈不便，行人流术。术后调养不当，经常头晕，腰酸，疲劳。自用肾气丸等药。以后十几年中，先后怀孕5次，大约都在3月左右无任何缘故而发生自然流产，已不想生育，谁知不想之中偏又怀孕，现停经47天，尿妊娠试验阳性。经友人及家人的劝说又动保胎之念，故求医治之。问其现症，腰痛如折，头晕目眩，视物不清，手足心热，夜晚加重，大便2~3日1次，略干，舌淡红，脉细。

**辩证**：阴虚血热，冲任不固所致滑胎。

**治法**：滋阴清热，补肾固冲安胎。

**方药**：熟地黄20g，地黄20g，白芍20g，枸杞子20g，何首乌15g，阿胶^(烊化)15g，银柴胡20g，地骨皮20g，青蒿15g，狗脊20g，续断20g，龟甲15g。7剂，水煎服，日1剂，早晚分服。

**二诊**：10月12日，腰痛，手足心热有所缓解，大便1~2日1行，不干。余症仍见，舌脉如前。继守上方加决明子20g，菊花20g。服法同前。并嘱咐家人，让病人多食水果、蔬菜清淡之品，忌食辛辣，尽量减少活动，并要保持心情舒畅。

三诊：11月6日，自述头晕目眩、视物不清基本消失，唯觉周身无力，腰酸，脉滑而细。知其热势已去，正气不足为之，继以上方减青蒿、银柴胡，加黄芪25g补气升提，以助安胎之力；加杜仲20g，桑寄生20g补肝肾，固冲任以安胎元。按上法煎服。

四诊：11月29日，患者在家人陪同下来院就诊，现已停经3个半月，诸证悉除，近日出现乳胀，切其脉滑而有力。建议进行B超检查，结果提示：宫内见胎动，胎心良好。全家甚是喜悦。嘱其再服汤药10剂，而后用保胎丸，每日3次，每次1丸，连服1月，方可保其无恙。

1973年5月26日剖腹产下1女婴，母女平安。

按语：此案属婚后数堕胎者。屡孕屡堕使肾气大伤，阴血大亏。胎儿居于母体全赖气以载之，血以荫之，气阴两伤，胎无所生则堕矣。该患初诊时，虽以肾虚为本，但见阴虚血热为急，热既可煎烁津液，又可扰动血室伤及胎元。故以清虚热为先，兼以补肾固冲安胎。方中银柴胡、地骨皮、青蒿，清热凉血，退热除蒸，《本草正义》：银柴胡"退热而不苦泄，理阴而不升腾，固虚热之良药"。熟地黄、地黄、白芍、枸杞子、何首乌滋阴补血，以调冲任，《本草经疏》云：枸杞子"润而滋补，兼能退热，而专于补肾、润肺、生津、益气，为肝肾真阴不足，劳乏内热补益之要药"。阿胶、龟甲血肉有情之品，能吸纳肝肾泛滥之虚阳，以其补血养血敛阴为主；续断、狗脊以补肝肾，强腰膝，固冲安胎为要。全方配伍得当，药到病除，堪称良方。但韩老谆谆告诫，勿以一方一法，用于千变万化的病情，要掌握随证加减，尤其对于胎产之疾，更应慎之又慎。

**案3** 王某，女，28岁，哈尔滨搪瓷厂保管员。1991年12月初诊。

现病史：该患婚后1年，近足月顺产1男婴，婴儿存活两天。以后4年内连续发生堕胎、小产4次，一般发生在妊娠7、5、3个月之间，每次滑胎月份逐渐提前。曾经中西医多处医治，效果不佳。查男女双方染色体无异常；母儿血型无排斥现象；宫颈、子宫正常。末次发生在1990年5月。近1年余，一直避孕，不敢再次怀孕，病人及家人为之极其苦恼，尤其是年近八旬的祖母，更是心急如焚，每得知孙媳流产的消息，则失声痛哭。12月经友人介绍前来求治。其患形体虚胖，动则汗出气喘，平素腰酸，头晕耳鸣，记忆力减退，五心烦热，口干少欲饮水，大便秘结，舌红苔薄，脉沉细。问其经事，该患说：月经尚规律。

辨证：患者素体肾气不充，加之产堕数次，致肾气愈虚，精血更亏，故而出现平素腰酸，头晕耳鸣，记忆力减退，动则汗出气喘；阴虚内热，消烁津液则口干少欲饮水，大便秘结。

**治法**：据其病证，韩老按中医"预培其损"的原则，告知患者，暂避孕数月，先予中药调治。

**方药**：给予熟地黄15g，续断15g，桑寄生15g，山药15g，杜仲15g，白芍20g，五味子15g，地骨皮15g，牡蛎20g，阿胶（烊化）15g，龟甲20g。7剂，水煎服，日1剂，早晚分服。

**二诊**：1992年1月5日，患者自诉腰酸、汗出、五心烦热等症明显好转，仍有头晕耳鸣，口干，大便秘结，舌脉同前。效不更方，继守前方减牡蛎；加麦冬20g，枸杞子20g。再按上法服用。

**三诊**：1月20日，汗出、五心烦热已除，口渴不甚，大便通畅。唯有腰酸、头晕未解，并时有乏力之感。舌淡红，脉缓而无力。知其标症已去，本虚已显。应以扶正为主。仍按上方去地骨皮、麦冬，加女贞子20g以增加补肾填精益髓之力。服法同前。

**四诊**：2月7日，患者自诉，诸证悉除，无所苦，经水于2月2日来潮，询问何时可以怀孕。韩老告知，再进月余，并以自然现象喻之："欲要花枝叶茂，土壤须要肥沃。"该患遵医嘱又服30剂。

**五诊**：3月21日，患者告之月经过期半月余，择食喜酸，恶寒，倦怠，切其脉略滑缓，舌尖偏红。此乃受孕之征象。由于该患以往发生多次流产，且月份较大，故需长期治疗，韩老为减其患者久服汤药之苦，令汤丸交错服用，投一料草药，为细粉末，蜜炼成二钱重丸，每次1丸，日服3次。汤方仍以补肾填精，固冲安胎为原则，随证加减，隔日1剂，早晚服，并让其放松紧张的情绪，视病证变化再诊。其患因盼子心切，十分配合治疗，遵医嘱服用至孕后28周时，告其可以停服药物。但患者恐惧发生早产胎儿不能存活的现象，坚持药物防治，故又嘱咐再服15剂，每周2剂，1剂服2天。

**六诊**：11月28日，患者来院进行产前检查，B超提示：妊娠38周，头位，双顶径91mm，胎心142次/分，胎盘成熟度Ⅰ级，羊水最大径40mm，正常单活胎。见此报告，医患心中都很欣慰，令停药等待产期到来。于1992年12月10日王某顺产1男婴，婴儿体重7.8斤，哭声响亮。合家为得四世同堂而大庆。

**按语**：胎漏、胎动不安相当于西医学的先兆流产；滑胎相当于西医学的习惯性流产；堕胎、小产相当于西医学的难免流产。治疗上：胎漏、胎动不安、滑胎以固冲安胎为其大法；而堕胎、小产多以下胎益母为其原则。它们之间有着紧密的关系，胎漏、胎动不安如果病情加重可发展成堕胎、小产；连续3次以上的堕胎、小产，即成滑胎。《叶氏女科诊治秘方》："妊娠三月，未成形而胎下者，为堕胎，五月而堕者，为小产，七月而堕者，为半产。此皆重于大产，但人视为轻，忽而殒命者有之。治宜补血益气，生新去瘀。"所以告诫妇女流产之后要慎重调养，不可忽视，以防后患。一经出现胎漏、胎动不安的症状，便应立即求医用药，采取适当的防治措施，防止病情进一步发展。若已成为习惯性流产，要向病人详细交代治疗方案，在未孕之前以补益脾肾、调理冲任为主。补脾既是补后天使气血生化有源，补肾既是益精血以固冲任，然精能化血，血能生精，精血互生。当气血充盛，肾气坚固时再思孕育，受孕之后应以固冲安胎为大要，固冲之根本在于补肾，《景岳全书·妇人规》言："凡妊娠之数见堕胎者，必以气脉亏损而然……况妇人肾以系胞，而腰为肾之府，故胎妊之妇，最虑腰痛，痛甚则坠，不可不防。"这充分说明了妊娠与肾之间的密切关系。预培其损、补肾固冲是为防治滑胎的大法。此外，还应告知患者，受孕后要注意避免精神过于紧张，保持心情舒畅，慎起居，避风寒，孕后前3个月禁房事，劳逸适度，方可保母婴安康。

### 妊娠肿胀验案三则

**案1** 韩某，女，27岁，医务工作者。1977年6月初诊。

**现病史**：该患身怀有孕6月余，自述1月前出现下肢及头面浮肿，逐渐加重，双足难以入鞋，晚上两足有胀裂感，故请韩老医治。经全身检查血压、尿常规、生化指标均未发现明显异常。问其是否喜欢咸食，饮水多少，小便如何，曰：平素腰酸腿软，喜淡食，饮水不多，小便不多，一昼夜仅2~3次，且排出量少，四肢不温，带下清稀。查其舌质淡润，脉滑缓。

**诊断**：子肿。

**辨证**：素体肾阳不足，孕后肾气更虚，膀胱气化失职，水湿不运，溢于肌肤所致。

**治法**：温肾助阳，健脾渗湿安胎。

**方药**：渗湿汤加减（韩百灵经验方）。

山药20g，白术20g，茯苓20g，泽泻10g，巴戟天20g，菟丝子20g，桂枝10g，黄芪20g，陈皮15g，防己15g，甘草5g。7剂。

**二诊**：服药1周后再诊，患者浮肿明显消失，手足稍温，小便较前增多，唯腰痛乏力不减，舌质如前，脉滑略有力。仍守原方加杜仲20g，续断20g，牛膝15g。再进5剂。而后诸证悉除。

**案2** 张某，女，26岁，教师。2003年4月21日初诊。

**现病史**：患者身怀有孕7月余，双足浮肿，皮肤粗厚，休息后有缓解，两胁胀满，胸闷，食欲欠佳，二便正常。舌质淡红，苔白滑，脉弦滑。化验室：各项检查指标未见异常。

**诊断**：子肿。

**辨证**：患者素体气血虚弱，下元不足，妊娠晚期，由于胎体长大，气机流通失畅，致使水液输布受阻，湿气下注而足踝部浮肿。

**治法**：益气养血，健脾渗湿安胎。

**方药**：当归15g，白芍20g，党参20g，山药20g，白术20g，茯苓20g，陈皮

15g，木香6g，炙甘草10g。

二诊：4月28日，患者自觉诸症明显减轻。舌质淡红，脉滑。仍守上方去木香加阿胶（烊化）12g，砂仁10g。

又进3剂后患者症状全部消失。

按语：韩老认为，本病发生的根本在于脾肾两虚，而病理因素在于水湿，属本虚标实之证也，治疗时应先祛湿以解母病之苦，后勿忘健脾益肾以祛湿治本，用药时当注意"衰其大半而止"。妊娠肿胀是指妊娠中晚期，肢体面目发生肿胀者，亦称"子肿"。本病相当于西医学的妊娠高血压综合征、妊娠水肿。据流行病学调查，妊娠高血压综合征的发病率约9.4%，临床上以高血压、蛋白尿、浮肿，严重时出现抽搐、昏迷，甚至母婴死亡为主要表现。中医学的妊娠肿胀相当于其轻症。妊娠肿胀是孕妇的多发病，做好产前检查是十分必要的，另外加强营养、适当休息对本病也有一定意义。

**案3** 刘某，女，33岁。1979年5月初诊。

现病史：患者妊娠3月余，出现面目肌肤肿胀，继而波及下肢，怕冷尤甚，棉衣裹身仍不觉热。纳差，腹胀，腰酸乏力，夜尿频数，5~6次，大便溏稀，眠差。舌质淡白，脉沉缓而略滑。辅助检查：尿常规无明显异常，肾功无明显异常。

辨证：脾肾阳虚，水失运化。

治法：温补脾肾，化气去湿。

方药：地黄20g，山药20g，巴戟肉20g，山茱萸20g，续断20g，茯苓15g，泽泻15g，炒白术15g，菟丝子20g。7剂，水煎服。

二诊：来诊时已脱去棉衣，自述肿胀减轻，小便夜晚2~3次。上方继进5剂。

按语：隋代巢元方《诸病源候论·妊娠胎间水气子满体肿候》："胎间水气子满体肿者，此由脾胃虚弱，脏腑之间有停水，而挟以妊娠故也。"又说："初妊而肿者，是水气故多，儿未成具，故坏胎也，坏胎脉浮者，必腹满而喘。"指出妊娠肿胀的病因病机和妊娠肿胀腹满而喘者容易出现坏胎。《经效产宝》云："妊娠肿满，由脏气本弱，因产重虚，土不克水，血散入四肢，遂致腹胀，手足面目皆浮肿，小便秘涩。"清代肖慎斋《女科经纶》引何松庵语云："妊娠三月后，肿满如水气者，古方一主于湿，大率脾虚者多。"韩老认为脾虚日久常波及于肾，致使先后两天互相影响而发为本病。该患畏寒，纳差，腹胀，腰酸乏力，夜尿频多，便稀乃脾肾阳虚之证，故投以地黄、山药、巴戟肉、山茱萸、茯苓、泽泻等补肾阳，祛水气；佐以续断、菟丝子、白术健脾安胎，固其胎元。全方共奏健脾益肾祛湿安胎之功，使水湿得去，胎元自安。

## 子痫验案二则

**案1** 胡某，女，30岁，哈尔滨二毛厂工人。1975年10月7日初诊。

**现病史：** 患者身怀六甲7月有余，1月前出现头晕目眩，逐渐加重，近日益甚，颜面胀红，全身肿胀，下肢浮肿较甚，双足难以入鞋，夜卧难眠。去西医院诊治，确诊为"妊娠中毒症"建议住院，本人拒之，遂来我院求于中医诊治。该患有高血压病家族史，其面色紫红，语声高亢，膝关节以下浮肿，便燥，舌质干红，脉弦滑有力。查：血压190/135mmHg，尿蛋白（++）。病情较为严重，为防止发生意外，建议入院观察治疗，但患者还是坚持不允。故予以清热凉血、平肝潜阳、固冲安胎之药3剂，视病情再作斟酌。

**辨证：** 阴血不足，肝阳上亢。

**治法：** 清热凉血，平肝潜阳，固冲安胎。

**方药：** 羚羊角（单煎频饮）3g，龟甲20g，钩藤20g，牡蛎20g，地黄20g，当归15g，白芍20g，黄芩15g，茯苓20g，大腹皮10g，黄芪30g，甘草5g。3剂，水煎服，日1剂，早晚分服。

方中羚羊角入肝、肺两经，清热凉血；钩藤平肝清热、息风定惊，二药相伍治疗热之极而引起的惊风抽搐。龟甲、牡蛎，平肝潜阳，益肾健骨，养血补心，重镇安神。《本草备要》曰：龟甲"补心益肾，滋阴资智，性灵故资智，通心益肾以滋阴。治阴血不足，劳热骨蒸，腰脚酸痛……阴虚血弱之症"。地黄、当归、白芍清热凉血，养血敛阴。茯苓、大腹皮、黄芪补中益气，行气宽中，淡渗利水，行水消肿。黄芩、甘草清热泻火，凉血安胎。全方配伍，共奏滋阴清热、平肝潜阳、利水消肿、安胎之效。

**二诊：** 10月10日，患者面色紫红明显减轻，自述头晕、全身肿胀、睡眠均有改善。双足浮肿消退不明显，舌红少苔，脉弦滑略数。血压160/128mmHg，尿蛋白（+）。病情有所缓解，继守上方加防己15g，以增强利水消肿的作用。令其再服5剂。《本草拾遗》记载：防己"主水气……宣通"《本草求真》："防己，辛苦大寒……善走下行，长于除湿……"。韩老临证时常用其消足肿。

**三诊：** 10月16日，服上药后，果然足肿大消，大便通调，血压125/90mmHg，蛋白尿（+-）。韩老遵古训"衰其大半而止"将上方进行调整，另立滋补肝肾、平肝养血、固冲安胎之法。投熟地黄20g，地黄20g，山茱萸20g，续断20g，桑寄生20g，阿胶（烊化）15g，女贞子20g，白芍20g，龟甲20g，羚羊角3g。7剂，服法同前，以资巩固病情。

**四诊：** 10月25日，患者血压平稳，尿蛋白完全消失，神清梦稳，无疾之感。舌质正常，苔薄，六脉滑利。嘱其停药，控制情绪，避免激动，忌酒类辛辣食物，可保无虞。

1975年12月19日胡某顺产1女婴，母婴健康。

**按语：** 此案病人除有遗传性高血压病史外，平素性躁易怒，肝郁化火，火热消烁阴精，孕后阴血下聚冲任，阳气易浮，致阴虚阳亢，火热上扰清空，故见头晕目眩，颜面胀红；热扰心神，则夜卧难眠；肝郁克脾，水湿不运，溢于肌肤，则面浮肢肿，湿邪流于下焦，故足肿尤甚；肝肾为母子之脏，水火之宅，子病及母，而致母子同病。本病从阴阳来论，属阴虚阳亢；从脏腑辨证，与肝、脾、肾三者之虚密切相关。因此韩老认为，造成本病的主要原因本虚标实，水不涵木，致肝阳上亢；脾虚水湿泛溢则肿，韩老本着"急则治标，缓则治本"的原则，中病即止，其后再予治本而调之，故获全胜。

韩老强调指出：子晕、子肿、子痫三病的病因、病机大多一致，其病症各有侧重，临床中眩晕、子肿可单个出现，成为一个独立的疾病，又可同时发生在子痫病中，诊治时应审慎，随症之变化而加减用药，勿偏执一方。韩老主张治疗以上疾病要本着"未病先防"和"已病防变"的治疗原则，并用"水未来先筑坝"的哲理喻之，其目的要防患于未然。

**案2** 晋某，女，31岁，本院职工的胞妹，1976年5月3日初诊。

**现病史**：患者婚后自然流产2次，现妊娠36周余，近1周头痛眩晕，如立舟车，视物不清，心烦不宁，口干，手足心热，今晨突然神志不清，四肢抽搐，牙关紧咬，少许自还，下肢轻度浮肿，舌红绛无苔，脉弦滑有力。查：血压210/170mmHg，无蛋白尿。

**辨证**：素体阴虚，肝阳偏亢，肝风内动，而致子痫。

**治法**：滋阴清热，平肝潜阳。

**方药**：地黄20g，牛膝15g，石决明20g，牡蛎25g，龟甲20g，白芍20g，菊花15g，钩藤15g，黄芩15g，木贼20g，杜仲20g，山茱萸20g，麦冬15g，羚羊角（单煎频服）5g。3剂，水煎服，日1剂，早晚分服。

**二诊**：5月8日，服药后自觉诸证减轻，近两日未出现抽搐现象，查血压180/145mmHg，舌质红润，脉弦滑。守上方去麦冬，加桑叶15g以增强清肝泻热之力，加女贞子20g以滋补肝肾、养阴明目。再服4剂。

**三诊**：5月13日，诸症消失，血压135/90mmHg，舌质正常，脉滑利。建议停服汤剂，续用杞菊地黄丸1周，以巩固疗效。

5月22日，自觉有动产迹象，家属考虑患者属于大龄产妇，为确保安全，选择行剖宫产术，产下1男婴，母子平安。

**按语**：本患婚后2次流产，致肾气受损，肾精匮乏，当体内阴血不足之时，阳气易亢，故头痛眩晕；目得血能视，精亏血少，则视物不清；阴虚生内热，热邪上扰神明，则心烦不宁；肝风内动，风火相煽，则神志不清，时而抽搐；舌脉均为阴虚阳亢之征象。故韩老投以大量滋阴清热、平肝潜阳之药。方中地黄、黄芩、菊花、麦冬、白芍滋阴清热，凉血安胎，兼以祛风明目；石决明、木贼平肝潜阳，清肝明目退翳；牡蛎、龟甲滋阴补血，平肝潜阳，重镇安神。钩藤清肝热，息风止痉；杜仲、山茱萸、牛膝补肝肾，强腰膝，且能安胎。以上药物无一虚发，味味中病，故而药到病除。

妊娠痫症相当于西医学中的重度妊娠高血压综合征中的子痫，是产科危急重症，做好产前检查对预防子痫的发生和发展有重要的意义。中医对妊娠痫症的治疗有其特色，韩老以羚羊钩藤汤加减治疗妊娠痫症颇有疗效。但韩老更主张在出现子痫前驱症状时提前用药，对子痫的发生有很好的预防作用。临证时要注意以下几点：①子痫发病前是有预兆的，如头痛、头晕、眩晕、恶心、呕吐等。②发病的前驱症状容易被忽视，或误以外风医治，而失去最佳的治疗机会。提倡早期发现，及早治疗。③妊娠痫症发病急，病情险。最好入院医治，以防发生殒命。④选药用方，需辨证论治，《杏轩医案》中应用古方"羚羊角散"本无疑义，但是由于本病案是属于阴虚火炽，经脉空疏，精不养神，血不养筋，神魂失守而致风动者，非外风引起，故不可牵强的应用原方，应注意辨证施治。

## 产后发热验案二则

**案1** 刘某，女，27岁，已婚。1979年5月初诊。

**现病史**：产后3日，发热恶寒，恶露涩少，色紫黯有块，小腹硬痛拒按，见面深红，舌紫黯，舌边尖有瘀斑，脉弦涩有力。观此脉症，属瘀血型产后发热。

**辨证**：瘀血停滞，阻碍气机，营卫不通，郁而发热。

**治法**：通经活血行瘀。

**方药**：川芎15g，当归15g，桃仁10g，炮姜10g，炙甘草10g，牛膝15g，红花15g，丹参20g。5剂，水煎服，日1剂。

**二诊**：5日后复诊，自诉服药后阴道流血量增多，无血块，2日后量渐少，无发热恶寒，自觉倦怠乏力，上方减桃仁、红花，加黄芪20g，山药20g。连用5剂，可保痊愈。

**按语**：韩老认为瘀血致产后发热者，应通经活血以行瘀，瘀去热症自除，因而在生化汤的基础上又酌加牛膝、红花、丹参以增通络活血之功。如《沈氏女科辑要笺正》云："……如其瘀露未尽，稍参宣通，亦即泄降之意，必不可过与滋填，反增其壅。"

**案2** 张某，30岁。已婚，1945年9月14日初诊。

**现病史**：剖宫产术后3天不慎感凉，先见发热38℃以上，随后寒热往来、咽干、口干、头晕目眩、食欲不振，时有呕恶，周身酸痛。乳水正常，恶露色黯红，无腹痛，二便通调。舌苔薄白，脉弦。

**辨证**：邪入少阳，枢机不利而致产后发热。

**治法**：扶正祛邪，和解少阳。

**方药**：柴胡15g，炒黄芩15g，党参10g，姜半夏10g，炙甘草5g，当归15g，益母草15g，生姜3片，大枣5枚。3剂，水煎服。

**二诊**：9月19日。服3剂后，发热即除，纳稍增。上方加炒白术15g。5剂，病症即除。

**按语**：《伤寒论》云："妇人中风，七八日续得寒热，发作有时，经水适断者，此为热入血室，其血必结，故使如疟状，发作有时，小柴胡汤主之。"韩老勤求古训，对仲景之学深有研究，他认为妇人产后，恶露刚净，其营卫俱虚，外邪乘隙而入发为本病。伤营则寒，伤卫则热，故见寒热往来；未见恶寒，未见里热，邪在少阳半表半里之间；胆热犯胃，胃失和降，故见恶心，纳差；营卫被遏，寒邪收引，气血运行不畅，肌肤筋脉拘挛，故见全身酸痛。方中柴胡苦平，入肝胆经，清解表里之邪，疏利气机，和解少阳，为君药。黄芩苦寒，清泄少阳之热，为臣药。胆气犯胃，胃失和降，佐以半夏、生姜和胃降逆止呕，党参、大枣益气健脾，顾护脾胃，扶正以祛邪。而患者寐差盗汗，入夜定时汗出，乃少阳枢机失利，阴阳血气不相顺接之故。以小柴胡汤和解少阳枢机，调畅阴阳血气。守原方加减10余剂愈。

## 产后恶露不绝验案二则

**案1** 李某，女，28岁，已婚。1982年春初诊。

**现病史**：产后3周，恶露仍然不断，血色浅淡，清稀量少，小腹无胀无痛，或微痛不拒按，头眩倦怠，动则汗出，语言无力，精神不振。望其形体不丰，面色㿠白，舌质淡润，脉虚缓。

**辨证**：气虚不顾，血失统摄。

**治法**：益气升陷，固冲止血。

**方药**：黄芪20g，人参15g，白术15g，甘草10g，陈皮15g，当归10g，升麻10g，柴胡10g，生姜10g，大枣10枚，鹿角胶15g，艾叶炭10g。4剂，水煎服。

**二诊**：进药4剂后，恶露量少，自觉精神渐佳，汗出减少，继以上方服5剂，诸症自愈。

**按语**：孕妇产时亡血伤津耗气，致产后气虚无力统摄血液，下血持续不断，治当以益气固冲为要，方选补中益气汤益气升提，又用鹿角胶、艾叶炭以温胞养血止血。其治法正切中产后多虚多瘀的论点，故而药到病除。

**案2** 张某，女，26岁。1992年8月28日初诊。

**现病史**：产后2月余恶露不绝。患者1992年6月4日产1男婴，产后7~8天恶露量中等，色鲜红，而后阴道持续少量出血，色时红时黯，血块频下，无腰酸腹痛。现哺乳，乳汁量少，质稀，无乳胀。纳寐可，二便调，舌黯红，苔薄白，脉细涩。妇科B超示：子宫大小48mm×38mm×48mm，内膜5mm。

**辨证**：瘀血阻滞，血不归经。

**治法**：活血行瘀，兼以止血。

**方药**：王不留行10g，当归15g，川芎15g，地黄15g，赤芍15g，桃仁15g，红花15g，牛膝15g，厚朴15g，黄芩炭10g，炮姜炭5g，益母草15g，甘草5g。5剂。

**二诊**：1992年9月2日，患者阴道仍有少量出血，血块量少。守上方加鱼腥草15g，蒲公英15g，败酱草15g。7剂。

一周后，患者血止，无所苦，嘱其避风寒，忌食生冷。

**按语**：产后气血耗伤，血亏气弱，胞宫、胞脉多空虚，外邪极易乘虚而入，以致气血运行失畅致瘀，瘀阻冲任，血不归经，故恶露淋漓不净。治以活血化瘀为主，兼以止血。方中以王不留行为君药，合益母草、川芎、桃仁、红花、牛膝共奏活血化瘀之功。炮姜炭温经通脉"血得温则行"，并且炮姜炮制为炭止血功效强。厚朴味苦辛，性温，"为温中下气之要药"，行气活血，气行则血行。黄芩炭凉血止血，以防瘀久化热。地黄、赤芍、当归滋阴养血活血，使祛邪不伤正。甘草调和药性。二诊时，患者仍有少量的阴道出血，予鱼腥草、蒲公英、败酱草清热解毒以止血。韩老认为，血瘀日久易化热酿毒，故佐加清热解毒之品，临床上常常收效甚佳。

### 产后胞宫内痈验案二则

**案1** 李某，女，30岁，已婚。1965年夏初诊。

**现病史**：产后五六日恶露涩少，继而点滴不下，小腹硬痛，手不可近，按之有鸡卵大包块，高烧达39度以上，经省、市各大医院确诊为"急性盆腔炎"。曾注射各种抗生素和内服解毒化瘀药，但体温持续不降，小腹疼痛加剧，包块日益增大，先后服活血化瘀中药数剂，亦无效果，故转入我院医治。查体：见面色深红，唇舌紫黯而干，苔黄燥，语音高昂，呼吸急促，心烦不宁，口苦饮冷，食入即吐，大便不通，小便如茶，身有寒热，阴道不断流出污浊败血，恶臭难闻，按其腹部硬痛有块如儿头大，发热40℃以上，脉弦滑而数。

**辨证**：临产感染毒邪，恶血不下，蕴结成痈，溃败成脓。

**治法**：清热解毒，活血化瘀。

**方药**：金银花25g，连翘20g，大黄5g，牡丹皮15g，桃仁15g，蒲公英20g，紫花地丁20g，石膏<sup>（先煎）</sup>20g，三棱10g，莪术10g，穿山甲15g，黄柏10g，乳香15g，没药15g。2剂，水煎服。

**二诊**：服后1日内腹痛加剧，阴道流出大量脓血，恶臭难闻；泻下燥粪数枚，便尿混赤；体温降至37℃，腹内包块已减大半，小腹稍软，手已可近，口干不甚渴，饮食稍进，脉滑数无力知其胞内余脓未尽，败血未除。仍守原方减石膏，加姜黄15g以行恶血。

**三诊**：又服2剂，服后下黑紫血块，小腹已无胀痛，二便通调，饮食增进，精神如故，体温正常，唯神疲乏力，喜多眠而易疲倦，六脉弦细而缓，此乃病后气血亏损之征，又以补血益气之品调理善后。

**方药**：人参10g，当归15g，白芍15g，地黄15g，牛膝15g，麦冬15g，龟甲

20g，山茱萸15g。嘱其连续服4剂，调治1周，痊愈出院。

**按语：** 大黄牡丹汤出自《金匮要略·疮痈肠痈浸淫病脉证并治第十八》："肠痈者，少腹肿痞，按之即痛如淋，小便自调，时时发热，自汗出，复恶寒。其脉迟紧者，脓未成，可下之，当有血。脉洪数者，脓已成，不可下。大黄牡丹汤主之。"原方为"大黄四两，牡丹一两，桃仁五十个，瓜子半升，芒硝三合"。原煎服法为："上五味，以水六升，煮取一升，去滓，内芒硝，再煎沸，顿服之，有脓当下；如无脓，当下血。"

大黄牡丹汤原方是用于热毒蕴结于肠，气血瘀滞不通所致的病证，是以活血祛瘀兼以清热为法，从而取得散结消肿之功。方中大黄清热解毒，祛瘀通便；丹皮凉血散瘀为君，芒硝助大黄清热解毒，泻下通便为臣；桃仁、牡丹皮活血化瘀为佐，冬瓜仁排脓散结为使。五味合用，共奏泻热逐瘀、散结消痈之功。

"胞宫内痈"一证，前人鲜有论述。至若恶露不下，明代楼英在《医学纲目》中说："产后恶露方行，忽然渐少，断绝不来，腹中重痛，此由血滞，宜桃仁汤；如有大痛处，必作痈疽，当以痈疽法治之"。阐明产后恶露不下可以成痈。本案在辨治上抓住毒热、血瘀、痈脓三者，宗仲景大黄牡丹皮汤和《妇人大全良方》桃桂当归丸之意，据证化裁，切中病变，获得良效。

**案2** 刘某，女，35岁。1973年3月3日初诊。

**现病史：** 患者产后恶露不净，淋漓半月余，小腹绵绵作痛，按之有块，发热但热势不高，曾在西医院注射消炎药，热势稍有减退后，继而又发，小腹疼痛加剧。现倦怠乏力，心烦，口渴而不欲饮水，纳可，眠差，二便调。舌绛而干，有瘀斑，脉细数而涩滞，尺脉沉。

**诊断：** 产后胞宫内痈。

**辨证：** 产后气血两虚，瘀血阻滞。

**治法：** 益气养血，活血消癥。

**方药：** 熟地黄20g，人参10g，当归20g，白芍15g，川芎10g，三棱10g，莪术10g，大黄5g，牡丹皮15g，桃仁15g，蒲公英20g，紫花地丁20g。5剂，水煎服。

**二诊：** 3月10日，服药后阴道流出大量暗色血液，黏稠，小腹疼痛稍减。仍有倦怠乏力，便稀。守上方减熟地黄，加炒白术15g，茯苓15g，桂枝15g。5剂。

**三诊：** 3月16日，服药后流血量减少，腹痛消失。患者及家人甚喜，要求巩固3剂。病情痊愈。

**按语：** "胞宫内痈"古人多以实邪论之，常用攻伐之品。韩老认为治病当求其本，"虚则补之，实则泻之，不虚不实当和之。"该患者乃是产后气血匮乏，气虚血瘀，阻于胞宫所致。故而予以熟地黄、人参、当归、白芍补其虚，恢复正气，使气旺则血行；继以三棱、莪术、大黄、桃仁活血祛瘀去其实；佐以牡丹皮凉血消痈，去其瘀滞之火；蒲公英、紫花地丁清热解毒。二诊加以桂枝茯苓丸使瘀血去而新血生。全方药无虚发，皆能中病，而无须担忧伤其正气。

## 产后缺乳验案二则

**案1**　陈某，女，22岁，已婚。1988年6月初诊。

**现病史**：产后4日，乳汁量少，点滴即止，乳房无胀无痛，眩晕，倦怠，气短汗出。诊查：患者肌肉消瘦，皮肤不润，面色萎黄，舌质淡润，脉虚缓。

**辨证**：气虚血少，乳汁缺乏。

**治法**：健脾和胃，益气养血。

**方药**：人参15g，白术15g，茯苓15g，甘草10g，当归15g，白芍15g，川芎10g，熟地黄15g，王不留行15g，通草15g，黄芪15g，麦冬15g，桔梗15g。猪蹄汤煎药，日1剂。

**二诊**：乳汁量较前增多，食欲增加，以上方继服4剂。

**三诊**：乳汁量较前增多，自觉精神如常人，以八珍汤加味调服再进5剂，可保安康。

**按语**：韩老认为，产后缺乳，虽有虚实之分，但在临床则属虚者多见，产妇平素气血不足，产时耗气损血，气虚血少不能蒸化乳汁而致缺乳，治当健脾和胃、益气养血，方选八珍汤合通乳丹，既补其虚，又通其络，使化源充足，乳汁自下。

**案2**　张某，女，28岁。1996年6月7日初诊。

**现病史**：患者产后10天，因与家人发生争吵而乳汁稀少，乳房胀痛，善太息，两胁胀痛，口苦，纳呆，夜寐欠佳，易醒，舌质淡红，苔薄，脉弦。

**辨证**：肝气郁阻，乳汁不下。

**治法**：疏肝解郁，通络下乳。当归20g，白芍20g，王不留行15g，柴胡15g，枳壳15g，川楝子15g，桔梗10g，路路通10g，漏芦10g，黄芩10g，甘草10g。7剂，水煎服，兑入猪蹄汤适量同服。

**二诊**：1996年6月15日。服药后患者乳汁量多，乳房及两胁胀痛消失，口苦减轻，饮食尚可，要求食疗。嘱其多食清淡饮食，补充营养，多喝汤类等，并要调控情绪。

**按语**：《傅青主女科》云："少壮之妇，于生产之后，或闻丈夫之嫌，或听翁姑之谇，遂致两乳胀满疼痛，乳汁不通，人以为阳明之火热也，谁知是肝气郁结乎……明明是羞愤成郁，土木相结，又安能化乳而成汁也。治法宜大舒其肝木之气，而阳明之气血自通，而乳亦通矣"。韩老认为该患者因郁怒伤肝，肝失条达，气滞乳络，致使乳汁不下。故而选用行气药王不留行、柴胡、枳壳、川楝子等舒达肝气，调畅气机；当归、白芍滋养肝血；路路通、漏芦通络下乳。肝气得舒，乳汁自下，诸症悉除。

## 产后遍身疼痛验案二则

**案1** 张某，32岁，某厂工人。1975年春初诊。

**现病史：**产后40余日遍身疼痛不得动作。经其邻人于某介绍来门诊就医。问其病情和治疗经过，据云：此是第2产，产时流血过多，满月后继续流血，但无所苦。近来全身无力，四肢麻木，关节疼痛异常，于是请医调治。诊为外感风寒、血滞经络而致疼痛，投以疏散解表活血之辈，服中药10余剂病势有增无已，关节疼痛加剧，昼夜不息，四肢屈伸不利，手足心干热，失眠善惊等。望其面色淡白，两颧红赤，唇舌色淡、苔少津；听其语言低微无力，呼吸气短；诊其脉象弦细稍数。

**辨证：**产后阴血大亏，百骸空虚，筋脉失养。

**治法：**滋阴补血，益气生津。

**方药：**当归15g，熟地黄15g，牛膝20g，续断15g，桑寄生20g，杜仲20g，木瓜15g，狗脊15g，白芍20g，龙骨20g，牡蛎20g。令服数剂，1周后再诊。

**二诊：**服药之后，四肢能得屈伸，疼痛减轻大半，睡眠得安。余诊其脉弦细有力，望其精神奕奕，稍能动作，此属阴血将复之征。守上方加龟甲20g，女贞子15g，黄芪15g。以育阴益气生血，扶正祛邪，嘱其再服数剂。

半月后该患前来复诊，余诊其六脉滑利和缓，语言如常，动作自如，知其正气已复，气血充实，唯恐因过劳复萌，又嘱其照前方继服4剂以善其后。

**按语：**产后遍身痛，是指产后出现周身关节痛为主的疾病，有因素体气血不足，产时伤血耗气致使气血更虚，筋脉失于濡养而致。韩老强调临证时详辨虚实，不可妄投疏风通络之药，否则会使气血更伤，病情加重。该患面色淡白，两颧红赤，舌淡、少津；语言低微无力，呼吸气短，一派气血不足之象，并非六淫为患，所以韩老认为是产后阴血大亏，百骸空虚，筋脉失养，投以滋阴补血、益气生津之药，使正气得养，阴血充沛，筋脉关节濡润，屈伸得利，疼痛自除矣。

**案2** 付某，27岁，律师。1975年夏初诊。

**现病史：**1975年6月正常产下一女婴，产后10余日不慎感受风冷，出现周身关节疼痛，活动受限，下蹲后需要他人搀扶才可站起，患者痛苦难言，常常以泪洗面。突得知家人与韩老女儿相识，便出口相求。韩老了解到付某从小在舅妈身边长大，身体偏弱，孕产前身体状况一直不佳，平时手足心热，眠差，食欲不佳，大便偏干，结合脉象。韩老认为该患是素体虚弱，产时复伤气血，腠理不密，风邪客于经脉之间所致。

**辨证：**气血虚弱，风邪客于经脉。

**治法：**补益气血，祛风止痛除痹。

**方药：**党参20g，黄芪20g，当归20g，熟地黄20g，赤芍15g，牛膝20g，桑寄生20g，杜仲20g，防风12g，羌活12g，木瓜15g，地龙15g，地骨皮15g，焦三仙各15g，茯神20g，酸枣仁15g。1周后再诊。

1周后，患者自诉疼痛减轻，食欲增进，睡眠好转。脉弦细，按前方加龟甲20g，枸杞子20g。嘱其再服7剂。

**按语：**此案同为产后遍身痛，亦有素体不足本虚之象，其不同点在于产后汗出当风，风邪乘虚客入经脉，游走于全身，阻滞于筋脉而致疼痛不已。实属本虚标实之证。本着"急则治标，缓则治本"的原则，用防风、羌活、木瓜、地龙等祛风通络止痛的药物治标，同时以党参、黄芪、当归、熟地黄、焦三仙、赤芍等药物益气养血，扶正固本，标本兼顾，药进则病除。

### 不孕症验案四则

**案1** 尹某，女，36岁，职员。1964年9月17日初诊。

**现病史：**结婚十余年未孕，停经5个月，近感乳房、小腹作胀，体态日丰，舌质稍红，苔薄，脉细数。末次月经：1964年4月13日。以往行经量少色淡，2~3天即停。1958年曾经闭四个月，经治疗而愈。妇科检查：宫颈轻度糜烂。诊断：不孕症，月经后期。

**辨证：**痰湿壅盛，胞脉阻滞。

**治法：**理气化浊，宣通脉络。

**方药：**胆南星15g，姜半夏10g，制香附15g，陈皮15g，瓜蒌15g，当归20g，赤芍15g，益母草15g，炒枳壳15g，乌药10g。3剂，水煎服，每日1剂，早晚分服。

**二诊：**9月21日，药后腰酸腹痛如旧，经水未行，仍从前意，再予理气化痰，活血调经。

**方药：**制香附20g，制厚朴15g，姜半夏12g，炒陈皮15g，胆南星15g，当归20g，川芎12g，益母草15g，乌药10g，延胡索15g。5剂，用法同上。

**三诊：**9月28日，昨日经来，量少色淡，经行不畅。腹痛剧烈，自觉少腹冷痛，治以温通经络，通达气机之法。

**方药：**当归20g，制香附20g，延胡索15g，肉桂粉<sup>（冲服）</sup>2g，炒吴茱萸10g，炮姜10g，淫羊藿15g，姜半夏10g，炒陈皮15g，益母草15g，红花15g。5剂。服药后经量较多，色泽转鲜，5日而经净。

**四诊：**11月7日复诊，月经过期1周，恶寒，食欲不振，脉稍滑。查尿HCG（+），告知患者家属已经有喜，要注意房事，勿过劳，清淡饮食，补充蛋白食物。予以芍药桂枝汤加减3剂，水煎，频服。

**按语：**该患者体丰之质，多痰多湿，痰湿壅阻经隧。或脾阳失运，湿聚成痰，脂膏痰湿阻滞冲任，胞脉闭故经水不能如期而至，亦不能受精成孕。治疗首宜条达气机，宣通脉络，蠲化痰浊，使浊邪化而经血调。若一味破瘀通经，必难取效。

首以理气通络化痰调经为治。此后，症见少腹冷痛，经行不畅，一派宫寒之象，原方加肉桂、吴茱萸、淫羊藿、炮姜以温经散寒。血得温则行，得寒则凝，当胞脉得温，痰湿得除，则经水通而孕矣。

**案2** 王某，女，35岁，已婚。1980年夏来诊。

**现病史：** 婚后13年未孕。经各大医院检查，为排卵功能障碍，曾用中西药治疗无效，经友人介绍前来求治。月经赶前错后不定，量少，色黯，时有血块，经前乳房胀痛，烦躁，胸胁胀满。平素腰痛，倦怠乏力，时有头晕耳鸣，舌质黯淡，边有瘀斑，脉沉弦细。

**辨证：** 肾虚肝郁，冲任失调。

**治法：** 补肾疏肝，调理冲任。

**方药：** 熟地黄20g，山茱萸15g，山药15g，白芍15g，续断15g，桑寄生15g，肉苁蓉20g，菟丝子15g，牛膝15g，龟甲20g，牡蛎15g，川芎15g，香附20g，丹参25g，王不留行15g。7剂，水煎服，日1剂，早晚分服。

**二诊：** 服药后腰痛大减，头晕耳鸣减轻，乳房微胀，舌质略黯，苔薄白，脉弦滑。仍守上方，再进7剂。

**三诊：** 月经来潮两天，量较前多，未见血块，经前烦躁消失，腰痛未作，舌质正常苔薄白，脉缓。上方去丹参、王不留行，加巴戟天20g。更进7剂。

1981年该患正常产下1男婴，阖家欢喜。

**按语：** 中医治疗不孕症，重点在于调经，具体有调肝、补肾、化痰诸法，王清任更有逐瘀一说。肝郁、肾虚导致的妇女不孕，在临证中较为常见。盖肾为先天之本，元气之根，关乎生殖；肝司血海，疏泄为用，封藏固秘，疏泄以时，胞宫蓄溢有常，才能经事如期，摄精成孕。若先天不足，或后天房事所累，或欲念不遂，情志抑郁，则易肾虚肝郁而导致不孕。若堕胎、小产、滑胎而后致不孕者，当责之于肾，治必无误。

**案3** 赵某，女，28岁，已婚。1996年2月8日初诊。

**现病史：** 婚后3年余未孕，现经水两个月未行，尿妊娠试验阴性，望其神形全无病态。自诉腰酸乏力。18岁初潮，3~6个月一行。诊其脉象，沉细稍数，两尺尤沉。外院超声：示子宫大小为32mm×29mm×26mm，双侧卵巢见2~3mm卵泡，左侧17个，右侧14个，呈项链状。性激素检测：睾酮（T）92.06nmol/L，雌二酮（E2）<20pg/ml，黄体酮（P）0.42ng/dl，促黄体生成素（LH）16.76mIU/ml，促卵泡生成激素（FSH）3.89mIU/ml。

**中医诊断：** 不孕症，月经后期。西医诊断：多囊卵巢综合征。

**辨证：** 肾虚先天不足所致。

**治法：** 补肾填精，养血调冲。

**方药：** 熟地黄20g，山茱萸20g，枸杞子15g，山药15g，菟丝子15g，淫羊藿15g，杜仲20g，鳖甲25g，龟甲15g，牛膝15g，赤芍20g。7剂，水煎服。

**二诊**：1996年2月16日，服药后经水仍未来潮，腰酸乏力略减，继上方加丹参20g，红花15g，桃仁15g，7剂。

**三诊**：1996年2月27日，末次月经：1996年2月22日，量少，色黯淡，伴有腰酸，昨日经水已净，上方去活血药，加狗脊20g。再进14剂，随诊数次。

**四诊**：1996年5月20日，连续服药2个月后，经水可按期来潮，腰酸乏力消失。嘱其复查超声及性激素。结果回报：性激素各项指标均在正常范围，B超示：右卵巢可见18mm×16mm大小卵泡，建议进行试孕。

**五诊**：1996年7月3日，患者经水40余日未行，伴厌食。尿妊娠试验阳性。次年得顺产1男婴，母婴健康。

**按语**：患者婚后3年未孕、月经不调。属于西医排卵功能障碍性疾病。亦符合中医"月经病""不孕"的范畴，其病机主要责之于肝肾，以肝肾亏虚为突出。韩老从肝肾论之，用经验方"育阴汤"以滋补肝肾、养血调经。方中诸多药物皆入肝肾两经，以滋补肝肾，养血调经；尤以龟甲、鳖甲等血肉有情之品补肾填精。结合患者的个体差异随证加减。经血难下，色紫有块者，加红花、丹参、桃仁活血调经之品，以祛瘀行血。诸药合用，以达到补肾调肝，活血调经的目的，收到满意的效果。

天地以阴阳化生万物，男女本阴阳和而生长。男女交媾必聚精养神，清心寡欲，才能交而孕，孕而育，育而为子。若不知持满，不时御神，思虑无穷，耗气竭精，则心火伤而不降，肾水亏而不升，上下不交，水火不济，阴阳失调，焉有生育之理乎？所以袁了凡说："一曰寡欲，二曰节劳，三曰息怒，四曰戒酒，五曰慎味。"这就是养生求子之道也。

### 男性不育症验案二则

**案1**　王某，男，32岁，已婚，2003年5月12日初诊。

**现病史**：婚后5年未孕，其爱人经检查生殖功能正常。平素腰酸乏力，形寒肢冷，精神萎靡，记忆减退，偶有头晕耳鸣。面色晦暗，形体适中，舌质淡，苔白滑，脉沉迟。检查：精液检查：精子密度$6×10^6$/ml，前向运动a+b级为15.92%，畸形率85%，精子液化时间>40分钟。优生四项检查：抗精子抗体阳性。中医诊断：虚劳，不孕症（肾阳虚型）。西医诊断：弱精子症。

**辨证**：肾阳虚衰，精子匮乏。

**治法**：温补肾阳，佐以填精。

**方药**：巴戟天15g，菟丝子15g，淫羊藿15g，续断20g，杜仲20g，山茱萸15g，牛膝10g，山药10g，白芍10g，牡蛎10g，鹿角胶15g，甘草5g。10剂，每日1剂，水煎150ml，早晚分服。

**二诊**：服药后患者自觉腰酸乏力，畏寒怕冷等症状有所改善，但大便溏薄，仍守上方加白术15g，茯苓20g。继服10剂。

**三诊**：复查精液：精子密度20×10⁶/ml，前向运动a+b级为61.7%，畸形率25%，精子液化时间<40分钟。诸症消失，面有光泽，舌质淡，苔薄白，脉和缓有力。予中成药院内制剂内障丸和育阴丸口服，半月后妻子自测尿妊娠试纸阳性，B超检查明确诊断为"宫内早孕"。

**按语**：韩老认为求嗣必先养精，宜节劳，毋耗其心神，以养血补精；宜戒酒，毋以酒为色媒，以免胎元不固；宜清心寡欲，毋以药而助火，以安神惜精；宜息怒，毋怒伤肝而相火动，以补阴抑火；宜慎味，毋贪肥浓之味，以淡泊之味食疗养精。

**案2**　张某，男，27岁，已婚。2004年1月12日初诊。

**现病史**：婚后2年未避孕而未孕。妻子各项指标正常。平素睾丸潮湿，腰酸，倦怠乏力，记忆减退，手足心热，盗汗，失眠多梦。舌质红，苔白，脉沉细数。检查：精索静脉曲张。诊断：不孕症（肾阴虚型）。西医诊断：弱精子症。

**辨证**：肾阳不足，精子匮乏。

**治法**：滋补肾阴，填精益髓。

**方药**：熟地黄20g，菟丝子15g，续断20g，杜仲20g，山茱萸15g，牛膝10g，山药20g，白芍20g，煅牡蛎10g，浮小麦15g，炒酸枣仁10g，甘草5g。10剂。

**二诊**：服药后患者自觉腰酸乏力症状有所改善，但大便溏薄，仍守上方加白术15g，茯苓20g。继服10剂。

**三诊**：复查精液：精子密度3159万/毫升，a级精子比例33.33%，b级精子比例13.33%，精子存活率77.67%。各项指标基本正常。诸症消失，面有光泽，舌质淡，苔薄白，脉和缓有力。

2月后妻子月经错后，自测尿妊娠试纸阳性，B超检查明确诊断为"宫内早孕"。

**按语**：清代叶天士云："疾病之关于胎孕者，男子则在精，女子则在血，无非不足而然。凡男子之不足，则有精滑、精清、精冷，或临事不坚，或流而不射，或梦遗频数，或便浊淋漓。或好女色，以致阴虚，阴虚则腰肾痛惫。或好男风，以致阳极，阳极则亢而亡阳。或过于强固，强固则胜败不治。或素患阴疝，阴疝则肝肾乖离。此外或以阳衰，阳衰则多寒。或以阴虚，阴虚则多热，是皆男子之病，不得尽诿之妇人也。倘得其源而医治之，则事无不济矣。"对于男性不育症来说，如无特殊病症，中医强调补肾。因肾主藏精，肾亏则精关不固，常表现为遗精、滑精或早泄。肾亏必致气血两亏，故男子不育的中医治法不外乎补肾、益气血。

通过多年的临证，韩老发现很多食物对精子的生成具有一定的促进作用，例如：鱼类、胡萝卜、韭菜等都可以促进精子生成，增强精子的活力。通过研究表明精氨酸是组成精子头部的主要成分，因此，男子不孕可吃一些山药、葵花子、花生仁等含精氨酸的食物。除此以外，香蕉、马铃薯、大豆、核桃仁等都可适当补充，这些食物对提高男性生育能力有着一定的帮助。

## 癥瘕验案二则

**案1** 孙某，女，42岁，已婚。1986年8月初诊。

**现病史**：自觉下腹内有包块，聚散不定，腹痛时增时减，痛无定处，胸胁胀满，善太息，精神抑郁。面色青黯，舌黯苔白，脉弦滑。

**辨证**：肝郁气滞型积聚。

**治法**：调肝理气，活血消癥。

**方药**：木香15g，丁香10g，枳壳15g，莪术15g，青皮15g，川楝15g，小茴香15g，槟榔10g，香附15g，赤芍15g。7剂。

**二诊**：自觉诸症减轻，但仍有腹内包块及腹痛，继以上方加延胡索15g，乌药10g。

**三诊**：自诉诸症明显好转，自觉腹部包块消失，上方减槟榔、延胡索，再进5剂。

**按语**：韩老认为癥瘕、积聚多由情志不遂，郁怒伤肝，疏泄失职，血循不畅，气滞血瘀，久瘀成积，治当以调肝理气、活血消癥为大法。方用香棱丸加活血祛瘀药，并遵"衰其大半而止"的原则，同时顾护正气，以祛邪而不伤正。

**案2** 刘某，女，46岁，已婚。2001年3月26日初诊。

**现病史**：患者于1年前体检发现右侧卵巢囊肿，于2000年10月行右卵巢切除术。一个月前，出现腹部疼痛，自服消炎止痛药，不见好转，于西医院行B超检查：左侧卵巢囊肿大小52mm×45mm。建议手术治疗，患者拒绝，遂求治于韩老。现经水错后2月余，腹部硬痛，口干不欲饮，皮肤干涩，舌紫黯，苔薄白，脉滑涩尺无力。

**辨证**：血瘀水积所致癥瘕。

**治法**：活血化瘀，利水散结。

**方药**：桂枝20g，茯苓20g，白芍20g，桃仁10g，红花10g，鳖甲15g，猪苓15g，泽泻15g，牡丹皮12g，浙贝母10g，牡蛎30g，昆布20g，玄参10g，海藻15g，甘草5g。10剂，水煎服。

**二诊**：4月9日，月经4月6日来潮，量可，左小腹隐痛，舌黯红，苔薄白，脉滑。守上方加当归15g，川芎10g，延胡索15g，乌药15g。10剂，水煎服。

**三诊**：4月20日，服药后自觉气短，舌尖红，苔薄白，脉滑。守上方加夏枯草15g，黄芪30g。连服两月，水煎服。

**四诊**：6月25日，6月20日在某西医院行B超检查：左侧卵巢囊肿19mm×15mm，患者欣喜，仍用上方连服1月余。

**五诊**：8月5日，又去同一医院做B超检查，卵巢囊肿已消失，嘱停药。

**按语**：卵巢囊肿在中医属"癥瘕"范畴，癥瘕即积聚之别名，《医学汇海》："血瘕者妇人经行及产后或伤风冷，或伤饮食以致内瘀血搏凝聚不散，乃则成块而作痛也。"经血本为"离经之血"，若留聚下焦，瘀滞日久，致脉道不通，瘀积为痕，此为病形成之本。故对卵巢囊肿应以活血化瘀为主，辅以软坚散结。韩老在治疗此类病证时，常以桂枝茯苓丸为底方加减治疗，效果较好。方中桂枝、白芍一阴一阳，茯苓、丹皮一气一血，扶其正气。《神农本草经》："芍药主治邪气腹痛，且除血痹寒热，疝积瘕聚……"《本草崇原》亦曰："坚积为病，则或疝或瘕，白芍能调血中之气，故能治之，止痛者，止疝瘕之痛也。"故用白芍消癥而止痛；用丹皮辛以散之，防血瘀留于胞中；桃仁味酸且禀木气，疏肝气疗血闭；茯苓借土气而成，位于中位，可内外旋转，上下交通，以安五脏气血。此外又加红花以增加破瘀之力，猪苓、泽泻利水渗湿，以消癥丸配海藻、昆布软坚散结，更遵循此病"瘀为本，痛为标"之理，加入延胡索、乌药行气止痛，标本兼顾。黄芪补气补血，恐破血破气之药伤正。海藻和甘草虽为相反之药，但韩老却将二药大胆配伍，临床效果显著。

## 子宫内膜异位症验案二则

**案1** 祝某，女，26岁，未婚，某政府机关干部。1996年8月初诊。

**现病史**：自15岁月经初潮起，经水有时数月不行，或行则不止，并有痛经现象。开始不以为病，一年过后，症状不但没见好转，反而日趋加重，西医初期诊为"功能失调性子宫出血"，给予雌孕激素序贯疗法，用之有效，停药即发。1988年突发右下腹疼痛，B超提示：盆腔积液25mm×32mm，右附件增厚。血常规化验：白细胞110×10⁹/L。诊断为"阑尾炎、盆腔炎"，予抗感染治疗，病症缓解。1992年，以"盆腔结核"治疗3个月，非但不见好转，且出现头晕恶心，听力障碍。1994年10月患者因痛经难以忍受，就诊哈市红十字中心医院，B超示：右卵巢肿物40mm×48mm，部分强回声。确诊为"子宫内膜异位症"，予以西药治疗。随后因阑尾炎急性发作，行阑尾炎手术的同时行右卵巢巧克力囊肿抽液术。1995年初腹部再次疼痛，B超复查右卵巢又见一肿物35mm×38mm。3月后腹痛加剧，再次B超复查，发现肿物迅速增长，于6月份行子宫内膜异位病灶切除术。术后1年，患者腹痛复发，B超示：右附件区可探及46mm×42mm囊性肿物，部分增强回声，左附件区可探及50mm×46mm囊性肿物。患者拒不接受西医治疗，故而求韩老诊治。

**刻下证**：经水数月淋漓不断，量少，色黯，小腹疼痛，周期性加重，冷汗自出，四肢逆冷，伴恶心，呕吐。平素无故多怒，善太息，烦躁，失眠，多梦，腰骶疼痛，肛门下坠，面色暗滞无华，有痤疮，舌质黯，有瘀点，脉沉弦而细。

**辨证**：肾气未实，水不涵木，气郁血瘀，血不归经。

**治法**：韩老根据"急则治标，缓则治本"的原则，予以补肾疏肝、逐瘀止血之法。

**方药**：当归15g，白芍20g，续断20g，桑寄生20g，杜仲炭20g，制香附20g，枳壳15g，地榆炭40g，炒蒲黄20g，甘草5g。水煎服，日1剂。

**二诊**：少许血性分泌物，腹痛减轻，舌脉同前。韩老认为此时应审证求因予以治疗。当归20g，白芍20g，甘草5g，酸枣仁20g，枳壳15g，延胡索20g，制香附20g，桂枝10g，茯苓20g，牛膝20g，醋制鳖甲30g，牡蛎25g。水煎服，用法同前。

**三诊：**自觉腹痛、烦躁、善太息、失眠较前减轻，舌黯瘀点减少，脉弦细。继守上方加丹参25g，皂角刺10g。

**四诊：**腰骶疼痛，面色暗滞，脸部痤疮明显减轻，当从原义，考虑经期将至，欲增活血止痛之药。三棱10g，莪术15g，丹参25g，当归20g，赤芍15g，白芍20g，甘草5g，延胡索20g，川楝子15g，香附20g，桂枝15g，茯苓20g，牛膝20g，醋制鳖甲25g。

**五诊：**月经来潮腰骶疼痛减轻，其他症状已不明显，现经期第4天，经血基本停止。舌黯无瘀点，脉弦细。上方加牡蛎30g以增加软坚之力。

**六诊：**经后1周，患者在红十字中心医院复查B超，右侧包块已消失，母女当时热泪盈眶，特来告之。望其患者脸部，表面平复，唯有陈旧性痕迹。嘱其继服汤剂。

**按语：**韩老分析病症认为，该患月事初潮即见不调，甚则久漏不止，当属肾气发育尚未完实，冲任不固之故。又因精血不足，胞脉失养，则经行小腹隐痛。历经十年治疗和误治，使患者病势日趋严重，虚实错杂，后因病程日久，母病及子，而致肝郁气结，气滞血瘀，瘀血阻于胞脉，新血不得归经，则久漏不止，量少，色黯；肝郁气滞，气机不畅，不通则痛；气滞碍血，气血交织可成癥瘕积聚；肾虚，水不涵木，肝气抑郁，则无故多怒，善太息；肝火上炎引动心火，水火不济，则心烦，失眠多梦。本病从脏腑辨析与心肝肾有关，从气血而论，气滞血瘀并存；从虚实审之，为本虚标实。

**案2** 宫某，女，32岁，医务工作者。1990年初诊。

**现病史：**宫某偶然一次机遇得知韩老是中医妇产科界的名医，便求韩老为其医治多年久治不愈的子宫内膜异位症。据介绍15岁月经初潮无痛经史，婚后正常产一次，行人流术二次，此后出现痛经现象，初起能够忍受，逐渐痛势加重，致不能正常工作，西医明确诊断为"子宫内膜异位症"，服用西药治疗多年，只能缓解控制疼痛，包块一直不减，一旦停药疼痛如故。内诊检查：前位子宫，宫体略大，子宫颈及后穹隆处可触及大小不等的结节，触痛（＋＋）；B超发现于右附件区探及52mm×48mm低回声区域。刻下证：该患性情急躁，头晕，经前头痛，乳房胀痛，不可近手，腰骶疼痛，小腹及肛周下坠，每于经前2天至经期以上症状加重。月经周期尚可，量不多，有血块，色紫黯，经行时间7~10天。查舌质干红，苔薄黄，脉弦涩有力。

**辨证：**韩老认为此属母病及子，先病肾虚，日久肾精不足，水不涵木，而致肝肾同病。腰为肾之外府，肾虚则见腰痛；肾精不充，清空失养则头晕；经期阴血下注，肝阳偏亢，肝火上扰则头痛；经行之际气血下注冲任，肝气愈郁，冲脉隶属于阳明而附于肝，乳头属肝，乳房属胃，肝郁脾虚，故烦躁易怒，乳房胀痛，不可近手，冲任气血瘀滞，故经血量少，有血块，色紫黯，肝失疏泄，肝气郁结，血运不畅，久而成积成聚，阻塞气机，胞脉闭阻不通则痛。每于经前小腹及肛周下坠症状加重乃是气血下注壅盛之故也。

**治法**：先予疏肝解郁，活血散结，后予益肾调肝，软坚散结。

**方药**：三棱10g，莪术15g，丹参25g，当归20g，白芍25g，延胡索20g，川楝子15g，炒香附20g，桂枝15g，茯苓20g，牛膝20g，醋制鳖甲<sup>（先煎）</sup>30g，甘草10g。水煎，日1剂。

**二诊**：自觉腹胀痛，腰痛减轻，近二日头痛，乳胀痛明显，自述月事将至。舌象同前，脉弦滑有力。

**方药**：三棱10g，莪术15g，三七粉<sup>（冲服）</sup>10g，当归20g，川芎15g，白芍25g，延胡索20g，川楝子15g，王不留行15g，通草10g，穿山甲15g，川牛膝20g，甘草10g。水煎，日1剂。待经期过后再诊。

**三诊**：本次月经带血7天，血量较前增多，血块减少，腰腹疼痛明显减轻。经后头晕，目干涩，舌红，苔薄白，脉弦细。血压140/100mmHg；B超复查包块36mm×28mm。

**方药**：守上方川牛膝改为牛膝，减王不留行、通草、穿山甲，加石决明20g，木贼15g，枸杞子20g，菊花15g，醋制鳖甲<sup>（先煎）</sup>30g。14剂，服法同前。

**四诊**：月经来潮第1天，轻微腰腹疼痛，血量不多，色正常，无血块，头痛消失，诸症减轻。舌红而润，脉弦缓。妇检：子宫正常大小，宫颈及后穹隆结节明显缩小，触痛(±)；B超示包块26mm×18mm。

**方药**：三棱10g，莪术15g，丹参25g，白芍25g，延胡索20g，菊花15g，枸杞子20g，杜仲20g，桂枝15g，茯苓20g，牛膝20g，醋制鳖甲<sup>（先煎）</sup>30g，甘草10g。水煎，日1剂。

先后共服药2月余诸症悉除，病获痊愈。

**按语**：子宫内膜异位症，是指子宫内膜出现在子宫体以外的任何部位，临床中最常见的种植部位是盆腔脏器和腹膜，其中以侵犯卵巢最为多见，典型表现为继发性痛经，进行性加重。西医多采用激素和手术治疗，激素疗法副作用大，患者难以接受，手术治疗又面临着反复发作的问题，因此有人把它称之为"不死的癌症"。很多患者在无奈的情况下，求治于中医。中医并无此病名，从其临床表现来看，此病归属于中医痛经和癥瘕的范畴，本病的发病机制主要是脏腑功能失调导致血瘀，同时瘀血又是其病理产物。韩老认为本病多是气血同病，所以根据其特点，韩老临床中采用行气活血、软坚散结之法治疗此病，同时根据临床表现佐以温经、清热、化湿等方法，故每收奇效。

## 卵巢早衰验案二则

**案1** 郭某，女，25岁，哈市某高校大学生。1998年秋天初诊。

**现病史**：该患月经14岁初潮，月经未见异常，身体发育亦正常。直至3年前患肾病，曾用雷公藤多甙，其余用药不详，肾病得以控制，但出现月经稀发，经量逐渐减少的症状。近1年月经闭止不行，西医用人工周期法调经，初始尚可，后月经亦不行，或经行量亦少，点滴即止。外院B超示：子宫萎缩。性激素检查示：雌激素、孕激素降低，促卵泡生成素及促黄体生成素升高。诊断为"卵巢早衰"，现求治于中医。观其面色无华，精神萎靡，问其症状，自觉腰酸腿软，倦怠乏力，头晕耳鸣，记忆力减退，两目干涩，带下量少，阴部干涩。舌质淡，苔薄白，脉细。

**辨证**：韩老认为该病乃因他病伤肾，肾精亏损，胞脉失养，冲任失调而致。

**治法**：拟补肾填精益髓，滋水行舟之大法。

**方药**：熟地黄20g，山茱萸15g，山药15g，续断15g，桑寄生15g，杜仲15g，牛膝10g，白芍15g，菟丝子30g，巴戟天15g，龟甲10g，牡蛎15g，枸杞子15g，女贞子15g，炒酸枣仁10g。7剂，水煎服，日1剂，早晚分服。

**二诊**：服药后睡眠转安，精神好转，余症无大变化，舌质淡苔薄白，脉细。但患者因能正常休息，已觉欣慰，积极接受治疗，守上方，再进7剂，服法同前。

**三诊**：腰酸腿软减轻，带下已增多，唯头晕耳鸣，两目干涩未见改善，舌脉同前。上方去炒酸枣仁，加菊花15g，青葙子15g，再进7剂，服法同前。

**四诊**：患者腰酸腿软消失，唯劳累后觉倦怠乏力，带下已津津常润，两目干涩好转，偶有头晕耳鸣，舌质淡红苔薄，脉较前有力，仍守上方，更进10剂。

**五诊**：患者自觉症状消失，唯月经未至，且自觉腹胀，乳房微胀，舌质略红，脉滑，知其为月经欲行之象，以上方加香附15g，丹参20g，因势利导，再进7剂。

**六诊**：患者昨日月经来潮，色淡，质稀，量少，现经血已渐止。并自觉倦怠，腰酸，舌质淡苔薄白，脉细弱。守上方去丹参，继服10剂。

**七诊**：患者无不适感，舌质正常，苔薄白，脉缓。继以上方服用。

此后该患者复诊数次，均以上方随证加减，1月后患者告知月经再次来潮，量较前为多，带血4天，前症未再出现，知其病已渐愈，以上方制成丸剂，嘱其长期服用。半年后随访，得知其月经基本规律，量、色、质均可，无不适感，嘱其注意饮食、生活调摄，并可逐渐停药。

**按语**：卵巢早衰是指妇女在40岁之前因某种原因引起的闭经、不育、雌激素缺乏以及促性腺激素水平升高为特征的一种疾病，属于中医的闭经、不孕症等范畴，古今医家多从肝肾入手论述此病。肾藏精，主生殖，肝主疏泄，主藏血，在月经的产生及胎儿的孕育中起主导作用。《傅青主女科》云："经水出诸肾""经水非血也，乃天一之水，出自肾中"，又云"肾水之生，原不由于心肝脾，而肾水之化，实有关于心肝脾"。韩老认为肾虚是本病的基本病机,补肾填精是本病的基本治疗大法,同时佐以疏肝、养心,注重运用血肉有情之品。卵巢早衰是妇产科中西医界的疑难重症,治疗过程长,难以治愈,西医多以雌孕激素替代疗法,许多患者难以接受,并不可长期服用。而中药治疗可使临床症状得以改善,部分患者还有望恢复卵巢功能。

**案2** 刘某,女,33岁。2001年8月3日来诊。

**现病史:** 末次月经:2月25日,月经停闭6月余。现心烦,急躁易怒,腰酸,偶有潮热汗出,纳可,失眠,大便干,舌质黯红,苔薄白,脉弦细。女性激素检查:FSH 43.34mIU/ml,LH 16.14mIU/ml,$E_2$ 38pg/ml。B超示:子宫40mm×40mm×85mm,内膜厚85mm。中医诊断:闭经。西医诊断:卵巢早衰。

**辨证:** 肝郁肾虚证。

**治法:** 补肾疏肝,活血调经。

**方药:** 熟地黄20g,山茱萸15g,杜仲15g,女贞子15g,覆盆子15g,龟甲20g,枸杞子15g,当归15g,白芍20g,茜草10g,浮小麦20g,柴胡15g,甘草5g。10剂,日1剂,水煎服。

**二诊:** 2001年8月13日,患者诉已无潮热汗出,心烦气躁、腰酸、失眠症状明显好转,仍大便干。舌质黯红,苔薄白,脉沉细。守上方减浮小麦量至10g,加菟丝子20g,郁李仁10g。

**三诊:** 2001年8月26日,患者近日无不适,舌淡红,苔薄白,脉沉细。治以平补阴阳,疏肝活血。守上方加益母草20g,郁金20g。

**四诊:** 2001年9月6日,服药后于9月3日月经来潮,带经3天,经量正常,经色黯。舌质淡红,苔薄白,脉沉细。女性激素检查:FSH 17.25mIU/ml,LH 8.14mIU/ml,$E_2$ 52pg/ml。守上方继服10剂。如此调理2月,患者月经周期恢复正常。

**按语:** 肝主疏泄,肾主闭藏,藏泻有序,月事方可如期来潮。本案患者肾阴不足,蓄溢失职,肾水不能濡养肝血,肝郁日久,失于疏泄,进而影响肾之闭藏功能,血海不能按时满溢而致闭经。肾虚为本,肝郁为标。熟地黄、山茱萸、杜仲、女贞子、覆盆子、龟甲、枸杞子,以滋阴补肾,治肾虚之本;当归、白芍、甘草滋阴柔肝;柴胡、郁金疏肝解郁;入活血调经之益母草,其意有二:一则恐长期服用滋阴养血之品滋腻生湿,湿阻脉络而致任脉不通;二则所养之血亦需流动方有生机,以助推陈生新之过程。

## 多囊卵巢综合征验案二则

**案1** 张某,女,36岁,职员。1995年9月27日初诊。

**现病史:** 结婚10余年未孕,以往行经量少色淡,经期2~3天,1989年曾出现停经5个月，经中西医治疗月经基本恢复正常。末次月经：1995年3月21日，现停经半年余，近期感觉乳房、小腹胀痛，形体肥胖，3个月体重增加10kg，面部背部痤疮较重。舌体大有齿痕，舌质正常，苔微腻，脉弦滑。妇科检查：子宫大小正常，宫颈轻度糜烂。诊断：闭经，不孕症。

**辨证**：痰湿壅阻，胞脉受阻。

**治法**：理气化浊，宣通脉络。

**方药**：胆南星15g，姜半夏10g，制附子10g，陈皮15g，瓜蒌15g，当归20g，丹参25g，炒枳壳15g，乌药10g，通草10g。7剂，水煎服。

**二诊**：1995年10月17日，药后腰酸腹痛如旧，经水仍未行。守上方加狗脊20g，延胡索15g。5剂，用法同前，同时予益母草膏同服。

**三诊**：1995年10月28日，昨日经来，量少色淡，腹痛剧烈，经行不畅，阴道流出小紫色血块，自觉少腹冷痛，舌体齿痕减轻，苔薄白。治以温通经络，通达气机之法。

**方药**：当归20g，附子20g，炒延胡索15g，肉桂粉（冲服）2g，桂枝10g，炮姜10g，茯苓15g，干姜10g，益母草15g，红花15g，香附15g。5剂。

**四诊**：1995年11月5日，用药后经量较多，色泽转鲜，5日经净。月经过后出现头晕，面部痤疮减轻，体重下降1.5kg。嘱其加强户外运动，少食油腻之品。按上方加减变化。

**五诊**：1996年2月28日，近2个月经水基本按期来潮，时有胃脘不适，白带量较多，色白，舌淡红略黯，脉弦缓。

**方药**：姜半夏10g，陈皮15g，苍术15g，当归20g，炒枳壳15g，延胡索15g，丹参25g，金樱子15g，香附10g，通草10g，淫羊藿10g。15剂，水煎服。

**六诊**：1996年4月12日，Lmp：1996年4月3日，带血6天，无不适感。嘱其停服汤剂，改服中成药归脾丸和益母草膏调理1~2月。

**七诊**：1996年6月10日，月经39天未行，恶闻油腻，厌食，嗜卧。舌尖红赤，脉弦滑。尿妊娠试验阳性。告知慎房事，勿过劳。给予保胎丸（院内制剂）每日3次，每次1丸温开水送服。

**按语**：该案患者体态丰腴，多痰多湿，痰湿壅阻经脉；或脾阳失运，湿聚成痰，脂膏痰湿阻滞冲任；胞脉闭而经不行，首宜条达气机，宣通脉络，蠲化痰浊，使浊邪得化，经血自调。若一味破瘀通经，必难取效。临证当豁痰除湿，活血调经，方用苍附导痰汤加减。方中用二陈汤燥湿化痰，健脾和胃；苍术、胆南星助二陈汤健脾燥湿化痰之力；枳壳宽中理气。少腹冷痛，经行不畅，加用肉桂、吴茱萸、炮姜以温经散寒，乃用血得温则行之意；当归、香附、延胡索、红花以理气活血、宣畅气机，使湿邪得散，经血得调。

**案2**　秦某，女，26岁，未婚。2003年5月24日初诊。

**现病史**：月经自初潮即不规律，2~3个月一行，经期10余日或至淋漓月余，每次经期需服止血药方能血止。本次月经见血第7日自服止血药，血量减少但未能停止，现月经20余日未净，量时多时少。平素头晕，倦怠乏力，腰酸，偶有牙龈出血，心烦，手心热，睡眠欠佳。体型偏瘦，面部痤疮，舌淡，苔薄白，脉沉细稍数。曾多方求医，多次住院治疗，皆罔效。检查：B超检查：子宫34mm×32mm×21mm，子宫内膜4.6mm，左侧卵巢见12个大小为2~4mm的卵泡，右侧卵巢见14个大小为2~5mm的卵泡，提示PCOS待查。性激素：LH/FSH>4，P 0.31ng/ml，T 86.76nmol/L。

**诊断**：崩漏，月经后期。西医诊断：多囊卵巢综合征。

**辨证**：肾阴虚，热邪损伤冲任，迫血妄行。

**治法**：滋阴清热，补肾固冲，凉血止血。

**方药**：地黄20g，白芍20g，阿胶（烊化）15g，山药15g，续断20g，桑寄生20g，杜仲20g，海螵蛸20g，山茱萸15g，菟丝子15g，地榆炭50g，墨旱莲20g。5剂，水煎服。嘱忌食辛辣之品。

**二诊**：2003年6月2日，服药后第4天血止，自觉眠差，仍有头晕，上方去地榆炭，加酸枣仁15g。10剂。

**三诊**：2003年6月18日，腰酸减轻，睡眠改善。因经期临近，守上方减海螵蛸、墨旱莲固涩止血之药，加益母草15g、丹参20g。10剂。

**四诊**：2003年6月29日，正值经期第5天，本次月经量中，色红，偶有手足心热，心烦。舌淡红，苔薄白，脉细。上方去丹参，加栀子15g、牡丹皮15g。5剂。

**五诊**：2003年7月15日，按上法予以周期性调理，根据主方加减2个周期，月经30~35天一行，经期5~7天，经量正常。复查性激素六项：LH/FSH=2.55，T 68nmol/L。继续守上方加减，调治2~3个月。

**六诊**：2003年12月3日，现已停药3个月，月经按期来潮，经量正常，于月经第2天复查性激素六项结果，各项指标均在正常范围，而告痊愈。

**按语**：根据患者经血初潮即不规律，淋漓不断及临床症状、舌脉，韩老认为本案是由于肾阴虚，封藏失职，属于中医"崩漏"范畴。超声及生化检查指标均符合西医"PCOS"诊断。因此，韩老提出从肾阴虚论治，方中地黄、白芍、山茱萸滋阴养血；杜仲、桑寄生补肾；当归、鹿角胶、海螵蛸养血和血止血；山药补气摄血，地榆凉血止血。全方从阴引阳，从阳引阴，所固在肾，所摄在血，有固本塞流之妙用，为治肾阴虚所致崩漏之良方。现代药理研究证实：熟地黄、山药、山茱萸、菟丝子、巴戟天、枸杞子等药物能够调节下丘脑–垂体–卵巢轴之间的正反馈负反馈作用，达到调节内分泌的作用，从而恢复排卵功能。

# 第二章　内科理论与临床

## 一、感冒

感冒是感受风邪，邪犯卫表，引起鼻塞，流涕，喷嚏，头痛，恶寒，发热，全身不适等症状。四季皆可发生，多见于春、冬二季。感受当令之气为伤风、冒风、冒寒，病情较轻；感受非时之邪为重伤风；在同一阶段广泛流行，病情相似，为流行性感冒。感冒又有风寒、风热、暑湿之不同。

### （一）病因病机

感受六淫之邪，或时令病毒侵袭肺卫，卫表不合，肺失肃降。《素问·风论》："风之伤人也，或为寒热"。六淫之中，风为百病之长，常与当令之气合而为病，如在秋冬寒冷之季，与寒合而发为风寒感冒；春夏温暖之季，与热合而发为风热感冒；夏暑时节，气候炎热而多湿，故多为暑湿感冒。外邪入里郁而化热，热犯阳明胃经而见气分实热。

### （二）辨证论治

1.**风寒感冒**　其病因多由外受风寒侵犯皮表所引起。

主症：一般发热恶寒，头身疼痛，虚热而无汗，鼻塞流涕，或咳嗽，吐稀痰，面色青白，有时泛红，舌苔白，脉浮紧。

治法：宜用辛温解表，兼以清热。

方药：苦杏仁15g，紫苏叶10g，前胡15g，黄芩15g，防风15g，荆芥15g，桔梗15g，甘草5g。

用法：鲜姜3片为引，水煎服。

2.**风热感冒**　其病因多由阴虚内热，外受风热侵犯皮表所引起的。

主症：一般头热痛，发热恶风，汗出，咳嗽，咽干或喉痛，吐黄痰，面红而舌苔微黄，脉浮数。

治法：宜用辛凉解表，佐以清热养阴。

方药：金银花15g，连翘15g，薄荷15g，黄芩15g，麦冬15g，玄参15g，牛蒡子15g，桔梗15g，甘草10g。便秘加大黄3~6g。

用法：水煎服。

3.**暑湿感冒**　其病因多因夏季感受暑湿之邪所致。

主症：身热，微恶风，肢体困重，头昏，胸闷脘痞，纳差，泛恶，或咳嗽痰黏，鼻流浊涕，心烦口渴，大便或溏或黏，舌苔薄黄而腻，脉濡数。

治法：宜用清暑祛湿解表。

方药：香薷10g，藿香10g，大腹皮15g，紫苏叶10g，半夏10g，桔梗10g，陈皮15g，厚朴10g，甘草10g。

用法：水煎服。

## 二、疟疾

疟疾由感受疟邪，邪正交争所致，是以寒战壮热，头痛，汗出，休作有时为特征的传染性疾病。疟疾之名首见于《黄帝内经》亦称"疟气"；《金匮要略·疟疾脉证并治》指出疟疾迁延不愈，可致疟母，予以鳖甲煎丸治疗；《肘后备急方》首先提出了瘴疟。

### （一）病因病机

感受疟邪为其主要致病原因，多发于夏秋季，《内经》云：疟气"藏于皮肤之内，肠胃之外，此营气之所舍也"。机体感受疟邪之后，邪伏半表半里，出入营卫之间，随经络入里而内搏五脏，横连募原，与卫气相集，邪正交争，则疟病发作，阴盛阳虚则恶寒战栗，阳盛阴虚则壮热口渴。疟邪与卫气相离，汗出身凉，则疟病暂休。邪卫复集则病复作。

### （二）辨证论治

#### 1.正疟

主症：寒战壮热，休作有时，先有呵欠乏力，继则寒栗鼓颔，寒罢则内外皆热，头痛，面红，口渴引饮，终则遍身汗出，热退身凉。舌红，苔薄白或黄腻，脉弦。

治法：祛邪截疟，和解表里。

方药：柴胡15g，黄芩15g，半夏15g，常山10g，槟榔10g，葛根10g，玄参15g，地黄15g，甘草10g。

#### 2.瘟疟

主症：高热微恶寒，汗出不畅，头痛，周身酸疼，口渴引饮，尿赤便秘，舌红，苔黄，脉弦数。

治法：清热解表，和解祛邪。

方药：石膏20g，知母20g，桂枝10g，青蒿15g，地黄15g，玄参15g，麦冬15g，甘草10g。

#### 3.寒疟

主症：发作时但寒不热或寒多热少，口不渴，胸闷脘痞，神疲体倦，舌苔白腻，脉弦。

治法：和解表里，温阳达邪。

方药：柴胡15g，黄芩15g，桂枝10g，干姜10g，常山15g，瓜蒌15g，牡蛎15g，厚朴10g，陈皮15g，甘草10g。

### 4.瘴疟

（1）热瘴

主症：寒微热甚，或壮热不寒，头痛，肢体烦疼，面红目赤，胸闷，恶心呕吐，口渴喜冷饮，尿赤便秘，甚至神昏谵语。舌质红绛，苔黄腻或垢黑，脉洪数或弦数。

治法：解表除瘴，清热保津。

方药：黄芩15g，黄连15g，石膏20g，知母15g，柴胡15g，青蒿15g，玄参15g，石斛10g，竹茹15g，陈皮10g。神昏者，可用紫雪丹清心开窍。

（2）寒瘴

主症：寒甚热微，或但寒不热，或呕吐腹泻，甚则神昏不语，苔白厚腻，脉弦。

治法：解表除瘴，芳香化湿。

方药：苍术15g，厚朴10g，藿香15g，佩兰15g，半夏15g，石菖蒲15g，常山15g，陈皮10g。神识昏蒙者，可用苏合香丸治疗。

### 5.劳疟

主症：疟疾迁延日久，遇劳则复发疟疾，寒热较轻。平素倦怠乏力，短气懒言，纳差，面色萎黄，形体消瘦。舌质淡，脉细无力。

治法：益气扶正祛邪。

方药：人参15g，当归15g，黄芪20g，茯苓15g，白术20g，何首乌15g，枸杞子20g，陈皮15g，甘草10g。发作时可加青蒿、常山祛邪截疟。

### 6.疟母

主症：经年不愈的定时寒热发作，肝脾肿大，两胁疼痛，口苦咽干，面色青黄，脉弦滑有力。

治法：清热活血软坚。

方药：柴胡15g，常山15g，鳖甲20g，丹参15g，牛膝15g，赤芍15g，芦荟5g，牡丹皮15g，黄芩15g，茵陈15g，川楝子15g，甘草10g。

## 三、咳嗽

咳嗽是指肺失肃降，肺气上逆，咳吐痰液，有声无痰为咳，有痰无声为嗽。咳嗽分外感和内伤二类。《杂病源流犀烛》："肺不伤不咳，脾不伤不久咳，肾不伤火不炽，咳不甚。"《医学六要》："百病惟咳嗽难医。"

### （一）病因病机

外感咳嗽是感受六淫之邪，首犯于上，邪从口鼻而入，侵犯于肺，肺失肃降，气逆而咳。或劳倦伤脾，脾虚不运，聚湿成痰，或肝郁化火，火热灼伤津液化为痰火，或大病久病，肺肾两虚，肃降无权，痰阻气逆而致内伤咳嗽。

## （二）辨证论治

### 1.外感咳嗽

（1）风热咳嗽　其病因多由肺热内蕴，外感热邪，肺失清肃所引起的。

主症：一般发热咳嗽，吐黄痰或痰中带血，胸闷，气粗，口干，咽燥。面红而脉滑数。

治法：宜清热疏肺止咳。

方药：黄芩15g，玄参15g，知母15g，麦冬15g，苦杏仁15g，桔梗15g，瓜蒌15g，大黄10g，地黄15g。

用法：水煎服。

（2）风寒咳嗽　其病因多由肺气素虚，又感寒邪，肺失肃降所引起的。

主症：一般发热恶寒，咳嗽，吐清稀痰，鼻塞流涕，面白，舌苔滑白，脉浮滑。

治法：宜用理肺疏表止咳。

方药：前胡15g，苦杏仁15g，紫苏梗15g，桔梗15g，黄芩15g，牛蒡子15g，枳壳15g。

用法：水煎服。

### 2.内伤咳嗽

（1）痰饮咳嗽　其病因多由肺弱脾虚，水津不化，积留胸中所引起的。

主症：一般久嗽，稀痰，胸闷气短，心悸，背寒，眼胞有轻浮肿，面白而舌苔滑腻，脉虚滑。

治法：宜用理肺健脾，渗湿祛痰。

方药：茯苓15g，陈皮15g，清半夏10g，紫苏梗10g，苦杏仁15g，前胡15g，海石15g，党参15g，枳壳10g，罂粟壳5g，甘草10g。

用法：水煎服。

（2）阴虚咳嗽　其病因多由平素阴虚内热，热灼肺阴，肺失清肃所引起。

主症：干咳无痰，气短，潮热盗汗，胸痛，有时咯血，手足心热，面红颧赤，舌干红无苔。脉细数。

治法：宜养阴润肺止咳。

方药：玄参15g，地黄15g，北沙参15g，川贝母15g，麦冬15g，知母15g，阿胶<sup>(烊化)</sup>15g，百合15g，桔梗15g，地骨皮15g，龟甲20g，五味子15g。

用法：水煎服。（亦可治阴虚肺痨）

## 四、哮病

哮病是一种发作性的肺系疾病，以呼吸急促，喉间哮鸣为特征。《金匮要略·肺痿肺痈咳嗽上气病脉证并治》论述其病"咳逆上气，时时唾浊，但坐不得眠""其人喘，目如脱状"。现代医学中的支气管哮喘、哮喘性支气管炎、嗜酸性细胞增多症等，可参考本病进行辨证论治。

## （一）病因病机

有主因与诱因之分，又有寒热之别，痰是引发哮病的主要病因。

**1.主因**

（1）寒痰　常感风寒、寒邪深入肺脏；或素体阳虚阴盛，气不化津，寒痰内生；或饮食生冷，寒邪内停，伤及肺气，皆使上焦津液不布，聚成寒痰，内伏于肺与膈上，因外感而触发。《临证指南医案·哮》云："宿哮……沉痼之病，无奏效之药。起病由于惊忧受寒。大凡忧必伤肺，寒入背腧，内合肺系，宿邪阻气阻痰。"

（2）热痰　嗜食辛辣肥甘，嗜酒太过，伤及脾胃，脾失健运，聚湿生痰，酿酒化热；或寒痰内郁，久而化热，热痰乃胜，胶固不解；或素体阳盛，热蒸浓聚，痰热胶固；或阴虚火旺，蒸液成痰。以上之痰热，均可上干于肺，敛聚不散，往往随感而发。

**2.诱因**

（1）气候因素　天气忽冷忽热，或应温而反冷，感受外邪、失于表散，邪遏肺气，气不布津，聚液成痰，易引发本病。

（2）情志因素　忧思、恼怒、气机郁滞，生痰生热，易引发本病。

（3）饮食因素　过食肥甘厚味，生痰积热；过食生冷，寒凝津停，易引发本病。

（4）劳倦太过　伤及肾脏，体质虚弱，易引发本病。

哮病的病机主要为内伏之痰被诱因所触发。痰伏于内，胶结不去，为哮病宿根；一经新邪引动，痰随气升，气因痰阻，痰气搏结，阻塞气道，肺管因而狭窄，通气不利，肺气升降失常。与此同时气体的出入升降，又引动停积之痰，使肺失宣降，气上逆而发哮病。

## （二）辨证论治

**1.发作期**

（1）冷哮

主症：喘促哮鸣有声，胸膈满闷如塞，咳痰量少，天冷或受寒易发，恶寒重。发热轻、头痛，无汗。形寒背冷，面色晦滞带青，口不渴，或渴喜热饮。舌淡苔白滑，脉浮紧。

治法：温肺散寒，豁痰利窍。

方药：射干麻黄汤或小青龙汤。

射干麻黄汤

组成：射干、麻黄、生姜、细辛、半夏、紫菀、款冬花、五味子、大枣。

小青龙汤

组成：麻黄、桂枝、白芍、干姜、细辛、五味子、半夏、炙甘草。

（2）热哮

主症：喉中哮鸣，声高气粗，咳呛阵作，烦闷不安，咳痰色黄，排吐不利，面赤，口苦，汗出，口渴喜饮，舌质红，苔黄腻，脉滑数。

治法：清热宣肺，化痰降逆。

方药：定喘汤或越婢加半夏汤。

定喘汤

组成：麻黄、白果、苏子、半夏、苦杏仁、桑白皮、款冬花、黄芩、甘草。

越婢加半夏汤

组成：麻黄、半夏、石膏、生姜、大枣、甘草。

**2.缓解期**

（1）肺虚

主症：气短声低，喉中时有轻度哮鸣音，痰多色白质稀，平时易感冒、自汗、怕风，发病前鼻塞流涕，舌淡苔白，脉虚细。

治法：补肺固卫。

方药：玉屏风散或桂枝加黄芪汤。

玉屏风散

组成：黄芪、白术、防风。

桂枝加黄芪汤

组成：黄芪、桂枝、白芍、生姜、大枣、炙甘草。

（2）脾虚

主症：饮食减少，脘痞不舒，便溏腹泻，常因饮食不当而诱发哮病，倦怠无力，气短懒言，咳嗽痰多，舌淡，苔白腻，脉濡细。

治法：健脾化痰。

方药：六君子汤加减。

组成：人参、白术、茯苓、陈皮、半夏、炙甘草。

（3）肾虚

主症：哮喘日久；动则尤甚，头晕耳鸣，腰酸腿软，或畏寒肢冷，面白自汗，舌淡胖，苔白，脉沉细；或颧红盗汗，五心烦热，舌红苔少、脉细数。

治法：补肾摄纳。

方药：偏肾阳虚者，用金匮肾气丸加减。

组成：附子、肉桂、山茱萸、地黄、丹皮、山药、茯苓、泽泻。

偏肾阴虚者，用七味都气丸加减。

组成：熟地黄、山茱萸、山药、泽泻、丹皮、茯苓、五味子。

## 五、红斑狼疮

红斑狼疮是一种可累及皮肤和全身多脏器的自身免疫性疾病。临床常见类型为盘状红斑狼疮和系统性红斑狼疮。其临床特点是盘状红斑狼疮好发于面颊部，主要表现为皮肤损害，多为慢性局限性；系统性红斑狼疮除有皮肤损害外，常同时累及全身多系统、多脏器，病变呈进行性经过，预后较差，多见于15~40岁女性。

### （一）病因病机

**1.七情郁结** 因肝气郁结，久而化火，致气血凝滞；或因病久气血两虚，致心阳不足；但病程后期，每多阴损及阳，累及于脾，以致脾肾两虚，水湿泛滥，膀胱气化失权而见便溏溲少，四肢清冷，下肢甚至全身浮肿等症，瘀阻脉络，内伤于脏腑，外伤于肌肤而发病。

**2.六淫侵袭** 因热毒炽盛，燔灼营血，阻隔经络，则可引起急性发作而见高热，肌肉酸楚，关节疼痛；或邪热渐退，则又多表现为低热，疲乏，唇干舌红，盗汗等阴虚火旺、肝肾不足证候，热毒内传脏腑，瘀阻于肌肉、关节，则发系统性红斑狼疮。

**3.其他因素** 劳倦内伤、妊娠分娩、日光曝晒、内服药物都可成为发病的诱因。

### （二）辨证论治

**1.热毒炽盛证**

主症：相当于系统性红斑狼疮急性活动期。面部蝶形红斑，色鲜艳，皮肤紫斑，关节肌肉疼痛。伴高热，烦躁口渴，抽搐，大便干结，小便短赤。舌红绛，苔黄腻，脉洪数或细数。

治法：清热凉血，化斑解毒。

方药：犀角地黄汤合黄连解毒汤加减。

组成：水牛角、牡丹皮、赤芍、地黄、黄芩、黄连、黄柏、栀子。

高热神昏者，加安宫牛黄丸，或服紫雪丹、至宝丹。

**2.阴虚火旺证**

主症：斑疹黯红，关节痛，足跟痛。伴有不规则发热或持续性低热，手足心热，心烦失眠，疲乏无力，自汗盗汗，面浮红，月经量少或闭经。舌红，苔薄，脉细数。

治法：滋阴降火。

方药：六味地黄丸合大补阴丸、清骨散加减。

组成：熟地黄、山茱萸、山药、牡丹皮、茯苓、泽泻、龟甲、黄柏、知母、银柴胡、鳖甲、甘草、秦艽、青蒿、地骨皮、胡黄连。

### 3.脾肾阳虚证

主症：眼睑、下肢浮肿，胸胁胀满，尿少或尿闭，面色无华，腰膝酸软，面白肢冷，口干不渴。舌淡胖，苔少，脉沉细。

治法：温肾助阳，健脾利水。

方药：桂附八味丸合真武汤加减。

组成：附子、肉桂、山茱萸、山药、熟地黄、牡丹皮、茯苓、泽泻、白芍、生姜、白术。

### 4.脾虚肝旺证

主症：皮肤紫斑，胸胁胀满，腹胀纳呆，头昏头痛，耳鸣失眠，月经不调或闭经。舌紫黯或有瘀斑，脉细弦。

治法：健脾清肝。

方药：四君子汤合丹栀逍遥散。

组成：人参、茯苓、白术、柴胡、当归、白芍、甘草、生姜、薄荷、牡丹皮、栀子。

### 5.气滞血瘀证

主症：多见于盘状局限型红斑狼疮。红斑黯滞，角栓形成及皮肤萎缩。伴倦怠乏力。舌黯红，苔白或光面舌，脉沉细涩。

治法：疏肝理气，活血化瘀。

方药：逍遥散合血府逐瘀汤加减。

组成：柴胡、白芍、当归、白术、茯苓、炙甘草、生姜、薄荷、地黄、桃仁、红花、枳壳、桔梗、川芎、牛膝。

## 六、再生障碍性贫血

再生障碍性贫血简称再障，是由多种病因引起的骨髓造血功能衰竭，而出现以全血细胞减少为主要表现的一组病证。根据患者的病情、血象、骨髓象及预后，可分为重型和非重型。主要表现为骨髓造血功能低下、全血细胞减少、贫血、出血和感染等。本病多归为中医的"髓劳""血证"范畴。

### （一）病因病机

**1.禀赋不足** 先天乃与生俱来，禀受于父母，由于父母年老体弱多病，老年得子或母体妊娠失于调养；或毒邪内侵、损伤胎儿，导致小儿先天薄弱。精气不充、脏腑虚衰、生机不旺、身形不健，而成虚劳；或后天失养，体质薄弱，或诸病失治，病久失养；或积劳内伤，形神过耗，渐至元气亏损，精血虚少，脏腑功能衰退，气血生化不足所致。

**2.六淫外袭** 六淫之邪皆能引起本病，但以风热、湿热为多。风热袭肺，延误失治，肺津干涸，母病及子，肾精亏耗；或热邪内陷营血，邪热煎熬，耗血伤精，导致本病。湿热内蕴，困阻脾胃，运化失司，水谷不化，精血不充；肝胆湿热，湿性黏滞，缠绵难愈，易阻遏气机，损伤阳气；热邪不去，久则伤阴，肝肾同源，子病及母，肝肾俱虚，或为肝肾阴虚，或为肾阳虚衰，引发本病。

**3.外感** 多因寒邪和热邪所致，寒主收敛凝滞，外感寒邪，凝滞血脉，血液瘀滞。热为阳邪，热盛煎熬津液，使血液黏稠，瘀滞不行。或因热邪迫血妄行，血不循经，离经之血，是谓瘀血。内伤所致瘀血，病情复杂，因忧愁思虑，思则气结，气机不展，气不行血，而致血瘀；或气虚无力推动血脉运行，而致血瘀，正如《素问·经脉别论》说："怯者则着而为病。"因气不摄血，或因阴虚火旺，血不归经，离经之血，成为瘀血。瘀血阻滞不去，新血不生，而成本病。

**4.烦劳过度** 思虑过度，饮食不节，损伤脾胃；房劳过度；生育不节，伤精耗血；脾虚气血生化乏源，肾精亏损，无以主骨生髓化血，本病乃作。

**5.毒邪内侵** "不胜毒者"，反予以"厚药"，如应用氯霉素、解热镇痛药、抗癌药物，或长期接触放射性、化学有害物质如苯，毒邪内受，脏腑损伤，精血耗损而致本病。

### （二）辨证论治

#### 1.肾阴虚证
主症：面色苍白，唇甲色淡，心悸乏力，颧红盗汗，手足心热，口渴思饮，腰膝酸软，出血明显，便结。舌苔薄，或舌红少苔，脉细数。

治法：滋阴补肾，益气养血。

方药：左归丸合当归补血汤加减。

组成：枸杞子、龟甲胶、鹿角胶、牛膝、山药、山茱萸、熟地黄、菟丝子、当归、黄芪。

#### 2.肾阳亏虚证
主症：形寒肢冷，气短懒言，面色苍白，唇甲色淡，大便溏稀，面浮肢肿，出血不明显。舌体胖嫩，舌质淡，苔薄白，脉细无力。

治法：补肾助阳，益气养血。

方药：右归丸合当归补血汤加减。

组成：熟地黄、附子、肉桂、山药、山茱萸、菟丝子、鹿角胶、枸杞子、当归、杜仲、黄芪。

#### 3.肾阴阳两虚证
主症：面色苍白，倦怠乏力，头晕心悸，手足心热，腰膝酸软，畏寒肢冷，齿鼻衄血或紫斑。舌质淡，苔白，脉细无力。

治法：滋阴助阳，益气补血。

方药：左归丸、右归丸合当归补血汤加减。

组成：枸杞子、龟甲胶、鹿角胶、附子、肉桂、牛膝、山药、山茱萸、熟地黄、菟丝子、杜仲、当归、黄芪。

### 4.肾虚血瘀证

主症：心悸气短，周身乏力，面色晦暗，头晕耳鸣，腰膝酸软，皮肤紫斑，肌肤甲错，胁痛，出血不明显。舌质紫黯，有瘀点或瘀斑，脉细或涩。

治法：补肾活血。

方药：六味地黄丸或金匮肾气丸合桃红四物汤加减。

组成：熟地黄、山茱萸、山药、牡丹皮、茯苓、泽泻、桃仁、红花、当归、川芎、白芍。

### 5.气血两虚证

主症：面白无华，唇淡，头晕心悸，气短乏力，动则加剧，舌淡，苔薄白，脉细弱。

治法：补益气血。

方药：八珍汤加减。

组成：人参、茯苓、白术、甘草、熟地黄、当归、川芎、白芍。

### 6.热毒壅盛证

主症：壮热，口渴，咽痛，鼻衄，齿衄，皮下紫癜，瘀斑，心悸，舌红而干，苔黄，脉洪数。

治法：清热凉血，解毒养阴。

方药：清瘟败毒饮加减。

组成：石膏、地黄、犀角、黄连、知母、玄参、栀子、桔梗、赤芍、连翘、牡丹皮、淡竹叶、甘草。

## 七、胁痛

胁痛是指以一侧或两侧胁肋部疼痛为主要表现的病证，是临床上比较多见的一种自觉症状。肝居胁下，其经脉布于两胁，胆附于肝，其脉亦循于胁，所以，胁痛多与肝胆疾病有关。凡情志抑郁，肝气郁结，或过食肥甘，嗜酒无度，或久病体虚，忧思劳倦，或跌仆外伤等皆可导致胁痛。本病可见于西医学的多种疾病之中，如急慢性肝炎、胆囊炎、胆系结石、胆道蛔虫、肋间神经痛等。

### （一）病因病机

**1.肝气郁结**　若情志不舒，或抑郁，或暴怒气逆，均可导致肝脉不畅，肝气郁结，气机阻滞，不通则痛，发为胁痛。如《金匮翼·胁痛统论》说："肝郁胁痛者，悲哀恼怒，郁伤肝气。"肝气郁结胁痛，日久有化火、伤阴、血瘀之变。故《杂病源流犀烛·肝病源流》又说："气郁，由大怒气逆，或谋虑不决，皆令肝火动甚，以致胠胁肋痛。"

2.**瘀血阻络**　气行则血行，气滞则血瘀。肝郁气滞可以及血，久则引起血行不畅而瘀血停留，或跌仆闪挫，恶血不化，均可致瘀血阻滞胁络，不通则痛，而成胁痛。故《临证指南医案·胁痛》曰："久病在络，气血皆窒。"《类证治裁·胁痛》谓："血瘀者，跌仆闪挫，恶血停留，按之痛甚。"

3.**湿热蕴结**　外感湿热之邪，侵袭肝胆，或嗜食肥甘醇酒辛辣，损伤脾胃，脾失健运，生湿蕴热，内外之湿热，均可蕴结于肝胆，导致肝胆疏泄不利，气机阻滞，不通则痛，而成胁痛。《素问·刺热论篇》说："肝热病者……胁满痛"。《证治汇补·胁痛》也曾谓胁痛："至于湿热郁火，劳役房色而病者，间亦有之"。

4.**肝阴不足**　素体肾虚，或久病耗伤，或劳欲过度，均可使精血亏损，导致水不涵木，肝阴不足，络脉失养，不荣则痛，而成胁痛。正如《金匮翼·胁痛统论》所说："肝虚者，肝阴虚也，阴虚则脉细急，肝之脉贯膈布胁肋，阴虚血燥则经脉失养而痛。"

总之，胁痛主要责之于肝胆，且与脾、胃、肾相关。病机转化较为复杂，既可由实转虚，又可由虚转实，而成虚实并见之证；既可气滞及血，又可血瘀阻气，以致气血同病。胁痛的基本病机为气滞、血瘀、湿热蕴结致肝胆疏泄不利，不通则痛，或肝阴不足，络脉失养，不荣则痛。

### （二）辨证论治

1.肝郁气滞证
主症：胁肋胀痛，走窜不定，甚则引及胸背肩臂，疼痛每因情志变化而增减，胸闷腹胀，嗳气频作，得嗳气而胀痛稍舒，纳少口苦，舌苔薄白，脉弦。
治法：疏肝理气。
方药：柴胡疏肝散加减。
组成：柴胡、枳壳、香附、川楝子、白芍、甘草、川芎、郁金。

2.肝胆湿热证
主症：胸胁胀痛或灼热疼痛，口苦口黏，胸闷纳呆，恶心呕吐，小便黄赤，大便不爽，或兼有身热恶寒，身目发黄，舌红苔黄腻，脉弦滑数。
治法：清热利湿
方药：龙胆泻肝汤加减。
组成：龙胆草、栀子、黄芩、川楝子、枳壳、延胡索、泽泻、车前子。

3.瘀血阻络证
主症：胁肋刺痛，痛有定处，痛处拒按，入夜痛甚，胁肋下或见有癥瘕积聚，舌质紫黯，脉象沉涩。
治法：祛瘀通络。
方药：血府逐瘀汤或复元活血汤加减。

·387·

组成：当归、川芎、桃仁、红花、柴胡、枳壳、制香附、川楝子、郁金、五灵脂、延胡索、三七粉。

**4.肝络失养证**

主症：胁肋隐痛，遇劳加重，口干咽燥，心中烦热，头晕目眩，舌红少苔，脉弦细而数。

治法：养阴柔肝。

方药：一贯煎加减。

组成：地黄、枸杞子、黄精、北沙参、麦冬、当归、白芍、炙甘草、川楝子、延胡索。

## 八、肝积病

肝脏是人体的重要器官之一，其生理功能主疏泄条达，贮藏血液，输布精微，调节血量平衡，维持全身的气血运行。韩老认为，肝的功能失常，疏泄失司，气血运行不畅而致气滞血瘀，则产生肝脏病变，成肝积之病。西医学称之为慢性乙型肝炎肝纤维化，属于传染性疾病。

### (一)病因病机

韩老认为，肝积病的发病原因，主要是平素性躁多怒，或暴饮暴食，大嗜酒浆，或过度劳倦，以及外界寒暑之变的影响等，致肝气郁结，久而塞血损脾，则出现体内积食、停饮、气滞、血瘀。如体内多湿化热者，便出现黄疸型肝积证；如湿少无热者，便出现无黄疸型肝积证。二者是"同因异病"。临床所见以无黄疸型居多，尤其老年人更为缠绵难治。韩老经多年的临证，对肝积证的治疗积累了丰富的经验，现介绍于下。

### (二)临床表现

主症：右胁痛，或胁下肿块，腹胀纳少及肝瘀证候。望诊：面色青黄而暗，或如黧色，唇舌紫红，苔腻。闻诊：呼吸气促，语言有力。问诊：头眩，心烦，呃逆，胸闷，胁痛，善太息，饮食减少，肌肉消瘦，口苦咽干，便秘，溲赤。切诊：脉象弦滑而缓，两胁胀痛，或刺痛拒按。

证候分析：由于肝郁气滞，血行不畅，故面色青黄或暗滞如黧；郁久化热，故舌红苔腻；气滞不达，邪盛而心未虚，故呼吸气促，语言有力；气逆上扰清窍，故头眩，心烦，呃逆；肝失条达，气郁不舒，故胸闷胁痛，善太息；肝经郁热，故口苦咽干，大便秘而小便赤；肝气犯胃，故饮食减少，肌肉消瘦；两胁胀痛或刺痛拒按，脉弦滑而缓，均属气滞血瘀之征。

治则：调肝理气，活血化瘀，兼和胃健脾。

方药：百灵调肝汤(韩百灵经验方)加减。

组成：鳖甲25g，胡黄连15g，赤芍15g，郁金15g，枳实15g，牡丹皮15g，三棱15g，桃仁15g，川楝子15g，芦荟5g。

服法：水煎2次，取汁1碗，早晚各服半碗，小儿减半。

禁忌：气忿、酒、姜及冷硬食物。

方义：方中鳖甲、三棱软坚而消积；川楝子、郁金、枳实调肝理气而止胁痛；赤芍、牡丹皮、桃仁活血化瘀；胡黄连、芦荟清热解毒，通利二便。全方寓和胃健脾于调肝活血、清热解毒之中，使气血调畅，肝气调和而脾胃不受肝伐，自获不治而愈之效。

## 九、黄疸

黄疸是以目黄、身黄、小便黄为主症的一种病症，其中目睛黄染尤为本病的重要特征，分为阳黄、阴黄。本病证与西医学所述黄疸意义相同，可涉及西医学中肝细胞性黄疸、阻塞性黄疸和溶血性黄疸。临床常见急慢性肝炎、肝硬化、胆囊炎、胆结石、钩端螺旋体病、蚕豆黄及某些消化系统肿瘤等疾病。

### （一）病因病机

**1. 外感时邪**　外感湿浊、湿热、疫毒等时邪，自口而入，蕴结于中焦，脾胃运化失常，湿热熏蒸于脾胃，累及肝胆，以致肝失疏泄，胆液不循常道，随血泛溢，外溢肌肤，上注眼目，下流膀胱，使身目小便俱黄，而成黄疸。若疫毒较重者，则可伤及营血，内陷心包，发为急黄。

**2. 饮食所伤**　饥饱失常或嗜酒过度，皆能损伤脾胃，以致运化功能失职，湿浊内生，随脾胃阴阳盛衰或从热化或从寒化，熏蒸或阻滞于脾胃肝胆，致肝失疏泄，胆液不循常道，随血泛溢，浸淫肌肤而发黄。如《金匮要略·黄疸病脉证并治》曰："谷气不消，胃中苦浊，浊气下流，小便不通……身体尽黄，名曰谷疸。"

**3. 脾胃虚弱**　素体脾胃虚弱，或劳倦过度，脾伤失运，气血亏虚，久之肝失所养，疏泄失职，而致胆液不循常道，随血泛溢，浸淫肌肤，发为黄疸。若素体脾阳不足，病后脾阳受伤，湿由内生而从寒化，寒湿阻滞中焦，胆液受阻，致胆液不循常道，随血泛溢，浸淫肌肤，也可发为黄疸。

### （二）辨证论治

**1. 阳黄**

（1）热重于湿证

主症：身目俱黄，黄色鲜明，发热口渴，或心中懊𢚩，腹部胀闷，口干而苦，恶心呕吐，小便短少黄赤，大便秘结。舌苔黄腻，脉象弦数。

治法：清热通腑，利湿退黄。

方药：茵陈蒿汤加减。

组成：茵陈、栀子、大黄、黄柏、连翘、垂盆草、蒲公英、茯苓、滑石、车前草。

（2）湿重于热证

主症：身目俱黄，黄色不及前者鲜明，头重身困，胸脘痞满，食欲减退，恶心呕吐，腹胀或大便溏垢。舌苔厚腻微黄，脉象濡数或濡缓。

治法：利湿化浊运脾，佐以清热。

方药：茵陈五苓散合甘露消毒丹加减。

组成：藿香、白蔻仁、陈皮、茵陈、车前子、茯苓、薏苡仁、黄芩、连翘。

（3）胆腑郁热证

主症：身目发黄，黄色鲜明，上腹、右胁胀闷疼痛，牵引肩背，身热不退，或寒热往来，口苦咽干，呕吐呃逆，尿黄赤，大便秘，舌红苔黄，脉弦滑数。

治法：疏肝泄热，利胆退黄。

方药：大柴胡汤加减。

组成：柴胡、黄芩、半夏、大黄、枳实、郁金、佛手、茵陈、栀子、白芍、甘草。

（4）疫毒炽盛证

主症：发病急骤，黄疸迅速加深，其色如金，皮肤瘙痒，高热口渴，胁痛腹满，神昏谵语，烦躁抽搐，或见衄血、便血，或肌肤瘀斑，舌质红绛，苔黄而燥，脉弦滑或数。

治法：清热解毒，凉血开窍。

方药：犀角散加味。

组成：水牛角、黄连、栀子、大黄、板蓝根、地黄、玄参、牡丹皮、茵陈、土茯苓。

**2.阴黄**

（1）寒湿阻遏证

主症：身目俱黄，黄色晦暗，或如烟熏，脘腹痞胀，纳谷减少，大便不实，神疲畏寒，口淡不渴，舌淡苔腻，脉濡缓或沉迟。

治法：温中化湿，健脾和胃。

方药：茵陈术附汤。

组成：附子、白术、干姜、茵陈、茯苓、泽泻、猪苓。

（2）脾虚湿滞证

主症：面目及肌肤淡黄，甚则晦暗不泽，肢软乏力，心悸气短，大便溏薄，舌质淡苔薄，脉濡细。

治法：健脾养血，利湿退黄。

方药：黄芪建中汤加减。

组成：黄芪、桂枝、生姜、白术、当归、白芍、甘草、大枣、茵陈、茯苓。

**3.黄疸消退后的调治**

湿热留恋证

主症：脘痞胀满，胁肋隐痛，饮食减少，口中干苦，小便黄赤，苔腻，脉濡数。

治法：清热利湿。

方药：茵陈四苓散。

组成：茵陈、黄芩、黄柏、茯苓、泽泻、车前草、苍术、紫苏梗、陈皮。

## 十、胃脘痛

胃脘痛是指上腹部胃脘处疼痛为主的病症，俗称"胃痛"。胃脘痛的病位在胃，多由饮食不节，嗜食生冷，或忧、思、烦、恼、怒等因所致气机不畅，从而导致胃的病变。然胃之受纳，腐熟及消化功能，又要依赖于脾气的运化，肝气的疏泄，与肾阳的温煦，故胃脘痛一证也与脾、肝、肾的病变有关。西医学的急性胃炎、慢性胃炎、胃溃疡、十二指肠溃疡、功能性消化不良、胃黏膜脱垂等病以上腹部疼痛为主要症状者，属于中医学胃脘痛范畴。

### （一）病因病机

**1.外邪犯胃**　寒暑湿热诸邪，内客于胃，皆可致胃脘气机阻滞，不通则痛。其中尤以寒邪为多。《素问·举痛论》曰："寒气客于肠胃之间，膜原之下，血不能散，小络急引，故痛"。

**2.饮食伤胃**　饮食不节，饥饱不当，损伤脾胃，胃失和降，胃气壅滞，不通则痛。五味过极，嗜食辛辣，肥甘油腻，过量饮酒，则蕴湿生热，伤碍脾胃，气机壅滞。

**3.情志不畅**　忧思恼怒，伤肝损脾，肝失疏泄，横逆犯胃，脾失健运，胃气阻滞，均致胃失和降，而发胃痛。

**4.脾胃素虚**　脾胃为仓廪之官，主受纳运化水谷，若素体脾胃虚弱，运化失职，气机不畅或中阳不足，中焦虚寒，失其温阳而发胃痛。亦可因他脏久病，药石不当，胃气受损，胃失濡养所致。

### （二）辨证论治

**1.寒邪客胃证**

主症：胃痛暴作，或猝感寒邪，畏寒喜暖，得温痛减，遇寒加重，舌淡，苔薄白，脉弦紧。

治法：温胃散寒，行气止痛。

方药：香苏散合良附丸。

组成：高良姜、生姜、香附、紫苏子、乌药、陈皮、木香。

### 2.湿热互结证

主症：胃部灼痛，脘腹胀闷，恶心，渴不欲饮，干呕，口苦口臭，尿黄，肠鸣辘辘，便溏或便秘。舌质红，苔黄腻，脉滑数。

治法：清中化湿，理气和胃。

方药：清中汤。

组成：黄连、栀子、半夏、茯苓、草豆蔻、陈皮、甘草。

### 3.肝胃气滞证

主症：胃脘胀痛，痛连两胁，胀闷不适，食后尤甚，嗳气嘈杂，喜长叹息，大便不畅，舌质淡红，苔薄白，脉弦。

治法：疏肝解郁，理气止痛。

方药：柴胡疏肝散。

组成：柴胡、白芍、川楝子、川芎、郁金、香附、枳壳、陈皮、甘草。

### 4.脾胃虚寒证

主症：胃痛隐隐，喜暖喜按，食后胀满，呕吐清涎，纳食减少，腹泻便溏，四肢酸软，畏寒喜暖，面色不华。舌质淡红，苔薄白，脉细弱或沉细。

治法：温中健脾，和中止痛。

方药：黄芪建中汤。

组成：黄芪、桂枝、生姜、白芍、炙甘草、饴糖、大枣、白术、茯苓、陈皮。

### 5.胃阴亏损证

主症：胃脘疼痛隐隐，似饥而不欲食，食后饱胀，干呕嗳气，口干舌燥，渴喜冷饮，便干。舌红少津有裂纹，脉细数。

治法：养阴益胃，和中止痛。

方药：一贯煎加减。

组成：地黄、北沙参、麦冬、当归、枸杞子、川楝子。

## 十一、呕吐

呕吐是指胃气上逆，迫使胃内之物或痰涎从口中吐出的一种病证。一般以有物有声谓之呕，有物无声谓之吐，无物有声谓之干呕，临床上呕与吐常同时发生，故合称为呕吐。

### （一）病因病机

呕吐病因可归结为外感六淫、内伤饮食、情志不调、禀赋不足四个方面，有虚实之分。病位在胃，与肝、胆、脾有密切关系。胃居中焦，以降为顺。造成呕吐的主要病机为胃失和降，胃气上逆。病机十九条云："诸呕吐酸……皆属于热。""少阳之胜，热客于胃，呕酸善饥。"《素问》曰："寒气客于肠胃，厥逆上出，故痛而呕也。"

（二）辨证论治

1.外邪犯胃证　多由六淫之邪或秽浊之气，侵犯胃腑所引起。

主症：感受外邪，症见恶心呕吐，发热恶寒，头身疼痛。舌苔白，脉濡缓。

治法：解表化湿，和中止呕。

方药：藿香15g，紫苏叶15g，白芷10g，茯苓15g，姜半夏10g，白术20g，陈皮15g，荆芥10g，防风10g，厚朴10g，桔梗15g，甘草5g。

用法：水煎服。

2.食积内停证　多由饮食不节，食积内停，浊气上逆所引起。

主症：呕吐酸腐，脘腹胀满，嗳气频作，食欲不振，大便不调或硬或溏，排便不畅。舌苔厚腻，脉滑而有力。

治法：消食化滞，和胃降逆。

方药：焦三仙各15g，莱菔子15g，鸡内金15g，法半夏10g，茯苓15g，陈皮15g，枳实10g，姜竹茹10g，延胡索15g，煅牡蛎20g。

用法：水煎服。

3.痰饮中阻证　多由脾胃虚弱运化失职，痰水内停所引起。

主症：呕吐痰涎，胸脘满闷，不思饮食，头眩心悸，面色淡白。舌苔白腻，脉弦滑。

治法：健脾化痰，和胃止呕。

方药：砂仁15g，木香15g，茯苓15g，白术15g，陈皮15g，蛤壳15g，清半夏15g，桔梗15g，枳壳15g，甘草10g。

用法：水煎服。

4.肝热犯胃证　多由肝火犯胃，肝气上逆，胃气不降所引起的证候。

主症：胸脘烦闷，胁胀，呕吐酸苦，大便燥，喜饮冷，面红，口苦咽干，舌苔黄腻，脉弦滑数。

治法：调肝和胃，清热降逆。

方药：当归20g，白芍15g，牡丹皮15g，郁金15g，陈皮15g，茯苓15g，龙胆草15g，麦冬15g，竹茹15g。

用法：水煎服。

5.脾胃虚弱证　多由脾胃气虚，纳运无力，胃虚气逆，食欲不振，胃失和降，气逆于上所引。

主症：食欲不振，食入难化，恶心呕吐，胃脘痞闷，大便不畅。舌苔白滑，脉象虚弦。

治法：健脾益气，和胃降逆。

方药：党参20g，白术15g，茯苓15g，焦三仙各15g，甘草10g，姜半夏10g，香橼15g，砂仁10g，木香5g。

用法：水煎服。

若胃寒呕吐痰涎或清水者加高良姜、苦丁香；形寒肢冷者，加制附子、桂枝；口燥咽干者，加麦冬、北沙参；气短懒言者，加黄芪、人参。

## 十二、泄泻

大便次数增多、粪质溏稀，甚或泻物如水样为主症的病证，前人以大便溏薄而势缓者为泄，大便清稀如水样而直下者为泻。常兼有脘腹不适，腹胀腹痛肠鸣，食少纳呆，小便不利等症状。无论起病缓急，常有反复发作，一年四季均可发生，多见于夏秋两季。

### （一）病因病机

病因有外感、内伤之分，外感之中湿邪为主，外湿困脾与湿邪相兼，致脾失健运，升降失调，水谷不化，清浊不分，混杂而下，形成泄泻。内伤以脾虚为要，脾胃为泄泻之本，脾运化失职，脾气不升，小肠分清泌浊不分，即可发生泄泻，且与肝肾亦密切相关。若肝气乘脾，脾失运化或肾阳不足，脾土失于温煦，运化失职，皆可发生泄泻。《景岳全书·泄泻篇》曰："泄泻之本无不由于脾胃。"《医宗必读》有"无湿不成泻"之说。由此可见引起泄泻的主要原因在脾，脾虚是其关键，并指出泄泻与湿密切相关。

### （二）辨证论治

#### 1.暴泻

（1）寒湿泄泻　多由脾虚肾气不化，水湿内阻肠中所引起。

主症：腹泻肠鸣，小便不利，腹中隐痛，四肢凉，面色白，舌白滑，脉濡缓。

治法：解表散寒，芳香化湿。

方药：茯苓15g，白术15g，泽泻10g，猪苓15g，桂枝10g，制附子9g，车前子15g，香薷12g，山药15g，陈皮15g，甘草5g。

用法：水煎服。

（2）湿热泄泻　感受外湿，湿郁化热，湿热之邪，壅遏脾胃，下迫大肠而引起泄泻。

主症：大便溏稀，颜色深黄，泻下物臭秽难闻，小便赤短，身热心烦，口渴饮冷，肛门灼热，面红，舌苔黄腻，脉弦滑数。

治法：清热利湿。

方药：葛根15g，黄芩15g，黄连9g，滑石15g，车前子15g，泽泻15g，白芍15g，茯苓15g，淡竹叶15g，甘草10g。

用法：水煎服。

（3）伤食泄泻　多由暴饮暴食，损伤脾胃，运化失职所引起泄泻。

主症：泄下臭秽，腹痛，嗳腐，不欲食，舌苔黄白而腻，脉弦滑。

治法：健脾燥湿，消食导滞。

方药：茯苓15g，白术15g，神曲15g，焦山楂10g，赤芍15g，厚朴15g，槟榔10g，泽泻15g，陈皮15g，贝壳15g，甘草5g。

用法：水煎服。

### 2.久泻

（1）脾胃虚弱泄泻　多由素体脾虚胃弱，运化无权所致。

主症：大便时溏时泻，迁延反复，食少，食后脘闷不舒，稍进油腻食物则便次明显增加，面色萎黄，神疲倦怠，舌质淡，苔白，脉细弱。

治法：健脾益气，化湿止泻。

方药：人参15g，茯苓15g，陈皮12g，白术15g，白扁豆15g，薏苡仁15g，山药15g，甘草10g。

用法：水煎服。

（2）肾阳虚衰泄泻　多由命门火衰，脾失温养，水谷不化所引起。

主症：黎明即泻，脐腹作痛，肠鸣不已，完谷不化，泻后则安，形寒肢冷，腰膝酸软，舌淡苔白，脉沉细。

治法：温肾健脾，固涩止泻。

方药：补骨脂15g，吴茱萸15g，肉豆蔻15g，五味子15g，黄芪20g，茯苓15g，炒白术20g，炒山药20g，甘草5g。

用法：水煎服。

（3）肝气乘脾泄泻　多由肝失条达，横逆侮脾，脾运无权所引起的泄泻。

主症：泄泻发作或加重，腹痛肠鸣即泻，泻后痛减，矢气频作，伴有胸胁胀闷，嗳气食少，舌淡红，脉弦。

治法：疏肝理脾，固肠止泻。

方药：当归20g，白芍15g，山药15g，茯苓15g，白术15g，陈皮15g，白扁豆15g，防风10g，木香10g。

用法：水煎服。

## 十三、淋证

淋证是指以小便频数短涩，淋沥刺痛，小腹拘急引痛为主症的病证。张仲景在《金匮要略·五脏风寒积聚病脉证并治》中称其为"淋秘"。并在《金匮要略·消渴小便不利淋病脉证并治》中对本病的症状作了描述："淋之为病，小便如粟状，小腹弦急，痛引脐中。"指出淋证是以小便淋沥不爽、尿道刺痛为主症。

### （一）病因病机

淋证的病因可归结为外感湿热、饮食不节、情志失调、禀赋不足或劳伤久病几个方面。其主要病机为湿热蕴结下焦，肾与膀胱气化不利。

### （二）辨证论治

**1.热淋**　多由肝火妄动、膀胱积热所引起。

主症：心烦，尿频，尿道热痛，腰痛，舌红，舌苔黄，脉弦数。

治法：清热利尿。

方药：石韦10g，牛膝15g，黄柏15g，瞿麦15g，萹蓄15g，淡竹叶15g，滑石15g，黄芩15g，麦冬15g，栀子15g，甘草5g。

用法：水煎服。

**2.血淋**　多由肝郁血热，热伤脉络所引起。

主症：腰痛如折，便尿刺痛，或有血尿，心烦，面红，舌赤，脉弦滑数。

治法：清热凉血利尿。

方药：地黄10g，牡丹皮15g，川牛膝15g，小蓟10g，蒲黄15g，黄芩15g，黄柏15g，葛根15g，淡竹叶15g，甘草5g。

用法：水煎服（主治实热尿血）。

**3.石淋**　多由湿热蕴结下焦，尿液煎熬成石，膀胱气化失司所引起。

主症：尿中夹砂石，排尿涩痛，或排尿时突然中断，尿道窘迫疼痛，甚则尿中带血，舌红，苔薄黄，脉弦或弦数。

治法：清热利湿，排石通淋。

方药：瞿麦15g，萹蓄15g，通草10g，滑石15g，金钱草15g，海金沙10g，鸡内金15g，石韦15g，王不留行15g，牛膝15g，青皮15g，乌药10g，沉香5g。

用法：水煎服。

**4.气淋**　多由气机不利，膀胱气化不利所引起。

主症：郁怒之后小便涩滞，淋沥不宣，少腹胀满疼痛，苔薄白，脉弦。

治法：理气疏导，通淋利尿。

方药：沉香5g，青皮10g，乌药15g，香附15g，石韦15g，滑石10g，冬葵子10g，车前子15g，川楝子15g，小茴香10g，郁金15g。

用法：水煎服。

**5.膏淋**　多由湿热下注，阻滞脉络，脂汁外溢所引起。

主症：小便浑浊，乳白或如米泔水，上有浮油，置之沉淀，或伴有絮状物，或混有血液、血块，尿道热涩疼痛，尿时阻塞不畅，口干，苔黄腻，舌质红，脉濡数。

治法：清热利湿，分清泄浊。

方药：萆薢15g，石菖蒲15g，黄柏20g，车前子15g，莲子心15g，连翘15g，牡丹皮20g，甘草5g。

用法：水煎服。

**6.劳淋** 多由湿热留恋，脾肾两虚，膀胱气化无权所引起。

主症：小便不甚赤涩，溺痛不甚，但淋沥不已，时作时止，遇劳即发，腰膝酸软，神疲乏力，病程缠绵，舌质淡，脉细弱。

治法：补脾益肾，分清泌浊。

方药：党参25g，黄芪30g，山药20g，莲子15g，茯苓20g，薏苡仁20g，泽泻15g，山茱萸15g，菟丝子20g，芡实15g，金樱子15g，煅牡蛎20g。

用法：水煎服。

## 十四、血证

血证是多种原因导致火热熏灼、血溢脉外不循常道，或上溢于口鼻诸窍，或下泄于前后二阴，或渗出于肌肤所形成的一类出血性疾患。凡非生理性的出血性疾患，统称为血证。在古代医籍中，亦称为血病或失血，是临床较为常见的一类病证。它们既可单独出现，或相互并见，又可伴见于其他病证的过程中。

### （一）病因病机

血证多由外邪侵袭、损伤脉络而引起，其中以感受热邪及湿热之邪为多见。若风、热、燥邪损伤，则引起上焦出血；热邪或湿热之邪损伤，则引起下焦出血。临床中常见五志化火引起衄血、咳血，肝火犯胃，则引起吐血，饮食不节及过食辛辣，则引起衄血、吐血、便血；亦可因损伤脾胃，血失统摄而发生吐血或便血；也有因劳倦过度，大病久病，热病等伤及血络以致血液外溢，发生衄血、吐血、便血，以及紫斑等等。

**1.血热妄行** 外感风热邪毒、情志化火或过食酒水、辛辣所致湿热郁而化火，热入营血，伤及血络致血热妄行，血溢脉外瘀积与肌肤之间则发为紫斑；若伤于上部经脉，可发为鼻衄、齿衄，甚则咳血、吐血；若伤及下部血脉可发为尿血、便血。如唐容川《血证论》云："血证气盛火旺者十居八九。"

**2.阴虚火旺** 房劳过度或久病伤肾致肾精亏虚，或火热之邪灼伤脉络、耗伤阴津，或反复出血致阴血亏耗，导致虚火内炽，迫血妄行，血不归经而溢于脉外。《明医杂著·血病论》说："凡酒色过度，损伤脾肾真阴……衄血吐血，咳血咯血等证乃阴虚血虚，而阳火旺。"《医学正传·血证》谓："口鼻出血，皆是阳盛阴虚，有升无降，血随气上，越出上窍，法当补阴抑阳，气降则血归经。"《平治荟萃·血有难成易亏论》中有："阴气一亏伤，所变之证妄行于上，则吐衄，衰涸于外则虚劳，妄返于下则便红。"

**3.气不摄血** 劳倦过度损伤脾胃，或久病脾虚，脾不能统血；或反复出血，气随血脱，正气亏虚，失于统摄，致血不循经溢于脉外，《证治准绳·幼科·证治通论》云："或吐血便血，乃脾气虚弱，不能统血归源。"《医贯·血症论》亦有："胃者，守营之血，守而不走，存于胃中，胃气虚不能摄血，故令人呕吐，从喉而出于口也"的论述。

**4.瘀血内阻** 若久病正气亏虚，不能推动血液运行；或寒凝血瘀；或热邪煎熬血液；或离经之血未排出体外，积结成瘀血，阻滞于脉内，致血行不畅，血不循经，溢出脉外。唐容川在《血证论》中说："经隧之中，既有瘀血踞结，则新血不能安行无恙，终必妄走而吐溢矣。"《内经》亦云："血气相溢，络有留瘀。"本病之因不外"气"与"火"两大类，火有虚实之分，虚即阴虚火旺，实乃热盛动血；气则为脾气不足，统摄无力，瘀血既是病理产物又是病因。

### （二）辨证论治

#### 1.上焦出血

（1）虚热 其病因多由肺肾阴虚，虚火犯肺，热伤阴络引起。

主症：咳嗽无痰，时而吐血、咳血，潮热盗汗，手足心热，面红颧赤，咽干，脉细数。

治法：养阴清热凉血。

方药：玄参15g，地黄15g，麦冬15g，知母15g，地骨皮15g，牡丹皮15g，鳖甲15g，青蒿15g，浙贝母15g，黄柏10g，牛膝15g，天冬15g。（阴虚痨症以此方亦可）

用法：水煎服。

（2）实热 其病因多由素体内热，或肝火上扰，损伤肺络引起。

主症：咳嗽气逆，时咳血、吐血，胸胁胀痛，发烧，烦躁易怒，大便干，小便赤，舌红苔黄，脉弦数或洪大有力。

治法：清热凉血降逆。

方药：黄芩15g，栀子15g，浙贝母15g，地黄15g，白芍15g，牡丹皮15g，白茅根15g，小蓟15g，石膏15g，麦冬15g。

用法：水煎服。

#### 2.下焦出血

（1）便血 其病因多由胃肠积热，损伤肠中络脉引起。

主症：平素口苦，咽干，便秘，肛门灼热，时便血，色紫红，舌红，舌苔黄燥，脉弦滑数。

治法：清热凉血止血。

方药：地榆（炒）20g，槐花15g，大黄15g，黄芩15g，阿胶<sup>（烊化）</sup>15g，白芍15g，黄连15g，椿皮15g，甘草5g。

用法：水煎服。

（2）尿血

1）实热 其病因多由心火内炽，热伤肝肾引起。

主症：尿血深红或有血丝，尿道热痛，心烦口渴，面红舌赤，而脉洪数。

治法：宜用清热凉血止血。（亦治血淋）

方药：石韦15g，牛膝15g，小蓟15g，蒲黄（炒）15g，藕节15g，瞿麦15g，淡竹叶15g，地黄15g，木通15g，黄芩15g。

用法：水煎服。

2）虚热　其病因多由阴虚，相火妄动，损伤络脉引起。

主症：尿血鲜红，潮热盗汗，手足心热，面红颧赤，舌红无苔，脉细数。

治法：宜用养阴清热，凉血止血。

方药：地黄15g，黄柏15g，麦冬15g，知母15g，地骨皮15g，白芍15g，阿胶（烊化）15g，山茱萸15g，杜仲15g，牛膝15g，玄参15g。

用法：水煎服。

### 3.皮下出血证

（1）热盛迫血证

主症：皮肤紫癜，色泽新鲜，起病急骤，紫斑以下肢最为多见，形状不一，大小不等，有的甚至互相融合成片，伴发热，口渴，便秘，尿黄，常伴有鼻衄、齿衄，或有腹痛，甚则尿血、便血。舌质红，苔薄黄，脉弦数或滑数。

治法：清热凉血。

方药：犀角地黄汤加减。

组成：犀角（水牛角）、地黄、白芍、牡丹皮。

（2）阴虚火旺证

主症：紫斑较多、颜色紫红、下肢尤甚，时发时止，头晕目眩，耳鸣，低热颧红，心烦盗汗，齿衄鼻衄，月经量多，舌红少津，脉细数。

治法：滋阴降火，清热止血。

方药：茜根散或玉女煎加减。

组成：茜根、黄芩、栀子、阿胶、麦冬、熟地黄、石膏、知母、牛膝。

（3）气不摄血证

主症：斑色暗淡，多散在出现，时起时消，反复发作，过劳则加重，可伴神情倦怠，心悸，气短，头晕目眩，食欲不振，面色苍白或萎黄，舌质淡，苔白，脉弱。

治法：益气摄血，健脾养血。

方药：归脾汤加减。

组成：白术、茯神、黄芪、龙眼肉、酸枣仁、党参、炙甘草、当归、远志、木香。

（4）瘀血内阻证

主症：肌衄，斑色青紫，鼻衄，吐血，便血，血色紫黯，月经有血块，毛发枯黄无泽，面色黧黑，下睑色青，舌质紫黯或有瘀斑、瘀点，脉细涩或弦。

治法：活血化瘀止血。

方药：桃红四物汤加减。

组成：桃仁、红花、熟地黄、当归、川芎、白芍。

# 十五、痹证

痹证是由于风、寒、湿、热等邪气闭阻经络，影响气血的运行，导致肢体筋骨、关节、肌肉等处发生疼痛、重着、酸楚、麻木，或关节屈伸不利、僵硬、肿大、变形等症状的一种疾病。轻者病在四肢关节肌肉，重者可内舍于脏。本病见于西医学中风湿性关节炎、类风湿性关节炎、反应性关节炎、肌纤维炎、强直性脊柱炎、痛风、增生性骨关节炎等。

## （一）病因病机

**1. 正气虚** 即正气不足。所谓"正气"是指人体的抗病、防御、调节、康复能力，这些能力又无不以人的精、气、血、津液等物质及脏腑经络之功能为基础。因此，正气不足，就是人体精、气、血、津液等物不足及脏腑组织等功能低下、失调的概括，引起正虚的原因有下述三个方面：

（1）禀赋不足：禀赋是痹证发生不可忽视的重要因素，如人体关节器官免疫失调，关节必然因缺乏必要的"免疫保护"而造成外界炎性因子的侵入，最终导致各类骨关节疾病的发生。现代研究也证实，类风湿关节炎的发病与遗传因素有关。

（2）劳逸过度：首先，劳力过度致正虚进而可致痹证。其次，劳神过度及房劳过度同样有损正气而致痹证。其三，不仅过劳易伤正气，过逸同样有所贻害。因为生命在于运动，若长期不运动、不锻炼，容易使气血运行迟缓，脾胃功能减弱而出现气短乏力，言语无力，纳呆食少，倦怠乏力等症状。

（3）大病、久病或产后：正虚作为引发痹证的主要因素之一，另外饮食失调、外伤亦可以引起正虚。上述诸多因素又往往相互影响，一虚俱虚，不可决然分开。

**2. 外邪侵袭**

（1）季节气候异常：指季节气候发生异常变化，如"六气"发生太过或者不及，或者非其时而有其气，春天当温而寒，冬天当寒反热；或气候变化过于急剧，暴寒暴暖，超过一定限度，超越了人体的适应和调节能力，此时"六气"即成"六淫"而致病。临床上，类风湿关节炎者往往遇寒冷、潮湿的气候而发病。且往往因气候变化而加重或者缓解，均说明四季气候变化异常是类风湿关节炎的重要外因。

（2）久居环境：居住在高寒、潮湿地区或长期在高温、水中、潮湿、寒冷、野外的环境中生活工作而易患痹证。

（3）起居调摄不慎：日常生活不注意防护，如睡眠时不着被褥，夜间单衣外出，病后及劳后居处檐下、电风扇下，汗出入水中，冒雨涉水等。

（二）辨证论治

**1.风寒湿痹证**

（1）行痹

主症：肢体关节、肌肉疼痛酸楚，屈伸不利，可涉及肢体多个关节，疼痛呈游走性，初起可见有恶风、发热等表证。舌苔薄白，脉浮或浮缓。

治法：祛风通络，散寒除湿。

方药：防风汤加减。

组成：防风、麻黄、桂枝、葛根、当归、茯苓、生姜、大枣、甘草。

（2）痛痹

主症：肢体关节疼痛，痛势较剧，部位固定，遇寒则痛甚，得热则痛缓，关节屈伸不利，局部皮肤或有寒冷感。舌质淡，舌苔薄白，脉弦紧。

治法：散寒通络，祛风除湿。

方药：乌头汤加减。

组成：制川乌、麻黄、白芍、甘草、蜂蜜、黄芪。

（3）着痹

主症：肢体关节、肌肉酸楚、重着、疼痛，肿胀散漫，关节活动不利，肌肤麻木不仁。舌质淡、舌苔白腻，脉濡缓。

治法：除湿通络，祛风散寒。

方药：薏苡仁汤加减。

组成：薏苡仁、苍术、甘草、羌活、独活、防风、麻黄、桂枝、制川乌、当归、川芎。

**2.风湿热痹证**

主症：游走性关节疼痛，可涉及一个或多个关节，活动不便，局部灼热红肿，痛不可触，得冷则舒，可有皮下结节或红斑，常伴有发热、恶风、汗出、口渴、烦躁不安等全身症状。舌质红，舌苔黄或黄腻，脉滑数或浮数。

治法：清热通络，祛风除湿。

方药：白虎加桂枝汤合宣痹汤加减。

组成：石膏、知母、黄柏、连翘、桂枝、防己、苦杏仁、薏苡仁、滑石、赤小豆、蚕沙。

**3.痰瘀痹阻证**

主症：痹证日久，肌肉关节刺痛，固定不移，或关节肌肤紫黯、肿胀，按之较硬，肢体顽麻或重着，或关节僵硬变形，屈伸不利，有硬结、瘀斑，面色黧黑，眼睑浮肿，或胸闷痰多。舌质紫黯或有瘀斑，舌质白腻，脉弦涩。

治法：化痰行瘀，宣痹通络。

方药：双合汤加减。

组成：桃仁、红花、当归、川芎、白芍、茯苓、半夏、陈皮、白芥子、竹沥、姜汁。

**4.肝肾亏虚证**

主症：痹证日久不愈，关节屈伸不利，肌肉瘦削，腰膝酸软，或畏寒肢冷，阳痿，遗精，或骨蒸劳热，心烦口干。舌质淡红，舌苔薄白或少津，脉沉细弱或细数。

治法：培补肝肾，舒筋止痛。

方药：独活寄生汤加减。

组成：独活、防风、秦艽、细辛、肉桂、人参、茯苓、甘草、当归、地黄、白芍、杜仲、牛膝、桑寄生。

## 十六、中风

中风是以猝然昏仆，不省人事，口眼㖞斜，语言不利为主症的病证。病轻者可无昏仆而仅见半身不遂及口眼㖞斜等症状。由于本病发生突然，起病急骤，"如矢石之中的，若暴风之疾速。"临床见症不一，变化多端而速疾，有晕仆、抽搐，与自然界"风性善行而数变"的特征相似，故古代医家取类比象而名之为"中风"；又因其发病突然，亦称之为"卒中"。根据中风的临床表现特征，西医学中的急性脑血管疾病与之相近，包括缺血性中风和出血性中风，如短暂性脑缺血发作、局限性脑梗死、原发性脑出血和蛛网膜下腔出血等，均可参照本节进行辨证论治。

### （一）病因病机

**1.情志郁怒** 五志过极，心火暴甚，可引动内风而发卒中。临床以暴怒伤肝为多，因暴怒则顷刻之间肝阳暴亢，气火俱浮，迫血上涌则其候必发。忧思悲恐，情绪紧张均为本病的诱因。

**2.饮食不节** 过食肥甘醇酒，脾失健运，聚湿生痰，痰郁化热，引动肝风，夹痰上扰，可致病发，尤以酗酒诱发最烈。

**3.劳累过度** 《素问·生气通天论》说："阳气者，烦劳则张"，即指人身阳气，若扰动太过，则亢奋不敛。本病也可因操持过度，形神失养，以致阴血暗耗，虚阳化风，扰动为患。再则纵欲伤精，也是发病之因。

**4.气候变化** 本病一年四季均可发生，但与季节气候变化有关。入冬骤然变冷，寒邪入侵，可影响血脉循行。正如《素问·调经论》说"寒独留，则血凝位，凝则脉不通……。"其次早春骤然转暖之时，正值厥阴风木主令，内应于肝，风阳暗动，也可导致本病发生。

**5.血液瘀滞** 血瘀的形成多因气滞血行不畅或气虚运血无力，或因暴怒血蕴于上，或因感寒收引凝滞，或因热阴伤液耗血滞等，本病的病机多以暴怒血蕴或气虚血瘀最为常见。

### （二）辨证论治

#### 1.中经络

（1）风痰入络证

主症：肌肤不仁，手足麻木，突然发生口眼㖞斜，语言不利，口角流涎，舌强语謇，甚则半身不遂，或兼见手足拘挛，关节酸痛等症，舌苔薄白，脉浮数。

治法：祛风化痰通络。

方药：真方白丸子加减。

组成：半夏、胆南星、白附子、天麻、全蝎、当归、白芍、鸡血藤、豨莶草。

（2）风阳上扰证

主症：平素头晕头痛，耳鸣目眩，突然发生口眼㖞斜，舌强语謇，或手足重滞，甚则半身不遂等症，舌质红，苔黄，脉弦。

治法：平肝潜阳，活血通络。

方药：天麻钩藤饮加减。

组成：天麻、钩藤、珍珠母、石决明、桑叶、菊花、黄芩、栀子、牛膝。

（3）阴虚风动证

主症：平素头晕耳鸣，腰酸，突然发生口眼㖞斜，言语不利，手指瞤动，甚或半身不遂，舌质红，苔腻，脉弦细数。

治法：滋阴潜阳，息风通络。

方药：镇肝息风汤加减。

组成：白芍、天冬、玄参、枸杞子、龙骨、牡蛎、龟甲、代赭石、牛膝、当归、天麻、钩藤。

#### 2.中脏腑

（1）闭证

1）痰热腑实证

主症：素有头痛眩晕，心烦易怒，突然发病，半身不遂，口舌㖞斜，舌强语謇或不语，神识欠清或昏糊，肢体强急，痰多而黏，伴腹胀，便秘，舌质暗红，或有瘀点瘀斑，苔黄腻，脉弦滑或弦涩。

治法：通腑泄热，息风化痰。

方药：桃仁承气汤加减。

组成：桃仁、大黄、芒硝、枳实、胆南星、黄芩、瓜蒌、赤芍、牡丹皮、牛膝。

2）痰火瘀闭证

主症：突然昏仆，不省人事，牙关紧闭，口噤不开，两手握固，大小便闭，肢体强痉，面赤身热，气粗口臭，躁扰不宁，苔黄腻，脉弦滑而数。

治法：息风清火，豁痰开窍。

方药：羚角钩藤汤加减。

组成：羚羊角、钩藤、珍珠母、石决明、胆南星、竹沥、半夏、天竺黄、黄连、石菖蒲、郁金。

3）痰浊瘀闭证

主症：突然昏仆，不省人事，牙关紧闭，口噤不开，两手握固，肢体强痉，大小便闭，面白唇暗，静卧不烦，四肢不温，痰涎壅盛，苔白腻，脉沉滑缓。

治法：化痰息风，宣郁开窍。

方药：涤痰汤加减。

组成：半夏、茯苓、橘红、竹茹、郁金、石菖蒲、天麻、钩藤、僵蚕。

（2）脱证

主症：突然昏仆，不省人事，目合口张，鼻鼾息微，手撒肢冷，汗多，大小便自遗，肢体软瘫，舌痿，脉细弱或脉微欲绝。

治法：回阳救阴，益气固脱。

方药：参附汤合生脉散加味。

组成：人参、附子、麦冬、五味子、山茱萸。

**3.恢复期**

（1）风痰瘀阻证

主症：口眼㖞斜，舌强语謇或失语，半身不遂，肢体麻木，舌黯紫，苔滑腻，脉弦滑。

治法：搜风化痰，行瘀通络。

方药：解语丹加减。

组成：天麻、胆南星、天竺黄、半夏、陈皮、地龙、僵蚕、全蝎、远志、石菖蒲、豨莶草、桑枝、鸡血藤、丹参、红花。

（2）气虚络瘀证

主症：肢体偏枯不用，肢软无力，面色萎黄，舌质淡紫或有瘀斑，苔薄白，脉细涩或细弱。

治法：益气养血，化痰通络。

方药：补阳还五汤加减。

组成：黄芪、桃仁、红花、赤芍、当归、川芎、地龙、牛膝。

（3）肝肾亏虚证

主症：半身不遂，患肢僵硬，拘挛变形，舌强不语，或偏瘫，肢体肌肉萎缩，舌红脉细，或舌淡红，脉沉细。

治法：滋养肝肾。

方药：左归丸合地黄饮子加减。

组成：干地黄、何首乌、枸杞子、山茱萸、麦冬、石斛、当归、鸡血藤。

## 十七、不寐

失眠中医又称不寐，主要表现为睡眠时间不足，或不能进入深度睡眠。严重者彻夜不眠，常常影响人的正常工作、生活、学习和健康。

### （一）病因病机

失眠的病因多因饮食不节，情志失常，劳倦、思虑过度及大病久病之后、年迈体虚等因素，中医理论有胃不和则卧不安，另有心主神明之说，若心血亏虚，心神失养则致心神不安，神不守舍，不能由动转静而致不寐病证。此外，亦可因情志失调，致肝火旺盛，扰动心火，火热扰动神明而引起。或肾阴亏虚，肾水不足，肾水不得上济，心火独盛，心肾不交而致。病因虽多，究其病机，总属阳盛阴衰，阴阳失和。一者阴虚不能敛阳，一者阳盛不得入阴也。汉代张仲景在《伤寒论》及《金匮要略》中将其病因分为外感和内伤两类，并提出"虚劳虚烦不得眠"的论述。

### （二）辨证论治

**1.心脾两虚证** 多由过劳损伤心脾之气，血无生化所引起。

主症：心悸气短，懒言，动则汗出，善惊，失眠，面色萎黄，舌淡脉弱。

治法：养心理脾，养血安神。

方药：党参15g，白术15g，黄芪15g，当归15g，茯神15g，远志15g，柏子仁15g，酸枣仁15g，麦冬15g，牡蛎10g，龙骨10g，石菖蒲15g，甘草5g。

用法：水煎服。

**2.心肾不交证** 多由心火内炽，肾阴不足所引起。

主症：心悸失眠，潮热盗汗，头眩耳鸣，腰膝酸软，手足心热，口干不欲饮，两颧红赤，舌红无苔或少苔，脉细数。

治法：滋阴清热，交通心肾。

方药：地黄15g，熟地黄15g，麦冬15g，天冬15g，玄参15g，牡丹皮15g，山茱萸15g，枸杞子15g，知母15g，黄柏10g，远志15g，酸枣仁15g，茯神15g。

用法：水煎服。

**3.气滞血瘀证** 多由肝郁气滞，脉络不畅，心包蓄血所引起。

主症：经久失眠，夜里精神倍增，头晕目眩，心烦不宁，性躁多怒，胸闷善太息，面红目赤，唇焦，舌红有瘀点，苔黄，脉弦有力。

治法：活血清热，开郁安神。

方药：地黄15g，当归15g，桃仁15g，红花15g，赤芍15g，川芎10g，柴胡10g，川牛膝15g，桔梗15g，磁石15g，石菖蒲15g，丹参15g，甘草5g。

用法：水煎服。

**4.肝火扰心证** 其病因多由肝郁化火，上扰心神所引起。

主症：不寐多梦，甚则彻夜不眠，急躁易怒，伴头晕头胀，目赤耳鸣，口干而苦，不思饮食，便秘溲赤，舌红苔黄，脉弦而数。

治法：疏肝泻火，镇心安神。

方药：龙胆草15g，黄芩15g，栀子10g，泽泻10g，车前子10g，当归20g，地黄15g，柴胡10g，甘草10g，龙骨、牡蛎各20g，磁石20g，淡竹叶10g。

用法：水煎服。

若痰热扰心，心烦不寐，胸闷脘痞，泛恶嗳气者，治以清化痰热，和中安神。

方药：半夏15g，陈皮20g，茯苓15g，枳实10g，黄连6g，竹茹15g，龙齿15g，珍珠母20g，磁石20g。

用法：水煎服。

若心胆气虚，症见虚烦不寐，触事易惊，终日惕惕，胆怯心悸，伴气短自汗，倦怠乏力者，以益气镇惊，安神定志。

方药：人参10g，茯苓15g，茯神15g，远志15g，龙齿15g，石菖蒲15g，川芎10g，酸枣仁10g，知母10g，甘草10g。

用法：水煎服。

## 十八、癫痫

癫痫是由先天或后天因素，使脏腑受伤，神机受损，元神失控所导致的，以突然意识丧失，发则仆倒，不省人事，两目上视，口吐涎沫，四肢抽搐，或口中怪叫，移时苏醒，醒后一如常人为主要临床表现的一种发作性疾病，又称为"痫证""痫病""羊痫风"等，自新生儿至老年均可发病。西医学的癫痫包括原发性癫痫和继发性癫痫，出现大发作、小发作、局限性发作、精神运动性发作等不同类型，均可参考本节论治。

### （一）病因病机

主要有积痰、郁火、惊恐、先天因素等几个方面，且常常相互影响。

**1.积痰** 痰可由气郁化火，炼液而生，也可由恣食厚味损伤脾胃所致。痰热迷蒙心窍，神志为之扰乱。

**2.郁火** 郁火多由情志不畅，肝气郁结所生，火动生风，痰浊蒙蔽心窍，则抽搐昏仆。

**3.惊恐** 大惊大恐则脏气逆乱，痰阻风动，而作痫疾。

**4.先天因素** 先天因素之说源于《内经》，主要为胎气受损，或父母禀赋虚弱，或父母患癫痫导致小儿肝肾精血不足而脏气失调，清窍无主，易患痫证。

（二）辨证论治

**1.发作期**

（1）阳痫

主症：病发前多有眩晕，头痛而胀，胸闷乏力，喜伸欠等先兆症状，或无明显症状，旋即仆倒，不省人事，面色潮红、紫红，继之转为青紫或苍白，口唇青紫，牙关紧闭，两目上视，项背强直，四肢抽搐，口吐涎沫，或喉中痰鸣，或发怪叫，甚则二便自遗。发作后除感到疲乏、头痛外，一如常人，舌质红，苔白腻或黄腻，脉弦数或弦滑。

治法：急以开窍醒神，继以泻热涤痰息风。

方药：黄连解毒汤送服定痫丸。

组成：黄芩、黄连、黄柏、栀子、天麻、川贝母、胆南星、半夏、陈皮、茯苓、茯神、丹参、麦冬、石菖蒲、远志、全蝎、僵蚕、真琥珀、辰砂。

若病急，以针刺人中、十宣、合谷等穴以醒神开窍；尚可配合清开灵注射液静脉滴注，清热化痰开窍。

（2）阴痫

主症：发痫则面色晦暗青灰而黄，手足清冷，双眼半开半合，昏愦，偃卧，拘急，或抽搐时作，口吐涎沫，一般口不啼叫，或声音微小。醒后周身疲乏，或如常人，舌质淡，苔白腻，脉多沉细或沉迟。

治法：急以开窍醒神，继以温化痰涎。

方药：五生饮。

组成：胆南星、半夏、白附子、半夏、川乌、黑豆、陈皮、茯苓、甘草。

急者以针刺人中、十宣穴开窍醒神。尚可配合参附注射液静脉滴注。

**2.休止期**

（1）痰火扰神证

主症：急躁易怒，心烦失眠，咯痰不爽，口苦咽干，便秘溲黄。病发后，病情加重，甚则彻夜难眠，目赤，舌红，苔黄腻，脉多沉弦滑而数。

治法：清肝泻火，化痰开窍。

方药：龙胆泻肝汤合涤痰汤。

组成：龙胆草、黄芩、栀子、柴胡、泽泻、木通、车前子、当归、地黄、半夏、胆南星、陈皮、竹茹、石菖蒲、茯神。

（2）风痰闭阻证

主症：发病前多有眩晕，胸闷，乏力，痰多，心情不悦，舌质淡，苔白腻，脉多弦滑有力。

治法：涤痰息风定痫。

方药：定痫丸。

组成：竹沥、姜汁、胆南星、半夏、陈皮、川贝母、茯苓、麦冬、丹参、石菖蒲、全蝎、僵蚕、天麻、朱砂、琥珀、远志、灯心草、茯神、甘草。

（3）气虚血瘀证

主症：头部刺痛，精神恍惚，心中烦急，头晕气短，唇舌紫黯或舌有瘀点、瘀斑，脉弦而涩。

治法：补气化瘀，定风止痫。

方药：黄芪赤风汤送服龙马自来丹。

组成：黄芪、赤芍、防风、马钱子、地龙。（注意马钱子有剧毒，其炮制必须如法，并严格控制剂量）

（4）心脾两虚证

主症：反复发作不愈，神疲乏力，面色苍白，体瘦，纳呆，大便溏薄，舌质淡，苔白腻，脉沉弱。

治法：补益心脾为主，辅以理气化痰。

方药：归脾汤合温胆汤。

组成：人参、黄芪、白术、甘草、生姜、大枣、当归、茯神、酸枣仁、龙眼肉、远志、木香、半夏、陈皮、枳实、竹茹。

（5）肝肾阴虚证

主症：痫病频作，神思恍惚，面色晦暗，头晕目眩，两目干涩，耳轮焦枯不泽，健忘失眠，腰膝酸软，大便干燥，舌红苔薄黄，脉沉细而数。

治法：滋养肝肾。

方药：大补元煎。

组成：熟地黄、枸杞子、山茱萸、杜仲、人参、炙甘草、山药、当归。

# 十九、狂证

狂病以精神亢奋，狂躁不安，喧扰不宁，骂詈毁物，动而多怒为特征。临床常癫、狂并称，发病以青壮年患者居多。西医学精神分裂症、躁狂抑郁症的临床表现与本病证类似者，可参考本节辨证论治。

## （一）病因病机

1.**七情内伤**　多因恼怒郁愤不解，肝失疏泄，胆气不平，心胆失调，心神扰乱而发病；或肝郁不解，气郁痰结，阻塞心窍而发病；或暴怒不止，引动肝胆木火，郁火上升，冲心犯脑，神明无主而发病；或肝气郁滞，气失畅达，血行凝滞，致气滞血瘀，或痰瘀互结，气血不能上荣脑髓，神机失用而发病。

2.**饮食失节**　嗜食肥甘厚味，脾胃运化失司，聚湿生痰，痰浊内生，郁而化火，上扰心神，或痰气互结，阻痹神明，或与瘀血相伍，痹阻心窍，均致神志失常而发病。

3.先天不足　胎儿在母腹中禀赋异常，脏气不平，生后一有所触，遭遇情志刺激，则气机逆乱，阴阳失调，神机失常而发病。

## （二）辨证论治

### 1.痰火扰神证

主症：起病先有性情急躁，头痛失眠，两目怒视，面红目赤，突发狂乱无知，骂詈号叫，不避亲疏，逾垣上屋，或毁物伤人，气力愈常，不食不眠，舌质红绛，苔多黄腻或黄燥而垢，脉弦大滑数。

治法：清心泻火，涤痰醒神。

方药：生铁落饮加减。

组成：龙胆草、黄连、连翘、胆南星、川贝母、橘红、竹茹、石菖蒲、远志、茯神、生铁落、朱砂、玄参、天冬、麦冬、丹参。

### 2.痰热瘀结证

主症：癫狂日久不愈，面色晦滞而秽，情绪躁扰不安，多言不序，恼怒不休，甚至登高而歌，弃衣而走，妄见妄闻，妄思离奇，头痛，心悸而烦，舌质紫黯，有瘀斑，少苔或薄黄苔干，脉弦细或细涩。

治法：豁痰化瘀，调畅气血。

方药：癫狂梦醒汤加减。

组成：半夏、胆南星、陈皮、柴胡、香附、青皮、桃仁、赤芍、丹参。

### 3.火盛伤阴证

主症：癫狂久延，时作时止，势已较缓，妄言妄为。呼之已能自制，但有疲惫之象，寝不安寐，烦惋焦躁，形瘦，面红而秽，口干便难，舌尖红无苔，有剥裂，脉细数。

治法：育阴潜阳，交通心肾。

方药：二阴煎合琥珀养心丹加减。

组成：黄连，黄芩、地黄、麦冬、玄参、阿胶、白芍、人参、茯神、酸枣仁、柏子仁、远志、石菖蒲、龙齿、琥珀、朱砂。

# 附：内科验案选录

## 感冒验案二则

**案1**　刘某，男，28岁。1978年5月就诊。

**现病史**：患者平素体健，2日前运动后汗出当风，后出现发热恶寒，无汗，头痛，自行服用对乙酰氨基酚片后症状未见缓解，遂来就诊。就诊时见患者发热恶风，微恶寒，汗出，头胀痛，咽喉肿痛，口渴，面红，舌红，舌苔微黄，脉浮数。

**诊断**：感冒。

**辨证**：初感应为风寒感冒，后郁而化热转为风热感冒。

**治法**：辛凉解表，清热宣肺。

**方药**：金银花15g，连翘15g，黄芩15g，麦冬15g，玄参15g，牛蒡子15g，桔梗15g，薄荷15g，甘草10g。3剂，水煎服，日1剂，早晚分服。

**二诊**：服药后患者体温恢复正常，头胀痛，咽痛症状明显减轻。遂予上方巩固2剂后感冒痊愈。

**按语**：该患因素体正气不足，活动后汗出当风，外邪侵袭人体故而发病。外邪入表，首犯于上则见头晕、头痛、咽痛；风热之邪侵袭肺卫，卫表不合，肺气不宣，故见发热，恶风，则鼻塞、流涕；故以辛凉解表、清热宣肺之法。方中金银花、连翘配伍疏散风热，清热解毒；薄荷、牛蒡子辛凉解表，疏散上焦风热，兼清利头目，解毒利咽；玄参清热解毒利咽，兼可滋阴；黄芩清肺热，麦冬清热滋阴，甘草合桔梗利咽止痛，兼可调和药性。

**案2** 卞某，男，34岁。1947年8月15日初诊。

**现病史**：患者因发热，伴脘痞胀满前来就诊，5天前因在途中淋雨，当日即发热，恶寒，全身疼痛。就诊时则但热不寒，热高，汗出，汗出后热势减轻，继而复热，口渴不多饮，烦闷，恶心欲吐。舌红，苔黄腻，脉濡数。

**诊断**：感冒。

**辨证**：湿热并重，困阻中焦。

**治法**：辛开苦降，燥湿泄热。

**方药**：藿香正气散加减。

香薷15g，藿香15g，大腹皮15g，紫苏叶10g，姜半夏10g，黄芩15g，桔梗10g，陈皮15g，厚朴10g，羌活10g，甘草10g。5剂，水煎服，日1剂，早晚分服。

**按语**：该患因暑天外出淋雨，暑热与雨湿交蒸伤于暑湿之邪，病初起发热，微恶风寒，周身疼痛为暑湿侵表；湿郁逐渐化热，湿遏热伏，气机不畅，则但热不寒，发热汗出时则热减，继而复热；口渴不多饮，脘痞腹胀，泛恶欲吐，均为湿邪化热，阻遏中焦之征。舌红，苔黄腻，脉数为湿热并重之征。故治以辛开苦降，燥湿泄热之法。因苦者能降能泄，辛者能散能行，燥者胜湿，然使暑湿得除，疾病自愈。

## 疟疾验案二则

**案1** 于某，男，37岁。1959年8月3日初诊。

**现病史**：患者素体健康，近3日前无明显诱因出现寒战高热，每日于上午9时开始，体温高达39℃以上，伴头痛，口渴，呼吸急促，全身肌肉关节酸痛，随之大汗淋漓，汗出热退。曾静点抗生素治疗无效，现热甚寒微，头痛，肢体烦疼，面红目赤，胸闷，恶心呕吐，烦渴饮冷，大便秘结，小便热赤。舌红绛，苔黄腻，脉洪数。

**诊断：**疟疾。

**辨证：**温疟。

**治法：**清热保津，祛邪截疟。

**方药：**青蒿20g，常山15g，柴胡15g，胡黄连10g，黄芩15g，石膏20g，知母15g，地黄20g，玄参15g，陈皮10g，枳实15g，甘草10g。5剂，水煎服，日1剂，早晚分服。

1月后随访，患者告知服药3剂后寒战高热症状消失，体温降至正常，5剂后诸症大好，病愈。

**按语：**患者正当壮年，平素健康。病突发于夏季寒战高热，汗出热退，稍后再作，肢体烦疼，面红目赤，胸闷，恶心呕吐，烦渴饮冷，舌红绛，苔黄腻，脉洪数，当诊断为疟疾。属于热盛伤津之症，治宜清热保津，祛邪截疟。韩老认为疟邪多由感染所致，尤其是在夏秋季，更应避免蚊虫叮咬，应以预防为根本措施。由于疟疾发病常见遍身汗出，应注意及时更换内衣，保持干燥；饮食应爽口而富于营养，以增强抗病能力降低发病率。

**案2** 王某，女，67岁。1960年7月初诊。

**现病史：**患者素有疟疾病史，本次因感寒而发病。初发时寒战，肢体厥冷，而后高热谵语，胸闷烦满，终则遍身汗出，热退身凉。现患者寒热往来，休作有时，头痛，面赤，口渴喜饮，发则舌红，苔薄白或黄腻，脉弦。

**诊断：**疟疾。

**辨证：**正疟。

**治法：**祛邪截疟，和解表里。

**方药：**柴胡15g，黄芩15g，苍术10g，生姜10g，半夏15g，常山10g，槟榔10g，葛根10g，青蒿10g，甘草5g。10剂，水煎服，日1剂，早晚分服。

**二诊：**服药后患者热退身凉，口渴头痛消失。

**按语：**本案患者为老年女性，素体虚弱，易于感邪，发病迅速。正如《素问·热评论》云："邪之所凑，其气必虚""正气存内，邪不可干"。韩老认为该病为本虚标实之证，素体正气不足，腠理疏松，一旦感邪则直中少阳经，表现出一系列少阳证候。治疗则以和解少阳为主，方选小柴胡汤加减，酌加治疟要药常山和槟榔以祛邪截疟。

## 咳嗽验案二则

**案1** 樊某，女，58岁。1963年10月9日初诊。

**现病史**：咳嗽10余天，曾用西药抗生素静滴治疗1周，症状未见好转，且有加重趋势，故前来就诊。现咳嗽频频，少痰，咽部痒痛，轻微发热，口干，食欲不振。舌质红，苔薄黄而干，脉滑数。

**诊断**：咳嗽。

**辨证**：燥邪伤肺，肺失清润。

**治法**：清肺润燥，健脾止嗽。

**方药**：桑杏汤合百合固金汤加减。

桑叶9g，川贝母12g，北沙参15，玄参15g，苦杏仁9g，桔梗15g，地黄15g，麦冬15g，知母15g，百合15g，陈皮12g，焦三仙各15g，炙甘草6g。5剂，水煎服，日1剂，早晚分服。

**二诊**：服药后干咳明显减轻，诸症缓解，二便通调，继以上方加减。又进5剂病愈。

**按语**：风燥咳嗽多发生在初秋燥邪当令之时，风燥伤肺，肺失肃降，肺卫不和致咳嗽。中医学认为"风雨寒热，不得虚，邪不能独伤人，此必因虚邪之风，与其身形，两虚相得，乃客其形……其中于虚邪也，因于天时，与其身形，参以虚实，大病乃成。"年老之人素体虚弱，正气亏损，卫外功能减退，加之起居不慎，极易感受外邪而发病。经云："五脏六腑皆令人咳，非独肺也"。《景岳全书·咳嗽》篇说："凡内伤之嗽，必皆本于阴分。"所以老年咳嗽必致肺阴虚，肺阴不足，则可影响其母脏，会出现脾胃不振、食减烦渴等症。治疗则应按虚则补其母的原则予以辨证施治，使肺气充足，脾气健运，肺金得充，津液输布，风燥咳嗽必然痊愈。

**案2** 原某，女，38岁。1965年4月初诊。

**现病史**：患者咳嗽咳痰4日，发热2日。自服西药抗生素未见好转，自测体温38.8℃，服用对乙酰氨基酚后热退。现胸痛，咳黄痰，无潮热盗汗，无喘息，口干咽痒，食欲不振。舌质红，苔薄黄，脉滑数。

**诊断**：外感咳嗽。

**辨证**：风热犯肺证。

**治法**：疏风清热，宣肺止咳。

**方药**：桑叶10g，菊花10g，黄芩15g，玄参15g，麦冬15g，苦杏仁15g，桔梗15g，瓜蒌15g，连翘15g，薄荷10g。5剂，水煎服，日1剂，早晚分服。

服5剂后咳嗽即止。

**按语**：咳嗽分为外感咳嗽和内伤咳嗽，外感咳嗽多为新病，起病急，病程短，常伴肺卫表证，属于邪实，治以祛邪利肺。内伤咳嗽多为久病，常反复发作，病程长，可伴他脏病症，多为邪实正虚，治当以祛邪扶正，标本兼顾，分清虚实主次。本案为外感咳嗽之风热犯肺证。风热犯肺，肺失清肃则咳嗽、咽干咽痒、咳痰黄稠，伴有口渴头痛等症。治当疏风清热，宣肺止咳，方用桑菊饮加减。5剂而愈，方证对应，则效如桴鼓。

### 哮病验案二则

**案1** 于某，男，35岁，职工。1953年9月13日初诊。

**现病史：**患者自1950年起罹患风寒咳喘，自服西药青霉素、氨茶碱止咳平喘，症状缓解，但遗留哮喘不愈，夏季尤甚。今年10月5日因感冒病情加重，面色无华，精神委顿，气息短促，呼吸抬肩，痰白质稠，量少不爽，喉中有哮鸣音，夜间更甚，不能安睡，纳差，口渴欲饮，且低热不退，大便干，小便微黄。舌红，苔黄而腻，脉滑数。

**诊断：**哮病。

**辨证：**热哮。

**治法：**清热宣肺，化痰定喘。

**方药：**定喘汤加减。

**组成：**麻黄、白果、黄芩、桑白皮、苦杏仁、半夏、款冬花、紫苏子、甘草。5剂。水煎服，日1剂，早晚分服。

**二诊：**10月11日，服5剂后患者自觉哮喘症状稍缓，夜间可安睡片刻，咳痰较之前清稀，咳痰爽利，低热已退，症状有所缓解，综上方再进4剂，用法同前。

**三诊：**10月16日，患者症状明显好转，哮喘缓解，哮鸣音消失，夜间可安睡，口渴欲饮缓解，痰色白质稀，面色红润，气息平稳。舌淡红，苔少略白，脉细数。治以养阴润燥。

**方药：**北沙参、天冬、玉竹、麦冬、知母、百部、款冬花、甘草。连服8剂，自此后哮喘再未发作。

**按语：**韩老认为本例为风寒侵袭，未予宣肺散寒，一味止咳平喘，使邪气滞留，肺气郁闭，又因感冒致发，时已月余，而低热不退，咳痰不爽，脉滑而数，为寒邪郁而化热之证，方用定喘汤清热宣肺，化痰定喘。方中麻黄宣肺平喘；黄芩、桑白皮清热肃肺；苦杏仁、半夏、款冬花、紫苏子化痰降逆；白果敛肺，且防麻黄过于耗散；甘草和中。哮喘症状减轻后，韩老又投以养阴润燥之药，养肺阴而治其本，遵循了标本兼顾的治疗原则。

**案2** 高某，女，35岁。1954年6月就诊。

**现病史：**反复咳嗽，喘息伴有哮鸣音3年，加重5天。在三甲医院诊断为"哮喘"，每次发作时依靠平喘剂方能缓解，痛苦难忍，遂求中医治疗。现咳嗽，咳痰量少，气喘，喉中哮鸣音，胸闷，口不渴。舌红苔白滑，脉滑缓。

**诊断：**哮病。

**辨证：**外寒内饮（冷哮）。

**治法：**温肺散寒，化痰平喘。

**方药**：小青龙汤加减。

麻黄10g，白芍10g，半夏10g，细辛3g，干姜5g，五味子10g，甘草10g，桂枝10g，苦杏仁10g，厚朴15g，茯苓15g，黄芪30g。5剂，水煎服，日1剂，早晚分服。

**二诊**：咳嗽气喘较前减轻，喉中哮鸣音明显改善，仍有胸闷。上方加瓜蒌15g，紫苏子10g，白芥子15g。继服5剂。

**三诊**：咳嗽气喘消失，喉中哮鸣音明显减弱，胸闷缓解。守上方加减调治1周后痊愈。

**按语**：患者素有痰饮之邪伏于体内，复感风寒，外寒引动内饮，以致痰阻气道，气道挛急所致哮喘。治疗当以温化痰饮，止咳平喘。韩老常以小青龙汤为主方进行加减。方中麻黄解表平喘，有松弛支气管平滑肌作用；细辛温化寒饮；紫苏子、白芥子降肺平喘；细辛、干姜、桂枝三药能温肺散寒、降逆定喘；苦杏仁、五味子能敛肺止咳；半夏、厚朴降逆化痰。诸药共奏止咳温肺、化痰平喘之功。黄芪大量使用可益肺健脾，补肺气之虚，防它药肃杀太过。诸药合用，补虚泻实，使肺气得降，痰饮得除，用药得当，故收全功。

## 红斑狼疮验案二则

**案1** 刘某，女，34岁。1962年11月3日初诊。

**现病史**：患者于1962年11月外出烈日曝晒后突然发烧，面部起红斑。曾服大量"泼尼松""地塞米松"，用过激素类软膏擦抹，当时收效。2个月前症状加重，面部斑已至鼻甲，故住院系统检查，确诊为"红斑狼疮"。住院治疗数月无明显成效，因此出院，求治于韩老。现四肢关节疼痛，体温不平稳，最高达38.9℃，疲乏无力，心慌，不思饮食，月经量少，大便干。舌质红，苔白腻，脉数。

**诊断**：蝶疮流注。

**辨证**：毒热炽盛，经络瘀阻。

**治法**：清热凉血，化斑解毒。

**方药**：水牛角、地黄、赤芍、牡丹皮、金银花、秦艽、刘寄奴、黄连。5剂，水煎服，日1剂，早晚分服。

**二诊**：上药服5剂，体温仍有波动，最高38℃，心慌而惊，食欲不佳，关节微疼，倦怠乏力。

按上方加减：水牛角、地黄、赤芍、牡丹皮、金银花、秦艽、刘寄奴、黄连、黄芪、党参、藿香、车前子、厚朴、草豆蔻。继服5剂。

**三诊**：服药后现体温正常，倦怠乏力减轻，心慌缓解，继以前法调理，又服7剂，病情稳定。

**按语**：系统性红斑狼疮是一种全身性系统性疾病，症状比较复杂，病情也比较危重。韩老认为人是一个完整的有机体，阴平阳秘，精神乃治，强调整体观念。气血经络循行，全身得以濡养，维持机体的正常生理活动。本病的发生多由于先天禀赋不足，或七情内伤、劳累过度，或因房事失节，以致阴阳气血失衡，气血运行不畅，气滞血瘀，经络阻滞。大多数患者发病与日光强烈曝晒有关，且病后若日光照射则症状加重，所以外感热毒是本病的重要因素。热毒入里燔灼阴血，瘀阻经脉，伤于脏腑，蚀于筋骨则可以发病。

**案2**　王某，女，24岁，未婚，哈市毛织厂工人。1967年7月初诊。

**现病史**：经友人赵某介绍乘车到韩老家中求诊。当时病人由两人搀扶入室，面部戴口罩遮盖，落座后，病人气喘不得续息，休息一刻，询问其病史，女孩泪水流下……听完一段诉说，韩老得知，3年前患者曾患一次高热病，此后时觉周身不适，乏力，继而面部红斑时隐时现，去医院诊治，初期按皮肤疾病治疗，用过激素类软膏擦抹，当时收效。半年前全身症状加重，面部斑已至鼻甲，故住院系统检查，确诊为"红斑狼疮"。中西药治疗数月无效，1周前眼见同病房患友死于此病，遭受打击，因此出院，求治于韩老。望其形体消瘦，唇色深红，舌质暗红，切其脉象弦而有力。问其症状，自诉手足干热，心烦少寐，月经提前，脸部瘙痒，周身关节疼痛。

**诊断**：蝶疮流注。

**辨证**：热毒炽盛证。

**治法**：清热凉血、活血解毒。

**方药**：金银花20g，地黄20g，赤芍15g，牡丹皮15g，牛膝15g，苦参15g，蒲公英20g，紫花地丁20g，天花粉15g，当归15g，连翘15g，黄芩15g，栀子10g，甘草10g。10剂，水煎服，日1剂，早晚分服。

嘱其避免感受风寒，忌食辛辣食物。

**二诊**：患者虽体虚仍现，但能自行漫步，手足干热、心烦均有所减轻，面部红斑见黯，表面上出现皮屑，大便略稀，并心悸失眠，食欲不振，舌红，脉弦力弱。此时热势稍退，虚证已显，恐苦寒损及脾胃，遵古训"衰其大半而止"，再以清热之剂缓缓医之，同时兼顾他病，扶助气血。

**方药**：金银花20g，连翘15g，地黄20g，白芍15g，牡丹皮15g，苦参15g，天花粉15g，当归15g，山药20g，白术15g，酸枣仁20g，黄连10g，阿胶（烊化）10g，甘草10g。每日1剂，嘱其再服10剂。

**三诊**：体力有所恢复，食欲有所增进，虚烦少寐明显缓解，二便正常，红斑日见浅淡，舌质淡红，苔薄白，脉细而无力。月水来潮，周期基本恢复正常，经行4天，血量不多。此为热邪消退，病见好转之象。继守上方加减变化，西洋参10g，地黄20g，白芍15g，当归15g，牡丹皮15g，山药20g，酸枣仁20g，金银花20g，连翘15g，黄连10g，阿胶（烊化）10g，甘草10g。每日1剂，早晚各服1次。嘱其服数十剂再诊。如有其他变化随时来诊。

**四诊：**时过月余，患者再诊，精神饱满，已摘去口罩，面部红斑隐隐可见，瘙痒已除，食欲尚好，余症已不明显，观其舌质红润，苔薄白，诊其脉象和缓。虽病证大有转机，但万万不可轻视，调下方服之，西洋参10g，地黄20g，白芍15g，麦冬15g，枸杞子20g，牛膝15g，当归15g，牡丹皮15g，山药20g，知母15g，连翘15g，甘草10g。服法同前。

**五诊：**患者自觉诸症悉除，体力恢复如3年前，月经已按周期行止。问是否还需服药。韩老说："此乃重证，不可掉以轻心，药虽苦，但可保全性命。"以上方加减，党参20g，黄芪20g，地黄20g，白芍15g，麦冬15g，枸杞子20g，牛膝15g，当归15g，牡丹皮15g，山药20g，连翘15g，甘草10g。令其再服1个月，而后改服丸剂。先后共用药半年之久，终于痊愈。1974年结婚，30年未见复发。

**按语：**红斑狼疮在临床中较为难治。西医学认为是免疫系统疾病。中医学认为，红斑狼疮的发病机制多是由体内阳盛血热，淫邪客于脉络；或素体肝郁，郁而化热，热伤血络；或心火内炽，迫血妄行，久而成瘀所致。经云："诸痛疮疡皆属于心。"韩老初以清热凉血、活血解毒之法医治，实属对症下药，方中金银花、连翘、蒲公英、紫花地丁、黄芩为清热解毒之佳品；病久心必焦虑，心火油然而起，苦参味苦性寒，《本草经百种录》云："苦参，专治心经之火……"；栀子清心泻火而除烦，凉血止血；天花粉、地黄滋养阴津；赤芍、牡丹皮凉血、活血、逐瘀；当归、牛膝补肝肾，养血活血。10剂之后热已减其大半，韩老考虑病久体已多虚，恐苦寒太过损及脾胃，效古人"衰其大半而止"的治疗法则，二诊之时，除以清热之剂缓缓医之，同时兼顾他病，扶助气血。在首方的基础上加山药、白术健脾益气，以助后天气血生化之源；酸枣仁、黄连、阿胶清心除烦，宁心安神。三诊之后患者标实已去，本虚已显，此时应以治本为要，故予参芪以补其虚，现代药理研究该药具有增加免疫能力的作用；麦冬、枸杞子以滋补肝肾，填精益髓，使气血旺盛，以御外邪。这充分体现了韩老辨证论治的特点。经过多年的实践，韩老以其个人的学术己见，立清热解毒、凉血活血之法，自创"消毒灵"一方治疗红斑狼疮，收到了较好的临床效果。

### 再生障碍性贫血验案二则

**案1** 刘某，女，25岁，下乡知青。1978年9月16日初诊。

**现病史：**患者1年余自觉头晕，目干，心悸，周身乏力，齿龈经常出血。经几家医院确诊为"再生障碍性贫血"，收住在王岗兵团总院，中西医治疗数月效果不显，近1周病症加重，不但齿龈出血增多，并见鼻衄，气短，动则尤甚，心烦，手足心热，故请韩老前往会诊。据病历记载，2天前输400ml全血后，血红蛋白40g/L，红细胞$1.4 \times 10^{12}$/L，血小板计数$20 \times 10^9$/L。望其面色苍白，唇舌淡，少津；闻其语音低微；问其不适，言头晕气短，全身乏力，手足烦热，口干不思饮水，两目干涩，视物不清；切其脉象虚大而数。

**诊断：**髓劳。

**辨证：**肝肾阴亏，阴虚血热。

**治法：**滋补肝肾，清热凉血，佐以止血。

**方药：**熟地黄、地黄各20g，白芍20g，山茱萸20g，女贞子20g，五味子15g，阿胶<sup></sup>（烊化）15g，麦冬20g，牡丹皮15g，栀子20g，白茅根20g。10剂，水煎服，日1剂，早晚分服。

**二诊：**9月26日，患者精神状态较数日前好转，自述出血现象减少，气短懒言、身体乏力、手足烦热减轻，口不甚渴，唯头晕，两目干涩，视物不清未减。查：唇舌仍淡，脉虚而无力。知其热势渐退，病以阴虚为要。继以上方减栀子，加青葙子20g，枸杞子25g，菊花15g。嘱其连服20剂。

**三诊：**10月16日，患者与家人一同前来门诊，一般状态如同常人，面颊稍有一丝红晕，唇舌红润，脉和缓。近日血象化验结果：血红蛋白110g/L，红细胞$4.2 \times 10^{12}$/L，血小板计数$70 \times 10^9$/L。根据病情分析，韩老嘱咐患者，一则勿食辛辣之品，以免伤阴动血，二则守上方加减再服10剂，并告知可以出院，出院后坚持服用丸剂，以巩固疗效。1983年该患生子来我科，问其往病，患者感谢地说自上次治愈后再未复发。

**按语：**此病案系肝肾阴虚、阴虚阳盛之病候。阴血亏少不荣于面则面色苍白，唇舌淡白；阴不敛阳，虚阳浮越，故可见两颧潮红；阴血不足，不能濡养清空、四肢百骸，则头晕气短，全身乏力；阴虚生内热，内热过甚，则手足烦热不解；热伤血络，则见齿衄、鼻衄。两目干涩，视物不清，脉虚大而数，皆为肝肾精血大亏之征象。韩老在治疗上提出"壮水之主，以制阳光"的原则，首补肝肾之阴精，以敛过亢之虚阳，并予以凉血止血之栀子、白茅根，可谓补中有泻，寓攻补兼施为一体，辨证准确，治疗妥当，用药精良，堪称良方。

**案2**　刘某，女，42岁。1979年8月初诊。

**现病史：**1个月前因发热伴乏力至哈医大一院就诊，查血常规示：白细胞$3.0 \times 10^9$/L，血红蛋白60g/L，血小板$17 \times 10^9$/L，网织红细胞绝对值$<15 \times 10^9$/L；骨髓涂片：粒、红系增生重度减低；骨髓病理提示：骨髓组织增生减低。诊断为"急性再生障碍性贫血"，给予糖皮质激素、丙种球蛋白等药物对症治疗，未见明显改善，故来我院求治。刻下症：现壮热，伴头晕、乏力、胸闷气短，双下肢皮肤散在紫斑，口渴喜饮，食欲不佳，大便干，小便黄。舌红苔黄腻，脉洪数。

**诊断：**髓劳。

**辨证：**热毒壅盛证。

**治法：**清热解毒，凉血止血，滋阴养血。

**方药**：清瘟败毒饮加减。

石膏20g，知母15g，玄参10g，栀子15g，桔梗10g，金银花15g，连翘15g，夏枯草15g，黄芩10g，牡丹皮10g，淡竹叶10g，赤芍10g，茜草10g，紫草15g，地黄20g，水牛角<sup>（先煎）</sup>5g，墨旱莲15g，白术10g，炙甘草5g。7剂，水煎服，日1剂，早晚分服。

**二诊**：患者热势减轻，皮肤紫斑消退，仍有头晕、乏力，口微渴，食欲较前增强，二便正常。上方加沙参5g。7剂。

**三诊**：患者热退，头晕、乏力较前改善，余症皆好转。复查血常规：白细胞$8.8 \times 10^9$/L，血红蛋白78g/L，血小板$9 \times 10^9$/L。嘱患者再进7剂。

**四诊**：患者乏力明显减轻，余症基本不显。复查血常规：白细胞$10.4 \times 10^9$/L，血红蛋白89g/L，血小板$24 \times 10^9$/L。上方去金银花、连翘。7剂。

按上方调治1月余，复查血象及骨髓示白细胞计数在正常水平，血红蛋白在95g/L以上，血小板波动在（40~60）$\times 10^9$/L。

**按语**：急性再生障碍性贫血分为急性期和稳定期两个阶段。急性期病势危重，主要以发热、出血为多见。韩老认为治疗本病应遵循"急则治标"原则，投以清热解毒、凉血止血之剂，使患者顺利渡过危险期。方中桔梗、金银花、连翘、夏枯草、黄芩清热解毒，现代药理研究表明黄芩、金银花、连翘等均有调节免疫作用；石膏、知母、牡丹皮、玄参清血分之热而滋阴；地黄、水牛角、茜草、紫草、墨旱莲清热凉血止血；栀子、淡竹叶清心利尿；辅用白术顾护脾胃，佐苦寒药物损伤胃气之弊。

## 胁痛验案二则

**案1** 孟某，男，40岁，工人。1978年夏初诊。

**现病史**：自述两胁胀满疼痛数月，甚则不敢大口呼吸，虽多方求医，屡治皆罔效，故到韩宅求治。患者面带几分苦笑，两手不时按胁下。平素性急易怒，常常胸闷，善太息，厌食，口苦，望舌质黯有瘀斑，切脉弦涩。

**诊断**：胁痛。

**辨证**：肝经瘀血证。

**治法**：疏肝理气，活血化瘀。

**方药**：瓜蒌20g，青皮15g，郁金15g，木香5g，胡黄连15g，枳壳15g，陈皮15g，川楝子15g，山药15g，红花15g，赤芍15g，川牛膝15g，龙胆草10g，甘草5g。5剂，水煎服，日1剂，早晚分服。

**二诊**：药进5剂后，患者自觉胁痛、口苦大减，唯有腹中肠鸣，排气现象增多，有进食欲望。再予诊脉辨证，以上方减赤芍、龙胆草；加白芍20g，丹参25g，增其养血柔肝、活血化瘀之效。再服3剂。

**三诊**：患者面带喜悦告知胁痛消失，善太息现象未再出现，腹中肠鸣、排气基本正常，食欲有所增进。舌质略黯，脉弦缓。令其再进3~5剂停药，可获全胜。并叮嘱勿犯情志过激，唯恐再发此疾。

**按语：** 肝主疏泄，喜条达而恶抑郁，肝之经脉布两胁。本案系情志所为，平素性躁多怒，肝气郁结，气滞血瘀，病阻脉络，故胁痛难忍，胸闷，善太息；肝胆互为表里，肝失疏泄，胆汁外溢，故见口苦；肝郁致脾不运化，则厌食。初诊韩老即明辨病因病机，直攻肝经瘀血，气行则血行，方用瓜蒌、青皮、郁金、木香、胡黄连、枳壳、陈皮、川楝子疏肝理气，宽中止痛；红花、赤芍、川牛膝活血化瘀；龙胆草泻肝火而除口苦；山药、甘草健脾和中而调诸药。以其加减连服10余剂，病症皆除。此案体现了韩老治疗特点，即攻中有补，以防重伤正气，寓攻补兼施为一体。

**案2** 赵某，男，33岁。1979年初诊。

**现病史：** 患者半年前出现两胁胀痛，在当地医院行超声检查示"轻度脂肪肝，胆囊炎"，肝功未见明显异常。近1周因饮酒后疼痛加重，以胀痛为主，伴胸闷，善太息，口苦，纳呆，恶心，心烦易怒，小便黄赤，大便黏腻。舌红，苔黄腻，脉弦滑数。

**诊断：** 胁痛。

**辨证：** 肝气郁结，湿热中阻。

**治法：** 疏肝理气，清热利湿。

**方药：** 龙胆泻肝汤加减。

龙胆草15g，栀子10g，黄芩15g，川楝子15g，枳壳15g，延胡索20g，泽泻10g，车前子10g，柴胡15g，白芍10g，香附15g，川芎10g。7剂，水煎服，日1剂，早晚分服。

**二诊：** 两胁疼痛减轻，口苦、恶心消失。仍有心烦，纳差，大便黏。前方加炒苍术10g。继服7剂后疼痛消失。

**按语：** 本案患者因肝气不疏，气机不畅，克伐脾土，而致湿热内蕴。故胁部疼痛，胸闷，善太息，心烦易怒，小便黄赤。舌红苔黄腻，脉弦滑数均为肝气郁结，湿热中阻之象。韩老以疏肝理气、清热利湿立法，应用龙胆泻肝汤加行气止痛之川楝子，活血行气止痛之延胡索、川芎，以增强行气活血止痛之功；又加白芍、香附疏肝解郁，缓急止痛。二诊加入炒苍术与方中陈皮相伍，以增行气化湿运脾之功。诸药合用，共奏疏肝理气、清利湿热之效。

### 肝积验案二则

**案1** 王某，女，57岁，家住哈尔滨市平房区。1963年初诊。

**现病史：** 在武汉某医院检查诊断为原发性肝癌，在我院再次检查确认，甲胎蛋白（AFP）：60ng/ml，肝功能正常。诉近2月来肝区闷胀，精神不振，纳食减少，厌食油腻，日渐消瘦，口苦，发热及恶心呕吐，舌质黯淡，苔黄腻，脉弦。因家庭困难不愿行其他方法治疗。

**诊断**：肝积。

**辨证**：肝郁气滞证。

**治法**：行气疏肝，活血化瘀。

**方药**：百灵调肝汤（经验方）加减。

鳖甲25g，胡黄连15g，赤芍15g，郁金15g，枳实15g，牡丹皮15g，三棱15g，桃仁15g，川楝子15g，芦荟5g。5剂，水煎服，日1剂，早晚分服。

**禁忌**：气忿、酒、姜及硬食物。

**二诊**：服药后腹部不适、厌食油腻、口苦均减轻，舌略红苔薄黄，脉滑。现面色萎黄，纳差食少，低热已退，予上方加茵陈25g，车前子<sup>（包煎）</sup>15g，淡竹叶15g，黄芩15g，白芍20g，板蓝根30g，甘草5g。5剂，服法同前。

**三诊**：仅有倦怠乏力，余无所苦。腹部触诊，肋下肝脾未触及，压痛、叩击痛（±）。实验室检查，AFP正常。韩老认为病渐好转，但仍需服中成药巩固，予二诊方药碾细末，冲服。

**按语**　肝积又名肝痞。《难经·五十六难》曰："肝之积，名曰肥气。"《脉经·平五脏积聚脉证》曰："诊得肝积，脉弦而细，两胁下痛……身无膏泽……爪甲枯黑。"其是由多种原因导致肝络瘀滞不通，肝体失于柔润，疏泄失职所致。相当于西医学所说的肝硬化。本病为疑难病症，较难治愈，调治不善常并发膨胀或出现大出血、肝厥，还有演变成肝癌之可能。本案患者病情重，已被诊断为原发性肝癌。该患有本虚标实之征象，韩老根据其多年临床经验先攻其标，击中病症后予以攻补兼施，加柔肝、保肝之药，攻而不伤正。患者症状改善快且明显。因此病并非是短期内可以治愈的疾病，故韩老将汤方改为粉剂，令患者久服。

**案2**　陈某，男，58岁，工人。1978年12月20日初诊。

**现病史**：患者9月于外院检查发现甲胎蛋白（AFP）>1000ng/ml，同位素肝脏扫描示肝门区放射性分布稀疏，并诊断为原发性肝癌硬化型Ⅱ期，建议保守治疗。既往乙肝病史20年。自述近半年胁肋胀闷疼痛，纳差食少，倦怠乏力，大便溏薄，面色萎黄，舌淡红，苔白微腻，脉弦。腹部触诊：肝：右锁骨中线肋弓下1.5cm，剑突下3cm，质中；脾：未扪及。

**诊断**：肝积。

**辨证**：肝气郁滞，脾失健运。

**治法**：疏肝解郁，佐以健运。

**方药**：鳖甲25g，胡黄连15g，赤芍15g，郁金15g，枳实15g，牡丹皮15g，三棱15g，川楝子15g，柴胡15g，白芍20g，茯苓20g，白术20g，黄芪30g，陈皮10g，茵陈15g，甘草10g。7剂，水煎服，日1剂，早晚分服。

**二诊**：患者胀闷缓解，便溏好转；仍不欲饮食，守上方加焦三仙各15g，鸡内金15g。10剂，服法同前。

**三诊**：服药后患者胁肋胀痛明显改善，胃纳亦佳，病情稳定，舌淡红苔白，脉弦。韩老认为本病日久，邪侵较深，正气耗伤，需长期服药巩固治疗，嘱患者守上方继续治疗1~2月，日后可配制成丸剂久服数月。

**按语**：肝癌属"癥瘕积聚""肝积"等范畴，其病位主要在肝，由于患者长期郁闷不舒，致肝失条达，血行不畅，瘀血内生，阻滞经络，而成肝积。本案患者病史较长，肝积日久，肝郁克脾，脾失健运，终成肝郁脾虚、血瘀毒结之重症。在治疗上，以柴胡、川楝子、郁金、枳实疏肝解郁理气为主，配伍黄芪、白术、茯苓、陈皮、茵陈益气健脾，利湿除黄；鳖甲、三棱软坚而消积，少佐赤芍、牡丹皮活血化瘀，控制积块生长。诸药配伍，使肝郁得疏，脾运健旺，肝积之症自然可缓。

## 黄疸验案二则

**案1**　李某，女，62岁，家住哈市道外区。1976年就诊。

**现病史**：2周前突发黄疸，经本院医生介绍请韩老诊治。其患全身及巩膜皆黄，数日低热不退，倦怠无力，上腹不适，厌食油腻，口苦，小溲深黄，大便黏腻，舌质偏红，苔黄稍腻，脉滑数。腹部触诊，肝脾肿大，压痛、叩击痛（＋）。实验室检查，谷丙转氨酶升高。西医诊断为急性传染性肝炎。治疗1周余，效果不甚明显，故求治于中医。

**诊断**：黄疸。

**辨证**：湿热蕴结证。

**治法**：清利湿热，利胆退黄。

**方药**：茵陈25g，胡黄连15g，芦荟5g，瓜蒌15g，栀子12g，枳壳15g，滑石<sup>（先煎）</sup>15g，车前子<sup>（包煎）</sup>15g，淡竹叶15g，大黄5g，白芍20g，牡丹皮15g，龙胆草10g。5剂，水煎服、日1剂，早晚分服。

**二诊**：服药后尿下混浊，大便开始便稀并有肛门灼热感，现已正常。低热已退，腹部不适、厌食油腻、口苦均减轻，舌略红苔薄黄，脉滑。

**方药**：茵陈25g，胡黄连15g，栀子10g，芦荟5g，瓜蒌15g，枳壳15g，滑石<sup>（先煎）</sup>15g，车前子<sup>（包煎）</sup>15g，淡竹叶15g，黄芩15g，白芍20g，牡丹皮15g，板蓝根30g，甘草5g。5剂，服法同前。

**三诊**：仅有倦怠乏力，余无所苦。腹部触诊，肋下肝脾未触及，压痛、叩击痛（±）。实验室检查，谷丙转氨酶正常。韩老认为病势虽退，尚需服中成药巩固。

**方药**：茵陈50g，胡黄连25g，瓜蒌30g，枳壳30g，车前子30g，淡竹叶20g，黄芩30g，白芍40g，牡丹皮30g，板蓝根50g，党参40g，山药30g，甘草15g。共为细面，蜜制成3钱重丸，日3次，口服。

**按语**：黄疸一证，西医学称为黄疸性肝炎，具有传染性。韩老认为本案的发生，主要是湿热熏蒸而为之。其身热不扬，乃由湿重于热所致；上腹不适、厌食油腻、口苦是因湿阻气机，胆失疏泄；小溲深黄，大便黏腻，为湿热下注之征象；其肝脾肿大，又为中医学癥瘕范畴。病之成因，多由情志为患。故治疗中，韩老采取清利湿热，利胆退黄，佐以疏肝之法。药进10剂后，病证基本消除。考虑肝病传脾，故在原方基础上加健脾之药，展示了"未病先防"的治未病理念。

**案2** 王某，女，54岁，1973年9月25日就诊。

**现病史**：患者1周前突发右胁部胀闷疼痛难忍，牵引肩背，后逐渐出现身目发黄，黄色鲜明。患者平素性格急躁易怒，现上腹及右胁部胀闷疼痛，口苦咽干，呕吐酸水，纳差，睡卧不安，大便秘结，小便黄赤，舌质红，苔黄腻，脉弦滑数。既往胆囊结石、胆囊炎病史。实验室检查示总胆红素升高，西医诊断为胆汁淤积型黄疸，建议手术治疗，患者拒绝并要求中药保守治疗。

**诊断**：黄疸。

**辨证**：胆腑郁热证。

**治法**：疏肝泄热，利胆退黄。

**方药**：大柴胡汤加减。

柴胡15g，黄芩15g，半夏10g，大黄（先煎）10g，茵陈25g，龙胆草10g，白芍20g，枳实10g，海金沙15g，甘草10g。5剂，水煎服，日1剂，早晚分服。

**二诊**：服药后，患者上腹及右胁部胀痛减轻，但餐后腹胀明显，口苦，呕吐酸水等症状缓解。守上方加金钱草15g，佛手15g，7剂，服法同前。

**三诊**：患者全身皮肤、巩膜黄染较前明显减轻，其余症状基本消失，复查生化检查总胆红素恢复正常。继以上方服用7剂，服法同前。

随访半年，未见复发。

**按语**：由于本案患者平素急躁易怒，肝失疏泄，气机阻滞，胆失通降，胆汁淤积，湿热蕴结，煎熬成石而成胆囊结石。又因胆囊结石阻塞胆道，胆液受阻，致胆液不循常道，随血泛溢，浸淫肌肤，发为黄疸，辨证为胆腑郁热证，治以疏肝泄热、利胆退黄，方用大柴胡汤疏肝泄热、利胆退黄，并加入茵陈、栀子、龙胆草清热利湿，海金沙、金钱草利湿通淋、排石止痛，全方标本兼治，使肝气舒，湿热祛，胆道通，黄疸自消。

## 胃脘痛验案二则

**案1** 郭某，女，32岁。1975年7月初诊。

**现病史**：患者近段因为家事不顺，情志抑郁，渐渐出现胃脘胀满、痞闷不适持续4个月，在外院诊断为"慢性胃炎"，予以抗酸剂口服治疗，症状无好转。现胃脘胀痛，痛连两胁，嗳气稍舒，痞闷，郁怒痛增，遇冷亦增，纳差，大便秘结，舌红苔黄腻，脉弦。

诊断：胃脘痛。

辨证：肝郁气滞证。

治法：疏肝和胃，通降腑气。

方药：柴胡10g，香附20g，川楝子20g，白芍20g，生地15g，延胡索20g，陈皮10g，枳实10g，厚朴20g，瓜蒌10g，木香10g，甘草10g。5剂，水煎服，日1剂，早晚分服。

二诊：脘胁疼痛减轻，精神增进，大便畅通，胃脘怕冷，苔黄腻化薄，脉弦细。气滞渐缓，胃阳不足。治以疏肝和胃，温阳散寒。

方药：柴胡10g，白芍10g，香附10g，高良姜10g，川楝子10g，延胡索6g，枳实10g，郁金10g，佛手6g，大腹皮10g。6剂，服法同前。

三诊：胃脘胀痛明显减轻，痞闷症状基本消失，情志有所好转，大便正常。韩老认为虽症状好转，应继服5剂以巩固疗效。

按语：本例系肝郁气滞，木郁土壅，脾胃失于升降，则气机不行，壅阻胃络，故而疼痛。肝气横逆犯胃、胃失和降，可有胀闷不适，食后尤甚，嗳气嘈杂，呕恶泛酸；为肝胃气滞之象。故疏肝常用辛香之品，既能理气，散肝郁，又能调理脾胃气机，因此用柴胡、香附、枳实、陈皮等辛散之药。韩老认为疏肝也不可辛散太过，因此并佐酸味药，使其散中有收，开中有合，此白芍之妙用也。大便稍干，舌红苔黄腻，乃腑气不畅，浊气内阻，故投瓜蒌清浊通便。本案应与胃气之滞有别。两者虽同属气滞作痛，病位均在胃，然一为胃气之滞，一为肝气犯胃。胃气之滞，症见胃脘胀痛；肝气犯胃，则为胃脘胀痛，连及两胁，或与情志密切相关。但胃气之滞与肝气犯胃在临床上又往往互相影响，兼杂而现，辨证当注意鉴别。

**案2**　商某，男，45岁。1981年1月初诊。

现病史：患者16年前因工作原因，常不能按时进食，导致时有胃脘隐痛不适。半月前因劳累上述症状加重，现胃痛隐隐，喜温喜按，不欲饮食，食后即胃脘胀满，大便稀溏，日3~4次，时有呕吐清涎，畏寒喜暖，面色不华，倦怠乏力。舌质淡红，苔薄白，脉沉细。

诊断：胃脘痛。

辨证：脾胃虚寒证。

治法：温中健脾，和中止痛。

方药：黄芪建中汤加减。

黄芪30g，党参20g，桂枝15g，白芍20g，白术20g，茯苓20g，陈皮10g，延胡索20g，干姜6g，炙甘草6g，生姜3片，大枣3枚。5剂，水煎服，日1剂，早晚分服。

二诊：服药后，患者胃痛减轻，进食增多，仍有食后腹胀，守上方加神曲15g，鸡内金10g，麦芽15g，莱菔子10g。5剂，服法同前。

三诊：胃痛基本消失，其余症状也明显改善，患者要求继服7剂以巩固治疗，服法同前。嘱患者注意保暖，忌食辛辣生冷等刺激性食物，养成良好生活习惯。

半年后患者送一病人前来就诊。患者自己说道他的胃病自上次韩老治疗后再也没有复发。

按语：该患由于既往饮食无度，损伤脾胃，脾失健运，胃失和降。脾虚则中阳不运，中焦虚寒胃失温养，不荣则痛。再者脾胃升降失常，纳运无权而致纳差、腹胀、食后尤甚、腹泻等。《金匮要略》云："虚劳里急、诸不足，黄芪建中汤主之"。黄芪建中汤全方温中补气，和里缓急止痛，尤适用于中焦脾胃虚寒之证。方中干姜温阳散寒，党参补益脾气，延胡索配伍白芍共缓急止痛，白术、茯苓、陈皮健脾止泻，神曲、鸡内金、麦芽健和胃，全方健脾养胃，补气升阳，温阳散寒，有效改善、消除患者胃脘痛等症状。除了药物治疗外，韩老还强调胃脘痛常因饮食不节所致，养成良好的生活及饮食习惯对于预防本病具有重要的意义。

## 呕吐验案二则

**案1** 孙某，女，42岁，职工。1966年5月23日初诊。

现病史：患者述近1年因夫妻感情不和，家庭琐事困扰，时常出现呕吐酸苦的症状，未予系统治疗。近半年呕吐吞酸加重，伴胁胀，胸中烦热，嗳气呃逆，头晕目眩，精神抑郁，失眠，口干饮冷，便秘溲赤。舌红唇焦，苔黄而干，脉弦而数。

诊断：呕吐。

辨证：肝郁化火，胃失和降。

治法：调肝和胃，清热降逆。

方药：清热止呕汤加减。

地黄20g，牡丹皮15g，白芍15g，栀子15g，竹茹15g，陈皮10g，枳实10g，香附15g，茯神15g，酸枣仁15g，麦冬15g，大黄5g。5剂，水煎服，日1剂，早晚分服。

二诊：服药后患者自觉呕吐酸苦症状稍缓，胁胀胸闷减轻，精神如释重负，嗳气呃逆、头晕目眩、口渴饮冷等症状均有所缓解，宗上方再进5剂，用法同前。

三诊：患者呕吐酸苦、胁胀胸闷好转，心情豁然开朗，睡眠改善，现偶有嗳气呃逆。大便通畅，舌淡红，苔薄黄，脉弦缓。治法同前，守上方加紫苏子10g，合欢花15g。并嘱患者保持心情舒畅，注意饮食调养。

按语：韩老认为本病案系情志不调，五志化火，横犯脾胃，胃气当降而不降，升降失常，阻滞中焦致使呕吐，反酸；腑气不通，则见大便秘结；肝郁化火，火热伤津则见口干；热扰心神则夜卧难眠。故首当疏肝清热，调肝和胃，降逆止呕。使木郁发之，肝气得舒，胃气得降，诸症得除。

**案2** 王某，女，33岁。1975年8月初诊。

**现病史**：2日前患者与朋友聚餐进食油腻后出现恶心呕吐，呕吐物中夹有不消化的食物，嗳腐吞酸。患者平时食欲不振，食后胃胀，喜温喜按，嗳气频频。胃脘胀满，不欲饮食，大便不畅。舌质淡，苔白腻，脉滑。

**诊断**：呕吐。

**辨证**：脾胃虚弱，食积内停。

**治法**：消食导滞，健脾和胃降逆。

**方药**：白术15g，茯苓15g，焦山楂15g，神曲15g，麦芽15g，莱菔子15g，姜半夏10g，陈皮15g，枳实10g，竹茹10g，香橼15g，砂仁10g，木香5g。5剂，水煎服，日1剂，早晚分服。

**二诊**：服药后患者自觉恶心呕吐、嗳腐吞酸等症状消失，胃胀减轻，食欲尚可，大便通调，守上方去枳实、竹茹，加鸡内金15g，党参20g，继服7剂以调和脾胃。

**按语**：患者素体脾胃虚寒之象，乃为本虚。2日前进食油腻后，脾失健运，食积内停，气机升降失职，胃气上逆，而致呕吐，此为标实。故本案为虚实夹杂之证，本虚由来日久，而食积呕吐之标为急，当以消导为先，兼顾脾胃，方中焦山楂、神曲、麦芽配伍枳实、莱菔子消食导滞，姜半夏、竹茹降逆止呕，陈皮、香橼、砂仁、木香调理气机，使"消导而不伐正"，再配以白术、茯苓、党参补脾益气，使"进补而不碍胃"。

## 泄泻验案二则

**案1** 王某，女，41岁。1993年9月13日初诊。

**现病史**：1年前由于生气后，出现腹痛泄泻，初始并未在意，自行买点止泻药服，缓解后便停药。现逐渐加重腹痛即便，泻后痛减，大便日4~5次，伴腹胀痛，转矢气后腹胀有所减轻，胸胁胀闷，嗳气少食，舌红，脉弦滑。

**诊断**：泄泻。

**辨证**：肝气乘脾，脾虚失运。

**治法**：疏肝理气，健脾止泻。

**方药**：炒白术15g，白芍15g，陈皮12g，防风12g，车前子15g，延胡索15g，乌药20g，木香5g，当归20g，柴胡15g，香附15g，甘草10g。7剂，水煎服，日1剂，早晚分服。

**二诊**：服药后排便次数减少，日2~3次。腹胀痛减轻，食欲增进。继以上方服7剂。病症消失。为巩固疗效，告知患者调情志，避免恚怒。自购逍遥丸和健脾丸服用半月。

**按语**：韩老认为，此患泄泻是因情志引起，但应该考虑素体脾胃不强，当肝失条达，肝气乘脾，脾虚运化失职而致泄泻。寻其因，知其病，首选疏肝之药，同时予以健脾扶正之法，不治泻而泻自止。

**案2**　张某，男，28岁。1986年8月20日初诊。

**现病史：**半月前患者淋雨受凉后感冒，见发热恶寒，肢节酸楚，鼻塞流涕，自服感冒胶囊及抗生素后症状基本缓解。然2日前开始腹泻，日5~6次，泻下之物色深黄而臭秽难闻，泻下急迫，泻时脐腹疼痛，泻后痛减，肛门灼热，小便短赤，口微渴，仍有恶风寒，微发热，舌苔薄黄腻，脉浮滑数。

**诊断：**泄泻。

**辨证：**湿热泄泻，兼有风寒表证。

**治法：**清热利湿，兼顾辛散以解外邪。

**方药：**葛根芩连汤加减。

葛根15g，黄芩15g，黄连9g，滑石15g，车前子15g，白芍15g，茯苓15g，荆芥10g，防风15g，甘草10g。5剂，水煎服，日1剂，早晚分服。

**二诊：**患者泄泻次数较前减少，腹痛缓解，恶寒发热消失，守上方去荆芥、防风，继服3剂，服法同前，诸症悉除。

**按语：**患者淋雨受湿，外感风寒，虽经发表，但寒湿未得尽除，入里化热，湿热壅遏脾胃，下迫大肠而引起泄泻，见泻下物色深黄而臭秽难闻，泻下急迫，泻时脐腹疼痛，泻后痛减。知其外感风寒未得尽除，故见恶风寒，微发热，为表里俱受邪，证属湿热泄泻，兼有风寒表证。治疗时不应骤用收涩之品，以免关门留寇，首当清热利湿，方用葛根芩连汤苦寒燥湿，升清止泻，配伍滑石、车前子、茯苓增强其祛湿止泻之力，白芍、甘草缓急止痛，荆芥、防风疏散风寒，表里同治，湿热去则泄泻即止。

## 淋证验案二则

**案1**　刘某，男性，55岁，哈市人。1979年3月15日初诊。

**现病史：**患者1周前无明显诱因出现尿频、尿急。经检查：尿常规示：红细胞（++）、白细胞（++）。面色苍白，语音低微，左少腹隐痛，小便赤黄而灼痛。舌淡红，苔薄黄，脉弦数。

**诊断：**淋证。

**辨证：**热淋。

**治法：**清热凉血，利水通淋。

**方药：**拟用八正散加减。

木通10g，车前子10g，扁蓄15g，瞿麦15g，滑石20g，甘草10g，大黄<sup>(后下)</sup>6g，栀子15g，黄柏10g，白茅根15g，川楝子10g，淡竹叶10g。3剂，水煎服，日1剂，早晚分服。

**二诊：**3月19日，服药后尿频、尿痛症状明显缓解，小便转清，继守上方去大黄，加黄芪20g，茯苓15g。继续服用3剂而愈。

**按语**：本病案属于湿热蕴结下焦、膀胱气化不利，以热甚为主，故大黄、栀子、甘草、金银花以清热泻火凉血为先，用木通、扁蓄、瞿麦、车前子、滑石利水通淋，川楝子行气止痛。以上诸药合而用之，共奏清热凉血、利水通淋之功效。

**案2** 孙某，女，69岁。1989年8月20日初诊。

**现病史**：患者3年前曾发生尿频尿急，排尿疼痛，尿道灼热。西医诊断为急性肾盂肾炎，应用抗生素治疗后症状缓解。此后尿频、尿路涩痛不时发作，每逢熬夜或劳累后症状加重。3天前因劳累后小便淋沥不已，腰膝酸软，神疲乏力，舌淡红，苔薄白，脉细数无力。

**诊断**：淋证。

**辨证**：劳淋。

**治法**：补脾益肾，分清泌浊。

**方药**：党参25g，黄芪30g，山药20g，莲子15g，茯苓20g，薏苡仁20g，泽泻15g，山茱萸15g，菟丝子20g，金樱子15g，杜仲20g，狗脊20g。7剂，水煎服，日1剂，早晚分服。

**二诊**：服药后，患者尿频明显减轻，余症好转。嘱其患者坚持治疗，以防复发。守上方加减调治1月。

随访半年，诸症悉除。

**按语**：本案病症乃湿热之邪下注膀胱，膀胱气化失司所致。由于久病不愈，湿热蕴结耗伤正气，加之年事渐高，脾肾渐亏，脾虚中气下陷，肾虚下元不固，因而致小便淋沥不已，遇劳即发，则成劳淋。劳淋的治疗原则需顾及脾肾，但应注意是否有湿热之邪留恋，若见尿道灼热或尿痛等热象，应同时配伍清热利湿通淋之品。在日常调护上，也应注意饮食清淡，注意卫生，增强体质，能够避免病情反复。

## 血证验案二则

**案1** 高某，男，57岁，工人。1952年6月18日初诊。

**现病史**：患者自两日前出现小便短赤，尿中带血，血色鲜红，头晕耳鸣，神疲，潮热盗汗，面红颧赤，手足心热，腰膝酸软，舌红少苔，脉细数。

**诊断**：尿血。

**辨证**：阴虚火旺证。

**治法**：滋阴清热，凉血止血。

**方药**：地黄15g，炒栀子15g，小蓟10g，黄柏（盐炒）15g，麦冬15g，知母15g，地骨皮15g，白芍15g，阿胶（烊化）15g，山茱萸15g，杜仲15g，牛膝15g，甘草5g。5剂，水煎服，日1剂，早晚分服。

**二诊**：6月25日，服药后患者尿中偶见有血，潮热盗汗，面红颧赤，手足心热，腰膝酸软等症皆已减轻，舌红苔薄，脉微数。宗上方再进5剂。

**三诊**：7月2日，患者诸症大好，已无血尿，头晕减轻，偶有疲倦，再予5剂以巩固其效。

**按语**：《血证论》中有云："膀胱与血室，并域而居。热入血室，则蓄血，热结膀胱，则尿血。尿乃水分之病，而亦干动血分者，以与血室并居，故相连累也……虚证，溺出鲜血，如尿长流，绝无滞碍者，但当清热滋虚，兼用止血之药。"韩老认为此患为阴虚火旺之尿血。阴液亏虚，虚火亢旺，阴虚则阳亢并生热化为虚火。阴虚火旺，迫血妄行而出现尿血。患者头晕耳鸣，潮热盗汗，面红颧赤，手足心热，腰膝酸软，脉细数，表现出一派阴虚而火旺之象。治宜滋阴降火，凉血止血。全方意在"壮水之主，以制阳光"。

**案2** 邰某，女，37岁，哈尔滨船舶工程学院讲师。1978年9月24日初诊。

**现病史**：邰某罹患血小板减少性紫癜4年之久，经中西药治疗不见好转，血小板 $40 \times 10^9$/L，血红蛋白100g/L，出、凝血时间延长。齿龈出血，肢体稍有碰撞即出现皮下瘀斑，即使不碰撞也经常见有血点。平素手足心热，烦躁，头晕乏力，月经提前10天左右，经行时间长，量多色淡。观其精神不振，面少血色，舌质淡，舌尖偏红，切其脉弦细稍数。

**诊断**：血证。

**辨证**：阴虚血热，迫血妄行。

**治法**：滋阴清热，凉血止血。

**方药**：地黄20g，白芍20g，牡丹皮15g，地骨皮20g，知母15g，五味子15g，白茅根30g，小蓟20g，墨旱莲20g，甘草20g。10剂，水煎服，日1剂，早晚分服。

忌食辛辣助热之品。

**二诊**：10月5日，服药1周后，手足心热、烦躁大减，肢体紫癜大部分消退，服药之际，经水来潮，量较前减少，血色鲜红，现正值经期第2天，觉头晕倦怠，眼睛干涩，舌淡，脉弦滑无力。继前方加减。

**方药**：地黄20g，白芍20g，山药20g，牡丹皮15g，地骨皮20g，知母15g，五味子15g，阿胶<sup>（烊化）</sup>15g，白茅根30g，小蓟20g，墨旱莲20g，甘草20g。服法同前。

**三诊**：10月20日，自觉症状基本消失，周身紫癜已消退，经行1周，齿龈未再出血，望其舌质正常，切其脉象弦缓。虽病症大有显效，但尚不属痊愈，恐有再发可能，应再守上方加当归20g，服用10剂左右，欲观察经期正常否，并令患者近期进行血象化验。

**四诊**：11月10日，患者欣然告知，经水于11月2日来潮，量不多，色质近乎正常，经行6天，别无所苦。检验结果：血小板 $130 \times 10^9$/L，血红蛋白120g/L，出、凝血时间在正常值范围。

**按语**：血小板减少性紫癜属于中医血证的范畴。韩老认为，出血原因主要有气虚不能统血、摄血而致血溢脉外；或由素体阳盛、过食辛辣、阴虚内热、外感火热之邪而致迫血妄行；瘀血阻络，血不循于常道而致出血等几个方面。此案属于阴虚内热引起的血证，韩老治疗此病首先考虑滋阴以清虚热，热去则血自安；而后再加当归补血养血，山药以补后天气血生化之源，助当归补血之力。故本方加减治疗阴虚血热、迫血妄行的血小板减少性紫癜，可谓相得益彰。

### 痹证验案二则

**案1** 吕某，女，47岁。1987年就诊。

**现病史**：平素体健，半年以来出现腰腿疼痛，偶有右侧大腿及足跟放电样痛感，逐渐加剧，近半月来起立行走困难，右足麻木，甚则不敢转侧，现已不敢下床。经腰椎X线检查，未见明显异常。初步诊断为坐骨神经痛（神经干型）。经人介绍，请韩老诊治。查：仰卧不敢转侧，无外伤史，关节无红肿及变形，皮肤无结节瘀斑等，右侧直腿抬高试验阳性，腰膝酸软无力，右足麻木，倦怠乏力。脉弦细略数，舌尖边略红，苔薄。

**诊断**：痹证。

**辨证**：行痹。

**治法**：滋补肝肾，舒筋通络。

**方药**：当归15g，白芍20g，牛膝20g，续断15g，桑寄生15g，川楝子15g，山药15g，苍术15g，桃仁15g，杜仲20g，木瓜15g，防己10g。3剂，水煎服，日1剂，早晚分服。

**二诊**：服上药3剂后下肢疼痛大减，麻木感减轻，已敢转侧，仍时有放电样感觉。上方加黄芪20g。5剂，服法同前。

**三诊**：患者服药后已能下床活动，足麻消失，活动疲乏后腰痛连及下肢疼痛，放电样感觉消失，腿部酸痛，效不更方。

**四诊**：继续服药5剂后，疼痛麻木未再出现，脚步轻松，精神转佳，已无明显倦怠乏力，远行后略感不适，舌质正常，脉和缓有力。以上方倍量共为粉末，日服2次，每次服10g，以巩固治疗。后得人告知1年后未见复发。

**按语**：痹证是由于风、寒、湿、热等外邪侵袭人体，闭阻经络，气血运行不畅通所导致的肌肉、筋骨、关节发生酸痛、麻木、重着、屈伸不利，甚或关节肿大灼热等为主要临床表现的病证。素体虚弱，正气不足，腠理不密，卫外不固，是引起痹证的内在因素，感受外邪，易使肌肉、关节、经络痹阻而形成痹证。本病应注意排除骨结核、肿瘤等，以免延误病情。患者平时应注意关节的保暖，避免风寒湿邪的侵袭。

**案2** 刘某，男，58岁，铁路维修工人。1983年就诊。

**现病史**：患者自诉关节疼痛，活动不灵活10余年，每遇阴天下雨加重，近几月出现步履维艰引及臀部，久坐后难以站立，伴心慌心悸，前胸憋闷，善太息，失眠多梦，舌质淡红，舌边有齿痕，苔薄白，脉沉细涩。实验室检查：血沉正常，抗"O"<500。心电图提示：轻度心肌供血不全。

**诊断**：痹证。

**辨证**：尪痹。

**治法**：益气养血，通痹止痛。

**方药**：黄芪20g，熟地黄20g，当归20g，白芍20g，续断20g，桑寄生20g，杜仲20g，牛膝20g，五加皮15g，秦艽15g，桂枝10g，独活10g，防风15g，制川乌、草乌各6g。7剂，水煎服，日1剂，早晚分服。

**二诊**：服上药后关节疼痛缓解，虽能屈伸，但仍感僵硬，前胸憋闷稍缓，仍有眠差、心悸。继以上方减去防风，加地龙10g，酸枣仁15g，合欢皮15g。7剂，服法同前。

**三诊**：又进7剂后，患者感觉关节活动明显好转，睡眠改善，唯有胸闷。舌淡红，苔薄白，脉沉缓。仍以上方去熟地，加苦杏仁10g，郁金15g。7剂。

**四诊**：服药后胸闷、善太息症状消除，睡眠基本恢复正常。投以黄芪40g，党参40g，熟地黄30g，当归30g，白芍40g，续断40g，桑寄生40g，杜仲40g，牛膝40g，木瓜40g，秦艽30g，五加皮30g，地龙20g，桂枝20g，丹参50g，郁金30g，独活20g，甘草10g。共为细面，蜜制成丸，每丸9g重，每次1丸，日3次口服。连续服用2月余患者痊愈。

**按语**：北方为痹证高发地区，痹证初起往往不引起重视，一经影响到正常生活、工作或疼痛难忍时才来求医。由于病史较长或失治，致病症难以速去。且久病损伤正气，由于卫外能力减弱，故病邪稽留缠绵。本案例即为本虚标实之证，因患者居住北方，又常年在室外作业，感受风霜雨雪，寒湿之邪，客入肌肤，流窜经遂，致经脉不通，则引起关节疼痛，活动不便，湿为阴邪，趋于下焦，故下肢痛甚。现患者年近六旬，气血渐虚，气机不利，加之寒湿阻遏胸阳，则前胸憋闷，善太息。故当以攻补兼施，立益气养血、通痹止痛之法。用黄芪益气，强壮肌表而祛湿；当归、白芍养血缓急止痛；续断、桑寄生、杜仲、牛膝补肝肾，强腰膝；独活、防风疏通经络，升阳宣痹，驱逐寒邪；制川草乌，行气散寒止痛；桂枝配合芍药以调和营卫，风药一般多温燥而损伤阴精，而秦艽虽味苦，但其性平和而无化燥伤阴之弊；五加皮辛甘而性温，既能外散风湿之邪，又能温补肝肾阳气。诸药相合，药力充足，有克邪胜病之功，风湿尽除，则痹病自止，脏腑精气充实则筋骨自健。

## 中风验案三则

**案1**　赵某，男，55岁。1992年春就诊。

**现病史**：2天前晨起下床发现下肢无力，口角流涎。现患者左下肢无力，左手无力，口眼㖞斜，头晕目眩，言语謇涩，肌肤顽麻，并有骨节疼痛，口干，畏风。

平素体格壮实，口干，肌肤不仁，手足麻木，倦怠乏力。糖尿病病史10余年。西医诊断：腔隙性脑梗死。给予营养脑神经、扩血管等治疗。为求全效，求韩老诊治。查：无神志异常改变，瞳孔等大等圆，左侧肢体麻木无力，右侧颜面轻度浮肿，额纹及鼻唇沟变浅，进餐右侧残留，无呕吐、头痛、项强，左侧上下肢锥体束征阳性，舌质黯淡苔薄白，脉弦滑。

**诊断：**中风。

**辨证：**中经络（风痰壅盛）。

**治法：**祛风活络。

**方药：**乌药顺气散加减。

麻黄10g，枳壳15g，桔梗15g，乌药10g，僵蚕15g，白芷10g，干姜15g，川芎10g，陈皮15g，甘草5g。5剂，水煎服，日1剂，早晚分服。

**二诊：**病人服上药后，畏风、头晕目眩、肌肤不仁、手足麻木、酸痛症状减轻，但仍感乏力、口干、进餐残留。上方去麻黄，加葛根20g，当归20g，地黄20g，白芍25g。继续服药7剂。

**三诊：**服药后，病人口干、口渴、肌肉无力、乏力、舌强言謇的症状明显好转，进食基本无残留，额纹鼻唇沟基本对称，眼睑无下垂，颜面部肌肉略胀，继以上方加黄芪50g。服10剂。

**四诊：**患者上下肢无力、麻木不仁、口眼㖞斜、舌强言謇、流涎等症状基本消失，以丸剂巩固治疗。嘱其注意休息，不可过于兴奋，过于劳神，忌烟酒，少食用含脂肪丰富的食物。

**按语：**本病病因较多，但韩老认为中风的发生，不外虚、火、风、痰、气、血六端。虚主要为阴虚、气虚，火主要为肝火、心火，风主要为肝风、外风，痰主要为风痰、湿痰，气主要为气逆，血主要为血瘀。本案患者为中经络之风痰壅盛，故治疗以祛风通络化痰为主。韩老以乌药顺气散为主方，并根据患者症状进行临证加减，收效甚佳。

**案2** 杨某，男，60岁。1985年就诊。

**现病史：**突然发生右半身萎废不用，手足重滞半天。现病人神志清楚，语言不利，头痛，项强，右侧肢体无力，手足重滞，平素头晕头痛，耳鸣目眩，少寐多梦，心烦易怒，腰膝酸软。有高血压病史。查体：神志清楚，颈项强硬，瞳孔等大等圆，对光反射存在，右侧肌张力高，腱反射阳性，病理征阳性，舌质红，脉弦细数。血压180/110mmHg。头颅CT示：左侧内囊小出血病灶。

**诊断：**中风。

**辨证：**中经络（肝肾阴虚，风阳上扰）。

**治法：**滋养肝肾，潜阳息风。

**方药：**百灵育阴汤加减。

熟地黄20g，山茱萸20g，石决明15g，木贼20g，枸杞子20g，菊花20g，牛膝15g，山药20g，杜仲20g，桑寄生20g，天麻10g，钩藤15g，五味子15g。7剂，水煎服，日1剂，早晚分服。

嘱绝对卧床休息，避免情绪激动，观察病情，若出现神志改变或病证加重，随时入院治疗。

**二诊：**家属来告知，病情平稳，未见神志改变，头痛、项强症状缓解，现血压160/100mmHg，近2天体温37.1℃~37.3℃，继以上方加石膏20g。服5剂。

嘱勤替病人翻身，避免褥疮发生。

**三诊：**患者精神大健，体温正常，血压稳定，在床上上下肢能抬起，仍无力，吐字基本清楚，肌张力减低。以上方去石膏，加黄芪30g，地龙15g。继续服药7剂。

嘱加强患肢功能锻炼，可适当扶患者下床活动，但要避免过劳、过急。

**四诊：**患者在家人的搀扶下就诊，精神佳，言清语利，头脑清楚，心态平和，无头晕头痛，患肢仍无力，肌张力略高。继服汤药巩固治疗。

嘱加强功能锻炼，避免情绪激动、过劳过饱。

**五诊：**服药20剂后，患者肢体有力，活动渐渐灵活。

**按语：**中风根据病情轻重和病位的深浅，沿用《金匮要略》的分类方法分为中经络及中脏腑，其具有起病急、变化快的特点。一旦患有此病，较多临床治疗效果不甚理想，故其预防及后期康复至关重要。未患本病时应注意：及时治疗诱发病；重视中风的先兆征象；消除中风的诱因；饮食结构合理；户外活动注意温度及其环境选择。患有本病后注意及时康复治疗，做到内服与复健同步，使病情得到控制并逐渐好转。这完全符合古代医家提出的"未病先防"及"既病防变"的理念。

**案3**　任某，女，58岁。1979年就诊。

**现病史：**患者素体丰实，高血压、糖尿病病史。头晕目眩多年，偶有肢体麻木，1个月前由于情绪激动，不慎跌倒，神识不清，口眼㖞斜，语言不利，肢体强痉拘急，右侧肢体不仁，躁动不宁，喉间痰鸣，急入院。诊断为脑出血。给予降颅压、止血、营养神经等治疗，病情稳定，神志转清，双眼球活动自如，双侧额纹对称，右侧鼻唇沟略浅，伸舌偏向右侧，舌强语謇，右侧半身瘫软无力，手足肿胀，头晕，舌紫黯，苔薄白，脉细弱。

**诊断：**中风。

**辨证：**中脏腑（痰火阻络）。

**治法：**化痰通络，滋阴潜阳。

**方药：**白僵蚕9g，地龙10g，胆南星10g，半夏10g，桃仁15g，红花15g，当归20g，川芎15g，熟地黄15g，牛膝20g，白芍20g，防己15g。7剂，水煎服，日1剂，早晚分服。

**二诊：**服上药7剂后，精神较前好转，头晕、手足肿胀减轻，余症尤存。上方去地龙，加水蛭3g。继续服用。

**三诊**：服药15剂，语言较前清楚，头晕乏力症状消失，右侧上下肢活动仍受限，鼻唇沟基本恢复正常。上方加山茱萸20g，枸杞子20g，服15剂。同时结合针灸治疗。

**四诊**：语言渐清楚，右下肢肌力增强，已能扶物下床站立。又服15剂。

**五诊**：语言基本恢复正常，下床活动渐灵活，右手已能持物。改服丸剂，告知患者加强功能锻炼。经过3个月的治疗，患者生活已能完全自理。活动、行走自如，智力一如以往。

**按语**：韩老认为，中风之由，多因素体虚弱，正气不足，心肝肾三脏阴阳失调，尤以肾精亏虚，肝阳上亢，肝风内动，风火相煽，血随气逆，风夹痰、夹瘀上窜，壅滞经络气血，导致脑脉痹阻或血溢脉外，引起昏仆不遂，肢体不用。病性多为本虚标实，上盛下虚。在本为肝肾阴虚，气血衰少；在标为风、火、痰、湿、瘀血逆乱上犯于脑而发病。

该患形体盛实或性急易怒，痰湿内蕴，遇情志暴动，风火夹痰湿上蒙清窍，故可导致突然昏愦；气血运行不畅，脑脉空虚失养，筋脉失于濡养，故肢体不用，口眼㖞斜，语言不利。韩老治此种病证，强调要针对不同病因、不同病证，辨而治之。若见脑出血，经脑CT扫描确定出血量低于15ml，或无进行性出血，可用凉血止血、醒神开窍之法。宜用犀角地黄汤加栀子、小蓟；同时服用凉开三宝类，并控制血压、降低颅内压，防止感染。若属于脑供血障碍性疾病，必须辨清是因虚致瘀，还是因实致瘀。在治本的基础上予以活血化瘀通络，亦可配合针刺疗法。若正气充足，气血运行流畅，肝肾得养，则筋脉自健。此外让病人注重摄生调护及康复功能锻炼也是十分重要的。

## 不寐验案二则

**案1** 那某，男，49岁，职工。1960年8月10日初诊。

**现病史**：患者自1955年因工作原因反复出现失眠，间断服药治疗，3个月前因工作不顺，失眠加重，多梦纷纭，心慌，惊悸，头晕，耳鸣，腰酸，乏力，潮热盗汗，手足心热，口干，舌红少苔，脉细弱。

**诊断**：不寐。

**辨证**：心肾不交证。

**治法**：养阴清热，交通心肾。

**方药**：地黄15g，麦冬15g，知母15g，五味子15g，白芍15g，龟甲10g，远志15g，茯神15g，首乌藤20g，酸枣仁15g，合欢皮12g，郁金15g，甘草5g。7剂，水煎服，日1剂，早晚分服。

**二诊**：8月19日，服药7剂后，患者自觉睡眠明显改善，心慌、惊悸、头晕减轻，潮热汗出减少，仍有口干，舌红苔薄，脉细。继守上方加石斛15g，炒山药15g，以助后天气血生化。再进7剂，用法同前。

**三诊**：9月1日，患者自诉诸症明显好转，无汗出，大便正常。要求再进几剂加以巩固。

**按语**：该患失眠久而不愈，症见心悸、头晕、耳鸣、盗汗、手足心热、舌红少苔，脉细弱一派阴血不足之象。心阴虚发为惊悸、心慌，阴虚内热迫汗外泄；肾阴亏损则头晕、耳鸣、腰酸、乏力，当属心肾不交、水火不济、热扰心神所致。故立养阴清热、交通心肾之法，以降心火、滋肾水，以达水火既济，心神自宁。

**案2** 贾某，女，28岁。1972年6月5日初诊。

**现病史**：患者素体肥胖，偶有痰涎。产后过用滋补，出现眠差，夜卧不安，曾服安眠药片，初时尚能入睡，近月，因与家人生气而病情日重，白天心烦不宁，晚上彻夜不眠。伴头晕目眩，心中烦恼，时时欲呕，口中黏腻，神疲乏力，下肢微肿，舌体胖大，有齿痕，舌尖红，苔白腻。

**诊断**：不寐。

**辨证**：痰火扰心证。

**治法**：清心化痰，宁心安神。

**方药**：半夏15g，胆南星10g，陈皮15g，莲子心10g，枳实10g，瓜蒌10g，竹茹15g，龙齿15g，珍珠母20g，磁石20g，黄芩12g，炒酸枣仁12g，远志12g，合欢皮15g。茯苓15g。7剂，水煎服，日1剂，早晚分服。

**二诊**：6月12日，服药7剂后睡眠改善可睡5小时。但仍多梦、乏力、下肢浮肿。守上方加党参20g，泽泻12g。

**三诊**：6月22日，患者自诉症状基本消退，唯有遇到情志波动即心烦、多梦。舌质正常，苔白，脉缓和。根据患者及所述，告知注意调节心情，尽量做到遇事不怒，少食油腻之品，多食蔬菜、水果。又进十余剂药，病症悉除。

**按语**：该患由于素体肥胖，多湿多痰，加之产后进补太过，致痰涎壅盛。痰湿郁积体内久而化火，火性炎上，再遇情志所动，二火相合，扰乱心神，则彻夜难眠、惊悸；痰火上扰清空则头晕目眩；痰湿阻于中焦则呕吐痰涎。证属本虚标实，必先治其标而后顾其本，痰火不去则神志难安，故用黄芩、莲子心以先清心火；半夏、胆南星、陈皮、枳实、瓜蒌以理气化痰；远志、合欢皮、茯苓等养心安神；配以重镇安神的龙齿、珍珠母、磁石，使痰火得除，心神得定，病症痊愈。

## 癫痫验案二则

**案1** 李某，女，20岁，学生。1978年7月8日初诊。

**现病史**：由其母代述病情。该患数月前，正值经期触怒，一夜辗转，似睡非睡，晨醒后哭笑无常，随即月经闭止不行，两目上吊，瞳孔散大，口噤，颈项强直，舌强语謇，常常太息。望其面色晦暗无泽，唇角赤紫，切其脉象弦涩有力。

诊断：痫证。

辨证：肝郁气结，血行不畅。

治法：镇肝息风，降逆通络，清心安神。

方药：石决明20g，当归15g，地黄15g，牛膝15g，桃仁15g，红花15g，白芍20g，枳壳15g，石菖蒲15g，钩藤20g，甘草10g。3剂，水煎服，日1剂，早晚分服。同时服用安宫牛黄丸。

二诊：7月13日，患者与其母同行而来，观患者神采奕奕，听其语言清晰，问其饮食及睡眠均好转，经水复来，唯颈部不得转动，胸中烦闷，活动稍感不便，诊其脉象弦缓。知胃气将复，肝气缓解，唯疏泄失司，升降失常，又以原方加瓜蒌15g以开胸中滞气。

三诊：7月16日，患者精神、语言如常，饮食倍增，睡眠安静，颈部活动自如。可停用药物。

按语：痫病首见于《内经》，其提出了"胎病""癫疾"的病名，并指出本病发病与先天因素有关。陈无择于《三因极一病证方论·癫痫方论》指出，本病因多种因素导致脏气不平，阴阳失调，神乱而病。韩老认为本病治疗应首辨标本虚实。发作期，以治标为主，着重清泻肝火，镇静息风，豁痰开窍；缓解期，则补虚以治其本，宜益气养血，健脾化痰，宁心安神。方中石决明、石菖蒲、钩藤镇肝息风，安神开窍；当归、地黄、牛膝、桃仁、红花活血通经，引药下行；枳壳、白芍、甘草疏肝柔肝，缓急止痛。合用安宫牛黄丸以增其清热宁心安神之力。

**案2**　唐某，男，41岁，工人。1992年7月初诊。

现病史：患者无遗传性家族病史，以往每因情志过于刺激，便可出现手足痉挛，平时少言寡语。数月前在单位因工作与他人发生争吵，当即突然昏倒，四肢抽搐，意识不清，口吐白沫，历时7~8分钟自然缓解。此后稍遇精神因素，即可出现上述症状。现病人两目呆滞，闷闷不乐，家人皆尽量避免令其遭受刺激，但由于工作不顺心，经常在单位发病，几次通知家属接患者回家，故只好长期休假在家休养。同时也多处求医，用过苯妥英钠等西药。近2个月不受任何刺激也经常发作，每周3~5次并烦躁日甚，有时坐卧不安，睡眠欠佳。脑CT扫描未见异常；脑电图检查，两半球有中幅以上尖波。刻诊望其形体肥胖，舌体偏大有齿痕，苔黄腻，切其脉象弦滑有力。

诊断：痫证。

辨证：痰火扰神证。

治法：清肝泻火，豁痰开窍。

方药：癫痫灵（韩百灵经验方）加减。

石菖蒲20g，胆南星15g，郁金15g，远志15g，茯苓20g，枳实15g，钩藤20g，陈皮15g，朱砂（冲服）1.5g，麝香（冲服）0.1g。水煎，日1剂，早晚分服。

**二诊：**据其爱人介绍，近1周发作2次，持续时间比以前缩短，醒后疲劳感减轻，仍郁闷寡言，舌脉同前。按上方加减：地黄20g，白芍20g，石菖蒲20g，胆南星15g，郁金15g，远志15g，茯苓20g，枳实15g，钩藤20g，䗪虫10g，朱砂（冲服）1.5g，麝香（冲服）0.1g。水煎服，日1剂，早晚分服。

**三诊：**此诊病情大有好转，1周虽发作2次，但发作时间短，醒后无明显疲劳感，舌体胖大无痕，苔薄，脉弦滑。继以前方加姜半夏10g，以增其燥湿化痰之力。

**四诊：**半个月后复诊，面目表情有所好转，自诉半个月以来仅发作1次，2~3分钟即过，现浮躁现象已不甚严重，夜卧安宁，故以上方去朱砂重镇之剂；加酸枣仁20g，养心安神。再进10余剂。

**五诊：**已服药30余剂，病情基本稳定，从上次就诊至今未出现抽搐昏厥现象，自觉已无所苦，舌体稍胖，脉弦缓。此时病邪已衰，正能胜邪，为巩固疗效，以调善后，投一料药，共为细面，蜜制成15g重丸，每日3次，每次1丸。

**按语：**癫病是一种精神失常疾病。早在《内经》即对本病的临床表现、病因病机及治疗均有较系统的描述。如《灵枢·癫狂》有"得之忧饥""大怒""有所大喜"等记载，明确了情志因素致病。对其症状的描述说："痫疾始生，先不乐，头重痛，视举，目赤，甚作极，已而烦心"。为了观察病情变化，首创"治癫疾者常与之居"的护理方法，至今也有实际意义。《证治准绳·癫狂痫总论》说："癫者或狂或愚，或歌或笑，或悲或泣，如醉如痴，言语有头无尾，秽洁不知，积年累月不愈""狂者病之发时猖狂刚暴，如伤寒阳明大实发狂，骂詈不避亲疏，甚则登高而歌，弃衣而走"。痫病发作则昏不知人，眩仆倒地，不省高下，甚而瘛疭抽掣，目上视，或口眼㖞斜，或口作六畜之声。韩老认为，该病为精神情志所为，除药物治疗外，精神心理治疗、生活调摄及必要的安全护理是十分重要的。

## 狂证验案二则

**案1**　杨某，女，23岁，知识青年。1978年6月初诊。

**现病史：**1978年6月回家探亲，与邻居发生口角，卒然发生情志失常，语无伦次，哭笑无常。逐渐出现颈项强直，舌强语言难出，痰涎壅盛，呼吸气粗，昼夜不眠，两目直视。其家人忧急万分，经友人介绍韩老前往患者家中会诊。见患者躁扰不安，目瞪不转，神志不清，牙关紧闭，面红唇赤，舌苔黄燥，大便秘结，小溲短赤，呼吸气促，时时叹息。诊其脉象弦大有力。

**诊断：**狂证。

**辨证：**肝风内动证。

**治法：**调肝理气，清心涤痰泄热。

**方药：**黄连15g，栀子15g，石决明20g，羚羊角5g，石菖蒲15g，钩藤15g，大黄5g，枳实15g，白芍20g，地黄15g，牡丹皮15g。3剂，水煎服，日1剂，早晚分服，同时服用安宫牛黄丸。

**二诊：** 3日后患者前来复诊，云：服药后病情好转，睡眠得安，饮食稍进，精神如常，但感头晕倦怠，手足心热。诊其脉象弦细，知是火热伤阴之故，恐有复发之患，遂守原方减大黄、黄连、栀子，加杜仲20g，龟甲20g，以育阴安神定悸而善其后。

**按语：** 明代张景岳于《景岳全书·杂证谟》指出狂病多因于火，治以清火为主。韩老认为狂证多因五志过极，或先天遗传所致，以痰火瘀血、闭塞心窍、神机错乱为基本病机，其治疗原则为降（泄）火、豁痰、活血、开窍以治标，调整阴阳、恢复神机以治本。同时，加强护理，防止意外也是不可忽视的原则。且在其临床治疗中应辨别新久虚实，狂证初起多以狂暴无知、情绪高涨为主要表现，病性以实为主；治不得法或迁延日久，邪热伤阴，瘀血阻络，可致心神昏乱日重，而见水火失济，阴虚火旺证，或瘀血阻窍兼气阴两虚等证，病性以虚或虚中夹实为主。

**案2** 张某，男，32岁，哈市制氧机厂工作。1981年秋初诊。

**现病史：** 1981年秋，经于某介绍来院就诊。患者本人及家属共同述说病情，6年前在部队任连职干部，部队让其转业，该患难以承受，突然精神失常，曾多次送江北精神病院住院治疗，病情稳定时好如常人，一旦受到某些因素的刺激，便很快发病，两目瞪圆，彻夜不眠，大骂不休，不避亲疏，甚则持刀砍杀。来诊时处于稳定期，望其面色红赤，舌质偏红，苔黄而腻，切其脉象弦滑而数，问其不适感，自诉平时心烦，手足发热，时有恶心，大便干。韩老面对这位英俊的壮年，心中油然产生几分怜惜，叮嘱患者和家属，千万避免精神刺激，少食肥甘之物，结合医药治之，可有治愈希望。

**诊断：** 狂证。

**辨证：** 痰火扰心证。

**治法：** 清热涤痰，养心安神。

**方药：** 石膏25g，栀子15g，大黄5g，钩藤15g，竹茹15g，石菖蒲15g，枳实15g，远志15g，陈皮20g，瓜蒌15g，甘草5g。7剂，水煎服，日1剂，早晚分服。

**二诊：** 1周后，患者心烦、手足热、恶心、舌质红减轻，大便干燥有所缓解，自用药后，已解3次，脉弦滑。继守上方去生石膏以免大寒伤阴，加胆南星15g，茯苓20g。再服7剂。

**三诊：** 病人自觉心情大有好转，睡眠较以前好转，手足热、恶心消失，大便2日一行。舌淡红，苔薄黄微腻，脉弦略滑。以上方减栀子、大黄，加地黄20g，麦冬15g。嘱其连服7剂。

**四诊：** 进药20剂，诸症已除，3日前偶感不快，但未出现以往发病前的先兆，很快自调情志，心情平复。舌质正常，脉和缓。知其热邪、痰火已退，病久体虚，必予扶正固本，兼以祛邪。予下方：地黄20g，白芍20g，当归20g，茯苓20g，石菖蒲20g，钩藤15g，竹茹15g，丹参20g，远志15g，枳壳15g，郁金15g，甘草5g。10剂，水煎服，隔日1剂。

10剂后将此方药配成丸剂，令其服用1~2个月以巩固其效。随访5年未见复发。

**按语：**以上病例，皆属中医的狂证。临床多以实证为主，其临床表现常有，登高而歌，弃衣而走，不避亲疏、水火，哭笑无常，大骂不休，甚则毁物伤人。西医称之为精神分裂症，其治疗一般用神经抑制剂和镇静剂，而中医治疗此病，是以辨证分型进行论治。例如：以上病例虽均属狂证一病，但有因气而导致痰火交炽，上攻于心而发狂、发痉者；亦有因气而导致瘀血内阻心包、脉络而致发狂、发痉者。两者病因完全相同，但病证各异，正可谓"同因异病"，取治亦殊。前者理气清热，涤痰通窍，以启神明；后者理气活血，通窍，以启神明。韩老临证多年，认为此类病人以青年人较为多见。狂证的发病其责在肝，其标在血，其变在神，淫气在筋，故为狂为痉也。治疗时要注意掌握标本缓急、中病即止的原则，防生他变。

# 第三章　儿科理论与临床

## 一、小儿麻疹

麻疹是因外感麻毒时邪而引发的急性出疹性传染病，以发热、咳嗽、目胞肿赤、泪水汪汪、口腔黏膜可见麻疹黏膜斑及周身皮肤按序泛发麻粒大小红色皮疹为主要表现，常并发呼吸道疾病如中耳炎、喉-气管炎、肺炎等，麻疹脑炎、亚急性硬化性全脑炎等严重并发症，为儿科四大要证之一。6个月~5岁小儿发病率最高。宋代钱乙以及董汲、陈文中等人首将麻、痘、惊、疳四证列为重点疾病。16世纪以来，麻疹甚为流行，大大促进了医学家们在理论和医疗实践上对麻疹的研究。

### （一）病因病机

麻疹的病因，有内蕴胎毒和外感天地疹戾之气说。朱丹溪在《幼科全书·原疹赋》中说："疹虽毒结，多带时行。"综合了这两种看法。韩老认为，麻疹多见于小儿，引起麻疹的原因多由先天禀赋不足、胎毒蕴藏于脾肺，再遇时令戾气，内外相招触而即发。邪毒伤于卫表，首犯肺卫，故而出现乍寒乍热之表证；邪毒入里热邪伤脾，中州不振，而呕泻、疹出隐隐。闭塞肺气，热毒炽盛，邪毒入里，陷入心包，或动摇心肝，或迫及肠胃等逆证。

（二）辨证论治

**1.麻疹顺证**

（1）邪犯肺卫（疹前期）

主症：发热咳嗽，微恶风寒，喷嚏流涕，畏光羞明，发热第2~3天时，口腔两颊黏膜红赤，可见麻疹黏膜斑，周围红晕，舌质偏红，苔薄白或黄，脉浮数。

治法：辛凉透表，清宣肺卫。

方药：升麻5g，葛根6g，前胡3g，桔梗3g，枳壳6g，荆芥5g，防风6g，薄荷5g，甘草5g，木通3g，连翘5g，牛蒡子3g，苦杏仁5g，淡竹叶3g。

用法：水煎服。

（2）邪入肺胃（出疹期）

主症：壮热持续，热势起伏，烦躁不安，皮疹遍布全身，疹色先红而后暗，舌质红赤，舌苔黄腻，脉数而有力。

治法：清热解毒，透疹达邪。

方药：葛根6g，升麻5g，连翘5g，金银花5g，桑叶6g，菊花6g，牛蒡子3g，甘草5g，淡竹叶5g，栀子5g。

用法：水煎服。

（3）阴津耗伤（恢复期）

主症：皮疹按出疹顺序逐渐消退，皮肤可见糠麸样脱屑，并伴有色素沉着，精神疲倦，舌红少津，苔薄净，脉细无力或细数。

治法：益气养阴，清退余邪。

方药：北沙参5g，麦冬6g，天花粉6g，玉竹3g，桑叶5g，白扁豆5g，甘草5g，地骨皮3g，银柴胡6g，麦芽6g，瓜蒌5g。

用法：水煎服。

**2.麻疹逆证**

热毒炽盛，邪毒入里，可引起以下逆证。

（1）邪毒闭肺

主症：烦躁不安，高热不退，鼻翼煽动，唇周发绀，大便干结，皮疹密集，颜色紫暗，舌质红绛，苔黄腻，脉数有力。

治法：宣肺开闭，清热解毒。

方药：石膏3g，麻黄5g，苦杏仁6g，前胡5g，黄芩6g，甘草5g，芦根6g，紫苏子6g，葶苈子6g，丹参6g，鱼腥草5g，栀子5g。

用法：水煎服。

（2）邪毒攻喉

主症：咽喉肿痛甚则溃烂疼痛，声音嘶哑，咳声重浊，声如犬吠，严重者可出现吸气困难，面唇发绀，狂躁不安，舌质红赤，苔黄腻，脉滑数。

治法：清热解毒，利咽消肿。

方药：玄参5g，射干6g，甘草5g，桔梗6g，牛蒡子5g，金银花3g，板蓝根5g，葶苈子5g，瓜蒌5g，浙贝母6g，荆芥5g。

用法：水煎服。

（3）邪陷心肝

主症：烦躁谵语，持续高热不退，皮疹聚集成片，颜色紫暗，神志昏迷，四肢抽搐，舌质紫绛，苔黄有刺，脉数有力。

治法：平肝息风，清心开窍。

方药：羚羊角3g，钩藤3g，桑叶5g，菊花3g，茯神5g，竹茹5g，浙贝母6g，地黄6g，白芍5g，甘草5g，石菖蒲3g。

用法：水煎服。

【麻疹患儿的调护】

①保持室内通风，注意所在环境的温度和湿度；

②避免强光，室内光线要柔和；

③饮食清淡、富有营养的食物，补充足量水分；

④保持皮肤、黏膜清洁，口腔应清洁。

## 二、小儿哮喘

小儿哮喘是儿科一种反复发作的哮鸣气喘性肺系疾病。临床以发作时喘促气急，喉间痰吼哮鸣，呼气延长，严重者不能平卧、呼吸困难、张口抬肩、摇身撷肚、口唇青紫为特征。本病有明显的遗传倾向，初发年龄以1~6岁多见，发病有较明显的季节性，以春、秋季节气候多变时易于发病。本病包括西医学的支气管哮喘、喘息性支气管炎等病。

### （一）病因病机

#### 1.肺脾肾不足，痰饮留邪

小儿脏腑娇嫩，脾常不足，肾常虚。若禀赋有异，形成肺脾肾不足的体质，痰饮留邪于肺，风痰胶着内结，成为哮喘发作的病理基础。

#### 2.感受外邪，接触异物

外邪袭肺，肺失宣肃，气机不利，引动伏痰，痰气交阻于气道，痰随气升，气因痰阻，互相搏击，气机升降失调，以致呼吸困难，气息喘促，喉间痰吼哮鸣，发为哮喘。此外，接触异物异味如：花粉、绒毛、油漆、螨虫等，也可引发哮喘。

### （二）辨证论治

#### 1.发作期

（1）风寒束肺证

主症：气喘，喉间哮鸣，咳嗽，胸闷，痰液清稀色白、泡沫多、易咯，喷嚏，鼻塞，流清涕，形寒肢凉，无汗，口渴，小便清长，大便溏薄，舌质淡红，苔薄白，脉浮紧，指纹红。

治法：温肺散寒，涤痰定喘。

方药：小青龙汤合三子养亲汤加减。

组成：麻黄<sup>（炙）</sup>、桂枝、细辛、干姜、法半夏、紫苏子、莱菔子、白芥子、五味子、白芍、炙甘草等。

（2）痰热阻肺证

主症：气喘，声高息涌，喉间哮鸣，咳嗽痰壅，痰黏、色黄、难咯，胸闷，呼吸困难，鼻塞，流涕黄稠，身热，面红鼻干，夜卧不安，烦躁不宁，小便黄赤，大便干，咽红，舌质红，苔薄黄或黄腻，脉浮数或滑数，指纹紫。

治法：清肺涤痰，止咳平喘。

方药：麻黄杏仁甘草石膏汤合苏葶丸加减。

组成：麻黄<sup>（炙）</sup>、苦杏仁、前胡、石膏、黄芩、瓜蒌、枳壳等。

（3）外寒内热证

主症：气喘，喉间哮鸣，咳嗽痰黏、色黄、难咯，胸闷，喷嚏，鼻塞，流清涕，恶寒，发热，面色红赤，夜卧不安，无汗，口渴，小便赤，大便干，咽红，舌质红，苔薄黄，脉浮紧或滑数，指纹浮红或沉紫。

治法：解表清里，止咳定喘。

方药：大青龙汤加减。

组成：麻黄<sup>（炙）</sup>、桂枝、白芍、细辛、五味子、法半夏、石膏、黄芩、葶苈子、紫苏子、野菊花、炙甘草。

（4）肺实肾虚证

主症：气喘，喉间哮鸣，持续较久，喘促自满、动则喘甚，咳嗽，痰稀、色白、易咯，形寒肢冷，神疲倦怠，小便清长，舌质淡，苔薄白，脉细弱或沉迟，指纹淡滞。

方药：偏于肺实者，用苏子降气汤加减。偏于肾虚者，用都气丸合射干麻黄汤加减。

偏于肺实者：紫苏子、苦杏仁、前胡、法半夏、陈皮、肉桂、丹参、熟地黄等；偏于肾虚者：山茱萸、熟地黄、山药、茯苓、款冬花、紫菀、五味子、麻黄、射干等。

**2.缓解期**

（1）肺脾气虚证

主症：反复感冒，气短自汗，咳嗽无力，神疲懒言，形体消瘦，纳差，便溏，面白少华或萎黄，舌质淡胖，苔薄白，脉细软，指纹淡。

治法：补肺固表，健脾益气。

方药：玉屏风散合人参五味子汤加减。

组成：炙黄芪、白术、防风、党参、五味子、茯苓、法半夏、橘红、炙甘草等。

（2）脾肾阳虚证

主症：喘促乏力，动则气喘，气短心悸，咳嗽无力，形体消瘦，腰膝酸软，腹胀，纳差，面白少华，夜尿多，便溏，发育迟缓，舌质淡，苔薄白，脉细弱，指纹淡。

治法：温补脾肾，固摄纳气。

方药：金匮肾气丸加减。

组成：附子、肉桂、山茱萸、熟地黄、淫羊藿、山药、茯苓、白术、核桃仁、五味子等。

（3）肺肾阴虚证

主症：喘促乏力，动则气喘，干咳少痰，痰黏难咯，咳嗽无力，盗汗，形体消瘦，腰膝酸软，口咽干燥，面色潮红，午后潮热，手足心热，便秘，舌红少津，苔花剥，脉细数，指纹淡红。

治法：养阴清热，敛肺补肾。

方药：麦味地黄丸加减。

组成：麦冬、北沙参、百合、五味子、山茱萸、熟地黄、枸杞子、山药、紫河车、牡丹皮。

【哮喘患儿的调护】

①注意气温变化，勿感风寒，保持适当的温度和湿度；

②避免剧烈活动；

③忌食辛辣及诱发哮喘的食物。

## 三、小儿疳积

疳证是儿科常见的脾系疾病之一。临床以形体消瘦，饮食异常，大便不调为主要特征。5岁以下小儿多见。相当于西医的"蛋白质-能量营养不良""维生素营养障碍""微量元素缺乏"，以及肠道寄生虫病等引起的并发症。主症包括疳气证、疳积证、干疳证，本篇主要介绍韩老对于疳积证的治疗。

### （一）病因病机

多由乳食不节损伤脾胃所引起的证候。

### （二）临床表现

乳食减少，腹酸腹胀、腹痛，便溏，肌肉消瘦，面色萎黄，手心干烧，舌苔厚腻，脉弦滑，指纹紫滞。治宜消导理脾。方药：三棱、莪术、槟榔、白术、枳壳、厚朴、陈皮、茯苓、木香、甘草。

【疳积患儿的调护】

①忌食生冷食物；

②进食易消化、富有营养的食品。

## 四、小儿惊风

惊风是小儿常见的一种急重病证，临床以抽搐、昏迷为主要症状。惊风又是一种证候，可发生于多种疾病之中。任何季节均可发生，以1~5岁的小儿多见。惊风的症状可归纳为八候，即搐、搦、颤、掣、反、引、窜、视。其可分为急惊风和慢惊风两大类。

急惊风：多见于3岁以下婴幼儿，5岁以上则逐渐减少。多起病急，病程短。症见：突然意识障碍或丧失、双目上视或斜视或直视，牙关紧闭，颈背强直，四肢拘急、抽搐，甚至角弓反张，可伴有高热、喉中痰鸣、口周青紫、口吐涎沫等症状。

### （一）病因病机

以外感六淫、疫毒之邪为主，偶有暴受惊恐所致。急惊风的主要病机是热、痰、惊、风的相互影响，互为因果。其主要病位在心肝两经。小儿外感时邪，易从热化，热盛生痰，热极生风，痰盛发惊，惊盛生风，则发为急惊风。

**1.外感六淫、疫毒之邪** 外感六淫，皆能致痉。尤以风邪、暑邪、湿热疫疠之气为主。小儿肌肤薄弱，腠理不密，极易感受时邪，由表入里，邪气鸱张而壮热，热极化火，火盛生痰，甚则入营入血，内陷心包，引动肝风，出现高热神昏、抽风惊厥、发斑吐衄，或见正不胜邪，内闭外脱。若因饮食不节，或误食污染有毒之食物，郁结肠胃，痰热内伏，壅塞不消，气机不利，郁而化火。痰火湿浊，蒙蔽心包，引动肝风，则可见高热昏厥，抽风不止，呕吐腹痛，痢下秽臭。

**2.暴受惊恐** 小儿神气怯弱，元气未充，不耐意外刺激，若目触异物，耳闻巨声，或不慎跌仆，暴受惊恐，使神明受扰，肝风内动，出现惊叫惊跳，抽搐神昏。

### （二）辨证论治

**1.风热动风证**

主症：发热骤起，头痛身痛，咳嗽流涕，烦躁不宁，四肢拘急，目睛上视，牙关紧闭，舌红苔白，脉浮数或弦数。

治法：疏风清热，息风止痉。

方药：银翘散加减。

组成：金银花、连翘、薄荷、防风、蝉蜕、菊花、僵蚕、钩藤。

**2.气营两燔证**

主症：起病急骤，高热烦躁，口渴欲饮，神昏惊厥，舌苔黄糙，舌质深红或绛，脉数有力。

治法：清气凉营，息风开窍。

方药：清瘟败毒饮加减。

组成：连翘、石膏、黄连、黄芩、栀子、知母、地黄、水牛角、赤芍、玄参、牡丹皮、羚羊角、石决明、钩藤。

神志昏迷加石菖蒲、郁金，或用至宝丹、紫雪丹息风开窍；大便秘结加大黄、芒硝通腑泄热；呕吐加半夏、玉枢丹降逆止吐。

**3.邪陷心肝证**

主症：高热烦躁，手足躁动，反复抽搐，项背强直，四肢拘急，口眼相引，神识昏迷，舌质红绛，脉弦滑。

治法：清心开窍，平肝息风。

方药：羚角钩藤汤加减。

组成：羚羊角、钩藤、僵蚕、菊花、石菖蒲、川贝母、郁金、龙骨、竹茹、黄连。

另服安宫牛黄丸清心开窍。热盛，加石膏、知母清热泻火；便干，加大黄、玄明粉泄热通便；口干舌红，加地黄、玄参养阴生津。

**4.湿热疫毒证**

主症：起病急骤，突然壮热，烦躁谵妄，神志昏迷，反复惊厥，呕吐腹痛，大便腥臭，或夹脓血，舌质红，苔黄腻，脉滑数。

治法：清化湿热，解毒息风。

方药：黄连解毒汤加味。

组成：黄芩、黄连、黄柏、栀子、白头翁、秦皮、钩藤、石决明。

**5.惊恐惊风证**

主症：暴受惊恐后突然抽搐，惊跳惊叫，神志不清，四肢欠温，舌苔薄白，脉乱不齐。

治法：镇惊安神，平肝息风。

方药：琥珀抱龙丸加减。

组成：琥珀、朱砂、金箔、胆南星、天竺黄、人参、茯苓、山药、炙甘草、石菖蒲、钩藤、石决明。

抽搐频作，加止痉散息风止痉；气虚血少者，加黄芪、当归、白芍、酸枣仁益气养血安神。

## 附：慢惊风

慢惊风多起病缓，病程长。症见：抽搐无力，时作时止，肢体拘挛、颤动、蠕动、强直，手足头身摇动，筋惕肉瞤，面色苍白，精神倦怠，嗜睡无神，意识障碍，脉细无力等。

### （一）病因病机

慢惊风多见于大病久病之后，气血阴阳俱伤；或因急惊未愈，正虚邪恋，虚风内动；或先天不足，后天失调，脾肾两虚，筋脉失养，风邪入络。

**1.脾虚肝旺**　由于暴吐暴泻，久吐久泻，或因急惊反复发作，过用峻利之品，以及它病误汗误下，以致脾阳不振，木旺生风。

**2.脾肾阳衰** 因禀赋不足，脾肾素亏，长期腹泻，阳气外泄，先则脾阳受损，继则伤及肾阳，而致脾肾阳虚，虚极生风，即所谓"纯阴无阳"之慢脾风证。

**3.阴虚风动** 急惊风或温热病后，迁延未愈，耗伤阴津，肾阴亏损，肝木失于滋养，肝血不足，筋失濡养，可致水不涵木，阴虚风动。

### （二）辨证论治

**1.土虚木亢证**

主症：形神疲惫，面色萎黄，嗜睡露睛，四肢不温，足跗及面部轻度浮肿，神志不清，阵阵抽搐，大便稀薄，色带青绿，时有肠鸣，舌淡苔白，脉细弱。

治法：温运脾阳，扶土抑木。

方药：缓肝理脾汤加减。

组成：党参、茯苓、白术、山药、白扁豆、炙甘草、炮姜、桂枝、白芍、钩藤。

阳虚寒盛，去桂枝，加附子、肉桂温补脾肾；腹泻不已，加诃子、肉豆蔻、乌梅炭敛肠止泻；方颅发稀、夜寐哭闹不安，加牡蛎、龙骨平肝潜阳。

**2.脾肾阳虚证**

主症：面色苍白或灰滞，囟门低陷，精神极度委顿，沉睡昏迷，口鼻气冷，额汗涔涔，四肢厥冷，手足蠕蠕震颤，大便澄澈清冷，舌质淡，苔薄白，脉沉细无力。

治法：温补脾肾，回阳救逆。

方药：固真汤合逐寒荡惊汤加减。

组成：党参、黄芪、白术、茯苓、炙甘草、炮附子、肉桂、花椒、炮姜、灶心土。

抽搐频频加龙齿、钩藤平肝息风；阳气回复后改用理中地黄汤或可保立苏汤，以阳中求阴，使阴阳维系，阳生阴长而搐定。

**3.阴虚风动证**

主症：虚烦疲惫，面色潮红，低热消瘦，震颤瘛疭，或肢体拘挛，手足心热，大便干结，舌光无苔，质绛少津，脉细数。

治法：育阴潜阳，滋水涵木。

方药：大定风珠加减。

组成：鸡子黄、阿胶<sup>（烊化）</sup>、地黄、石斛、麦冬、龟甲、鳖甲、牡蛎。

阴虚潮热，加银柴胡、青蒿、地骨皮以清虚热；搐搦不止者，吞服止痉散息风止痉；强直瘫痪者，加全蝎、蕲蛇、乌梢蛇、地龙、白僵蚕搜风剔邪，但风药多燥，故宜佐养血润燥之品。

【惊风患儿的调护】

①避免过度惊吓；

②注意饮食调理；

③平时加强锻炼，增强抗病能力。

## 五、虫证

虫证是寄生于人体的各种虫类引起的疾病，本节仅讨论蛔虫（胆道蛔虫）、绦虫。古代文献对虫证有较详尽的记载。《素问·咳论篇》云："胃咳之状，咳而呕，呕甚则长虫出。"

### （一）病因病机

**1.蛔虫病因病机** 由于饮食不洁、误食了沾有虫卵的生冷瓜果、蔬菜，或其他不洁之物，不慎进入口中，通过一定的移行途径，发育成虫，寄生于肠道所引。

**2.绦虫病因病机** 饮食不洁，或食有虫卵残留的肉食。

### （二）辨证论治

**1.蛔虫证**

主症：肌肉消瘦，素食肥甘，腹时窜痛，口吐清水，面色青黄，舌有腻苔，脉象弦滑。

治法：消导驱虫。

方药：苦楝皮15g，使君子15g，槟榔15g，芦荟5g，乌梅15g，枳实15g。

**2.绦虫证**

主症：面黄肌瘦，素食肥甘，腹时窜痛，口吐清水，舌滑润，脉弦滑。

治法：健脾消导杀虫。

方药：槟榔20g，核桃仁7个，南瓜子仁100g，芦荟5g。

【 小儿虫证的预防 】

①注意饮食卫生，做到饭前饭后要洗手；

②宜食用富有营养及容易消化的食物。

## 六、小儿再生障碍性贫血

再生障碍性贫血是由多种病因引起的骨髓造血功能衰竭，而出现以全血细胞减少为主要表现的一组病证。主要表现为骨髓造血功能低下、全血细胞减少、贫血、出血和感染等。本病属于中医"虚劳""血证"等范畴。

### （一）病因病机

**1.感受外邪** 外邪侵袭、损伤脉络而引起出血，其中以感受热邪及湿热所致者为多。如风、热、燥邪损伤上部脉络，则引起衄血、咳血、吐血；热邪或湿热损伤下部脉络，则引起尿血、便血。

**2.情志过极** 情志过极、忧思恼怒过度，肝气郁结化火，肝火上逆犯肺则引起衄血、咳血；肝火横逆犯胃则引起吐血。

**3.饮食不节** 饮酒过多以及过食辛辣厚味，或滋生湿热，热伤脉络，引起衄血、吐血、便血；或损伤脾胃，脾胃虚衰，血失统摄，而引起吐血、便血。

**4.劳倦体虚**　心主神明，神劳伤心；脾主肌肉，体劳伤脾；肾主藏精，房劳伤肾。劳倦过度会导致心、脾、肾气阴的损伤。若损伤于气，则气虚不能摄血，以致血液外溢而形成衄血、吐血、便血、紫斑；若损伤于阴，则阴虚火旺，迫血妄行而致衄血、尿血、紫斑。

**5.久病或热病**　久病或热病导致血证的机制主要有三：①久病或热病使阴精伤耗，以致阴虚火旺，迫血妄行而致出血；②久病或热病使正气亏损，气虚不摄，血溢脉外而致出血；③久病入络，使血脉瘀阻，血行不畅，血不循经而致出血。

### （二）辨证论治

**1.肾阴虚证**

主症：面色苍白，唇甲色淡，心悸乏力，颧红盗汗，手足心热，口渴思饮，腰膝酸软，出血明显，便结，舌质淡，舌苔薄，或舌红少苔，脉细数。

治法：滋阴补肾，益气养血。

方药：左归丸合当归补血汤加减。

组成：熟地黄、菟丝子、牛膝、龟甲、鹿角胶、山药、山茱萸、枸杞子、当归、黄芪等。

**2.肾阳亏虚证**

主症：形寒肢冷，气短懒言，面色苍白，唇甲色淡，大便溏稀，面浮肢肿，出血不明显，舌体胖嫩，舌质淡，苔薄白，脉细无力。

治法：补肾助阳，益气养血。

方药：右归丸合当归补血汤加减。

组成：熟地黄、附子、肉桂、山药、山茱萸、菟丝子、鹿角胶、枸杞子、当归、杜仲、黄芪等。

**3.肾阴阳两虚证**

主症：面色苍白，倦怠乏力，头晕心悸，手足心热，腰膝酸软，畏寒肢冷，齿鼻出血或紫斑，舌质淡，苔白，脉细无力。

治法：滋阴助阳，益气补血。

方药：左归丸、右归丸合当归补血汤加减。

组成：熟地黄、附子、肉桂、山药、鹿角胶、枸杞子、当归、杜仲、黄芪、菟丝子、牛膝、龟甲胶、山茱萸、枸杞子等。

**4.肾虚血瘀证**

主症：心悸气短，周身乏力，面色晦暗，头晕耳鸣，腰膝酸软，皮肤紫斑，肌肤甲错，胁痛，出血不明显，舌质紫黯，有瘀点或瘀斑，脉细或涩。

治法：补肾活血。

方药：六味地黄丸或金匮肾气丸合桃红四物汤加减。

组成：熟地黄、山茱萸、牡丹皮、山药、茯苓、泽泻、桃仁、红花、川芎、白芍、当归等。

**5.气血两虚证**

主症：面白无华，唇淡，头晕心悸，气短乏力，动则加剧，舌淡，苔薄白，脉细弱。

治法：补益气血。

方药：八珍汤加减。

组成：白术、茯苓、当归、川芎、白芍、熟地黄、甘草、人参等。

【再生障碍性贫血的调护】

①注意饮食营养，食用易消化、高蛋白、含有维生素、低脂肪的食物；

②忌食辛辣助热之品；

③调情志、避免剧烈活动。

## 七、小儿过敏性紫癜

过敏性紫癜属于中医学"血证""肌衄""紫癜风""葡萄疫"等范畴。临床特点非外伤之肤表出血，除皮肤紫癜外，常伴有过敏性皮疹、关节肿痛、腹痛、便血和血尿等。过敏性紫癜是一种以小血管炎为主要病变的全身性血管炎综合征，以学龄儿童多见，3~14岁为好发年龄。

### （一）病因病机

**1.风热伤络** 风热之邪从口鼻而入，内伏血分，郁蒸于肌肤，与气血相搏，灼伤脉络，血不循经，渗于脉外。

**2.血热妄行** 邪热由表入里，或饮食内生蕴热，热入血分，灼伤脉络，迫血妄行。

**3.湿热痹阻** 湿热邪毒，浸淫腠理，郁于肌肤，阻滞经络，痹阻关节，致关节屈伸不利。

**4.气不摄血** 小儿禀赋不足，脏腑内伤，脾气亏虚，不能统血摄血，血液不循常道而溢于络脉之外，发为紫癜。

**5.阴虚火旺** 热邪伤阴，阴虚则火旺；疾病反复发作，反复出血而阴伤，阴血耗损，易致肝肾阴亏，虚火内生；或者患儿素体阴虚。

### （二）辨证论治

**1.风热伤络证**

主症：全身紫癜布发，尤多见下肢和臀部，对称分布，颜色鲜红，呈丘疹或红斑，大小形态不一，可融合成片，或有痒感，伴发热，微恶风寒，咳嗽，咽红，或见关节疼痛，腹痛，便血、尿血等症。舌质红，苔薄黄，脉浮数。

治法：祛风清热，凉血安络。

方药：银翘散加减。

组成：金银花、薄荷、牛蒡子、淡竹叶、连翘、板蓝根、甘草、赤芍、紫草。

### 2. 血热妄行证

主症：发病急骤，皮肤瘀斑密集，甚至融合成片，色泽鲜红，伴鼻衄、齿衄，或有发热，面赤，咽干而痛，心烦，渴喜冷饮，大便干燥，小便短赤，舌质红绛，苔黄燥，脉弦数。

治法：清热解毒，凉血消斑。

方药：犀角地黄汤加减。

组成：白芍、牡丹皮、犀角、地黄。

### 3. 湿热痹阻证

主症：皮肤紫癜多见于关节周围，尤以膝、踝关节为主，关节肿胀灼痛，肢体活动不便，或伴腹痛、泄泻，舌质红，苔黄腻，脉滑数或弦数。

治法：清热利湿，通络止痛。

方药：四妙丸加减。

组成：苍术、牛膝、黄柏、薏苡仁。

### 4. 气不摄血证

主症：病程较长，紫癜反复发作，隐约散在，色泽淡紫，腹痛绵绵，神疲倦怠，面白少华，食少纳呆，头晕心悸，舌质淡，苔薄白，脉细无力。

治法：健脾益气，养血摄血。

方药：归脾汤加减。

组成：白术、人参、黄芪、当归、甘草、茯苓、远志、酸枣仁、木香、龙眼肉、生姜、大枣。

### 5. 阴虚火旺证

主症：起病较缓，皮肤紫癜时发时止，瘀斑色暗红，鼻衄、齿衄或尿血，血色鲜红，可伴见低热盗汗，心烦少寐，口燥咽干，大便干燥，小便黄赤，舌光红，舌苔少，脉细数。

治法：滋阴降火，凉血止血。

方药：大补阴丸加减。

组成：熟地黄、知母、黄柏、龟甲、猪脊髓。

【过敏性紫癜的调护】

①调节患儿情志；

②避免跌仆撞倒及外伤；

③饮食宜清淡，富于营养，易于消化；

④可多食带衣花生仁、红枣；忌食辛辣刺激性食物。

# 附：儿科验案选录

## 小儿麻疹验案二则

**案1** 吴某，男，3岁。1950年5月3日初诊。

**现病史**：患儿3日前出现发热无汗，微恶风寒，咳嗽流涕，目赤流泪，咽喉肿痛，精神萎靡不振，纳差，耳后及项偶见红色皮疹。于西医静点抗生素治疗后，初时热退，而后壮热再现，皮疹突然隐退，烦躁不安，咳嗽，喉中痰鸣，呼吸气急喘促，鼻翼煽动，面赤口渴，舌红苔黄。

**诊断**：麻疹。

**辨证**：邪毒壅肺证。

**治法**：宣肺开闭，清热透疹。

**方药**：麻黄3g，苦杏仁3g，石膏5g，金银花5g，连翘5g，桑白皮5g，黄芩3g，牛蒡子3g，蝉蜕3g，防风3g，荆芥3g，甘草3g。3剂，水煎服，日1剂，早晚分服。

**二诊**：5月6日，服药后患儿热势减轻，咳嗽喘促，气急鼻煽等症状均缓解，皮疹自耳后向头面及四肢全身发出，患儿烦躁减轻。守上方去石膏、黄芩，加升麻3g，薄荷3g。又进3剂。

**三诊**：5月10日，服药后咳嗽喘促，气急鼻煽等症状基本消失，其他症状明显缓解，皮肤出现糠麸样脱屑，守上方去升麻、桑白皮、麻黄、蝉蜕，加北沙参5g，麦冬5g，地骨皮3g。继续服用3剂而愈。

**按语**：麻疹一病主要发生于儿童，韩老认为小儿为纯阳之体，"脏腑娇嫩""形气未充"，极易感受疹气。疹毒发病一般首见表里轻症，其热势轻，症状和缓，均宜宣发透表为主；若兼食滞或风寒者，多表现为壮热烦渴，此阶段疹毒有入里倾向，较轻症难以宣透；若疹后肺胃余热未尽，发热烦躁，咽干咳喘，须以宣肺开闭，清热解毒治之；若疹后阴血被耗，身热不退，宜生津养血为主。一般疹前先以辛凉宣散透发，使疹毒尽达于肌表，切忌大寒和辛热之品，贵乎透彻。疹子已经出全后，患儿进入恢复期，应密切观察病情，避免合并症发生，更要注意患儿的调护。

**案2** 孙某，男，1岁。1952年4月7日就诊。

**现病史**：患儿2日前出现发热，39℃左右，咳嗽流涕，自行口服抗生素后未见热退。昨日发现项颈偶见红色皮疹，故前来就诊。现发热，咳嗽流涕，目赤流泪，口腔两颊黏膜红赤，舌质偏红，苔黄，脉浮数。

诊断：麻疹。

辨证：邪犯肺胃证。

治法：辛凉透疹，清宣肺卫。

方药：升麻5g，葛根6g，桔梗3g，荆芥5g，防风6g，薄荷5g，金银花6g，连翘5g，牛蒡子3g，苦杏仁5g，甘草5g。3剂，水煎服，日1剂，频服。

二诊：服药后，患儿咳嗽缓解，仍有发热，皮疹自耳后向头面及四肢全身发出。守上方加石膏5g，继服3剂。

三诊：服药后热退，咳嗽等症状基本消失，皮肤出现糠麸样脱屑，守上方去升麻、荆芥，加北沙参5g，麦冬5g，地骨皮3g。再进3剂而愈。

按语：麻疹多见于儿童，虽四季均可见，但好发于冬春季节，其主要病变在肺脾，感不感邪与人体正气强盛与否有关，麻疹的发生发展过程可有顺证与逆证之不同。若正气强盛，正气可以抗邪外出，疾病向愈，则为顺证。若热毒炽盛，正不胜邪，邪毒入里，则发为逆证。本案患儿发现及时，疹前期即以辛凉透表、清宣肺卫之法，使疹能如期有序而发，治疗得当则预后良好。出疹后仍需注意观察患儿病情及日常调护。保持环境空气流通，温度、湿度适宜，避免受凉，注意保持皮肤清洁，要饮食清淡而富有营养，补充水分，忌食辛辣油腻。

## 小儿哮喘验案二则

**案1** 王某，男，3岁。1998年5月18日就诊。

现病史：患者1个月前开始出现咳嗽，气喘，曾服用抗生素，病情无好转。现胸闷，痰液清稀，鼻塞，流清涕，形寒肢凉，无汗，口渴，小便清长，大便溏薄，舌质淡红，苔薄白，脉浮紧，指纹红。

诊断：哮喘。

辨证：风寒束肺证。

治法：温肺散寒，涤痰定喘。

方药：小青龙汤（《伤寒论》）合三子养亲汤（《韩氏医通》）加减。

麻黄（炙）3g，桂枝3g，干姜3g，法半夏3g，紫苏子3g，莱菔子3g，白芥子3g，五味子6g，白芍6g，炙甘草3g。3剂，水煎服，日1剂，早晚分服。

二诊：服药后，患儿咳嗽减轻，痰量有所减少，痰咳出较易。上方中加紫苏子6g、葶苈子6g，3剂，服法同前。

三诊：患儿咳嗽好转，基本无痰，上方加麦冬6g，射干6g，地骨皮9g，继服3剂而愈。

按语：患儿咳嗽伴有气喘，胸闷，痰液清稀，鼻塞，流清涕，形寒肢凉，无汗，口渴，小便清长，大便溏薄，舌质淡红，苔薄白，脉浮紧，指纹红，为哮喘之风寒束肺，治应温肺散寒、涤痰定喘。方中用麻黄、桂枝宣肺散寒；细辛、干姜、半夏温肺化饮；白芥子、紫苏子、莱菔子降气涤痰。白芍配桂枝，有解表和营，缓急解痉平喘之功；五味子与细辛相伍，一酸一辛，一收一散，共达敛肺平喘之力。

**案2** 刘某，男，7岁。1982年6月10日就诊。

**现病史：**患者2年前受凉后出现咳喘，于当地诊断为哮喘，经治疗后好转。2日前患者受凉后再次出现咳嗽，气喘，自服止咳药物，症状未见缓解。现咳喘阵作，喉间哮鸣，声粗息涌，痰黏、色黄、不易咳出，高热，颧面红赤，小便黄，大便干，舌质红，苔黄腻，脉滑数，指纹紫。

**诊断：**哮喘。

**辨证：**痰热阻肺证。

**治法：**清肺涤痰，止咳平喘。

**方药：**麻黄杏仁甘草石膏汤（《伤寒论》）合苏葶丸（《医宗金鉴》）加减。

麻黄3g，苦杏仁3g，石膏10g，黄芩6g，瓜蒌6g，炙甘草3g，前胡3g，浙贝母3g，薏苡仁10g，枳壳3g，葶苈子6g。2剂，水煎服，日1剂，早晚分服。

**二诊：**服药后，患者热退，气喘减轻，痰咳出较易，量较前稍多。上方中加桑白皮6g，鱼腥草10g。3剂，服法同前。

**三诊：**患者咳喘基本消失，痰量明显减少，二便通调。守上方继服3剂，而愈。

**按语：**小儿哮喘是一种易反复发作的儿科顽疾，常因外界气候变化而引发。该患素体脾肺不足，痰饮留于体内。感受外邪后，肺失宣肃，气机不利，引动伏痰，痰气交阻于气道，痰随气升，气因痰阻，互相搏击，气机升降失调，以致咳喘阵作，喉间哮鸣，声粗息涌，发为哮喘。又见高热，颧面红赤，小便黄，大便干，舌质红，苔黄腻，脉滑数，指纹紫等，为痰热阻肺证，治以清肺涤痰，止咳平喘。方用麻黄、苦杏仁、石膏宣肺，清热，平喘，浙贝母、黄芩、前胡泻肺热止咳喘，葶苈子、瓜蒌、枳壳泻肺利气平喘，薏苡仁、鱼腥草清热解毒排脓。本病治疗应发作期攻邪以治肺为主，辨寒热而治之；缓解期扶正以治其本，调其肝脾肾脏腑功能，以防复发。同时，患者及家属应重视预防，注意气候影响，加强体育锻炼以增强体质。

## 小儿疳积验案二则

**案1** 丁某，男，2岁。1995年6月20日初诊。

**现病史：**患儿近2个多月来，形体消瘦，纳差，烦躁，啼哭不安，时有发热，腰酸腹胀、腹痛，腹大肢细，皮肤干燥，便溏，舌苔厚腻，脉弦滑，指纹紫滞。

**诊断：**积证。

**辨证：**脾胃虚损，积滞内停。

**治法：**消导理脾祛积。

**方药：**三棱3g，莪术3g，槟榔6g，白术6g，枳壳3g，厚朴3g，陈皮3g，茯苓3g，木香3g，甘草3g，神曲9g，麦芽9g。3剂，水煎服，日1剂，早晚分服。

**二诊**：服药后诸症大减，思食，睡眠较安，仍有便溏，拟守前法治疗，加苍术3g，茯苓3g。3剂，服法同前。病情基本治愈。随诊2个月，未复发。

**按语**：本证多由疳气发展、积滞加重而来，属脾胃虚损、积滞内停、虚实夹杂之证，病情较为复杂。症见形体明显消瘦，四肢枯细，肚腹膨胀，烦躁不宁。辨别疳之有积无积，须视腹之满与不满，腹大肢细是本证的典型体征。若脘腹胀满，嗳气纳差为食积；大腹胀满，叩之如鼓为气积；腹胀有块，推揉可散为虫积；腹内癥块，触之质硬，推之不减为血积。本患儿近2月余，形体消瘦，纳差，烦躁，啼哭不安，腹大肢细，皮肤干燥，便溏，舌苔厚腻，脉弦滑，指纹紫滞，为小儿之疳积证，治以消积理脾。方中以三棱、莪术、木香、陈皮行气理气，槟榔、厚朴、神曲、麦芽消食导滞，白术、茯苓健脾益气，甘草调和诸药。二诊时诸症大减，仍有便溏，则应拟守前法治疗，另加苍术3g，茯苓3g以健脾祛湿止泻。

**案2** 许某，女，4岁。1990年9月25日初诊。

**现病史**：患儿近4个月食欲渐减，胃脘胀满，大便夹有不消化酸臭食物，口臭，体重较前减轻5kg，毛发稀疏，面色萎黄，情绪烦躁，夜卧不安，舌边淡红，苔微黄而腻，脉滑，指纹紫滞。平素喜食肥甘厚味，不喜清淡食物。

**诊断**：疳积。

**辨证**：脾胃虚损，积滞内停。

**治法**：健脾和胃，消导祛积。

**方药**：三棱3g，莪术3g，白术6g，莱菔子6g，陈皮3g，茯苓3g，木香3g，甘草3g，山楂9g，神曲9g，麦芽9g。3剂，水煎服，日1剂，早晚分服。

**二诊**：服药后，患儿胃胀缓解，进食增多，睡眠转安，仍有便溏，守上方加苍术3g，山药6g。5剂，服法同前。

**三诊**：患儿诸症均明显好转，继服3剂巩固疗效。此后告知家长自购香砂养胃丸和山楂丸，每次各1丸，早晚各一次。1个月后，病情治愈。

**按语**：小儿脾常不足，饮食失宜则极易积食，长此以往可使脾气受损，运化失职，积滞愈重，则发为疳积。疳积的治疗应消补同施，在健脾和胃的同时兼以消导祛积，使脾胃调和而无留滞之弊。用药上宜用轻剂，中病即止，切勿攻伐，以和为法。另外，应嘱家长注意监督患儿养成良好的饮食习惯，勿挑食，勿过量，营养均衡，这也是预防本病的重点之一。

## 小儿惊风验案二则

**案1** 刘某，女，6岁。1985年7月12日初诊。

**现病史**：因病在盛夏，受热后出现猝然昏不知人、抽搐、口吐涎沫、痰黄，颜面潮红，苔黄脉弦滑数。

**诊断**：急惊风。

辨证：风热动风证。

治法：清热镇惊涤痰。

方药：黄连3g，大黄3g，枳实6g，胆南星3g，竹茹3g，钩藤3g，全蝎3g，琥珀3g，朱砂3g，石决明3g，栀子3g。1剂，水煎服，早晚分服。

服药后患儿神识转清，嘱其家属给继服2剂。

按语：急惊风的主症是热、痰、惊、风，因此，治疗应以清热、豁痰、镇惊、息风为基本法则。热甚者应先清热，痰聚者给予豁痰，惊重者治以镇惊，风盛者急施息风。本患为急惊风之风热动风，治应清热镇惊涤痰。方中黄连泻中焦之热，栀子通利三焦，大黄、枳实泻胃肠之热，胆南星、竹茹清热涤痰，钩藤、全蝎息风镇惊，琥珀、朱砂镇惊安神，石决明平肝潜阳。

**案2** 刘某，女，8岁。1988年初诊。

现病史：患儿1年前因被大狗追撵惊吓后出现抽搐，抽搐持续1分钟，家长即刻将患儿送至哈医大医院，行脑CT、脑电图等检查均未见异常，未予用药及其他治疗方法，建议患者回家观察。然而患儿抽搐频发且症状逐渐加重，发作时间长达10~15分钟。在此期间辗转各大医院就诊，均未治愈，经人介绍找到韩老求其诊治。现患儿乏力，心烦，面色潮红，消瘦，手足心热，大便干结，舌红少津，脉细数。

诊断：慢惊风。

辨证：阴虚风动证。

治法：育阴潜阳，滋水涵木，息风止痉。

方药：大定风珠加减。鸡子黄1个，阿胶（烊化）10g，地黄10g，石斛15g，麦冬10g，龟甲10g，鳖甲10g，牡蛎10g，钩藤10g。10剂，水煎服，日1剂，早晚分服。

二诊：服药期间出现2次抽搐，持续10分钟，心烦，手足心热等症减轻，大便正常。守上方加全蝎3g，地龙5g，白僵蚕3g。继服10剂。

三诊：服药期间出现抽搐1次，持续时间大约6分钟，余症均明显改善。继服上方10剂。

服药3个月余，抽搐发作次数由每周1~2次，减轻至每月发作1次，持续时间1~3分钟。坚持治疗5个月，再未发生过抽搐。告知停药，注意调节心情，防止惊恐。随访半年，未再复发。

按语：小儿惊风属中医"惊厥"范畴，分为急惊风和慢惊风。由于小儿脏腑娇嫩，形气未充，神气怯弱，受到惊吓后则容易发病。初期表现为急惊风，若不及时治疗，迁延日久可转为慢惊风。本案患儿即因长期未予治疗，则发展为慢惊风。西医常用镇静类药物治疗，但无法从根本上治愈本病。韩老认为慢惊风多源于先天气血阴阳失衡，邪气入络所致。治疗则以平衡阴阳气血为主，酌加祛风通络之品。阴平阳秘，则邪无所犯。

## 小儿虫证验案二则

**案1**　曲某，女，12岁。1969年7月10日初诊。

**现病史：**腹痛频作，呕吐蛔虫，汗出肢冷，面色㿠白，精神萎靡，舌苔白润，脉弦细。

**诊断：**蛔虫病。

**辨证：**蛔厥证。

**治法：**散寒止痛，兼以安蛔。

**方药：**制川乌<sup>（先煎）</sup>10g，高良姜10g，木香10g，延胡索15g，乌梅10g，橘核10g。1剂，水煎服，早晚分服。

**二诊：**上方服1剂后，腹痛缓解，呕吐停止，面色转为红润，四肢渐温，汗出止；大便尚未通畅，右脐腹蛔虫结块尚在，加使君子10g拟用驱虫通便法治之。

**方药：**苦楝皮30g，槟榔30g，使君子10g，瓜蒌10g，郁李仁15g，枳壳10g。连服2剂。排出蛔虫数十条，左脐腹松软，结块消失。

**按语：**该患腹痛频作，呕吐蛔虫，汗出肢冷，面色㿠白，精神萎靡属蛔虫病之蛔厥。以乌梅安蛔止痛，制川乌、高良姜温经散寒止痛，木香、延胡索行气止痛，橘核理气止痛。二诊时该患腹痛缓解，呕吐停止，四肢渐温，但大便尚未通畅，右脐腹蛔虫结块尚在。此时之要务是将蛔虫排出，使结块消失。方中：苦楝皮味苦性大寒，清热燥湿杀虫，主一切虫证，使君子杀虫、健脾消积，乌梅也为治蛔虫要药，又辅以槟榔，枳壳行气导滞泻下，使虫排出体外。《本草纲目》云："凡杀虫药多苦辛，惟使君子、榧子，甘而杀虫，亦一异也，凡大人小儿有虫病，清晨空腹食使君子仁数枚，或以壳煎汤咽下，次日虫皆死而出也。或云七生七煨食亦良。此物味甘气温，既能杀虫，又益脾胃，所以能敛虚热而止泻痢，为小儿诸病要药。"由此可见，治疗小儿虫证，可多选用使君子，其味甘，小儿易食，且效颇佳。

**案2**　张某，女，6岁。1972年初诊。

**现病史：**腹部窜痛，腹胀，口吐食物，继之吐清水，面黄肌瘦，食欲不振，大便有白色片状虫排出。舌淡，苔水润，脉弦滑。有犬羊接触史。

**诊断：**绦虫病。

**辨证：**脾虚积滞证。

**治法：**健脾消导，杀虫止痛。

**方药：**党参10g，黄芪10g，莲子10g，山药10g，延胡索15g，乌梅10g，槟榔10g，核桃仁7个，南瓜子10g，芦荟5g。3剂，水煎服，日1剂，早晚分服。使君子研末，一次0.3g汤药送服。

**二诊：**服药后，腹痛腹胀减轻，呕吐消失，排出绦虫。

**按语：**绦虫病多有动物接触史，常因饮食不节或食用含有绦虫卵的食物所致。

起初表现为上腹部疼痛，常被误认为是脾胃疾病，后期则出现疼痛剧烈，食欲不振，消瘦乏力等症，粪便中常可见节片状绦虫卵。治疗以杀虫为主，方中选用槟榔、核桃仁、南瓜子、芦荟杀虫消积，专药专用。加入党参、黄芪、莲子、山药以健运脾胃，增强运化。延胡索、乌梅则止腹痛兼能杀虫。使君子研末服用，以助杀虫之力。全方标本同治，杀虫为主，健脾为辅，使杀虫不伤正，补脾不留虫。

### 小儿再生障碍性贫血验案二则

**案1** 郭某，男，12岁，住哈市道外区万宝镇。1972年秋初诊。

**现病史**：该患在其父的陪同下前来就诊，来诊前曾在哈尔滨医科大学住院治疗，经各项检查后，诊断为"再生障碍性贫血"。病情严重时予以输血控制病情，住院2月余，因经济条件难以维持出院，而后经患者介绍来寻韩老医治。望其形体消瘦，全身有散在的出血点，精神萎靡不振，面无血色，唇舌淡白。询其不适，家长告知，发热数日不退，午后热甚，倦怠无力，口干欲饮冷水，经常牙龈出血，偶有鼻血流出，大便秘结。诊其脉象弦细而数。

**诊断**：髓劳。

**辨证**：阴虚血热，热伤血络。

**治法**：清热凉血止血。

**方药**：石膏20g，白茅根25g，小蓟20g、白芍25g，龟甲25g，地黄20g，知母15g，地骨皮15g，牡蛎20g，牡丹皮15g，玄参15g，栀子15g，天冬15g。5剂，水煎服，日1剂，早晚分服。忌食辛辣。

**二诊**：患者热势减轻，身上及齿龈出血减少，精神状态较前好转，余症同前，舌淡，脉细而无力略数。遵上法，按前方减石膏，继服20剂。

**三诊**：自觉倦怠乏力减轻，口不甚渴，大便日解1次，身上出现褐色斑点，下肢偶见鲜红色出血点。效不更方。继守上方减地骨皮，加墨旱莲20g，阿胶^(烊化)15g，再服15剂。

**四诊**：患者感觉良好，由于天气突然转冷，不慎起居，复感风寒而致发热恶寒，咳嗽，流涕，舌苔薄白，脉浮。韩老认为，此时治疗应先表后里。处方：金银花^(后下)20g，连翘15g，桔梗15g，苦杏仁15g，前胡10g，川贝母10g，防风10g，荆芥10g，地黄20g，栀子10g，甘草5g。3剂，服法同前。

**五诊**：服药后感冒症状悉除，又觉疲劳，身上隐现陈旧性血斑，舌质淡红，脉虚细。处方：地黄20g，白茅根25g，小蓟20g，知母15g，地骨皮15g，白芍25g，山药20g，党参20g，龟甲25g，牡蛎20g，墨旱莲20g，阿胶^(烊化)15g。15剂，服法同前。

**六诊**：患者自述无任何不适，已有半月余未见牙龈出血，精力较前充沛。舌质红润，脉较前略有力。此时热势已大衰，应给予益气养血、清热凉血之剂。

方药：党参20g，山药20g，茯苓15g，熟地黄15g，地黄20g，白芍20g，何首乌20g，女贞子20g，龟甲20g，阿胶（烊化）15g，墨旱莲20g，白茅根20g。再进数剂。

七诊：患者自觉体力增强，精神面貌良好。嘱其暂停汤剂，以上方量加倍，加紫河车2具，共为细面，蜜制成3钱重丸服用，以图巩固疗效。

前后共服药一年之久，经哈医大复查血象、骨髓象未见异常，家人甚是高兴。嘱咐注意避免外感六淫，不要过劳，虽以痊愈告捷，但应定期复查。此后医患之间建立了友谊，每年秋收季节郭父总是给送些瓜果和农副产品。连续10余载的往来，郭某已成为二十几岁的男子汉，一直未见发病。

**按语：**西医学认为，再生障碍性贫血是骨髓造血功能严重病变引起的一种血液病。临床上分急、慢性两型，属于疑难重症，前者更为严重。中医虽无此病名，但古代医家对该病早有一定的认识，其临床症状的描述完全符合"虚劳""虚损"的范畴。《灵枢·决气》篇："血脱者色白，夭然不泽，其脉空虚，此其候也"，指出了该病严重的贫血现象。西医主要运用激素类药物治疗，必要时予以支持疗法，给予输血。中医认为，此病的发生有脾虚、肾虚、血热、血瘀等原因，临证时必须充分了解引发本病的病因及转化机制，治疗重点在于辨证施治。韩老认为本病固然以虚为本，但万不可忽视就诊时的临床表现，妄投补虚之药。本案当属内伤发热，火热内炽，灼伤血络，以出血为主，必先用釜底抽薪之法，清热凉血止血，热邪消除，血则自安；而后韩老又根据脾为后天气血生化之源，肾主骨生髓，精血互生的理论，再立健脾补肾、生精益髓、凉血之法，以助先后两天，调其善后，10余年病症未发。

**案2** 王某，男，4岁。1971年初诊。

**现病史：**患儿3个月前发现面色苍黄，在西医院检查血常规示：WBC：2.7×10⁹/L，HB：87.0g/L，PLT：32×10⁹/L，中性粒细胞：0.5×10⁹/L。骨髓象检查提示再障。住院治疗3月未见好转，1天前出现反复发热，颈前皮肤可见散在出血点，由亲属介绍前来找韩老诊治。现气短，低热，乏力，头晕，面色发黄，精神可，神志清，饮食睡眠可，大小便正常，舌质淡，苔白，脉濡细。

**诊断：**髓劳。

**辨证：**气血两亏证。

**治法：**益气补血。

**方药：**党参10g，黄芪10g，白术10g，甘草5g，当归10g，白芍5g，熟地黄10g，陈皮5g，桑寄生10g，续断10g。5剂，水煎服，日1剂，早晚分服。

**二诊：**患者热退，身上血点减少，余症同前，舌淡，脉细无力。守上方，继服10剂。

**三诊：**患者头晕减轻，体力较前增强，大便溏稀，继上方减熟地黄，加炒山药10g，再服10剂。

**四诊**：患者身上出血点消失，诸症好转，复查血象及骨髓象未见异常。患者要求再巩固5剂。

**按语**：韩老认为气血两虚贯穿于再生障碍性贫血全过程。其病主要责之脾肾两脏。脾虚则水谷精微运化失常，无以化生营血；肾虚则后天之脾胃失于充养，营血化生乏源。两者互为影响，气血阴阳长期亏耗而形成本病。故气血亏虚为本病之标，而脾肾两虚为本病之本。治疗中益气养血的同时加入补肾填精之药，脾肾同调，使先后天之本互滋互用，血运充足则诸症皆愈。

## 小儿过敏性紫癜验案二则

**案1** 贺某，男，8岁。1982年春天初诊。

**现病史**：患者于半个月前，无诱因出现小腹剧烈疼痛，伴呕吐。去某大医院就诊，按胃肠病进行治疗，不见其效，于次日早患者上肢出现红色斑点，继而延及全身。遂往儿童医院诊治，经检查确诊为"过敏性紫癜"，未及用药患儿即出现站立不起，医生要求立即入院治疗。经过10余日的用药，因其家属不愿意接受激素治疗，故而出院。后经本院秦某介绍，请韩老会诊，求予中药医治。来诊时，患者全身红斑虽得到控制，但面色红赤，身热瘙痒，心烦不宁，食欲不振，恶心，腹痛，大便黑色。舌红绛，苔黄而干，脉细数。实验室检查，出、凝血时间正常，血小板计数正常，嗜酸性粒细胞计数增高，毛细血管脆性实验阳性。

**诊断**：过敏性紫癜。

**辨证**：阴虚火旺证。

**治法**：滋阴清热，扶脾养血。

**方药**：水牛角20g，连翘12g，地黄12g，白芍15g，牡丹皮10g，知母12g，五味子12g，茯苓12g，山药15g，白术10g，炙甘草5g。5剂，水煎服，日1剂，早晚分服。

**二诊**：上方之后患儿上述症状大减，舌红有津，脉细而不数。知病热已除，按原方减水牛角、牡丹皮，加党参15g。嘱其再服5剂。

日后家长告知，小孩现一切如常。韩老嘱家长，病虽痊愈，但要注意小儿的多变性，勿犯内伤饮食，更要避其外感六淫。

**按语**：过敏性紫癜是一种毛细血管变态反应性疾病。由于小儿脏腑稚弱，容易对某些外源性物质产生过敏反应，引起全身毛细血管壁的脆性和通透性增高而发生本病。韩老认为本病多由素体阳盛，或阴虚血热，卫表不固，风湿客于络脉，或平素脾胃虚弱，内伤饮食，脾虚失于统摄，或运化失职，湿热内蕴，热损脉络所为。因此治疗上多予以清热凉血为先，方用水牛角、地黄、白芍、牡丹皮等；再予茯苓、山药、白术健脾养血之药，以顾后天气血生化之源；同时用知母、五味子以滋阴保津除虚热，故而10剂药即获全胜。

**案2**　李某，男，11岁。1983年初诊。

**现病史：**患者1个月前出现四肢及臀部斑疹，在当地医院诊断为"过敏性紫癜"，经治疗未见明显改善，近3日出现腹痛、呕吐、关节肿痛，经当地医生介绍找韩老诊治。韩老查体时发现患儿四肢布满密集红色斑疹，融合成片，大小不等，臀部可见散在分布斑疹，无痛痒。现腹痛、泄泻，小便黄赤，食欲不佳，舌质红，苔黄腻，脉滑数。

**诊断：**过敏性紫癜。

**辨证：**湿热痹阻证。

**治法：**清热利湿，通络止痛。

**方药：**苍术10g，牛膝10g，黄柏10g，薏苡仁15g，滑石5g，栀子10g，牡丹皮10g，延胡索10g，墨旱莲10g。5剂，水煎服，日1剂，早晚分服。

**二诊：**患者腹痛减轻，腹泻消失，余症同前。守上方加白术10g。再服5剂。

**三诊：**服药后食欲较前明显改善，关节疼痛减轻，斑疹减少。继服10剂。

**四诊：**患儿斑疹消退，诸症消失。改用归脾汤以扶助正气。

**方药：**白术10g，党参10g，黄芪10g，甘草5g，木香5g，生姜3g，大枣4枚，菟丝子10g。10剂。

随访半年，未见复发。

**按语：**韩老遵从小儿"脾常不足"的生理特点，认为该患儿素体脾胃虚弱，饮食不节，则水谷津液运化失职，湿浊内生，日久生热，湿热伤络所致。热聚于关节则关节肿痛，湿热下注则腹泻，小便黄赤。治疗先期以清热利湿、通络止痛为法，方用四妙丸加减。方中黄柏、薏苡仁、滑石清热利湿，健脾除痹痛；薏苡仁、苍术二药健脾运湿，以杜生痰之源；栀子、牡丹皮、墨旱莲清热凉血止血，且除虚烦；延胡索行气止痛，牛膝为引经药，引血下行。后期予归脾汤加减，意在补脾统血以固正气，防止疾病复发。

# 第四章　韩百灵教授常用药对及经验方

## 一、韩百灵教授常用药对

韩老临证八十年，有着丰富的临床经验和用药心得。有历史书籍的记载，也有后世的应用，特别是他本人实践的经验。他说选用适宜药物配伍应用，相辅而行，较之单味药疗效增强，扩大治疗范围，会收到更好的治疗效果。现择其要将韩老常用药对介绍如下。

### 白芍—柴胡

白芍入肝经，养血柔肝，缓急止痛；柴胡疏肝解郁，疏散解表，二药配伍既能疏肝解郁以治肝用，又能柔肝益肝而补肝体。白芍与柴胡配伍，一散一合，一补一泻，气血同治，相得益彰。

主治：肝气不疏，气机不利所致月经不调、痛经、乳癖、不孕等。

### 当归—白芍

当归性温，补血养血，以补血药为主，调经止痛，润肠通便；白芍微寒，养血敛阴，柔肝止痛。二药温寒并用，重在补血，养阴，柔肝止痛。为妇科常用药。

主治：肝郁脾虚，气血亏少所致的经后腹痛、妊娠、产后腹痛。

### 郁金—香附

郁金行气解郁，凉血破血，为血中之气药；香附疏肝理气，调经止痛。

主治：肝气郁滞，气血凝滞引起的月经不调、痛经、经行乳胀、妇女更年期综合征等。二药合用增强行气解郁、行气止痛的功效。

### 当归—川芎

当归补血养血和营，补中有动，行中有补，为血中之气药；川芎气味辛苦温，走而不守，活血行气，祛风止痛，为气中之血药，既可活血化瘀，又能行气通滞，谓之头痛的要药。

主治：气血虚弱，气滞碍血引起的月经过少、月经后期、痛经、闭经、经行头痛、产后腹痛、不孕等。

### 枸杞子—女贞子

枸杞子滋补肝肾，益精明目；女贞子滋补肝肾，乌须明目。二者皆入肝、肾经。二药配伍使用，可增强滋肾养肝、益精明目、调理冲任之功效。

主治：肝肾阴虚，精血亏虚所致月经后期、月经量少、闭经、胎萎不长、滑胎、堕胎、不孕等病。

### 麦冬—五味子

麦冬养阴润肺，益胃生津，还能养心阴，清心热，除烦安神；五味子收敛固涩，益气生津，补肾宁心。二药合用，酸甘化阴，守阴所以留阳，在上入肺，在下入肾，入肺有生津济源之益，入肾有固精养髓之功。

主治：心阴亏虚，心肾不交所致烦躁、经行情志异常、经断前后诸证、子烦等病。

### 远志—酸枣仁

远志安神益智，祛痰开窍，消散痈肿，既能开心气而宁心安神，又能通肾气而强志不忘；酸枣仁养心益肝，安神，敛汗。二药配伍，酸甘苦辛并用，养阴益心肝之血，开通心气，更有宁心安神之效。

主治：心肝阴血亏虚，心肾不交所致失眠多梦、心悸、经断前后诸证、脏躁等病。

### 知母—地骨皮

知母清热泻火，滋阴润燥，上行润肺，下泻肾火；地骨皮清热降火，凉血除阴分伏热，补阴退蒸，长于清血分之邪。二者合用，清热降火、增强退虚热之功。

主治：肝肾阴虚，阴血不足所致的经期发热、产后发热等病。

### 青蒿—鳖甲

青蒿芳香退虚热，透邪引邪外出，解暑除蒸；鳖甲咸寒，入阴分，滋阴潜阳、软坚散结。二药合用透邪而不伤阴，养阴而不敛邪。二药配伍，增强了透泄阴分之伏热和退骨蒸劳热之功。

### 牡丹皮—栀子

牡丹皮清热凉血、活血祛瘀，擅入血分，善于清透阴分伏热；栀子苦寒轻清，可表里双解，长于清气分之郁火。一者入血，一者入气，二者伍用，气血两清。

主治：肝郁化热所致月经先期、月经过多、崩漏、脏躁等；亦可治疗内有郁热，或瘀血阻滞，营卫不和所致经行发热、产后发热等病。

### 石决明—木贼

石决明能平肝潜阳，清肝明目，为凉肝、镇肝之要药；木贼疏风散热，明目退翳，能驱散风热。二药相须为用，相互促进，增强散风清热、平肝潜阳作用。

主治：治疗肝肾阴虚，阴不敛阳，阴虚阳亢所致头晕目眩，多用于经断前后诸证、子晕、子痫等病。

### 枸杞子—菊花

枸杞子补肝肾，益精血，明目安神；菊花疏散风热，平肝明目，清热解毒。一者轻轻上扬，一者滋补肝肾走下焦，二药相合可明显加强枸杞子的滋补肝肾作用，同时也助菊花清肝明目之力。

主治：凡属肝肾阴虚，虚火上炎引起的头晕目眩，两目赤红或痛痒，腰膝酸软的病证。妇科临床常见月经先期、子烦等。

### 续断—桑寄生

续断补而不滞，行而不泄，温而不燥；桑寄生功擅益血脉，祛风湿，滋阴养血。二药相伍为用，增强补肝益肾，强筋骨，养血调冲，补肾安胎之效。

主治：肝肾虚弱，冲任失调所致月经愆期、月经过多、月经过少、崩漏、闭经、胎动不安、胎漏、滑胎等病；亦可治疗肝肾不足所致腰痛。

### 杜仲—狗脊

杜仲补肝肾，强筋骨，安胎，《神农本草经》云："主腰脊痛，补中益精气，坚筋骨，强志，除阴下痒湿，小便余沥。"狗脊补益肝肾，强壮腰膝，祛风胜湿，《神农本草经》云其"主腰背强，关机缓急、周痹、寒湿膝痛。"二药性质平和，入肝肾二经，配伍发挥协同作用，共奏补益肝肾、强腰膝、壮筋骨之功，善去脊背之风湿，暖下元，调冲任，固经安胎。

主治：肝肾两亏，腰脊酸痛，关节不利。

### 菟丝子—巴戟天

菟丝子补肾益精，养肝明目，止泻，安胎；巴戟天补肾助阳，祛风除湿。本品甘润不燥，补而不滞。二药合用，增强调补肾之阴阳、强筋骨、安胎作用。

主治：肾阴阳两虚所致月经后期、月经过少、闭经、胎动不安、不孕等病；亦可治疗肾虚腰痛。

### 补骨脂—胡桃

补骨脂收敛神明，能使心胞之火与命门之火相通，故元阳坚固，骨髓充实，涩以治脱也，为阴中生阳、壮火益土之要药也；胡桃润燥养血，血属阴恶燥，故油以润之，佐补骨脂有木火相生之妙。古云，补骨脂无胡桃，犹水母之无虾也。故二药相须，燥而不过，润而不腻。

主治：元阳虚损，命火虚衰所致五更泻、女子不孕、男子遗精、早泄等病。

### 秦艽—木瓜

秦艽祛风湿，清湿热，通络止痛，辛散苦泄，为风药中之润剂；木瓜舒筋活络，和胃化湿，味酸主收。二药一收一散，祛湿除痹，流利关节之效。

主治：肝肾阴虚，或产时失血，阴血不足，筋脉失养所致产后遍身痛、产后痉病等病。

### 穿山甲—王不留行

穿山甲消痈活络，通经下乳，消肿排脓，清热解毒。王不留行活血通经，下乳消痈，利尿通淋。二药配伍能互助通经下乳之效。古有"穿山甲，王不留，妇人服了乳长流"之说。

主治：治疗肝气郁滞，疏泄失职所致闭经、痛经、乳汁不下、乳痈肿痛、不孕等病。

### 浙贝母—夏枯草

浙贝母宣肺化痰、散结消痈；夏枯草清肝泻火、开郁散结。《本草正义》云："夏枯草……苦能泄降，辛能疏化，温能流通，善于宣泄肝胆木火之郁窒，而顺利气血之运行。""象贝母，味苦而性寒，然含有辛散之气，故能除热，能泄降，又能散结。"二者伍用，增强清热消肿、解郁散结之功效。

主治：肝经郁火证，所致癥瘕积聚、甲状腺肿大、卵巢囊肿、子宫肌瘤等病。

### 王不留行—通草

王不留行活血通经，下乳消痈，善于通利血脉，走而不守。通草清热利湿、通气下乳，药力较缓，有利水而不伤阴之特点。二药配伍，增强活血祛瘀、通络下乳之功效。

主治：肝郁，气机不畅，经行乳房胀痛、产后缺乳、乳痈、不孕等病。

### 火麻仁—郁李仁

火麻仁滑利下行，长于润燥滑肠，通便泻下；郁李仁功擅行气通便，滑肠泻下，用于大肠气滞、燥涩不通便秘。二者相须为用，共奏滋阴润肠、行气通便之功效。

主治：阴血亏虚，津液干涸，肠胀气所致便秘。

### 蒲公英—紫花地丁

蒲公英清热解毒，消肿散结，利尿通淋，兼可疏肝散滞；紫花地丁清热解毒，凉血消肿，尤除疔毒。二药相须为用，增强清热解毒、消肿行滞之力。

主治：内外热毒壅结之疮痈证，或湿热蕴结所致带下、妇人腹痛等病。

### 白芷—白鲜皮

功能：白芷辛温，可祛风燥湿，消肿止痛；白鲜皮苦寒可清热解毒，祛风燥湿止痒。二药共用，一辛一苦，一开一降，一热一寒，一阳一阴，有辛散苦泄，调治阴阳之功，增强清热解毒、燥湿止带、消肿排脓之力。

主治：湿热带下，皮肤疮毒瘙痒，或月经不调患有面部痤疮者。

### 丹参—红花

丹参活血调经，祛瘀止痛，凉血消痈，祛瘀生新而不伤正，为活血化瘀之要药，古有"一味丹参散，功同四物汤"之说；红花活血通经，祛瘀止痛。二药配伍，善调经水，通利血脉，活血祛瘀，消癥止痛。

主治：瘀血阻滞引起的月经后期、月经量少、闭经、痛经、妇人腹痛、癥瘕、失眠、妇人脏躁等病。

### 益母草—泽兰

益母草活血调经，利水消肿，清热解毒，本品苦泄辛散，主入血分，祛瘀通经，为妇产科要药；泽兰活血调经，祛瘀消痈，利水消肿，本品温通，行而不峻，二者合用，可增强活血调经之效，兼能破血，利水消肿。

主治：治疗血瘀所致月经过少、月经后期、痛经、闭经、不孕、癥瘕等病。

### 蒲黄—五灵脂

蒲黄甘辛性凉，长于收敛止血，兼有活血行瘀之功，有止血不留瘀的特点，生用化瘀止痛力强，炒用则功专止血；五灵脂苦甘性温，专入肝经血分，生用善于活血化瘀止痛，炒用则祛瘀止血。二药一凉一温，相伍为用，增强通利血脉、祛瘀止血、止痛之功。

主治：气滞血瘀，胞脉阻滞所致月经后期、月经过少、痛经、闭经、妇人腹痛、癥瘕等病。

### 桂枝—茯苓

桂枝辛甘而温，温阳化气行水，既可温扶脾阳以助运水，又可温肾阳、驱寒邪以助膀胱气化，而行水湿痰饮之邪；茯苓甘淡而平，甘则能补，淡则能渗，既可祛邪，又能扶正，健脾益气，利水消肿渗湿。桂枝得茯苓则不发表而专于化气行水，茯苓得桂枝则温阳除湿。二者相使为用，有较强的蠲除水湿之功效。

主治：脾肾阳虚，膀胱气化不利所致经行浮肿、妊娠肿胀、胎水肿满、产后小便不通等病。

### 三棱—莪术

三棱辛苦，血中之气药，破血之力大于破气，破血通经；莪术苦泄辛散温通，既入血分，气中之血药，破气之力大于破血，破气消积。二药相伍为用，增强辛散苦泄温通，破血行气，消积止痛之功效。

主治：气滞血瘀所致月经过少、月经后期、痛经、闭经、妇人腹痛、癥瘕等病。

### 小茴香—炮姜

小茴香散寒止痛，理气和胃，主散下焦肝经寒邪，兼可温肾暖肝，理气和胃；炮姜善走血分，长于温经止血，守而不走，既可温补脾阳而益统血，又可温暖中焦而止寒痛。二者伍用，增强温脾暖胃、温肾散寒、调经止痛安胎之效。

主治：肾阳不足，命门火衰，胞脉失于温煦所致痛经、妇人腹痛、妊娠胎漏等病。

### 薏苡仁—芡实

薏苡仁利水消肿，渗湿，健脾，除痹，清热排脓；芡实益肾固精，健脾止泻，除湿止带，补中兼涩。二者伍用，增加健脾益肾、利水除湿、收敛止带之效。

主治：肾阳不足，脾阳不振，湿浊下注而致经行泄泻、带下。

### 山药—白术

山药益肾健脾，补脾止泻，养肺益阴，益肾固精，养阴生津补而不滞，养而不腻；白术健脾燥湿，炒山药固肠止泻。二药配伍，脾肾同治，增强其补肾健脾之功。

主治：脾肾两虚所致的月经过少、月经后期、经行泄泻、带下病等。

### 龙骨—牡蛎

龙骨甘涩性平，功擅镇惊安神，平肝潜阳，收敛固脱；牡蛎咸涩性凉，长于重镇安神，潜阳补阴，软坚散结。二者配伍，增强敛阴潜阳、镇惊安神、收敛固涩之功。

主治：带下、滑胎、崩漏等滑脱诸证，亦可用于软坚散结，治疗一切癥瘕积聚，且能重镇安神治疗失眠。

### 炒地榆—墨旱莲

炒地榆苦性寒入血分，长于泄热凉血止血，其性下降，故易于治下焦出血；墨旱莲滋补肝肾，凉血止血，重在滋阴，故适用于阴虚血热之出血。二药伍用，增强清热滋阴、凉血退热、凉血止血之功效。

主治：血热所致月经过多、崩漏、胎漏、胎动不安、滑胎、堕胎等病。

**三七—棕榈炭**

三七有"止血神药"之称，散瘀血，止血而不留瘀；棕榈炭收涩止血，收涩之力较强。二药相伍，增强收涩而不留瘀、化瘀生新而止血的功效。

## 二、韩百灵教授经验方

### （一）滋阴补血类

#### 1.百灵育阴汤

**药物组成：**熟地黄、白芍、山茱萸、山药、续断、桑寄生、阿胶、杜仲、牛膝、海螵蛸、龟甲、牡蛎、甘草。

**功效：**滋补肝肾，养血育阴。

**适应证：**肝肾阴虚引起的头晕耳鸣，健忘，两目干涩，口干不欲饮，潮热盗汗，手足心热，腰膝酸软，足跟痛等症，舌红无苔或少苔，脉弦细或弦细数。

**临床运用：**

（1）肝肾阴虚，阴虚内热，灼伤胞络，迫血妄行而致的月经先期、月经过多、经间期出血、崩漏、赤带、胎漏、胎动不安、滑胎、产后恶露不绝等病。出血者加炒地榆、棕榈炭，量多者倍炒地榆以增强止血之力，有血条、血块者加茜草、三七粉、炒蒲黄以逐瘀止血；阴虚阳亢者加石决明、木贼，平肝潜阳；五心烦热者加知母、地骨皮滋阴泻火，退虚热；腰痛甚者加女贞子、狗脊滋补肝肾而强腰膝。

（2）肝肾阴虚，阴血不足，胞脉空虚，血海不能按时满溢而致月经后期、月经量少、闭经等病。临证中酌加枸杞子、女贞子、黄精以其滋阴养血，调理冲任；于经前适加当归、香附以增强补血活血，理气调经的作用，因气为血之帅，气行则血行。

（3）肝肾阴虚，精血匮乏，胞脉失养所致痛经、胎萎不长、滑胎、堕胎、产后腹痛、妇人腹痛等病证。腹痛者倍用白芍、甘草以缓急止痛；若胎萎不长、滑胎、堕胎、产后腹痛者加枸杞子、女贞子滋阴养血填精；若见阴道流血者加炒地榆、墨旱莲以其止血；若兼见气虚者加黄芪。

（4）肝肾阴虚，阴血不足，虚火上炎，或阴不敛阳，肝阳偏亢甚则肝风内动而致的子嗽、子晕、子眩、子痫、子烦、经断前后诸证。咽干喉燥，干咳或痰中带血者，加百合、川贝母、麦冬以滋阴润燥，祛痰止咳；咽痛者，加玄参、射干、山豆根清热解毒，消肿止痛；头晕，加石决明、木贼平肝潜阳；失眠多梦者，加五味子、远志、酸枣仁以养血敛阴，宁心安神；抽搐者，加钩藤、羚羊角、全蝎以平肝息风止痉；烦躁者，加莲子心、知母、竹茹以清心除烦。

（5）肝肾阴虚，阴血不足，经产之时阴血下注冲任，虚阳浮越而致经期发热、产后发热时，加地黄、地骨皮、知母、白薇滋阴凉血，以清虚热。

（6）素体肝肾阴虚，精血亏乏，复因产时失血导致大肠津液枯涸而致产后大便难者，加黑芝麻、火麻仁、郁李仁以滋阴润肠通便。

（7）肝肾阴虚，冲任失养，不能摄精成孕者，加紫河车、菟丝子、枸杞子、女贞子补气养血，填精益髓，调理冲任以助孕。

（8）肝肾阴虚，阴血不足，筋脉失养可出现产后遍身痛、产后痉病等，加木瓜、五加皮、秦艽，以滋阴补肝肾、舒筋通络；见腰痛者，加狗脊、杜仲以滋阴壮肾；癥瘕者，重用白芍以柔肝缓急。

**2.育阴补血汤**

**药物组成**：熟地黄、山药、山茱萸、枸杞子、当归、白芍、牡丹皮、龟甲、鳖甲、炙甘草。

**功效**：补肾填精益髓。

**适应证**：精血不足引起的头晕目眩，皮肤干涩，心悸失眠，手足心热，善惊，腰酸膝软，倦怠乏力，妇人月经量少，色淡或妇人不孕等症状，舌质红或干淡，脉虚细。

**临床运用**：

（1）素体精血不足，冲任失养，无血可下而致月经量少、月经后期、闭经等病证。临证中酌加香附、川芎、丹参以疏肝解郁，活血调经。

（2）气血虚弱，濡养失职，不荣则痛而致痛经、妇人腹痛、产后腹痛、产后身痛等病证。腹痛者，倍白芍，加何首乌以缓急止痛；腰痛、身痛者，加杜仲、续断、桑寄生、木瓜、秦艽补肾舒筋，通络止痛。

（3）精血不足，胎元失养而致胎动不安、滑胎、堕胎、小产、胎萎不长等病证，临证酌加菟丝子、阿胶、续断、桑寄生；若见阴道流血者，加炒地榆、墨旱莲以其止血。

（4）素体虚弱，正值经期、孕期气血下注冲任，或因产时伤津耗气，使精血更虚，不能上荣清窍而致经行头痛、经行眩晕、妊娠眩晕、产后血晕等病证。头痛者，加何首乌、川芎、鸡血藤养血行气，活络止痛；头晕者，加阿胶、女贞子、何首乌。

（5）素体精血不足，复因产时伤津耗气，精血亏虚，化源不足而致产后缺乳者，加通草、桔梗补血宣络通乳。

（6）素体精血不足，复因产时失血耗气，气血亏虚，肠道失于濡养而致产后大便难者，加黑芝麻、火麻仁、郁李仁以润肠通便。

（7）精血匮乏，冲任失养，无力摄精成孕者加阿胶、女贞子养血填精益髓；阴虚内热者，加地骨皮、知母；兼见肾阳虚者，加菟丝子、巴戟天；脾虚者，加人参、黄芪、白术。

**3.养肝补肾汤**

**药物组成**：熟地黄、白芍、牛膝、山茱萸、川楝子、青皮、当归、茯苓、牡丹皮。

**功效**：滋阴补肾，养血柔肝。

适应证：肾虚肝郁所引起的腰酸腿软，倦怠乏力，头晕耳鸣，健忘，潮热盗汗，手足心热，心烦易怒，胸闷善太息，两胁胀痛，足跟痛，面红颧赤，月经不调等病证，舌红无苔或少苔，脉象弦细数。

临床运用：

（1）素体肾阴不足，水不涵木而致肾虚肝郁，肾虚则冲任不足、血海蓄溢失常，水不涵木则肝失条达，疏泄失度，故见月经后期、月经过少、月经先后不定期、闭经等病证。临证酌加枸杞子、女贞子、龟甲以滋补肝肾；经前适加香附、丹参以理气活血调经。腰酸腰痛甚者，加狗脊、桑寄生、续断以补肾强腰膝；胸闷，善太息，两胁胀痛者，加柴胡、瓜蒌、延胡索、郁金以疏肝解郁止痛；乳胀痛者，加王不留行、通草、皂角刺以通络止痛；手足心热、烦躁易怒者，加栀子、知母、莲子心；头晕耳鸣者，加枸杞子、女贞子补益精血；大便干燥者，加瓜蒌、火麻仁、郁李仁。

（2）肾虚肝阳上亢而致经行头痛、经行眩晕等病证，头晕者，加钩藤、石决明、枸杞子、菊花以平肝潜阳；头痛者，加川芎、蔓荆子。

（3）经断前后，天癸渐竭，肾阴不足，肝血亏乏而致经断前后诸证，临证时酌加龟甲、山茱萸。若阴虚阳亢者，加龙骨、牡蛎、龟甲以平肝潜阳；肝郁化热者，加栀子、黄芩；潮热盗汗者，加五味子、浮小麦；阴道干涩者，加黄精、女贞子以填精益血。

（4）肾阴不足，相火偏旺，损伤任带而致带下者，去川楝子、青皮，加芡实、知母、黄柏滋阴泻火，利湿止带。

（5）肝肾阴虚，精血不足，无力养胎而致胎萎不长、胎动不安、滑胎、堕胎、小产等病证，临证去川楝子、青皮，加菟丝子、山药、续断、杜仲以补肝肾，益精血。阴道流血者加炒地榆、棕榈炭。

（6）腰痛甚者，去川楝子、青皮、茯苓、牡丹皮，加续断、桑寄生、杜仲、狗脊以补肾强腰膝止痛。

（7）肾虚肝郁、冲任失调、不能摄精成孕者，可随证加减。偏于肾虚者去川楝子、青皮、茯苓、牡丹皮，加续断、杜仲、枸杞子、女贞子补肾填精调冲；偏于肝郁者，加香附、枳壳疏肝解郁调经。

**4.清热养阴汤**

药物组成：地黄、黄芩、地骨皮、知母、麦冬、白芍、杜仲、阿胶、续断、桑寄生。

功效：滋肾阴，清虚热。

适应证：阴虚内热引起的五心烦热，潮热盗汗，口干咽燥，颧红，头晕眼花，耳鸣，腰酸，大便秘，小便赤等病症，舌红少苔或无苔，脉细数。

临床运用：

（1）阴虚内热，热扰冲任，迫血妄行而致月经先期、崩漏、经间期出血、经断复来、赤白带下、胎漏、产后恶露不绝等病证。临证酌加炒地榆、小蓟、栀子以凉血止血；夹有血条血块者，加炒蒲黄、茜草炭以逐瘀止血；五心烦热者，加栀子、牡丹皮以清心除烦；口渴者，加北沙参、石斛以滋阴止渴；若子病及母，累及于肺而见咳嗽者，加百合以润肺止咳；肾水不能上济心火而见心悸气短者，加五味子、党参以益气养阴。

（2）素体阴虚，复因经期或产后失血过多，精血亏损，虚热内扰而致经行情志异常者，去杜仲，加枸杞子、女贞子、龟甲以育阴填精。若肾水不足、不能上济心火而致心肾不交者，加党参、五味子、远志以益气养阴、交通心肾；兼心火偏盛烦躁者，加栀子、竹茹、莲子心以清心除烦；水不涵木而致肝阳偏亢者，去杜仲，加山茱萸、枸杞子、石决明、牡蛎以滋阴平肝潜阳；口苦咽干者，加龙胆草清肝胆之火；胸胁胀满疼痛者，加香附、郁金、川楝子、瓜蒌以疏肝理气通络。

（3）素体阴虚，正值经断前后，天癸渐竭，肾阴不足，虚热暗生而致经断前后诸证者，去杜仲，加枸杞子、女贞子、龟甲、牡丹皮；口渴者，加党参、北沙参；潮热汗出者，加五味子、黄芪；烦躁者，加栀子、牡丹皮。

（4）素体阴虚，正值经期冲气偏盛，冲气挟虚火上逆，灼伤口舌而致经行口糜者，加牛膝、牡丹皮、黄柏；经行吐衄者，加墨旱莲、茯苓、牛膝、牡丹皮。

（5）阴虚内热，热伤冲任，损伤胎气而致胎动不安者，加枸杞子、女贞子、栀子以滋阴清热。

（6）阴虚内热，耗伤气血，胎失所养而致胎萎不长者，加山茱萸、山药、党参、黄芪。

（7）素体肾阴不足，正值妊娠期间气血下注以养胎，阴血益感不足，无力上乘，心阴不足，虚热内生而致妊娠心烦者，加党参、竹茹，口渴者加北沙参、石斛。

（8）素体肾阴不足，正值妊娠期间气血下注以养胎，阴血益感不足，虚火内生，灼肺伤津而致妊娠咳嗽者，加百合、玄参养阴润肺止咳。

（9）素体肾阴不足，相火妄动，上扰心神而致脏躁者，去杜仲、续断，加牡丹皮、山茱萸、山药、玄参、酸枣仁以清虚热，滋肾水，养心安神。

（10）素体肾阴不足，精血亏乏，虚热内生，热扰冲任，不能摄精成孕者，去杜仲，加山茱萸、山药、龟甲、女贞子以补肾填精益髓；若阴损及阳而致阴阳两虚者，加菟丝子、巴戟天、山茱萸、山药，以达阴中求阳，阳中求阴，阴阳并补而达到阴平阳秘。

**5.养阴除烦汤**

**药物组成：**知母、麦冬、黄芩、地黄、白芍、茯苓、竹茹、淡豆豉、石菖蒲。

**功效：**清热养阴除烦。

　　**适应证：** 阴虚内热，肝阳上扰所引起的心烦不宁，坐卧不安，口苦咽干，手足心热，潮热盗汗，颧红，大便秘，小便赤等病症，舌红少苔或无苔，脉弦细数。

　　**临床运用：**

　　（1）素体阴虚，妊娠期间，气血下注以养胎，阴血更虚，阴虚生内热，虚热上扰心神而致妊娠心烦等病证。潮热盗汗，加五味子；口渴者，加北沙参、石斛；便秘者，加郁李仁、火麻仁；兼肺阴虚咳嗽者，加百合。

　　（2）素体阴虚，妊娠期间，气血下注以养胎，阴血更虚，阴虚阳亢，肝阳上扰而致妊娠眩晕、妊娠痫证等病证。临证酌加钩藤、石决明以平肝潜阳。

　　（3）素体阴虚，妊娠期间，气血下注以养胎，阴血更虚，阴虚生内热，津液亏耗，膀胱气化不利而致妊娠小便淋痛者，去淡豆豉、石菖蒲、竹茹，加淡竹叶；尿中带血者，加墨旱莲、小蓟。

　　**6.百合清肺汤**

　　**药物组成：** 百合、地黄、麦冬、玄参、白芍、川贝母、桔梗、青果、胖大海。

　　**功效：** 养阴润肺生津。

　　**适应证：** 肺阴亏虚所引起的咳嗽，咽干口燥，心烦，手足心热，潮热盗汗，面红颧赤，大便干燥，小便短赤等症状，舌红无苔，脉细数。

　　**临床运用：**

　　素体肺阴不足，正值妊娠期间气血下注以养胎，津液不能上乘以润肺，肺阴亏虚而致妊娠咳嗽、妊娠子喑等病证。咽喉肿痛者，加射干、山豆根；咳嗽者，加苦杏仁、百部；痰多者，加竹茹、川贝母；心烦者，加栀子；大便秘结者，加苦杏仁、大黄；兼外感者，加桑叶、菊花、紫菀。

　　**（二）益气温阳类**

　　**1.渗湿汤**

　　**药物组成：** 熟地黄、山药、白术、茯苓、泽泻、枸杞子、巴戟天、菟丝子、肉桂、附子、鹿角胶、补骨脂、陈皮、甘草。

　　**功效：** 温肾助阳，渗湿调冲。

　　**适应证：** 肾阳不足所引起的畏寒肢冷，腰酸腿软，带下清稀，绵绵不断，头晕健忘，或有浮肿，大便溏薄，小便清长等病症，舌质淡润，苔白滑，脉象沉迟或沉弱。

　　**临床运用：**

　　（1）肾阳不足，脾阳虚弱，血无生化，冲任血少，甚则无血可下而致月经后期、月经过少、闭经等病证，加当归、川芎、香附以养血活血，行气调经。

　　（2）肾阳不足，命火虚衰，胞脉失于温煦而致痛经、妊娠腹痛、妇人腹痛等病证，去泽泻，加艾叶、小茴香、炮姜、延胡索以温胞散寒，调经止痛。

（3）肾阳不足，脾失温煦，水湿不运，湿邪泛溢肌肤而致经行浮肿、妊娠浮肿者，去熟地黄，加黄芪、桂枝以温阳化气行水；肿甚者，加大腹皮；脚肿者，加防己。

（4）肾阳不足，脾失温煦，水湿内蕴，下注大肠而致经行泄泻者，减熟地黄、枸杞子，加党参、肉豆蔻、薏苡仁。

（5）肾阳不足，脾阳虚弱，湿邪内停，下注冲任，带脉失约而致带下者，减熟地黄、枸杞子，加芡实、苍术、车前子燥湿固涩止带；若带下如崩者，加沙苑子、龙骨、牡蛎温肾固涩。

（6）肾阳不足，脾气虚弱，精血匮乏，胞脉失养而致胎萎不长、胎动不安、滑胎、堕胎、小产等病证，原方减泽泻、附子，加黄芪、杜仲、续断、龟甲、牡蛎等。

（7）素体阳虚，复因分娩损伤肾气，以致肾阳不振，气化失司，膀胱气化不利而致产后小便不通者，加桂枝、牛膝、车前子以温阳化气，利水通淋。

（8）素体肾阳虚弱，命火不足，胞宫虚寒，不能摄精成孕者，减泽泻、茯苓、附子，加艾叶、香附、牛膝；若阳虚阴无所化而致阴阳两虚者，加女贞子、山茱萸、黄芪、龟甲。

**2.益肾扶阳汤**

**药物组成**：人参、熟地黄、山药、山茱萸、菟丝子、远志、五味子、炙甘草、附子、肉桂、补骨脂。

**功效**：温肾助阳。

**适应证**：肾阳虚所引起头晕眼花，耳聋耳鸣，健忘，腰膝酸软，四肢不温，口淡不渴，大便溏薄，小便清长，或有浮肿等症状，舌质淡润，苔白滑，脉沉细或沉迟。

**临床运用**：

（1）肾阳虚，无以温煦脾阳，脾不运化，生化乏源，冲任失养，血海不足而致月经后期、月经量少、闭经等病证。临证去五味子，酌加杜仲、肉苁蓉、龟甲、当归温补肾气、养血调经；经前适加香附、川芎、丹参以助行气活血调经之力。

（2）素体肾虚，经断前后，天癸渐竭，肾气更虚，命火虚衰，脏腑失于温煦而致经断前后诸证者，加巴戟天；若阴阳两虚者，加龟甲、女贞子、知母、牡丹皮以滋肾阴、泻相火，求得阴阳平衡。

（3）素体肾阳不足，冲任失固，胎失所系，精血不足，胎失所养而致胎萎不长、胎动不安、滑胎等病证，临证中酌加杜仲、阿胶以补肾填精，养血安胎；腹痛，加小茴香、白芍温经散寒，缓急止痛；阴道流血者，加艾叶、阿胶以温经散寒，养血止血。

（4）素体肾阳不足，命火虚衰，胞中虚寒致痛经、妇人腹痛、妊娠腹痛、产后腹痛等病证，临证去五味子、远志，加艾叶、小茴香、吴茱萸、白芍温经散寒，缓急止痛；腰痛甚者，加杜仲、沙苑子以温肾止腰痛。

（5）肾阳不足，无以温煦脾阳，脾不运化，湿浊内生，下注冲任，损伤带脉而致带下病者，加芡实、薏苡仁、补骨脂以温肾助阳除湿；若带下量多如崩者，加龙骨、牡蛎、海螵蛸以固摄止带；水湿运化失常而致经行浮肿、妊娠肿胀、胎水肿满者，加桂枝、茯苓温阳化气利水；下肢肿甚者，加大腹皮、防己；水湿下注大肠而致经行泄泻、妊娠泄泻者，加补骨脂、白术、薏苡仁温肾扶脾，燥湿止泻。

（6）脾肾阳虚，命火不足，膀胱气化失职而致产后小便不通者，加桂枝、茯苓温阳化气行水。

（7）命火不足，冲任失于温煦，胞宫虚寒不能摄精成孕者，加艾叶、吴茱萸温宫散寒。

### 3.益肾温脾汤

药物组成：人参、白术、山药、巴戟天、菟丝子、当归、甘草。

功效：健脾温肾助阳。

适应证：脾肾阳虚引起的头晕眼花，耳聋耳鸣，健忘，腰膝酸软，四肢不温，或有浮肿，口淡不渴，大便溏薄，小便清长等症状，舌质淡润，苔白滑，脉沉弱或沉迟。

临床运用：

（1）脾肾阳虚，气血生化乏源，冲任失养，血海不足而致月经后期、月经量少、闭经等病证，临证酌加山茱萸、肉苁蓉、香附以补肾填精，行血调经。

（2）脾肾阳虚，精血匮乏，冲任失调，胎失所养而致胎萎不长、胎动不安、滑胎等病证，临证中酌加熟地黄、山茱萸、阿胶、枸杞子以补肾填精、养血安胎；腹痛，加小茴香、白芍温经散寒、缓急止痛；阴道流血者，加艾叶、阿胶以养血止血，温胞安胎。

（3）脾肾阳虚，命火不足，胞中虚寒致痛经、妇人腹痛、妊娠腹痛、产后腹痛等病证，临证加艾叶、小茴香温经散寒止痛。

（4）命火虚衰，脾失温煦，运化失职，湿浊内生，损伤带脉而致带下病者，加桑螵蛸以收涩固精；滑脱不止者，加龙骨、牡蛎、芡实、金樱子固涩止带。

（5）脾肾阳虚，水湿不运而致经行浮肿、妊娠肿胀、胎水肿满等病证，加黄芪、桂枝、茯苓以温阳化气行水；下肢肿甚者，加大腹皮、防己、泽泻。

（6）素体肾阳不足，无以温煦脾阳，脾不运化，湿浊内生，下注大肠而致泄泻者，加补骨脂、五味子、白扁豆、薏苡仁以温肾扶脾、固涩止泻。

### 4.补阳益气汤

药物组成：熟地黄、山药、白术、巴戟天、菟丝子、续断、桑寄生、附子、肉桂、黄芪。

功效：健脾益气，温肾助阳。

适应证：脾肾阳虚引起的头晕眼花，耳聋耳鸣，健忘，腰膝酸软，四肢不温，口淡不渴，大便溏薄，小便清长等病症。舌质淡润，苔白滑，脉沉细或沉迟。

**临床运用：**

（1）脾肾阳虚，生化乏源，冲任失养，血海不足而致月经后期、月经量少、闭经等病证，临证酌加山茱萸、当归补肾助阳、养血活血；经前适加香附、川芎、丹参行气活血调经。

（2）脾肾阳虚，精血乏源，冲任失调，胎失所养而致妊娠腹痛、胎萎不长、胎动不安、滑胎等病证，临证中酌加山茱萸、阿胶以补肾填精、养血安胎；腹痛，加小茴香、白芍温经散寒、缓急止痛；阴道流血者，加艾叶、阿胶以温经养血止血。

（3）脾肾阳虚，命火不足，胞中虚寒致痛经、妇人腹痛、产后腹痛等病证，临证加补骨脂、艾叶、小茴香温经散寒止痛。

（4）脾肾阳虚，脾失温煦，命火不足，湿浊内生，损伤带脉而致带下病者加芡实、薏苡仁以温肾助阳除湿。

（5）脾肾阳虚，水湿运化失常而致经行浮肿、经行泄泻、妊娠肿胀、胎水肿满、妊娠泄泻等病证。泄泻者，加补骨脂、肉豆蔻温肾助阳之泄；浮肿者，加桂枝、茯苓温阳化气利水。

（6）脾肾阳虚，命火不足，膀胱气化失职而致产后小便不通者，加桂枝、茯苓温阳化气行水。

（7）脾肾阳虚，命火不足，冲任失调，胞宫虚寒不能摄精成孕者，加艾叶、吴茱萸温宫散寒。

### （三）调经止血类

**育阴止崩汤**

**药物组成：** 熟地黄、山茱萸、山药、续断、桑寄生、海螵蛸、牡蛎、白芍、阿胶、龟甲、炒地榆、甘草。

**功效：** 滋阴补肾，固冲止血。

**适应证：** 肝肾阴虚所引起的月经量多或量下如崩如漏、胎漏等病，症见腰酸腰痛、腿软乏力、足跟痛、头晕耳鸣、健忘、潮热盗汗、手足心热、面红颧赤等，舌红无苔或少苔，脉象弦细数。

**临床运用：**

（1）素体阴虚或早婚多产、房事不节而耗伤精血，阴虚内热、热扰冲任、迫血妄行而致月经先期、月经过多、崩漏、经间期出血等病证。临证时如出血量多者，重用炒地榆、加棕榈炭；有血条、血块者，加炒蒲黄、三七。

（2）若素体阴虚、孕期气血下注以养胎元，阴血更虚，阴虚内热、热扰胞脉、迫血妄行而致胎漏、胎动不安等病证，临证酌加墨旱莲、枸杞子、女贞子；血量多者，加墨旱莲、炒黄芩；有瘀者，加茜草、炒蒲黄以逐瘀止血。

### （四）疏肝解郁类

#### 1.百灵调肝汤

**药物组成：** 当归、赤芍、牛膝、王不留行、通草、皂角刺、瓜蒌、枳实、川楝子、青皮、甘草。

**功效：** 疏肝理气，调经通络。

**适应证：** 肝郁气滞引起的胸胁或少腹胀满窜痛，胸闷善太息，烦躁易怒或情志抑郁，妇人可见乳房胀痛、月经不调、痛经等病证，舌质暗或有瘀点，脉弦或弦涩。

**临床运用：**

（1）肝郁气滞，肝失疏泄，气机不利，冲任失调而致月经过少、月经后期、月经愆期、闭经等病证，临证中酌加香附、川芎、桃仁、红花以行气活血调经；经行腹痛者，加延胡索行气止痛；经血有块者，加丹参、益母草活血调经。

（2）肝郁日久化热，热伤冲任，迫血妄行而致月经先期者加栀子、牡丹皮、黄芩以清热凉血；量多者，改赤芍为白芍，去王不留行、枳实，加炒地榆、墨旱莲以固冲止血；经行不畅或有血块者，加益母草、泽兰活血化瘀调经。

（3）肝气郁结，气滞血瘀，经行气血下注，胞脉更加壅滞而致痛经者，加延胡索、蒲黄、五灵脂以活血化瘀，行气止痛。

（4）肝气郁结，郁久化热，正值经期气血下注冲任，冲气挟肝火上逆而致经行吐衄者，加牡丹皮、栀子、小蓟、白茅根以清热凉血止血；便秘者，加少量大黄以清热降逆，止血通便。

（5）肝郁化热，阳气浮越致经期发热、产后发热等病证，临证适加牡丹皮、黄芩、栀子清热凉血；口苦咽干者，加龙胆草清肝泻火。

（6）肝郁化火上扰心神而致经行情志异常、子烦、经断前后诸证等病证。头晕目眩者加石决明、木贼；头痛者加川芎、白芷；失眠者加酸枣仁；五心烦热者加牡丹皮、地骨皮以滋阴凉血；烦躁者加莲子心、麦冬以清心除烦。

（7）肝气郁结、气机不利，脉络不畅，而致经行乳房胀痛者，加香附、穿山甲疏肝理气，通络止痛；妊娠腹痛者，改赤芍为白芍缓急止痛，加紫苏梗行气宽中安胎；气胀者，去通草，加天仙藤以行气消肿；妇人腹痛者，加三棱、莪术、延胡索行气活血止痛；胁痛者，加郁金、延胡索以调肝理气而除胁痛。若症见腰痛、头晕、耳鸣者，加熟地黄、枸杞子、山茱萸补肾填精，滋水涵木。

（8）肝郁日久，克于脾土，脾胃不和而致经行泄泻、妊娠恶阻、妊娠泄泻、妊娠肿满等病证。泄泻者，加山药、白术、防风；呕吐者加芦根、竹茹；肿满者，加香附、茯苓、天仙藤；妊娠期，去通草、皂角刺、枳实。

（9）肝郁气滞，疏泄失常。若疏泄不及而致产后乳汁不下者，加漏芦、路路通、穿山甲以通经下乳；若疏泄太过而致产后乳汁自出者，加牡蛎、五倍子、海螵蛸以收涩回乳。

（10）肝气郁结，肝失疏泄，冲任失调而致不孕。若肝郁犯脾症见厌食者，加陈皮、白术、茯苓健脾和胃；若肝病日久，累及于肾，即子病及母而见腰酸乏力、头晕耳鸣等症状者，加龟甲、枸杞子、女贞子滋肾水以养肝。

（11）肝气郁结、气机不利，气血运行失常，滞于体内而致癥瘕、乳岩、乳痈等病证，有包块者，加鳖甲、龙骨、牡蛎以软坚散结；乳房有肿块者，加穿山甲、浙贝母、当归、桔梗以通络散结；红肿热痛者，加金银花、天花粉。

### 2.调肝理气汤

**药物组成：** 当归、白芍、柴胡、茯苓、白术、牡丹皮、香附、瓜蒌、牛膝、川楝子、王不留行、通草、甘草。

**功效：** 疏肝解郁，理气通络。

**适应证：** 肝郁气滞引起的胸胁或少腹胀满窜痛，胸闷善太息，烦躁易怒或情志抑郁，妇人可见乳房胀痛、月经不调、痛经等病证，舌质暗或有瘀点，脉弦或弦涩。

**临床运用：**

（1）肝郁气滞，肝失疏泄，气机不利，冲任失调而致月经过少、月经后期、月经愆期、闭经等病证，临证中酌加川芎、桃仁、红花、益母草以行气活血调经；经行腹痛者，加延胡索行气止痛；经血有块者，加丹参活血调经；若见乳房胀痛者，加皂角刺、穿山甲以通络止痛。

（2）肝郁日久化热，热伤冲任，迫血妄行而致月经先期者加栀子、黄芩以清热凉血；量多者，加炒地榆、墨旱莲以凉血止血；经行不畅或有血块者，加益母草、泽兰活血化瘀调经。

（3）肝气郁结，气滞血瘀而致痛经者，加延胡索、蒲黄、五灵脂以行气活血止痛；致癥瘕者，加醋制鳖甲、龙骨、牡蛎以软坚散结。

（4）肝气郁结，郁久化热，经期气血下注冲任，冲气挟肝火上逆而致经行吐衄者，加栀子、黄芩、小蓟、白茅根以清热凉血，加少量大黄以降逆止血。

（5）肝郁化热，阳气外越致经期发热、产后发热等病证，临证适加牡丹皮、黄芩、栀子清热凉血；口苦咽干者，加龙胆草清肝泻火。

（6）肝郁化火上扰心神而致经行情志异常、子烦、经断前后诸证等病证。头晕目眩者，加石决明、木贼以平肝潜阳；头痛者，加川芎、藁本通络止痛；失眠者，加酸枣仁宁心安神；手足心热者，加地黄、栀子清热凉血；烦躁者，加莲子心、麦冬以清心除烦。

（7）肝气郁结、气机不利而致经行乳胀者，加穿山甲以通经活络；妊娠腹痛者，去牛膝、通草，倍白芍缓急止痛；妇人腹痛者，加三棱、莪术、延胡索行气活血止痛；见胁痛者，加郁金以调肝理气而除胁痛。

（8）肝郁日久，克于脾土，脾胃不和而致经行泄泻、妊娠恶阻、妊娠泄泻、妊娠肿满等病证。泄泻者，加山药、防风；呕吐者，加芦根、竹茹；肿满者，加茯苓、天仙藤。

### 3.调气活血汤

**药物组成**：柴胡、当归、白芍、青皮、川楝子、枳实、牡丹皮、地黄、川牛膝、甘草。

**功效**：疏肝理气活血。

**适应证**：气滞血瘀引起的胸胁或少腹胀痛或刺痛，性情急躁多怒，善太息，妇女可见经闭或痛经，经色紫黯，夹有血块等症状，甚则形成癥瘕积聚，舌紫黯或见紫斑，脉涩或弦涩。

**临床运用**：

（1）气滞血瘀，阻于冲任，血海不畅而致月经后期、月经过少、闭经等病证，临证适加香附、丹参、桃仁、红花以行气活血调经；若见乳房胀痛者，加王不留行、通草、皂角刺、穿山甲以通络止痛；腹痛者，加延胡索、三棱、莪术行气活血止痛；腹胀者，加乌药以行气；胸胁胀满窜痛者，加郁金、延胡索疏肝理气，通络止痛。

（2）气滞血瘀，阻于冲任，血不归经而致的崩漏、经期延长、经间期出血、经断复来等病证，加炒蒲黄、三七粉、茜草以逐瘀止血，使瘀血得去，新血得安。

（3）气滞血瘀，阻于胞脉，不通则痛而致痛经、妊娠腹痛、产后腹痛、妇人腹痛等病证，加延胡索、五灵脂以行气活血祛瘀止痛；兼寒者，加小茴香、炮姜以温经散寒止痛；妊娠腹痛者，去枳实、青皮，改川牛膝为牛膝。

（4）素性抑郁，肝失疏泄，气血郁滞而致经行乳胀者，加王不留行、通草、皂角刺、穿山甲以通络止痛；经行头痛者，加麝香、白芷、藁本；经行身痛者，加桃仁、红花、秦艽以活血通络止痛；产后身痛者，去青皮、枳实，加当归、鸡血藤养血活血，通络止痛。

（5）气滞碍血，瘀血内停，阻于脉络而致癥瘕积聚，血瘀甚者，加丹参、桃仁、红花以活血化瘀；气滞甚者，加三棱、莪术以行气散结；癥瘕包块者，加鳖甲、牡蛎、桂枝、茯苓以温经行血，软坚散结。

（6）肝气郁结，气机不利，瘀血阻于冲任，气血失调，胞脉失养或癥瘕伤胎而致胎动不安、堕胎、小产等病证，临证去川楝子、枳实、青皮、川牛膝，加紫苏梗、续断、桑寄生宽中安胎；阴道流血者，加炒地榆、阿胶以养血，止血；腹痛者，重用白芍，加鸡血藤以养血活血止痛。

（7）素性抑郁，气机不畅，孕后胎体渐长，阻碍气机，水湿不运而致胎气上逆、胎水肿满、妊娠肿胀等病证，临证去川楝子、枳实、柴胡、青皮，川牛膝改为牛膝，加茯苓、白术、泽泻以健脾行水；偏于气虚者，加人参、黄芪；偏于阳虚者，加桂枝以温阳化气行水。

（8）气滞血瘀，冲任受阻，胞脉不畅而致不孕者加香附、川芎、丹参以行气活血，调理冲任；偏于寒者，去川楝子、地黄、牡丹皮，加小茴香、炮姜以温胞散寒；偏于热者，去柴胡、青皮，加黄芩、赤芍以清热凉血；血瘀甚者，加桃仁、益母草以增活血化瘀之力。

### （五）活血调经类

#### 1.清热活血汤

**药物组成**：地黄、牡丹皮、赤芍、桃仁、红花、丹参、牛膝、五灵脂、甘草、木通。

**功效**：清热、活血、通络。

**适应证**：血瘀所引起的胸胁或小腹刺痛，拒按，或腹中胁下包块，妇女可见月经不调、痛经，经色紫黯，夹有血块等病症，舌质黯或有瘀斑，脉象涩或弦涩。

**临床运用**：

（1）瘀血阻于冲任，气血运行不畅，血海满溢失常而致月经后期、月经量少、闭经等病证，临证去木通，酌加香附、益母草以行气活血调经，以达气行则血行之意；若气滞明显，见有烦躁胁痛者，加柴胡、郁金、川楝子以疏肝理气止痛；乳房胀痛者，加王不留行、通草、皂角刺以通络止痛；腹胀者，加乌药以理气；兼气滞腹痛者，加三棱、莪术、延胡索以破血行气止痛。

（2）瘀血阻于冲任，旧血不去，新血难安，血不归经而致的月经量多、经期延长、崩漏、经断复来、产后血崩、产后恶露不绝等病证，临证酌加炒蒲黄、三七粉、茜草以逐瘀止血；出血量多者，加阿胶、煅龙骨、煅牡蛎、炒地榆以补血养血，固涩止血；夹热者，加墨旱莲、炒地榆以凉血止血。

（3）瘀血阻滞，气血运行不畅而致痛经者加延胡索以行气止痛；经行身痛、产后身痛者，加鸡血藤、秦艽、木瓜以活血通络止痛；兼肾虚腰痛者，加杜仲、狗脊以补肾壮腰膝。

（4）瘀血内阻，营卫不和，阴阳失调而致经行发热、产后发热等病证，酌加牡丹皮、栀子以清热凉血；烦躁者，加麦冬、莲子心、竹茹清热除烦；大便秘结者，加大黄以清热通便。

（5）瘀血阻滞，新血不得下归于血海以养胎或瘀血伤胎而致胎动不安者，去牛膝、木通，加当归、三七粉、茜草以逐瘀止血，理血归经。

（6）瘀血内阻，气血运行逆乱，而致产后血晕者，加当归、没药以增行气活血之功；见大便燥结者，加大黄、冬瓜仁以活血化瘀、软坚通便；瘀久化热者，加牡丹皮、栀子、水牛角以清血凉血。

（7）瘀血阻滞，气血运行失常，瘀滞于内而致癥瘕、积聚等病证，临证酌加三棱、莪术、枳实、川楝子、鳖甲、牡蛎以增破血行气，软坚散结之力；腹痛者，加延胡索以行气止痛；胁痛者，加川楝子、郁金以行气通络止痛。

**2.加味当归泽兰汤**

**药物组成**：当归、泽兰、川牛膝、红花、桃仁、延胡索、独活、桑寄生、防风。

**功效**：补肾活血通络。

**适应证**：血滞经脉而致的腰痛，胁痛，或全身痛，痛如针刺，昼轻夜重，面色暗滞，妇人月经不调、经色紫黯或产后恶露不绝等病证，舌质红，脉弦涩。

**临床运用**：

（1）瘀血阻滞，气血运行不畅而致经行头痛、经行身痛、产后身痛等病证。头痛者，根据疼痛部位酌加川芎、藁本、白芷；身痛者，加鸡血藤、秦艽、木瓜以活血通络止痛；兼肾虚者，加杜仲、狗脊以补肾壮腰膝；兼寒者，加制川乌、制草乌、桂枝以温经散寒止痛。

（2）瘀血阻于冲任，气血运行不畅，经期气血下注冲任，胞脉气血壅滞而致痛经者，去独活、防风，加蒲黄、五灵脂以行气止痛；若兼有寒凝者，加桂枝、小茴香、炮姜以温经散寒止痛；胁肋疼痛者，加郁金、川楝子。

（3）瘀血阻滞，血行不畅，瘀滞于内而致癥瘕者，去独活、防风，加三棱、莪术、鳖甲、牡蛎、川楝子以行气破血，软坚散结。

（4）瘀血阻于冲任，气血运行不畅，血海满溢失常而致月经后期、月经量少、闭经等病证。临证去独活、防风，酌加香附、川芎以行气调经，以达气行则血行之意。若气滞明显，见有烦躁胁痛者，加柴胡、枳壳以疏肝理气止痛；乳房胀痛者，加王不留行、通草、皂角刺以通络止痛；腹胀者，加乌药以理气；腹痛者，加木香以行气止痛；若寒凝者，加艾叶、吴茱萸、小茴香以温经散寒止痛。

（5）瘀血阻于冲任，旧血不去，新血难安，血不归经而致的月经量多、经期延长、经间期出血、崩漏、经断复来、产后血崩、产后恶露不绝等病证，临证去独活、防风、延胡索，酌加炒蒲黄、三七粉、茜草以逐瘀止血；出血量多者，加阿胶、海螵蛸、炒地榆以养血止血；夹热者，加墨旱莲、炒地榆以凉血止血；气虚者，加黄芪。

（6）瘀血内阻，血海空虚，营卫不和，阴阳失调而致经行发热、产后发热等病证，临证去独活、防风，酌加银柴胡、地黄、牡丹皮以滋阴清热；烦躁者，加栀子、莲子心、竹茹清热除烦；大便秘结者，加大黄以清热通便。

（7）瘀血内阻，气血运行逆乱，扰乱心神而致产后血晕者，加五灵脂、没药以增行气活血之功；见大便燥结者，加大黄、芒硝以活血化瘀、软坚通便；瘀久化热者，加牡丹皮、栀子、水牛角以清热凉血。

**3.加味桃红四物汤**

**药物组成**：当归、川芎、赤芍、地黄、桃仁、红花、丹参、牛膝。

功效：补血养血，活血化瘀。

适应证：血瘀所引起的胸胁或小腹刺痛，拒按，或腹中、胁下包块，妇女可见月经不调、痛经，经色紫黯，夹有血块等病症，舌质黯或有瘀斑，脉象涩或弦涩。

临床运用：

（1）瘀血阻于冲任，气血运行不畅，血海满溢失常而致月经后期、月经量少、闭经等病证。临证酌加香附、益母草以行气活血调经，以达气行则血行之意；若气滞明显，见有烦躁胁痛者，加柴胡、郁金、川楝子以疏肝理气止痛；乳房胀痛者，加王不留行、通草、皂角刺以通络止痛；腹胀者，加乌药以理气；腹痛者，加三棱、莪术、延胡索以破血行气止痛；若寒凝者，加桂枝、吴茱萸、小茴香以温经散寒止痛。

（2）瘀血阻于冲任，旧血不去，新血难安，血不归经而致的月经量多、经期延长、经间期出血、崩漏、经断复来、产后血崩、产后恶露不绝等病证。临证酌加炒蒲黄、三七粉、茜草以逐瘀止血；出血量多者，加阿胶、龙骨、牡蛎、炒地榆以养血止血；夹热者，加墨旱莲、炒地榆以凉血止血。

（3）瘀血阻滞，气血运行不畅而致痛经者，加延胡索以行气止痛；若兼有寒凝者，加桂枝、小茴香、炮姜以温经散寒止痛；经行身痛、产后身痛者，加鸡血藤、秦艽、木瓜以活血通络止痛；兼肾虚者，加杜仲、狗脊以补肾壮腰膝；兼寒者，加制川乌、制草乌以温经散寒止痛。

（4）瘀血内阻，血海空虚，营卫不和，阴阳失调而致经行发热、产后发热等病证，临证酌加白芍、柴胡、地黄以滋阴清热；烦躁者，加麦冬、莲子心、清热除烦；大便秘结者，加大黄以清热通便。

（5）瘀血阻滞，气血运行失常，瘀滞于内而致癥瘕、积聚者，酌加三棱、莪术、枳实、鳖甲、牡蛎以增破血行气之力，软坚散结。

### 4.加味川芎散

药物组成：川芎、地黄、白芍、牛膝、五灵脂、蒲黄。

功效：祛瘀通经活络。

适应证：瘀血内阻所引起的小腹刺痛，坐卧不安，心中烦闷，时欲狂妄，失眠，面色紫黯，妇人见月经不调，经血有块，或产后恶露不下等症状，唇舌深红，舌边有瘀斑，脉象弦涩有力。

临床运用：

（1）瘀血阻滞，新血不得下归于血海以养胎，或瘀血伤胎而致胎动不安者，加当归以养血活血。

（2）瘀血阻于冲任，气血运行不畅而致产后恶露不绝等病证，临证酌加益母草、泽兰以增活血之力。

（3）瘀血阻于冲任，旧血不去，新血难安，血不归经而致的产后恶露不绝等病证，临证酌加三七粉、茜草以逐瘀止血；出血量多者，加阿胶、炒地榆以养血止血；夹热者加墨旱莲、炒地榆以凉血止血。

**5.加减生化汤**

**药物组成**：川芎、当归、甘草、桃仁、茯苓、陈皮、木香。

**功效**：活血行气。

**适应证**：由气血失调引起的月经后期，量少，色黯，有块，小腹胀痛，心烦不宁，产后恶露甚少，舌质紫黯，脉弦涩。

**临床运用**：

（1）五志化火，肝失条达，疏泄失职，血行不畅，而致月经过少、月经后期、闭经等病证，临证酌加赤芍、香附、益母草以增强活血调经之力；经行腹痛，胀甚者，加乌药、延胡索、木香以行气止痛；刺痛者，加蒲黄、红花、桃仁以增活血化瘀之效。

（2）瘀血阻于心之胞络，而致脏躁者，加麦冬、大枣、莲子心以清心除烦；瘀血上扰神明而致不寐者，加地黄、红花、远志、酸枣仁、丹参、少许麝香以活血通窍，宁心安神。

（3）产后气血、冲任失调，瘀阻胞脉而致产后恶露不下、产后腹痛者，加枳壳、延胡索、牛膝、益母草以活血祛瘀，引血下行。

### （六）安胎类

**1.补血安胎饮**

**药物组成**：当归、熟地黄、白芍、杜仲、续断、桑寄生、阿胶、白术、菟丝子。

**功效**：补肾填精，养血补血。

**适应证**：精血不足所引起的头晕目眩，腰酸腿软，倦怠乏力，健忘，面色晦暗，常见妇人月经不调、胎动不安、堕胎小产等病证，舌质淡嫩，脉细弱。

**临床运用**：

（1）素体虚弱，精血匮乏，冲任失养，血海不能按时满溢，无血可下而致月经量少、月经后期、闭经等病证，临证酌加枸杞子、山茱萸、龟甲以滋补精血，调理冲任；经前适加香附、川芎、丹参以行气活血调经。

（2）精血亏少，胞脉失养而致胎动不安、滑胎、堕胎、小产、胎萎不长等病证，临证酌加枸杞子、山茱萸、女贞子、龟甲以滋补精血；若见阴道流血者，加炒地榆、棕榈炭以止血。

（3）精血不足，胞脉失养，而致经行腹痛、产后腹痛或产后精血亏乏，筋脉失于濡润导致身痛等病证，腹痛者，倍白芍，加甘草以缓急止痛；腰痛、身痛者，加木瓜、秦艽、五加皮舒筋通络止痛。

（4）精血不足，不能上荣清窍而致经行头痛、经行眩晕、妊娠眩晕、产后血晕等病证。头痛者,加川芎、鸡血藤,并根据头痛部位选用引经药物;头晕者加女贞子、枸杞子、何首乌养血补血填精;阳亢者,加石决明、木贼、龟甲以平肝潜阳。

(5)素体虚弱,复因产时失血耗气,精血更亏,无以化乳而致产后缺乳者,加阿胶、通草、桔梗补血通络下乳。

(6)素体虚弱,复因产时失血耗气,精血益虚,肠道失于濡养而致产后大便难者,去菟丝子、白术,加肉苁蓉、火麻仁、郁李仁以滋补精血,润肠通便。

(7)精血不足,冲任失养,不能摄精成孕。偏于阳虚者,加巴戟天、肉苁蓉、菟丝子以温补肾阳;偏于阴虚者,加龟甲、山茱萸、枸杞子、女贞子滋阴养血,填精益髓。

### 2.加味补肾安胎饮

药物组成:人参、白术、杜仲、续断、桑寄生、益智仁、阿胶、艾叶、菟丝子、补骨脂、巴戟天。

功效:温肾助阳、益气养血。

适应证:肾阳虚弱所引起的头晕眼花,耳聋耳鸣,健忘,腰膝酸软,四肢不温,口淡不渴,大便溏薄,小便清长,面浮肢肿等症状,舌质淡润,苔白滑,脉沉细或沉迟。

临床运用:

(1)肾阳虚,无以温煦脾阳,脾不运化,生化乏源,冲任失养,血海不足而致月经后期、月经量少、闭经等病证。临证去益智仁、补骨脂,酌加杜仲、肉苁蓉、龟甲、当归温肾助阳,养血调经。

(2)素体肾虚,经断前后,天癸渐竭,肾气更虚,命火虚衰,脏腑失于温煦而致经断前后诸证。气虚甚者,加黄芪;血虚者,加当归、白芍以补血养血;若阴阳两虚者,加龟甲、女贞子、五味子以滋阴敛阳;阴虚火旺者,加知母、黄柏、牡丹皮以清相火。

(3)素体肾阳不足,冲任失固,胎失所系,精血不足,胎失所养而致胎萎不长、胎动不安、滑胎等病证。腹痛者,加小茴香、白芍暖宫散寒,缓急止痛;阴道流血者,加阿胶、炒地榆补血止血安胎。

(4)素体肾阳不足,命火虚衰,胞中虚寒致痛经、妇人腹痛、妊娠腹痛、产后腹痛等病证。临证加炮姜、吴茱萸、白芍温经散寒,缓急止痛。

(5)素体肾阳不足,无以温煦脾阳,脾不运化,湿浊内生,损伤带脉而致带下病者,加芡实、薏苡仁;若带下量多如崩而为白崩者,加龙骨、牡蛎以固经止带;水湿运化失常而致经行浮肿、妊娠肿胀、胎水肿满等病证,加桂枝、茯苓温阳化气利水;下肢肿甚者,加大腹皮、防己;湿浊内生,下注大肠而致经行泄泻、妊娠泄泻者,加肉豆蔻、薏苡仁温肾助阳止泻。

(6)脾肾阳虚,命火不足,膀胱气化失职,而致产后小便不通者,加桂枝、茯苓温阳化气行水。

（7）素体肾阳不足，命火虚衰，冲任失于温煦，胞宫虚寒不能摄精成孕者，加吴茱萸暖宫散寒。

### （七）补益气血类

#### 1.益气养荣汤

**药物组成**：人参、黄芪、白术、茯苓、陈皮、香附、当归、川芎、熟地黄、白芍、桔梗、甘草。

**功效**：益气养血。

**适应证**：气血两虚引起的头晕目眩，少气懒言，乏力自汗，面色淡白或萎黄，心悸失眠，妇人月经不调、乳痈、缺乳等病证，舌质淡而嫩，脉细弱。

**临床运用**：

（1）素体不足，气血两虚，冲任失养，血海不能按时满溢而致月经量少、月经后期、闭经等病证，临证酌加阿胶、枸杞子、山茱萸、龟甲以滋补精血，调理冲任。经前适加益母草、丹参以增活血调经之力。

（2）素体气血虚弱，复因经期或产时失血过多，气血更亏，冲任不固而致月经先期、经期延长、经间期出血、崩漏、胎漏、产后血崩、产后恶露不绝等病证，临证去当归，加阿胶以养血止血；量多者，加炒地榆、墨旱莲、棕榈炭以塞其流；气虚夹瘀见有血条、血块者，加三七粉、茜草、炒蒲黄以逐瘀止血；气随血脱见四肢厥逆，面色苍白者，重用人参回阳救逆。

（3）气血虚弱，濡养失职，不荣则痛而致痛经、妇人腹痛、产后腹痛、产后身痛等病证。临证腹痛者，倍白芍，加甘草以缓急止痛；腰痛、身痛者，加木瓜、秦艽舒筋通络止痛；若见肾虚者，加杜仲、续断、桑寄生补肝肾强腰膝。

（4）气血虚弱，胞脉失养而致胎动不安、滑胎、堕胎、小产、胎萎不长等病证，临证酌加菟丝子、阿胶、续断、桑寄生；若见阴道流血者，加炒地榆、墨旱莲以其止血。

（5）素体气血两虚，不能上荣清窍而致经行头痛、经行眩晕、妊娠眩晕、产后血晕等病证。头晕头痛者，加阿胶、何首乌、枸杞子、川芎、鸡血藤养血补血，活络止痛。

（6）素体气血虚弱，复因产时失血耗气，气血亏虚，化源不足而致产后缺乳者，加穿山甲、通草、桔梗通络下乳；肠道失于濡养而致产后大便难者，加黑芝麻、火麻仁、郁李仁以滋阴润肠通便。

（7）气血虚弱，冲任失养，无力摄精成孕者，加阿胶、龟甲、山茱萸、枸杞子、女贞子滋阴养血，填精益髓。

#### 2.益气养血汤

**药物组成**：人参、黄芪、熟地黄、白芍、当归、白术、茯苓、五味子、远志、甘草。

**功效**：益气养血。

**适应证**：气血两虚引起的头晕目眩，少气懒言，乏力自汗，面色淡白或萎黄，心悸失眠等病症，舌质淡而嫩，脉细弱。

**临床运用**：

（1）素体不足，气血两虚，冲任失养，血海不能按时满溢而致月经量少、月经后期、闭经等病证，临证中酌加枸杞子、山茱萸、龟甲以滋补精血，调理冲任；经前适加香附、川芎、丹参以行气活血调经。

（2）素体气血虚弱，复因经期或产时失血过多，气血更亏，冲任不固而致月经先期、经期延长、经间期出血、崩漏、胎漏、产后血崩、产后恶露不绝等病证。临证去当归，加阿胶以养血止血；量多者，加炒地榆、墨旱莲、棕榈炭以塞其流；气虚夹瘀见有血条、血块者，加三七粉、茜草、炒蒲黄以逐瘀止血。

（3）气血虚弱，濡养失职，不荣则痛而致痛经、妇人腹痛、产后腹痛、产后身痛等病证。腹痛者倍白芍，加甘草以缓急止痛；身痛、关节疼痛者，加木瓜、秦艽、五加皮以舒筋通络止痛；若见肾虚腰痛者，加杜仲、续断、桑寄生、狗脊，补肝肾、强腰膝。

（4）气血虚弱，胞脉失养而致胎动不安、滑胎、堕胎、小产、胎萎不长等病证，临证去茯苓，酌加菟丝子、阿胶、续断、桑寄生；若见阴道流血者，加炒地榆、墨旱莲以止血。

（5）素体气血两虚，正值经期、孕期气血下注冲任，或因产时伤津耗气，使气血更虚，不能上荣清窍而致经行头痛、经行眩晕、妊娠眩晕、产后血晕等病证。头痛者，加川芎、蔓荆子养血，通络止痛；头晕者，加女贞子、枸杞子、菊花、何首乌养血补血填精。

（6）素体气血虚弱，复因产时失血耗气，气血亏虚，化源不足而致产后缺乳者，加通草、漏芦、桔梗、王不留行补血，通络下乳。

（7）素体气血虚弱，复因产时失血耗气，气血亏虚，肠道失于濡润而致产后大便难者，加火麻仁、郁李仁以滋阴，润肠通便。

（8）气血虚弱，冲任失养，无力摄精成孕者，加阿胶、龟甲、山茱萸、枸杞子、女贞子以养血填精，调理冲任。

## （八）固精止带类

### 1.加味补肾固精丸

**药物组成**：人参、白术、杜仲、续断、益智仁、阿胶、艾叶、菟丝子、补骨脂、山药、龙骨、赤石脂。

**功效**：健脾温肾，固冲止带。

适应证：脾肾阳虚引起的带下绵绵不绝，腰膝酸软，四肢不温，面浮肢肿，口淡不渴，大便溏薄，小便清长等症状，舌质淡润，苔白滑，脉沉细或沉迟。

临床运用：

（1）素体肾阳不足，命火虚衰，脾失温煦，运化失职，湿浊内生，损伤带脉而致带下病者，加金樱子、薏苡仁以除湿止带；带下如崩者，加牡蛎、沙苑子固涩止带；偏于肾阳虚者，加巴戟天、鹿角胶；偏于气虚者，加黄芪。

（2）肾阳不足，命火虚衰，脾失温煦，水湿不运，下注大肠而致经行泄泻，偏于肾阳虚者，加肉豆蔻、菟丝子；偏于脾阳虚者，加黄芪、白扁豆、薏苡仁。

**2.加味子淋汤**

药物组成：地黄、阿胶、黄芩、栀子、木通、知母、玄参、地骨皮、麦冬、甘草。

功效：滋阴清热，利水通淋。

适应证：阴虚火旺，灼伤膀胱引起的小便频数，尿道灼痛，或有血尿，心烦不宁，手足心热，口干不欲饮，面红颧赤等症状，舌质红，少苔或无苔。

临床运用：

阴虚火旺，热扰膀胱，气化不利而致妊娠小便淋痛等病证，临证酌加淡竹叶、茯苓；血淋者，加墨旱莲、白茅根、小蓟以养阴清热止血；膏淋者，加车前子、扁蓄、瞿麦以清热利湿通淋。

**3.温肾除湿汤**

药物组成：续断、桑寄生、牛膝、山药、当归、白芍、苍术、茯苓、薏苡仁、甘草。

功效：温补肾阳，健脾除湿。

适应证：脾肾阳虚所引起的腰痛、带下绵绵不绝，色白清稀，其气腥臭，大便溏薄，小便不利或尿频，面浮肢肿等病症，舌质淡润，苔白滑，脉沉迟或虚缓。

临床运用：

（1）素体阳虚，命火不足，脾失温煦，运化失职，水湿不能运化则湿浊内生，损伤带脉而致带下病。临证酌加芡实、金樱子；偏肾阳虚者，加菟丝子、补骨脂、巴戟天以温肾助阳止带；偏脾虚甚者，加人参、陈皮；腹泻便溏者，加白扁豆、白术、补骨脂；若精关不固而致精液下滑、带下如崩者，加菟丝子、沙苑子、山茱萸、巴戟天。

（2）脾肾阳虚，水湿运化失常，溢于肌肤而致经行浮肿者，加桂枝；妊娠肿胀者，去牛膝、加姜皮、桂枝；下肢肿甚者，加防己。

（3）脾肾阳虚，水湿运化失常，下注大肠而致经行泄泻者，加白术、车前子、补骨脂。

**4.温肾止带汤**

药物组成：龙骨、牡蛎、山药、白术、茯苓、芡实、薏苡仁、甘草。

功效：健脾益肾，渗湿止带。

适应证：脾肾阳虚所引起的带下绵绵不绝，色白清稀，其气腥臭，大便溏薄，小便不利，面浮肢肿等病症，舌质淡润，苔白滑，脉虚缓。

临床运用：

素体肾阳不足，命火虚衰，脾失温煦，运化失职，水湿不能运化则湿浊内生，损伤带脉而致带下病。偏肾阳虚者，加菟丝子、补骨脂、巴戟天以温肾助阳止带；若精关不固而致精液下滑，带下如崩者，为白崩，加菟丝子、沙苑子、五味子、巴戟天；偏脾虚甚者，加人参、陈皮、苍术；腹泻便溏者，加白扁豆、砂仁、补骨脂。

### 5.养阴凉血止带汤

药物组成：地黄、牛膝、椿皮、牡丹皮、白芍、炒地榆、阿胶、麦冬、栀子、黄柏。

功效：滋阴补肾，清热凉血，利湿止带。

适应证：阴虚内热，湿热下注所引起的带下红津如水，尿道热痛，腰痛如折，心烦不宁，手足心热，潮热盗汗，面红颧赤等病症，舌干红无苔，口干不欲饮，脉弦细数。

临床运用：

肾阴不足，相火偏旺，虚热内扰，复感湿邪，损伤任带而致带下病者，加黄柏、知母、车前子；腰痛者，加杜仲、狗脊；小便不利者，加茯苓、泽泻。

## （九）解表类

### 1.荆防四物汤

药物组成：荆芥、防风、熟地黄、当归、川芎、白芍。

功效：养血疏风解表。

适应证：伤寒中风所引起的发热恶寒，自汗，头项疼痛，鼻鸣干呕等症状，舌苔薄白，脉浮。

临床运用：

（1）素体虚弱，正值经期，经血下注，气血更亏，复感外邪，营卫失和而致经行发热者加桂枝以调和营卫；咳嗽者，加桔梗、百部、紫菀以止咳；痰多者，加前胡以化痰止咳。

（2）素体虚弱，复因产时失血过多，气血伤于内，正气虚弱而致产后发热者，加人参以扶正祛邪。

（3）素体虚弱，妊娠期间气血下注以养胎，机体气血不足，卫外不固而致妊娠感冒者，加人参、白术益气安胎；咳嗽者加桔梗、川贝母、紫菀以止咳；痰多者，加苦杏仁以化痰止咳；咽痛者，加射干、山豆根；呕吐者，加砂仁和胃安胎；兼胎动不安者，加续断、桑寄生、阿胶补肾养血安胎。

**2.清咽解表汤**

**药物组成**：黄芩、连翘、牛蒡子、桔梗、射干、玄参、板蓝根、金银花、麦冬、甘草。

**功效**：清热解表利咽。

**适应证**：外感风热引起的发热，咽喉肿痛，口干咽燥，渴喜冷饮，目赤，大便干，小便赤等症状，舌红，苔黄燥，脉浮数。

**临床运用**：

外感风热所致咳嗽者，加苦杏仁、竹茹、前胡；痰多者，加川贝母；心烦者，加栀子；大便秘结者，加瓜蒌；目赤者，加菊花、桑叶。

**3.杏苏四物汤**

**药物组成**：当归、川芎、地黄、白芍、苦杏仁、紫苏叶、生姜、大枣。

**功效**：温经散寒解表。

**适应证**：风寒束表引起的发热恶寒、无汗、头身疼痛，咳嗽，鼻塞流涕等症状，舌苔薄白，脉浮紧。

**临床运用**：

（1）素体虚弱，经期复感外邪，营卫失和而致经行发热者，加桂枝以调和营卫；咳嗽者，加桔梗、川贝母、紫菀以止咳；痰多者，加前胡以化痰止咳。

（2）素体虚弱，复因产时失血过多，而致产后发热者，加人参以扶正祛邪。

（3）素体虚弱，妊娠期间气血下注以养胎，机体气血不足，卫外不固而致妊娠感冒者，加人参、白术益气安胎；呕吐者，加砂仁和胃安胎；兼阴道流血者，加续断、桑寄生、阿胶补肾养血安胎。

### （十）清热类

**1.清热止呕汤**

**药物组成**：竹茹、陈皮、枳实、茯苓、麦冬、芦根、黄芩。

**功效**：清肝和胃，降逆止呕。

**适应证**：肝火犯胃所引起的呕吐酸苦，胸中烦闷，嗳气呃逆，头晕目眩，精神抑郁，口干饮冷，唇舌干红，便秘溲赤，苔黄而燥，脉弦滑数。

**临床运用**：

肝经郁火，孕后冲气上逆犯胃而致妊娠恶阻者。呕甚伤津者，加石斛、玉竹、麦冬；便秘者，加亚麻子、郁李仁；若见胃虚者，加白术、人参；若见夹痰者，加半夏、胆南星。

**2.清热除烦汤**

**药物组成**：竹茹、陈皮、枳实、茯苓、麦冬、竹沥、黄芩、知母、石菖蒲。

功效：理气化痰、清热除烦。

适应证：痰热内扰所致的头晕目眩，心烦，胆怯，胸胁胀满，时吐痰涎，甚则猝然昏倒，不省人事等症状，舌质红，苔黄腻，脉滑或滑数。

临床运用：

（1）素体痰湿内盛，积久化热，经行之际，冲脉气盛，夹痰火上蒙清窍而致经行眩晕者，加半夏、胆南星；经行头痛者，加川芎、藁本、白芷；痰涎壅盛者，加胆南星、瓜蒌。

（2）素体痰湿内盛，积久化热，经行之际，冲脉气盛，夹痰火上逆，扰乱心神而致经行情志异常者，加牡丹皮、栀子。

（3）素体痰湿壅盛，值孕期阳气偏盛，阳盛则热，痰热相搏而致妊娠恶阻者，去枳实、石菖蒲，加芦根；妊娠心烦者，去枳实、石菖蒲，加栀子、莲子心；妊娠眩晕者，去枳实，加石决明、钩藤；妊娠痫证者，加钩藤、羚羊角。

（4）素体痰湿内盛，遇情志异常，七情化火，痰火郁结而致癫、狂、痫等病症者，临证酌加石决明、钩藤、胆南星、半夏。

### 3.清热止痢汤

药物组成：当归、白芍、黄芩、黄连、枳壳、泽泻、木香、槟榔、山楂、厚朴、甘草。

功效：清热利湿，行气止痢。

适应证：胃肠湿热所引起的泄泻，或下痢脓血，腹痛肠鸣，里急后重，心烦呃逆，不思饮食等症状，舌苔微黄而腻，脉弦滑。

临床运用：

素体脾胃虚弱，运化失常，水湿不化，日久化热，湿热下注大肠所引起的泄泻、痢疾等病证。若见脾虚者，党参、茯苓、白术；血痢者，加炒地榆、槐花。

### 4.解毒止带汤

药物组成：金银花、连翘、苦参、茵陈、黄柏、黄芩、白芍、椿皮、牛膝、地黄、贯众、黄连、炒地榆。

功效：清热解毒，化湿止带。

适应证：湿毒内蕴所引起的五色带下，恶臭难闻，阴内灼痛坠胀，心烦不宁，口苦咽干，便秘或溏糜，尿赤，手足心热等症状，舌苔黏腻，脉弦滑而数。

临床运用：

（1）身体素虚，久积湿热，热毒损伤胞脉而致带下者，加茯苓、泽泻、萆薢；若湿浊偏盛者，加泽泻、滑石；肝经热盛者，加栀子、龙胆草。

（2）疮久不愈，正气不足，邪毒内陷者加黄芪、人参。

（3）湿热内蕴，下注大肠所引起的泄泻，临证去贯众、炒地榆，酌加车前子、白术；里急后重者，加白头翁、秦皮；血痢者，加金银花、槐花；心烦口渴者，加北沙参、麦冬。

**5.清热解毒除湿汤**

药物组成：地黄、黄芩、黄柏、黄连、茵陈、金银花、连翘、苦参、淡竹叶、百部、甘草。

功效：清热解毒除湿。

适应证：湿热下注引起的带下量多，色黄，黏稠，臭秽，外阴瘙痒，或阴部生疮，红肿热痛，甚则溃烂流脓，黏稠臭秽，口苦咽干，身热心烦，大便干结，小便短赤等病症，舌红苔黄，脉滑数。

临床运用：

（1）湿热内蕴，损伤任带而致带下者，加茯苓、泽泻、萆薢；若湿浊偏盛者，加薏苡仁、赤茯苓、泽泻、滑石；肝经热盛者，加柴胡、栀子、龙胆草。

（2）湿热下注阴部而致的阴痒、阴肿、阴疮等病证。外阴瘙痒者，可配合应用外阴洗药，进行熏洗坐浴治疗；外阴红肿热痛而无破溃者，加当归、赤芍、白芷、川贝母；已破溃者，可配合应用韩老经验方儿茶溃疡散外抹；疮久不愈，正气不足，邪毒内陷者，加黄芪、人参。

**6.消毒灵**

药物组成：地黄、赤芍、牡丹皮、牛膝、苦参、蒲公英、紫花地丁、天花粉、当归、连翘、甘草。

功效：清心泻火，疏肝行瘀。

适应证：红斑狼疮。

制法：先将上药用适量水浸泡30分钟，再放文火上煎煮30分钟，每剂煎两次，将两次煎出的药液混合。

用法：每日1剂，早晚各服1次。

临床运用：

本方适用于肝郁化热，心火内炽，血热成瘀而致的该病患者。方中用药多偏苦寒，此为正治之法，热者寒之之意。以地黄、赤芍、牡丹皮凉血中之热以治标；当归、牛膝活血逐瘀，引血下行；苦参、连翘清心泻火以断热之源；蒲公英、紫花地丁解已成之热毒；天花粉、甘草生津泻火以润燥。全方共奏清心火，凉血热，解热毒之功效。

**（十一）外用熏洗类**

**儿茶溃疡散（外用药）**

药物组成：儿茶、枯矾、冰片、雄黄、龙骨、黄柏。

功效：清热解毒，燥湿敛疮，祛腐生肌，杀虫止痒。

适应证：湿热下注或湿热生虫所引起的外阴、阴道瘙痒，如虫行状，甚至奇痒难忍，带下量多，色黄呈泡沫状或色白如豆渣状，或阴部红肿热痛，阴内外局部破溃，狐惑病，口舌生疮等。

**用法：**用上药研末，少许涂于患处，日1~2次，亦可适量用于外洗。

# 第五章　韩百灵教授论文摘录

## 一、浅谈"精"的概念和作用

**1.精的来源**　这里所说之精，是包括先天之精和后天之精两个方面。

（1）先天之精，是禀受于父母的阴阳两性相交之后，孕育而合成一个新的形体——胚胎，为生命起源的物质。人之生，必从精始，所以精是构成人体五脏六腑筋骨皮毛等一切组织器官的基本物质。《灵枢·本神》说："故生之来谓之精。"《灵枢·决气》说；"两神相搏，合而成形，常先身生，是谓精。"又《灵枢·经脉》说："人始生，先成精，精成而脑髓生，骨为干，脉为营，筋为刚，肉为墙，皮肤坚而毛发长。"

（2）后天之精，是由于饮食入胃，化生水谷之精微，经过脾的吸收，一部分精微散精于肝，滋养全身之经筋，另一部分较浓厚的精微归于心主的血脉，流行诸经，随经气上注于肺，肺朝百脉转输精气于皮毛，毛脉相合运行于气海，气海由精气滋养，而使精气流动，同时精气留藏于肺、脾、肝、肾四脏。《素问·经脉别论》说；"食气入胃，散精于肝，淫气于筋。食气入胃，浊气归心，淫精于脉。脉气流经，经气归于肺，肺朝百脉，输精于皮毛。毛脉合精，行气于腑，腑精神明，留于四脏。"五脏所藏之精为人体活动的本源，而后藏于肾，经过肾的气化作用，即形成先天之精，所以先天之精为生身之本，后天之精为养身之源。《素问·上古天真论》说："肾者主水，受五脏六腑之精而藏之，故五脏盛，乃能泻。"

**2.精的生理功能**　精富有生命能力，是构成人身一切组织器官活动的基本物质，是人身元气的物质基础，是人的生长繁衍发育和衰老的标志。《素问·上古天真论》说："丈夫八岁肾气实，发长齿更。二八肾气盛，天癸至，精气溢泻，阴阳和，故能有子。""女子七岁肾气盛，齿更发长，二七而天癸至，任脉通，太冲脉盛，月事以时下，故有子。"如果人老的时候，精气不足，五脏皆衰，相应的肾精减少，不但形体衰弱，而且也无生殖发育作用。如《素问·上古天真论》说："七八肝气衰，筋不能动。天癸竭，精少，肾脏衰，形体皆极……今五脏皆衰，筋骨解堕，天癸尽矣，故发鬓白，身体重，行步不正，而无子耳。"

**3.伤精的病理变化**　精是人体功能活动和生长发育的物质基础。如果因情志变动和生活环境失宜，损伤精气而使身体早衰，也可以引起病变。《素问·上古天真论》说："以欲竭其精，以耗散其真，不知持满，不时御神……故半百而衰也。"

（1）人的五脏情志与精气有密切关系，情志变动一定耗伤五脏的精气。《灵枢·本神》说："恐惧而不解则伤精，精伤则骨酸痿厥，精时自下。是故五脏主藏精者也，不可伤，伤则失守而阴虚，阴虚则无气，无气则死矣。"其次由于情志变动引起五脏互不协调，而一脏精气实便乘另一脏之虚而为病。《素问·宣明五气篇》说："五精所并，精气并于心则喜，并于肺则悲，并于肝则忧，并于脾则畏，并于肾则恐，是谓五并，虚而相并者也。"

（2）生活环境失宜影响阴精的化生而产生病变。《素问·生气通天论》说："阴之所生，本在五味，阴之五宫，伤在五味。"又说："风客淫气，精乃亡，邪伤肝也。"《金匮真言论》说："夫精者，身之本也，故藏于精者，春不病温。"以上说明由于情志变动和生活环境失宜，皆能引起伤精的病变。

**4.伤精病变的诊断**

（1）切诊　在脉象上不仅能了解内脏精气的变化，同时也能诊断疾病的矛盾。《素问·大奇论》曾说："脉至如火薪然，是心精之予夺也，草干而死……脉至如丸泥，是胃精予不足也，榆荚落而死。脉至如横格，是胆气予不足也，禾熟而死。脉至如弦缕，是胞精予不足也，病善言，下霜而死，不言，可治……"等。这说明脉来如火薪燃，有上无下，有来无去，是心气被夺的现象，到秋来冬初水胜克火的时候而死；脉来如丸泥坚而涩，是胃的精气不足的现象，到春天木胜克土的时候而死；脉来如弦细而急，这是真元虚无，胞精不足，今反能言，这是肾中真气疏泄的现象，到秋天万物收藏的时候，今胞精不足，肾无所藏则死。若不能言，是脉证相符，是肾中精气尚未外泄，故曰可治。

（2）望诊　在汗的方面，汗为心之液，如受惊使心精被夺，汗随神气外泄。《素问·经脉别论》说："惊而夺精，汗出于心。"在目的方面，能了解精气盛衰，《素问·脉要精微论》说："夫精明者，所以视万物，别白黑，审短长，以长为短，以白为黑。如是则精衰矣。"

（3）问诊　在热性病中，汗出以后，问其能食与不能食及汗出复热不复热，即能了解精气的盛衰。《素问·平热论》说："人所以汗出者，皆生于谷，谷生于精，今邪气交争于骨肉而得汗者，是邪却而精胜也。精胜则当能食而不复热，复热者，邪气也，汗者精气也，今汗出而辄复热者，是邪胜也，不能食者，精无俾也。"

**5.精病的治疗原则**　药物治疗：当用咸寒、甘寒养阳辅精原味之品，以补益精气，因为精为阴，味亦为阴，精不足则辅之以味。《素问·阴阳应象大论》说："形不足者，温之以气，精不足者，补之以味。"平时饮食五味也含有补益精气的营养食物，要适当选择，否则，也有伤精之过。《素问·脏气法时论》说："五谷为养，五果为助，五畜为益，五菜为充，气味合而服之，以补精益气。"

## 二、三焦的功能探讨

**1.三焦部位**  《难经·三十一难》云："三焦者，水谷之道路，气之所终始也。上焦者，在心下，下膈，在胃上口，主内而不出……中焦者，在胃中脘，不上不下，主腐熟水谷……下焦者，当膀胱上口，主分别清浊，主出而不内，以传导也。……顾名曰三焦，其府在气街。"《灵枢·营卫生会》及《医学正传》记载：……人体在分部上有上焦、中焦、下焦之划分。从胃上口（贲门）上至舌下，包括胸膺部分及心肺两侧，都属上焦范围；从胃上口至胃下口（幽门）包括上腹部分及脾胃两侧，都属中焦范围；从胃下口至二阴，包括下腹部分及肝肾大小肠，膀胱等，都属下焦范围。又如唐如川说："三焦之根起于肾中，肾系贯脊通髓名为命门，故曰三焦根于命门。"

**2.三焦功能**  王清任又指出："三焦另有气府，连接小肠，即是鸡冠油，后连大肠，前连膀胱，此油中有窍，凡人饮水至胃，及另有窍道，将水分出，走出油纲，水绝不入膀胱也。"《医学大辞典》谓："三焦其根在两肾之间，有油膜一条贯于脊骨，是谓焦系"，扁鹊又谓："肾之功气，谓三焦之源，其根蒂与命门相连。"《素问·灵兰秘典论》说："三焦者，决渎之官，水道出焉。"张景岳谓："决：通也，渎：水道也。上焦不治则水泛高原，中焦不治则水留中脘，下焦不治则水乱二便；三焦气治则脉络通而水道利，故曰决渎之官。"经又云："上焦如雾，中焦如沤，下焦如渎。"这说明，三焦主要功能中，上焦能宣通气血津液，输布于全身，而有熏肤、充肌、泽毛作用，从而人体内脏和肌表得到温养，并能发挥卫外的功能作用，（卫气）好像雾露一样的弥漫着灌溉于全身。如果上焦功能失常，便会产生发热、恶寒、停饮等症。如《灵枢·决气》说："上焦开发，宣五谷味，熏肤、充身、泽毛，若雾露之溉是谓气。"中焦功能主要是腐熟水谷，蒸化津液，泌别糟粕，好像浮而不沉的水泡一样，随气流行，以供养全身。如果中焦功能失常，便会影响气血化生，以及产生消化不良等症。如《灵枢·营卫生会》说："中焦亦并胃中，此所受气者，泌糟粕蒸津液，化其精微，上注于肺脉，乃化而为血。"下焦功能主要是灌注水液，分别清浊，以排泄大小便，好像水沟一样，主出而不纳。如果下焦功能失常，便会产生清浊不分的泄泻和癃闭、遗尿等病。如《千金方》说："下焦灌注津液合膀胱，主出而不入、别清浊……"等。

**3.三焦与命门和五脏六腑的关系**  《难经·第八难》指出："肾间动气，系三焦根源，十二经脉之根五脏六腑之本。"又谓"命门者，诸神精之所舍，原气之所系也。"《中藏经》亦说："三焦者，人之三元之气也。三焦通，则内外、左右、上下皆通。其余周身灌体，和内调外，荣左养右，导上宣下，莫大于此也。"综上几家之说，更明确说明，三焦的根源，主要是来源先天间动气（即是命门元阴元阳之气）和后天脾胃所化生水谷之气。三焦行使两天之气，所以对人体内脏各功能活动，才能起到决定性作用。如心主血脉，非此气化则不能营养全身；肝主藏血，非此气化则不能濡养筋脉和骨节活动；脾主运化，非此气化则不能吸取精微；肺朝百脉，非此气化则不能调通气血，内灌脏腑，外营皮毛；肾主藏精，非此气化则五脏之精不能下注，充骨，泽毛；胃主受纳，非此气化则不能腐熟水谷，蒸化津液，小肠主受盛，非此气化则不能化物，而别清浊；大肠主传导，非此气化则不能变化糟粕而排出；胆主藏精汁，非此气化则胆液不能生成；膀胱主藏津液，非此气化则不能入焉。以上说明脏腑各功能活动，必须依靠三焦之气化才能起到作用。

**4.三焦与营卫气血及十二经脉关系** 上焦之气的布散，开始出发于胃的上口，并食道上行、穿过横膈、散布于胸中，再横走于腋下、沿手太阴肺经的经络下行，复返回到手阳明大肠经。由此上行至舌、又下行交于足阳明胃经，按十二经先后承接的走向，经常和营气在一起，白天循行二十五周次，夜间也循行二十五周次，一昼一夜共同循行五十周次，再复合于手太阴肺经。如《灵枢·营卫生会》说："上焦出于胃上口，并咽以上，贯膈而布胸中，走腋，循太阴之分而行。还至阳明，上至舌，下足阳明，常与营俱行于阳二十五度，行于阴亦二十五度一周也。故五十度而复大会于手太阴肺矣。"

中焦之气的布散、起于胃中，但其气出发的时间，在上焦之后，周为中焦。受纳水谷，必须经过泌别糟粕，蒸发津液所消化、吸收的过程。再把精微向上注到肺脉；同时精微津液相合而化生为气血，以奉人体维持生命。所以出自中焦，而独能行于经脉之中，叫作"营气"。如《灵枢·营卫生会》说："中焦亦并胃中，出上焦之后，此所受气者，泌糟粕，蒸津液，化为精微，上注于肺脉，乃化而为血，以奉生身。莫贵于此，故独得行于经隧；命曰营气"。

下焦之气，主要是有排泄大小便功能，将饮食的糟粕又分别输注于回肠而排出，将水液渗注于膀胱而排出。《灵枢·营卫生会》又说："下焦者别回肠，注于膀胱，而渗入焉"。

**5.三焦与心包络及十二经原穴关系** 三焦与心包络尤为密切，手厥阴经，是络三焦属心包，手少阳经，是络心包，属三焦。如张氏《类经图翼》说："三焦为脏腑之外卫，心包络为君主之外卫，犹帝阙之重城，故皆属阳，均称相火，而其脉络原自相通，互为表里。"

五脏经脉的腧穴，亦是三焦之气运行出入留止的所在。下焦的肾间动气是人的生命力，十二经脉的根本，所以称为元气。三焦是元气的别府，其主要功能通行三气，即是宗气、营气、卫气，输布于五脏六腑之间。三焦之气所留止的穴位，称为原，五脏六腑有病，取其所在经脉原穴，是一种治本之法。如《难经·六十六难》说："十二经皆以俞为原者，何也；然脐下肾间动气者，人之生命也，十二经之根本也，故名曰原。三焦者，原气之别使也，主通行三气，经历于五脏六腑……五脏六腑有病者，皆取其原。"

**6.对三焦认识的分歧** 根据历代医家，对于三焦的认识，是各有不同见解，一是认为三焦是有名无形的，一是认为三焦是有名有形的。

《难经》说："上焦者，在心下下膈在胃上口，主纳而不出；中焦者，在胃中脘，不上不下，主腐熟水谷；下焦者，当膀胱上口，主分别清浊，主出而不纳以传导也。"又说："肾间动气是三焦之本也。"可见"难"就有两种不同见解，自唐晋以后，有很多医家认为"三焦有名而无象，乃人身内之空腔子，色赤属火而分上中下三停，故名三焦。"如王叔和、华元化、孙思邈等皆同意三焦是无形。清代唐容川《伤寒论浅注补正·辨少阳病脉证篇》："此即《内经》三焦主腠理之说也，腠者皮肉相凑接也，理者，有纹理也，乃人周身膜网有缝隙窍道也。"《医宗必读》谓："肌肤之内，脏腑之外为三焦。"《吴医汇讲》谓："夫三焦者，即胸膈腹内之室处也。"《医宗金鉴》谓："三焦乃躯壳，内气充满百骸脏腑。"袁淳甫认为："以人身体内一层，形色最赤者为三焦。"金一龙认为："有内三焦，外三焦。"王清任认为："三焦另有府，连接小肠，即是鸡冠油，下连大肠，前连膀胱。"唐密川认为："三焦之根起于肾，肾系贯脊通髓，为命门，故曰三焦根于命门，是谓焦原。"扁鹊谓："肾间动气为三焦之原，其根蒂与命门相连。"张景岳又说："三焦者，确有一府，盖府之外，躯体之内，包罗诸脏，一腔之大府也。"后世医家多认为三焦是有名有形的。

**7. 个人对三焦的认识**　根据三焦的功能来说，其对人体内脏各功能活动，是有重大作用。上焦能宣通气血，输布精微于全身；中焦能腐熟水谷，蒸化津液；下焦能分别清浊，泌别糟粕，使糟粕各为其道。按三焦的功能和作用，确有一气物质基础，人体内脏活动，离不开物质基础，可以说，三焦是有名而有形的，而且根据各家之论三焦主要是资始于命门和资生于脾胃以及各有脏腑，配合之下，方能发挥其一定作用。笔者对于三焦的认识，是从本义去理解，它的分布在脏腑之外皮肤之内肌肉之内，所有的昧纲，由上而下无所不周，因此三焦是无完整形态与其他之府有完整形态是根本不同，所以称三焦是孤府。张景岳说："十二脏中，性三焦独大，诸脏无匹者，故曰是孤府也。"言明了三焦在人体内的地位及作用。

## 三、对癌症病因的初探

癌症是当前威胁人类健康的主要杀手，是医学界的专家、学者共同关心和研究的内容。根据祖国医学的记载，余凭借50余年的临床观察，对于癌症的病因进行了初步的探讨，在此总结、整理，供同道们参考。

癌症早在两千多年以前我国的第一部医学著作《黄帝内经》中即有叙述。如《灵枢·邪气脏腑病形》中说："脾脉微急为膈中，食饮入而还出，后沃沫。"这与食管癌患者的临床症状是相同的，由于癌瘤阻塞食管，摄入食物后，而返出如同泡沫状黏液。隋代《诸病源候论》中记载乳食瘤候说："石痈之候，微强不甚大，不赤微痛热……但结核如石。"该书对乳病还记载说："乳中隐核，不痛不痒。"又说："肿结皮强，如牛领之皮。"所述"结核如石""不痛不痒"等，颇似乳腺癌之病症。1171年，宋代车轩居士所著《卫济宝书》中第一次使用"癌"的字，在《痈疽五发篇》中说："一曰癌，二曰瘰，三曰疽，四曰痼，五曰痈。"描述说癌致病"癌疾初发，却无头绪……紫赤微肿，渐不疼痛……只是不破。"这与某些恶性肿瘤发病是相似的。至清代《医宗金鉴·外科心法要诀》提到："痈疽原是火毒生，经络阻隔气血凝，外因六淫八风感，内因六欲共七情，饮食起居不内外，负挑跌仆损身形，膏粱之变营卫过，藜藿之亏气血穷。"《中国医学大词典》对"乳岩"的病因及症状的论述有："乳岩此证由肝脾两伤，气郁凝结而成，自乳中结核起，初如枣栗，渐如棋子，无红无热，有时隐痛……若年深日久，即潮热恶寒，始觉大痛，牵引胸腋，肿如覆碗，按之坚硬，形如堆栗，高凸如岩顶，肉色光亮，内含血丝，先腐后溃，污水时流，有时或涌冒臭血，腐烂深如岩壑，翻花突如泛莲，疼痛连心，若复因急怒，暴流鲜血，根肿愈坚，斯时五脏俱衰，即成败症，百无一救。"薛立斋亦说："乳岩乃七情所伤，肝经血气枯槁之症。大抵郁闷则脾气阻，肝气逆，遂成隐核，不痛不痒，人多忽之，最难治疗。若一有此，宜戒七情，远厚味，解郁结，更以行气血之药治之，庶可保全，否则不治。"

特别是明清以来，各家对各种恶性肿瘤病因、病理、辨证治疗等均有颇多论述。综合历代记载，主要有失荣（指淋巴肉瘤，何杰金氏病及喉癌淋巴癌的颈部淋巴转移性肿瘤和腮腺癌等症），噎膈（相当于食道癌、贲门癌），反胃（相当于幽门癌致的贲门梗阻），乳岩（相当于乳腺癌），癥瘕（指良恶性肿瘤之肿块），积聚（指腹内胃、肠、肝、胰等良恶性肿瘤），肝积肥气（指上腹部消化系统肿瘤之腹块体征，如肝癌肺癌胰腺癌等），肺积（指晚期肺癌），茧唇（指唇癌），苔菌（指舌癌），肉瘤（指良性脂肪瘤或恶性肿瘤），石疽、黑疗、翻花疮（指皮肤癌及黑色素瘤），肾岩（指阴茎癌）。由此，可以看出，有关恶性肿瘤的记载远较西医学资料为早，并且对各种肿瘤的发病原因、病机、辨证论治和预后方面也有相当宝贵的论述。可见历代医家在与肿瘤作斗争中，积累了宝贵经验和理论知识。

基于上述理论基础，余认为肿瘤是一种全身性疾病，不是局限性疾病，而是全身性疾病的局部表象。癌症无论发生在任何器官，都不外乎寒暑变迁、居住环境、起居不慎、饮食失节、负重跌仆、忧思忿怒等原因而影响体内气血运行，升降失司所致血瘀脉道不通，久积成疾。在致病原因中比较注意内因，尤其注意情志变动多为癌症致病的主要诱因。

（1）郁怒不解，肝失条达及疏泄，而致体内气血运行不畅，脉络受阻，留聚不散，久而积聚成瘤，甚至为癌。

（2）积思多虑，或过贪膏粱厚味，损伤脾胃，运化失调，中气郁阻或脾气损伤，水湿内停而至湿邪侵入肌体，停留滞着，阻碍津液输布。因侵犯部位不同，或滞于肌肤之间，或停留胸膈，或积于肠间，或内阻胃肠，而致各种部位的肿瘤，甚至癌症。

（3）寒暑之变或悲伤不已，肺气损伤，肃降失常，百脉失朝，代谢失司或致肺气上逆而咳嗽咯痰，或肺阴虚而致干咳或痰中带血，或肝火犯肺而致气逆作咳，而发为肿瘤甚至癌症。

（4）负重跌仆，或纵欲竭精，或惊恐而致肾气衰败，开阖失司，肾脉受阻则易产生肾脏肿瘤，甚至癌症。

以上生理功能失调，虽原因各异，但韩老非常重视强调人的情志变动、精神因素是发生肿瘤的不可忽视的原因。即《内经》所示："百病皆生于气"，七情太过或不及，均能引起体内气血运行失常及脏腑功能失调，导致疾病。某些癌瘤的发生、发展、转归及疗效，多与情志不遂有关。在强调精神因素对癌症发病及治疗上起重要作用外，韩老认为亦不应该忽视患者机体正气的虚衰在癌症的发生、发展上也起到重要的作用。古人说："邪之所凑，其气必虚"，只有当机体先有内虚的基础上，外邪才能侵犯人体而为病。虚证的出现，或因体质虚弱，或因久病伤正，或因失血、失精、大汗，或因外邪侵袭伤及正气，从而形成"经气夺则虚"的虚证。《外证医编》说"正气虚则成岩"。

《妇人大全良方》说："肝脾郁怒，气血亏损，名曰乳岩。"张景岳说："脾胃不足及虚弱失调的人，多有积聚之病。"这些认识与西医学免疫功能下降或失调致病的观点是一致的。

韩老在临床实践中体会到，肝、肺、胃、肠、肾等脏器发生癌症者居多，其他癌症则较为少见，而心癌百无一见。韩老解释说："因心主血脉运行，不易受邪，一若受邪，血循不畅，脉道受阻，未待肿瘤形成，即产生心肌梗死，甚至暴死。"

有鉴于此在治疗癌症中，韩老主张以调气为要，针对具体病证进行治之，同时指导病人怡情养性，恬淡处之，这对于癌症的治疗和康复都有着重要意义。

### 四、探讨胆的功能和胆与肝的关系

《灵枢·灵兰秘典论》说："胆者，中正之官，决断出焉。"这说明胆的功能，对事物的处理是不偏不倚、正确的，故言"中正之官"，并能决定判断，对事物做出最后的处理，故言"决断出焉"。如王冰说："刚正果决，故官为中正；直而不疑，故决断出焉。"张景岳又说："胆禀刚果之气，故为中正之官，而决断所出。胆附于肝，相为表里，肝气虽强，非胆不断，肝胆相济，勇敢乃成。"根据以上两家之说，肝主谋虑，胆主决断。肝胆在脏腑关系上一为阴木之脏，一为阳木之脏，是相为表里是互相促进互相为用，因此人的精神意识，才有正常的活动表现，如二者功能失调，就会发生肝胆的本身病变，也会影响其他的脏腑病变。临床上常看见肝火旺盛者，出现肝阳偏亢的现象，其人多急躁易怒，胆失疏泄者，其人多惊怯懒言。在治疗用药上，平肝的药品中佐以泄胆火；泄胆火的药品中佐以平肝。正如《素问·奇病论》说："夫肝者，中之将也，取决于胆。"又说："此人者，数谋虑不决，故胆虚气上溢而口为之苦。"可见肝胆互相关系，非常密切，同时也指出因胆病而引起的"谋虑不决"的征象。古人又说："肝有七叶，左三右四，胆附于肝之短叶。"据王清任说："肝四叶，胆附于肝右边第二叶。"较为确切。至于胆的重量，不应拘于前人所言，既要根据人身体大小不同，更要注重视其功能。从经络来看，足厥阴脉属肝络胆，足少阳脉络肝属胆。通过以上古代医家的描述，足以说明肝胆的关系和作用是不可分割的。

**1.对十一脏取决于胆的理解** 李东垣说："胆者，少阳春生之气，春气生则万物安。故胆气春升，则余脏安之，所以十一脏取决于胆也。"程杏轩引《医参》云："勇者气行则已，怯者着留为疾，经言最宜旁通。凡人之所畏者皆是也，遇大风不畏，则不为风伤；遇大寒大热不畏，则不畏寒热中；饱食非出于勉强，则必无留滞之患，气以胆壮，邪不可干，故十一脏取决于胆也。"根据经文记载：胆的功能，对人的意识思维能起到果敢决断作用，古人认为，外因能影响人的内脏各功能活动，但是由内脏各功能活动，也可改变或避免外因的侵犯。胆在这里的作用极为重要，虽然内脏各有不同的精神活动和联系，都受心的统一领导，心主思维意识，但其最后决定却又取决于胆。其次从经络上也可看到十一脏取决于胆。《灵枢·大惑论》说："五脏六腑之精气，皆上注于目而为之精。目于肝通，肝胆相为表里，而少阳之脉起于目锐眦，上抵头脚，下耳后，循颈行于少阳之前，至肩上，却交出少阳之后，入缺盆。其支者，从耳后，入耳中，出走耳前，至目锐眦后。"这可以看到，少阳胆脉与各脏腑有密切关系。这就是十一脏取决于胆的含义。

**2.胆为奇恒之府与中精之府的意义** "奇恒之府"是指脑、髓、骨、脉、胆、女子胞六者而言。此大者，在性能上属阴，是秉承地气而生，都能贮藏阴精，而它们的作用，也就像地能够藏化万物一样。所以它们能藏精，而不能疏泄。在功能上虽有五脏联系，但在形态上，却又都是中空，所以与五脏不同。按此中空又近似的六腑，而六腑是禀承天气而生，他们受纳五脏之浊气，主运化水谷，因此主泻而不藏。此府既不像脏又不像腑，所以称为奇恒之府。张景岳说："凡此大者，原非腑之骸，其蓄藏阴精，故曰地气所生，命曰奇恒之府。"又如王冰说："胆与肝合，而不同六腑之传泻。胞虽出纳，纳则受纳精气，出则化出形容；形容之出谓化极而生。然出纳之用，有殊于六腑，藏而不泻。"至于"中精之府"主藏精华之汁而不泄，还如张景岳说："胆为中正之官，藏清净之液，故曰中精之府。盖以他府所盛者皆浊，而此独清也。故为中精之府，而归属于'奇恒之府'"。

**3.胆与五脏及五行的关系** 胆为少阳主升之气，是万物生长发育之始，在人体来说，他能推动和促进各脏腑之间生生不息。从五脏配五行来说，胆为肝之腑，胆气生则肝气亦生，肝气生则有助于心，为木生火；心气生则有助于脾，为火生土；脾气生则有助于肺，为土生金；肺气生则有助于肾，为金生水；肾气生则有助于肝，为水生木；这是由少阳之气胜则能推动人的五脏正常活动，故不受邪之侵犯。

反之少阳气衰则肝气亦衰，肝气衰而影响心气渐衰，为木不生火；心气衰则影响脾气渐衰，为火不生土；脾气衰而影响肺气渐衰，为土不生金；肺气衰而影响肾气渐衰，为金不生水；肾气衰而影响肝气渐衰，为水不生木。此乃由少阳之气衰而影响人的五脏之气皆衰，于是便会被邪所侵犯。正如肝胆气虚受邪必实，邪气实则侮于脾，为木克土；脾因邪而虚，邪气故侮于肾，为土克水；肾因邪而虚，邪气故侮于心，为水克火；心因邪而虚，邪气故侮于肺，为火克金；肺因邪而虚，邪气故侮于肝，为金克木。这说明五脏因少阳气虚失却生升作用，仅受邪气所乘而相侮也。如经云："邪之所凑，其气必虚"，又说"见肝之病，必先实脾。"这个理论既有一定的意义。这仅举出病理变化一般的规律，但在矛盾的病理变化的情况下，也不要拘泥于此限，如肝胆火旺，肝阳上扰，木火反来刑金；或心火过亢，灼伤津液，火反来侮水等。从上述来分析，五脏之正常生理与异常病变也有取决于胆之意义，同时也提示医者按疾病的传变规律进行治疗和预防可以提高临床疗效。

**4.胆与自然界气候的关系**　寅申少阳相火之岁，为生升之气。①经云："少阳气至，地气转移，寒气散开，春气降临，和风吹来，宇宙间充满生气，万物欣欣向荣。"如张景岳说："火者，阳气也，天非此火不能发育万物，人非此火不能生养命根。是以物生必本于阳。"足见，天的少阳之气比喻人的少阳胆火一样，在正常的情况下，能推动和促进人的生长和发育。所以说，少阳之气是人的生命之始。假如少阳之气太过或不及，在人来说必然会发生疾病；在天来说万物的生殖也要早衰。②如少阳气太过，炎热的气候发生于春天，暑热逗留不去，冬天温暖不寒，流水不能结冰，伏藏的虫类也都活不了，人们要患少阳往来寒热症，或是发生吐血便血，少腹坚硬胀满，小便脓血等。如经云："少阳不退位，即热生于春，暑乃后化，冬温不冻，流水不冰，蛰虫出见，民病少气，寒热更作，便血上热，小腹坚满，小便赤沃，甚则血溢。"③若少阳气不及，则炎热的气候不能行令，植物的生长不能繁荣，炎热的气候见于秋天，秋杀之气也就晚来，霜降不能应时而下；人们要发生温病和骨热、心悸、惊骇等病，严重发生吐血、衄血、便血等。如经云："少阳不迁正，即炎灼弗令，苗莠不荣，酷暑于秋，肃杀晚至，霜露不时。民病痎疟，骨热，心悸，惊骇；甚时血溢。"从以上几个问题来看，少阳之气正常即能生长万物，也可以看到人的少阳之气是五脏六腑的生化之源，所以说，十一脏皆取决于胆。

　　以上的发言是我个人提出的几点不成熟的体会，如有不当之处请同道朋友们予以批评指正。

韩百灵1963年4月24日

## 五、克山病治疗研究

克山病于民国24年间，在克山、克东、依安、龙镇、德都、通化及铁力等地开始流行，唯克山发生较甚，死亡率达80％以上。本病多发生在秋末冬初之际。根据克山病的发病特点及症状，似乎属于中医"湿瘟"和"瘟疫"的范畴。

### （一）病因

多系积集雨雪之年，阴湿秽浊之处，被暑气酷化。其瘴气每届下午，于太阳将落，傍晚之时，由秽浊处透出来，呈灰白色之气体，可升达1尺多高，性畏寒凉酷暑。

本病之所以女性较男性多发生者，盖因女子之便溺方式与男子不同。乘其便溺之时，该瘴气直冲膀胱，由膀胱侵入脊膂大脉管中，循环经络，遂攻心脏衰弱。

另一方面，经呼吸器道感染，其瘴气由口鼻侵入肺部及心脏。

### （二）症状

初发时，背部寒凉，心烦闷乱，呕吐，四肢厥冷至膝腕末梢，呼吸困难，意识不清，面色苍白，食思不振，舌苔滑白，脉搏减少。于六小时以内多可挽救，超过六小时预后多不良。女子于1~2日间即可死亡；男子较慢，约在4~5日之间。

### （三）救急法

1.先用针刺其十指尖端部两侧旁（即十全穴），再刺其合谷穴深约1分，待呼吸18次后取针。

2.继用葱白1挺，生姜1块砸碎，用纱布卷裹，置于脐窝（脐海穴）上，另用热熨斗熨之。至发生肠鸣，头部出汗，四肢转温时为止。

3.其次用雄黄、朱砂、甘草各1.5g（或2.5g）研成细末。用沸水、凉开水各半盏冲服之。

4.最后用蒲公英100g，金银花50g，菊花50g，藿香、大腹皮、紫苏叶、甘草、桔梗、厚朴、半夏、神曲、白芷各10g，赤茯苓、苍术各15g，红枣10枚，生姜10g，共16味，再用净水750ml，浸泡以上各药，熬煮20分钟左右，取汁300ml，隔3小时候再服150ml。待服药2小时之后，如果脉搏、呼吸有所缓解，则预后大体良好。

（选自原哈尔滨特别市卫生局编辑的《卫生月刊》第1卷第4期9月号）

## 六、眩晕症临床辨证论治

《内经》云："诸风掉眩皆属于肝"，厥阴谓风之脏，是少阳相火所居，风与火皆属阳而主动，木动则风生，风生则火发。故河间的风火立论，风火能必挟木势而克脾土，脾病则聚液而成疾，故仲景以痰饮立论，丹溪以痰火立论。又云精虚则眩，肾虚则头重高摇，髓海不足则脑转耳鸣，故《内经》以精虚及髓海不足立论，以上各家诸说虽属不同，但言虚者，言其病根，言实者，言其病象。其致病之因不外乎外感六淫、内伤七情而引起种种的眩晕证候。

## （一）病因

### 1.外感者

（1）因风则头眩、脉浮有汗、项强不仁。

（2）因寒则头眩、脉浮紧无汗、身体疼痛。

（3）因暑则头眩、脉虚、烦闷、口渴。

（4）因湿则头眩、脉沉细、全身骨节疼痛、重滞吐逆。

### 2.内伤者

（1）因怒致伤肝木，令人头目眩转。

（2）因眴目惊心而晕者。

（3）因焦思不解而晕者。

（4）因被殴被辱气夺而晕者。

（5）因悲哀痛楚大叫大呼而晕者。

### 3.酒色过度

（1）淫欲过度、肾家不能纳气为原、诸气逆奔而上，此气虚而眩晕。

（2）若因酒醉入房、劳伤精血、使气不能归原，诸气上逆故头目眩晕。

### 4.失血者

（1）因金疮、因吐衄亡血伤阴。

（2）因大病久病、崩中漏下失血过多。

### 5.外伤者

因坠损震动而引起眩晕。

### 6.体质年龄因素所致

（1）因体质致晕，如胖人气虚痰盛或瘦人火盛。

（2）因年老精衰、久劳不已、气血两虚。

（3）因年幼禀赋薄弱或因劳倦。

### 7.误治

（1）如太阳病先下而不愈，复发其汗，表里俱虚。

（2）因伤寒吐作，复发其汗，虚烦均能引起眩晕。

## （二）诊断：结合四诊进行综合判断

### 1.望诊

（1）面色：面唇赤红多属痰实；面色灰暗、口唇苍白、多属气血虚。

（2）神志：神志清楚、动作自如者，病轻；神志不清、动作不稳者，病重；若手足乱动，或面色如醉者，病危。

（3）望舌：舌质鲜红，舌苔干燥或无津者，多属阴虚火盛；舌质淡红，舌苔薄白，或厚腻，或灰黑滑润者，多属阳虚痰盛。

**2.闻诊**　闻之呼吸平均、语言不乱者，病轻；呼吸促迫、气短声微，病重；胸高痰涌，语言失伦者，病危。

**3.问诊**

（1）大便干燥，小便黄赤者，多属虚火；大便正常或溏泻，小便清白或短少者，为气虚痰盛。

（2）头晕喜暖恶寒，以手扪头部觉轻，属气虚；若喜冷恶热，以手按头觉重，多属痰火。

**4.切诊**

脉象：气虚痰盛者，脉多见沉濡、沉涩、沉迟；血虚火盛者，脉多见沉数、沉滑或洪芤。一般沉缓为贵，若见浮弦躁急者重。

## （三）*治疗*

**1.除痰**　如痰在肺，以祛痰清痰为主，常用二陈汤，苏子降气汤，旋覆花汤，祛痰丸，天南星丸等。痰生在肾，以利湿为主，用苓桂术甘汤、五苓散、泽泻白术汤等。

**2.降火**　以清火解毒，清火泻下为主，清火用加味四物汤，钩藤散，菊花散等，泻火用荆炭汤、凉膈散、加味泻青丸等。

**3.平肝**　以平肝镇静为主，用朱砂安神丸、磁朱丸等。

**4.补虚**　以补气补血、补阴补阳为主。补气补阳用加味调中益气汤，人参汤，正元丹，一味鹿茸酒。补血补阴用杞菊地黄丸，守中丸，左归饮，补肝养荣汤，金水六君煎等。

根据眩晕的病机、证候不尽相同，故前人分别立论，如运用得当均可收到满意疗效。笔者归纳如下：

**1.肝风挟痰火上冲**　其症头眩耳鸣或呕恶不食，宜平肝息风和胃为主，用丹栀逍遥散加菊花、钩藤、地黄、天麻等。

**2.痰饮中阻**　脾不运化，胸胁支满目眩，四肢麻木宜用导痰汤加泽泻、白术。若痰火可用二陈汤加黄芩、栀子、大黄等。

**3.血虚**　神志衰减、颜面苍白、多倦少食宜用归脾汤；若气血大虚，眼忽然生黑花，如坐舟车而眩，大汗出者，可用十全大补汤，甚则加人参、附子。

**4.中气大虚**　神疲倦怠，汗自出，多卧不起者宜用补中益气汤。

**5.肾虚**　肾阴虚，骨蒸潮热盗汗干瘦多梦，宜用六味地黄丸加白芍、菊花、牡蛎、枸杞子。若肾阳虚，脑转耳鸣，胫酸眩冒，宜用肾气丸加鹿角霜或用一味鹿茸酒。

### （四）针刺疗法

1. **头部取穴** 百会、攒竹、风池、太阳。
2. **腹部取穴** 神阙、气海、关元。
3. **背部取穴** 肝俞、肾俞、气海俞。
4. **上肢取穴** 合谷、曲池。
5. **下肢取穴** 足三里、三阴交、复溜。

## 七、中医对流行性脑脊髓膜炎的辨证论治

中医无流行性脑脊髓膜炎这一病名，但根据症状描述属于瘟疫的范畴，具有传染性，所以又有人把它称为瘟疫；笔者认为，流行性脑炎常因新感毒邪引动伏邪而发病，与痉病关系极为密切。临床主要以角弓反张，牙关紧闭为特点。故应合而论之。吴鞠通指出："六气皆能致痉"。本病以儿童多发，由于小儿肌肤薄弱，脏腑娇嫩，卫外不固，易受外邪侵犯，且发病急，传变迅速。应予以高度重视，积极治疗。

本文从流行性脑脊髓膜炎初、中、末期分别论述。

### （一）初期

病因：素因体内多火，时逢冬末初春季节，外感风寒而发此病，根据风寒偏盛的不同，分为刚痉、柔痉。

证候：刚柔二症均有发热恶寒足冷，遍体骨节疼痛，时头热面目红赤，头痛剧烈，摇动，目直视，颈项强直或角弓反张，口噤抽搐，或谵语。但无汗恶寒甚、脉浮紧者，是为"刚痉"，有汗发热甚、脉浮缓者，是为"柔痉"。

治法："刚痉"以葛根汤解表散热，舒筋活络；"柔痉"以瓜蒌桂枝汤解表散热，舒筋活络。"刚痉"兼呕吐者，瓜蒌桂枝汤加半夏治之。"刚痉"兼大便秘结，胸满口噤，卧不着席，龂齿者，急以大承气汤泄之。

另外，本病初期无论"刚痉""柔痉"，在处方中均可加入羌活。

### （二）中期

因初期失误或治法不当，使表邪内传，化火伤阴。

症见：壮热不恶寒，头痛剧烈，自汗或无汗，口渴，咽痛，神昏嗜睡，烦躁谵语，或颈项强直，轻度抽搐，舌苔黄白相兼，脉洪大。

治法：应用白虎汤加味治之。如颈项强直，轻度抽搐者加镇静息风之品，加钩藤、僵蚕、胆南星、天竺黄。胸闷、烦躁、咽痛、便秘等，应用加减凉膈散治之。高热神昏，不省人事，或抽搐剧烈危重情况下，可用安宫牛黄丸主之。

## （三）末期

1.若病邪不解，深入营分。症见：发热烦躁，舌绛，口干不渴，两寸脉大。应用清营汤或犀角地黄汤主之。

2.热盛血燥，不能蒸汗，邪热郁于肌表血分而发斑疹者，应用化斑汤主之。

3.热邪久留耗伤真阴，症见神倦瘛疭，舌绛少苔，脉象虚弱，应用大定风珠主之。

4.针灸治疗

（1）高热　取少商放血；风池透天凉法；大椎用搓法；合谷透天凉法，或采用十二井，或十宣放血法。

（2）呕吐　选内关、中脘、足三里，或采用少商放血。

（3）神昏　取神门、劳宫、百会、涌泉、哑门、风池。

（4）重者　取心俞、肝俞。

由于本病，病势凶险，可在短时期发生变化，根据患者体质不同，亦可从卫分直中营血，危及生命。必要时采取中西医结合的治疗手段，减少意外发生。

## 八、传染性肝炎（黄疸病·肝热郁病）

传染性肝炎属于中医黄疸病的范畴。临床有阳黄和阴黄之分。

### （一）发病原因和机制

黄疸的病因主要是外感时邪，风湿外侵，湿邪内伏，或酒食内伤，或暴怒伤肝，或忧思伤脾，肝伤则不疏泄，脾伤则健运失职，脾土虚弱，湿邪稽留，则生内热，湿热郁蒸，有害于肝胆，胆液流溢于皮肤，故发生黄疸，如《内经》说"湿热相交，民多病胆也"，又如叶天士说"右胁高突刺痛，似有积块，饮食失节劳逸所致"，《素问·阴阳应象大论》说"寒伤形，热伤气，气伤痛，形伤肿，故先痛而后肿者，气伤形也，先肿而后痛者，形伤气也。"这都说明贼风虚邪不独伤人，必在正气虚的情况下，卫外不固，邪气乘虚而入，伤及脏腑而致。黄疸主要是湿邪为患，《金匮要略》专设《黄疸病脉证并治》专篇论述黄疸的病因、病机、治法，提出了谷疸、酒疸、女劳疸、黑疸几种类型，但均为湿邪作祟。这些为后世医家奠定了治疗黄疸的基础。

### （二）证候分型

根据临床所见，身体倦怠，胃脘胀满，食欲不振，大便或稀或溏，小便色黄，右胁下胀满拒按，肝脏肿大，或恶心呕吐，头晕，口苦咽干，发烧等，临床分为黄疸型肝炎和无黄疸型肝炎，临证需要细细辨别。

**1.黄疸型肝炎**　有阳黄和阴黄之分。

（1）阳黄：其症为遍身黄色鲜明，若橘色，身热烦渴，或躁扰不宁，或消谷善饥，或小便赤涩热痛，或大便秘结，脉象洪滑有力，或滑数而实。

（2）阴黄：其症为遍体黄色晦暗，神疲困倦，言语轻微，畏寒少食，四肢无力，喜静恶动，脉象沉迟虚软，或细弱无力。

**2.无黄疸型肝炎** 分为实证、虚证两种。

（1）实证：是一般病程较短，心中烦热，胃脘胀满，食欲不振，有时烧灼，右胁胀痛拒按，大便秘结，小便赤短或热痛，舌苔黄腻，失眠多梦，脉象弦实或弦数有力。

（2）虚证：是一般病程较长，全身乏力，腹胀满，胸胁胀闷，胃纳差，恶心呕吐，小便少，或大便稍溏，面色无华，舌淡胖苔白腻，脉象弦细或弦滑。

### （三）治疗

关键要辨别是湿重还是热重或湿热并重，亦有因寒湿引起的阴黄，临证应根据病证种种不同，而治疗方法亦不相同。

**1.黄疸型肝炎治疗** 须明辨阴黄、阳黄，运用不同的治疗法则。

（1）阳黄：食即头眩，心胸不安者，宜清热渗湿、利尿消黄为主，在临床上以茵陈蒿汤加味；若湿热并重者，用茵陈五苓散为主；若肝肿大按之硬痛者，佐以疏肝化郁，软坚散结之药如鳖甲、夏枯草等。

（2）阴黄：则以缓肝理脾温中、渗湿消疸为主。可选择四逆散加温脾化湿的药物。

**2.无黄疸型肝炎** 治疗应根据脉症表现、虚实、病情缓急不一，而分别以疏、补、清、消之法，随证施治。

对于黄疸型肝炎，祖国医学文献记载颇为丰富，辨证基本一致，因此在诊断上，也容易辨识。但对于无黄疸型肝炎，在文献记载中尤为罕见，治疗方法亦不一致，发病率高而病程较长，因此我们从这探讨寻求治法方药，颇有现实意义。

## 九、胃脘痛

胃脘痛又称胃痛，以胃脘部经常发生疼痛为主症。《素问·至真要大论篇》说："木郁发之，民病胃脘当心而痛"可谓最早记载。本证多见于现代医学急慢性胃炎，胃、十二指肠溃疡病疾病。

### （一）肝气胃病

病因病机：情志不畅，肝气郁结，或忧思恼怒，肝木失于疏泄，横逆犯胃，气机阻塞，因而发生疼痛。

临床表现：胃脘及两胁胀痛，烦躁易怒，善太息，有时冲逆呕吐，头晕，面色暗滞无泽，舌苔多薄白，脉弦滑有力。

治则：疏肝和胃，佐以消导。

方药：瓜蒌20g，陈皮15g，枳壳15g，木香15g，青皮15g，川楝子15g，赤芍15g，厚朴10g，苦杏仁15g，甘草5g。

方义：肝为将军之官，喜疏泄恶抑郁，肝气郁滞当以疏调，故主以青皮、陈皮，青皮、陈皮本是一物，成熟之果皮为陈皮，其幼小而未成熟呈青色者为青皮，因老嫩不同，其功效也有差异。陈皮入脾肺二经，性缓和，偏于健脾、燥湿化痰，青皮入肝胆二经，性刚悍，偏于破气、疏肝消积，所以有"陈皮治高，青皮治低"之说。在临床应用上，陈皮适应用中上二焦，凡脾失健运，胸腹胀闷，当用陈皮；青皮适用于中下二焦，凡肝气郁结，胸胁胀痛，当用青皮。但由于肝气为病，每多影响脾胃，故肝胃气滞，二者往往同用，以达调理肝脾之效。瓜蒌、苦杏仁宽胸理气，赤芍活血，枳壳、木香、厚朴理脾胃气机，如是之则肝气条达，脾胃健运，自无疼痛之由。

### （二）血瘀胃痛

病因病机：气滞日久，而致瘀血凝滞，瘀血为有形之邪阻塞脉络而致疼痛。

临床表现：胃中刺痛，拒按，或吐血便血，面色青黯，舌紫或有瘀血点，唇紫，脉涩有力。

治则：理气活血。

方药：蒲黄20g，五灵脂15g，牛膝15g，川芎10g，当归15g，大黄5g，赤芍15g，延胡索15g。

方义：本方以失笑散为主方，蒲黄甘平，生用破瘀，酒炒止血，炒炭止血。五灵脂辛甘气温，其性属阳，善于通利，入厥阴肝经，故能行肝血，而利肝气，通血脉而散瘀止痛，凡瘀血阻闭而引起的胃痛当为首选。牛膝活血通经络，当归、川芎、赤芍、大黄俱为理气活血，延胡索辛苦气温，苦能导郁而通经，辛能行散化滞，既能入肝经走血分，又能入脾肺走气分，故为活血理气之要药。气滞则痛，血瘀则痛，气血通畅而无瘀滞，则疼痛自止，故又为止痛之主药，所谓有"行血中气滞，气中血滞"之说。本方配伍理气活血之药，信手拈来，皆成妙谛，神合默契，井然成章。

### （三）热郁胃痛

病因病机：由于热邪犯胃，或过食辛辣之品，胃脘积滞，火热犯胃，胃脘灼痛。

临床表现：胃中剧痛，心烦吞酸，渴欲冷饮，大便燥结，口苦有臭气，面红而舌苔黄，脉弦滑数。

治则：清胃泻热。

方药：黄芩15g，大黄5g，竹茹15g，枳实15g，瓜蒌15g，栀子15g，黄连15g，陈皮15g。

方义：本方以黄连、黄芩、栀子为主药，清热泻火，栀子味苦而气寒，其性清利，既入肺胃而泄火，又入心肝而凉血。《丹溪心法》云："山栀子仁，尤能降火，从小便泄去，其性能屈曲下降，人所不知，亦治痞块中火邪。"《本草思辨录》"栀子其治在心肝胃者多，在肺者少。苦寒涤热，而所涤为瘀郁之热，非浮散之热，亦非坚结之热。"本方配伍栀子，以涤胃经之火热。陈皮、枳实、竹茹，理气降气，因胃气以降为顺，火邪清，胃气降，自无疼痛之症。但当注意，本方适应用于胃中实火之证，若脾虚便溏，不可猛量投之，学者也可三思而后行。

### （四）虚寒胃痛

病因病机：脾胃素虚，阳气不振，寒邪内生，或外感寒邪，内外合邪，则寒滞胃络，收引而痛。

临床表现：胃脘疼痛，其势绵绵，得热则减，痞满不适，倦怠乏力，不思饮食，肌肉消瘦，时吐清水，面色淡白，脉虚缓。

治则：温中健脾益气。

方药：党参15g，白术15g，茯苓20g，陈皮15g，清半夏15g，砂仁10g，木香35g，枳壳15g，吴茱萸5g，高良姜5g，甘草5g。

方义：香砂六君子汤以健脾益气为主，加用吴茱萸辛苦通大热，入肝胃二经，有温中止痛、理气燥湿的作用，《本草纲目》云："吴茱萸，辛热能散能温，苦热能燥能坚，故所治之证，皆取其散寒温中，燥湿解郁之功而已。"《本草经疏》谓："凡脾胃之气，喜温而恶寒，寒则中气不能运化，或为冷实不消，或为腹内绞痛……"吴茱萸辛温暖脾胃而散寒邪，则中自温，气自下，而诸症悉除。高良姜也为温中散寒之药，全方以补为主，以温为辅，标本缓急，一目了然。

## 十、治疗脑中风探讨

脑出血属于祖国医学中"中风"的范畴。该病多见于中老年人，具有起病急、变化快的特点。致残率高，死亡率亦高，严重威胁着人类的健康，因而引起普遍重视。

本文在阐述历代医家对中风认识的基础上，探讨了韩老对该病的论治特点。韩老认为中风之由，多因素体虚弱，正气不足，心肝肾三脏阴阳失调，尤以肾精亏虚，肝阳上亢，肝风内动，风火相煽，血随气逆，风邪夹痰夹瘀上窜，壅滞经络气血所致。概括而言，本虚标实，上盛下虚，肝肾阴亏是其发病根本。治疗上韩老遵《内经》"壮水之主，以制阳光"之旨。针对不同的病因不同的症状，辨证而治。

**1.脑出血** 凡经CT扫描确定出血量低于15ml，或无进行性出血，可采用凉血止血，辛凉开窍之法。宜用犀角地黄汤加栀子、小蓟，同时并用牛黄安宫丸和西药。控制血压，降低颅内压，防止感染。曾治疗6例脑出血病人，没有一例因继发性脑出血而死亡。现代医学认为，止血机制主要包括促进血液凝固过程和抗纤维蛋白溶解过程，以及降低血管通透性，促进血管收缩反应。药理实验证实，凉血止血药物，具有促进血液凝固和促进血管收缩作用，从而达到止血的目的。

**2.缺血性脑病** 根据临床症状及体征，结合CT诊断，确诊为脑栓塞、脑血栓，属于脑供血障碍者，应以活血化瘀之法。运用血府逐瘀汤加丹参，配合针刺疗法。曾治疗14例缺血性脑病病人，血液黏稠度四项指标，均发生改变，经统计学处理，有显著性差异（P<0.01）。现代医学认为缺血性脑病，实际上是脑部供血障碍引起。祖国医学中的活血化瘀药物，经药理研究证实，具有扩张血管改善微循环，增加冠状动脉和脑血流量，降低血液黏稠度，防止红细胞聚集凝结，有利于血液流动，改善脑部血液循环的作用。本临床应用结果提示，活血化瘀法配合针刺对缺血性脑病的治疗具有重要的意义和广阔的前景。

# 第五篇

韩百灵教授在中医药现代化研究方面的成果

# 第一章　临床研究

传统医学是实践医学，有着几千年的历史，为人类保健事业做出了巨大的贡献。随着医学的不断发展，传统医学也不要墨守成规，必须向发展与创新方向探索，通过现代的科研思路和方法研究中医中药的有效性，立足于验证、发展、探索中医药的优势，利用电子计算机模拟名老中医诊治经验程序，推广应用造福于民，这是医者之心愿，亦是医学发展的必然。1983年由我院研究团队对诊治崩漏和不孕症进行电脑模拟，编入计算机程序，经过双盲测试证实其准确性达到90%以上，实践证明该项科研设计及研究方法是成功可行的，取得了可喜的效果。

## 一、电脑模拟韩百灵教授诊治妇女不孕症研究

韩老诊治妇女不孕症独特的医术风格，为使其流传推广，我们在总结其经验的基础上，设计了电脑程序，本程序用数字归纳的方法分析了韩老对妇女不孕症辨证论治的思维过程。

### （一）研究方法

本研究通过审证求因、辨证论治、加减处方、医嘱等多方面的功能。采用BASIC高级语言编写，在北京计算机技术研究所组装的BCM一万微型机上模拟实现。电脑对每个病人的接待，是把患者的症状、体征及化验检查等作为数据，通过键盘输入电子计算机，然后电子计算机就能快速地模拟韩老诊治妇女不孕症的全部思维过程，并能排除各种主观因素干扰，迅速做出诊断，用汉字打印出病例档案、处方、医嘱、诊断书等一系列文件，并可以根据病人不同症候群开出不同的处方以适应于千变万化的病情。经回顾性验证及韩老与电脑对照—双盲试验，证明电脑完全反映了韩老辨证施治的整个思维过程。

### （二）医理设计

根据研究的对象不同，确定可行的医理设计是十分必要的。本设计是以继承韩老诊治妇科不孕症经验为目的，忠实于韩老辨证施治学术思想为标准的。我们依据韩百灵教授提供的基础材料、病历档案等，进行了全面系统的综合分析，跟随韩老临诊，进一步熟悉韩老的诊疗经验，了解韩老接待病人的手段，学习韩老辨证、立法、处方、用药的规律和特点。这样，为更准确地模拟韩老辨证思维过程奠定了基础，并在不断的实践摸索中进行综合分析，列出该病范围内可出现的各种症状、兼证及药物的加减等。

**1.不孕症的病因**　韩老认为，不孕症的病因有四：一是肾气损伤，阴精不化，

膏脂不生，阴阳互不平衡而不孕；二是脾失运化之职，气血不生，胞脉失养而不孕；三是肝失条达，疏泄失司，胞脉失畅而不孕；四是六淫七情，损伤冲任，宿积淹留而不孕。

但致不孕症的重点是在肾、脾、肝三脏，因三脏是生化精血之源泉，是妊娠之根本。三脏息息相关，如一脏生理功能失常，就会影响其他脏器而致不孕。在辨证施治的过程中要做到：欲知其病，必先审其症，知病辨证，以治其病，祖国医学的这种思路和电脑信息输入输出的思维逻辑是一致的。

**2.不孕症辨证分型** 按韩老辨证施治思路，将不孕症分为如下12个证型：肾阴虚、肾阳虚、脾血虚、脾阳虚、肝郁化热、肝郁气滞、痰湿阻络、气滞血瘀、肝郁脾虚、肝郁肾虚、肝肾阴虚、脾肾阳虚。

对每个证型又结合病人具体情况进行相应的加减变化，涉及病症124个，常用药物72味。辨证施治是中医理论的精髓，辨证是治疗的根据，详审脉证，精析病机，才能认识疾病的本质。为了充分体现韩老诊治不孕症的独特风格，适合电子计算机模拟识别的要求，我们在医理设计的基础上又进行了程序设计。

### （三）程序设计

中医长于识辨，源于逻辑。实现电脑辨证施治的一步重要工作，就是程序设计。

**1.编码** 电脑诊病主要借助于信息编码。电脑既不懂腰酸腿软，亦不懂头晕目眩，更不明白续断、寄生等药物各具备何种功能，要让电脑识别病情，了解药物的性能，就得把症状和药物依据电脑的特性赋予不同的代码，即把韩老的医学知识"教"给电脑，建立一个恰当的医学编码表。譬如：用E（4）代表腰酸腿软，用C（q）代表头晕目眩；用15572451代表续断；用13763932代表寄生。这样，电子计算机就可以识别药物和病证。由于BASIC高级语言是一种会话式程序设计语言，可与中文信息兼容，故使用方便，它提供了人机对话的功能。

**2.逻辑框图（以下框图均用文字替代）** 其流程图一般步骤为：运用BASIC高级语言程序→四诊输入→辨证施治→输出结果。

框图就是把解决问题的过程用图形的方式表示出来，它能给出一种解法逻辑流程的梗概可以使人大致了解电脑辨证施治的思路。实际病人病情往往错综复杂，故我们在主程序框图中又分对应程序框图（此处从略）。为了真实反映韩老对不孕症辨证施治的实际思维过程，需对不同的思维过程作不同的处理，从整体出发，充分体现韩老治疗本病是以肾、脾、肝三脏为主的病机要点。在框图的制作过程中，大体先从十二个证型着眼，同时可能出现的兼证亦做了相应的处理，以适应各种各样的病情变化。

程序步骤一般为：运用BASIC高级语言程序→开始输入表头→输入病历号、姓名、年龄、性别、日期→症状、体征、各种检查指标→P值判断→各种证型→给出各证型治则基础处方→随症加减化裁→医嘱→诊断书。完成后返回第一框图，停机即可。

**3.数学模型** 用电脑来模拟韩老辨证施治的思维过程，采用正确的数学模型仍是重要的一环，我们建立数学模型的方法是：依据韩老的直观经验，遵循传统的中医理论，亲临实践，参考有效病例，完全按着韩老的逻辑思维，从复杂多变的症候群里提取信息，然后确立数学模型，我们的数学模型采用了闭值逻辑多层判断结构模型。这是一个多层次、多分析、多判断的数学模型，此数学模型能灵活准确地模拟韩老辨证思维过程，对输入的症状进行多层次的判断分析，最后通过打印机打印出结果。理法方药一线贯穿，在输入计算机的辨证数据不足时，电脑中医就不能做出该病（不孕症）的诊断，打印出症状不足另做检查的字样。

**（四）举例示范**

本程序只需要在键盘上输入某一病人症状代码，计算机接受输入信号后按着程序编写的各种指令，能完全模拟韩老的思路进行综合分析判断，最后在输出终端以标准病历卡的格式，打印出患者的病历号、姓名、年龄、性别、日期、症状与检查指标、辨证、治则、方药、医嘱等。并能根据病人具体情况，如符合休息标准者，自动打印出诊断书，电脑医生公正而无私，随便开诊断书是不可以的，打印几联可以自动控制，我们基本打两联，一联为医院病历档案，另一联裁给病人。现举例如下：

---

黑龙江中医学院韩百灵教授诊治不孕症计算机门诊处方笺

病历号：0116，姓名：赵某，年龄：32，性别：女，日期：1982.9.8

症状与化验检查：略

辨证：肾阴虚型（原发性不孕症）治则：滋阴补肾调冲任

方药：熟地黄15g，山药15g，续断20g，桑寄生20g，杜仲炭15g，山茱萸15g，牛膝10g，牡蛎20g，龟甲20g，白芍35g，穿山甲15g，皂角刺15g。2剂水煎服。

医嘱：1.每日早、午、晚各服1次，隔日1剂；2.聚精养神，清心寡欲。

---

**（五）验证结果**

程序经上百次反复调试，调试成功后我们又做了进一步的回顾性验证与双盲试验。

回顾性验证87例，符合的有76例，基本符合的有8例，不符合的有3例，总符合率占96.6%。双盲试验116例，经人机对照，实地考核，完全符合的有97例，基本符合的有16例，不符合的有3例，总符合率占97.4%。通过回顾性试验，韩老认为："本程序充分体现了不孕症是以肾、脾、肝为主的病机要点，符合中医辨证的原则，突出了自己的辨证论治的独到之处，其理法方药是完全正确的，符合我的治疗规律，我感到很满意"。实践证明，电脑中医能忠实于人所给予它的程序。本程序已达到了我们设计的要求，达到了适用阶段，可以应用于临床诊治妇女不孕症。

## 二、电脑模拟韩百灵教授诊治妇科崩漏的研究

中医把妇女非行经期间阴道内大量出血，或持续下血、淋漓不断者称之为崩漏。它包括现代医学功能失调性子宫出血，是危害妇女健康的一种常见病、多发病。

韩老是全国中医妇科专家，五十多年来对诊治妇女崩漏积累了丰富临床经验。为了总结继承韩老宝贵经验，造福于人类，我们根据韩老提供的崩漏辨证论治规律、方法、病历、验方等基础材料，同时又查找了国内外有关诊治崩漏和功能性子宫出血成功经验资料，加以补充，研究人员又跟随韩老门诊进行总结分析，每个症状、每个证型都进行了仔细推敲，每味药物都进行仔细筛选，每个加减变化都进行了认真处理，并结合现代医学各种必要的化验检查等方面进行了综合分析，在此基础上我们研制了电脑诊疗程序。现将研制和使用情况介绍如下：

### （一）研究方法

同前。

### （二）医理设计

本程序医理设计是以韩老诊治崩漏经验为目的，韩老认为崩漏的产生主要是五脏生理功能失调，致使体内阴阳和气血不平衡而产生。韩老认为青春期崩漏多属于肾虚先天禀赋不足；育龄期崩漏属肝郁血热、血瘀，肝郁化热迫血妄行，或情志抑郁造成气滞血瘀，或房事不节，损伤肾气；更年期崩漏多属脾肾阳虚或肝肾阴虚。但还是要根据病人具体情况，进行具体分析，才能做出正确判断。在治疗上本着急则治其标、缓则治其本的原则，在大流血时采用止血塞流，血止之后，根据病人具体情况进行复旧固本治疗，以巩固疗效，防止复发，达到痊愈的疗效。按韩百灵教授辨证施治思路将崩漏分为如下10个证型：肾阴虚型、肝肾阴虚型、气血两虚型、心脾两虚型、脾肾阳虚型、肝郁气滞型、血瘀型、血虚热型、血实热型、肾阳虚型。

#### 1.肾阴虚型崩漏

主症：阴道下血，淋漓不止，量多少不一，血色鲜红。

次证：腰痛或足跟痛，手足心热，头晕，耳鸣，舌红无苔，脉细数。

兼证：潮热盗汗，面红颧赤，口干不欲饮。

治则：滋阴补肾，止血固冲。

方药：地黄，山药，白芍，山茱萸，续断，桑寄生，龟甲，牡蛎，杜仲炭，阿胶，海螵蛸，炒地榆。

#### 2.肾阳虚型崩漏

主症：阴道下血，淋漓不止，血色浅淡清稀。舌质淡润，苔滑白，脉沉弱。

次证：腰酸背痛，胫酸足寒，头晕健忘。

兼证：腰膝酸软，记忆力减退，小便清白。

治则：温补肾阳，固冲止血。

方药：熟地黄，山药，白术，茯苓，补骨脂，山茱萸，巴戟天，菟丝子，仙茅，淫羊藿，杜仲炭，艾叶炭。

### 3.肝肾阴虚型崩漏

主症：阴道下血，淋漓不断，血色鲜红。

次证：腰痛或足跟痛，头晕，胁肋胀痛，大便秘结，舌红少苔，脉弦细或弦细数。

兼证：视物昏花，眼角干涩，面红颧赤，手足心热，潮热盗汗，小便短赤。

治则：滋阴补肾，养肝止血。

方药：地黄，山药，白芍，山茱萸，续断，桑寄生，牡丹皮，女贞子，枸杞子，炒地榆。

### 4.气血两虚型崩漏

主症：阴道下血，淋漓不断或突然大下，色浅淡清稀。

次证：精神疲倦，气短懒言，头晕，舌淡苔薄白，脉微弱或虚大无力。

兼证：腹痛喜按，面唇指甲苍白，

治则：益气补血固冲。

方药：黄芪，党参，白术，升麻，山药，艾叶炭，炒地榆，阿胶，白芍，女贞子，甘草。

### 5.心脾两虚型崩漏

主症：阴道下血，淋漓不断，血色浅淡。

次证：胸闷，气短，心悸，失眠，食欲不振，舌质干淡，脉沉细无力。

兼证：动则汗出，四肢倦怠，皮肤不润，面唇指甲浅淡。

治则：养心健脾，补血固冲。

方药：党参，黄芪，白术，当归，远志，柏子仁，白芍，茯神，阿胶。

### 6.脾肾阳虚型崩漏

主症：阴道下血，淋漓不断，血色浅淡。

次证：腰酸，四肢不温，腹中冷痛，喜温喜按，舌质淡有齿痕，脉沉弱。

兼证：小便频，大便溏，白带绵绵，四肢浮肿，眼睑浮肿。

治则：温肾扶阳，健脾止血。

方药：熟地黄，鹿角胶，附子，巴戟天，山药，艾叶炭，白术，杜仲炭，菟丝子，龙骨。

### 7.肝郁气滞型崩漏

主症：阴道下血，淋漓不断，时多时少，经血紫黑，有血条血块。唇舌黯滞，脉弦洪有力。

次证：胸胁胀痛，腹胀甚于痛，乳房胀痛。

兼证：烦躁易怒，精神抑郁，善太息。

治则：疏肝理气，调经止血。

方药：地黄，当归，白芍，栀子，牛膝，川楝子，枳壳，牡丹皮，白术，阿胶，蒲黄炭，棕榈炭。

### 8.血瘀型崩漏

主症：阴道下血，淋漓不断，色紫有块。舌紫黯或有瘀斑，脉弦涩有力。

次证：少腹刺痛，痛处不移，腹痛拒按，血块去后痛减。

兼证：心烦，失眠。

治则：活血化瘀止崩。

方药：地黄，当归，丹参，赤芍，川芎，牛膝，蒲黄，郁金，三七粉<sup>（冲服）</sup>，棕榈炭。

### 9.血虚热型崩漏

主症：经血淋漓不断或大下，血色淡红。舌红少苔，脉虚大无力或细数。

次证：手足心热，夜间尤甚，口干不欲饮。

兼证：头晕，健忘，胸中烦热，皮肤不润。

治则：养阴清热，固冲止血。

方药：地黄，当归，白芍，茯苓，龟甲，炒地榆，牡丹皮，知母，地骨皮，墨旱莲。

### 10.血实热型崩漏

主症：阴道经血大下，血色鲜红稠黏。舌红苔黄燥，脉弦洪有力。

次证：经血臭秽，心烦欲狂，手足干热，口苦咽干。

兼证：小便短赤，大便秘结，腹痛拒按。

治则：清热凉血，固冲止血。

方药：地黄，石膏，栀子，黄芩，丹参，炒地榆，白芍，龙骨，牡蛎，知母，大黄，甘草。

【随证加减】

久崩气陷：加升麻、黄芪；大便秘结：加大黄、肉苁蓉；干咳：加北沙参、百合；血带杂下：加椿皮；咽干：加天花粉、玉竹；恶心呕吐：加竹茹、陈皮；乳房胀痛、胸闷：加瓜蒌、厚朴；腰背酸痛：加狗脊、益智仁；胃脘痛：加陈皮、枳壳；少腹胀痛、少腹刺痛：加延胡索、青皮；腹胀甚于痛：加乌药、槟榔；食少：加陈皮、焦三仙；小便频：加莲子、益智仁；夜间多尿：加五味子、覆盆子；月经提前：加墨旱莲、牡丹皮；月经错后：加泽兰、益母草；身热汗出口渴：加石膏、知母；筋脉拘急、屈伸不利：加木瓜、黑木耳；肌肉消瘦：加莲子；胸闷、心烦：加瓜蒌、杏仁；胫酸足寒、遗尿：加附子、肉桂；头晕头痛：加石决明、木贼；胸胁胀痛：加青皮。

### （三）程序设计

程序设计是以真实反映医理设计，实现模拟韩老辨证施治为目的，首先应该对所涉及的各种症状和化验检查数据进行编码，建立症状编码表，因为电子计算机进行各种运算和逻辑判断主要是借助于输入信息，并根据数学模型确定量的运算关系。数学模型必须力求于真实反应中医辨证论治的规律和方法。因此建立切实可行的数学模型是程序设计中十分重要环节。

韩老诊治妇女崩漏电脑程序采用了多语言多层逻辑判断数学模型，此数学模型能够比较准确地模拟韩老诊病思维过程进行诊治。如果病人症状比较多，它能从复杂的症候群里提取重要信息，做出正确判断，如果病人症状比较少，但特异性较强的症状也照样能做出正确判断。但病人没有任何症状，或症状太少又不典型，也就是没有信息输入电子计算机或信息量太少，计算机是无法诊治的，打印出诊治不足，详做检查字样。

本程序在运行过程中大体先从十个主要症型进行辨证论治，每个证型又根据各自的特点和病人具体情况编有加减变化，整个程序涉及的共性问题，编成子程序，进行统一处理，这样为减少内存，提高运行速度创造了条件，程序设计中还设置了药味控制语句，一般每张处方为十二味药，以防止药味过多过杂，影响处方中君、臣、佐、使组成原则。病人经过一段时间治疗后，出血已止，病情逐渐好转，即进入恢复期治疗，所以程序中还安排了恢复期治疗，以巩固疗效，防止复发，达到痊愈。

另外程序还可以根据病人体质情况，病情轻重进行综合判断分析，如果符合休息条件，能自动按诊断书格式打印出诊断书。

#### 1.编码

电脑模拟韩老诊治崩漏程序采用了BASIC高级语言编号，在北京市计算机技术研究所研制的BCM-Ⅱ和BCM-Ⅲ微型机处理拟实现的，现已移植到APPLE-Ⅱ和IBM PC机上，以汉字输入打印出病人姓名、性别、年龄、病例号、就诊日期、处方、医嘱、诊断书等，理法方药一线贯穿。

#### 2.程序粗框图

程序设计一般情况示为：运用BASIC高级语言编号→输入表头→输入病历号、姓名、年龄、性别、日期→输入症状、体征、化验检查数据代码→进行P值判断、各病恢复期判断、异病同治判断→分析出各种证型→各证型治则基础处方→对各证型处方进行加减化裁→统一加减→打印剂数→给出医嘱→诊断书。

### （四）应用示范

张某，女，21岁，哈尔滨市银行储蓄员，病例号065，就诊时间1983年9月7日。

15岁月经初潮，经期先后不定，量比较多，每次用3~4包卫生纸，血色暗红，经行期7~10天不定，从今年2月以来，阴道流血持续不断，量时多时少，头晕健忘，腰痛，足跟痛，手足心热，舌红少苔，脉弦细而数。

辨证：肾阴虚型崩漏（功能性子宫出血）。

治则：滋阴补肾，止血固冲任。

方药：熟地黄20g，山药20g，白芍25g，续断20g，杜仲炭15g，龟甲20g，山茱萸15g，阿胶10g，牡蛎20g，海螵蛸25g，炒地榆50g。

医嘱：每日早午晚各服一次，忌酒姜辛辣耗阴之品。

将病人症状代码输入电子计算机，电子计算功能快速模拟韩老思维作出判断，通过终端打印机打印出处方，诊治结果和韩老诊治结果一样，韩老十分满意，认为符合自己的思路，电脑的诊治结果和自己的诊治结果相同。

### （五）验证结果

崩漏（功血）程序经过反复调试，调试成功后我们又做了223例回顾性试验与双盲试验。

回顾性试验有100例，符合的（注1）和基本符合的（注2）共95例，不符合的（注3）有5例，符合率为95%。双盲试验123例，符合的114例，基本符合6例，不符合的3例，符合率为97.6%。回顾性试验和双盲试验共223例，总符合率96.4%。

**注：**

**1.符合**　指电子计算机所做的辨证、立法、方药与韩老的辨证、立法、方药完全一致。

**2.基本符合**　指电子计算机所做的辨证、立法与韩老的辨证、立法完全一致，仅在用药方面略有出入。韩老看后认为可以应用。

**3.不符合**　指人机在立法、方药与韩老诊治不一致。

通过回顾性验证和双盲试验，韩老认为崩漏程序经过多年的研究应用，效果是很好的，体现了自己辨证施治精神，符合自己的思路，感到非常满意，这也是对自己几十年来诊治崩漏最好的总结，愿意把它毫无保留地贡献给人民。韩老诊治崩漏程序近两年来全国已有二十多家医院移植使用，深受患者的欢迎，取得了一定经济效益和社会效益。

经过几年应用研究，我们认为电脑在中医方面是大有前途的，这是一项深入系统地继承名老中医宝贵临床经验最有效的方法之一。把一位有经验的名老中医诊疗经验研制成电脑程序来模拟名老中医辨证论治思维过程，这样可以把名老中医的宝贵经验"活"的继承下来，可使一个医术高明的老中医变成千百个电脑中医，为广大患者服务。这不但提高了疗效和诊疗速度，而且也解决了患者求名医诊治难的局面，更重要的是为继承发扬祖国医药学宝贵遗产开辟了一条新的路子。

## 三、儿茶溃疡散的研究

"儿茶溃疡散"是韩老家的祖传验方，用于治疗各种致病菌感染造成的妇人生殖系统的疾病。在临床应用百余年疗效显著，为此，对其进行科学研究以进一步探讨其有效机制，更好地推广应用。1993年韩老带领课题组开展儿茶溃疡散治疗慢性宫颈炎、阴道炎的临床及实验研究。

### （一）临床研究

依据《中医病证疗效标准》和《实用中西医结合妇产科》及本课题设计方案，将470例符合诊断标准的患者分为治疗组和对照组，进行治疗后的疗效对比，计量资料采用$t$检验，计数资料采用$\chi^2$检验。

**1. 一般资料** 470例病例，均为黑龙江中医药大学附属第一医院门诊病人，发病年龄20~66岁，平均年龄38.5岁，病程4月~3年，均为已婚或有性生活史，2个月未接受其他治疗，能与医生密切合作的患者。其中慢性宫颈炎患者230例，阴道炎患者240例，将470例病人随机分为2组，即中药组240例，对照组230例，2组从年龄、症状、病程、体质相比无明显差异，具有可比性。

**2. 诊断标准** 依据《新药（中药）临床研究指导原则》（1988：38-43）、《妇产科学》（第五版）及《最新国内外疾病诊疗标准》拟定诊断标准如下：

（1）慢性宫颈炎：其病理表现主要有宫颈糜烂、宫颈肥大、宫颈息肉、宫颈腺囊肿、宫颈黏膜炎。在育龄妇女中，宫颈糜烂的发病率为23%~49%，因而长久以来就将宫颈糜烂与慢性宫颈炎作为同义词在临床中普遍应用。

1）临床表现：白带增多，呈淡黄色、脓性或带有血性。扩展到盆腔时可有腰骶部疼痛，盆腔下坠痛及痛经等。每于经期、排便或性交时加重。

2）妇科检查：根据糜烂面积大小分为3度。Ⅰ（轻）度：糜烂面积占宫颈面积的1/3；Ⅱ（中）度：糜烂面积占宫颈面积的1/3~2/3；Ⅲ（重）度：糜烂面积占宫颈面积2/3以上。按糜烂深浅程度分为单纯型：糜烂面仅为单层柱状上皮所覆盖，表面平坦；颗粒型：腺上皮过度增生，并伴有间质增生糜烂面凹凸不平；乳突型：间质增生显著，并伴有间质增生更加明显，呈乳突状突起。

3）实验室检查：排除局部恶性病变。

（2）阴道炎：包括滴虫性、念珠菌性、细菌性、老年性。

1）临床表现：外阴及阴道瘙痒、灼痛、白带增多或伴有尿频、尿急、尿痛等尿道刺激症状或伴有局部刺激症状。

2）妇科检查：分泌物异常：滴虫性阴道炎分泌物呈灰黄色、乳白色或黄绿色脓性，呈泡沫状，有腥臭味；念珠菌性阴道炎分泌物为白色、凝乳块和豆腐渣样略带异味；细菌性阴道病分泌物呈灰白色，有鱼腥臭味；老年性阴道炎分泌物常呈水样，由于感染病原菌不同，可呈泡沫状、脓性，或带有血性。

3）实验室检查：滴虫性阴道炎，在阴道分泌物中显微镜下可找到滴虫；念珠菌性阴道炎在分泌物可查到念珠菌；细菌性阴道病在分泌物见到线索细胞等。

**3.排除标准**

（1）年龄20岁以下及66岁以上的患者；

（2）女性生殖系统恶性肿瘤患者；

（3）子宫黏膜下有脓肿形成或合并有子宫内膜炎、附件炎的患者；

（4）孕妇及哺乳期患者；

（5）两个月内接受其他治疗方案的患者；

（6）不配合治疗的患者。

**4.治疗方法**

（1）治疗组：儿茶溃疡散（黑龙江中医药大学药厂制剂室提供）。用法：令患者排空膀胱，取膀胱截石位，常规消毒外阴，用窥器暴露宫颈，清拭宫颈黏液及阴道分泌物，0.1%新洁尔消毒宫颈，将带线棉球蘸上适量药粉放置宫颈患处，留置8小时后取出，每日1次，经期停止用药，用药期间禁止性生活。

（2）对照组：洁尔阴泡腾片，成都恩威制药有限公司生产用法：用10%浓度的洁尔阴洗液冲洗阴道内外，带上消毒指套将药片送至阴道深部，每晚一次，经期停止用药。

**5.观察指标及方法**

（1）临床观察指标：患者治疗前后疼痛、瘙痒、白带等症状；宫颈刮片脱落细胞；阴道分泌物；组织充血的改变；采用分级记分法：0级为0分，Ⅰ级为1分，Ⅱ级为2分，Ⅲ级为3分。

1）症状观察

疼痛分级及记分：0级：无任何疼痛；Ⅰ级：偶有轻微疼痛；Ⅱ级：疼痛较明显，但可忍受；Ⅲ级：疼痛较重，需给予处理。

瘙痒分级及记分：0级：无任何痒感；Ⅰ级：仅有轻微痒感可忍受；Ⅱ级：明显瘙痒需要抓挠；Ⅲ级：重度瘙痒，影响工作及日常生活。

白带量、色、质、味分级及记分：0级：正常；Ⅰ级：轻微异常；Ⅱ级：明显异常；Ⅲ级：严重异常。

2）组织学改变分级及记分

0级：宫颈光滑或仅有轻度充血；Ⅰ级：宫颈充血红肿，可有糜烂面，其面积不超过宫颈面积的1/3，阴道或外阴黏膜充血或水肿；Ⅱ级：糜烂面占宫颈面积的1/3~2/3，阴道或外阴黏膜明显充血，水肿表面可出现红斑或突起；Ⅲ级：糜烂面积占整个宫颈面积2/3以上，阴道或外阴黏膜严重充血，水肿可有溃疡形成。

3）宫颈刮片脱落细胞学

0级：巴氏Ⅰ级；Ⅰ级：巴氏Ⅱ级；

4）阴道分泌物涂片检查

0级：正常；Ⅰ级：病原体（＋），清洁度（Ⅲ）；Ⅱ级：病原体（＋），清洁度（Ⅳ）。

（2）观察方法

1）治疗前及治疗后第14天分别进行观察并记录等级。

2）治疗前及治疗后第14天分别对慢性宫颈炎患者行宫颈刮片脱落细胞学检查，阴道炎患者行阴道分泌物涂片检查。

3）如二种疾病同时存在，只记录原发病的改变。

**6.统计学处理方法**　计量资料采用$t$检验，计数资料采用$\chi^2$检验。

**7.疗效判定标准**

1）临床疗效评定

痊愈：治疗前后改善3个等级，或经治疗后痛痒感、白带、组织学改变符合0级标准。

显效：痛痒感、白带、组织学改变治疗前后改善两个等级。

有效：痛痒感、白带、组织学改变治疗前后改善一个等级。

无效：治疗前后无改善或加重。

2）宫颈刮片及阴道分泌物检查结果评定

痊愈：治疗后宫颈刮片及分泌物涂片符合0级标准。

好转：治疗前后阴道分泌物涂片改善一个等级。

无效：治疗前后无改善或加重。

**8.结果**

（1）"儿茶溃疡散"治疗慢性宫颈炎、阴道炎疗效确切，与对照组有明显差异（$P<0.05$）。

（2）"儿茶溃疡散"在改善临床症状方面与对照组比较有显著性差异（$P<0.05$），对组织学有明显的改善，与对照组比较（$P<0.01$）。

（3）"儿茶溃疡散"对宫颈巴氏染色分级及阴道分泌物分级有显著性改善，与对照组比较（$P<0.01$）。

**（二）实验研究**

**1.儿茶溃疡散工艺研究**　工艺流程略。

**2.药品稳定性试验及质量标准**　根据《药品审批法》药品稳定性和质量标准检验，通过对"儿茶溃疡散"三批实验和药品质量标准检验，应符合散剂制备的各项规定。（具体方法略）

**3.药效学研究**　通过对大鼠的抑菌、抗炎、促进疮疡愈合试验，探讨"儿茶溃疡散"药效学的作用机制。

**4.毒理实验**　通过给实验豚鼠用"儿茶溃疡散"后，观察豚鼠用药局部和全身有无异常现象和毒性反应。

**5.结果** 实验结果证实，"儿茶溃疡散"制备工艺符合新药散剂制备标准；通过药品三批试验表明，"儿茶溃疡散"稳定性良好，符合国家药品质检标准；药效学研究证实，"儿茶溃疡散"具有明显的抑菌、抗炎和促进组织修复的作用；毒理实验证实，"儿茶溃疡散"对豚鼠局部及全身无毒副作用。

**6.讨论** 外阴炎、阴道炎、慢性宫颈炎不仅是妇女常见病、多发病，属于祖国医学"带下病"与"阴痒"范畴。此病虽不是疑难病症，但具有缠绵反复的特点。在长期患有慢性宫颈疾病的人群中，宫颈癌的发生明显高于正常人，所以重视宫颈糜烂的治疗对于预防宫颈癌的发生具有十分重要的意义。目前市售治疗此类病的药物虽多，但尚缺少简便、高效、无不良反应的理想药品。

本项研究利用现代科学手段，按中药三类新药要求，对"儿茶溃疡散"进行了临床与实验的系统研究，为妇科临床治疗常见病提供了一种有效良药。现代药理研究证明，方中儿茶主要含有黄酮类成分、酚酸类成分和多聚糖类成分。实验测定儿茶的水浸在试管内对蓝色毛癣菌、同心性毛癣菌、许兰氏黄癣菌、奥杜盎氏小芽孢癣菌、铁锈色小芽孢癣菌、羊毛状小芽孢癣菌等皮肤真菌均有不同程度的抑制作用。枯矾是白矾锻制而成，有凝固蛋白、增强吸水、干燥、收敛、防腐及抑菌的作用。体外抑菌实验表明，枯矾对绿脓杆菌有很强的抑制作用，并对金黄色葡萄球菌、溶血性链球菌、肺炎双球菌、大肠埃希菌、霉菌呈高度敏感性。实验表明，白矾180℃~260℃煅制品，抑菌作用较好而对黏膜的刺激作用小。冰片有清热止痛抗菌功效，其成分为右旋龙脑；动物实验发现冰片可促进皮肤溃疡的修复，药理研究证明了冰片有止痛和防腐的作用。能抑制体液渗出和组织水肿等炎症反应，具有抑制炎症介质释放作用。白头翁及其复方对皮肤真菌、酵母菌、白色念珠菌均有抑制作用。通过上述几味药共同作用，使热邪得清，毒邪得解，湿邪得除，病痛自愈，且无毒副作用及不良反应。临床研究结果表明，治疗组的总有效率为96.51%，痊愈率为76.17%，明显高于对对照组，疗效优于现有的中西药品，经统计学处理有显著性差异。实验研究证明，该药具有明显的抑菌、抗炎和促进组织修复的作用，药品质量稳定、安全无毒副作用。这一研究不仅是对老一辈中医学家数十年宝贵学术经验的发掘，同时也把传统中医药学理论提高到一个新的水平。

（该研究1997年获黑龙江省中医药管理局科技进步三等奖；成果已转化）

## 四、育阴灵冲剂的研究

（黑龙江省科技厅攻关项目 编号–G97C9–21）

"育阴灵"是韩老几十年临证的经验方，具有滋阴补肾、填精益髓、调理冲任的功效。主要用于妇人肝肾阴虚引起的诸多妇科疾病，是多年临床经验科学的总结。该方剂在辨证施治的基础上，应用"同因异病，异病同治"的理论，运用一方药解决妇科的多种病证，例如：因排卵功能障碍而引起的功能失调性子宫出血、不孕、滑胎等。通过大量的临床研究证实"育阴灵"临床疗效确切，无毒副作用，在促排卵方面远期疗效明显优于国际公认的促排卵药物枸橼酸氯米芬。为此，我们选择了这一课题，利用现代科学手段，对该药进行临床与实验研究，目的在于为妇科临床开发出一种有效的临床用药，造福于女性患者。

## （一）实验研究

**1.材料与方法** 实验药品：育阴灵冲剂（以下简称育阴灵）。药物组成：熟地黄、白芍、山茱萸、山药、续断、桑寄生、五味子、牛膝、龟甲、阿胶、牡蛎、甘草。（药品由黑龙江中医药大学附属第一医院药剂科提供，批号：990608）。

**2.制备工艺** 通过前期单位提纯"育阴灵"方中的芍药甙等有效成分后，取方中十二味中草药，将山药、山茱萸两味粉碎成细粉，其余菟丝子、熟地黄等十味加十倍量水煎煮3次，每次1小时，合并煎液，滤过，将滤液浓缩至相对密度1.05（90℃~95℃）4℃冷藏24小时，再取上清液浓缩至相对密度1.30~1.35（50℃）的清膏。然后取清膏1份，加蔗糖4份及上述细粉，用乙醇适量制成颗粒，干燥即得。

**3.药品质量标准** 应符合冲剂制备的含量测定、功能主治、用法与用量、规格、贮藏的各项规定。（具体方法略）

**4.药品稳定性试验** 根据《新药审批办法》"有关中药部分的修订和补充规定"的附件及育阴灵冲剂临床用药品标准，对三批制剂进行了初步稳定性试验。用留样观察法，将育阴灵冲剂放置于室温条件下观察其外观性状、鉴别、水分、粒度、含量测定、卫生学检查。

**5.药效学试验研究**

（1）实验材料

1）育阴灵制剂：由黑龙江中医药大学附属第一医院制剂室提供，批号：990608，使用时用水配制所需浓度。

2）保胎丸：由黑龙江中医药大学附属第一医院制剂室提供，批号：990607。使用时用水配成所需浓度。

3）放免试剂盒P（mSDA）：由国家同位素工程技术研究中心提供催产素注射液，其他试剂由上海第十制药厂（批号：990403 10U/ml）提供，均为分析纯。

4）动物：Wistar大鼠：由黑龙江中医药大学实验动物中心提供，医动卫字第09-3-3号，雌性，健康状况良好，饲料：该中心自制干膏，饲养室温度22℃±2℃，湿度65%±5%。

（2）方法与结果

1）对大鼠流产试验的观察：Wistar大鼠，体重130~150g，从雌雄鼠同居开始，高剂量组每天灌胃27g/kg育阴灵冲剂（临床成人10倍量），低剂量组灌胃（临床成人2倍量）5.5g/kg，保胎丸每天灌胃21.5g/kg（临床成人10倍量），空白组给同体积蔗糖水，妊娠后期，肌注催产素（2.5单位/100g体重），各只鼠分笼饲养，观察，以防有误。注射2分钟后，见空白对照组鼠不安，起卧频繁，呼吸加快，舔前脚，努责；有的频频排尿，后腹部阵阵颤动，后肢开张，取产仔姿势。有的阴门处流有少量血样物，继而流产产仔，实验各组也有上述类似反应症状，但与空白对照组比较轻，且很快或短时间恢复近于正常，实验结果如下。

| 组　别 | 动物数 | 剂量（g/kg） | 流产只数 | 流产率 |
|---|---|---|---|---|
| 育阴灵高剂量组 | 20 | 27 | 3** | 15% |
| 育阴灵低剂量组 | 20 | 5.5 | 8* | 40% |
| 保胎丸组 | 20 | 21.5 | 4** | 20% |
| 空白对照组 | 20 | / | 14 | 70% |

由表1可以看出，给大鼠灌胃育阴灵高、低剂量和保胎丸组对流产均有抑制作用。与空白对照组相比，均具有极显著或显著性差异。

2）对大鼠孕激素含量的影响：健康Wistar大鼠，体重180±10g，给药剂量与方法同上，连续给药21天，对照组灌服同体积蔗糖水，给药完成后，全部处死，大鼠取血4ml，2500转/分分离血清，采用放免法测定大鼠血中孕激素含量，方法详见试剂盒说明书（由黑龙江中医药大学附属第一医院同位素科测得实验数据），结果见下表2。

表2　育阴灵对大鼠体内孕激素含量的影响

| 组　别 | 动物数（只） | 测值（$\bar{x}\pm s$） |
|---|---|---|
| 育阴灵高剂量组 | 10 | 8.56 ± 2.75* |
| 育阴灵低剂量组 | 10 | 6.15 ± 2.21* |
| 保胎丸组 | 10 | 7.25 ± 3.06* |
| 空白对照组 | 10 | 2.06 ± 1.43 |

（*：$P<0.05$）

由表2得知：育阴灵灌胃21天后，大鼠体内激素含量均高于空白对照组，统计学显示差异性显著（$P<0.05$）。

3）对大鼠离体子宫收缩的影响：健康Wistar大鼠，未孕，体重160~180g，给药剂量与方法同上，给药完毕后，用颈椎脱臼法处死大白鼠，剖腹取子宫（3~4cm）剥离脂肪，立即置于麦氏浴槽中，子宫一端固定L形管上，另一端连描笔。恒温水浴，保持38℃±0.1℃，在营养液中不断通入空气，每秒1~2个气泡。打开记纹鼓，描记子宫收缩曲线。观察子宫收缩张力，强度（幅度）频率及子宫活动的变化，向麦氏浴槽中加入浸液，观察上述指标的变化，描记一般正常曲线（对照组），描记口服用药鼠子宫收缩曲线，描记加浸液前后的子宫收缩曲线。结果见表3、表4。

注：浸液为育阴灵颗粒剂10g溶于1000ml水中，调pH=7.5左右。

表3　育阴灵对离体大鼠子宫收缩变化的影响

| 组　别 | 动物数（只） | 收缩幅度（cm） | 测值（$\bar{x} \pm s$） |
|---|---|---|---|
| 育阴灵高剂量组 | 10 | 1.98 ± 0.08 | 0.96 ± 0.11* |
| 育阴灵低剂量组 | 10 | 2.14 ± 0.13* | 0.79 ± 0.26 |
| 保胎丸组 | 10 | 2.08 ± 0.16* | 0.90 ± 0.14* |
| 空白对照组 | 10 | 2.28 ± 0.41 | 0.62 ± 0.08 |

（*：$P<0.05$）

结果表明：育阴灵高、低剂量及保胎丸组子宫收缩幅度较空白对照组降低，而宽息度增加；高剂量、保胎丸组与对照组相比，统计学结果有显著性差异，说明此药对子宫平滑肌有一定的抑制作用。

表4　加入育阴灵浸液后大鼠高体子宫收缩变化

| 组　别 | 收缩幅度（cm） | 宽息度（cm） |
|---|---|---|
| 给药前 | 4.48 ± 0.10 | 0.99 ± 0.22 |
| 给药后 | 4.22 ± 0.21 | 9.51 ± 0.20 |

（*：$P<0.05$）

结果表明：在麦氏溶槽中加入育阴灵浸液后，用药后子宫收缩幅度较用药前降低0.26cm（下降6%），而宽息度增加0.52cm（增加53%），进一步证明育阴灵对子宫平滑肌有一定的抑制作用。

结论：育阴灵冲剂具有调节或增加体内孕激素含量，对流产均有抑制作用，有利于孕卵的着床和胚胎的发育。育阴灵冲剂能够使子宫平滑肌松弛，而宽息度增加，降低子宫对催产素的敏感性，增强子宫内环境的稳定性，从而达到安胎作用。

### 6.毒理实验

（1）育阴灵冲剂急性毒性实验

1）实验动物：昆明种小白鼠，雌雄各半，体重20 ± 2g（由黑龙江中医药大学实验中心提供）。

2）实验药物：育阴灵冲剂（同前）。

3）实验方法

①最大耐受量（口服）的测定。实验前先给20只小鼠禁食12小时，用蒸馏水将育阴灵溶解24小时，分3次灌胃。育阴灵浓缩度为每次0.7ml/只，总剂量达0.234ml/kg，此剂量为成人日服量的288倍，给药后按常规饲养，观察10天，未见小鼠死亡和出现明显的毒性反应。

②试验小鼠半数致死量（LD50）的测定。经预实验，给30只小鼠一次灌胃育阴灵的浓度0.8ml/20g体重，均未引起死亡，限于药物的浓度与给药体积不能在增大，

不能测出其LD50。

（2）育阴灵冲剂长期毒性实验：对育阴灵冲剂进行长期毒性试验，采用Wistar大鼠，分为高、低剂量组和对照组，3组连续灌胃给药3个月，留部分实验动物停药后继续观察两周，观察指标包括一般状况、血液学指标、血液生化指标、大体解剖及病理组织学，以证实育阴灵冲剂的长期毒副作用。

1）动物：Wistar大鼠60只，雌性8周龄，体重132.4±12.6g及饲料（由黑龙江中医药大学实验中心提供）。动物自由饮水，动物室温度为23℃±2℃，湿度为65%±5%。

2）药物：育阴灵冲剂（同前），用水配成2.0ml/100g的液体，备用。

3）分组与计量：大鼠先分笼饲养，每笼（5~6只）观察（适应）两周后，按性别随机分成3组。对照组：每天以自来水2.0ml/100g灌胃；低剂量组：每天以育阴灵40.5g/kg（低浓度育阴灵2.0ml/100g）灌胃；高剂量组：每天以育阴灵202.5g/kg（高浓度育阴灵2.0ml/100g）灌胃。

4）给药时间：实验前先适应两周后开始灌胃给药，按规定剂量每天8：00~10：00给药。

5）观察指标：观察一般情况；同上（大体解剖及病理组织学，光镜下由病理科完成）。

6）实验结果：大鼠连续服用育阴灵冲剂90天，40.5g/kg和202.5g/kg（相当于10倍和50倍人用剂量）。一般情况、进食、体重、血液学指标与正常对照组比较均无明显差异，说明育阴灵冲剂在上述剂量下连续服用3个月是安全可靠的。

此外，研究中发现高剂量、低剂量与对照组相比卵泡明显增多，说明"育阴灵冲剂"对大鼠生殖能力有一定的促进作用。

## （二）临床研究

### 1.先兆流产

（1）病例选择标准

1）西医诊断标准：依据《妇产科学》第四版。有停经史，腹痛及（或）阴道流血，必要时查体宫颈口未开，超声检查可见正常早期妊娠声像表现或妊娠囊变形或低位，尿HCG阳性或血β-HCG>8IU/L。

2）中医诊断依据：根据《中医妇科学五版》胎动不安的诊断标准，症见腰酸，腹部胀坠作痛，或伴有阴道少量出血；尿妊娠试验阳性，B超检查宫内妊娠，有胎心、胎动，与停经月份相符。

3）证候分类标准：依据中华人民共和国中医药行业标准（ZY/T001.1-001.9-94，国家中医药管理局发布）

①肾气不足：妊娠期腰酸腹痛，胎动下坠，或（和）伴有阴道少量出血，色黯淡，头晕耳鸣，两腿酸软，小便频数或屡有堕胎，舌淡苔白，脉沉细而滑。

②肾阴亏虚：妊娠期，腰酸腹痛，胎动下坠，或（和）阴道少量流血，伴有手足心热，面赤颧红，口燥咽干，舌红少苔，脉细滑而数。

4）纳入标准及排除标准

①以早孕（妊娠<90天）病人，年龄在20~35岁，临床诊断为先兆流产，同时符合中医辨证为胎漏及胎动不安（肾气不足或肾阴亏虚型）。

②凡不符合上述纳入标准，合并有其他妊娠并发症者。

（2）临床资料

1）一般资料：本组研究对象共计140人，年龄介于20~35岁，妊娠天数在37~90天之间（具体详见表一）。

2）分组标准：将140例患者按就诊顺序排列，末尾数为单号者列入实验组，其余列入对照组，再将对照组按先后排序编号，单号为中药对照组，双号为西药对照组。

（3）治疗方法：全部观察病例要求绝对卧床，避免活动。

1）西医组：对于先兆流产的病人给予黄体酮20mg，一日一次肌注，3~5日。维生素E，100mg一日一次口服，连服1周。对有阴道流血的病人应适量给予止血治疗。

2）实验组：给予育阴灵冲剂。

药物组成：熟地黄、白芍、山茱萸、山药、续断、桑寄生、五味子、牛膝、龟甲、阿胶、牡蛎、甘草（药品由黑龙江中医药大学附属第一医院药剂科提供）。

服法：每袋10g，每次一袋，每日早晚各1次，温水冲服，连服两周。

3）对照组：给予寿胎丸加味。菟丝子、桑寄生、续断、阿胶。

服法：水煎服，每日1剂，早晚温服，连服两周。

注：实验组和对照组患者出现阴道流血者，均加墨旱莲、炒地榆。

（以上药品均由黑龙江中医药大学附属一院制剂室机器代煎）。

（4）观察指标

1）症状观察：对各研究对象治疗前后一周，治疗后两周的出血情况，腰酸、小腹坠痛、腹胀、头晕、耳鸣、小便频数等症状进行观察。对阴道流血、下腹坠痛和（或）腰酸进行统计学分析。

2）B超指标：通过B超检查观察各组研究对象治疗前、治疗后一周、两周妊娠囊增长发育情况。

（5）统计学方法：计数资料用%表示，进行$\chi^2$检验。计量资料$\bar{x} \pm s$表示，采用$t$检验。

（6）疗效判定标准

1）西医学标准：治愈：症状消失，超声及血β-HCG显示妊娠继续；好转：症状明显减轻，超声及血β-HCG显示妊娠继续；未愈：症状仍存在或加重，超声及血β-HCG显示妊娠停止。

2）中医学标准：依据中华人民共和国中医药行业标准（ZY/T001.1-001.9-94，

国家中医药管理局发布)《中医病证诊断疗效标准》。治愈：血止胎安，兼症消失，观察两周后，各项检查证实胎儿及母体妊娠情况正常；好转：漏红减少，兼症改善，妊娠情况基本正常；未愈：出血不止，甚至堕胎流产，或胎死腹中。

（7）临床疗效结果

表5　治疗前一般资料比较

| 组　别 | 例数 | 年龄（岁） | 妊娠天数（天） | P |
|---|---|---|---|---|
| 实验组 | 67 | 26.7 ± 4.5 | 53.5 ± 7.1 | |
| 中药对照组 | 34 | 25.8 ± 3.6 | 54.2 ± 6.8 | >0.05 |
| 西药对照组 | 32 | 26.3 ± 4.1 | 52.7 ± 9.3 | >0.05 |
| 合计 | 133* | 26.26 ± 4.09 | 54.33 ± 7.33 | |

经 $t$ 检验，实验组与对照组比较无显著性差异（$P>0.05$）。

*初始入组140例，但在治疗过程中由于各种原因有7例患者未能进行全程观察，列入遗失病例，其中实验组3例，中药对照组1例，西药对照组3例，实际观测病例数133例。其所编号、组保留，但不予以统计分析。（下同）

表6　治疗前阴道流血、下腹疼痛症状的比较

| 组　别 | 阴道流血 | | 下腹疼痛（或）和腰酸 | | P |
|---|---|---|---|---|---|
| | n | % | n | % | |
| 实验组 | 67 | 50.38 | 46 | 36.84 | |
| 中药对照组 | 34 | 25.56 | 21 | 15.79 | >0.05 |
| 西药对照组 | 32 | 24.06 | 22 | 16.54 | >0.05 |

经 $\chi^2$ 检验，实验组与对照组无显著性差异（$P>0.05$）。

表7　治疗后患者症状改善情况的比较

| | 组别 | 总数 | 治疗一周后消失 | | 治疗两周后消失 | | 治疗两周后未消失 | | P |
|---|---|---|---|---|---|---|---|---|---|
| | | n | n | % | n | % | n | % | |
| 阴道流血 | 实验组 | 67 | 48 | 71.64 | 59 | 88.06 | 8 | 11.94 | |
| | 中药对照组 | 34 | 16 | 47.06 | 21 | 61.76 | 13 | 38.24 | <0.05 |
| | 西药对照组 | 32 | 12 | 37.50 | 18 | 56.25 | 14 | 43.75 | <0.05 |
| 下腹疼痛或（和腰酸） | 实验组 | 46 | 31 | 67.39 | 37 | 80.43 | 9 | 19.57 | |
| | 中药对照组 | 21 | 10 | 47.62 | 13 | 61.90 | 8 | 38.10 | <0.05 |
| | 西药对照组 | 22 | 8 | 36.36 | 12 | 54.54 | 10 | 45.46 | <0.05 |

经 $\chi^2$ 检验，实验组与对照组有显著性差异（$P<0.05$）。

表8　治疗后患者妊娠囊（GS）发育情况的比较

| 组　别 | 例数 | 第一周妊娠囊平均增长（cm） | 第二周妊娠囊平均增长（cm） | P |
|---|---|---|---|---|
| 实验组 | 67 | 0.500 ± 0.169 | 0.700 ± 0.324 | |
| 中医对照组 | 34 | 0.197 ± 0.134 | 0.500 ± 0.272 | P<0.05 |
| 西医对照组 | 32 | 0.443 ± 0.118 | 0.477 ± 0.217 | P<0.05 |

实验组与对照组经 $t$ 检验（$P<0.05$）二者差异显著有统计学意义，说明：育阴灵冲剂较对照组用药在促进妊娠囊发育方面有较好的疗效。

### 2.滑胎

（1）诊断标准

1）西医诊断标准：依据《妇产科学》第四版。自然流产连续发生3次或3次以上；每次流产多发生于同一妊娠月份，其临床经过与流产相同。

2）中医诊断标准：依据中华人民共和国中医药行业标准《妇科疾病诊断标准》（ZY/T001.3—94）制定。

①孕后发生自然堕胎，或小产连续发生3次以上，屡孕屡堕者。

②证候分类：肾气亏损型：屡孕屡堕，甚或如期而堕，头晕耳鸣，腰酸膝软，精神萎靡，夜尿频多，目眶暗黑或面色晦暗，舌淡苔白，脉沉弱。

3）纳入标准及排除标准

①纳入标准：符合上述诊断标准；年龄在35岁以下；自愿接受给予的治疗方案，且与医生密切配合者；就诊时已妊娠（妊娠次数为第4或4次以上），且妊娠月份小于既往妊娠流产月份。

②排除标准：排除男方因精子因素；排除由于染色体遗传因素；排除因生殖器畸形；排除有全身重大疾病影响妊娠，或合并有其他妊娠并发症者。

（2）临床资料

1）一般资料：本组研究对象共计60例，年龄在27~35岁之间，平均为29.31±3.51岁；其中习惯性流产发生在孕早期，即≤3个月者为38例，发生12周~24周之间者12例，发生在孕晚期，即≥24个月者10例。

2）分组标准：先将60例病人，按就诊顺序排列，其编号是3的倍数者列入实验组，其余为对照组。再将对照组按先后顺序排序，单号为中药对照组，双号为西药对照组。

（3）治疗方法：全部病例患者，应适当卧床休息，减少活动，必要时如出现先兆流产症状者应绝对卧床休息。

1）西医对照组

①多力姆，每日1~2片，口服，连续治疗直至超过既往流产月，然后逐渐减量至停药。

②Vit-E，每次100mg，日1次口服。连续治疗直至超过既往流产月份。

③复方氨基酸胶囊，每次2粒，日2次，口服，连续治疗直至超过既往流产月份。

2）中药对照组

①寿胎丸（水煎剂），每次100ml，日两次早晚温服（由黑龙江中药大学附属一院制剂室提供）。连续治疗直至超过既往流产月份。

②复方氨基酸胶囊，每次2粒，日2次口服，连续治疗直至超过既往流产月份。

3）中医治疗组

①育阴灵冲剂：每次1袋10g，日2次早晚温水冲服。连续治疗直至超过既往流

产月份。

②复方氨基酸胶囊，每次2粒，日2次口服，连续治疗直至超过既往流产月份。

注：以上各组病人入组前有剧烈宫缩时，先给予硫酸镁抑制宫缩，待宫缩消失后再继续分组用药；一旦发生难免流产或不全流产时及时处理。

（4）观察指标

1）症状观察：对各研究对象治疗前，治疗后至既往流产月份后1周的情况进行观察，如阴道流血，腰酸乏力，阵发腹痛；并对阴道流血、阵发性腹痛进行统计分析。

2）B超指标：通过B超观察胎囊或胚胎的发育情况。观察的时间分别为治疗前、超过既往流产月份后1周。

（5）统计学方法：计数资料用%表示，并进行行×列或列联表 $\chi^2$ 检验；计量资料用 $\bar{x} \pm s$ 表示，并采用 $t$ 检验。

（6）疗效判定标准

治愈：病人妊娠月份超过既往流产月份一月，胎儿发育正常，母体健康。

好转：妊娠期间在接近既往流产月份一月，但孕妇仍有时有腰酸、腹痛，但无阴道流血。

未愈：妊娠期间出现阴道流血，或（和）腰酸，小腹下坠，经B超检查无胎芽及原始血管搏动，或胚胎停止发育，在接近既往流产月份时出现相似的临床表现，并形成难免流产，而终止妊娠。

（7）临床疗效结果

1）症状比较：结果如下。

表9　60例病人经治疗后临床治疗效果

| 组别 | | 总例数 | 治疗前 | | 治疗后两周后消失 | | 既往流产月份一周后消失 | | P |
|---|---|---|---|---|---|---|---|---|---|
| | | | n | % | n | % | n | % | |
| 阴道流血 | 实验组 | 20 | 18 | 90 | 14 | 77.78 | 16 | 88.89 | |
| | 中药对照组 | 20 | 17 | 85 | 7 | 41.18 | 9 | 52.94 | P<0.05 |
| | 西药对照组 | 20 | 17 | 85 | 5 | 29.41 | 7 | 41.18 | P<0.05 |
| 下腹阵痛 | 实验组 | 20 | 19 | 95 | 13 | 68.42 | 15 | 78.95 | |
| | 中药对照组 | 20 | 17 | 85 | 6 | 35.29 | 8 | 47.06 | P<0.05 |
| | 西药对照组 | 20 | 18 | 90 | 6 | 33.33 | 6 | 33.33 | P<0.05 |

经 $\chi^2$ 检查，实验组与对照组差异性有显著意义 $P<0.05$。上表表明在不同组别中，阴道流血，下腹阵痛症状消失的构成比明显不同，具有统计学意义。患者阴道流血症状两周内治愈者，实验组为77.78%，分别高于中药对照组和西药对照组的41.18%、29.41%，经用 $\chi^2$ 检验，$P<0.05$，有显著统计学意义；患者下腹阵痛症状两周内治愈者，实验组为68.42%，分别高于中药对照组和西药对照组的35.29%、33.33%，经用 $\chi^2$ 检验，$P<0.05$，也具有显著统计学意义；说明育阴灵冲剂在防治习惯性流产复发方面的疗效明显优于对照组的药物。

2）流产率比较：在本研究的60例病人中，应用育阴灵冲剂治疗的流产率（未愈）为20%（4/20）；中药对照组治疗的流产率为40%（8/20）；西药对照组治疗的流产率为45%（9/20）。用$\chi^2$检验，$P<0.05$，具有显著统计学意义。

**3.无排卵性功血与排卵障碍性不孕**

（1）病例选择标准

1）西医无排卵的诊断标准：依据1986年10月中国中西医结合研究会妇产科专业委员会第二届学术会议制定的标准：基础体温连续记录单相3个月以上；阴道脱落细胞涂片检查无周期变化；宫颈黏液结晶检查无椭圆体出现；月经前6天子宫内膜检查无典型分泌期变化。以上4项中具备3项的可列为无排卵。

①无排卵型不孕的西医诊断标准：依据《妇产科学》第四版，符合无排卵的西医诊断标准；凡婚后未避孕有正常性生活，同居2年而未曾妊娠者（原发不孕），或曾有过妊娠，而后未避孕连续2年不孕者（继发不孕）；排除生殖系统的先天性生理缺陷和畸形。

②无排卵性功血西医诊断标准：依据《妇产科学》第四版，及上述无排卵西医诊断标准：符合无排卵的西医诊断标准，其中阴道涂片多呈雌激素高度影响；月经前宫颈黏液呈羊齿状结晶，月经前子宫内膜活检或诊断性刮宫，内膜病理检查呈增殖期，增生或囊性增生，偶见腺瘤样或不典型增生。不规则阴道出血，量多少不一，可有大量出血；出血时间长短不一，间隔时间亦不一致；可在闭经一段时间后大量出血，常可伴有贫血。激素测定：雌激素升高，孕激素停留在增殖期水平；妇科检查无异常发现。

2）中医诊断标准及辨证分型

①不孕症的诊断标准：根据国家中医药管理局医政司1988年所制订标准：结婚2年以上，夫妇同居，不避孕而未能怀孕者，为原发不孕或曾有孕产史，继又间隔2年以上，不避孕而未怀孕者，为继发性不孕。

②崩漏的诊断标准：根据国家中医药管理局医政司1988年所制订标准：经血非时而下，或量多如注，或量少而淋漓不净，或崩与漏交替出现。

3）证候分类：必须符合上述不孕或崩漏诊断，并伴有腰膝酸软，头晕耳鸣，五心烦热，咽干口渴，夜寐不安；舌红少苔，脉细数等肝肾阴虚症状。

4）纳入及排除标准

①纳入标准：符合上述中、西医诊断标准；年龄在16~45岁之间；患者同意坚持3个月治疗。

②排除标准：年龄在16岁以下，45岁以上者；生殖系统有先天性生理缺陷或（和）畸形；合并有生殖系统肿瘤或患较严重全身其他系统疾病。

（2）临床资料

1）一般资料：对于无排卵型不孕及功血，符合上述标准的观察病例共280例，其中属无排卵型不孕者114例，无排卵性功血者166例。不孕者年龄在23~32岁，平均27.78±2.83岁。功血年龄在16~45岁之间，青春期功血者年龄在16~22岁之间，共86例；发生于其他年龄的无排卵功血80例。

2）分组标准：本实验分3组，即实验组、中药对照组、西药对照组，将纳入标准的患者，按就诊序号排列，序号为单号的患者列为实验组，其余患者为对照组。对照组中按先后顺序重新编号，单号者列入中药对照组，双号者列入西药对照组。

（3）治疗方法

1）实验组：给予育阴灵冲剂，10g/袋，每次1袋，每日3次，温水冲服。连续治疗3个月经周期。

2）中药对照组

①不孕症：六味地黄丸加减（《小儿药证直诀》）。熟地黄、山药、山茱萸、牡丹皮、茯苓、泽泻、当归、枸杞子、鹿角胶。

用法：上药味水煎取汁200ml，早晚各温服100ml。于月经周期第5天开始连服14天，连续治疗3个月经周期。

②崩漏：六味地黄丸加减（《小儿药证直诀》）。熟地黄、山茱萸、山药、牡丹皮、茯苓、泽泻、龟甲胶、墨旱莲、炒地榆、黄芪。

用法：上药味水煎取汁200ml，早晚各温服100ml。连服7天，如经血不止加用其他止血药。若血止于月经周期第5天开始连服14天，连续治疗3个月经周期。

注：上述药品统一由黑龙江中医药大学制剂室用机器代煎。

3）西药对照组：枸橼酸氯米芬：于月经周期第5天起，每日口服50mg，连服5日，3个周期为1疗程。对于功血病人先用止血剂，控制出血，调周促排。

（4）观察指标况

1）基础体温测定；治疗后连续测定3个月经周期，分别于第2、3个周期，记录最低体温、体温上升幅度及体温是否呈双相改变。

2）B超监测排卵：于月经周期的第12、14、16天分别观察卵泡发育大小，及排卵情况。

3）宫颈黏液结晶检查：在月经周期第9、14、19、22天，各取标本，观察其是否呈典型性周期变化。

4）受孕情况：对于不孕症患者，经治疗月经及排卵功能正常后一年，进行随访，记录受孕情况。

注：以上所选择病例，均连续治疗3个月。

（5）统计学方法：计数资料用%表示，并进行$\chi^2$检查；计量资料用$\bar{x}\pm s$表示，并进行$t$检验。

（6）实验结果

### 表10 一般资料对比

| 组别 | 总例数 | 不孕症例数 | 功血例数 |
|---|---|---|---|
| 实验组 | 135 | 54 | 81 |
| 中药对照组 | 66 | 26 | 40 |
| 西药对照组 | 64 | 26 | 38 |
| 合 计 | 265* | 106 | 159 |

*注：初始观察病例数为280例，但在观察治疗过程中患者由于各种原因自行终止治疗，故未能进行全程观察，列为遗失病例。其所编号、组保留，但不予以统计分析。其中，实验组遗失5例，中药对照组遗失4例，西药对照组遗失6例，共计15例，实际观测265例。

### 表11 治疗后BBT改善情况

| 组别 | 治疗第二个月经周期后 | | | 治疗第三个月经周期后 | | | $P$ |
|---|---|---|---|---|---|---|---|
| | 最低温度（℃） | 体温上升幅度 | 双相例数（%） | 最低温度（℃） | 体温上升幅度 | 双相例数（%） | |
| 实验组 | 36.23 | >0.3 | 89（65.93） | 36.19 | >0.35 | 113（83.70） | |
| 中药对照组 | 36.14 | >0.2 | 25（37.88）且<0.3 | 36.24 | >0.2 | 29（43.94）且<0.3 | <0.05 |
| 西药对照组 | 36.18 | >0.3 | 37（57.81） | 36.27 | >0.3 | 49（76.56） | >0.05 |

经 $\chi^2$ 检验，实验组与中药对照组差异具有显著性意义（$P<0.05$），与西药对照组差异无显著性意义（$P>0.05$）。

### 表12 治疗三月后B超监测患者卵泡情况

| 组 别 | 卵泡排出 | | 无发育成熟卵泡 | | 闭锁卵泡 | | $P$ |
|---|---|---|---|---|---|---|---|
| | $n$ | % | $n$ | % | $n$ | % | |
| 实 验 组 | 94 | 69.63 | 24 | 17.78 | 17 | 12.56 | |
| 中药对照组 | 21 | 31.82 | 29 | 43.94 | 16 | 24.24 | <0.05 |
| 西药对照组 | 43 | 67.19 | 10 | 15.63 | 11 | 17.19 | <0.05 |

经 $\chi^2$ 检验，实验组与中药对照组在促排卵方面相比有显著性差异（$P<0.05$），而实验组与西药对照组在促排卵方面相比差异无显著意义（$P>0.05$）。

### 表13 114例不孕症患者治疗后受孕情况

| 组别 | 例数 | 治疗后一年受孕例数（%） |
|---|---|---|
| 实 验 组 | 54 | 26（48.14） |
| 中药对照组 | 26 | 7（26.92） |
| 西药对照组 | 26 | 9（34.62） |

从表12、13可以看出，实验组与西药对照组，即育阴灵冲剂与枸橼酸氯米芬在促排卵方面作用基本相当，统计学无显著性差异（$P>0.05$）；在受孕方面相比，实验组的受孕率要高于中、西药对照组。因此，对于无排卵型不孕症的治疗，育阴灵冲剂要优于枸橼酸氯米芬。

表14　对265例患者宫颈黏液结晶观察

| 组别 | 例数 | 治疗后1月呈典型性周期变化例数（％） | 治疗后3月呈典型性周期变化例数（％） | P |
|------|------|------|------|------|
| 实验组 | 135 | 46（34.07） | 106（78.52） | |
| 中药对照组 | 66 | 11（16.67） | 16（24.24） | P<0.05 |
| 西药对照组 | 64 | 21（32.81） | 49（76.56） | P<0.05 |

经$x^2$检验，实验组与中药对照组有显著性差异（P<0.05），实验组与西药对照组无显著性差异（P>0.05）。

### 4.讨论

排卵障碍是导致不孕、功血、闭经的主要原因。国内外利用西医药治疗此病，虽取得了一些成绩，但也存在种种不足和缺点。例如西药的毒副作用对母体的影响及对胎儿的不确定因素。因此，寻求有效的中药治疗已成为中医药医务工作者的研究重点。就此问题，本课题选择了对韩老多年临床实践治疗排卵障碍疾病的有效方剂"育阴灵"进行研究。精选十余味地道中药，国家中医剂型要求，经科学工艺制成"育阴灵冲剂"，该药具有滋补肝肾、养血填精、调理冲任之功效，主要用于肝肾阴虚引起的崩漏、胎动不安、滑胎、不孕等病证。

本研究通过458例无排卵的胎动不安、滑胎、不孕症、崩漏患者，按课题设计分为实验组、中药对照组、西药对照组进行全程治疗观察。研究结果证实，育阴灵冲剂在治疗先兆流产、滑胎方面疗效优于中、西药对照组，经统计学分析有显著性意义（P<0.05），且无毒副作用以及不良反应。在治疗不孕、功血方面，育阴灵冲剂组与枸橼酸氯米芬组在促排卵方面作用基本相当，统计学无显著性差异（P>0.05）；但远期疗效育阴灵冲剂优于国际上公认的促排卵药物枸橼酸氯米芬。在受孕方面，育阴灵组的受孕率要高于中、西药对照组。"育阴灵冲剂"是一种理想的促排安胎药物，且服用简便、无毒副作用。专家鉴定指出"育阴灵冲剂"在诱发排卵方面填补了国内外中药领域的空白，有广泛的适用性，医疗市场覆盖面广，值得推广应用。

（该项目2003年获黑龙江省中医药管理局科技进步三等奖）

# 第二章　实验研究

## 一、调肝汤治疗妇科肝郁证的临床与实验研究

（1992年黑龙江省中医药管理局项目）

### （一）临床研究

依照《最新国内外疾病诊疗标准》和《中药新药治疗月经病（不孕症）的临床

研究指导原则》以及该课题设计方案，符合肝郁型月经病和不孕症诊疗标准的121例患者，随即分为治疗组和对照组，从而进一步证实调肝汤的临床疗效。

**1.病例来源** 1992年8月至1994年8月黑龙江中医学院附属医院妇科门诊及住院病人。

**2.一般情况** 121例研究对象，年龄20~42岁，平均年龄27.7岁。病程最短的3个月，最长的10年以上。已婚者90例，未婚者31例。其中分月经不调、闭经、经行乳胀、不孕症治疗组和对照组。各组之间的年龄和病程长短无显著性差异，具有可比性。（表格略）

**3.诊断标准**

（1）主要标准

1）凡符合月经不调诊断标准（包括月经过少、月经先后不定期、月经后期、经期延长、闭经）；

2）伴随月经周期出现以经行乳胀为主要症状；

3）不孕症，婚后2年以上，夫妻同居，未避孕而未受孕者。（除男方因素外）

（2）次要标准

1）精神抑郁。

2）烦躁易怒。

3）胸胁胀满。

4）少腹胀痛。

5）舌质紫黯。

6）脉弦。

以上条件除必见主要标准1项以外，还必须具备次要标准5、6项和其他2项。

（3）辅助检查

1）通过全身检查、妇科检查、B超检查，排除盆腔脏器炎症及肿瘤或全身性疾病引起疾病。

2）治疗期间连续测定3个月经周期基础体温（BBT），停药后随访3个周期。

3）治疗前后各诊刮宫内膜1次。

4）进行血清放免指标（催乳素）（PRL）、FSH、LH、$E_2$、P测定。

（4）疗效判定标准

1）月经不调

痊愈：治疗后月经周期、经量、经期持续时间恢复正常，自觉症状完全消失，停药3个月未见复发。

显效：治疗后月经周期、经量、经期基本正常，自觉症状消失或明显减轻。

无效：治疗后月经周期、经量、经期及自觉症状均无改善。

2）闭经

痊愈：治疗后月经如期来潮，自觉症状完全消失，停药后维持3个月以上未见复发。

显效：治疗3个月以内，月经来潮1次以上，周期基本正常，自觉症状部分消失或明显减轻。

无效：治疗3~6个月，月经未见来潮，其他症状均无改善。

3）经行乳胀

痊愈：经行前后乳房胀痛和其他症状完全消失。

显效：经行前后乳房胀痛明显减轻，其他症状部分消失或明显减轻。

无效：经行前后乳房胀痛及其他症状均无改变。

4）不孕症

痊愈：治疗3个月或半年，停药观察3个月内怀孕者。

显效：连续治疗半年，自觉症状消失或明显改善，但未受孕者。

无效：连续治疗半年，未受孕，自觉症状无改善。

（5）治疗方法

1）治疗组：调肝汤（《百灵妇科》）。当归，白芍，瓜蒌，枳壳，青皮，川楝子，王不留行，通草，牛膝，皂角刺，甘草。冲剂，每袋10克。（药品由黑龙江中医药学院附属第一医院制剂室提供）

2）对照组：逍遥散。柴胡，白芍，当归，茯苓，白术，甘草，生姜，薄荷。（成品由哈尔滨制药厂提供）

3）用药方法：两组均与经前14天开始给药，每日3次，每次1袋，服至月经来潮的第2天为1周期，连续治疗3个周期为1疗程，随访3个周期。

（6）疗程观察及治疗结果

1）治疗前后基础体温情况（见表15）

表15　两组患者治疗前后BBT的变化

| 例数 | 组别 | 疗前 | 单项 | 3~7天 | 8~11天 | PPT>11天 | $P$ |
|------|------|------|------|-------|--------|----------|-----|
|      |      | 疗前 | 18 | 12 | 5 | 3 | |
| 38 | 治疗组 | | | | | | $P<0.005$ |
|      |      | 疗后 | 3 | 5 | 11 | 19 | |
|      |      | 疗前 | 8 | 9 | 4 | 2 | |
| 23 | 对照组 | | | | | | $P<0.05$ |
|      |      | 疗后 | 3 | 5 | 8 | 7 | |

由表15可以看出治疗组治疗前后BBT有极显著性差异（$P<0.005$）；对照组也有显著变化（$P<0.05$）；治疗组与对照组比较，治疗组明显高于对照组（$P<0.05$）。

2）两组患者治疗前后FSH变化情况（见表16）

表16　两组患者治疗前后FSH变化

| 组别 | 例数 | 疗前 | 疗后 | P |
|------|------|------|------|---|
| 治疗组 | 38 | 11.89＋3.21 | 15.37＋4.54 | <0.05 |
| 对照组 | 20 | 10.51＋4.02 | 12.04＋5.43 | >0.05 |

由表16可见，治疗组治疗前后FSH有明显变化（P<0.05）；对照组治疗前后FSH无明显变化（P>0.05）；两组间比较，治疗组与对照组有显著性差异（P<0.05）。

3）两组患者治疗前后LH变化情况（见表17）

表17　两组患者治疗前后LH变化

| 组别 | 例数 | 疗前 | 疗后 | P |
|------|------|------|------|---|
| 治疗组 | 38 | 9.78＋8.73 | 10.07＋8.67 | >0.05 |
| 对照组 | 20 | 8.96＋4.02 | 9.14＋8.94 | >0.05 |

由表17可见治疗组和对照组治疗前后均无显著性差异（P >0.05）。

4）两组患者治疗前后$E_2$变化情况（见表18）

表18　两组患者治疗前后$E_2$变化

| 组别 | 例数 | 疗前 | 疗后 | P |
|------|------|------|------|---|
| 治疗组 | 38 | 79.44＋38.79 | 191.13＋74.417 | <0.01 |
| 对照组 | 20 | 90.91＋30.06 | 129.48＋50.08 | <0.05 |

由表18说明治疗组治疗前后有极显著性差异（P<0.01）；对照组治疗前后（P<0.05）；两组之间比较，治疗组明显高于对照组（P<0.05）。

5）两组患者治疗前后P变化情况（见表19）

表19　两组患者治疗前后P变化

| 组别 | 例数 | 疗前 | 疗后 | P |
|------|------|------|------|---|
| 治疗组 | 38 | 6.07＋2.64 | 17.18＋4.19 | <0.01 |
| 对照组 | 20 | 10.68＋4.74 | 13.93＋3.29 | <0.05 |

由表19可见治疗组治疗前后（P<0.01）说明有极显著性差异；对照组治疗前后（P<0.05）有显著性差异；两组之间比较治疗组亦高于对照组（P<0.05）。

6）两组患者治疗前后PRL变化情况（见表20）

表20　两组患者治疗前后PRL变化

| 组别 | 例数 | 疗前 | 疗后 | P |
|------|------|------|------|---|
| 治疗组 | 38 | 43.5＋21.08 | 18.32＋8.04 | <0.001 |
| 对照组 | 20 | 40.50＋20.91 | 26.01＋9.86 | <0.05 |

由表20可见，治疗组和对照组治疗前PRL明显高于正常值；治疗后两组均有下降，治疗组（$P<0.001$）有极显著性差异；对照组（$P<0.05$）亦有显著性差异。治疗组优于对照组。

7）临床疗效评选结果（见表21）

表21　调肝汤临床疗效评选结果

| 组别 | 例数 | 治愈 | 显效 | 无效 | 治愈率% | 总有效率% | 无效 |
|------|------|------|------|------|---------|-----------|------|
| 月经不调治疗组 | 30 | 15 | 13 | 2 | 50 | 93.30 | 6.67 |
| 月经不调对照组 | 18 | 5 | 9 | 4 | 27.78 | 77.98 | 22.22 |
| 闭经治疗组 | 9 | 2 | 5 | 2 | 22.20 | 77.80 | 22.20 |
| 闭经治疗组 | 7 | 0 | 4 | 3 | 0 | 57.10 | 42.90 |
| 经行乳胀治疗组 | 38 | 29 | 6 | 3 | 76.31 | 92.11 | 7.89 |
| 经行乳胀治疗组 | 19 | 11 | 5 | 3 | 57.36 | 84.20 | 15.80 |
| 不孕症治疗组 | 23 | 13 | 0 | 10 | 56.52 | 56.52 | 43.48 |
| 不孕症对照组 | 12 | 4 | 0 | 8 | 33.30 | 33.30 | 66.70 |

从表21看出治疗组的治愈率与总有效率明显高于对照组，两组比较（$P<0.05$）说明有显著性差异。

## （二）实验研究

### 1.实验材料

（1）实验动物：wistar成熟健康雌性大鼠，体重$180g \pm 20g$，黑龙江中医学院实验动物中心提供。

（2）主要试剂：①盐酸肾上腺素，广州明兴制药厂；②PRL药盒，中国同位素公司北京免疫试剂研究所；③P药盒，北京华清生化技术研究所；④$E_2$药盒，北京北方免疫试剂研究所；⑤美兰染液，原黑龙江中医学院附院化验室；⑥调肝汤、逍遥散处方药材，原黑龙江中医学院附院提供。

（3）主要仪器　高速离心机；低温冰箱（琴岛—利勃海尔）；振动器；美国PACKAPD公司5320型r计数仪；LIANG-100微机显示自动记录血浆黏度计（上海医科大学生产）；显微镜（OLYMPUS）。

### 2.实验方法

（1）中药方剂组成和制备

1）调肝汤方剂组成（实验组）：（《百灵妇科》）。当归，白芍，瓜蒌，枳壳，青皮，川楝子，王不留行，通草，牛膝，皂角刺，甘草。

制备以水煎取汁，最后制得每毫升含生药3g的药液，实验前按所需浓度进行稀释。

2）逍遥散方剂组成（对照组）：（《和剂局方》）。柴胡，白芍，当归，茯苓，白术，甘草，生姜，薄荷制备以水煎取汁，最后制得每毫升含生药1.5g。

3）给药剂量

①实验组给药剂量参照文献计算得出：实验组分高、中、低三组，给药剂量为2ml，含生药量分别为3.035g/ml、1.82g/ml及0.607g/ml日一次；

②对照组给药剂量为2ml，含生药1.41g/ml，日一次。

（2）实验动物：取110只同样条件下饲养的健康雌性大白鼠，体重180g±20g，连续进行阴道涂片两个性周期（10天），从中选择4日性周期明显，且动情间期的大鼠作为实验对象，共70只，随机分为6组，实验中分高、中、低3组，对照组、模型组及生理盐水组；每组动物数分别为10只，10只，13只，11只，15只，12只。

1）造模方法：将大鼠7~10只置于同一笼内，用尖端包扎纱布的止血钳钳夹只大尾部，然后立即放开，使其与其他大鼠厮打，导致整笼大鼠保持激怒争斗状态，每天刺激45分钟，同时每4天皮下肌注0.1%肾上腺素0.08ml/100g一次，刺激造模12天后，摘取大鼠一侧眼球取血，测血液流变学指标，观察造模是否成功，于模型成功后第二天开始给药，同时继续给予造模，0.1%肾上腺素0.08ml/100g一周注射一次，夹尾方法同前。

2）实验分组

①生理盐水组：不给予任何刺激，每日2ml/只生理盐水。

②模型组：每日2ml/只生理盐水。

③对照组：每日2ml/只逍遥散，1.41g/ml。

④高剂量组：每日2ml/只调肝汤，3.305g/ml。

⑤中剂量组：每日2ml/只调肝汤，1.821g/ml。

⑥低剂量组：每日2ml/只调肝汤，0.607g/ml。

以上各组均于造模第13天开始给药，连续给药15天，于给药16天即造模第29天早8~10点断头取血，每只动物血样分置于2支离心管内，其中，一支加入抗凝剂，检测血液流变学指标，另一支不做任何处理，静置30分钟后离心，分离血清，置于−20℃低温冰箱保存，以备测定血PRL、$E_2$、P指标。

于造模前、后及处死前对大鼠进行阴道落细胞涂片。

（3）PRL、$E_2$、P测定原理：放射免疫测定是在放射性标记的抗原和未标记抗原（或做测样品）与抗体的竞争抑制作用过程中实现，简单如下所示：标记抗原（$A^{*}g$）+特异抗体（Ab）$\rightleftarrows$ $A^{*}g$–Ab（标记抗原–抗体复合物）（简称B）；（未标记抗原或被测物质）Ag+Ab $\rightleftarrows$ Ag–Ab（未标记抗原–抗体复合物）。在一个反应系统中如果$A^{*}g$及Ag同时存在，由于$A^{*}g$与Ag对抗体有同样的亲和力，它们彼此竞争有限数量的抗体，而分别形成相应复合物（分别为B和Ag–Ab），因此形成B的量比原来的要减少，其减少的程度随着与其竞争的非标记抗原的浓度增加而增加，即存在着一种函数关系，此可用公式说明：T（总放射性）=B+F（B为结合状态的放射性，F为游离状态的放射性），"B"和"F"的比值B/F与Ag的含量存在一定的函数关系，利用以上原理绘制标准曲线，以标准抗原的含量为横坐标，以B/F或B/T为纵坐标，绘制标准曲线，即剂量反应曲线，根据未知样品的放射性求得B/F或B/T，然后再从标准曲线上查找出相对应的未知样品的浓度。

（4）PRL、$E_2$、P测定步骤

1）PRL测定步骤

①标准曲线制作：取标准PRL：0、5、10、20、50、100、200ng/ml按规定量分别加入小试管中，NSB（非特异管）中加入200μl，其他$S_0$-$S_5$分别由0~200ng/ml浓度依次加入100μl，然后每管加入$^{125}$I-PRL100μl，再加入PRL抗体100μl，除NSB管，混匀，在4℃放置18小时，次日每管加分离剂1000μl，充分混匀，室温放置15分钟，任取三管测总T，取均值（cpm），然后3500转/分离心15分钟，吸取上清液测各管沉淀的放射性（cpm）求各管结合率：

$$NSB=\frac{C_{NSB}-BG}{T-BG}\times100\%；\quad B_0/T=\frac{C_{B_0}-C_{NSB}}{T-BG}\times100\%；\quad B/B_0=\frac{C_B-C_{NSB}}{C_{B_0}-C_{NSB}}\times100\%$$

（式中C为各管放射性计数，BG为仪器本底计数，T为总放射性计数），以各标准浓度为横坐标，对应的$B/B_0$为纵坐标，在半对数坐标纸上绘制标准曲线，如图1。

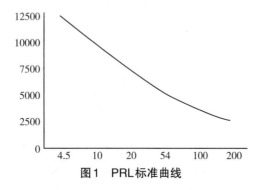

图1　PRL标准曲线

②样品测定：每100μl血清中加入100μl$^{125}$I-PRL和100μlPRL抗体，混匀，4℃放置18小时，次日，每管分别加分离剂1000μl，充分混匀，室温放置15分钟离心，吸去上清液，测各管沉淀的放射性，根据计算得出的样品的$B/B_0$在标准曲线上查出相应的PRL浓度。

2）$E_2$、P测定步骤：$E_2$、P测定方法及标准曲线绘制同PRL测定步骤，唯$E_2$、P标准品浓度不同，分别为P：0，0.5，3，10，20，40，50ng/ml；$E_2$：10，25，50，100，200，500，100pg/ml，根据$B/B_0$为纵坐标，标准品浓度为横坐标，在半对数坐标纸上绘出标准曲线如图2、3，样品值从标准曲线上查出。

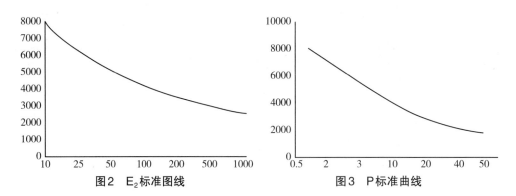

图2　E₂标准图线　　　　　　　　　图3　P标准曲线

（5）统计分析方法：两组间均数比较用*t*检验。

**3.实验结果**

（1）阴道脱落细胞涂片周期变化：生理盐水组10只大鼠周期均稳定；模型组15只大鼠均无典型周期变化；高剂量组10只，其中7只周期稳定；中剂量组10只，其中4只周期稳定；低剂量组12只，其中2只周期稳定；对照组10只，其中3只周期稳定。

（2）调肝汤对大鼠血清PRL、P、E₂影响（见表22-表24）

表22　调肝汤对PRL的影响

| 组别 | 例数 | 泌乳素（ng/ml）<br>（$x \pm s$） | 与模型组比/T | $P$值 |
|---|---|---|---|---|
| 生理盐水组 | 11 | 5.22 ± 1.09 | 4.338 | <0.001 |
| 模型组 | 15 | 7.34 ± 1.315 | | |
| 高剂量组 | 10 | 5.71 ± 0.57 | 3.663 | <0.01 |
| 中剂量组 | 10 | 6.18 ± 0.902 | 2.142 | <0.05 |
| 低剂量组 | 12 | 6.9 ± 1.619 | 0.805 | >0.05 |
| 对照组 | 10 | 6.25 ± 0.738 | 2.37 | <0.05 |

从表22结果可见：生理盐水组与模型组比较有极显著性差异（$P<0.001$），高剂量组与模型组比较亦有极显著性差异（$P<0.01$），中剂量组和对照组与模型组比较均有显著性差异（$P<0.05$），低剂量组与模型组比较无显著差异（$P>0.05$）。

表23　调肝汤对P的影响

| 组别 | 例数 | 黄体酮（ng/ml）<br>（$x \pm s$） | 与模型组比/T | $P$值 |
|---|---|---|---|---|
| 生理盐水组 | 11 | 23.718 ± 4.688 | 2.9 | <0.01 |
| 模型组 | 15 | 11.103 ± 5.62 | | |
| 高剂量组 | 10 | 23.32 ± 8.31 | 2.84 | <0.01 |

| 组别 | 例数 | 黄体酮（ng/ml）$(\bar{x} \pm s)$ | 与模型组比/T | P值 |
|---|---|---|---|---|
| 中剂量组 | 10 | $17.55 \pm 7.37$ | 2.485 | <0.05 |
| 低剂量组 | 12 | $11.88 \pm 4.8$ | 0.329 | >0.05 |
| 对照组 | 10 | $16.44 \pm 9.6$ | 1.749 | >0.05 |

从表23结果可见生理盐水组、高剂量组与模型组比较均有极显著差异（$P<0.01$），中剂量组与模型组比较有显著差异（$P<0.05$），低剂量组及对照组与模型组比较无显著差异（$P>0.05$）。

表24　调肝汤对 $E_2$ 的影响

| 组别 | 例数 | 雌二醇（pg/ml）$(\bar{x} \pm s)$ | 与模型组比/T | P值 |
|---|---|---|---|---|
| 生理盐水组 | 11 | $34.7345 \pm 8.254$ | 3.28 | <0.01 |
| 模型组 | 13 | $24.162 \pm 6.98$ | | |
| 高剂量组 | 10 | $35.05 \pm 8.01$ | 3.478 | <0.01 |
| 中剂量组 | 10 | $28.74 \pm 7.88$ | 1.4774 | >0.05 |
| 低剂量组 | 10 | $24.37 \pm 7.28$ | 0.0702 | >0.05 |
| 对照组 | 10 | $27.17 \pm 6.942$ | 1.027 | >0.05 |

由表24结果可见，生理盐水组、高剂量组与模型组比较，有极显著差异（$P<0.01$），中剂量组、低剂量组、对照组与模型组比较无显著差异（$P>0.05$）。

（3）造模后血液流变学的变化

表25　调肝汤对血液流变学的影响

| 检测项目 | 生理盐水组 $(\bar{x} \pm s)$ | 模型组 $(\bar{x} \pm s)$ | P值 | 治疗组 $(\bar{x} \pm s)$ | 与模型组比/P值 |
|---|---|---|---|---|---|
| 高切 | $7.468 \pm 0.771$ | $10.933 \pm 0.812$ | <0.001 | $8.32 \pm 01.2$ | <0.05 |
| 低切 | $25.27 \pm 2.644$ | $40.98 \pm 6.56$ | <0.001 | $26.26 \pm 3.73$ | <0.01 |
| 红细胞压积 | $40.44 \pm 1.78$ | $42.25 \pm 2.18$ | >0.05 | $41.04 \pm 1.39$ | >0.05 |
| 红细胞聚集指数 | $7.181 \pm 0.7462$ | $9.131 \pm 1.6581$ | <0.001 | $7.48 \pm 1.031$ | <0.01 |
| 血浆黏度 | $1.765 \pm 0.783$ | $2.874 \pm 0.8922$ | <0.01 | $1.935 \pm 0.18$ | <0.05 |

由表25结果可见，模型组与生理盐水组比较，全血黏度与血浆黏度及红细胞聚集指数均有极显著差异（$P<0.001$），说明激怒刺激会引起大鼠血液流变学产生血瘀证的改变，这符合中医"怒伤肝"肝失疏泄，气机不畅，气滞血瘀的原理。而治疗组与模型组相比，以上各项指标亦有显著差异（$P<0.05$）。

### 4.结论

（1）临床研究表明，百灵调肝汤用于临床对女性患者BBT、FSH、$E_2$、P、PRL均有明显改善作用，与对照组比较显著性差异（$P<0.005$）。

（2）临床症状，百灵调肝汤治疗组的治愈率与总有效率明显高于对照组，两组之间比较（$P<0.05$）有显著性差异。

（3）实验研究证实，激怒刺激制造的肝郁模型鼠血清PRL值明显升高，同时伴$E_2$、P降低。

（4）百灵调肝汤可明显降低大鼠PRL值，并伴有$E_2$、P升高，其结果明显优于逍遥散组，这是调肝汤疏肝作用在分子学水平上的改善。

（5）百灵调肝汤能明显改善由于造模所致的血液流变学改变，缓解瘀血状态，从而达到"调经通络"之目的。

### 5.讨论

（1）肝郁模型的确立：目前，国内外造肝郁证动物模型，多数局限于药物造模，因而难以排除严重的药物中毒性反应。而妇科肝郁证，由于有女性激素的影响和性周期的特点，更难以模仿。考虑到妇科肝郁证的产生，主要是由情志不遂所致，反复或强烈的精神刺激是引起本证的主要病因，因此，借鉴了陈小野等模拟临床肝郁证的形成过程及激怒时机体所处的状态，创造的"夹尾加肾上腺素应用法，慢性激怒肝郁证"动物模型制作法，成功的制出了雌性大鼠肝郁模型。

实验结果表明：造模大鼠不仅血液流变学指标产生极为明显的改变，且大鼠表现愤怒撕咬，饮食减少，体重有下降趋势，证明造模动物处于一种慢性应激状态，并且血中PRL亦明显高于生理盐水组（$P<0.01$），与临床观察情况相符，说明肝郁模型成功。

（2）肝郁对实验性大鼠PRL的影响：本实验揭示肝郁模型大鼠血清PRL，水平异常升高，同时伴有$E_2$、P降低。其机制可能由于激怒动物因情志异常，引起血液内5—羟色胺含量升高，它能刺激垂体分泌PRL导致PRL分泌增加，增高的PRL在两个水平干扰性腺功能，在丘脑水平，高PRL能减弱或消除LH的脉冲性分泌，并抑制E对下丘脑的正反馈作用，因而阻碍了排卵前LH高峰的发生，使LH值降低。在卵巢水平，高PRL使颗粒细胞合成黄体酮的作用被抑制，致使P含量降低，同时PRL具有拮抗促性激素的作用，其中主要是抑制FSH的分泌，FSH分泌减少，导致颗粒细胞合成及芳香化酶活化障碍，使$E_2$分泌降低。

（3）调肝汤对PRL的调节作用：本实验结果表明，调肝汤组用药后PRL值明显降低，特别是高、中剂量组与模型组比较有极显著差异（$P<0.001$），同时P、$E_2$值升高（主要是高剂量组与模型组比较有极显著差异（$P<0.01$）），说明调肝汤具有降低PRL及升高$E_2$、P作用，此作用是由于刺激下丘脑使PIF分泌增加，导致PRL下降、LH、FSH分泌增加，最终使$E_2$、P值上升，还是由于直接作用于垂体，抑制垂

体中PRL细胞分泌，使PRL下降、FSH、LH分泌恢复，使卵巢正常分泌$E_2$、P尚有待进一步研究和探讨。但该方能明显的使性腺轴内分泌的动态平衡趋于正常。

（4）调肝汤对血液流变学的影响：经动物血液流变学测定，调肝汤能够改善由造模引起的血液流变学改变，具有降低全血黏度，抑制红细胞聚集，降低血浆黏度，改善瘀血状态的作用。

通过疏肝、理气、活血、通络药物，改善血瘀状态的同时，PRL值降低，且伴有$E_2$、P升高，说明肝郁气滞，血瘀的病理变化与PRL升高密切相关，可以认为降低PRL水平是疏肝活血通络法治疗妇科肝郁证的一个客观指征之一。有实验发现，肝郁轻重程度与血清PRL升高水平呈正相关，由此提示血清PRL水平的高低，在一定程度上还可以反映出肝郁证的病变程度和中医肝郁—气滞—血瘀的病理演变过程。

（5）方药分析：调肝汤是韩老临证多年总结出来治疗女性由于肝郁气滞引起的各种妇科疾病的代表性方剂，具有疏肝解郁、活血调经之功。临床上主要治疗肝郁气滞引起的月经失调、闭经、不孕、经行乳胀等病证。方中当归、白芍养血柔肝调经，枳壳、青皮、川楝子疏肝解郁、理气止痛；其中当归配川楝子，一为活血，一为行气，气血并治，同入肝经，疏肝止痛养血柔肝，使用并治；青皮配白芍，亦同入肝经，青皮疏肝理气，白芍养血柔肝止痛，二药相伍疏肝气之功相得益彰。《本草纲目》："青皮治胸膈气逆，胁痛，小腹疝气，消乳肿，疏肝胆，泻肺气"。牛膝，入肝肾二经，活血通络，理气祛瘀，肝肾同治；瓜蒌入阳明经，利气散结，《重庆堂随笔》云："栝楼实润燥开结，荡热涤痰，夫人知之；而不知其疏肝郁，润肝燥，平肝逆，缓肝急之功有独擅也。"《便易经验集》亦云："损其肝者缓其中，瓜蒌为物，甘缓而润，于郁不逆，又如油之洗物，滑而不滞，此其所以奏功也。"方中尤加王不留行、通草下乳通经之品，使之达到活络通经、疏肝通乳之目的，且王不留行配理气药具有理气活血、祛瘀通经之力，瘀去气行，诸证可除。"王不留行能走血分，阳明冲任之药，其性善行而不住也"（《本草纲目》）。此方更有妙用皂角刺之处，入肝肾经，味辛性温，具有行气活血、温经通络之用，增强疏肝通络之效。通乳疏肝是本方的主要特点之一，中医理论认为两乳通于肝，临床上的肝郁病情程度和乳胀程度呈正相关。

本课题通过临床与实验研究不仅证实了百灵调肝汤治疗妇科肝郁气滞病证的临床效果，同时也使祖国医学"肝主冲任""肝司血海"的理论得到科学的论证，并揭示了百灵调肝汤的作用机制。

（本研究1995年获黑龙江省中医科技进步三等奖）

## 二、育阴灵治疗排卵障碍机制的实验研究

### （一）实验材料

**1.实验动物**　选用未成年雌性小白鼠（16~18g）65只，随机分为3组，第1组22只为育阴灵药组；第2组23只为HCG组；第3组20只为生理盐水组。

**2.实验药物**

（1）孕马血清促性腺激素（PMSG），天津市正江现代生物技术有限公司生产。

（2）人绒毛膜促性腺激素（HCG），丽珠医药集团有限公司生产。

（3）0.9%氯化钠无菌注射液，规格100ml：0.9g。天津百特医疗用品有限公司。

（4）育阴灵药液，黑龙江中医药大学附属第一医院制剂室提供。

### （二）实验方法

1.在用药前作阴道脱落细胞检查，显示无激素作用的底层细胞。于第1天早上8点，给65只小白鼠腹腔注射小剂量孕马血清促性腺激素（PMSG），2IU/只，仅用1次，注射完毕后随机分成3组。

2.第1组取小鼠22只，用PMSG后30min，给育阴灵药液0.8ml（临床成人量25倍），按公斤体重计算灌胃，每天1次，连续3天。第2组取小鼠23只，在给PMSG后的第3天早上8点腹腔注射人绒毛膜促性腺激素（HCG），5IU/只，仅用1次。第3组取小鼠20只，于腹腔注PMSG 30min后，用生理盐水0.8ml灌胃，每天1次，连续3天。

3.第4天早上8点，3组动物均采用切断颈动脉法取血，经离心后取血清，用放射免疫法测定黄体酮含量，取出卵巢，剥离周围脂肪组织，用分析天平称其重量；并分组取卵巢标本，用10%福尔马林溶液处理作组织切片。

### （三）实验结果

**1.血清黄体酮含量的测定**　采用放射免疫测试法：将小鼠颈动脉血清，置于-30℃冰箱待测，药盒试剂由美国P.P.C公司提供，免疫检测由黑龙江中医药大学附属第一医院同位素科完成。（见表26）。

表26　用药后3组动物血清黄体酮含量情况

| 组别 | 例数 | 血中黄体酮含量（$x \pm s$, ng/ml） |
| --- | --- | --- |
| 育阴灵组 | 22 | 4.0 ± 0.50 *** |
| HCG组 | 23 | 4.2 ± 0.48 *** |
| 盐水组 | 20 | 2.2 ± 0.50 |

$t$检验：***：与盐水组比较，$P<0.001$；与HCG组比 △ $P<0.5$。

**2.对小鼠子宫增重的影响**　小鼠处死后，剖腹取出子宫，剥离周围脂肪组织，置于过滤纸上，待子宫内的水分被吸收后，称其重量，3组动物子宫重量（见表

27），统计学处理育阴灵组与HCG相比，$t$检验（P<0.01）有差异，说明育阴灵组对于子宫的增重作用优于HCG组。

表27　多组动物用药后子宫重情况

| 组别 | 例数 | 子宫重量（mg, $x \pm s$） |
|---|---|---|
| 育阴灵组 | 22 | 113.1 ± 9.5 $^{\triangle\triangle}$*** |
| HCG 组 | 23 | 71.4 ± 7.0 ** |
| 盐水组 | 20 | 55.9 ± 4.6 |

△△：与HCG组比，$P<0.01$（下同）。

**3.对卵巢重量的影响**　把处死的小鼠卵巢取出，将附在卵巢上的输卵管细心地用镊子拉出并切除，剥离卵巢周围脂肪组织，置于滤纸上。中药育阴灵组和HCG组的小鼠卵巢周围脂肪组织明显增大，部分卵巢有红色或紫色小点，盐水组卵巢形态较小，无出血点。三组动物卵巢重量见表28。

表28　三组动物卵巢重量情况

| 组别 | 例数 | 卵巢重量（mg, $x \pm s$） |
|---|---|---|
| 育阴灵组 | 22 | 16.0 ± 2.8 $^{\triangle}$*** |
| HCG 组 | 23 | 15.7 ± 2.8 *** |
| 盐水组 | 20 | 8.4 ± 1.3 |

△：与HCG组比，$P<0.5$。

**4.卵巢组织变化**　将小鼠处理后，剥离卵巢周围脂肪组织，称重量标上号码顺序，置于10%福尔马林溶液中，作组织切片。先用未经PMSG处理的18g雌性小鼠的卵巢作基础对照。育阴灵、HCG组动物卵巢切片见有新鲜黄体说明卵子已排出。盐水组卵巢可见发育的卵泡，基础对照组卵巢见大量原始和初级卵泡。

**（四）讨论**

排卵功能障碍是造成女性生殖障碍的主要原因，西医主要应用促排治疗，枸橼酸氯米芬促排的临床疗效得到国际的公认，但长期或不规范的应用会产生很大的副作用，且远期疗效效果不佳。中医治疗本病，一般多根据"肾主生殖"的理论，从补肾角度进行用药，但和而不同，各抒己见。因此，寻求理想的促排药物是很多医生共同的理想。

韩老根据"肝肾同源""精血互生"的理论，结合本人对女性生理、病理的认识，强调肝肾在妇科临床中的价值，创立了"肝肾学说"。《灵枢·五音五味》说"妇人之生，有余于气，不足于血，以其月事数脱于血也。"韩老的育阴灵就是在其理论的影响下产生的代表方剂，该方滋补肝肾、填精益髓，用于肝肾阴虚、精血匮乏，冲任失调（排卵功能障碍）引起的月经病、不孕症等多种妇科病证。方中以熟地黄、白芍、山茱萸、龟甲四味峻补精血；以杜仲等药温补肝肾，调节肾之功能；海螵蛸、牡蛎味咸气微温，二药除具补益填精作用外，尚有软坚散结、通利血脉之功，女子精血充盛，血脉通调，行经、胎孕方可正常；本方既有大补阴血为卵子发育提供充足营养物质的药物，又有温补肾气、软坚散结，促使成熟卵子排出的药物。全方配伍，具有滋补肝肾、调理冲任之效。

通过对育阴灵和枸橼酸氯米芬等动物实验研究证实，育阴灵能够提高血清黄体酮含量；三组实验小鼠子宫及卵巢重量比较，育阴灵组重量明显优于HCG组，$t$检验有差异（$P<0.01$）；育阴灵、HCG组动物的卵巢切片都见有新鲜黄体，说明卵子已排出。盐水组卵巢可见发育的卵泡，基础对照组卵巢见大量原始和初级卵泡。实验说明育阴灵冲剂对于子宫、卵巢的增重方面作用优于HCG组，促排效果与HCG相当。未发现育阴灵冲剂有枸橼酸氯米芬类药物的不良反应，且药源易得，药价低廉，无毒副作用，可长期服用，展示了中医药在促排方面具有一定的优势。

（发表于中国中医药科技2001年第8卷第6期）

## 三、育阴灵冲剂对自然流产免疫因素调控作用的实验研究

（黑龙江省科技攻关项目 编号：2007G1223－00）

流产是人类胚胎安全性的核心问题，它不仅关系到患者的身心健康和家庭的稳定，也是关系到人口出生质量和民族的健康，属于生殖健康领域的热点、难点，所以引起全球医学工作者的共同关注。

近年来，研究表明，在复发性流产的患者当中约有50%~60%与免疫因素有关，且呈逐年上升趋势。国家已把它列入科技发展纲要的重点病种。目前国内外西医治疗免疫性复发流产，主要采用免疫抑制和配偶淋巴细胞主动免疫。研究证实该方法对抗体转阴虽有确切疗效，但副作用大，有增加它病的风险，且不能完全消除妊娠并发症，对妊娠成功率没有正面的影响，对子代的影响尚存在着不确定的因素。中医药治疗免疫性疾病，临床中取得了一定的疗效，但缺少系统性、科学性的研究，难以推广应用。韩老带领的课题组在全面了解国内外对免疫性复发流产疾病研究现状的基础上，对课题进行合理设计，采取多学科交叉，先进的实验技术，探讨"育阴灵"治疗生殖免疫性疾病的作用机制。

### （一）实验材料

**1.实验动物** 雌性CBA小鼠，雄性DBA/2和BALB/c，均为8~10周龄，购自上海斯莱克实验动物有限责任公司。

**2.实验药物**

（1）育阴灵方药：熟地黄，白芍，续断，桑寄生，杜仲，山药，山茱萸，牡

蛎，龟甲等。由黑龙江中医药大学附属第一医院药剂科提供。

（2）环孢素软胶囊：规格25mg，华北制药集团新药研究开发有限责任公司，批号：090702。

（3）生理盐水：（0.9%氯化钠注射液）规格250ml：2.25g。哈尔滨三精艾富西药业有限公司，批号：80315ML。

### （二）研究方法

#### 1.建立免疫性自然流产动物模型及分组

（1）将雌性CBA小鼠分别与雄性DBA/2和BALB/c小鼠按2：1合笼交配。建立免疫性复发流产模型CBA×DBA/2和正常妊娠模型CBA×BALB/c。

（2）正常妊娠模型中雌性受孕的CBA小鼠为正常组（10只），自然流产模型中雌性受孕的CBA小鼠随机分为模型组、中药组、西药组（各组10只）每日早晚各一次观察阴栓，见阴栓日计为妊娠第0日。

#### 2.给药方法及计量

（1）中药组：于妊娠第1~12天给CBA/J孕鼠灌服育阴灵冲剂（2.35g/ml）；

（2）西药组：于妊娠第4~12天（着床期）给CBA/J孕鼠腹腔注射CsA（5mg/kg）；

（3）模型组：于妊娠第1~12天给CBA/J孕鼠灌服生理盐水（0.2ml）；

（4）正常组：于妊娠第1~12天给CBA/J孕鼠灌服生理盐水（0.2ml）；

#### 3.人鼠药物剂量换算公式

$$dB= dA \times RB/RA \times （WA/WB）1/3$$

说明：①dA、dB是A、B两种动物的每kg体重剂量mg/kg；②RA、RB是动物的体形系数，R可由表查到；③WA、WB是动物的体重。

表29　不同种属的动物体形系数（R）

| 动物种类 | 小鼠 | 大鼠 | 豚鼠 | 家兔 | 猫 | 猴 | 犬 | 人 |
|---|---|---|---|---|---|---|---|---|
| 体形系数 | 59 | 90 | 99 | 93 | 82 | 111 | 104 | 100 |

#### 4.研究指标

（1）采用单向混合T淋巴细胞亚群分析孕鼠外周脾脏免疫细胞对父系抗原的增殖能力。

（2）采用PCR技术分析细胞$CD_4^+$、IL2、mRNA的含量，以研究脾脏细胞母–胎免疫耐受状态。

（3）采用流式细胞术测定外周血免疫细胞，CD4、CD8母–胎免疫指标。

（4）采用免疫组化和PCR技术进行定位和定量，检测蜕膜组织母–胎免疫细胞、CD3、$CD_4^+$–及$CD_4^+$T细胞的两个亚群 Th1/Th2 及其他们之间的平衡性，同时检测Th1型细胞因子分泌干扰 γ（IFNγ），Th2细胞主要分泌白细胞介素–2（IL–2）。

（三）研究结果

### 1.各组孕鼠流产率比较

表30　四组模型孕鼠胚胎数及流产情况比较

| 分组 | 例数 | 存活胚胎数 | 总胚胎数 | 胚胎吸收率 |
|---|---|---|---|---|
| 模型组 | 10 | 56 | $7.50 \pm 1.27$ | 25.33% |
| 正常组 | 10 | 98 | $9.40 \pm 1.50$ | 7.46% |
| 中药组 | 10 | 82 | $9.00 \pm 1.15$ | 8.89% |
| 西药组 | 10 | 84 | $9.20 \pm 1.69$ | 8.70% |

上表可以看出，四组CBA/J×BALB/c孕鼠，模型组的胚胎吸收率明显高于其他三组（$P<0.05$），中药组与西药组胚胎吸收率比较无统计学意义（$P>0.05$）。说明于孕早期腹腔注射环孢素A与灌服中药育阴灵冲剂均可使自然流产模型妊娠预后显著改善。

### 2.各组孕鼠外周血中的T淋巴细胞亚群检测结果

表31　各组外周血中的T淋巴细胞亚群比较

| 组别 | n | $CD_3^+$ | $CD_4^+$ | $CD_8^+$ | $CD_4^+/CD_8^+$ |
|---|---|---|---|---|---|
| 中药组 | 10 | $64.50 \pm 7.77^{\triangle}$ | $48.21 \pm 10.06^{\triangle}$ | $12.80 \pm 2.50$ | $4.06 \pm 1.85^{\triangle}$ |
| 西药组 | 10 | $65.93 \pm 5.55^{\triangle}$ | $52.52 \pm 6.40^{\triangle}$ | $12.77 \pm 2.65$ | $4.39 \pm 1.64^{\triangle\triangle}$ |
| 模型组 | 10 | $76.88 \pm 3.66$ | $64.43 \pm 3.96$ | $11.11 \pm 1.87$ | $5.96 \pm 1.10$ |
| 正常组 | 10 | $66.92 \pm 6.70^{\triangle}$ | $54.80 \pm 6.73^{\triangle}$ | $11.70 \pm 1.97$ | $4.80 \pm 0.99^{\triangle}$ |

注：$\triangle$：与模型组比较，$P<0.01$；$\triangle\triangle$：与模型组比较，$P<0.05$。

四组外周血$CD_8^+$的比较均无显著性差异（$P>0.05$）。模型组外周血$CD_3^+$、$CD_4^+$、$CD_4^+/CD_8^+$含量最高，与其余各组比较均有非常显著性差异（$P<0.01$）；其余三组组间比较均无显著性差异（$P>0.05$）。

### 3.各组孕鼠母胎界面细胞因子检测结果

表32　蜕膜组织Th1、Th2型细胞因子相对含量比较（$\bar{x} \pm s$）

| 组别 | IL-12 | IL-4 | IL-10 | IFN-γ |
|---|---|---|---|---|
| 正常组 | $0.19 \pm 0.06^{\triangle\triangle}$ | $5.27 \pm 0.53^{\triangle\triangle}$ | $2.13 \pm 0.15^{\triangle\triangle}$ | $2.64 \pm 0.40^{\triangle\triangle}$ |
| 模型组 | $0.52 \pm 0.07$ | $1.76 \pm 0.15$ | $1.16 \pm 0.20$ | $5.26 \pm 0.70$ |
| 中药组 | $0.24 \pm 0.07^{\triangle\triangle}$ | $5.32 \pm 1.17^{\triangle\triangle}$ | $2.32 \pm 0.65^{\triangle\triangle}$ | $2.67 \pm 0.89^{\triangle\triangle}$ |
| 西药组 | $0.22 \pm 0.04^{\triangle\triangle}$ | $5.74 \pm 0.98^{\triangle\triangle}$ | $2.49 \pm 0.55^{\triangle\triangle}$ | $2.47 \pm 0.56^{\triangle\triangle}$ |

注：$\triangle\triangle$：与模型组比较，$P<0.01$；其余各组间比较无显著性差异（$P>0.05$）。

结果显示：模型组孕鼠母胎界面中Th2（IL-4、IL-10）表达较低；Th1（IL-12、IFN-γ）表达较高，细胞因子平衡向Th1偏移，结果对妊娠不利，而增高流产率。经育阴灵冲剂和环孢素A治疗后，可使孕鼠蜕膜组织中IL-12和IFN-γ的表达明显降低，使IL-4和IL-10的表达升高，起到纠正母胎界面细胞因子平衡向Th1偏移的作用，使母胎界面细胞因子平衡向Th2偏移，从而降低孕鼠的自然流产率。中药育阴灵组与西药环孢素A的治疗效果相当。

### 4.蜕膜组织Th2（IL-4、IL-10）/Th1（IL-12、IFN-γ）的相对含量比较

表33　蜕膜组织Th2（IL-4、IL-10）/Th1（IL-12、IFN-γ）的相对含量比较（$\bar{x} \pm s$）

| 组别 | IL-10/IL-12 | IL-10/IFN-γ | IL-4/IL-12 | IL-4/IL-γ |
|---|---|---|---|---|
| 正常组 | 10.81 ± 2.05△△ | 0.82 ± 0.10△△ | 26.7 ± 4.46△△※ | 2.03 ± 0.27△△ |
| 模型组 | 2.29 ± 0.57 | 0.22 ± 0.03 | 3.42 ± 0.41 | 0.34 ± 0.06 |
| 中药组 | 10.21 ± 3.11△△ | 0.96 ± 0.39△△ | 23.17 ± 3.38△△ | 2.17 ± 0.71△△ |
| 西药组 | 11.28 ± 1.62△△ | 1.04 ± 0.26△△ | 26.14 ± 3.85△△ | 2.42 ± 0.62△△ |

注：△△：与模型组比较，$P<0.01$；※：与正常组比较，$P<0.05$。

IL-10/IL-12、IL-4/IL-γ的比值，以西药组最高，与模型组有显著性差异（$P<0.01$），与中药组、正常组比较均无显著性差异（$P>0.01$）。模型组最低，与其余各组比较均有显著性差异（$P<0.01$）。说明育阴灵冲剂对流产小鼠母胎界面IL-10/IL-12、IL-4/IL-γ具有调整作用，中药组与西药组之间无显著性差异，未显示出量效关系。说明育阴灵冲剂的作用与环孢素A相当。

IL-10/IFN-γ的比值以西药组最高，与中药组、正常组比较无显著性差异（$P>0.05$），与模型组比较有显著性差异（$P<0.01$）。中药组与模型组比较具有显著性差异（$P<0.01$），说明育阴灵冲剂对自然流产模型小鼠母胎界面IL-10/IFN-γ具有一定的调整作用，且其作用与环孢素A相当。

IL-4/IL-12以正常组最高，与中药组、模型组比较有显著性差异（$P<0.01$）与西药组比较无显著性差异（$P>0.05$）。西药组与中药组比较无显著性差异（$P>0.05$）。西药组、中药组与模型组比较有显著性差异（$P<0.05$）。说明育阴灵冲剂对流产小鼠母胎界面IL-4/IL-12具有调整作用，且其作用与环孢素A相当。

模型组Th2（IL-4、IL-10）/Th1（IL-12、IFN-γ）母胎界面平衡向Th1偏移，母胎界面细胞因子平衡受到破坏，导致流产率增加。育阴灵冲剂可以纠正这种偏移而达到治疗作用。

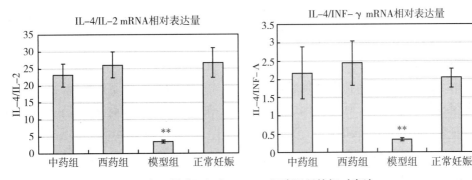

图4　各组蜕膜组织中Th₁/Th₂细胞因子的相对表达

### 5. 各组孕鼠蜕膜组织Fas、FasL、Bax、Bcl-2检测结果

表34　四组模型蜕膜Fas、FasL、Bax、Bcl-2平均灰度比较（$\bar{x} \pm s$）

| 分组 | Fas | FasL | Bax | Bcl-2 |
|---|---|---|---|---|
| 正常组 | 162.90 ± 4.98 | 173.20 ± 4.87△△ | 175.40 ± 5.81△△ | 160.40 ± 3.63△△ |
| 模型组 | 165.90 ± 5.53 | 162.70 ± 7.07 | 163.50 ± 4.45 | 168.90 ± 4.38 |
| 中药组 | 165.40 ± 4.95 | 169.80 ± 7.05△ | 168.60 ± 4.22△※ | 164.00 ± 4.90△※ |
| 西药组 | 164.30 ± 5.25 | 168.78 ± 5.91△ | 168.50 ± 6.36△※ | 166.00 ± 5.08△※ |

注：△：与模型组比较，$P<0.05$；△△：与模型组比较，$P<0.01$；※：与正常组比较，$P<0.05$。

**6. 免疫组化PV两步法检测结果**　运用免疫组化PV两步法检测结果显示：妊娠13天的正常小鼠和流产模型组小鼠蜕膜细胞Fas、FasL、Bax、Bcl-2均有表达。

与自然流产模型组相比，正常妊娠组小鼠蜕膜细胞FasL和Bax的表达明显升高（$P<0.01$）；Bcl-2的表达明显降低（$P<0.01$）；与模型组相比，中药组、西药组小鼠蜕膜细胞FasL表达有所升高（$P<0.05$），Bax的表达有所下降（$P<0.05$）；与正常组相比，中药组、西药组小鼠蜕膜细胞FasL和Bax的表达有所降低（$P>0.05$），仅Bax的降低有统计学意义，Fas和Bcl-2的表达均有所升高，但Bal-2升高有统计学意义（$P<0.05$），Fas的升高无统计学意义（$P>0.05$）。中西药组比较，小鼠蜕膜细胞FasL、Fas、Bax、Bcl-2的表达均无统计学意义（$P>0.05$）。

由此说明经中药育阴灵冲剂与西药环孢素A治疗后，可使蜕膜组织中FasL的表达升高；中药组治疗效果与西药组的药力相当，无显著性差异，且与正常组中FasL的表达相接近。四组模型孕鼠蜕膜组织中Fas均有表达但组间比较均无显著差异；模型组孕鼠蜕膜组织中的Bax的表达降低，经中药育阴灵冲剂与西药环孢素A治疗后可升高蜕膜组织中Bax的表达；中药组治疗效果与西药组的药力相当；模型组孕鼠蜕膜组织中的Bcl-2的表达升高，经中药育阴灵冲剂与西药环孢素A治疗后可降低蜕膜组织中Bcl-2的表达；中药组治疗效果与西药组的药力相当。

### （四）讨论

**1. 自然流产动物模型的建立**　本实验通过查阅大量动物流产模型，选择了具有易发生反复自然流产特点的CBA/JXDBA/2杂交致免疫识别低下型自然流产小鼠模型。CBA/J和DBA/2是两种较常用的小鼠近交品系。与DBA/2交配的CBA/J雌性小鼠（CBA/J × DBA/2）。

由于这一交配组合流产反复发作、流产率相对较高而且恒定，结合近交系小鼠自身固有的其他优点，如个体间高度的均一性和实验的高度可重复性等，所以此组合是研究妊娠免疫耐受机制和人类习惯性流产、不孕症等相关疾病极有价值的动物模型。近年研究发现，在这一模型中，雌鼠怀孕早期蜕膜可见淋巴细胞浸润，并且浸润的时间和细胞数量与流产发作时间和流产率呈正相关。本项研究观察灌服中药

育阴灵冲剂后CBA/J孕鼠外周血T淋巴细胞亚群、母胎交界面细胞因子及胎盘细胞凋亡调控基因的变化情况，进而分析其与自然流产的相关性及对妊娠结局的影响。

**2.目前研究现状**　西医将免疫性自然流产病因主要分为：①自身免疫型；②同种免疫型：夫妻间共有人类白细胞抗原（HLA）相容性高；滋养层细胞抗原相容性高；血型抗体不合；细胞因子平衡失调；母体自然杀伤细胞（NK细胞）比例及活性的改变。

其治疗方法有：①自身免疫的治疗。多采用泼尼松等肾上腺皮质激素以及阿司匹林和肝素等抗凝剂，用来抑制自身抗体的生成和活性，减少血小板凝集，防止胎盘循环血栓形成。但长期服用激素性药物给患者身心带来巨大负担。②同种免疫的治疗。有主动免疫治疗和被动免疫治疗。主动免疫治疗可能引起较多的副作用，也可以产生对母体有害的不良反应，所以要选择适当的治疗剂量与频数，并且是否对胎儿或新生儿有负面影响，目前尚无确切定论。被动免疫治疗免疫球蛋白静脉输注疗法的治疗效果有剂量依赖性，适宜的病例选择和合理的治疗时间是本法治疗成功的关键。

**3.中医对自然流产的认识**　中医学中无先兆流产、习惯性流产的病名，多将其归于"胎漏""胎动不安""滑胎"等范畴。对胎漏、胎动不安及滑胎的病因病机的认识一般认为其发病多与父母先天不足、肾气虚弱，或脾弱中虚、血热伤胎，或房事失节或癥痼害胎血瘀等有关，但终须导致冲任损伤，胎元不固，方能发病。其中尤以肾不固胎、脾失摄养为发病关键。宋·齐仲甫《女科百问》首次提出滑胎病的临床特点为应期而下，并认识到补肾安胎是防治滑胎之关键。肾为先天之本，元气之根，主藏精，主生长发育与生殖。肾气的盛衰对于胎元的稳固至关重要，肾虚则胎元不固而终致陨堕。

近些年，一些医家一方面用中医的理论阐述免疫性流产的病因、病机，并结合辨证论治；另一方面试图通过动物实验研究，探索中药对自然流产的免疫因素的调控作用。现代医学认为，骨髓是免疫系统的中枢。肾主骨生髓，中医理论中肾的生理功能包括了现代医学的免疫功能。

**4.育阴灵冲剂药理学研究**　育阴灵是韩老多年的经验方，临床实践证明该方药是补肾填精、养血安胎有效方剂。为此，对其进行药效学研究，以证实有效机制。

现代药理研究中发现：菟丝子能提高性活力，其作用强弱与给药浓度呈正相关关系。菟丝子具有促性腺样作用，能增强下丘脑—垂体—卵巢轴的促黄体功能，其作用方式并不是直接刺激垂体促黄体激素的分泌，而是提高垂体对黄体生成素释放激素（LRH）的反应性，以及卵巢对黄体生成素（LH）的反应性。

熟地黄具有免疫调节作用，对巨噬细胞的吞噬功能有促进作用，对环磷酰胺引起的免疫抑制动物有保护作用；熟地黄对猕猴细胞免疫功能和红细胞膜稳定性有明显的增强作用；熟地黄醚溶性物质能对抗氢化可的松引起的小鼠血液中T细胞的减少；地黄多糖B能明显提高正常小鼠T细胞的繁殖反应能力，促进IL-2的分泌；地黄对抗体有抑制作用，是一味对体液免疫有抑制作用的中药。

白芍具有增强巨噬细胞和白细胞的吞噬功能；双向调节T淋巴细胞功能；调节体液免疫功能。

杜仲煎剂能对抗垂体后激素引起的大鼠或者兔离体子宫的兴奋作用，使收缩状态的子宫恢复正常状态；杜仲能增强垂体-肾上腺皮质功能，能提高体内肾上腺皮质激素；有促性腺功能，具有性激素的作用；杜仲能提高巨噬细胞的吞噬功能；对细胞免疫功能有双相调节作用。

牡蛎水提物能使动物脾脏产生抗体细胞数目明显增多，对腹腔巨噬细胞有显著增加作用并能提高外周淋巴细胞转化率，延长小鼠耐缺氧时间，对小鼠抗体强度有显著增高作用。牡蛎提取物可通过增强宿主免疫功能，特别是其中天然杀伤活性而抑制肿瘤生长。

山茱萸总苷有双向免疫调节作用；山茱萸马钱子素对免疫反应为双向作用；体外实验，对淋巴细胞转化，高浓度时为抑制作用，低浓度时为促进作用；山茱萸马钱子素体内给药能使小鼠淋巴细胞产生IL-2的能力显著提高。

山药主要含有营养成分和薯蓣皂苷等成分，有显著的增强免疫功能的作用、常压耐缺氧作用以及延缓衰老的作用。

续断有免疫增强作用；有促进组织新生和止痛作用；对妊娠小鼠的子宫收缩作用较未孕小鼠要快。

鳖甲具有提高免疫球蛋白的作用，临床上观察到经常服用鳖甲和甲鱼的人，γ-球蛋白、免疫球蛋白很难下降。

现代药理学证明：育阴灵不仅具有雌激素样作用使子宫发育正常，而且可促进卵泡发育，促进黄体分泌和提高黄体功能，间接滋养和改善子宫内膜分泌状况，维持周期性的子宫内膜脱落，使排卵后黄体酮分泌量增加，从而利于受精卵的植入和着床，并能保护胚胎发育，防止流产。补肾药增强机体免疫能力，提高同种移植成功率而且疗效满意。

**5.本研究结果分析**　通过动物实验研究，建立CBA/J×DBA/2自然流产模型，孕鼠的自然胚胎吸收率为25.33%，与文献报道的自然流产模型CBA/J×DBA/2的胚胎吸收率为20%~30%的自然胚胎吸收率相符。经育阴灵冲剂及环孢素A干预后均可降低孕鼠自然流产的胚胎吸收率。说明于孕早期腹腔注射环孢素A与灌服中药育阴灵冲剂均可使自然流产模型妊娠预后有较大的改善。

采用流式细胞术检测到四组外周血$CD_8^+$的比较均无显著性差异（$P>0.05$）。模型组外周血$CD_3^+$、$CD_4^+$、$CD_4^+/CD_8^+$含量最高，与其余各组比较均有非常显著性差异（$P<0.01$）；其余三组组间比较均无显著性差异（$P>0.05$）。

采用RT-PCR技术检测到模型组孕鼠蜕膜组织中Th2（IL-10、IL-4）表达较低，

Th1（IL-12、IFN-γ）含量表达升高，因此流产率增高。正常组流产小鼠其母胎界面会下调Th1型细胞因子的表达，而上调Th2型细胞因子的表达。用药干预后，西药组、中药组与正常组之间无显著性差异，说明中药组、西药组均有纠正母胎界面细胞因子漂移的作用，并且中药育阴灵冲剂与西药环抱霉素A的作用相同。

采用免疫组化检测到模型组孕鼠蜕膜组织中的FasL、Bax的表达降低，Bcl-2的表达升高，Fas的表达无显著性变化。中药育阴灵冲剂可使自然流产模型孕鼠Bcl-2的表达降低，使Bcl-2抑制凋亡作用增强，同时提高Bax的表达，使Bax促凋亡作用减弱，从而降低蜕膜组织的凋亡；提高自然流产模型孕鼠FasL的表达，使受异体抗原刺激增生的Fas阳性T淋巴细胞及时凋亡，滋养细胞免受淋巴细胞的攻击，同时使Fas/FasL介导的活化诱导的细胞凋亡机制恢复平衡协调，起到安胎的作用。

本研究从分子生物学方面揭示了自然流产的病理机制，证实了育阴灵冲剂可通过对自然流产免疫因素的调控作用而降低胚胎吸收率，影响妊娠结局。为临床新药研发奠定了基础，为广大患者提供疗效确切的有效药物，这对祖国医药学理论的研究和对名老中医丰富临床经验的传承与发展，都具有历史意义和现实价值。

（该项目获黑龙江省科技进步二等奖）

# 第三章 回顾研究

## 韩百灵教授用药经验回顾及探析

收集韩百灵教授1980—1999年期间门诊病历，对其用药特点进行归纳、整理，建立数据库，采取聚类分析和频数分析的方法进行研究，总结韩老治疗妇科疾病的用药规律。

### （一）资料与方法

**1.研究对象** 1980—1999年期间，黑龙江中医药大学附属医院妇科门诊及病房病人。

**2.纳入标准** 韩百灵教授1980—1999年妇科门诊及病房首诊患者处方为样本，收集患者年龄选取在15~50岁之间，病程1~180个月，以上患者治疗期间均采用纯中药治疗。

**3.排除标准** 排除复诊中在原方基础上进行加减的处方，及中药治疗同时采用其他治疗方法。

**4.研究和统计方法**

（1）数据库的建立：根据数据分析的需要建立数据库，在以方药为核心的基础上建立方药表、性味归经表、药物分类表。

（2）统计方法：运用SPSS16.0统计软件及SPSS Clementine12.0数据挖掘软件，进行统计分析。采用频数分析、因子分析、聚类分析、关联规则分析等统计学方法。

①频数分析（Frequencies），通过频数分析对医案中的药物使用次数、性味、归经、类别进行频数分析，结合韩百灵教授的学术思想，分析探讨韩百灵教授的用药规律和特色。

②因子分析（Factor Analysis），又称因素分析，是一种多元统计的分析方法，可以用来对复杂的测量数据进行化简，在众多的可观测变量中，根据相关性大小将变量进行分组，使同组的变量间的相关性较高，不同组的变量间的相关性较低，从而使每组变量能够代表一种基本结构。每一种基本结构表示为一种公因子，即"因子"。因此，因素分析的目的是用少量的"因子"概括和解释大量的观测"变量"，从而建立起简洁的、更具有一般意义的概念系统。

③聚类分析（Clustering Analysis），也称为群分析，是研究样本（或指标）分类问题的一种多元统计分析方法。其中Q型聚类是指对样本的分类，即通过对不同样本间相似程度的分析，使相似程度大的样本聚合成一类，相似程度小的变量聚合成另一类，如此反复，直至把所有变量聚合完毕，这样就形成一个由亲近至疏远、由小到大的分类系统，从而把样本间的亲疏关系表达出来。

④关联规则（Association Rules）挖掘是数据挖掘中的最活跃的研究方法之一，是从大量的数据中挖掘出有价值的描述数据项之间相互联系的有关知识。主要用支持度和置信度来作为衡量单位，支持度就是规则X==>Y在交易数据库D中的支持度（support）是交易集中包含X和Y的交易数与所有交易数之比，记为support（X==>Y）；规则X==>Y在交易集中的置信度（confidence）是指包含X和Y的交易数与包含X的交易数之比，记为confidence（X==>Y）。

## （二）研究结果与分析

**1.用药频数分析**　通过对韩老治疗妇科疾病的256则处方用药进行分析，应用统计学软件统计出单味药的使用频次，对使用频率较高的药物进行分析和讨论，总结出核心药物，以求找出其用药规律和特色。在收集的256张处方中，共用药物229种，累计用药频次为2928次。其中使用频次最高者为白芍，出现155次，频率1为5.29%（单味药用药次数/总体用药次数），频率2为60.55%（单味药用药次数/医案数），使用频次最少者有35种药物，频次为1次，频率1为0.03%，频率2为0.39%。平均每方使用药物7.82（229/2928）次。表35为使用频次在10次以上（包括10次）的药物及其出现频次、频率统计结果。

表35　常用药物使用频次、频率统计表

| 药名 | 频次 | 频率1（%） | 频率2（%） | 药名 | 频次 | 频率1（%） | 频率2（%） |
|------|------|-----------|-----------|------|------|-----------|-----------|
| 白芍 | 155 | 5.29 | 60.55 | 甘草 | 127 | 4.34 | 49.61 |
| 当归 | 121 | 4.13 | 47.27 | 熟地黄 | 89 | 3.03 | 34.77 |
| 续断 | 78 | 2.66 | 30.47 | 茯苓 | 78 | 2.66 | 30.47 |
| 山药 | 75 | 2.56 | 29.30 | 地黄 | 71 | 2.42 | 27.73 |
| 牛膝 | 69 | 2.36 | 26.95 | 白术 | 63 | 2.15 | 24.61 |
| 龟甲 | 60 | 2.05 | 23.44 | 桑寄生 | 59 | 2.02 | 23.05 |
| 山茱萸 | 59 | 2.02 | 23.05 | 杜仲 | 58 | 1.98 | 22.66 |
| 牡蛎 | 57 | 1.95 | 22.27 | 黄芪 | 55 | 1.88 | 21.88 |
| 香附 | 53 | 1.81 | 20.70 | 牡丹皮 | 46 | 1.57 | 17.97 |
| 川芎 | 45 | 1.54 | 17.58 | 川楝子 | 43 | 1.47 | 16.80 |
| 延胡索 | 40 | 1.37 | 15.63 | 人参 | 37 | 1.26 | 14.45 |
| 阿胶 | 37 | 1.26 | 14.45 | 枸杞子 | 36 | 1.23 | 14.06 |
| 麦冬 | 35 | 1.20 | 13.67 | 枳壳 | 33 | 1.13 | 12.89 |
| 丹参 | 33 | 1.13 | 12.89 | 女贞子 | 32 | 1.09 | 12.50 |
| 菟丝子 | 32 | 1.09 | 12.50 | 陈皮 | 31 | 1.06 | 12.11 |
| 赤芍 | 30 | 1.02 | 11.72 | 党参 | 26 | 0.89 | 10.16 |
| 黄芩 | 25 | 0.85 | 9.77 | 通草 | 25 | 0.85 | 9.77 |
| 巴戟天 | 24 | 0.82 | 9.38 | 酸枣仁 | 21 | 0.72 | 8.20 |
| 栀子 | 21 | 0.72 | 8.20 | 菊花 | 21 | 0.72 | 8.20 |
| 桂枝 | 20 | 0.68 | 7.81 | 王不留行 | 20 | 0.68 | 7.81 |
| 莪术 | 19 | 0.65 | 7.42 | 地榆炭 | 19 | 0.65 | 7.42 |
| 五味子 | 16 | 0.55 | 6.25 | 皂角刺 | 15 | 0.51 | 5.86 |
| 小茴香 | 15 | 0.51 | 5.86 | 大黄 | 14 | 0.48 | 5.47 |
| 泽泻 | 14 | 0.48 | 5.47 | 竹茹 | 14 | 0.48 | 5.47 |
| 海螵蛸 | 14 | 0.48 | 5.47 | 桃仁 | 13 | 0.44 | 5.08 |
| 地骨皮 | 12 | 0.41 | 4.69 | 黄柏 | 12 | 0.41 | 4.69 |
| 金银花 | 12 | 0.41 | 4.69 | 连翘 | 12 | 0.41 | 4.69 |
| 芦根 | 12 | 0.41 | 4.69 | 鹿角胶 | 12 | 0.41 | 4.69 |
| 炮姜 | 12 | 0.41 | 4.69 | 青皮 | 12 | 0.41 | 4.69 |
| 三棱 | 11 | 0.38 | 4.30 | 肉桂 | 11 | 0.38 | 4.30 |
| 墨旱莲 | 11 | 0.38 | 4.30 | 补骨脂 | 11 | 0.38 | 4.30 |
| 鳖甲 | 10 | 0.34 | 3.91 | 钩藤 | 10 | 0.34 | 3.91 |
| 木香 | 10 | 0.34 | 3.91 | 升麻 | 10 | 0.34 | 3.91 |
| 半夏 | 10 | 0.34 | 3.91 | | | | |

从表35中可以看出，使用频次在30次以上（包括30次）的药物有31味，占全部药物（229味）的12.66%，31味药物的累积使用频次为2383次，占全部药物总使用频次（2928味）的81.39%，由此反映出韩百灵教授用药多集中于以上的31味药物，因此，我们认为这31味药物是韩老临床使用的核心药物。

**2.四气、五味、归经统计** 中药药性理论是研究药性的形成机制及其运用规律的理论，是我国历代医家在长期医疗实践中，以阴阳、脏腑、经络学说为依据，根据药物的各种性质及所表现出来的治疗作用总结出来的用药规律。四气即寒热温凉四种药性，它反映药物在影响人体阴阳盛衰、寒热变化方面的作用倾向，是说明药物作用性质的重要概念之一。要结合季节气候不同、身体强弱不同、在脏腑不同、在血在气不同、属虚属实不同、属寒属热不同等等进行辨证施治，选择适宜药物。辛甘酸苦咸是五种最基本的滋味。除外还有淡味和涩味，由于长期以来将涩附于酸，淡附于甘以合五行配属关系，故习称五味。清代医家徐洄溪曾说："凡药之用，或取其气，或取其味……各以其所偏胜而即资之疗疾，故能补偏救弊，调和脏腑，深求其理，可自得之。"是以对于药物性味归经的统计，有助于进一步挖掘韩百灵教授遣方用药特色。

本课题对229味药物的性味归经进行统计，四性、五味、归经参照《中药学》（普通高等教育中医药类规划教材）以及《中药大辞典》（上海科学技术出版社）。四性、五味、归经照规定如下：

四性包括：寒、热、温、凉、平。

五味包括：甘、辛、酸、苦、淡、涩、咸、微苦。

归经包括：肝、肾、脾、心、肺、胃、大肠、胆、膀胱、小肠、心包、三焦。

统计结果见表36、表37、表38。

**表36　常用药物药性统计表**

| 序号 | | 四性 | 频次 | 所占比例（%） | 累计占比（%） |
|---|---|---|---|---|---|
| 1 | | 平 | 732 | 25.00 | |
| 2 | 温 | 温 | 703 | 24.01 | 36.95 |
| | | 微温 | 379 | 12.94 | |
| 3 | 寒 | 微寒 | 587 | 20.05 | 35.42 |
| | | 寒 | 448 | 15.30 | |
| | | 大寒 | 2 | 0.07 | |
| 4 | | 凉 | 42 | 1.43 | |
| 5 | | 热 | 35 | 1.20 | |

通过表36可以看出，在治疗妇科疾病的方剂中，温、寒两类药物的累计频次为2119次，频率为72.37%，其中温性药物出现1082次，频率为36.95%；寒性药物

出现1037次，频率为35.42%。由此看出，韩百灵教授治疗妇科疾病中偏用温、寒两类药物。

**表37 常用药物药味统计表**

| 序号 | 五味 | 频次 | 所占比例（%） |
|---|---|---|---|
| 1 | 甘 | 1948 | 66.53 |
| 2 | 苦 | 1328 | 45.36 |
| 3 | 辛 | 861 | 29.41 |
| 4 | 酸 | 367 | 12.53 |
| 5 | 咸 | 204 | 6.97 |
| 6 | 涩 | 181 | 6.18 |
| 7 | 淡 | 149 | 5.09 |
| 8 | 微苦 | 93 | 3.18 |

从表37可以看出，药味中使用频次最高的药物为甘味，出现1948次，频率为66.53%；其次为苦味，出现1328次，频率为45.36%。甘、苦两类药累计频次3276次。

**表38 常用药物归经统计表**

| 序号 | 归经 | 频次 | 所占比例（%） |
|---|---|---|---|
| 1 | 肝 | 1897 | 64.79 |
| 2 | 肾 | 1236 | 42.21 |
| 3 | 脾 | 1172 | 40.03 |
| 4 | 心 | 947 | 32.34 |
| 5 | 肺 | 870 | 29.71 |
| 6 | 胃 | 718 | 24.52 |
| 7 | 大肠 | 231 | 7.89 |
| 8 | 胆 | 153 | 5.23 |
| 9 | 膀胱 | 148 | 5.05 |
| 10 | 三焦 | 86 | 2.94 |
| 11 | 小肠 | 67 | 2.29 |
| 12 | 心包 | 58 | 1.98 |

通过表38可以看出，韩百灵教授治疗妇科疾病所使用的药物主要入肝、肾、脾三经。其中入肝经的药物使用频次最高，共出现1897次，频率为64.79%。其次为肾经药，出现频次为1236次，频率为42.21%。第三为脾经药，出现频次为1172次，频率为40.03%。从药物归经的统计结果，充分体现了韩老的"肝肾学说"理论。

**3.药物类别统计** 在表39当中对229味药物的类别进行分析统计，以便更直观准确地挖掘韩百灵教授的用药规律及特色。其药物类别参照《中药学》(普通高等教育中医药类规划教材）以及《中华人民共和国药典》。统计结果如下：

表39 常用药物类别与次数

| 药物类别 | | 频次 | 频率% | 累计频次 | 累计频率% |
|---|---|---|---|---|---|
| 补虚药 | 补血药 | 413 | 14.11 | 1234 | 42.14 |
| | 补气药 | 397 | 13.56 | | |
| | 补阳药 | 229 | 7.82 | | |
| | 补阴药 | 195 | 6.66 | | |
| 清热药 | 清热凉血药 | 155 | 5.29 | 340 | 11.61 |
| | 清热燥湿药 | 70 | 2.39 | | |
| | 清热泻火药 | 62 | 2.12 | | |
| | 清热解毒药 | 38 | 1.30 | | |
| | 清虚热药 | 15 | 0.51 | | |
| 活血化瘀药 | 活血调经药 | 165 | 5.63 | 326 | 11.13 |
| | 活血止痛药 | 106 | 3.62 | | |
| | 破血消癥药 | 54 | 1.84 | | |
| | 活血疗伤药 | 1 | 0.03 | | |
| 疏肝理气药 | | | | 209 | 7.14 |
| 利水渗湿药 | 利水消肿药 | 107 | 3.65 | 154 | 5.26 |
| | 利尿通淋药 | 43 | 1.47 | | |
| | 利湿退黄药 | 4 | 0.14 | | |
| 收涩药 | 固精缩尿止带药 | 87 | 2.97 | 111 | 3.79 |
| | 敛肺涩肠药 | 23 | 0.79 | | |
| | 固表止汗药 | 1 | 0.03 | | |
| 解表药 | 发散风热药 | 52 | 1.78 | 96 | 3.28 |
| | 发散风寒药 | 44 | 1.50 | | |
| 平肝息风药 | 平抑肝阳药 | 70 | 2.39 | 89 | 3.04 |
| | 息风止痉药 | 19 | 0.65 | | |
| 祛风湿药 | 祛风湿强筋骨药 | 66 | 2.25 | 77 | 2.63 |
| | 祛风湿清热药 | 8 | 0.27 | | |
| | 祛风湿散寒药 | 3 | 0.10 | | |
| 止血药 | 凉血止血药 | 33 | 1.13 | 69 | 2.36 |
| | 温经止血药 | 21 | 0.72 | | |
| | 化瘀止血药 | 11 | 0.38 | | |
| | 收敛止血药 | 4 | 0.14 | | |
| 温里散寒药 | | | | 55 | 1.88 |

| 药物类别 | | 频次 | 频率% | 累计频次 | 累计频率% |
|---|---|---|---|---|---|
| 安神药 | 养心安神药 | 39 | 1.33 | 52 | 1.78 |
| | 重镇安神药 | 13 | 0.44 | | |
| 化痰止咳平喘药 | 化痰药 | 46 | 1.57 | 50 | 1.71 |
| | 止咳平喘药 | 4 | 0.14 | | |
| 泻下药 | 攻下药 | 14 | 0.48 | 22 | 0.75 |
| | 润下药 | 8 | 0.27 | | |
| 消食药 | | | | 14 | 0.48 |
| 化湿药 | | | | 13 | 0.44 |

由表39可以看出，在256则处方中，使用频次大于10次（包括10次）的药物类别共有16类。其中使用频次最高的为补虚药，共出现1234次，频率为42.14%；其次为清热药，频次为340次，频率为11.61%；位于第三的是活血化瘀药，频次为326次，频率为11.13%；其余出现频次较多药物由高到低依次为理气药、利水渗湿药、收涩药等。由此看出韩百灵教授治疗妇科疾病以补虚为主，用药多选补益气血、温阳之品，养阴清热、行气活血之品也是常用药物。

4.因子分析　在本研究中，通过对韩老临床治疗妇科疾病的所用药物的因子分析，可以了解韩老对妇科病因病机的相关认识以及相应的治疗原则及方法。本课题选取药物频数大于3次（包括3次）的146味药物进行因子分析。应用SPSS Text Mining for Clementine 12.0数据挖掘软件进行统计分析，通过分析处理，结合临床实际提取载荷系数大于0.30的药物，具体分析情况见表40。

表40　公因子分析表

| 成分 | 初始特征值 | | | 提取平方和载荷 | | | 旋转平方和载荷 | | |
|---|---|---|---|---|---|---|---|---|---|
| | 合计 | 方差% | 累积% | 合计 | 方差% | 累积% | 合计 | 方差% | 累积% |
| 1 | 8.581 | 5.878 | 5.878 | 8.581 | 5.878 | 5.878 | 5.964 | 4.085 | 4.085 |
| 2 | 6.538 | 4.478 | 10.356 | 6.538 | 4.478 | 10.356 | 5.521 | 3.781 | 7.866 |
| 3 | 5.928 | 4.060 | 14.416 | 5.928 | 4.060 | 14.416 | 5.499 | 3.766 | 11.633 |
| 4 | 5.513 | 3.776 | 18.192 | 5.513 | 3.776 | 18.192 | 4.915 | 3.367 | 14.999 |
| 5 | 4.942 | 3.385 | 21.577 | 4.942 | 3.385 | 21.577 | 4.400 | 3.014 | 18.013 |
| 6 | 4.718 | 3.232 | 24.809 | 4.718 | 3.232 | 24.809 | 4.182 | 2.864 | 20.877 |
| 7 | 4.410 | 3.021 | 27.829 | 4.410 | 3.021 | 27.829 | 3.916 | 2.682 | 23.560 |
| 8 | 3.910 | 2.678 | 30.507 | 3.910 | 2.678 | 30.507 | 3.814 | 2.613 | 26.172 |
| 9 | 3.766 | 2.580 | 33.087 | 3.766 | 2.580 | 33.087 | 3.559 | 2.438 | 28.610 |
| 10 | 3.728 | 2.553 | 35.640 | 3.728 | 2.553 | 35.640 | 3.151 | 2.158 | 30.768 |
| 11 | 3.437 | 2.354 | 37.994 | 3.437 | 2.354 | 37.994 | 3.128 | 2.143 | 32.911 |
| 12 | 3.335 | 2.284 | 40.278 | 3.335 | 2.284 | 40.278 | 3.039 | 2.081 | 34.993 |

| 成分 | 初始特征值 | | | 提取平方和载荷 | | | 旋转平方和载荷 | | |
|---|---|---|---|---|---|---|---|---|---|
| | 合计 | 方差% | 累积% | 合计 | 方差% | 累积% | 合计 | 方差% | 累积% |
| 13 | 3.242 | 2.221 | 42.499 | 3.242 | 2.221 | 42.499 | 3.015 | 2.065 | 37.058 |
| 14 | 3.049 | 2.088 | 44.588 | 3.049 | 2.088 | 44.588 | 2.832 | 1.940 | 38.998 |
| 15 | 2.975 | 2.038 | 46.626 | 2.975 | 2.038 | 46.626 | 2.748 | 1.882 | 40.880 |
| 16 | 2.722 | 1.864 | 48.490 | 2.722 | 1.864 | 48.490 | 2.499 | 1.711 | 42.591 |
| 17 | 2.664 | 1.825 | 50.315 | 2.664 | 1.825 | 50.315 | 2.493 | 1.707 | 44.298 |
| 18 | 2.610 | 1.787 | 52.102 | 2.610 | 1.787 | 52.102 | 2.485 | 1.702 | 46.001 |
| 19 | 2.446 | 1.675 | 53.777 | 2.446 | 1.675 | 53.777 | 2.479 | 1.698 | 47.698 |
| 20 | 2.368 | 1.622 | 55.399 | 2.368 | 1.622 | 55.399 | 2.369 | 1.623 | 49.321 |
| 21 | 2.277 | 1.560 | 56.959 | 2.277 | 1.560 | 56.959 | 2.305 | 1.579 | 50.900 |
| 22 | 2.175 | 1.490 | 58.449 | 2.175 | 1.490 | 58.449 | 2.240 | 1.534 | 52.434 |
| 23 | 2.108 | 1.444 | 59.893 | 2.108 | 1.444 | 59.893 | 2.215 | 1.517 | 53.952 |
| 24 | 2.007 | 1.375 | 61.268 | 2.007 | 1.375 | 61.268 | 2.215 | 1.517 | 55.469 |
| 25 | 1.904 | 1.304 | 62.571 | 1.904 | 1.304 | 62.571 | 2.184 | 1.496 | 56.965 |
| 26 | 1.866 | 1.278 | 63.849 | 1.866 | 1.278 | 63.849 | 2.180 | 1.493 | 58.458 |
| 27 | 1.808 | 1.238 | 65.088 | 1.808 | 1.238 | 65.088 | 2.164 | 1.482 | 59.940 |
| 28 | 1.779 | 1.219 | 66.307 | 1.779 | 1.219 | 66.307 | 2.106 | 1.442 | 61.382 |
| 29 | 1.708 | 1.170 | 67.476 | 1.708 | 1.170 | 67.476 | 2.061 | 1.412 | 62.794 |
| 30 | 1.625 | 1.113 | 68.589 | 1.625 | 1.113 | 68.589 | 2.048 | 1.403 | 64.197 |
| 31 | 1.569 | 1.075 | 69.664 | 1.569 | 1.075 | 69.664 | 2.029 | 1.390 | 65.586 |
| 32 | 1.543 | 1.057 | 70.721 | 1.543 | 1.057 | 70.721 | 1.952 | 1.337 | 66.924 |
| 33 | 1.487 | 1.019 | 71.739 | 1.487 | 1.019 | 71.739 | 1.901 | 1.302 | 68.226 |
| 34 | 1.453 | 0.995 | 72.735 | 1.453 | 0.995 | 72.735 | 1.865 | 1.278 | 69.503 |
| 35 | 1.395 | 0.956 | 73.690 | 1.395 | 0.956 | 73.690 | 1.839 | 1.259 | 70.763 |
| 36 | 1.361 | 0.932 | 74.623 | 1.361 | 0.932 | 74.623 | 1.833 | 1.255 | 72.018 |
| 37 | 1.337 | 0.916 | 75.539 | 1.337 | 0.916 | 75.539 | 1.830 | 1.254 | 73.272 |
| 38 | 1.299 | 0.890 | 76.428 | 1.299 | 0.890 | 76.428 | 1.754 | 1.201 | 74.473 |
| 39 | 1.260 | 0.863 | 77.291 | 1.260 | 0.863 | 77.291 | 1.605 | 1.100 | 75.573 |
| 40 | 1.198 | 0.820 | 78.112 | 1.198 | 0.820 | 78.112 | 1.554 | 1.064 | 76.637 |
| 41 | 1.178 | 0.807 | 78.919 | 1.178 | 0.807 | 78.919 | 1.522 | 1.042 | 77.679 |
| 42 | 1.112 | 0.762 | 79.680 | 1.112 | 0.762 | 79.680 | 1.509 | 1.034 | 78.713 |
| 43 | 1.097 | 0.752 | 80.432 | 1.097 | 0.752 | 80.432 | 1.459 | 0.999 | 79.712 |
| 44 | 1.082 | 0.741 | 81.173 | 1.082 | 0.741 | 81.173 | 1.448 | 0.992 | 80.704 |
| 45 | 1.051 | 0.720 | 81.893 | 1.051 | 0.720 | 81.893 | 1.390 | 0.952 | 81.656 |
| 46 | 1.042 | 0.713 | 82.607 | 1.042 | 0.713 | 82.607 | 1.388 | 0.951 | 82.607 |
| 47 | 0.950 | 0.650 | 83.257 | | | | | | |

表41

| 公因子 | 药物组成 |
|---|---|
| F1 | 艾叶、当归、牡丹皮、首乌藤、栀子、炙甘草 |
| F2 | 浙贝母、橘核、夏枯草、龙骨、牡蛎、枳实 |
| F3 | 没药、蒲公英、乳香、紫花地丁、穿山甲、大黄、三棱、桃仁 |
| F4 | 槟榔、丁香、莪术、小茴香、木香、青皮、乌药 |
| F5 | 椿皮、苦参、茵陈、黄柏、金银花、连翘 |
| F6 | 厚朴、麦芽、山楂、钩藤、何首乌、龙胆草、神曲、石菖蒲 |
| F7 | 牛膝、瓜蒌、通草、王不留行、皂角刺 |
| F8 | 黄连、枳实、大黄、黄芩、芦根、竹茹 |
| F9 | 白茅根、萹蓄、车前子、小蓟、竹叶 |
| F10 | 黑芝麻、肉苁蓉、郁李仁、杜仲炭、桃仁 |
| F11 | 大腹皮、钩藤、羚羊角、防己、黄芩、青葙子 |
| F12 | 龙眼肉、木香、远志、酸枣仁、薏苡仁 |
| F13 | 地骨皮、狗脊、何首乌、决明子、菊花 |
| F14 | 合欢花、姜黄、首乌藤、丹参、神曲 |
| F15 | 艾叶炭、升麻、益母草、大枣、瓜蒌、合欢花、厚朴、鹿角胶、人参 |
| F16 | 蒲黄、五灵脂、牛膝、青葙子、肉桂 |
| F17 | 附子、肉桂、薏苡仁、补骨脂、鹿角胶、木瓜、吴茱萸、玄参 |
| F18 | 补骨脂、赤石脂、龙骨、芡实、杜仲炭、决明子、人参、五味子 |
| F19 | 萹蓄、鳖甲、三棱、蒲黄炭、赤芍、丹参、地骨皮、莪术、桂枝、玄参 |
| F20 | 防己、巴戟天、杜仲炭、陈皮、干姜、狗脊、墨旱莲、厚朴、决明子、木贼、菟丝子、泽泻 |
| F21 | 小茴香、炮姜、车前子、大枣、附子、桂枝、黄芪、决明子、龙骨、芦根、香附 |
| F22 | 木贼、石决明、杜仲炭、钩藤、菊花、石菖蒲 |
| F23 | 杜仲、巴戟天、枸杞子、女贞子、菟丝子、续断、薏苡仁 |
| F24 | 半夏、益母草、乌药、车前子、瓜蒌、厚朴 |
| F25 | 柴胡、车前子、龙胆草、芡实、益母草、椿皮、青葙子、首乌藤、泽泻 |
| F26 | 干姜、吴茱萸、杜仲炭、车前子、大枣、桂枝、海螵蛸、决明子、麦芽、山楂、乌药 |
| F27 | 党参、阿胶、白术、半夏、萹蓄、槟榔、车前子、丁香、茯苓、黄连　金银花、桔梗、连翘、龙骨、芡实、青葙子、三棱、酸枣仁、通草、首乌藤、薏苡仁、泽兰、炙甘草、淡竹叶 |
| F28 | 大枣、生姜、半夏、柴胡、杜仲炭、蒲公英、肉苁蓉、神曲、薏苡仁、紫花地丁 |
| F29 | 蒲黄炭、海螵蛸、鹿角胶、地榆炭、党参、姜黄、决明子、首乌藤 |
| F30 | 石菖蒲、知母、淡竹叶、大枣、麦冬、酸枣仁 |
| F31 | 龙眼肉、柴胡、赤石脂、瓜蒌、墨旱莲、石菖蒲、皂角刺、栀子、炙甘草 |
| F32 | 瓜蒌、墨旱莲 |
| F33 | 地榆炭、杜仲炭、蒲黄炭、墨旱莲、黄芩 |
| F34 | 红花、桃仁、艾叶、益母草、大枣、丹参、何首乌、决明子、炮姜、通草、五灵脂、玄参、枳壳 |
| F35 | 炙甘草、补骨脂、柴胡、益母草、穿山甲、大枣、附子、甘草、桂枝、海螵蛸、何首乌、厚朴、姜黄、决明子、蒲黄、石菖蒲、五灵脂、小蓟、玄参、延胡索、枳壳 |
| F36 | 狗脊、龙骨、木瓜、玄参 |
| F37 | 赤石脂、杜仲炭、蒲黄炭、墨旱莲、决明子、蒲黄、芡实、五味子、薏苡仁 |
| F38 | 墨旱莲、荆芥炭、玄参、艾叶炭、艾叶、大黄、大枣、党参、瓜蒌、厚朴、黄芩、菊花、龙骨、芡实 |
| F39 | 五味子、玄参、艾叶炭、巴戟天、白茅根、白鲜皮、柴胡、赤石脂、牛膝、丹参、干姜、瓜蒌、黑芝麻、橘核、鹿角胶、木瓜、石决明、远志 |
| F40 | 天花粉、槟榔、陈皮、赤芍、决明子、苦参、龙胆草、没药、木贼、乳香、酸枣仁、玄参、皂角刺、栀子 |

| 公因子 | 药物组成 |
|---|---|
| F41 | 木贼、半夏、杜仲炭、狗脊、墨旱莲、厚朴、神曲、生姜 |
| F42 | 白鲜皮、艾叶、萹蓄、蒲黄炭、干姜、枸杞子、瓜蒌、菊花、决明子、玄参 |
| F43 | 女贞子、艾叶炭、艾叶、萹蓄、柴胡、蒲黄炭、赤芍、大枣、干姜、枸杞子、墨旱莲、黑芝麻、厚朴、黄连、龙眼肉、鹿角胶、青葙子、首乌藤、郁李仁、枳实 |
| F44 | 三七、半夏、赤小豆、牛膝、川芎、穿山甲、椿皮、大腹皮、莪术、墨旱莲、黄芩、决明子、木贼、三棱、神曲、玄参、茵陈、知母、栀子 |
| F45 | 厚朴、首乌藤、艾叶炭、川芎、大枣、乌药、薏苡仁 |
| F46 | 蒲公英、紫花地丁、柴胡、杜仲炭、赤芍、大枣、狗脊、何首乌、黄连、黄芩、金银花、决明子、连翘、牡丹皮、石决明、酸枣仁、乌药、栀子 |

从上表41中可知：146味药物提取出46个公因子能反映全部观测量的82.607%，并举例分析。

因子2由浙贝母、橘核、夏枯草、龙骨、牡蛎、枳实6种药组成。龙骨、牡蛎均有平肝潜阳的功效，浙贝母、夏枯草、牡蛎均为软坚散结消痈之品，橘核、枳实有理气散结的作用，此药物组成提示气滞、瘀阻胞脉之病机，治以行气散结消癥之法，治疗癥瘕、乳痈等证。

因子3由没药、蒲公英、乳香、紫花地丁、穿山甲、大黄、三棱、桃仁8种药组成。乳香、没药活血消肿，蒲公英、紫花地丁清热解毒、消痈散结，大黄、桃仁均有活血祛瘀之功，穿山甲、三棱破血消癥，此药物组成提示血瘀、冲任阻滞之病机，治以清热散结、活血祛瘀消癥之法，同因子2治疗癥瘕、乳痈等证。

因子5由椿皮、苦参、茵陈、黄柏、金银花、连翘6种药组成。椿皮、苦参、黄柏清热燥湿，金银花、连翘清热解毒，茵陈清利湿热，此药物组成提示外感湿热或湿热内蕴、下注冲任之病机，治以清热燥湿之法，治疗带下、妇人腹痛、阴痒、阴肿、阴疮等证。

因子7由牛膝、瓜蒌、通草、王不留行、皂角刺5种药组成。此5味药均为百灵调肝汤组成成分。王不留行、牛膝通经活血消痈，通草行气下乳，皂角刺行气止痛，瓜蒌宽胸散结，此药物组成提示气滞血瘀、冲任阻滞之病机，治以行气活血祛瘀之法，治疗气滞血瘀所致月经病、妇人腹痛、癥瘕、乳痈、缺乳等证。

因子17由附子、肉桂、薏苡仁、补骨脂、鹿角胶、木瓜、吴茱萸、玄参8种药组成。这些药大致可分为三类，第一类附子、肉桂、吴茱萸为温里药，具有助阳补火、散寒止痛的功效，第二类补骨脂、鹿角胶为补阳药，可温肾助阳，第三类薏苡仁健脾利湿，木瓜除湿和中。此药物组成提示脾肾阳虚、水湿不化之病机，治以补肾助阳、健脾利湿之法，治疗闭经、痛经、不孕症等证。

因子23由杜仲、巴戟天、枸杞子、女贞子、菟丝子、续断、薏苡仁7种药组成。这些药大致可分为三类，第一类杜仲、巴戟天、菟丝子、续断为补阳药，具有温肾助阳、补肝肾、强筋骨之功效，第二类枸杞子、女贞子为补阴药，具有补肝肾、明目之功效，第三类薏苡仁为利水渗湿药，具有健脾渗湿、清热排脓的功效。此药物组成提示肝肾不足之病机，治以补益肝肾之法。

因子33由地榆炭、杜仲炭、蒲黄炭、墨旱莲、黄芩5种药组成。炒炭类药物有止血作用，墨旱莲、黄芩凉血止血，此药物组成提示血热、损伤冲任、迫血妄行之病机，治以凉血止血之法，治疗崩漏、月经过多、经间期出血等证。

因子34由红花、桃仁、艾叶、益母草、大枣、丹参、何首乌、决明子、炮姜、通草、五灵脂、玄参、枳壳13种药组成。这些药大致可分为三类，第一类红花、桃仁、益母草、丹参、五灵脂活血调经，通草、枳壳通利气机，提示气滞血瘀的病机，治以行气活血化瘀之法；第二类大枣、何首乌益气填精补血，提示气血亏虚之病机，治以益气养血之法；第三类艾叶、炮姜温经止血，提示虚寒之病机，治以温经散寒之法。

因子46由蒲公英、紫花地丁、柴胡、杜仲炭、赤芍、大枣、狗脊、何首乌、黄连、黄芩、金银花、决明子、连翘、牡丹皮、石决明、酸枣仁、乌药、栀子18种药组成。第一类蒲公英、紫花地丁、柴胡、赤芍、黄连、黄芩、金银花、决明子、连翘、牡丹皮、栀子均为清热药，提示外感热邪或郁热内生、损伤冲任之病机，治以清热解毒之法；第二类大枣、狗脊、何首乌、乌药补肾养血，提示肾虚精亏之病机，治以补肾填精益髓之法；第三类柴胡、赤芍、石决明可清泄肝火、平肝明目，提示肝郁化热之病机，治以泻肝清热之法。

**5.聚类分析**　本课题是以药物聚类，作为样本得到的结果是由配伍关系密切的药物组成的聚类方，虽不是一个完整的方剂，却可以反映出一定的组方规律，是在治疗上关系密切的药物组合体。通过对用药频次大于15次的45种药物应用SPSS Text Mining for Clementine 12.0数据挖掘软件进行聚类分析，共分为15类，其中，第9类中仅包含1种药物牡丹皮，故不予讨论。具体聚类结果见表42。

表42　聚类分析表

| 序号 | 药　　　物 |
|---|---|
| 1类 | 白芍、地黄 |
| 2类 | 巴戟天、白术、陈皮、甘草、山药、茯苓、菟丝子 |
| 3类 | 白芍、续断、杜仲、甘草、龟板、牛膝、牡蛎、女贞子、桑寄生、山药、山茱萸、熟地黄、枸杞子 |
| 4类 | 阿胶、白芍、白术、续断、党参、甘草、黄芪、牡蛎、桑寄生、山药、山茱萸、熟地黄、酸枣仁、茯苓 |
| 5类 | 白芍、川楝子、当归、甘草、牡丹皮、通草、王不留行、延胡索、皂角刺、枳壳 |
| 6类 | 白芍、川楝子、丹参、当归、甘草、桂枝、牛膝、香附、延胡索、茯苓、莪术、枳壳 |
| 7类 | 赤芍、川芎、川楝子、当归 |
| 8类 | 白术、陈皮、当归、甘草、黄芪 |
| 9类 | 牡丹皮 |

| 序号 | 药物 |
|---|---|
| 10类 | 白术、续断、杜仲、人参、山药、熟地黄、菟丝子 |
| 11类 | 阿胶、白芍、续断、杜仲、龟甲、桑寄生、山药、熟地黄 |
| 12类 | 白芍、当归、甘草、黄芪、香附、小茴香、延胡索 |
| 13类 | 白芍、川楝子、当归、牛膝、牡丹皮、香附 |
| 14类 | 白芍、白术、当归、甘草、人参、熟地黄、茯苓 |
| 15类 | 龟甲、牡丹皮、山药、山茱萸、熟地黄、枸杞子 |

第一类包含白芍、地黄2种药。白芍养血调经、平肝止痛、敛阴止汗，地黄清热凉血、养阴生津，此组合可用于治疗阴虚内热、热扰冲任的月经先期、月经过多、崩漏、经间期出血、产后恶露不绝、经行情志异常、经断前后诸证、胎动不安、脏躁等证。

第二类包含巴戟天、白术、陈皮、甘草、山药、茯苓、菟丝子7种药。巴戟天补肾阳、强筋骨、祛风湿，白术补气健脾、燥湿利水、止汗、安胎，陈皮理气健脾、燥湿化痰，甘草益气补中、清热解毒、祛痰止咳、缓急止痛、调和药性，山药益气养阴、补脾肺肾、固精止带，茯苓利水渗湿、健脾安神，菟丝子补肾固精、养肝明目、止泻、安胎。这7味药同时出现在韩百灵教授经验方渗湿汤中，此方具有温肾助阳、渗湿调冲的功效。此组合可治疗脾肾阳虚的月经后期、月经过少、闭经、痛经、妊娠腹痛、妇人腹痛、浮肿、泄泻、带下、胎动不安、滑胎、不孕症等证。

第三类包含白芍、续断、杜仲、甘草、龟甲、牛膝、牡蛎、女贞子、桑寄生、山药、山茱萸、熟地黄、枸杞子13种药。白芍养血调经、平肝止痛、敛阴止汗，续断补肝肾、强筋骨、止血安胎、疗伤续折，杜仲补肝肾、强筋骨、安胎，甘草益气补中、清热解毒、祛痰止咳、缓急止痛、调和药性，龟甲滋阴潜阳、益肾健骨、固精止血、养血补心，牛膝活血通经、补肝肾、强筋骨、利水通淋、引火（血）下行，牡蛎平肝潜阳、软坚散结、收敛固涩，女贞子补肝肾阴、乌须明目，桑寄生祛风湿、益肝肾、强筋骨、安胎，山药益气养阴、补脾肺肾、固精止带，山茱萸补益肝肾、收敛固涩，熟地黄补血滋阴、填精益髓，枸杞子补肝肾、明目。此组合除女贞子和枸杞子外，其他11味药均为百灵育阴汤的组成成分，百灵育阴汤具有滋补肝肾、养血育阴的功效，临证中酌加女贞子、枸杞子以滋阴养血填精。可用于治疗月经不调、崩漏、痛经、赤带、胎漏、胎动不安、滑胎、不孕症、子嗽、子晕、子眩、子痫、子烦、经断前后诸证、产后腹痛、产后恶露不绝等证。

第四类包含阿胶、白芍、白术、续断、党参、甘草、黄芪、牡蛎、桑寄生、山药、山茱萸、熟地黄、酸枣仁、茯苓14种药。阿胶补血、止血、滋阴润燥，白芍养血调经、平肝止痛、敛阴止汗，白术补气健脾、燥湿利水、止汗、安胎，续断补肝肾、强筋骨、止血安胎、疗伤续折，党参益气、生津、养血，甘草益气补中、清热解毒、祛痰止咳、缓急止痛、调和药性，黄芪补气升阳、益卫固表、利水消肿、托疮生肌，牡蛎平肝潜阳、软坚散结、收敛固涩，桑寄生祛风湿、益肝肾、强筋骨、安胎，山药益气养阴、补脾肺肾、固精止带，山茱萸补益肝肾、收敛固涩，熟地黄补血滋阴、填精益髓，酸枣仁养心益肝、安神、敛汗，茯苓利水渗湿、健脾安神。此组合中的14味药可分为2类，一类可滋补肝肾，另一类益气健脾安神。可治疗肝肾阴虚兼脾虚所致的多种妇科疾病。

第五类包含白芍、川楝子、当归、甘草、牡丹皮、通草、王不留行、延胡索、皂角刺、枳壳10种药。白芍养血调经、平肝止痛、敛阴止汗，川楝子行气止痛、杀虫疗癣，当归补血、活血、调经、止痛、润肠，甘草益气补中、清热解毒、祛痰止咳、缓急止痛、调和药性，牡丹皮清热凉血、活血散瘀，通草清热利湿、通气下乳，王不留行活血通经、下乳、消痈、利尿通淋，延胡索活血、行气、止痛，皂角刺消肿排脓、祛风杀虫，枳壳长于行气宽中除胀。此组合除延胡索、皂角刺、枳壳3味药，其他7味药为韩百灵教授经验方调肝理气汤的组成成分，调肝理气汤有疏肝解郁、理气通络的功效，加之延胡索、皂角刺、枳壳，以添行气活血止痛之功。可治疗肝郁气滞引起的月经不调、痛经、闭经、乳房胀痛、经行情志异常、经断前后诸证等证。

第六类包含白芍、川楝子、丹参、当归、甘草、桂枝、牛膝、香附、延胡索、茯苓、莪术、枳壳12种药。白芍养血调经、平肝止痛、敛阴止汗，川楝子行气止痛、杀虫疗癣，丹参活血调经、凉血消痈、安神，当归补血、活血、调经、止痛、润肠，甘草益气补中、清热解毒、祛痰止咳、缓急止痛、调和药性，桂枝发汗解肌、温通经脉、助阳化气，牛膝活血通经、补肝肾、强筋骨、利水通淋、引火（血）下行，香附疏肝理气、调经止痛，延胡索活血、行气、止痛，皂角刺消肿排脓、祛风杀虫，茯苓利水渗湿、健脾安神，莪术破血行气、消积止痛，枳壳长于行气宽中除胀。以上药物可分为两类，一类疏肝行气、活血调经，另一类化气利水。本类可治疗肝郁气滞所致妇科诸疾。

第七类包含赤芍、川芎、川楝子、当归4种药。赤芍清热凉血、散瘀止痛，川芎活血行气、祛风止痛，川楝子行气止痛、杀虫疗癣，当归补血、活血、调经、止痛、润肠。此组合可治疗由气滞血瘀引起的月经不调、痛经、闭经、癥瘕、产后恶露不绝等证。

第八类包含白术、陈皮、当归、甘草、黄芪5种药。白术补气健脾、燥湿利水、止汗、安胎，陈皮理气健脾、燥湿化痰，当归补血、活血、调经、止痛、润肠，甘草益气补中、清热解毒、祛痰止咳、缓急止痛、调和药性，黄芪补气升阳、益卫固表、利水消肿、托疮生肌。此组合主要有补气养血的功效，可用于治疗气血虚弱所致的月经不调、崩漏、痛经、闭经、胎动不安、胎漏、妇人腹痛、产后腹痛、产后身痛等证。

第九类仅包含牡丹皮1种药，在这里不作讨论。

第十类包含白术、续断、杜仲、人参、山药、熟地黄、菟丝子7种药。白术补气健脾、燥湿利水、止汗、安胎，续断补肝肾、强筋骨、止血安胎、疗伤续折，杜仲补肝肾、强筋骨、安胎，人参大补元气、补脾益肺、生津、安神，山药益气养阴、补脾肺肾、固精止带，熟地黄补血滋阴、填精益髓，菟丝子补肾固精、养肝明目、止泻、安胎。此组合有温肾助阳、益气养血的功效，可治疗脾肾阳虚所致的月经不调、闭经、痛经、胎动不安、滑胎、带下、浮肿、产后腹痛、妇人腹痛、不孕症等证。

第十一类包含阿胶、白芍、续断、杜仲、龟甲、桑寄生、山药、熟地黄8种药。阿胶补血、止血、滋阴润燥，白芍养血调经、平肝止痛、敛阴止汗，续断补肝肾、强筋骨、止血安胎、疗伤续折，杜仲补肝肾、强筋骨、安胎，龟甲滋阴潜阳、益肾健骨、固精止血、养血补心，桑寄生祛风湿、益肝肾、强筋骨、安胎，山药益气养阴、补脾肺肾、固精止带，熟地黄补血滋阴、填精益髓。这8味药均为百灵育阴汤的组成成分，功效与主治同第三类药。

第十二类包含白芍、当归、甘草、黄芪、香附、小茴香、延胡索7种药。白芍养血调经、平肝止痛、敛阴止汗，当归补血、活血、调经、止痛、润肠，甘草益气补中、清热解毒、祛痰止咳、缓急止痛、调和药性，黄芪补气升阳、益卫固表、利水消肿、托疮生肌，香附疏肝理气、调经止痛，小茴香散寒止痛、理气和中，延胡索活血、行气、止痛。此组合可益气养血、调经止痛，治疗气血虚弱引起的月经不调、闭经、痛经、不孕症、妇人腹痛、产后腹痛等证。

第十三类包含白芍、川楝子、当归、牛膝、牡丹皮、香附6种药。白芍养血调经、平肝止痛、敛阴止汗，川楝子行气止痛、杀虫疗癣，当归补血、活血、调经、止痛、润肠，牛膝活血通经、补肝肾、强筋骨、利水通淋、引火（血）下行，牡丹皮清热凉血、活血散瘀，香附疏肝理气、调经止痛。此组合中的6味药均为韩百灵教授经验方调肝理气汤的组成成分，调肝理气汤具有疏肝解郁、理气通络的功效。可治疗肝郁气滞引起的月经不调、痛经、闭经、癥瘕乳房胀痛、经行情志异常、经断前后诸证等证。

第十四类包含白芍、白术、当归、甘草、人参、熟地黄、茯苓7种药。白芍养血调经、平肝止痛、敛阴止汗，白术补气健脾、燥湿利水、止汗、安胎，当归补血、活血、调经、止痛、润肠，甘草益气补中、清热解毒、祛痰止咳、缓急止痛、调和药性，人参大补元气、补脾益肺、生津、安神，熟地黄补血滋阴、填精益髓，茯苓利水渗湿、健脾安神。此7味药均为韩百灵教授经验方益气养荣汤和益气养血汤的组成成分，二方均有益气养血之功。主治气血两虚所致的月经不调、崩漏、闭经、胎漏、胎动不安、堕胎、胎萎不长、产后腹痛、妇人腹痛、产后恶露不绝、缺乳等证。

第十五类包含龟甲、牡丹皮、山药、山茱萸、熟地黄、枸杞子6种药。龟甲滋阴潜阳、益肾健骨、固精止血、养血补心，牡丹皮清热凉血、活血散瘀，山药益气养阴、补脾肺肾、固精止带，山茱萸补益肝肾、收敛固涩，熟地黄补血滋阴、填精益髓，枸杞子补肝肾、明目。这6味药均为韩百灵教授经验方育阴补血汤的组成成分，育阴补血汤有补肾填精益髓的功效。可治疗由精血不足所致的月经量少、月经后期、闭经、痛经、胎动不安、滑胎、堕胎、胎萎不长、妇人腹痛、产后腹痛、产后身痛、缺乳、不孕症等证。

**6.药物关联规则分析** 药对和药组是由二味或二味以上药物组成的，常针对特定病机或某些特有的症状而出现在组方中。因此，本课题采用关联规则方法挖掘二味药物配伍至三味药物配伍的相关性，对二味药、三味药配伍进行系统的研究，有助于进一步挖掘方剂的配伍规律，同时也可以反映出韩百灵教授的学术思想和组方理论。

应用SPSS Text Mining for Clementine12.0数据挖掘软件对256则处方中的229味药物进行分析，得到的结果列于下表43、表44。

表43 2味药关联

|  | 关联药物 | 支持度% | 置信度% |
|---|---|---|---|
| 1 | 茯苓==>甘草 | 30.47 | 76.92 |
| 2 | 续断==>桑寄生 | 30.47 | 74.36 |
| 3 | 白术==>甘草 | 24.61 | 73.02 |
| 4 | 龟甲==>白芍 | 23.44 | 85.00 |
| 5 | 龟甲==>山茱萸 | 23.44 | 70.00 |
| 6 | 桑寄生==>续断 | 23.05 | 98.31 |
| 7 | 山茱萸==>熟地黄 | 23.05 | 81.36 |
| 8 | 桑寄生==>熟地黄 | 23.05 | 81.36 |
| 9 | 山茱萸==>山药 | 23.05 | 72.88 |
| 10 | 山茱萸==>龟甲 | 23.05 | 71.19 |
| 11 | 桑寄生==>山药 | 23.05 | 71.19 |
| 12 | 杜仲==>续断 | 22.66 | 79.31 |
| 13 | 川芎==>当归 | 17.58 | 82.22 |
| 14 | 川楝子==>当归 | 16.90 | 76.74 |
| 15 | 阿胶==>白芍 | 14.45 | 86.49 |
| 16 | 阿胶==>续断 | 14.45 | 75.68 |
| 17 | 枸杞子==>熟地黄 | 14.06 | 86.11 |
| 18 | 枸杞子==>龟甲 | 14.06 | 75.00 |

由表43得知：

①与甘草关联的药物主要有茯苓、白术；

②与桑寄生关联的药物主要有续断、熟地黄、山药；

③与白芍关联的药物主要有龟甲、阿胶；

④与山茱萸关联的药物主要有龟甲、熟地黄、山药；

⑤与续断关联的药物主要有桑寄生、杜仲、阿胶；

⑥与熟地黄关联的药物主要有山茱萸、桑寄生、枸杞子；

⑦与山药关联的药物主要有山茱萸、桑寄生；

⑧与龟甲关联的主要药物有白芍、山茱萸、枸杞子；

⑨与当归关联的主要药物有川芎、川楝子。

表44　3味药关联分析表

| 序号 | 关联药物 | 支持度% | 置信度% |
|------|----------|---------|---------|
| 1 | 白芍、当归＝＝>甘草 | 33.20 | 70.59 |
| 2 | 白芍、续断＝＝>桑寄生 | 23.05 | 79.66 |
| 3 | 白芍、续断＝＝>熟地黄 | 23.05 | 76.27 |
| 4 | 续断、桑寄生＝＝>山药 | 22.66 | 72.41 |
| 5 | 山药、熟地黄＝＝>山茱萸 | 19.92 | 78.43 |
| 6 | 白芍、桑寄生＝＝>续断 | 18.75 | 97.92 |
| 7 | 白芍、茯苓＝＝>甘草 | 18.75 | 85.42 |
| 8 | 白芍、桑寄生＝＝>熟地黄 | 18.75 | 83.33 |
| 9 | 白芍、桑寄生＝＝>山药 | 18.75 | 70.83 |
| 10 | 白术、甘草＝＝>茯苓 | 17.97 | 84.78 |
| 11 | 续断、山药＝＝>熟地黄 | 17.58 | 88.89 |
| 12 | 续断、山药＝＝>山茱萸 | 17.58 | 71.11 |
| 13 | 白术、茯苓＝＝>甘草 | 17.19 | 88.64 |
| 14 | 山药、山茱萸＝＝>熟地黄 | 16.8 | 93.02 |
| 15 | 续断、龟甲＝＝>熟地黄 | 16.8 | 88.37 |
| 16 | 续断、龟甲＝＝>白芍 | 16.8 | 86.05 |
| 17 | 续断、龟甲＝＝>山茱萸 | 16.8 | 72.09 |
| 18 | 桑寄生、山药＝＝>熟地黄 | 16.41 | 92.86 |
| 19 | 白芍、山茱萸＝＝>龟甲 | 16.41 | 78.57 |
| 20 | 当归、茯苓＝＝>甘草 | 16.02 | 85.37 |
| 21 | 白芍、杜仲＝＝>续断 | 15.23 | 87.18 |
| 22 | 白芍、杜仲＝＝>龟甲 | 15.23 | 79.49 |
| 23 | 续断、牡蛎＝＝>山药 | 15.23 | 76.92 |

由表44可知：

①与甘草关联的药物主要有白芍、当归、茯苓、白术；

②与桑寄生关联的药物主要有白芍、续断；

③与熟地黄关联的药物主要有白芍、续断、桑寄生、山药、山茱萸、龟甲；

④与山药关联的药物主要有续断、桑寄生、白芍、牡蛎；

⑤与山茱萸关联的药物主要有山药、熟地黄、续断、龟甲；

⑥与续断关联的药物主要有白芍、桑寄生、杜仲；

⑦与茯苓关联的药物主要有白术、甘草；

⑧与白芍关联的药物主要有续断、龟甲；

⑨与龟甲关联的药物主要有白芍、山茱萸、杜仲。

## （三）结果

本课题运用SPSS16.0统计软件及SPSS Clementine12.0数据挖掘软件，对韩百灵教授的256则处方、229味药物进行统计分析，应用频数分析、因子分析、聚类分析、关联规则等方法，获得韩老治疗妇科疾病的核心药物，统计后总结出韩老治疗妇科疾病的用药规律及特点。

研究结果表明：韩老临床常用的核心药物有31味，使用频次由高至低为白芍、甘草、当归、熟地黄、续断、茯苓、山药、地黄、牛膝、白术、龟甲、桑寄生、山茱萸、杜仲、牡蛎、黄芪、香附、牡丹皮、川芎、川楝子、延胡索、人参、阿胶、枸杞子、麦冬、枳壳、丹参、女贞子、菟丝子、陈皮、赤芍。常用药物药性使用频次最高为温性药物，主要以甘温药物为多，具有补虚效果。其药物药味频次最高为甘味药、苦味药次之、辛味药居第三，反映了补虚、清热、活血化瘀、理气的普遍性。常用药物的归经以肝经为最多，肾经次之，体现了韩百灵教授的"肝肾学说"理论。常用药物类别共涉及16类，以补虚药中的补血药物使用频次最高，是韩百灵教授治疗妇科处方中的主要构成成分，补气药、补阳药、补阴药、补血药、清热凉血药、活血调经药、活血止痛药、疏肝理气药、利水消肿药是处方中常用的配伍形式。

## （四）结论

韩百灵教授用药具有如下特点：

1.以肝肾学说为理论基础，治疗以滋补肝肾为主；

2.根据妇科病多见于气血失调、多虚多瘀，以调补气血为常法；

3.注重冲任损伤，用药多以调理冲任；

4.用药注意攻而不伤正，补而不留邪，清热而不苦寒。

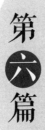

第六篇　韩百灵教授医话节选及随笔

# 第一章　医话节选

## 一、遍查方书，怪疾尽除
### ——记肉癥患者于某

1970年前后，时值"文化大革命"中期，全国食物紧缺，黑龙江省也不例外，很多食品都需凭票供应，每人每个月只供半斤肉食品，就在这个时候，哈尔滨市一名女知识青年于某，得了一种古今罕见的怪病，表现为嗜肉若狂，非肉不吃，而且每次能吃三四斤，不足量不罢休。由于当时肉食品缺少，患者便经常流连于饭馆之间抢食顾客肉食，或偷食邻里鱼肉干等，无肉可食之时，则精神狂妄，饥饿难忍，平素性情急躁，易怒，胸胁胀痛，得病年余，经闭一载。家人为其操碎了心，多处诊治均不见疗效。经人介绍，于父携其女来到黑龙江中医学院，寻求韩百灵先生。韩老虽出身世医之家，从事自身行业数十载，但于某这一病证也是见所未见、闻所未闻，一时难以认证，无从下手。韩老眼看于某骨瘦如柴，万分痛苦的模样，医生的责任感油然而生，他不忍推出患者，于是他对患者及家属说请你们先回去等一等，一周后再来。

嗜肉若狂？何以嗜肉？何以若狂？强烈的责任感，使他废寝忘食，一周之内翻了一本又一本医书，一连翻了三十几本，功夫不负有心人，终于在李时珍《本草制目兽部第五十卷》中查到此病，本病名为"肉癥"，据记载用白马尿和白马粪可治。随后，韩老根据患者的脉症，开出一经验方"调气活血汤"，方由柴胡、青皮、川楝子、枳实、牡丹皮、当归、赤芍、川牛膝等组成，并加泽兰以增强活血破瘀之力，加苦杏仁以宣通肺气，使经水通达下注。与此同时令患者父亲去拾纯白马粪，将其焙干，用白马尿送服，加倍服用。结果服药仅过月余，于某的"肉癥"一疾已除，月经亦通。后来，于某结婚，生下一婴儿。

## 二、医者仁术，阴霾尽扫
### ——记崩漏患者邓某

1980年11月底初雪刚降，一对母女来到府上，进门不言事由便双膝跪地，泪水夺眶而出。韩老忙迎上前去扶起母女问清缘由，得知16岁的少女，邓某，哈市某高二学生。患崩漏两年之久，月经13岁初潮即有此疾，经水三五月一潮，潮则崩淋不止，延续月余；止则经久不行，行而其崩益甚，多方求医，几次住院接受中西医结合治疗，治皆罔效。近半年流血益甚，辍学求医，病竟不起，唯借输血苟全性命，一家很有权威的大医院建议摘除子宫。摘除子宫对于一个年方二八的未婚女孩，意味着什么？父母不忍心让孩子落到这一步，恰在此时，经熟人介绍，母亲扶着小邓找到了韩百灵教授。

母亲介绍说孩子现阴道流血50余日，量时多时少，色红无块，望其面白如纸，两颧微赤，体瘦如柴，心悸气短，言语断续，头晕耳鸣，手足烦热，汗出不止，口干不欲饮，腰膝酸软，足跟痛，舌红少津，脉弦细数。韩老知道此乃重症沉疴，甚难治愈，然医乃仁术，扶困救危。

韩老认为，女子月经初潮即患崩漏，多是肾虚之故，临床表现唯流血不止，余无所苦，故致使医者举措茫然。本病从肾阴不足、封藏失职论治者，其因有二：一则初潮即崩，亦肾气尚未充实；二则症见腰膝酸软，足跟痛，头晕耳鸣，汗出淋漓，口干不欲饮，五心烦热，舌红少津，脉弦细数，乃阴亏之象也。正合《内经》"阴虚阳搏谓之崩"。投以育阴止崩汤加减。方以地黄25g，白芍20g，鹿角胶25g，山药15g，续断20g，桑寄生20g，杜仲20g，海螵蛸25g，蒲黄炭20g，炒地榆50g，黄芪15g，党参20g，当归15g，山茱萸15g。服药半月余病势大转，虽流血未止，但量减半，精神日振，饮食知味，经诊脉辨证，倍加炒地榆，嘱再服数剂，其血当止。一周后复诊，果如所言，经水已止，遂减去塞流之品，加五味子、龟甲、巴戟天各15g，令连服药月余后配成丸药久服。

经过一年有余治疗，折磨邓某前后达3年的"崩漏"之苦阴霾尽扫，病体康复，复学返校，次年考入大学。看到小邓恢复了青春活力的笑容，韩老说不出的高兴。邓某和父母更是说不出的感激，屡次登门致谢，韩老把一些贵重的礼物退回，只留下了几样特产，也收下了患者感激的心情。邓某和父母见到韩老如此的谦和，心中的敬意竟化成泪水，不由控制地流下来。

## 三、治病救人，医无国界

### ——记不孕症患者坂本志计子

1976年初夏，韩老被请到哈尔滨国际旅行社，为日本友人大石智良教授的夫人坂本志计子诊治不孕症。坂本志计子婚后12年未孕，曾在日本国内外求医而未见效果。诊疗不孕症，韩老确有经验，不过，为外国人诊治，这还是第一次。他看坂本志计子，约40几岁的年纪，面色青黄，精神郁闷，肌肉消瘦，一副弱不禁风的模样；问其症状，自述性躁多怒、胸闷，经期乳房、小腹胀痛，血少、紫黑成块；诊其舌苔微黄，脉弦涩有力。经韩老诊断，其病为"肝郁型不孕症"，韩老认为这是肝失条达，造成肝郁气滞，胞脉受阻而致不孕。他投以调肝理气通络方药，随症加减。治疗月余，吃下十几付中药的坂本志计子诸症逐渐消失。当年冬天，大石智良夫妇返回日本东京。不久，坂本志计子怀孕，1977年年末生下一女婴。大石夫妇为了纪念在松花江畔这个使他们有了可爱的女儿的特殊地方，为了纪念和感谢曾经帮助过他们的中国朋友，大石夫妇用"松花江"的"花"字为女儿命名，给女儿取名叫"大石花"。并写信给黑龙江大学和韩百灵教授报告喜讯。大石先生在信中写道："日本有句俗话叫作'生不生育孩子，不是由自己的意志决定的，而是由天决定的'。但对我俩来说，这个'天'不是上天，而是中医五千年的历史和继承下这个历史的韩百灵先生。"1977年某日《黑龙江日报》上发表了一条消息：《中日友谊的一朵小花》随着这条消息刊登了一张照片，这张照片是曾在黑龙江大学任教的日本专家大石智良教授和他的夫人坂本志计子及女儿大石花的合影。不久，全国十几家报刊给予转载，"神医"韩百灵的名字因此而传遍了全中国，也传到了隔岸相望的日本。

## 四、诊疾审令，残灯复明
### ——记肺痨患者曾氏

20世纪30年代初，也就是晚清时期，东北有个官员叫曾子固，官任巡抚，曾收编了辽东地区数家土匪，平完了匪患，在被收编者中最著名的就是张作霖。因此，张一直以师礼待之。曾子固晚年居于哈尔滨东傅家区（现道外区），他的儿媳患上了痨病，虽多处寻医诊治，但丝毫不见起色。患病一年之久，久病卧床不起，奄奄一息，家人已为其备棺待殓。痨病，中医称为"肺痨"，属于重症之疾，在女性多导致血枯经闭。《红楼梦》中的林黛玉患的就是这种疾病。在那个时候患此疾病，大多命丧黄泉。韩百灵教授经友人介绍，来到曾府，为其诊治。一般普通医生是不太愿意给官家诊病的，因为一旦疗效不佳，面临的风险很大，声名很可能毁于一旦。但在韩百灵教授眼里，只有危重的病人，没有官民的概念。一见到病重的患者，他早已把风险置于脑后。面对危证，韩百灵气定神闲，如同平日。诊过病家，患者面色苍白脸颊略有一丝潮红，气息低微，舌红而干，脉细数。经家人介绍，病人已数日米水不进，不能起身，经水一年未行。韩百灵立刻想到这是"秦艽鳖甲汤"证，随即运笔处方3剂，立即水煎频饮。二诊时，患者精神状态有所好转，并能少进米浆，又以原方加减，服药余剂，患者已能扶床站立。此后，又拟养阴清热、助水行舟之法，调治数月，年后患者月水通畅，好如常人。曾家人甚是喜悦，曾子固亲自送了"妙手回春"的银匾。彼时韩老少年有成，冰城传奇，此事在黑土地上迅速传开，使其名声大噪。

## 五、治病之要，贵在辨证
### ——记旅美华侨肖某

　　肖某现已年逾36岁了，是旅美华侨，作为一名科研工作者，经常感觉工作压力大而又没有很好的发泄途径。婚后五年尚无子，刚开始以为是妻子的问题，一直建议妻子去做检查，谁知检查结果排除了妻子的问题，这才开始怀疑自己。等自己的检查报告出来，才知道是自己精子活动度低，肖某多处求医，疗效不佳，心情更加的郁闷。1981年10月初，经人介绍来请韩百灵教授诊治，韩老见其形体中等偏瘦，面容愁苦，了解患者平素性情抑郁，焦虑多怒，胁肋满胀，纳食不佳，大便黏腻不爽，小便黄，偶有疼痛，阴囊潮湿。韩老根据症状、脉象为其开了一方，嘱咐肖某不要过急，要控制和调节自己的情绪，忌酒，饮食要清淡；同时对他妻子说，要带他多去户外，放松心情。经过数月的治疗，症状基本消失。1983年春节肖某回国探亲，特来看望韩老，他说回到美国后半年左右夫人即怀孕了，并顺利诞下一男孩，他对韩老表示深深的感谢！肖某说韩老不仅医术高超，还在医治患者自身疾患的同时慰藉患者的心灵，让我们感受到人间的真情。

## 六、谨守病机，遣方用药
### ——记妊娠剧吐患者刘某

　　黑龙江中医学院职工刘某，婚后数年不孕，在韩老的治疗下她怀孕了，全家为之欢愉。可是小家伙却从孕育之时起，就不让母亲消停。随着孕期一天天增加，刘某的妊娠反应也一日日加重，呕吐不止，饭不能食，水不能饮，大便数日未通，她住进了医院，每天靠静点葡萄糖、氨基酸等维持生命。她听说妊娠3个月这些症状就会好了，家人在期盼着，她在坚持着，都在等待着3个月的到来。可3个月已过，她的妊娠反应依然未有缓解，无奈之下，她出院回到家中休养。而此时，孕期已有四个多月了，眼看自己骨瘦如柴，连走路的力气都没有，刘某绝望地想把胎儿打掉，但家人都舍不得。隆冬的一个深夜，刘某又一次剧吐后，家人看着她这般痛苦，便和她商量说还是请韩百灵教授给你开点中药吧，她无奈地点点头，于是家人便请韩老到家里给她诊治。

　　听罢刘某家人介绍，诊过她的舌脉，韩老说这是由肝胃蕴热、胎气上逆所致。开具"温胆汤"，减去方中甘温助热的甘草，加上大黄泄热止呕，能引药下行通腹气。一般医生在妊娠期很少使用大黄，然而韩百灵教授自信辨证明确，是有故无殒，投此药必能收效。韩老告知其家人明早立即取药，待药温凉后用梨水送服，要频服，如果药进一剂后症状缓解，便不必打掉胎儿。果真，仅服一剂药后，刘某恶心呕吐的症状就出现了缓解。第二剂药刚吃完半付，就叫她妈妈用白水煮面条吃了。五六天后韩老又对症开了2剂疏肝和胃之剂，刘某服用后，妊娠反应已全然消失。1980年4月，她足月生下一个7斤多重的女儿。

刘某感激韩老让她有了一个完整的家，为了表达自己和家人的谢意，一定要请韩老吃顿饭。韩老认为，医生的职责就是治病救人，用自己的一技之长给予他人帮助是自己最引以为豪的事情，婉拒了患者的好意。

## 七、细致入微，仰之弥高
### ——记旅美华侨何某

何某的下腹隐隐疼痛已有八年之久，开始因不影响工作，一直未到医院就诊。随着时间的流逝，近2年疼痛逐渐加重，性生活过后疼痛尤甚，苦不堪言。已经影响到夫妻感情，经常服止痛药维持。1983年国庆节前，何某因遇劳后疼痛难忍来到医院门诊求医，碰巧听到患者在称赞韩百灵大夫医术高明，可是挂号室已经下班了，何某弯着腰，搂着肚子来到韩老诊室，看着韩老正准备换衣服下班，何某很不好意思地走到韩老身旁，低声说韩老您能不能给我加个号，韩老看着她痛苦的表情，便又穿上白服，细细地询问患者，剧烈的腹痛使何某只能够断断续续地诉说病史，她以为老先生可能会直接开方子就让她去抓药，毕竟下班的时间早已过了，让她没想到的是韩老用关切的目光望着她，一边把着脉，一边听患者慢慢地介绍着病情，然后他让患者仰卧在检查床上，经过触诊、叩诊检查，双侧附件区明显压痛。他随后问到患者，检查过B超吗？患者回答道查过，韩老又问其他医生给你诊断过什么病？何某说盆腔炎和子宫腺肌症。韩老说这个病原本并不重，也不至于疼到这种程度，但是由于你没有重视，没好好系统治疗，病情迁延，才使疾病日趋加重。我认为是虚实夹杂，气机阻滞。现在我先开3付药，回去让家人给你煎，下午服一次，晚上7~8点再服一次，看看症状是否减轻。何某看着眼前的这位老医生，她想这位知名的大医生和其他医生不一样，竟然这么细心，就像自己的长辈一样和蔼可亲，她眼泪汪汪地望着韩老，突然泪水夺眶而出，韩老忙问，是触诊后疼痛加重了吗？何某扬起带着泪水的脸，笑着对韩老说，不是，不是，我是感动的，谢谢您！我一定会接受您老人家的建议，好好治疗，按时吃药，按时复诊。韩老点了点头，这时已经是下午一点钟了，3天后何某腹痛竟然基本消失，心情甚好，到诊室来感谢韩老，韩老说到不必谢，医生就是治病救人的，你千万不要好了伤疤忘了疼，要继续治疗一个阶段，避免再发。何某连声说您放心，我不找别的医生，就让您给我治，您可不要嫌我给您添麻烦啊！

## 八、医者情怀，心系患者

### ——记不孕症患者江某

1986年夏，韩百灵教授收到江苏省海安县妇女江瑞芝的一封来信，信中除求医外，还叙述了她因为婚后数年不孕，受到丈夫虐待以至逼迫离婚的苦难遭遇，韩老读信后很是激愤，他请学生为江瑞芝复信以进行安慰，同时又给江苏省妇联写信，请妇联为江伸张正义。10月初，江瑞芝回信说"你老人家是位威望很高的老中医，在百忙之中，您老对一个千里之外的患者如此关注，而且还为我伸张正义，当我看到这一切的时候，老人家，我再也无法控制自己的感情，像一个荒凉原野中的孤儿遇见了亲人一样，放声大哭……"，千恩万谢韩老对她给予的关心，此事使她终生难忘。

每年，韩百灵教授都要收到许多来自于全国四面八方寄来的求医信件，他总是认真阅读，经常亲自回信，十分繁忙时就请学生代笔回复，对于外省患者，根据患者介绍病症给予处方，或约定就诊时间，告诉来往路线。韩百灵教授之所以患者络绎不绝，除了他高超的医术之外，高尚的医德也是一个重要的因素吧。他经常说："作为一名医务工作者，不仅要有精湛的医技，更要具备良好的职业道德，处于职业道德的需要、社会的需要，我们要以古人为先贤，提高自己的人文素质和大爱无疆的胸怀，仁以立身，德以立事，方可施己任于民也"。

# 第二章　随　笔

## 一、为中医药事业的发展积极进言献策

作为一名中医学家，韩老在潜心钻研中医临床、倾心解决患者疾苦、精心栽培中医后辈的同时，更时刻心系国家大事，为中医事业的发展进言献策、鞠躬尽瘁。从1956年起，韩老即当选为哈尔滨市人民代表；1977~2000年又连续当选为黑龙江省政协委员。在他一生当中，有近半个世纪都活跃在参政议政的论坛上，积极行使他作为人民代表与政协委员的神圣权力，提出许多宝贵中肯又切实可行的意见和建议。其中，在黑龙江省政协六届三次会议上他提出"关于传统中医药学后继乏人乏术问题的思考"提案。经省政协批复转黑龙江省中医药管理局，该局以"黑中（1990）65号文件"形式专门进行答复，并针对韩老所提出的关于培养中医机构学术带头人才成长的问题，提出了几项切实可行的措施。下面是韩老提案内容：

祖国医药学历史悠久，经过历代医药学家长期与疾病做斗争而积累下来的宝贵经验，曾经对于人类保健做出卓越的贡献。近百年来，西方医学传入中国，现代科

技不断进步，在一定程度上促进了中医学的发展，使中西医结合、中西药并存成为我国医学发展的必然趋势。中医中药利用现代科学手段整理提高、发扬光大，西医学掌握自然科学规律，运用到临床治疗，两者各取长补短，更好地为人民保健事业服务。但尽管如此，仍存在着许多干扰和影响中医药学发展的因素。

其一，一些富有经验的高级中西医药人员，多数是年龄已高，并且中医药人员缺乏对现代医学的认识，西医药人员也不掌握传统医学的诊疗规律，这对于中西医结合的发展是极为不利的。

其二，中年的中西医药人员，大部分都片面地了解中西医两方面知识，缺乏理论造诣与丰富的临床实践经验，这对于继承、整理、发扬、提高中医特色是必然不足的。

其三，青年的中西医药人员，在西医院校里不讲中医课程，中医院校里按百分之三十的比例讲授部分西医课程，而对本科中医课程也讲得不深不透，影响学员们的专业思想，使学者走向不西不中之路。

针对以上问题，应该如何改进，突出中医药特色，发展壮大中医药队伍，应做到以下几点：

1.中医院校各级领导班子和附院各科临床机构，除主管行政之外，都要安排中医药领导人员，为临床实习医生营造良好的环境，努力为中医药事业培养出一大批理论与实践紧密结合的高级中医药人才。

2.聘请或延用一部分年龄较大、年资较长的高级中医药人才担当各科顾问指导工作。

3.为解决中医药后继乏人乏术问题，应积极组织中年的中西医结合或纯中医药人员学习短训班，着重讲临床实践和理论基础，以及名老中医经验；中药要重点讲药物归经、药物性能、药物相反、相畏，丸、散、膏、丹、饮片等炮制常规。

4.聘请各专科富有真才实学的老师承担讲课任务，主要是突出中医药特色，结合现代医学常识，要使理论与实践相结合，临床辨证施治与理、法、方、药相结合，防止发生滥用西医名词术语，是非混淆。

针对当今中医药后继乏人、乏术的现状，提出以上几点己见，目前我省具有真才实学的名老中医药人员屈指可数，在全国来说也是如此。尚有的老一代很快就要离开工作岗位了，青中年一代还没把老一代的精华继承下来，仅是肤浅的学点中医药理论知识，缺乏临床辨证处方的经验；也有一部分青中年医药人员，对于中医药学习不上进，学习西医有兴趣，但学习都不深不透，形成学而不精的状态，如此下去，恐在十年内中医药队伍自然出现混扰无绪而被淘汰。建议上级主管部门重视这个问题，为使中医药学千古流芳而共同奋斗！

## 二、我对本科教学方式改革的几点建议

中医本科教育是学生从非专业转向专业的开端，中医教育的成功与失败，关系

到中医事业的存亡兴衰。所以，欲要发展中医必须从本科教育入手，用时代发展的目光，提出有效的教学方式改革，希望能对中医事业培养人才有所帮助。

## （一）明确目标，激发兴趣

明确目标就是明确学生的学习目标，即教学应达到的标准，它是教学活动的目的，在教学活动中占有重要位置。具体方法：在中医妇科课堂教学活动开始时，教师就应该把本节课要达到的具体要求告诉学生，让他们心中有数，明确自己努力的方向，激发学生的学习动力。教师提出目标时要选择最佳方法，要简单明了易被学生接受。在教学之初，可引用一些古代医家的诊病小故事，来激发学生学习的兴趣。例如：在讲"胎死不下"这节课时就可用"李将军妻病甚，呼佗视脉。曰：'伤娠而胎不去。'将军言：'闻实伤娠，胎已去矣。'佗曰：'案脉，胎未去也。'将军以为不然。佗舍去，妇稍小差。百余日复动，更呼佗。佗曰：'此脉故事有胎。前当生两儿，一儿先出，血出甚多，后儿不及生。母不自觉，旁人亦不寤，不复迎，遂不得生。胎死，血脉不复归，必燥著母脊。故使多脊痛。今当与汤，并针一处，此死胎必出。'汤汁既加，妇痛急如欲生者。佗曰：'此死胎久枯，不能自出，宜使人探之。'果得一死男，手足完具，色黑，长可尺所。"这样的古代案例。通过解析中医经典案例的教学模式，达到夯实中医经典理论，活化诊治疾病的思维，训练实际能力，提高应用经典解决常见病、多发病及疑难杂病的综合分析能力和诊疗水平，培养具有创新思维和能力的中医人才的目的。

## （二）把握提问，激励求知

传统的教学方式都是教师问，学生答，严重限制了学生思维的自由性，降低了学生学习的主动性。教学中教师要让学生知道，要有问题意识，把问题作为学习的动力、起点和贯彻学习过程的主线，要善于发现、提出、分析和解决问题。通过一些经典的小故事，学生可以相互讨论后，向老师提出有关故事的时代背景、医者的学术思想、诊断过程，以及治法方药。如果学生把握了提问的主动权，就说明了他们具有了学习的主动性，已经有了初步的创新萌芽。与此同时加强了师生的互动与交流，有效提高经典在中医妇科教学中的地位及作用。

## （三）注重方法，提高能力

教学方法是教学的先导，在以往课堂教学过程中，阐述学习方法时，大部分是由教师完成，学生只是唯命是从。这样做不仅使学生对学习方法印象不深，同时也压抑了学生强烈的表达欲望，阻碍了学生学习的主动性。如何才能提高学生的能动性，展现学生个人风采，锻炼学生的表达能力和概括能力，以及临床的实践能力，这是教改中的重要环节，改变传统的学习方法，激发学生的逻辑思维，给予学生发表议论的空间，才能更有效地提高学生的各种能力的培养。

### （四）改变考核方式

熟练背诵、充分理解原文，及临床中能灵活应用，是经典教学的最终目的和最高要求。但是经典的特征是"其言精而奥，其法简而详"，表述上言简意赅，而精义深邃。学生记诵时感到枯燥，理解困难，不能灵活应用，学生常在考试之前，根据条文类别死记硬背应付考试，此后便忘得一无所有。所以，在目前的教学时数与教学方式之下，完成上述熟练背诵、充分理解、灵活应用原文的目标是难以实现的。针对中医经典的特点，可以设置一些独特的随堂考试，例如"病例分析"随堂测验，每一节课结束后，都会有1~2个小病例，运用当堂所学的知识来分析每个病例。这样才能使"活学活用"这一词句得以实施，解决了不能满足实践教学的困难，同时起到了巩固知识、加深印象的作用，以此作为对原有经典教学与考试制度的补充与完善，进而增加经典教学时间的权重，切实巩固与提高经典教学地位，并借此激发学生学习经典兴趣，把学生引入"学经典、做临床、当名医"的经典学习与实践的本原轨道。

## 三、培养中医研究生的回顾与展望

我院妇科自一九七九年开始招生，迄今为止，已有四人获硕士学位，目前攻读硕士学位研究生二人，攻读博士学位二人。

从中医的发展史来看，虽然师承家传的方式终于使中医学术代代相因，虽然兴办中医院校可以追溯到很早以前，但是在振兴中医的今天，如何培养能够承前启后、继往开来的中医高级专门人才却无成熟的经验可供借鉴。在培养研究生的过程中，我们有以下体会。

### （一）回首过去，雄关漫道真如铁

从一九四九年至今，培养中医妇科研究生工作已经有八年的历史，使我们感触最深的是，如何选择研究生的科研课题，通过实践，我们认为选题应结合三个方面来进行。

其一，课题要在现有资料的基础上产生，了解学科的学术动态，掌握第一手资料，发现空白，可以避免走弯路。研究生搜集的工作，是进行科研的准备阶段。准备的充分与否，直接影响到课题的选择以及科研设计的水平和质量。以往都是在基础课题结束后才着手进行，后来发现为时稍晚。

其二，课程设置得当，可以为选题打下良好的基础。研究生的专业决定了其课程设置的特殊性。由于他们的阅历不同，素质不同，思维方式不同，因此起点也不同。我们采取因材施教的原则，由导师根据研究生的实际水平，具体指定必修课、选修课和自修课内容。这种安排的特点，是与本学科、本专业紧密结合，能够达到学以致用。我们十分重视自然辩证和哲学史的学习，因为它有利于建立科学思维，可以为选题和科研提供认识和方法上的指导原则。

其三，研究生的科研课题与导师的学术经验相结合，这种方式既是目前研究生科研的有效途径，又是抢救老中医经验的有力措施。一般而言，导师的成功经验，在科研实践中有极大的可行性，经过研究生的再创造，很有可能产生质的飞跃。

上述三方面是相互联系，相辅相成的。解决了这些问题，选题就比较容易了。

### （二）正视现实，而今迈步从头越

随着形势的发展，培养研究生工作逐步走入正轨，社会对研究生的要求也越来越高了。为了适应需要，我们在总结经验教训的基础上，制定出导师定向把关，在抢救老中医经验的同时迅速向现代科技靠拢这一方案，旨在使研究生的科研水平从中医西两方面同步提高。

导师定向把关，即研究生的课程设置、选题、科研步骤和方法、撰写毕业论文，由导师做原则性指导，充分发挥研究生的主观能动作用及聪明才智，不束缚他们的手脚。

抢救老中医经验方面，研究生分别整理《百灵临床辨证》（十三万字）和《百灵论文集》（十六万字），并随时整理导师的学术经验，以供期刊约稿。这样研究生既掌握了导师的学术思想，又锻炼了写作能力，可谓一举两得。

向现代科技靠拢，是中医现代文化的必由之路。当前，各种学科风行潮涌般的渗透到中医学科领域，这无疑是对中医的绝好促进，西医可以利用X线、超声波、电子显微镜、电子计算机、放射性同位素，中医同样也可以利用这些先进科技手段为辨证论治服务。洋为中用，古为今用都包含了为我所用这么一个简单道理。因此，结合现代科技手段开展研究生科研工作，更是天经地义、顺理成章的。基于这一认识，近一年来，我们多次送研究生赴西医院校学习实验室技术，要求他们迅速提高西医理论知识水平，重现西医基础课及现代科研、科技方法的学习。

### （三）展望未来，任重道远志更坚

中医学在人类文明史上占有极其光辉的一页，并以其实践医学的特点显示着旺盛经久的顽强生命力。而今，保持中医本色、突出中医特色的问题尤为突出。最有效的解决措施，就是改变中医后继乏术的状态。从以往的经验看，我们培养的大都是某一课题的研究生，而不是某一学科的研究生。我们一致认为，中医研究生不应该是故纸堆里的夫子，不应该是夸夸其谈的书生，应该是具有一定科研能力的中医临床实践者。他们必须是脚踏实地的人、克勤克俭的人，富于牺牲精神和创新精神的人。

我们打算今后培养的研究生必须过临床关，要学会运用中西医两种手段处理本学科的常见病、多发病，掌握疑难病和危重病诊治原则。尤其要灵活正确的运用中医辨证论治法则，发挥中医优势，确保中医科研的质量。我们希望研究生具有老一代中医和新一代中医的双重本领、双重气质，切实成为实现中医现代化的中坚力量。

目前研究生的外语负担过重，学习外语固然重要，但中国是中医的发祥地，古文基础才是中医的必备知识。侧重了外语，有远水不解近渴之忧。

世界诺贝尔奖组织负责人正把热切的目光投向中国，在文艺舞台上凡是具有民族特色的作品都赢得了海内外人士的普遍赞誉。

这些提示我们，中医学术虽古老但前程可观，中医宏图虽任重道远，但并非可望而不可即。我愿以老骥伏枥之志、烈士暮年之情，为四化大业培养出更多更好的中医人才。

（选自1986年4月《学位与研究生教育》）

## 四、我的养生之道

养生的很多的方法是在中医理论的指导下建立来的，随着我国经济改革的发展，人们对生活水平的要求也越来越高，不单单是满足于温饱，而是向保健长寿方向发展。如何能够健康长寿，已成为人们生活中的重要目标。

人欲要长寿，首先要做到静以修身，己所不欲，勿施于人。《内经》有"恬淡虚无真气从之，精神内守病安从来。"的记载。人的寿命一般应度百年，但有一些人不但不知道修养，反而自我损伤，如饮食不节，起居失常，不避自然界寒暑异常，不是怒发冲冠，就是封闭自守，终而导致气血失调，机体正气衰弱，日久累及脏腑致阴阳失衡，甚至阴阳乖戾，精气乃绝。《素问·上古天真论》中说："上古之人，春秋皆度百岁，而动作不衰；今时之人，年半百而动作皆衰，时世异耶？人将失之耶？……今时之人不然也，以酒为浆，以妄为常，醉以入房，以欲竭其精，以耗散其真，不知持满，不时御神，务快其心，逆于生乐，起居无节，故半百而衰也。"这一点明确说明了养生与长寿之间的内在关系。

从我的家族来看，应该说是个长寿家族，大多能够达到八九十岁以上，亦有百岁之人。有人问长寿有什么秘诀吗？我说凡欲延年长寿者，必须外避寒暑，内养正气，饮食有节，起居有常，勿妄作劳，唯有如此，才能有效地预防疾病，延长寿命；反之，违背养生之道，摄生不慎即可致使百病加身，甚则早亡。谈到延年益寿，首先应重视预防，阻止疾病的发生，一旦发生疾病就要立即进行医治，不要等到病势深入后才用药治之，这犹如渴而掘井，斗而铸兵，不亦晚乎！这一观点，仲景"治未病"的学术思想很明确地指出了这一点。因此来说，长寿是通过养生来实现的，养生的目的就是调养生命功能，借助后天努力保持身体功能旺盛不衰，这是延年益寿行之有效的一种措施。韩老在长期的生活实践中，积累了一些有效的养生方法，并进行归纳总结，写出了养生保健歌：五谷膳食，营养好；心胸宽广，少烦恼；每日午睡，精力好；闲来运动，气血调；房事有节，元气保；身体康健，福寿高。具体方法如下。

**1.饮食有节**　饮食是生成气血，滋养脏腑的源泉。素有"民以食为天""安身之本必资于食"之说。饮食养生与健康长寿密切相关。我在饮食方面，主张清淡可口、少食多餐，不可过饥过饱，主张一饭一菜一汤，食物专一。适当调配，不可过杂，且忌过饱，以免壅滞肠胃。这样就能使气血充足，肌肉丰满，皮肤致密，骨骼坚固，身体健壮。除外，平素还应多食新鲜蔬菜、水果，合理膳食，才能做到营养均衡，起到防病保健的作用。如过度节食，就会导致营养不良，影响身体各个器官的正常功能；但若过多受用肥甘厚味，又易助火生疾，不但身体发胖，还会罹患相关的疾病。

**2.劳逸结合**　劳逸适度，会有益于人体健康。孙思邈说："养生之道，常欲小劳，但莫大疲及强所不能堪耳。"我认为，劳动和休息是调节人体各器官生理功能的必要条件。适宜的劳作，可以调节机体的精神、肌肉、心脑血管、神经内分泌等各个系统，促进血液循环，有助于消化功能，增强肺活量，提高机体代谢等。但过劳则耗伤气血，使气血失调，而致疾病发生；过逸不劳，则易引起气机不畅，升降出入失常，滞气涩血，从而影响到脏腑及整个机体，而发生种种病理变化。

在正常的工作情况下，尽量保证睡眠时间和睡眠质量，提倡午睡，午休时间在30~40分钟为宜。良好的睡眠，能够解除一天的疲劳；短暂的午睡有利于提高下午工作和学习的效率，使思路更加敏捷。每遇过度劳累时，便会自行调节，如庭中散步、欣赏花草、品茶观鱼等等。不仅消除了机体的疲劳，保障精力充沛，也不乏其生活乐趣，对于养生很有益处。

**3.不断用脑**　人的头脑如同机械，用之才能灵活，不用则易生锈。若人的大脑长久而不用，则思维减慢，反应就会迟钝。所以在闲暇之余，背诵一段典籍或吟诵一些古诗今句，或哼一点小调，刻意记忆一些数字，老年以后也会抽点时间与家人朋友玩上2圈麻将，目的是锻炼脑细胞的活跃性，避免脑萎缩发生。

**4.情志调节**　人的精神面貌与思维活动无不与情志有关，情志与肝的疏泄功能密不可分，如肝气舒畅，则情志条达，而不易发生情志病变；若肝郁气滞，积思愤怒，情志失调，则会首伤于肝，进而伤及他脏而发生疾病。情志失调与社会、生活、环境，以及本人修养密切相关，因此，每个人都要保持广阔的胸怀和无私的情操，并要不断提高自身的文化修养，只有遵守这个原则，才能有利养生。

长寿之道与自我的人生观和处事哲理息息相关，要常以宽以待人，无欲无望，不追逐名利，不利用任何权利获取利益为原则。一直保持良好的心态，以乐观的态度对待生活的每一天。

**5.气机调摄**　眼目的保养一是要保持机体气血充盈；二是要注意眼部保健。我把眼部睫状肌比喻为焦距，要保持良好的调节功能，我每日早晚到室外远望、近看，大约10分钟左右，然后再闭目让眼球上下左右转动约2~3分钟，这样有利于气血通畅，可起到预防花眼又可减轻眼目昏花的症状，对老年人尤为显效。对预防近视减轻花眼都有很大的帮助。除此之外，要根据寒暑变化，适时而动，在天气晴朗，阳光明媚的季节要增加一些户外运动，晨起后到室外，深深吸入外界的清气，缓缓呼出体内的浊气，每次约10分钟左右。这对增强肺的功能活动，防止气管炎和肺气肿的发生都是简单有效的方法。

**6.适宜运动** 关于运动方面，要顺乎自然，不能违背节气和规律，任意妄为。老年人的心肺功能本来就已经减弱，骨质疏松，剧烈的运动非但不会对身体有利，反而会增加心肺负担，且又容易发生骨折。所以，要选择一些相对柔和的运动，如"快走代跑"有氧运动，或漫步于园林，做些太极之类的运动，使关节滑利而动作不衰。每日晨起空腹仰卧进行腹式呼吸约5~10分钟，以促进胃肠蠕动，保证肠道通畅，并有利于气血运行。

**7.生活环境** 包括自然环境和生存环境，自然环境不是人所能选择和调控的，而生存环境对人的心情和健康亦有很大的影响。我经常调整自己房间的摆设，移动家具，增减一些室内挂件。这样既可运动肢体，又可调整气血，换一种新的环境还能产生一种新鲜感，使心情愉悦。

**8.聚精养神** "清心寡欲，聚精养神"是保养肾气的关键，肾气是人体元气之根，只有肾气充足，才能做到鹤发童颜，益寿延年。

韩老生于晚清末年，恰逢乱世之秋，历经百年之旅，曾几度遭受冲击，历尽磨难，但他却从不怨恨人生，而能够以平静的心态面对现实。在回忆往昔之时，他多以包容笑泯恩仇。韩老常说："宽厚展望全世界，狭窄只见一线天""富贵犹如花尖露，功名乃是瓦上霜"。豁达的心胸和处事不惊以及淡泊名利的心态，已成为韩老长寿健康的制胜法宝。这也足以证明心态对养生起着非常重要的作用。韩老之所以能够度百岁而去，这些无不与其心胸开阔、乐观豁达、保健得法、养生有道密切相关。希望大家养生得法，颐养天年。

（选自韩老随笔日记）

## 五、百灵诗词选录

### 学医难

昔日学医处处难，勤学古典几十年。
拜师须劳三年整，方得师传一二言。

一九六四年

## 中医门户之见

医户自由是散沙，寒凉温补各一家。

今朝党的领导下，团结各派成巨沙。

老壮青年统一体，祖国医学锦上花。

人人立志写书卷，中医事业更昭然。

一九六五年

## 巡回医疗探家感怀

昨日回家花正艳，今又归来花已去。

人生转眼人已老，花开花谢春几时。

一九七五年

## 师生别

师生相聚在松江，岐黄结缘情谊长。

相互交流学经验，别时合影忆同窗。

一九七六年

## 百灵妇科问世

岁月常年无倦意，深夜灯下苦钻研。

白发古稀不甘老，愿为四化献余年。

一九七七年

**注：** 一心为人类保健事业发愤图强，不断总结几十年的临床经验，一年四季常常写书到深夜，也不感觉疲倦，自己虽然年过古稀，白发苍苍，但不甘于老，在四化建设中愿把有生之年献给党和人民。

## 重读郭老科学春天有感

郭老远眺望无极，谁云七十古来稀。

桃李丰盈满天下，问汝归时未有期。

一九七八年

## 参加全国科技大会感怀

其一：科学大会史无前，党的号召聚群贤。

　　　　百家争鸣抒己见，万紫千红朵朵艳。

其二：群英盛会春烂漫，继续长征谱新篇。

　　　　年逾古稀不甘老，愿为盛世献余年。

·583·

其三：扫除四害乌云散，风移四海九州行。

　　　　文教科技庆盛会，齐心合力勇攻关。

其四：红日霞光照晚秋，白发奋力争上游。

　　　　壮志突破千重浪，云锁高峰敢登攀。

　　　　　　　　　　　　　　一九七八年三月

**注**：粉碎"四人帮"后，万众欢欣鼓舞，科技工作者畅所欲言，共贺新生又临，每个人都在为四化建设大放异彩而贡献自己的力量。

## 祝贺省市中医学会成立

同道多载不相逢，排行臭字第九名。

学坛频频遭冷遇，授学谁敢论师生。

　　　　　　　　　　　　　　一九七八年

## 壮志不已奋发图强

其一：旭日光辉照金秋，枫叶经霜红欲流。

　　　　日月星辰长空碧，捧起五卷乐悠悠。

　　　　白发且当征帆鼓，攻关何惜身做舟。

　　　　喜看春华明旦旦，共奉秋实乐融融。

其二：诲人孜孜无倦年，身染重病战犹酣。

　　　　忆昔共聚一堂日，乃为科学咏春天。

　　　　吾辈白发三千丈，尚有未来路更长。

　　　　济世培育结硕果，中医事业谱新章。

　　　　　　　　　　　　　　一九七八年元旦

## 庆贺中医学院建院二十周年

其一：喜庆建院二十年，桃李满园齐争艳。

　　　　前途似锦宏图展，祖国医药变新颜。

其二：校园景舍处处亲，代代前人育后人。

　　　　园丁喜看禾苗壮，展望后辈更可观。

其三：古稀抒怀诗百篇，豪情不倦志更坚。

　　　　岐黄道路催战马，老骥伏枥紧加鞭。

　　　　　　　　　　　　　　一九七九年

## 祝贺中医妇科分会成立

阳光雨露育青松，百花争艳映日红。

四化征途催战马，同心协力献才能。

一九七九年九月

**送子参军**

男儿有志在四方，吾儿参军当自强。

保家卫国志气高，望子立功再回乡。

一九七九年十二月

**临床体会**

中医始于我中华，医药疗效遍天涯。

神农济世尝百草，拯救生灵千万家。

春秋岐黄书百卷，灵枢素问两大篇。

后汉仲景辨杂证，唐宋金元理昭然。

明清诸贤伏书案，代代相传留精言。

丹药可使沉疴愈，针灸驱竖体自安。

一九八〇年十月

**参加省委召集科技文教座谈会**

其一：斗柄回寅又一春，宇宙大地换新颜。

九州江河长流水，五岭山前红日还。

其二：八十年代第一春，科技文教畅谈心。

同心同德搞四化，快马加鞭捷报频。

一九八〇年除夕前

**注**：歌颂党的温暖像春天的阳光，哺育祖国大好山河，使万象更新，东风解冻，江河长流，高山峻岭百花齐放，映着火红的太阳茁壮成长，人心鼓乐，各族人民齐心协力，为四化献智献力创奇迹，所取得的丰硕成果，捷报频传。

**致日本汉方医学考察团**

跨国博览医经籍，勤求古训苦钻研。

四诊八纲为基础，辨证施治济良民。

一九八二年八月

**思乡**

静坐窗前写书篇，耳闻林中百鸟喧。

眼观秋风扫落叶，遥望长空思万千。

一九八三年七月

## 赴广州学术讲座

游说空行三千里，爱女相陪到广州。

师生相聚中医院，医友见面更是亲。

共同传授岐黄术，言传身教启后生。

中医大业谁来主，渴望桃李笑春风。

一九八三年

## 赞罗元恺教授

罗老精通古医籍，报国丹心情更浓。

授业句句宣国粹，哺育桃李中外人。

一九八三年

## 参加全国《中医妇科》教材审定

羊城二月雨连绵，南方北地两个天。

春夏秋冬各有别，寒来暑往不一般。

全国医友聚一堂，古稀花甲青壮年。

百家争鸣辩青囊，再为教材谱新章。

一九八四年

## 和同仁张缙诗词

其一：捧读诗文多才华，无愧当今名针家。

丹心妙手活人术，杏林春雨锦上花。

其二：医海航行路漫漫，同舟共济苦钻研。

神针能除诸疾患，妙药可使万民安。

其三：三世医家我不才，年过耄耋鬓发白。

心有余兮力不及，指望群贤凯歌来。

一九八六年九月

## 八十诞辰

人生七十古来稀，如今已是八十翁。

亲朋好友举杯庆，借酒红光映朱颜。

霜染华发两鬓白，立志岐黄六十载。

内妇儿科传子女，世世代代续新篇。

一九八八年农历八月十一

### 又逢九十华诞

虚度年华九十春，深蒙党恩友情深。

身跻杏林逢甘雨，多年枯树又更新。

心情澎湃争分秒，愿为祖国献才能。

敬奉诸贤一杯酒，同甘共饮表寸心。

一九九八年初秋

### 思妻

孤影寒窗夜难眠，痛失老伴瞬三年。

常忆往昔丝难尽，无限悲伤泪满颜。

二〇〇一年腊月

### 贺中医万里行

探求岐黄八十春，翘首喜看杏林人。

群英毕至承薪火，中医盛世万载传。

二〇〇七年九月二十八

### 追思

梦境隐隐似还乡，生前音容话凄凉。

相顾无言肠欲断，十年阴阳两茫茫。

二〇〇七年十月

## 六、韩老百岁致辞

九月金秋又来临，老叟已是百岁人。

暮年往事常回首，盛世新颜倍感恩。

予生于清代末年，自幼受父兄影响酷爱医学，13岁立志"不为良相，愿为良医"。但适逢乱世之秋，几经艰辛，弱冠之年终立医门，忆往昔峥嵘岁月，历经民国、伪满、新中国，今又跨入二十一世纪，时光流逝，转眼已是期颐之年，从医执教八十有载，虽屡起沉疴，治病无数，育桃李芬芳，但深感绵力，只为沧海一粟。如今人虽老矣，但仍怀济人寿世之心，笃诚弘扬岐黄，振兴中医大业。

今时值老朽百岁诞辰暨从医执教八十年之际，承蒙黑龙江中医药大学及附属第一医院为予举办纪念活动，并得到全国政协副主席周铁农先生，国家卫生部、中医药管理局，中华中医药学会，黑龙江省政府、省卫生厅、省教育厅、省中医药管理局及有关部门领导，医界名流和各界友好人士的热情关注。在此深表谢意！感谢领导和各位贤能在百忙之中为予紫毫，诗苑花繁，贺信篇篇，使之倍受感动，自愧献力甚少，心中难安。多少年来校院各届领导在生活中给予很多关爱，在工作上给予很大的支持，才使予稍获丰碑，成就源于大家，故再一次向这些同志表示衷心的感谢！同时也诚挚的向为予举办这次活动日夜忙碌的全体工作人员及弟子和家人说一声谢谢！

与此同时，得知中国中医药万里行团队光临吾校，此乃中医界之大事，甚是欢欣鼓舞，特此赋诗一首以表庆贺：

探求岐黄八十春，翘首喜看杏林人。

群英毕至承薪火，中医盛世万载传。

百岁老叟 韩百灵

丁亥年9月28日

# 附录：韩百灵教授生平年谱

1909年9月24日（农历八月十一日）生于吉林省农安县，医学世家。

1915年随父兄习诵《三字经》《百家姓》《论语》《春秋》等书籍。

1917年入私塾跟晚清秀才宋清儒学习四书、五经及诸子百家。

1922年拜师于当地名医臧鸿儒学习四大经典及内、外、妇、儿临床辨证。

1927年再次投师吉林省名医王化三研习中医妇科理法方药。

1929年考取中医师资格，由吉林省民政厅颁发行医执照。

1929年来哈尔滨，投靠兄长韩秀实，兄弟两人在道外小六道街同顺堂个体行医。

1930—1933年于哈尔滨市道外区世和堂坐堂医生。

1931年4月10日由政府部门颁发汉医认许证。

1934—1958年于道外北十四道街自设"百灵"诊所。

1937年与高仲山等人共同创立了哈尔滨市"汉医学会"。

1946年任原哈尔滨特别市中医公会常务理事、兼总务部长。

1948年与高仲山、马骥、张金衡等同时兼任原哈尔滨特别市中医公会讲师，担任《中医妇科学》，自编讲义。

1949年任哈尔滨市医药联合会执行委员，副主任委员。

1951年4月参加哈市道外区（原东付家区）防疫种痘工作，获优秀工作者。

1951年12月被授予哈尔滨市道外东付家区人民政府爱国卫生防疫工作一等模范奖状。

1952年7月任原哈尔滨市人民政府防空第二指挥部救护科机动大队长。

1952年11月荣获哈尔滨市人民政府颁发的爱国卫生运动优秀工作者奖。

1953年5月由中央人民政府卫生部颁发中医师证书，中字第08021号。

1953年承担市医联举办的西学中班，《中医妇科》全部课程。

1954年6月—1955年6月哈尔滨市中医进修学校进修，被评为一等模范学员。

1954年任哈尔滨市中医师工会主任委员。

1954年任东北卫生工作者协会哈尔滨市医药联合会副主任委员。

1955年7月出席黑龙江省第一届中医代表会议和哈尔滨市第一届中医代表会议，任主席团成员。

1956年给黑龙江省、哈尔滨市中医进修学校，讲授《中医妇科》全部课程。

1956年10月任哈尔滨市针灸研究所副主任委员和名誉所长。

1956年当选为道外区人民代表。

1956年11月当选为哈尔滨市人民代表。

1956年5月—1984年连任哈尔滨市政协委员。

1958—1965在哈尔滨市道外区人民医院担任医疗、教学。主讲四大经典及内、妇、儿科全部课程的讲师。

1964—1968年原黑龙江中医学院医经教研室任讲师，担任《内经》《难经》课程；同时担任中医学院附属医院妇、儿科主任。

1971—1978年原黑龙江中医学院举办的西学中班1~3期，主讲《内经》选段和中医妇科课程。

1974年6月沈阳军区黑龙江省兵团总院聘请进行学术讲座。

1976年晋升为全国第一批中医教授。

1977年荣获原黑龙江中医学院科研工作会议"先进个人"称号。

1977年受双城县中医院聘请做学术报告。

1977年赴大庆卫生系统医务工作者千余人进行学术讲座。

1977年5月被黑龙江日报、黑龙江人民广播电台、黑龙江科技报聘为特约通讯员。

1977—1990年任黑龙江省、哈尔滨市中医学会副理事长，黑龙江省中医妇科分会主任委员。

1977—2000年连续当选为黑龙江省政协委员。

1978年3月出席全国科学大会。

1978年以特约代表出席了黑龙江省科技大会。

1978年分别前往尚志市、大兴安岭地区医院、黑龙江省中医学会，给医务人员做学术报告。

1978—1990年担任原黑龙江省中医管理局考试委员会副主任委员。

1979年4月出席中华全国中医学术会议"崩漏症的分型和治疗"一文大会报告。

1979年5月被选为中华全国中医学会理事。

1979年承担了211医院举办的全国西学中班《中医妇科学》课程。

1979年在原黑龙江中医学院举办的妇科进修班、哈尔滨市卫生局举办的中医学习班讲授中医妇科的全部课程。

1979年在原黑龙江中医学院举办的全国西学中班，讲授《金匮要略·妇人三篇》。

1979—1994年任原黑龙江中医学院及附属医院学术委员会和学位委员会副主任委员。

1980年担任黑龙江省科学技术委员会，晋级评审委员会中医组副组长。

1980年7月主编中医及西医学习中医讲义《妇产科学》（黑龙江中医学院内部教材）。

1980年10月原黑龙江中医学院主办的全省中医妇科学习班进行《妇人三篇》学术讲座。

1980年编著《百灵妇科》，由黑龙江省人民出版社出版。

1981年3月荣获黑龙江省人民政府文教办公室"优秀教师"称号。

1981年4月赴日本进行学术考察。

1982年加入黑龙江省"九三学社"。

1982年参加《百科全书》编写工作，由湖南科技出版社出版。

1983年11月主编《中医妇产科学》由人民卫生出版社出版

1983年被评为全国中医妇科重点学科带头人。国家投资2500万学科建设经费。

1983年荣获黑龙江省科协系统"先进工作者"称号。

1984年全国首获中医妇科博士学位授予权。

1984年参加全国统编教材第五版《中医妇科学》的审定。

1984年9月出席黑龙江省人民出版社成立三十周年知名作者会议。

1984年荣获黑龙江省人民政府"劳动模范"证书及奖章。

1984年10月出席黑龙江省劳动模范代表大会。

1985年1月被光明函授大学聘为顾问。

1985年2月中华全国中医学会给予表彰并颁发奖状。

1985年"电脑模拟韩百灵教授诊治妇女不孕症程序的研究"荣获黑龙江省卫生厅1984年度卫生科技进步三等奖。

1985年5月中国人民政治协商会议，黑龙江省五届三次全体委员会议，获"四化建设中成绩优异"奖状，予以表彰。

1985年6月被聘请参加牡丹江市科技委员会主持的科研鉴定会。

1985年9月荣获黑龙江省人民政府颁发的"教师光荣"的荣誉证书。黑龙江省中医学会颁发荣誉证书特予表彰。

1985年聘请为黑龙江省中医学会顾问组副组长。

1986年3月"内经对中医妇科的贡献"一文获原黑龙江中医学院优秀论文。

1986年4月哈尔滨市青年卫生工作者协会聘请为顾问。

1986年5月荣获黑龙江省人民政府"劳动模范"光荣称号。

1986年5月参加黑龙江省人民政府组织的"高等学校"职称评定委员会工作及"中医中药技术人员"职称评定委员会工作。

1986年7月担任原黑龙江中医学院教师职务评审委员会副主任委员和中医临床科学评议组组长。

1986年9月荣获黑龙江省教育系统"劳动模范"荣誉称号，获证书及奖章。

1986年任黑龙江省中医妇科学术委员会名誉主任。

1986年12月荣获原中华人民共和国卫生部颁发的"全国卫生文明先进工作者"

称号和证书。

1987年9月《电脑模拟韩百灵教授诊治妇女崩漏程序的研究》获黑龙江省人民政府科学技术进步四等奖。

1987年11月《百灵妇科》获原黑龙江省中医管理局科技进步三等奖。

1987年12月聘为原黑龙江省计划生育中心"科技智囊团"技术顾问。

1987年12月荣获原中华人民共和国卫生部授予"全国卫生文明建设先进工作者"称号和荣誉证书。

1988年1月颁发全国卫生先进工作者光荣册。

1988年10月哈尔滨市人民政府,授予优秀科技工作者光荣称号。

1989年9月《因材施教在研究生中的创新应用》获黑龙江省"优秀教学成果"一等奖。

1989年9月出席黑龙江省科学技术协会召开的为纪念表彰韩老从事科技工作45年来为黑龙江省的科技进步、经济振兴事业所做出贡献的科技工作者会议并获得荣誉证书和名人录。

1989年10月《百灵临床论文集》由黑龙江省人民出版社出版。

1990年9月原哈尔滨市教育工会委员会授予高校教书育人"先进教师"光荣称号。

1991年享受中华人民共和国国务院高等教育突出贡献政府特殊津贴。

1991年7月被批准为全国首届名老中医药学术经验继承工作指导教师。

1992年5月担任《实用中医儿科临床手册》顾问,由黑龙江省人民出版社出版。

1993年7月"补肾活血法治疗肾虚血瘀型、无排卵性功血的临床与实验研究"获黑龙江省科学技术进步四等奖;省中医局科技进步二等奖。

1993年12月黑龙江省教委、黑龙江省中医局、原黑龙江中医学院联合召开韩百灵教授从医、教、研65周年表彰大会。

1993年12月黑龙江省教育委员会授予他著名中医学家、教育学家的光荣称号,并送上"育人功崇 济世德隆"的牌匾。

1993年12月入选《中国当代高级科技人才系列辞典》。江泽民主席题词"利在当代,功在千秋"。

1995年3月"滋阴补肾法诱发排卵的临床与实验研究"荣获1994年度黑龙江省中医药科技进步二等奖。

1995年4月出席第二届世界传统医学大会;"因材施教"在研究生教育中的创新应用荣获"国际优秀成果(论文)金杯奖。"

1996年3月于北京出席第三届世界传统医学大会;"育阴灵诱发排卵的临床与实验研究"论文荣获"传统医药突出贡献国际优秀成果一等奖"。

1997年4月2日"儿茶溃疡散的研究"荣获1996年度黑龙江省中医药科技进步三等奖。

1998年1月主编《常见内、外、妇、儿科病家庭疗法》医疗丛书。由黑龙江科技出版社出版。

2003年12月"育阴灵冲剂的研究"荣获原黑龙江省中医管理局中医药科技进步三等奖。

2007年9月黑龙江中医药大学举办了"韩百灵教授从医执教80年暨百岁寿诞纪念会"；原国家领导人周铁农副主任委员亲笔题词："百岁名医，千秋楷模"；

原卫生部王国强副部长亲临大会，题词写到"悬壶济世八十春，哺育桃李千万人"，中华中医药学会授予"国医楷模"称号，王国强部长颁发牌匾。

2007年荣获黑龙江中医药大学功勋教授称号。

2007年9月28日成立了韩百灵优秀大学生奖学金基金会。

2009年6月被聘为中华中医药学会终身理事。

2009年被中华中医药学会授予"学会成就奖"。

2009年11月被评为全国中医妇科名师。

2009年11月中华中医药学会授予全国首届"先进名医工作室（站）韩百灵名医工作室"。

2010年4月24日仙逝，享年102岁。

# 后　记

## 记"韩百灵教授从医执教八十年暨百岁庆典"

　　2007年9月韩老迎来了人生的第一百个年头，这天万里晴空，艳阳高照，韩老起得格外早，衣着整齐地坐在椅子上，嘴里不停地在说着什么，孩子们被他不时发出的声响吵醒。他对着小儿子说，今天是大学和医院给我庆祝一百岁的大日子，我说过，我叫百灵就一定能够活过百岁，可惜啊！你妈妈却没能等到今天。说到这里，他眼睛湿润了，女儿赶忙岔开话题，对他说，爸爸今天这么大的日子，您出席盛会，我帮您好好收拾一下吧？他微微一笑说，我已经准备好了，倒是你们都要收拾的利利索索。早餐过后，一家人都围在老人家身边，上午十时许，来往的客人络绎不绝，挚友亲朋、弟子同仁都前来祝贺。

　　院校党委筹备许久的"韩百灵教授从医执教八十年暨百岁庆典大会"定于2007年9月28日召开，这天下午大学主楼前礼仪队整齐地站在道路两旁，恭迎着各位嘉宾的到来，巨大的条幅和彩虹门充满了节日的气氛，三千人的礼堂已是座无虚席，韩老由校院领导和儿女的陪同来到了会场，全场立刻响起了雷鸣般的掌声。莅临这次盛会嘉宾有原国家卫生部副部长、国家中医药管理局原局长王国强，国家教育部高教司原副司长石鹏建，中华中医药学会原秘书长李俊德，黑龙江省人大原副主席董浩，九三学社黑龙江省委原主委沈根荣，原黑龙江省卫生厅厅长李斌，黑龙江省教育厅原厅长张永洲，黑龙江省中医药管理局原局长索天仁及中医内科泰斗张琪教授、北京四大名医萧龙友先生的嫡孙女、中国中医药中医妇科分会原主任委员肖承悰教授和黑龙江省原省长马国良先生等；全国人大常委会原副委员长、民革中央主席周铁农先生，中国工程院王永炎院士，中国中医科学院原院长曹洪欣等纷纷题词表示祝贺；黑龙江省原副省长程幼东发来贺信。下午3点30分大会拉开了序幕，韩老神采奕奕地坐在主席台上，黑龙江中医药大学原党委书记田文媛主持会议，匡海学校长致开幕词并概括地介绍了韩老的百岁历程；中华中医药学会授予韩百灵教授为"国医楷模"，由原国家卫生部副部长王国强为其颁发了牌匾；黑龙江中医药大学党委原副书记田东同志宣布黑龙江中医药大学授予韩百灵教授为"功勋教授"荣誉称号的决定；黑龙江中医药大学党委原常务副校长李秉志同志宣布设立黑龙江中医药大学"韩百灵优秀学生奖学金"决定；原石鹏建副司长、董浩副主席、李斌厅长、肖承悰教授等分别致辞，恭祝韩老健康长寿。韩老的女儿韩延华教授代表家属讲话，大会在一派祥和的氛围中圆满落下了帷幕。

## 我心中的楷模

生命源于父母，知识源于老师，每当谈起父亲、老师这两个称呼，我却一时不知从何说起，对我来说父亲是一个永远说不完的话题。在别人眼中，父亲是一位历经时代变革为中医学事业做出突出贡献的学者和传道授业的尊师；而在我的心中，他永远是一位可亲可敬的父亲，一位言传身教的老师。不论哪个角色，父亲都是我学习的楷模。他的每个言行时刻都在影响着我，在我幼小之时，父亲自设百灵诊所，济世活人，我每看到一些贫困之人无钱求治，父亲便送医送药，当我们问起父亲的时候，他总是说："医生的天职是救死扶伤"，因此我十分敬仰医生这个职业。在我年少之时，便经常跟随父亲侍诊，聆听他的传授，目睹他的医范，深受他的影响，20岁时我终于步入医学之殿堂。毕业后，我从一名普通的医生到研究生，从全国首批中医药专家学术继承人到教授、硕士、博士研究生导师，二级教授，黑龙江省名中医，全国名老中医药专家指导老师，龙江韩氏妇科流派负责人，享受国务院政府津贴。45载的历程，使我深深感到为医之甘苦，为师之责任。此时的我更能深刻理解父亲当年悉心教诲的良苦用心。我的每一步成长都离不开父亲的言传身教，都倾注着父亲的大量心血，无论用什么样的语言也无以表达我对父亲的敬仰与崇拜。父亲博大的胸怀，渊博的知识以及他对人生的理解、对子女的教诲，都让我钦佩之至。他的精神将永远是鼓励和鞭策我成长的不竭动力。

父亲早在中华人民共和国成立初期，即以四大名医之称誉满龙江，但他并没有为成绩和荣誉而满足，还是孜孜不倦地学习，笔耕不辍地著书立说。耄耋之年的他，仍保持非凡的记忆，敏捷的思维，依然为中医药事业的发展贡献余热，创立了第一个国家重点学科。他的学术思想，他的大医风范，他的临证建树，他的敬业精神以及他对中医事业的无私奉献，是我永生学习的榜样。谨以此文纪念我的父亲。

女儿 韩延华

2018年4月24日

## 父亲的话让我走上军旅生涯

在我的世界里屹立着一位巨人，他就是我的父亲——韩百灵。说起父亲我感到自豪，他是一位令人敬仰的中医学者，在中华人民共和国成立初期他就是黑龙江省四大名医之一，鼎鼎大名传播于龙江内外，深受患者的尊敬和学生们的爱戴。对儿女在生活中他充满了慈爱，关心入微，在学习和工作中他又要求比较严厉，因为，父亲本人十分自律，做任何事情都非常严谨，所以他要求我们做事要务实，做人要坦荡，他常常给我们说古论今，他说现在国泰民安来之不易，在太平盛世你能够多做一些为国为民的事情就够了，要学会乐于助人……这样的话语经常在我耳畔响起，我听不够，学不完，他给予我们的知识使我受益终生。回顾我和父亲在一起的四十八载，我深感父爱如山，情深似海。在思念中，寻找到诸多回忆，实在不知从何说起，在父亲诞辰一百一十周年之际，我将"父亲送我去参军"写给父母，以慰在天之灵。

我是韩氏家族最小的儿子，天生文静喜人，多得父母疼爱，从小学习成绩也比较优秀，1979年对越自卫反击战打响了，那年我刚好读高中，处于热血沸腾的年龄，有心去参军，但母亲一直希望我继续求学，我怕伤害母亲，落下不孝，所以在困惑犹豫中徘徊，父亲得知我的想法，便对我说，保家卫国是男儿的事，国为大家，家为小家，有国才有家啊。听完父亲的话我有了底气，和母亲说了这个想法，母亲很不接受，是不舍和担心，母亲的心思是可想而知，面对着落泪的母亲，父亲宽慰母亲，说好男儿志在四方，特别是在国家忧患之际，难得孩子有这个志向，别人家的孩子能去，我们的孩子怎么就不行啊！在父亲的大力支持下我决然弃笔从军，开始了我的军旅生活。这一结果并非偶然，而是源于父亲对我幼小心灵"为国死忠"的影响。

记得走的头一天晚上，母亲一直在我身边，强忍着泪水为我准备行装，夜里醒来看见母亲还坐在我的旁边，我说妈妈半夜了去睡吧！妈妈点点头走了，第二天早上醒来，桌子上放着饺子，却不见母亲，父亲说一会我和你哥哥送你去火车站。我知道母亲是有意躲起来了。

在接下来的部队生活中，我一直把父亲的话当成座右铭，无论是学习还是训练，处处严格要求自己，特别值得骄傲的是，在全师侦察兵集训中我获得并列第二。部队培养了我坚韧不拔的品质和吃苦耐劳的精神以及集体荣誉感和全心全意为人民服务意识。回到地方工作，我仍然坚守着那份执着和热情，简单做人，敢于担当，工作中经常要求下面的同事，对前来办事人员一定要注意态度和语气，即便不能做到像对待亲人一样，起码也要做到像对待邻居和朋友一样，如此，才能更好地做好我们的工作，才能更好地为百姓服务，才能做好人民心目中的公仆。今天我能在工作中做出一点点成绩，这都要感谢父亲对我的培养教育，他就是我生命中的灯塔，任何华丽的辞藻都无法表达我对父亲的缅怀和思念。

韩百灵五子 韩延志

2018年5月书

# 缅怀我的外祖父

随着时间的流逝，总能冲淡许多记忆，然而，你生命中最重要的人和事，你却是一辈子都难以忘记。外公离开我们去了另一个世界，有人说是另一个国度的天堂，虽然时间过去了8年多，可他的音容笑貌永远烙在我们心里，每当家人聚会，我的脑海里就会不知不觉的浮现出和外公在一起的一些情景，2018那年正月十五，天上的月亮很圆，我站立在窗前，凝望着外公生前居住的房间，那里灯光依旧明亮，可是我的外公您去了哪里？禁不住泪水从眼角流出，我在内心对外公说，外公我好想您啊……

2010年4月24日黑色的星期六，早上6点，急促的电话铃想起，妈妈接起电话哇的一声哭了，对我喊道快起来，你姥爷……没等妈妈的话出口，我轱辘地爬起来，抓起一件衣服边跑边穿，三五分钟后我跪在外公的床前，看着他安详地闭着双眼，我深知这时已无法把他挽留于世，可我还是执着的想最后牵一次他宽厚柔软的手，想起儿时外公常常牵着我的小手，我撕心裂肺地喊着姥爷，姥爷您听见了吗……不管我们怎么呼喊他都如同睡着了似的，听不见，看不到，他去了天堂！

我家和外公家住的2栋楼挨着，小的时候大多的时间是在外公家度过，外公是一位慈祥和蔼的老人，在我的记忆里他除了上班，在家许多时间是在看书或写东西，他喜欢养花，闲暇时就看看花，喂喂鱼。我只要看着外公闲着，便跑到他的面前，赖着他让他教我识字，他不厌其烦，一遍又一遍手把手地教我，当我表现得好，外公就背着妈妈奖励我，给我点零花钱，让我攒起来买些有益的书学习。尽管外公很宠我，但如果犯了错误，他也会惩罚我。记得我5岁的那年，我学着外公的样子喂鱼，把一袋鱼食都喂完了，我高兴地跑到外公面前告诉他姥爷我帮你给鱼喂饭了，外公忙过去一看，鱼食覆盖了水面，他生气地说谁让你喂的，一边跪着去，到了晚上鱼一条一条都死了，外公把我叫到身边对我说，人和鱼都需要吃饭，但饭量是不一样的，就像大人和小孩不能吃同样多的饭，如果小孩吃多了就会撑出病，小鱼的胃很小，只能吃很少的东西，你看你喂的太多把它们都撑死了。我低着头一声不响地听着。平时不管我犯了什么错误，外公总是给我讲应该如何正确去做，下次不要再犯同样的错误。这些教诲使我懂得了许多道理。还有一次外婆和妈妈不在家，外公给我洗脸、梳头，给我编了一个反辫子，随着我蹦蹦跳跳，小辫子一撅一撅的惹得大家哄堂大笑。儿时星星点点的记忆不能成书，但我会永远铭记于心。

小时候经常看见有病人来家里找外公看病，很多患者临走的时候握着他的手感激地说谢谢，甚至流下眼泪……受到家庭的影响，我也走上医疗战线成了一名医务工作者，奋斗在一线，看到患者那无助的眼神时，我终于明白，什么是仁心仁术。虽然外公人已离开我们，但他给我们留下的精神财富却是世代流传的。此生能成为他老人家的后人，我感到无上荣耀，同时也感到身上的责任很重大，我愿一生以外公为榜样，生命不息，奋斗不止，为祖国的医疗事业尽些微薄之力。祝愿我可亲可爱的外公、外婆在天堂一切安好！

外孙女 刘茜

2018年5月

## 爷爷对我的影响

我的爷爷韩百灵，他不仅是一位跨世纪的百岁老人，更是一位为中医事业鞠躬尽瘁、奋斗一生的教育学家，中医大家！无论是从教书育人还是救死扶伤，他都是我人生的导师，他对事业的执着热爱、对技术的精湛严谨，都是我学习的榜样，自幼有这样一位爷爷陪伴在我身边并且深深影响着我，使我深感骄傲与幸福！

而如今时光荏苒，岁月如梭，转眼爷爷离开已八年有余，但一幕幕清晰的回忆仿佛就在眼前，在我年幼懵懂之际，就知道爷爷是一位非常了不起的人，走在路上经常会被这样问起"你是韩百灵家的吧"！起初不知为何，后来所想这一切也许都源于爷爷对中医药事业的巨大贡献，是对爷爷成就的肯定与敬仰！但在我心里，多少也萌生出一份责任与担当，我时常告诫自己身为韩氏家族后人，绝不可给爷爷丢人，凡事力争努力做好，时至今日在爷爷的影响下、姑姑的引领下，我也踏上了中医求学之路，只求能够为有需之人解除病痛！

每每当我登上三尺讲台，脑海中总是不经意浮现出爷爷站在讲台上那熟悉的身影，爷爷经常教导我们说一名优秀的教师必须要具备三背之功，背书、背课、背大纲，果不其然有幸旁听爷爷的课，没有PPT，没有书，没有大纲，仅凭一支粉笔，他自如的教态，自信的眼神，竟然把中医妇科这门课程讲得有声有色，听者更是振奋人心，无不深深吸引着中医学子，数十年他那甘之如饴泽被天下桃李芬芳！也在那时，我的内心深处油然而生对中医的热爱，对教师的崇拜！

有幸成为爷爷工作的延续，致力于医教研第一线上，现已从医6年整，每当遇到挫折深感迷茫时，想到爷爷这一生在享受荣誉的同时也同样要承受的更多，我就又充满了自信，坚定了方向，爷爷去世已近8年，但仍有大部分患者是慕爷爷名而来的，知道我们是爷爷的后继，无形中信任我们，聊到多年前爷爷亲诊时的画面，甚至有有心的患者掏出爷爷为其开具的方剂，看到爷爷的笔体，仿佛见到了爷爷的样子，总是会有些感伤，某种意义上来讲我们还是在借着爷爷的光环砥砺前行！今天的我能够在工作中尽绵薄之力，成为对祖国和人民有用的园丁，我要深深的感恩我的爷爷，他的仁心仁术，他的治学严谨，他的宽广胸怀，时刻影响着我，对爷爷的哀思之情无以言表，谨以此文缅怀我的爷爷，愿天堂一切安好！

韩延华 韩亚光 谨志

2019年9月24日